怀孕·分娩·育婴图解大百科

韩国三省出版社编辑部　编　　刘钻扩 郭小明 王双红　译

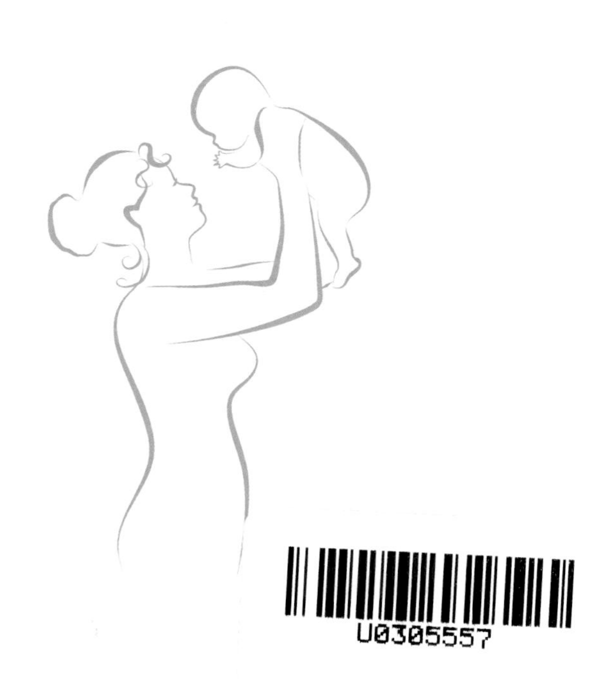

U0305557

江西科学技术出版社
2019年·南昌

图书在版编目（CIP）数据

怀孕·分娩·育婴图解大百科 / 韩国三省出版社编辑部编；刘钻扩，郭小明，王双红译．— 南昌：江西科学技术出版社，2019.9 (2023.4 重印)
ISBN 978-7-5390-6902-9

Ⅰ．①怀… Ⅱ．①韩… ②刘… ③郭… ④王… Ⅲ．①妊娠期—妇幼保健—基本知识②分娩—基本知识③婴幼儿—哺育—基本知识 Ⅳ．① R715.3 ② R714.3 ③ R174

中国版本图书馆 CIP 数据核字 (2019) 第 160914

国际互联网（Internet）地址：http://www.jxkjcbs.com
选题序号：ZK2019036 图书代码：B19136-107
版权登记号：14-2019-0147
责任编辑 魏栋伟
项目创意 / 设计制作 快读慢活
特约编辑 周晓晗 王瑶
纠错热线 010-84766347

Copyright © 2006 by Samsung Publishing Co., Ltd.
Original Korean edition published by Samsung Publishing Co., Ltd. All Rights Reserved.
Simplified Chinese translation copyright © 2012 by Beijing FastRead Culture&Media Co.,Ltd
Simplified Chinese Character rights arranged with Samsung Publishing Co., Ltd.
through Beijing GW Culture Communications Co., Ltd.

怀孕·分娩·育婴图解大百科 韩国三省出版社编辑部/编
刘钻扩 郭小明 王双红/译

出版发行	江西科学技术出版社
社　　址	南昌市蓼洲街2号附1号 邮编 330009 电话:(0791) 86623491 86639342(传真)
印　　刷	天津联城印刷有限公司
经　　销	各地新华书店
开　　本	880毫米×1230毫米 1/16
印　　张	24.5
字　　数	720千字
印　　数	50001-55000册
版　　次	2019年9月第1版 2023年4月第7次印刷
书　　号	ISBN 978-7-5390-6902-9
定　　价	158.00元

赣版权登字-03-2019-265 版权所有 侵权必究
(赣科版图书凡属印装错误，可向承印厂调换)

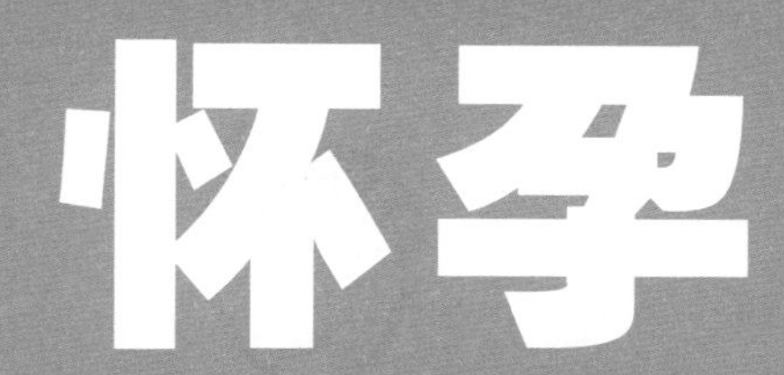

CONTENTS

怀孕

生命的种子正在萌芽

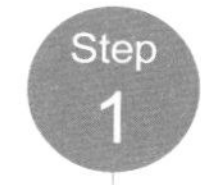

Step 1 怀孕的基本知识

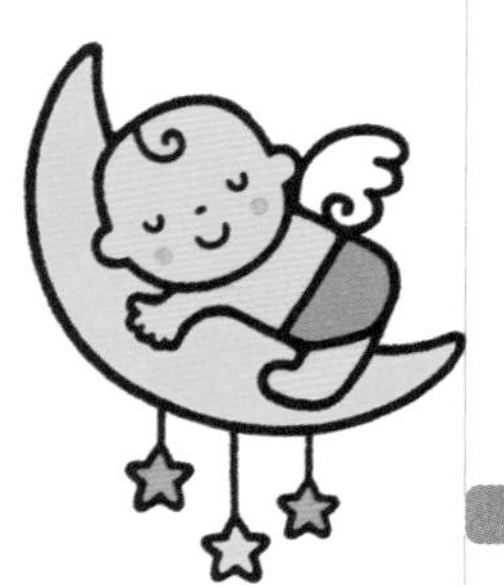

Step 2 孕期的身体变化

怀孕初期

怀孕中期

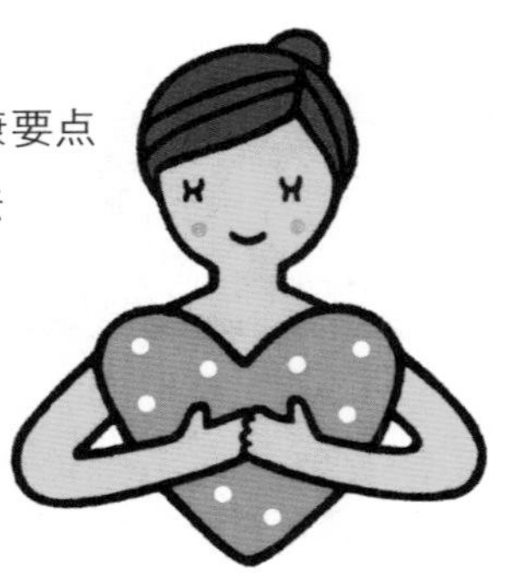

怀孕后期

Step 3 健康的孕期生活

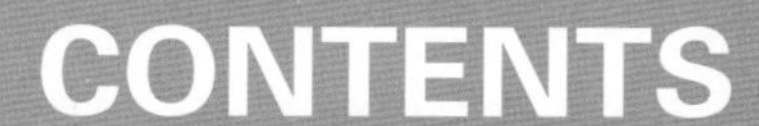

CONTENTS

分娩
迎接宝宝的诞生

完美的产前准备

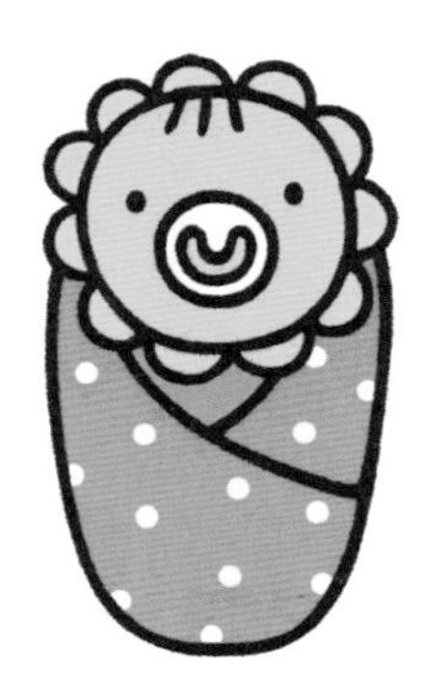

安全分娩面面观

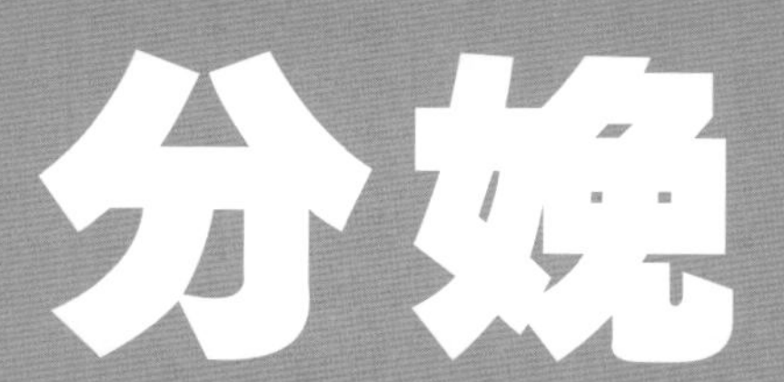

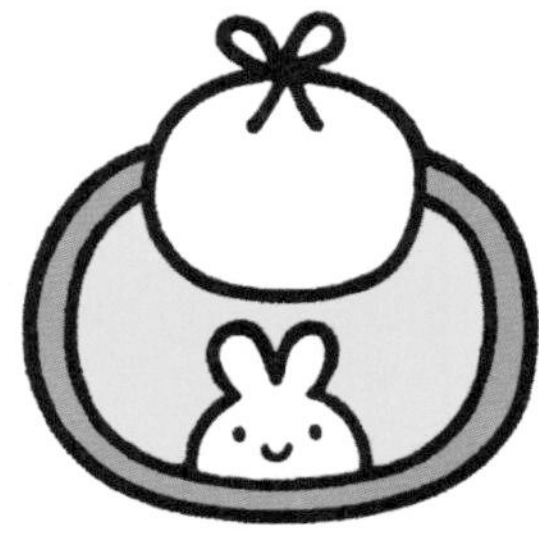

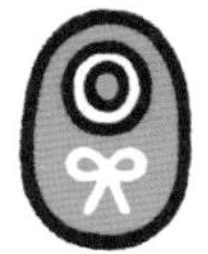

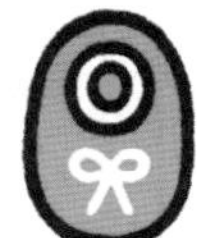

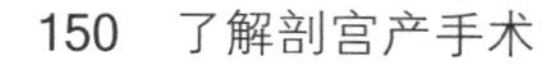

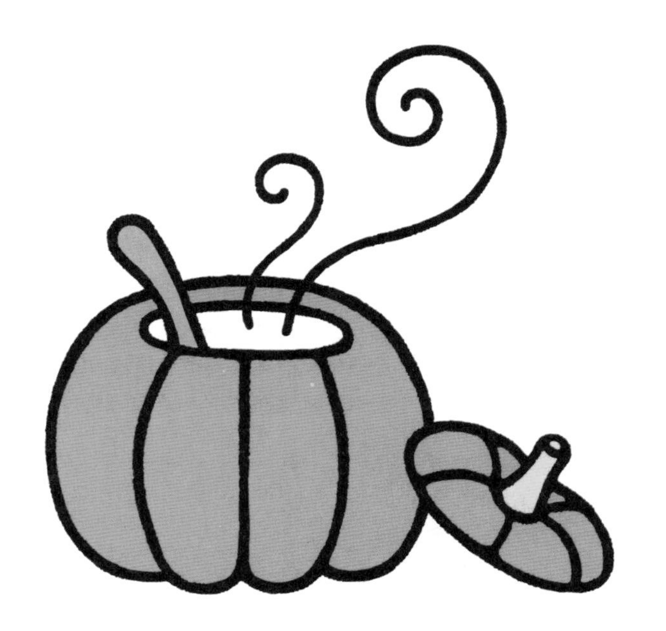

健康坐月子指南

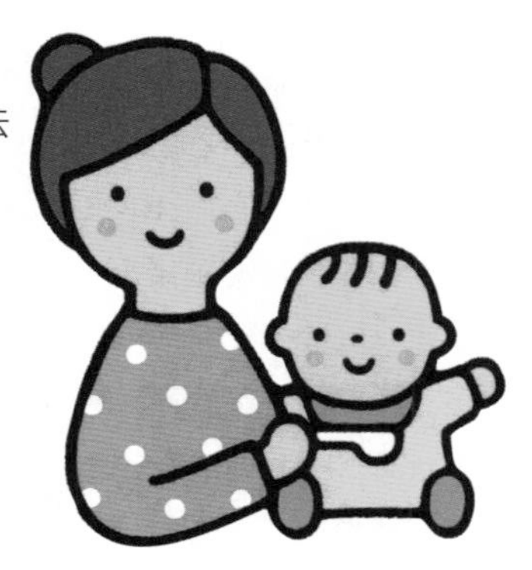

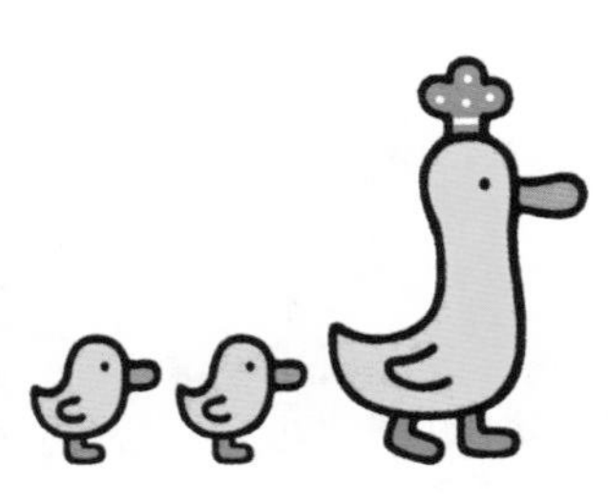

本书的特征

与市面上同类书相比，本书具有以下 3 项优势：

1. 顶级专家团全程定制指导方案

针对亚洲准妈妈特有的体质、孕育传统、生活习惯等，集合孕、产、育领域权威专家为您提供全程定制的指导方案。哪怕是芝麻小事也绝不疏漏。

2. 超过 1000 张全彩图片精细呈现

超过 1000 张关于胎儿、分娩、哺育及妈妈生活各个方面的全彩高清图片，配合生动、细腻、深入浅出的解说文字，让您一看就懂，轻松照做。

3. 最新资讯集结，修订升级

本书自出版以来，以孕产育领域日新月异的资讯为基础，多次升级修订，连续多年蝉联韩国、日本、中国香港、中国台湾等亚洲国家与地区同类书销量 NO.1，被百万读者评为“亚洲妈妈们最信任的孕产育经典”。

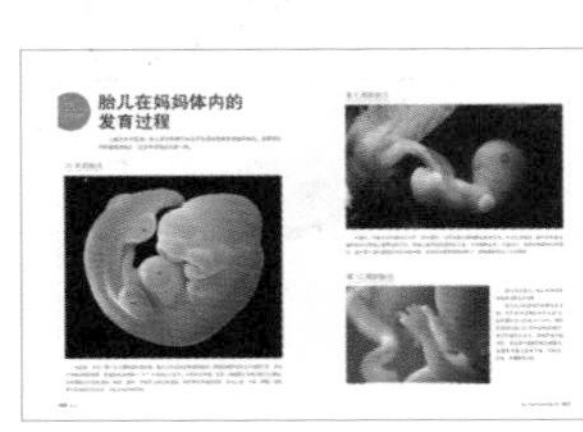

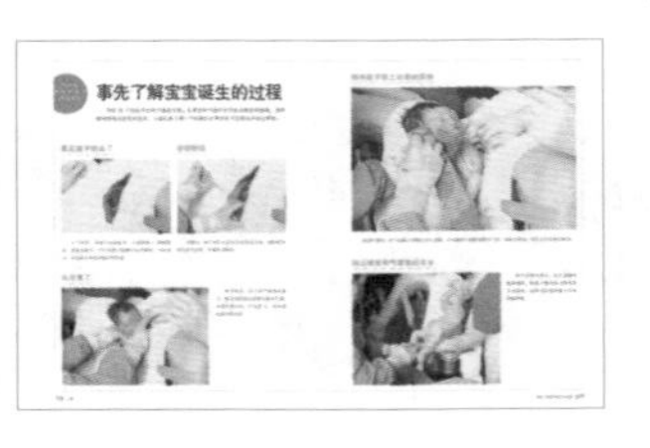

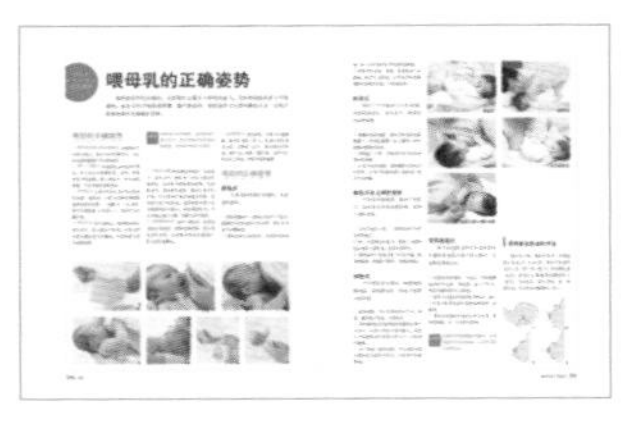

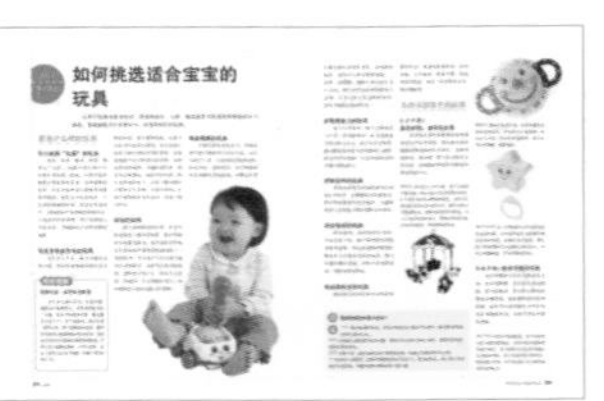

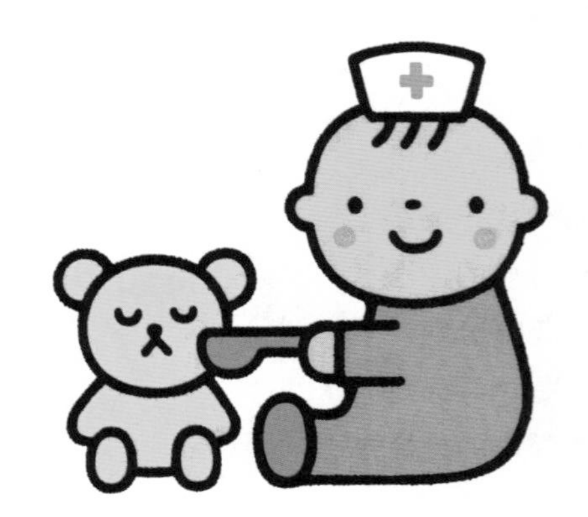

CONTENTS

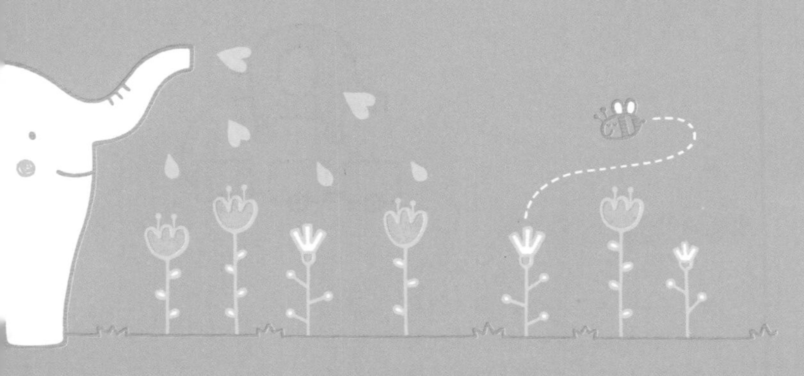
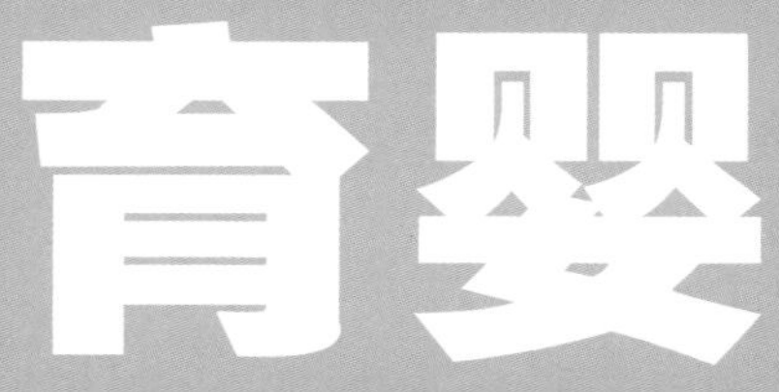

育婴

为成长中的宝宝加油

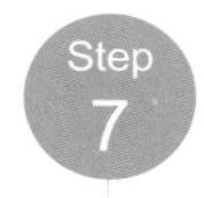

Step 7 护理新生儿

Step 8 母乳喂养

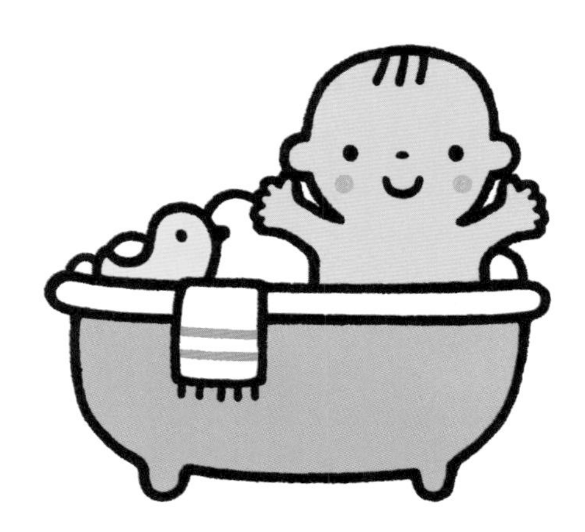

照顾不同月份的宝宝

育儿技巧

育儿常识

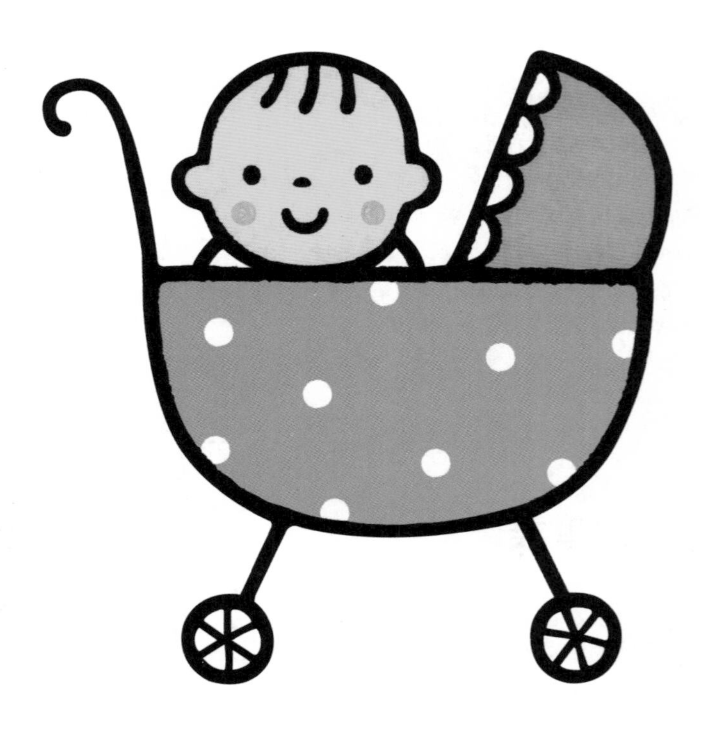

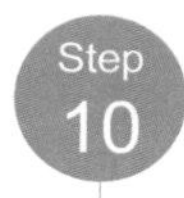

Step 10 断乳食品喂养

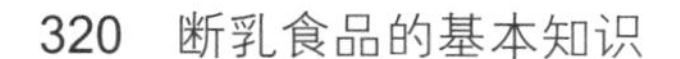

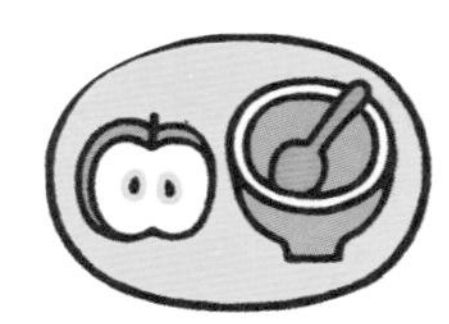

Step 11 新生儿常见病百科

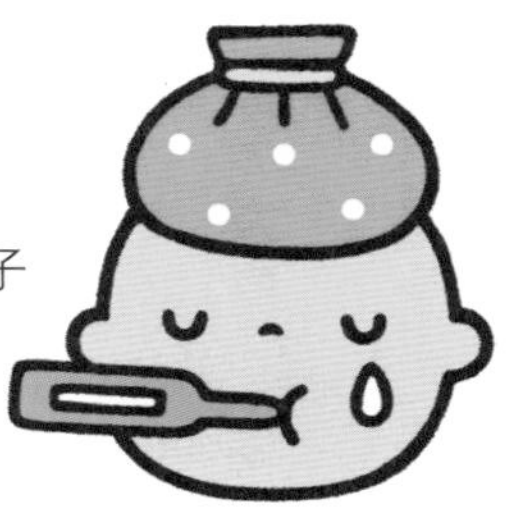

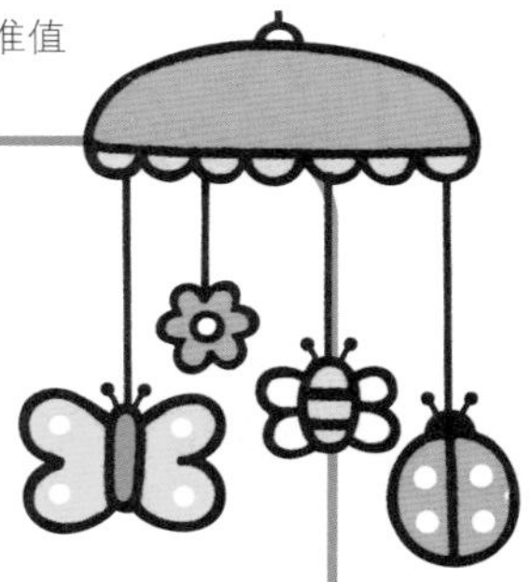
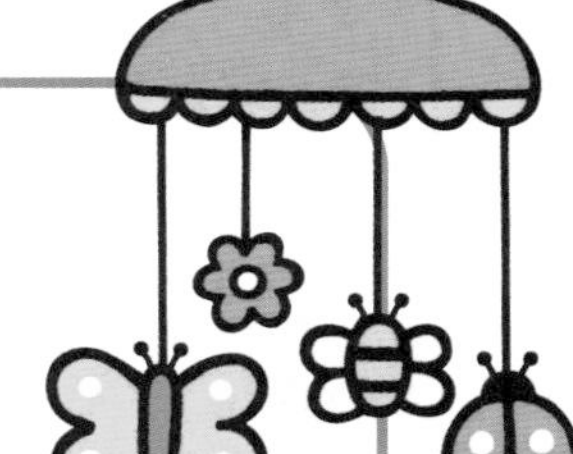

审核本书的专家团成员

以下三位专家分别负责本书中怀孕、分娩、育婴三部分的内容审核工作。他们是亚洲权威的孕产育专家，在本书中为您提供专业指导、详尽解答和贴心建议。

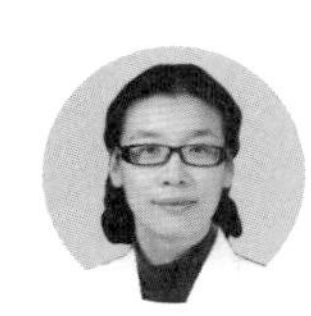

怀孕 妇产科专家 金泰希教授 Kim Tae-hee

1998 年韩国中央大学医学院毕业，韩国富川医院妇产科医师，同时也是韩国胎儿医学会、韩国妇产科超声学会会员。

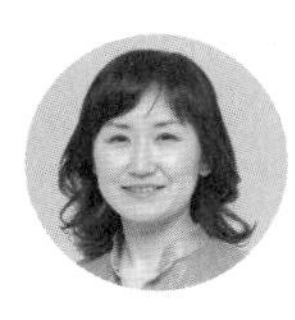

分娩 妇产科专家 金真映教授 Kim Jin-young

1992 年韩国延世大学医学院毕业，现为韩国关东大学教授，同时也是韩国妇产科学会、韩国不孕学会会员。

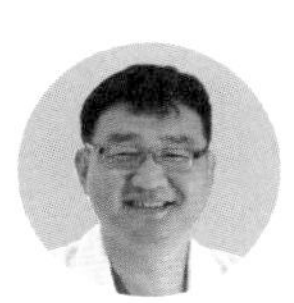

育婴 儿科专家 高始焕教授 Ko Si-hwan

1989 年顺天乡大学医学院毕业，现为韩国成均馆大学教授、高始焕生长发育研究医院院长，同时也是韩国定制家庭营养健康研究所所长、韩国临床健康医学会常任理事、韩国 SBS 电视台《我的孩子变了》栏目顾问。

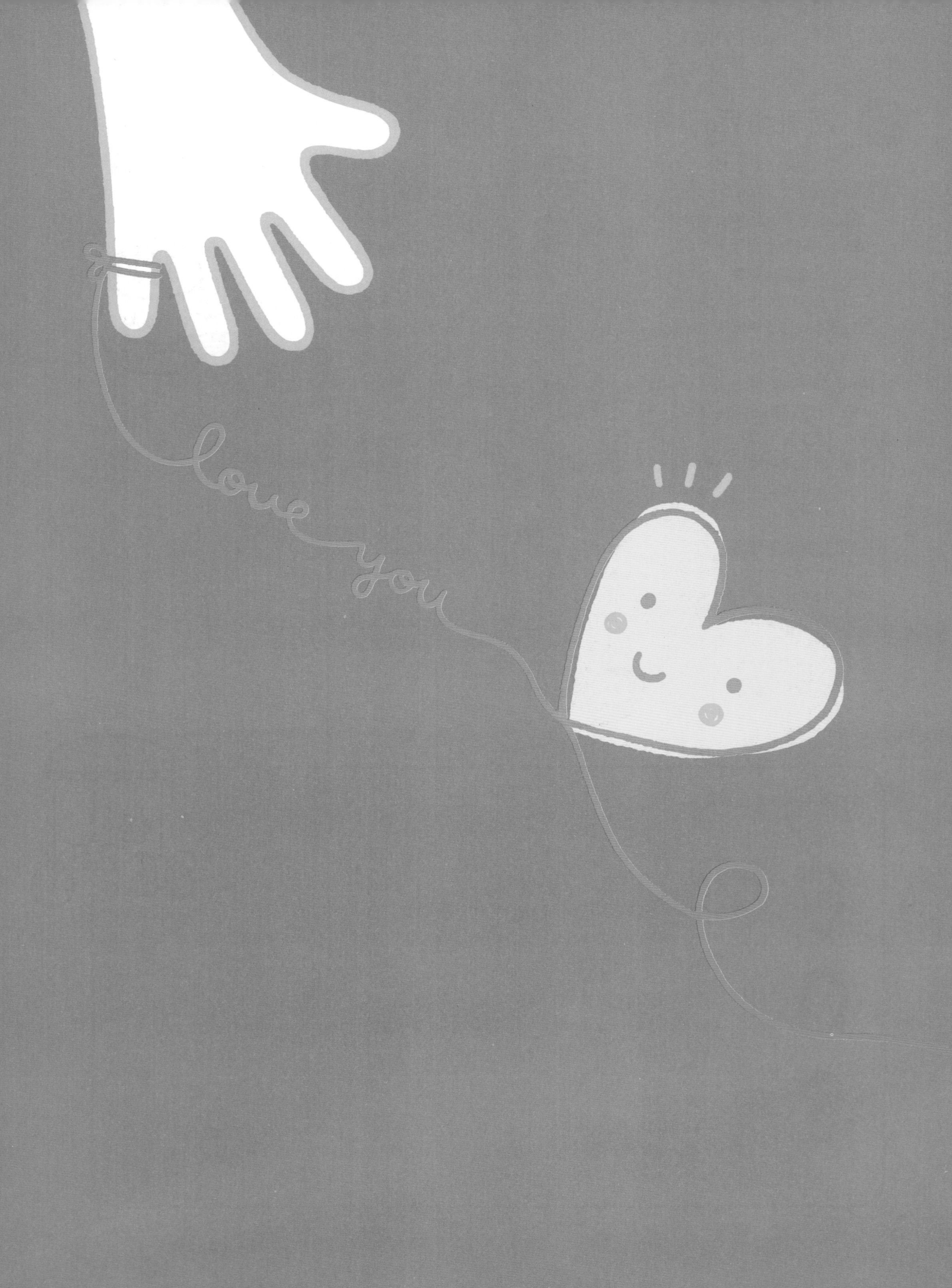
love you

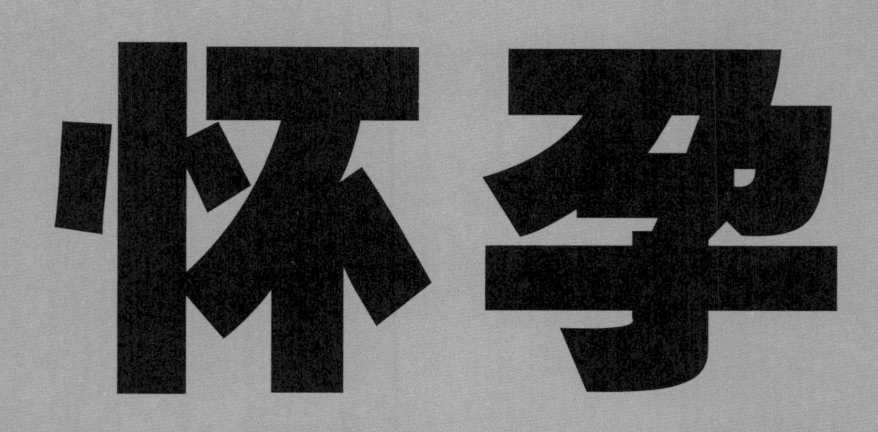

生命的种子正在萌芽

感觉到了吗？一个小生命的种子正在你的肚子里孕育成长。

从现在开始，妈妈要用自己的身体，为宝宝提供一片健康成长的沃土。

请牢记，要看漂亮的、吃好吃的、想美好的，安然地度过怀孕的 40 周，这是妈妈给予宝宝的第一份爱。

宝宝有在妈妈肚子里生活的记忆，不论快乐与悲伤，都会和妈妈一起感受。

心灵和身体的纽带（脐带）把母与子紧紧联系在了一起。

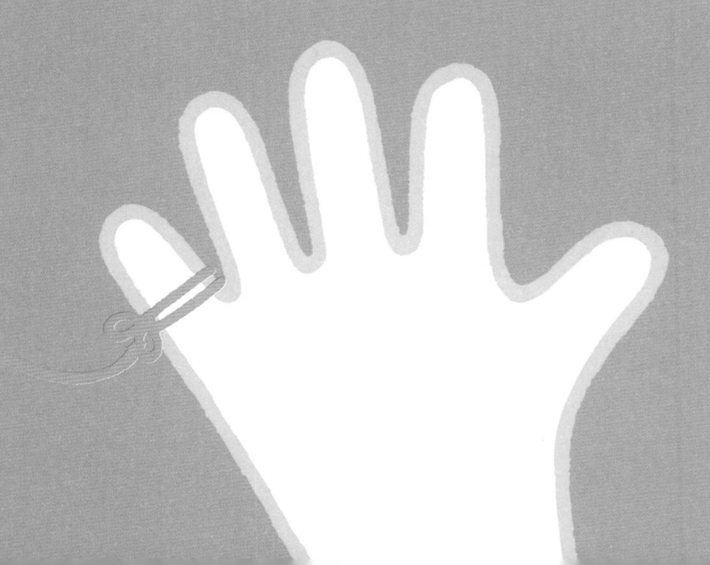

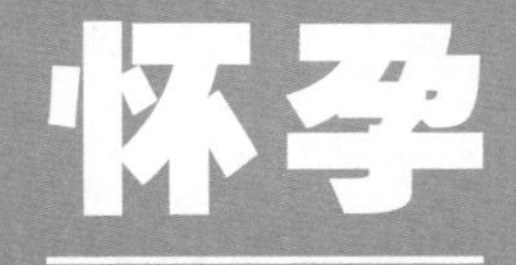

怀孕

Step 1 怀孕的基本知识

胎儿在妈妈体内的发育过程 / 了解怀孕的信号 / 如何计算预产期 / 学会看超声波图片 / 有趣的胎梦 / 维持胎儿生命的羊水 / 宝宝会遗传父母的哪些特征 / 如何选择医院 / 孕期怎么吃药 / 孕妇的初次检查 / 了解畸形儿检查 / 双胎妊娠

Step 2 孕期的身体变化

图解孕期10个月 / 怀孕2个月 / 怀孕3个月 / 怀孕2～3个月的健康要点 / 怀孕初期的烦恼 / 怀孕初期的上班生活 / 如何克服孕吐 / 如何预防流产 / 准爸爸要做的事 / 怀孕4个月 / 怀孕5个月 / 怀孕6个月 / 怀孕7个月 / 怀孕4～7个月的健康要点 / 预防妊娠纹的按摩法 / 每个月的胎动变化 / 怀孕中期的烦恼 / 防治妊娠中毒症 / 准备母乳喂养 / 怀孕8个月 / 怀孕9个月 / 怀孕10个月 / 怀孕8～10个月的健康要点 / 矫正胎位的秘诀 / 预防早产的方法 / 怀孕后期的熟睡法 / 足月时的异常症状 / 怀孕后期的急救 / 准备育儿用品 / 顺产生活指南

Step 3 健康的孕期生活

适合孕妇的运动 / 练习孕妇瑜伽 / 孕妇的每月健康菜单 / 了解胎教 / 超实用的孕妇用品 / 如何安全地过性生活 / 孕妇开车的注意事项 / 克服不良情绪的方法 / 孕妇足浴法 / 孕期的正确姿势 / 孕期的体重管理

step 1

怀孕的基本知识

准妈妈们，要想健康地度过孕期，了解孕期常识是必需的。你看得懂超声波图片吗？看懂超声波图片，可以使你更清楚地掌握胎儿的成长发育情况；你知道培育健康羊水的方法吗？培育好羊水，才能维持胎儿的健康成长；你知道怀孕时该不该吃药吗？我们会为你详细解说孕期药品服用的基本知识。

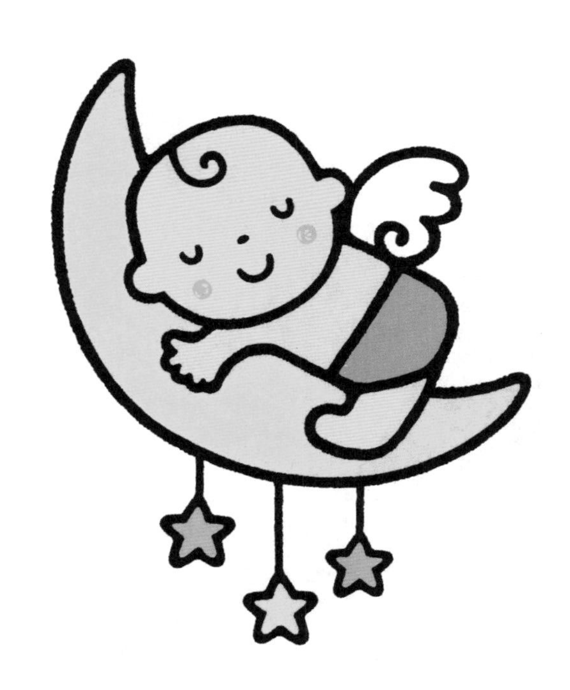

胎儿在妈妈体内的发育过程

人类生命的起源，是从卵子和精子结合后形成的受精卵细胞开始的。受精卵如何发育成为胎儿，这是怀孕常识的第一课。

26 天的胎儿

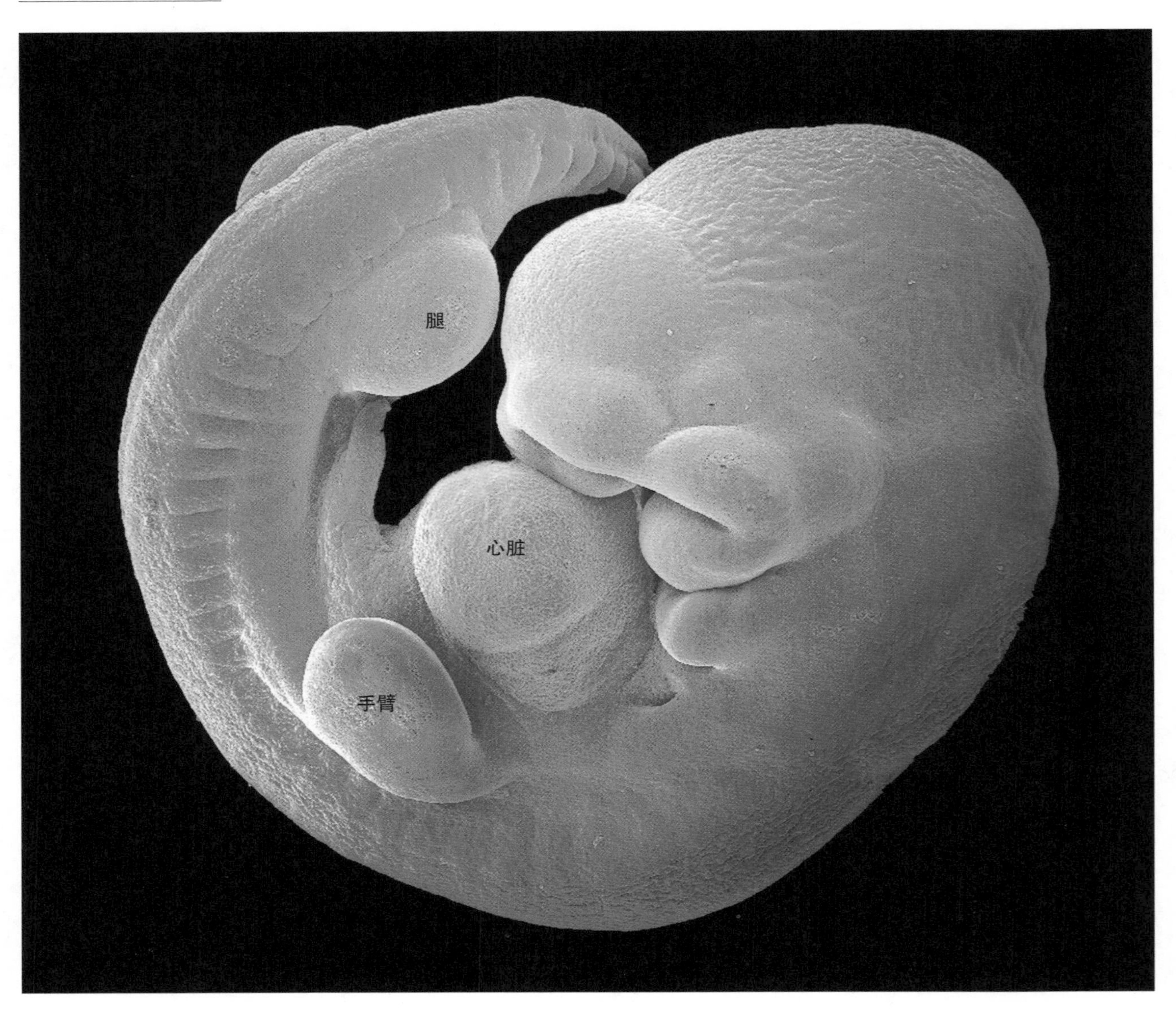

在妊娠（怀孕）第 1 个月即将结束的时候，胎儿已经长出了略圆的脑袋、圆圆的拱背以及长长的尾巴等，具有了脊椎动物的模样。胚胎的状态类似于“C”字形的小小逗号。大约经过 4 周，从单一细胞里会分裂出数百个细胞，这些细胞会发育成神经、肌肉、血管、骨骼等人体主要系统。虽然器官并没有形成，但是心脏、大脑、脊髓、感觉器官的基础已经形成，并且开始发挥作用。

第 6 周的胎儿

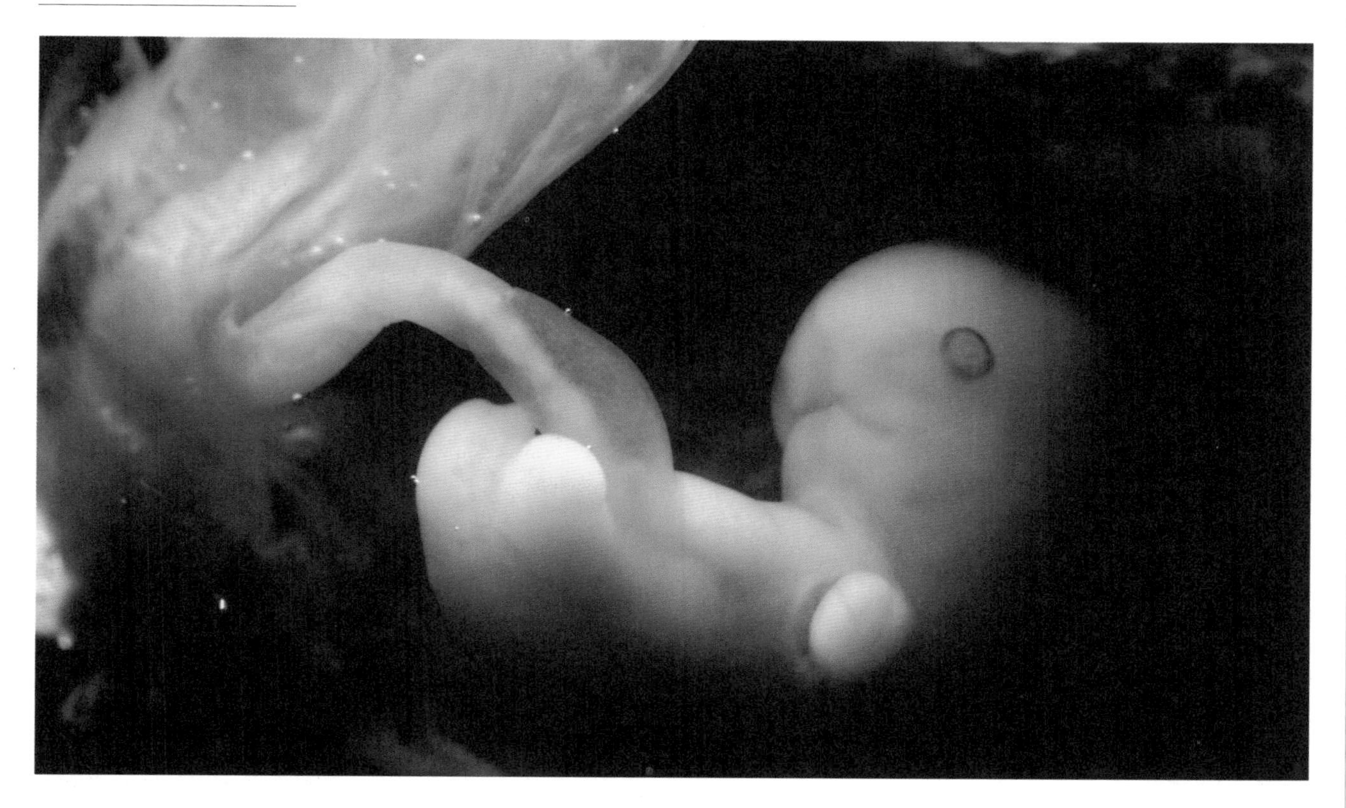

4 周后，开始长出带刺的小点儿，到 6 周时，会形成感官视网膜的初级形态，并且长出眼睑。此时虽然通过超声波可以听见心脏搏动的声音，但是心脏的形态还没有完备，只有两根血管。头部变大，胚胎整体进化为两部分，进入第 7 周后就能分辨出头和身体，也看得出胳膊和腿的样子。胚胎渐渐形成了人的模样。

第 12 周的胎儿

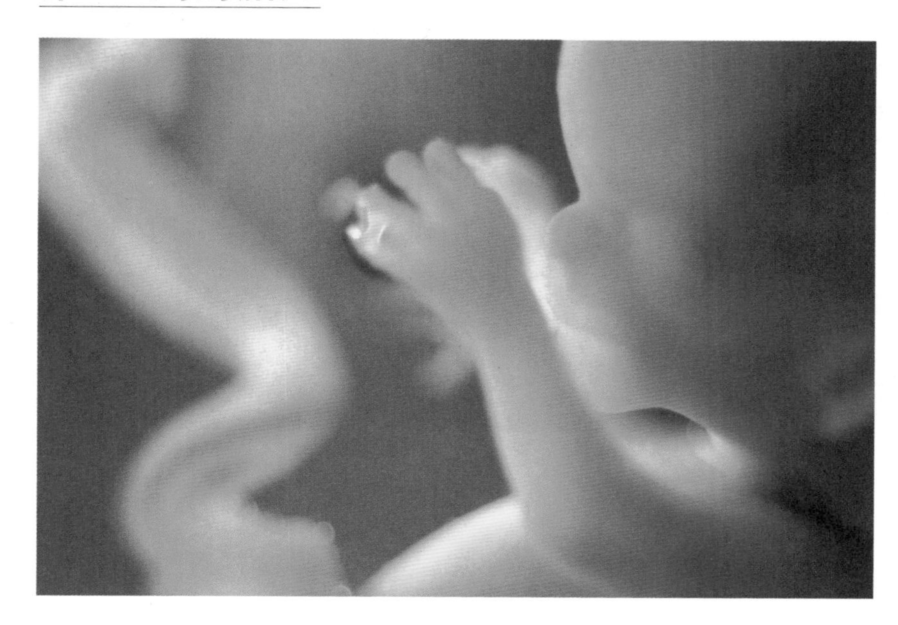

尾巴完全消失，此时才是胚胎进化成为胎儿的时期。

胎儿的主要系统几乎都发育完成，该长的器官都已经长出来了，这些器官在以后的 6 个月中，都将发育成为胎儿生存所必需的器官。鼻子开始长出鼻头，手指甲也开始生长。通过超声波能听见心脏跳动，也能看见胎儿吮吸手指、打哈欠、打嗝、伸懒腰等动作。

第 16 周的胎儿

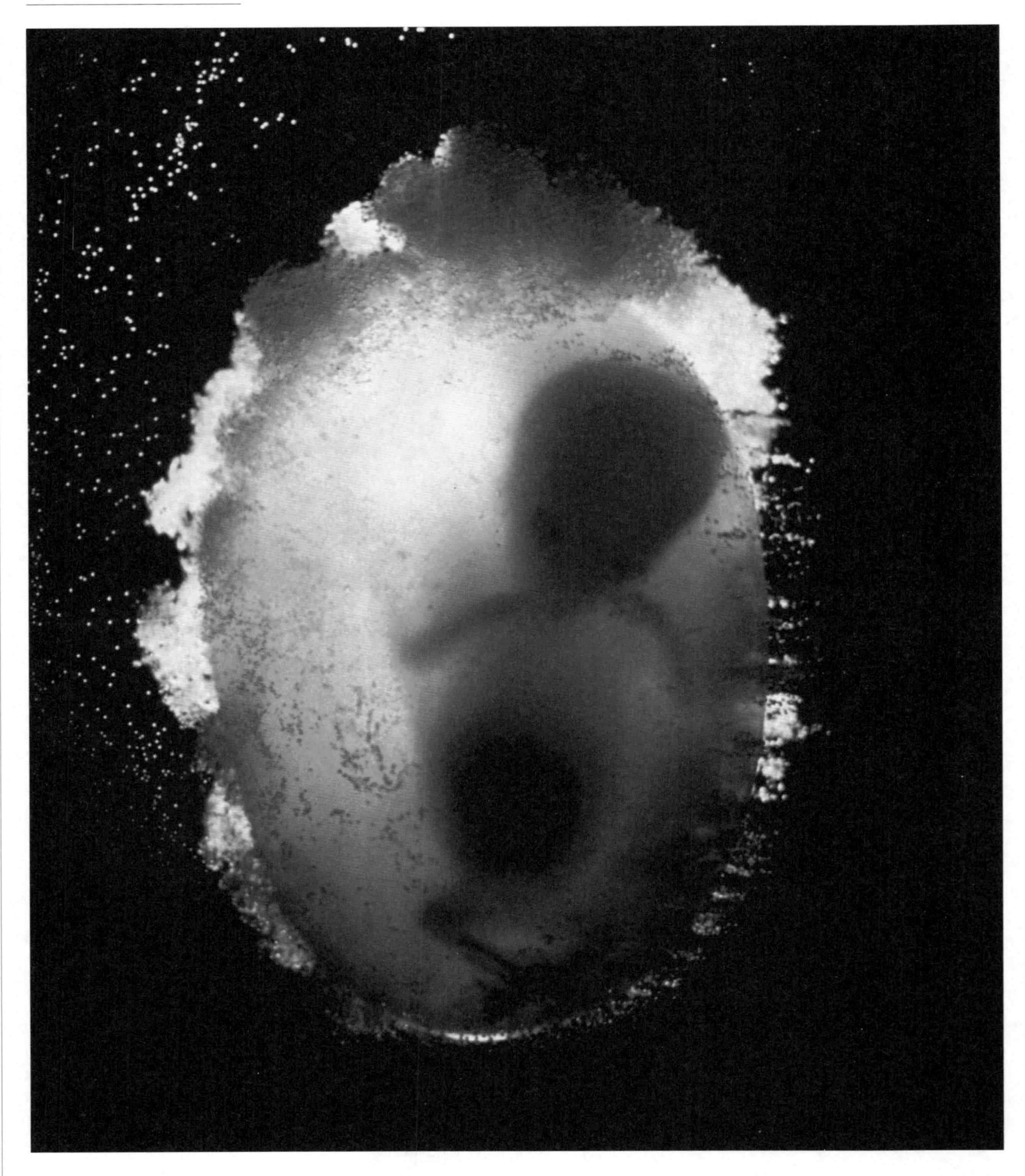

此时胎儿的头部是身体的 1/3 左右，能更明确地区分出胳膊和腿。羊水增加，胎儿变得更加活跃，有时能持续活动 5 分钟左右。这些运动不仅刺激了大脑的发育，还锻炼了肌肉。

视网膜结构也全部形成，眼睛开始产生初期视觉，生殖器官渐渐发育，通过超声波能准确地分辨出性别。

第 25 周的胎儿

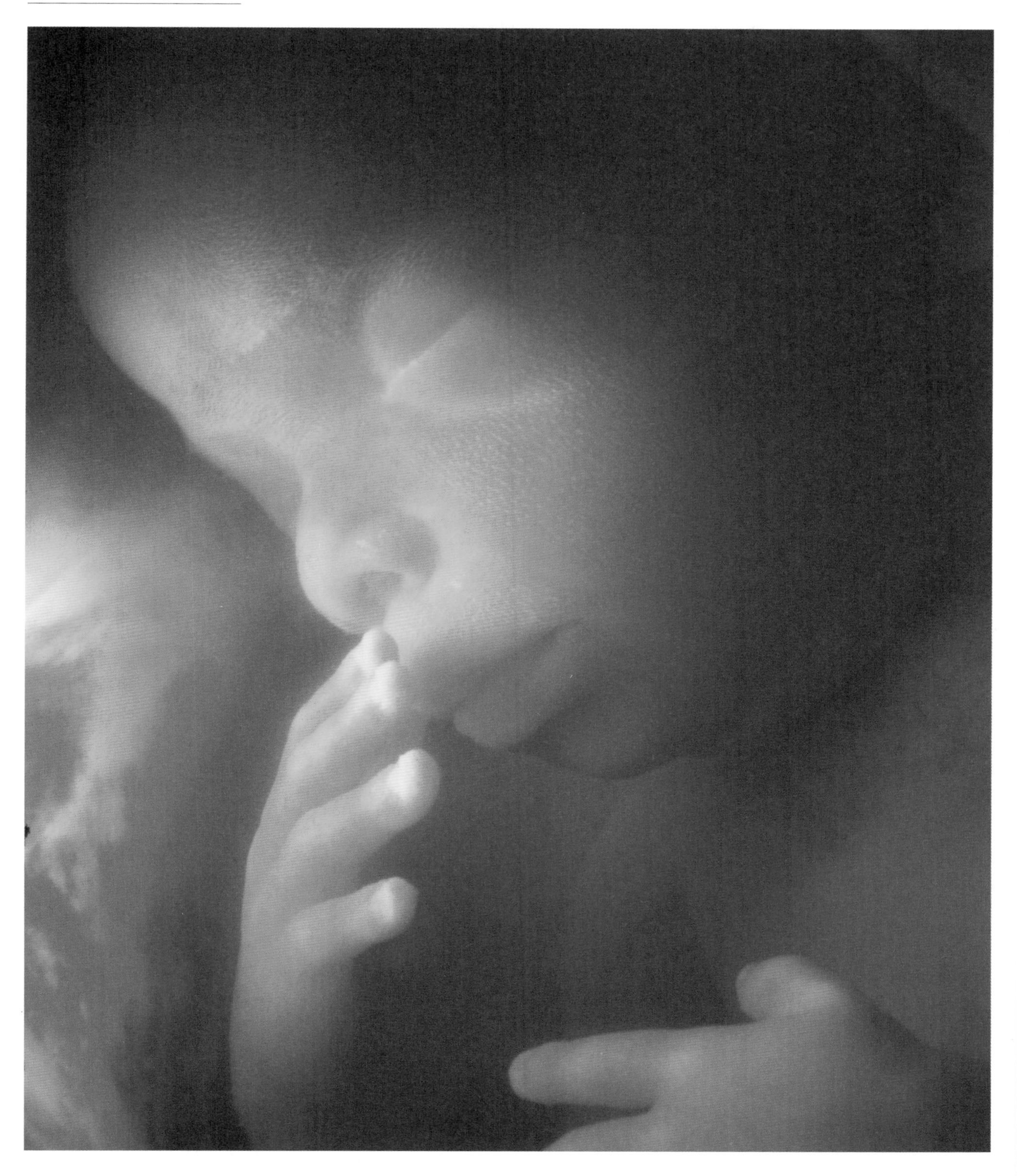

此时的胎儿已经有了比较匀称的身材，手和脚都能自由活动。长出了眼、眉、睫毛、头发、眼皮，眼睛会时而睁开，时而闭上，有时还会皱眉头或转动眼珠。胎儿没有皮下脂肪，所以皮肤看起来皱皱巴巴的。从 24 周开始，胎儿会经常吮吸手指，可以对外部声音做出敏感的反应，最重要的是此时胎儿的大脑已经开始发育。

step 1
怀孕知识

了解怀孕的信号

怀孕后，由于激素的变化，孕妇自身会产生一些异样的感觉。特别是对于月经不规则的女性来说，这种感觉能帮助她们尽快判断出是否怀孕。

怀孕的先兆

月经延迟 1 周以上

在月经周期规律的情况下，如果月经比预定的日期晚 1 周以上，就可能是怀孕了。受精完成后，胚胎细胞会附着在子宫壁上，所以会引起停经。但由于思想压力和精神冲击、内分泌机能低下、子宫发育不良或卵巢异常等许多原因，就算不是怀孕也可能引起停经，所以要确认一下是否伴随其他的症状。

体温很高，并且怕冷

体温比平时高，有时会感觉像得了感冒一样，身体凉飕飕的。怀孕后，就算到了月经日，基础体温也不会下降，像排卵期一样，体温会维持在 36.7 ~ 37.2 ℃，这种体温会持续到怀孕后 13 ~ 14 周。所以，如果体温连续上升 3 周以上，可以认定为怀孕。但是因人而异，有的人不会出现这种情况。

很容易感到疲劳

这个时期很容易感到疲劳，没有任何欲望。由于身体困乏，睡眠量也会增加。总感觉疲劳或夜间感到烦躁，都是受黄体酮的影响而产生的，主要是为了保护孕妇的身体。

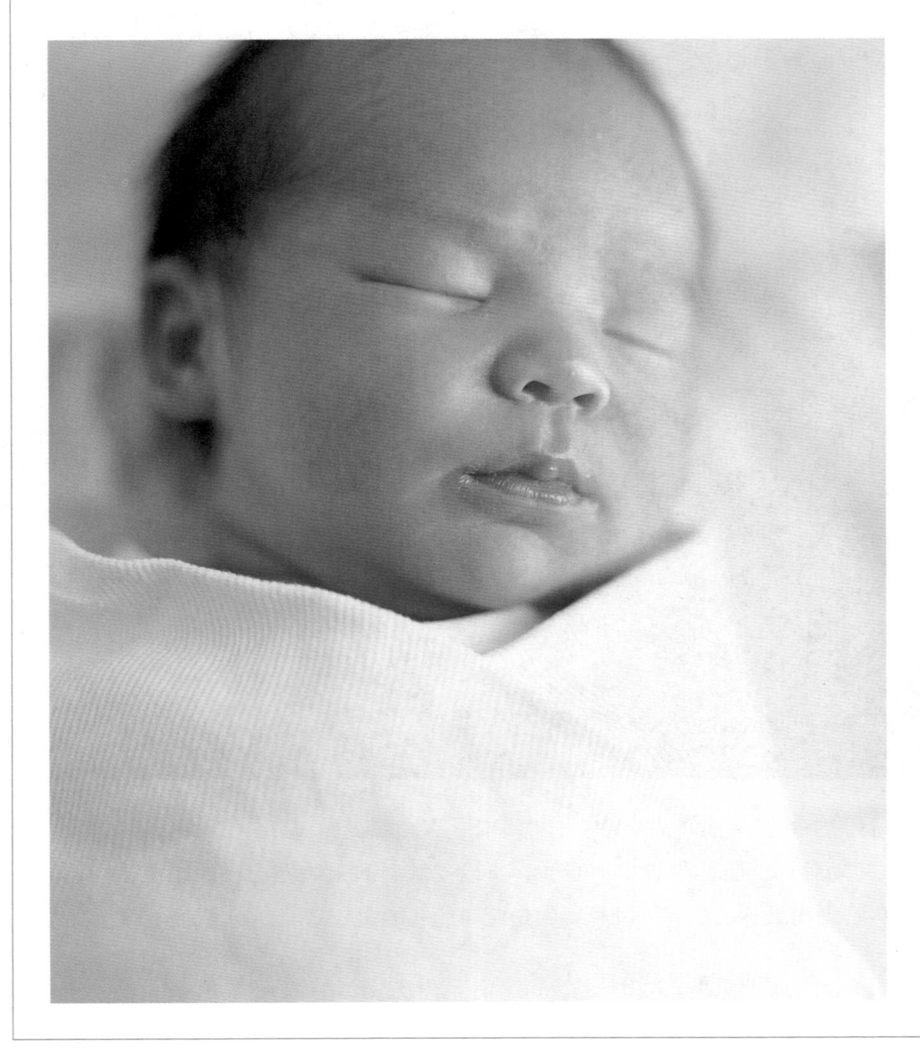

Q 哪些情况下即使有了怀孕的迹象也容易忽视?

A 产妇分娩后尚处于哺乳期且没来月经时，或是人工流产手术后月经紊乱时，如果出现类似月经出血的状况，则极易忽略怀孕的信号。宫外孕或是其他异常妊娠，都有可能导致类似月经的出血。尤其在上过避孕环，或妇科炎症严重，或有过流产经历、长期服用避孕药的情况下，更应格外留意此类情况的发生。怀孕后有出血情况，是因为胎盘的发育刺激了体内环境，这种原因导致的出血通常血量少、血色浅，大多数情况下出血会在几天内消失，也有些孕妇的出血状况会持续 12 ~ 19 周。

Q 黄体酮是什么?

A 到了排卵期，卵子会从卵巢脱落。卵子从卵巢排出的地方，有一种叫作黄体的东西，这些黄体在排卵后产生的激素叫作黄体酮。这种激素有助于身体受孕，孕后如果体内激素不足，流产的概率就会很大，特别是未满12周的胎儿。这种情况下需要持续服用黄体酮。请注意，这个时期分泌黄体酮的卵巢有可能长肿瘤。

小贴士 孕妈妈在这个时期随便服用药物或者接受放射性检查的话，容易引起胎儿畸形。

尿频

怀孕后不仅会经常小便，小便之后还有残留感，会让孕妇感到很不舒服。这是因为在黄体酮的影响下，为了保护子宫，血液会聚集到骨盆周围，刺激膀胱。子宫变大也会渐渐压迫膀胱，所以会经常想小便。怀孕中期，子宫上升到盆腔的上部，就压迫不到膀胱了，尿频现象会暂时消失，但到了怀孕后期，胎儿的头部又会压迫膀胱，尿频现象便会重新出现。怀孕中强忍小便容易得膀胱炎，所以不要忍，一有尿意就马上去厕所。

阴道分泌物变多

由于受精卵附着在子宫上，受激素的影响，子宫活动变得频繁，分泌物也会变多。这个时候分泌物的特征是无味、呈乳白色。如果阴部痒，分泌物有异味、呈巧克力一样的深色，并且还有脓样物，则可能是细菌性阴道炎、念珠菌阴道炎或滴虫性阴道炎，这时孕妇就必须去医院接受治疗。如果无视阴道炎症，很可能会造成早产。

乳房变大、疼痛

平时月经前，乳房会肿胀、疼痛，怀孕初期也会有类似的症状。这是因为在黄体酮的影响下，乳腺会像月经前那样发达。乳头变得很敏感，碰到内衣会感到疼痛；对碰触和温度变化反应敏感。有的人乳头和乳晕会变黑，但也有人没有这种变化。

出现黑痣、雀斑

不仅乳房，就连脸、腹部、外阴部、腋下等处也会出现色素沉着。这些都是受黄体酮的影响，造成皮肤表层黑色素增加而出现的。黑痣或雀斑会变得更加明显，特别是眼睛周围会变黑。

小腹变紧，出现便秘

子宫在慢慢变大，敏感的孕妇能感觉到小腹多少有些变硬。因为越来越活跃的黄体酮使肠道的蠕动减弱，而增大的子宫又压迫着肠道，所以可能会出现便秘。严重时还会得痔疮，原来患有痔疮的人，病情可能会加重。

出现孕吐症状

孕吐一般从怀孕后2个月左右开始，但也有人提早开始。同时还伴随着轻微的呕吐，毫无缘由的食欲降低，平常喜欢的食物突然变得很讨厌，喜爱的食物也发生了变化等状况。初次怀孕的人需要特别注意的是，你可能会把恶心或呕吐的症状误以为是积食或肠胃功能障碍，而服用了错误的药物。如果怀疑是孕吐，最好去医院接受检查。

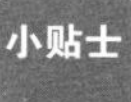

假孕也会出现上述妊娠症状。如果通过医院检查，确认没有怀孕的话，出现过的妊娠症状就会自然消失，一切会恢复正常。

确认怀孕的方法

早孕试纸

受孕后，妊娠激素（也就是人绒毛促性腺激素HCG）会通过小便排出。早孕试纸能测出这种激素。一般它的排出量非常小，而刚起床后积蓄量较多，所以为求准确，最好选择早上的小便用于检查。

小便检查

这是去医院检查时最基本的项目。只有在受精4周后，才能100%确定。受精2周时，即使检查也只有90%的准确率。

血液检查

在医院接受的各项检查中，血液检查比小便检查更加准确。这项检查可以通过血液中有无人绒毛促性腺激素，来判断是否怀孕。在受精大约2周后（大约在下次月经开始的时候），就能准确地判断出是否怀孕。

超声波检查

通过小便检查、血液检查后确认怀孕的话，还要再接受超声波检查。从最后1次月经的第1天开始算起，5周后接受检查。因为在这之前，通过超声波是找不出来被称为“孩子之家”的胎囊的。

step 1
怀孕知识

如何计算预产期

除了胎儿异常或怀了双胞胎的情况之外，平均的妊娠期是 279 ～ 282 天，大约 40 周。以准确的预产期为基准，可以核实胎儿的发育是否正常。

自行计算法

末次月经日 +280 天

从受精到出生，平均为 266 天。怀孕最初的开始时间要从卵子和精子相遇后受精的那天（或从受精卵着床的那天）开始算起，但是我们并不能准确地知道是哪天。通常我们认为，月经开始的 2 周后受精完成，所以基本上预产期是从最后 1 次月经开始加上 280 天来计算的。以月经周期为 28 天的基准来计算，最后 1 次月经开始到排卵的天数为 14 天，从排卵到下次月经开始的天数为 14 天。所以，如果月经周期为 25 天，那么预产期就是从 280 天里减去 3 天（25-28=-3），也就是 277 天后；如果月经周期为 35 天，那么预产期就是 280 天加 7 天 (35-28=7)，也就是 287 天后。如果怀孕状态正常，但过了预产期 2 周也没有阵痛，这样的延迟分娩占了整体的 10%。

预产期的公式计算法

月数为最后 1 次月经的月数减去 3，无法相减的时候加上 9，日期为最后 1 次月经开始的那天加上 7。

● **最后月经开始的时间为 4 ～ 12 月，预产期公式是：**

（A-3）月（B+7）日

例如：末次月经日为 9 月 20 日，那么，预产期就是 6（9-3）月 27（20+7）日。

● **最后月经开始的时间为 1 ～ 3 月，预产期公式是：**

（A+9）月（B+7）日

例如：末次月经日为 1 月 15 日，那么，预产期就是 10（1+9）月 22（15+7）日。

基础体温曲线确认法

基础体温是指持续睡 3 小时以上，醒来后马上测量的体温。一般排卵前体温维持在 36.1 ～ 36.3℃(低温期)，排卵后上升为 36.4 ～ 37℃（高温期）。排卵后未受孕的话，随着月经开始体温会再次下降；已受孕的话，到生产为止体温会一直维持在较高水平。高温期的平均体温和低温期的平均体温差异为 0.55℃左右，一般经过 3 ～ 4 个月的测量才能准确获知，所以要坚持测量体温并记录。但请注意，如果服用口服避孕药，结果可能会不准确。出现低温的最后 1 天可以被认为是排卵日，在此加上 38 周（266 天）可以计算出预产期。排卵日不一定会怀孕，跟医院计算的结果可能会有差异。

医院的计算法

通过超声波可以得知

怀孕 5 周后，就能通过超声波确认是否怀孕以及胎儿的状态了。测定胎儿从头顶到屁股的长度（头臀长），能计算出受精日期。这种方法适用于不知道末次月经日或月经周期不规则的孕妇。但是如果怀孕超过 12 周，因为每个胎儿的成长发育状况不同，有时也许只能看见胎儿的几部分，再加上每个主治医生对超声波图片的解读也有差异，所以计算误差可能在 1 周以上。

Q 基础体温如何测量及记录？

A 晃动体温计，让计数归零，睡前放在枕边。如果放在地板上，温度可能会上升，因此请不要让温度计碰到地板。早上醒来后一睁眼，便将体温计放在舌头下，闭嘴，夏天维持 3 分钟，冬天维持 5 分钟即可。最好能使用最小刻度为 0.05 ℃的女性专用体温计，结果更加准确。以 36.7 ℃为基准，划一道线，制作一张清晰的表，并把每天测量的体温记录在表内。

基础体温曲线

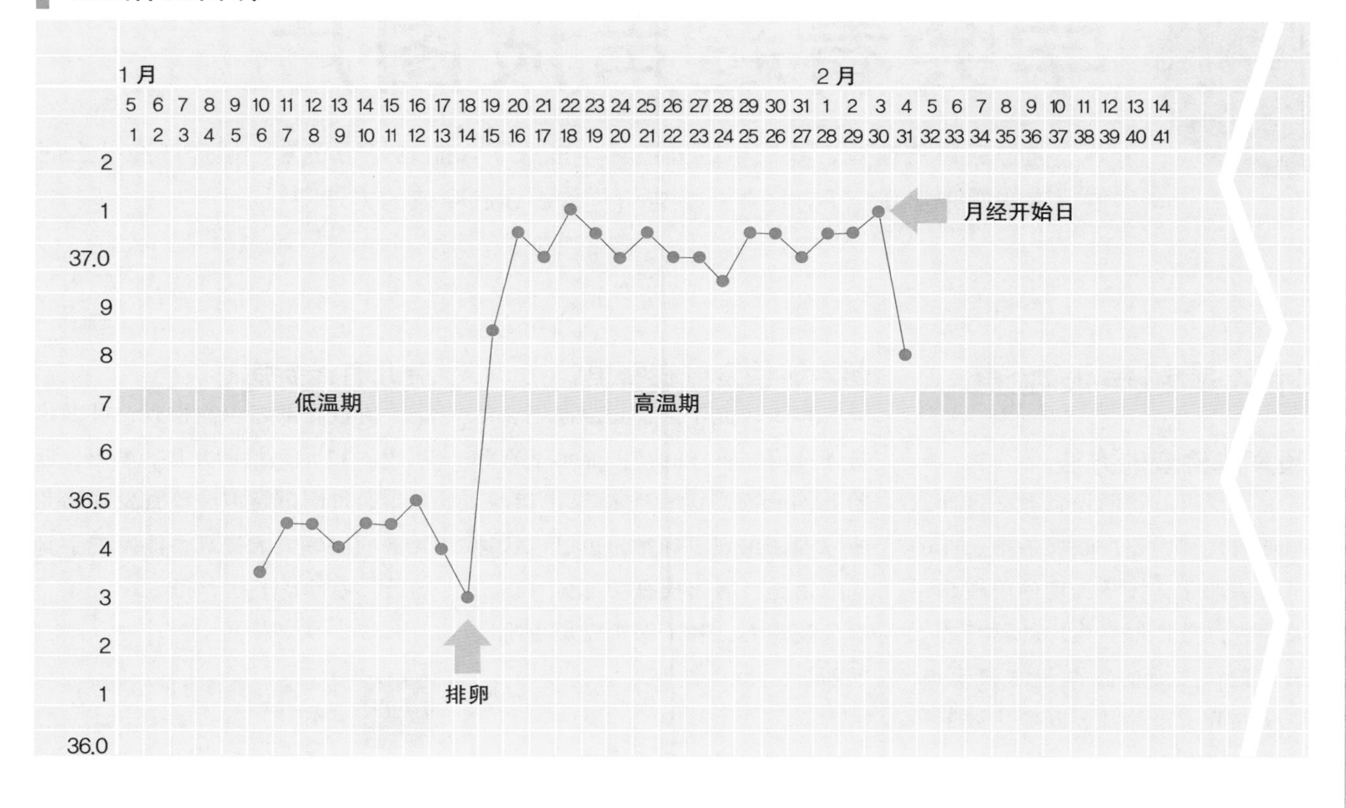

小贴士 通过初次感觉到胎动的时期，也可以推算出预产期。初产妇在怀孕 19 ~ 20 周能初次感觉到胎动，在此日期上加上 20 周，就是预产期。但此方法对经产妇（曾经有过生产经历的孕妇）而言，准确性偏低，因为经产妇可以更快地感觉到胎动。

测量子宫底的高度

如果孕妇不能确定末次月经日期，就使用此方法，这是以有胎儿在内的子宫大小来推算预产期的方法。子宫底的高度是指骨盆前下方的耻骨到子宫最高处的距离。怀孕 20 ~ 31 周时，除了特别肥胖或体重偏轻的孕妇外，子宫底的高度和怀孕周数几乎一致。也就是说，怀孕 21 周，子宫底高度为 21 cm。医生经常用此方法来判断胎儿发育的状态。子宫底最高是在怀孕 9 个月的时候，即将临盆时，因为胎儿往下走，子宫底高度会变低。一般我们不建议仅仅通过子宫底的高度来计算预产期，最好是结合超声波检查和胎动状态一起计算。

正常分娩的范围

预产期不正确

再怎么说，预产期也是推算出来的，就算实际的分娩日比预产期早或晚，也不用担心。一般初产妇大多会比预产期晚，而经产妇多会比预产期早。计算出预产期最重要的意义在于，以此为基准可以掌握胎儿的发育状况，孕产妇也可以适当地调整孕期生活。

看基础体温的方法

- 以 36.7 ℃为基准来看，排卵时体温会上升，超过基准线。排卵后上升的体温，大约会维持 2 周。月经开始后，体温重新下降到低温期。月经结束后，会持续出现比低温期更低的体温。
- 基础体温曲线的上升点为排卵时期，下降点和月经开始的日期一致。
- 排卵后 2 周内或受精完成时，会持续高温，月经开始时，体温下降，开始持续低温。
- 高温期大约 14 天，低温期根据月经周期多少会有一些差异。如果到了低温期，月经也没有开始，则可能是激素的均衡被打破了，子宫可能有异常，需要接受检查。
- 如果高温期和低温期区分不明显，可以诊断为卵巢不排卵。

学会看超声波图片

通过超声波检查，我们可以知道怀孕多久了，胎儿是否正常，预产期在什么时候。准妈妈来学习一下，医生不会告诉你的解读超声波的方法吧！

什么是超声波检查

超声波检查的方法

将超声波诊断设备放在腹部或阴道内，利用超声波反射把胎儿的模样影像化。怀孕初期的阴道超声波检查，是把棍棒模样的器具放入阴道内；之后的腹部超声波检查，则是在肚子上涂抹胶状物，放上转换器来回移动。

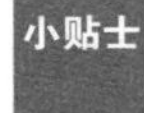

怀孕初期，胎儿太小，通过腹部超声波检查看不见。所以初期得做阴道超声波检查。

超声波检查的原理

通过诊断设备上的变换器，向子宫内发送声波，声波碰到胎儿后返回，回波经电脑分析，再通过显示器呈现，我们就能看见胎儿的模样了。

超声波检查好在哪里？

和照 X 光不同，超声波不会对身体造成伤害，能马上显示子宫和胎儿的状态。因检查结果出得快，所以即使出现了异常，也可以快速采取措施。需要检查的部位可以多次反复观看，利于医生做出更准确的判断。

超声波能诊断什么

怀孕多久了

确认胎囊的位置和胎儿的心脏跳动，测量胎儿从头部到臀部的长度（头臀长），从而判断出准确的怀孕周数，并计算预产期。

胎儿是否正常生长

测量胎儿的“头臀长”（CRL），根据怀孕周数来判断胎儿的生长发育是否正常。从怀孕 14 周开始，可以测定胎儿的头部大小、颈部周长、腹部周长、股骨长度等数据。

胎儿有无疾病

通过腹部超声波检查，可以诊断怀孕 12 周后的胎儿是否畸形。近几年通过阴道超声波检查发现胎儿异常的概率大大提高，能发现手脚畸形、兔唇等外表异常。

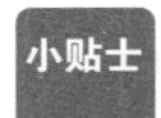

超声波检查属于解剖学性质的检查，只能发现外表的异常，像唐氏综合征等染色体异常是查不出来的。

能否安全生产

测量子宫内的羊水量，可以判断出羊水是过多还是过少。如果羊水过多，胎儿的畸形发生频率很高，得多加注意；如果羊水过少，则要考虑缺氧症或胎儿畸形的可能。宫外孕、前置胎盘、逆位、双胞胎、卵巢和子宫异常等，通过超声波检查都能提早发现。

通过超声波图片看到的胎儿

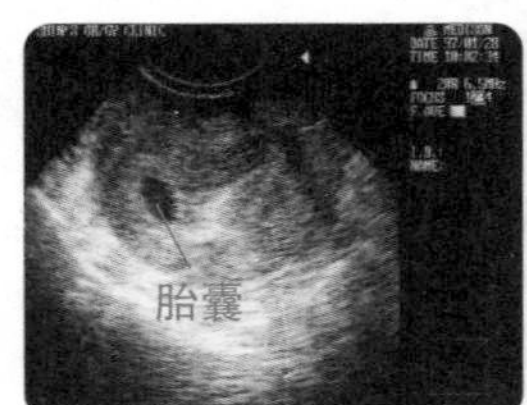

怀孕 1 个月

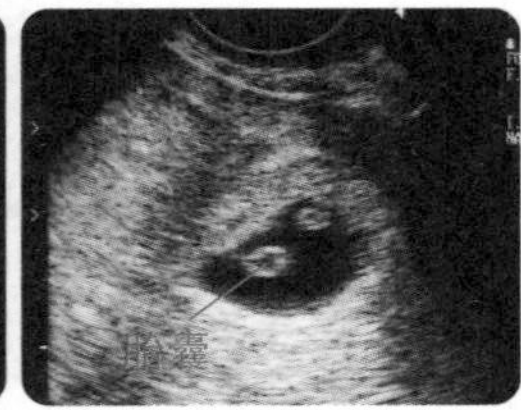

怀孕 2 个月

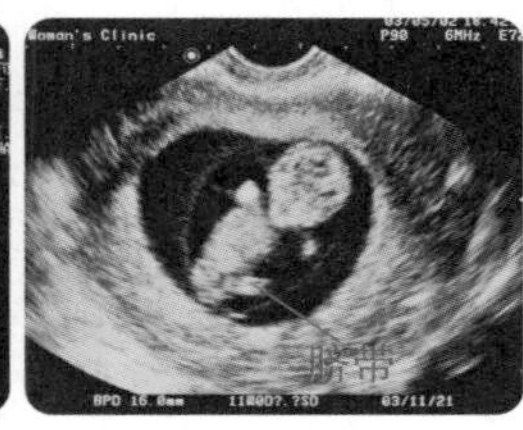

怀孕 3 个月

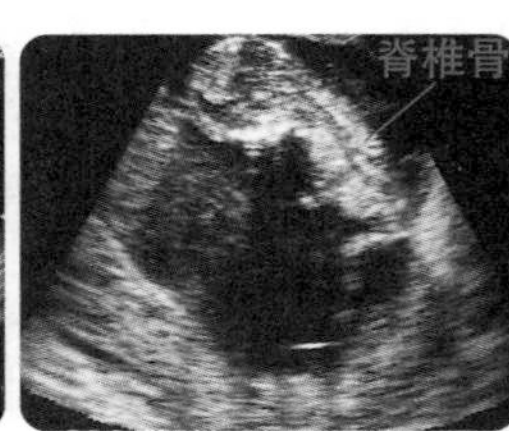

怀孕 4 个月

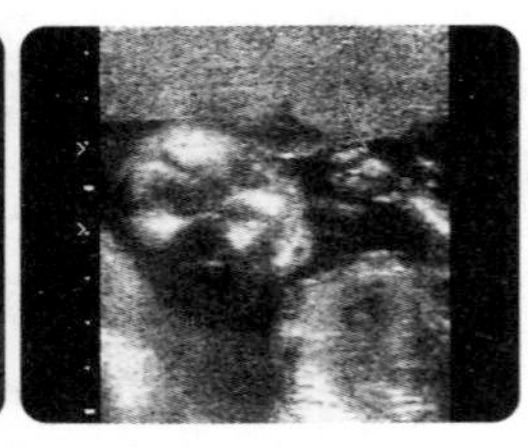

怀孕 5 个月

分阶段超声波检查

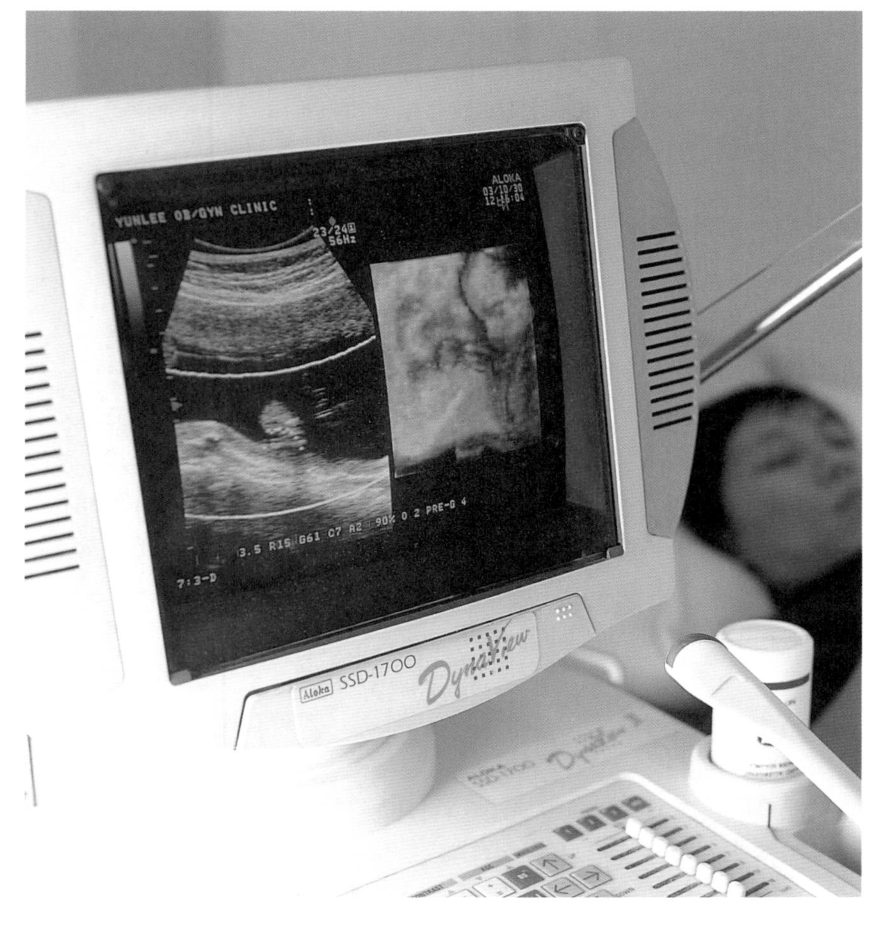

怀孕 1 个月

此时为受精卵着床、受孕完成的时期（胚胎期），胎囊形成。胎儿看起来像一条带尾巴的鱼。因胎儿体积太小，通过超声波看不见，只能看见包裹胎儿的胎囊。可以用来判断胎儿的状态是否正常。

怀孕 2 个月

这是约 80% 的脑和神经形成的时期。能分辨出胎儿的头和躯干，尾巴消失，手和脚开始形成；心脏开始生成，肝脏等脏器也开始分化。

怀孕 3 个月

胎儿具备了人的模样。心脏发育了，通过超声波能听见心脏跳动的声音。长出了手指和脚趾，能区分出头、手、脚等，性器官也完成发育。

怀孕 4 个月

胎儿开始通过脐带吸收养分。身体器官形成期结束。随着体内血液流动，各器官可以正常运作。长出了指甲，肌肉也已发育，胳膊和腿变粗。本月可以通过超声波图片测量颈部周长，判断染色体是否畸形，观察脊椎骨是否变硬，脐带是否正常。

怀孕 5 个月

能看见长出的头发，心脏跳动声音变大，五个手指头长全。胎儿有时还会吮吸手指。视网膜开始发育，即使在肚子里也能对光线的刺激做出反应。骨骼和肌肉发育，并能感觉到胎动。本月通过超声波图片还能确认手指和脚趾个数以及眼睛、鼻子和嘴是否正常。

怀孕 6 个月

胎儿头发变浓，长出眼睛、眉毛和睫毛。羊水量缓慢增加，胎儿在子宫内可以自由移动，很多时候是倒立的。本月能确认股骨生长是否端正。

怀孕 7 个月

现在胎儿的皮下脂肪还不足，皮肤有很多皱纹。大脑机能发达，能随意控制整个身体，听觉也很发

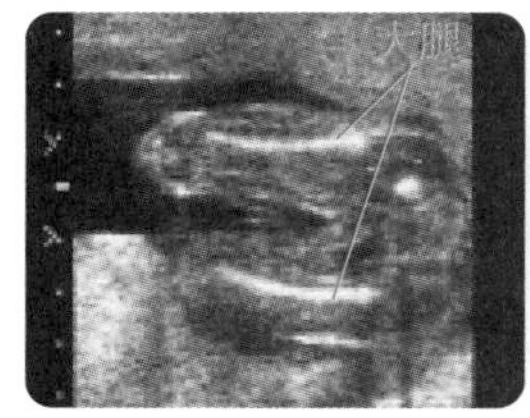

怀孕 6 个月

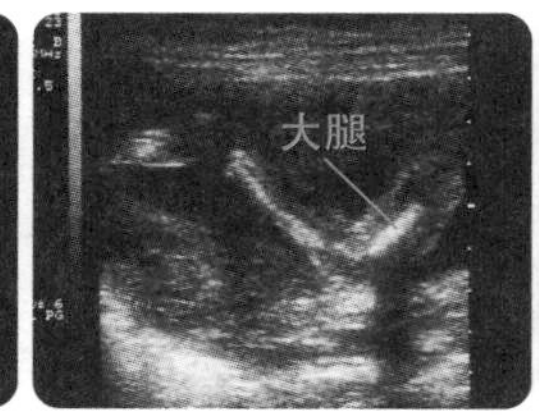

怀孕 7 个月

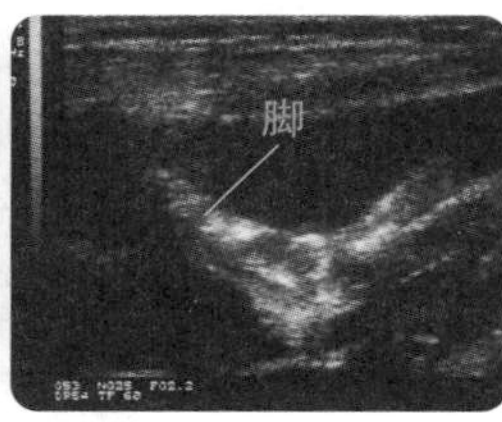

怀孕 8 个月

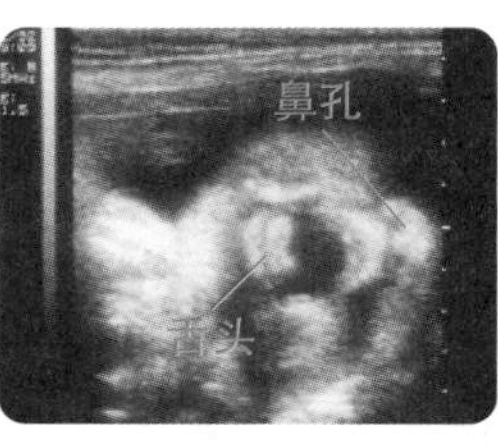

怀孕 9 个月

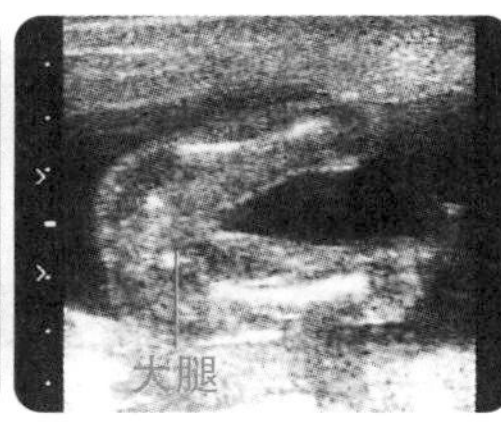

怀孕 10 个月

达，对声音很敏感。本月可以测量腿、脚的长度和头部周长，观察胎儿的发育是否符合平均值，并通过流向头部和心脏的血流强度，来确认心脏是否正常。

怀孕 8 个月

肌肉发达，神经变得活跃，胎儿可以在羊水中随心所欲地自由活动。视网膜发达，对于外部光线能迅速做出反应，回避刺激。虽然肺部机能还未发育完全，但是已经开始慢慢呼吸。男孩腹部的睾丸开始找准位置往下长，在本月，通过超声波图片，能发现胎儿是否患有睾丸水肿。

怀孕 9 个月

随着胎儿皮下脂肪的增加，皱纹开始消失，身体变得胖乎乎的。肺部机能也基本完善。虽然对外部刺激很敏感，但由于身体变大，运动不太灵活。由于胎儿太大，通过超声波很难看到整体的样子，必须对各个部位分别拍照确认。

怀孕 10 个月

皮肤变得柔软，头发也长出来了。内脏和神经系统发育完成。本月可以通过超声波图片，最后一次确认心脏、胆囊、膀胱、消化器官及内脏器官等是否正常形成。可以确认胎盘的位置、胎儿是否被脐带缠绕，还可以通过测量羊水量，预测分娩日期或有无早产危险等。

还想了解些什么

分娩前得做几次检查?

医生一般会鼓励准妈妈们在怀孕初期、中期、后期各做 3 次左右的检查，但现在超声波普及，为了解到更多的信息提供了方便，所以对于平均检查次数没有固定的要求。怀孕过程因人而异，孕产妇的状态也有所不同。

医院不同，结果会不同吗?

由于计算方法不同，通过超声波图片得到的数据，多少会有些差异。胎儿的体重是通过头的大小和大腿的长度等数值计算出来的，因为医师不同，也会产生偏差。最后 1 个月的时候，通过超声波测量的体重大概会有 ± 200 mg 的差异。

为什么看不清楚胎儿?

根据当天胎儿的状态、胎儿在羊水中的位置不同，能看见的部分和清晰度肯定会有差异，这并不代表胎儿有异常。另外，根据子宫的肌肉层或怀孕周数不同，清晰度也会出现差异。

一般超声波检查和精密超声波检查有什么区别?

一般超声波检查可以确认胎儿和胎内环境是否健康。查看胎盘的位置或脐带有无异常，并确认胎儿、羊水、胎盘、子宫的健康状况。精密超声波检查可以仔细确认胎儿的

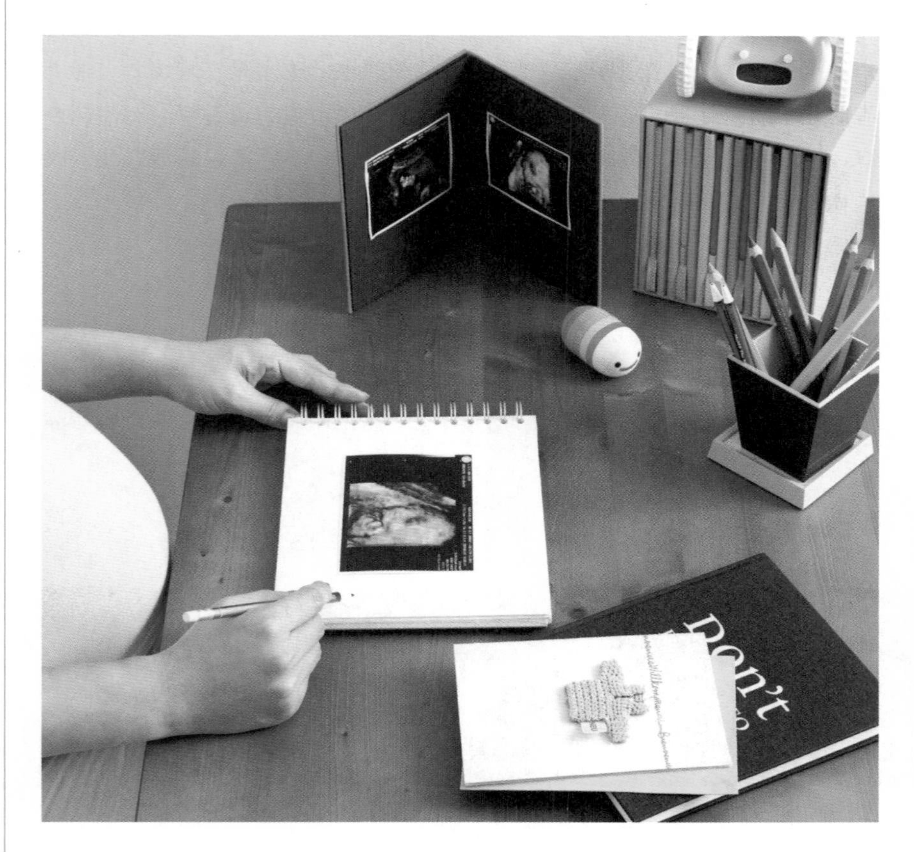

Q 从什么时候起能分辨出性别?

A 通过超声波检查，在怀孕 13 周前后能区分出胎儿的性别。但是大部分情况下，胎儿是蜷缩着的，通过超声波很难准确判断。另外，在怀孕初期时，女孩的大阴唇有时看起来会像男孩的性器官一样。

身体部位，确认胎儿的健康状态，查看脏器是否正常发育，有没有兔唇一类的外表畸形。

在怀孕3个月、6个月时，各接受1次精密检查就可以。如果有异常，9个月时也可以接受精密检查。

3D立体超声波检查是什么?

一般超声波检查是2D的，而3D检查是立体地对腹部截面进行的检查。这种检查能从各角度看到胎儿，甚至能清楚地看到眼睛和鼻子以及微笑的样子。虽然它有利于发现头部以及脊髓、筋骨的畸形，但并不代表它更准确。

腹部肥胖的孕妇通过3D检查也不能发现胎儿畸形。在肚子超大、羊水过少、胎儿位置不太好时，3D检查不容易拍到准确影像。

什么时候能看到全身

怀孕初期胎儿太小看不太清楚。到后期胎儿太大，一个画面又看不完整，所以只能单独拍摄身体的各个部位，组合起来看。大体上来说，到怀孕15 ~ 16周，可以在一个画面内看到全身。

精密超声波检查的内容

● 初期精密超声波检查

怀孕3个月后实施。通过测量胎儿的颈部周长，能检查出染色体是否畸形。这个检查能最快诊断出畸形，对高危孕妇来说很重要。

● 中期精密超声波检查

能查出脸部畸形或心脏异常等。如果错过这个时机，就算发现畸形也不能终止怀孕。由于胎儿太大，此时已经很难观察到整体的样子。

● 后期精密超声波检查

后期检查，就是对生产准备以及胎儿和孕产妇的全面状态做最后确认。检查前喝500 ml左右的水，让膀胱最大限度地充盈，才能更清晰地看到胎儿。

看超声波图片的方法

BPD 测量胎儿的头部周长。以不同周数的平均长度为基础，推测体重及确认发育状况。

HC 胎儿的头部周长数值。可以用来确认成长发育程度。

AC 腹部周长。这是确认胎儿发育程度的基准。

日期 超声波图片的右上端标有检查的日期。

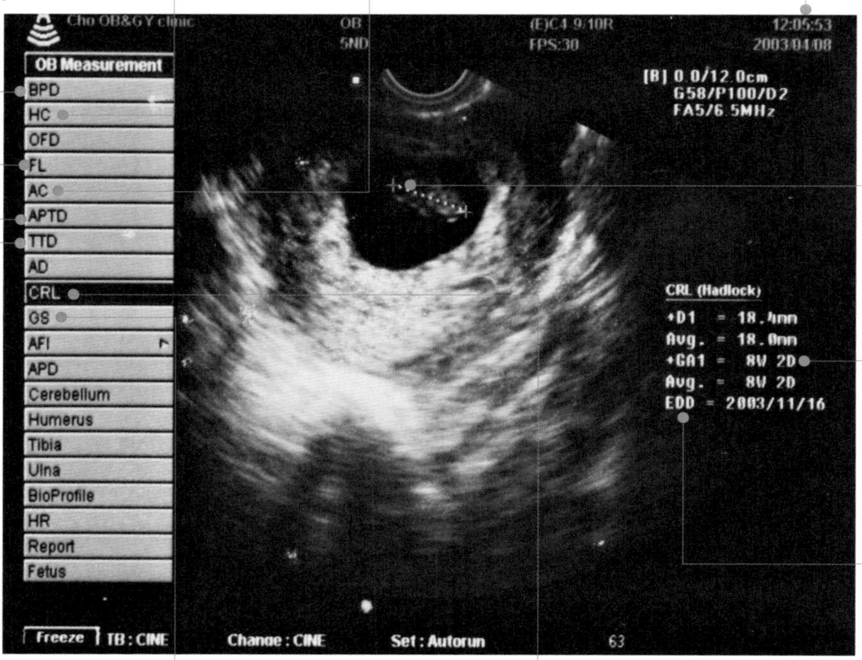

FL 测量大腿的数值。推测体重，了解生长程度。

+标志 测量左右、中央的两个“+”标志之间的长度。

APTD 测量腹部厚度数值。

GA 推测的怀孕周数。W是周数，D是日期（误差2周）。

TTD 测量肋部幅度的数值。可以用来推测体重。

GS 子宫的大小。这个数值常用于怀孕5周前，几乎看不见胎儿样子的时候。

CRL 胎儿从头到臀的长度。由于大部分孩子腿是弯曲着的，所以这个数值会成为各种测量的标准。

EDD 通过GA（推测的怀孕周数）来计算的预产期。根据胎儿大小计算预产日，大部分在12周以内决定。

step 1
怀孕知识

有趣的胎梦

民间传说中，妈妈能通过胎梦预测是否怀孕，还能获得对胎儿未来前途的暗示。这些其实不可信，梦只是一种生理和心理现象，和现实不存在超常联系。不过了解胎梦的传说，倒是可以给准妈妈一些美好的想象。

什么是胎梦

和别的梦有什么不同？

胎梦和平常做的梦不太一样。明显的区别是，胎梦在醒来后也能清晰记住。由于胎梦特别强烈和生动，很多妈妈到了几十年之后，也依然能说出梦的感觉、主要内容。带来或接受什么的梦、仔细观察的梦、被动物咬或动物跳进怀里的梦、偷东西的梦……都可以被认为是胎梦。

什么样的梦才是好胎梦？

民间说法是，象征胎儿表象（胎梦中印象最深的物体）的形体完整清晰，并且那个表象越发光、越漂亮，越是好的胎梦。近距离看见、和身体直接接触或完全拥有某个物体，也是好的胎梦。其实，胎梦是民间的迷信，所以根本无所谓好坏。

胎梦解释（纯属娱乐）

龙：享受权势

作为吉梦中的吉梦，龙象征着大人物。胎儿为男性的可能性比较大，但也可能代表着活泼的女孩。龙更多地象征着权势而不是财富。

虎：领导力强

预示着将出生的孩子朝气蓬勃、领导力强，在家中也能成为令人踏实放心的子女。梦到两只老虎，预示着双胞胎，或是即将连年生儿子。

四足动物：单纯、善良

梦见猪，表示很有才能，将来能成为富翁；马是自由奔放的动物，预示着孩子一生顺坦；梦见牛，表示是祖上赐的孩子或是期待了很久的孩子，会给家里带来喜事；鹿，通常象征着男孩，梦见鹿后生下的小孩，很可能拥有像鹿一样安静的品性。

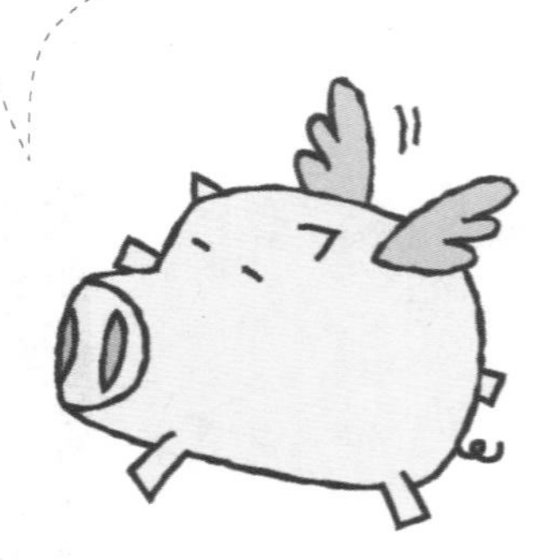

蛇：会受到很多爱

蛇作为智慧突出的动物，出现在胎梦中是好的征兆。梦见蛇或蟒蛇的胎梦，跟龙的梦一样，象征着孩子将来要成为大人物。

鱼：多才、漂亮

梦见鲤鱼、鲸鱼、乌龟，将来会成为大人物，梦见鱼缸里的金鱼，则意味着孩子能成为艺术才能出众的人。

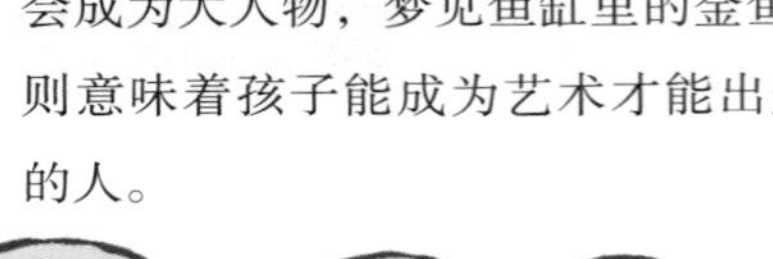

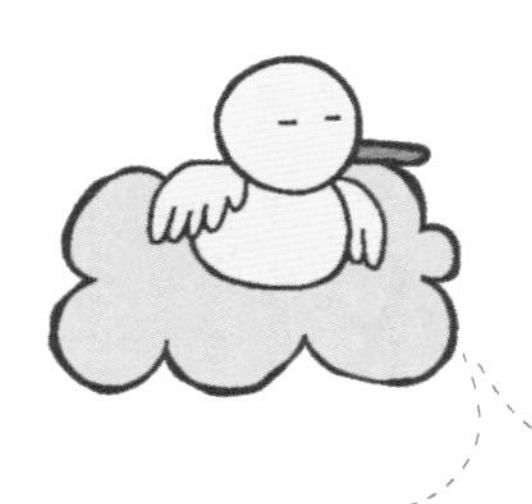

鸟：才能和美貌出众

梦见凤凰，预示着孩子头脑清晰、活力十足；梦见鹤，预示孩子可能会成为学者；梦见喜鹊、黄鹂、燕子等，象征着孩子多才多艺，美貌出众。

灯火、烛光：享受富贵荣华

熊熊燃烧的大火比小火苗好。火球进入裙子，则象征着怀孕。

伟人、佛像、高僧：成为受尊敬的人

有权威的人出现在梦里，意味着孩子长大后会受人尊敬，或会得贵人相助。

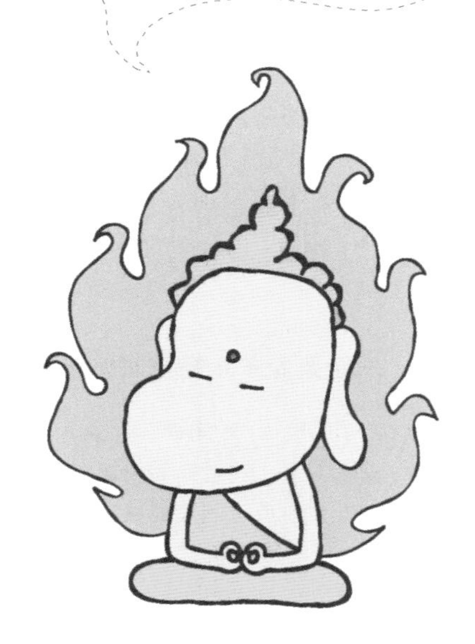

金、银、宝石：成为学者

孩子将来很可能在研究领域取得成果。得到或捡到的梦比只是看到的梦好。

太阳、月亮、星星：成为受欢迎的人

最好的是把太阳一口吞下去的梦，这意味着一定会拥有权势、名誉、成就中的一个；月亮象征多福、多才及孝顺；星星预示将成为伟大的人，或像星星一样受欢迎的人。

花、水果、蔬菜：富足的人生

梦见花，预示孩子将来能拥有名誉和取得成就；水果象征着幸福和富饶，树上的水果则预示着人生充足富裕；梦见辣椒会生男，但绿色的辣椒可能生女；梦见光滑鲜嫩的黄瓜，象征着外貌出众。

胎梦有时候并不总是相同的，一个人也不太可能只做一次胎梦。如果在怀孕前后做了好几次胎梦，那么后面的梦影响力会更大。

山、水、火 | 有创造力

山象征着某个机关、公司或国家等，暗示孩子将会有很高的地位。山越富饶越是好梦。水象征着创意，适宜选择文化或艺术等需要创造力的职业，孩子将会成功。

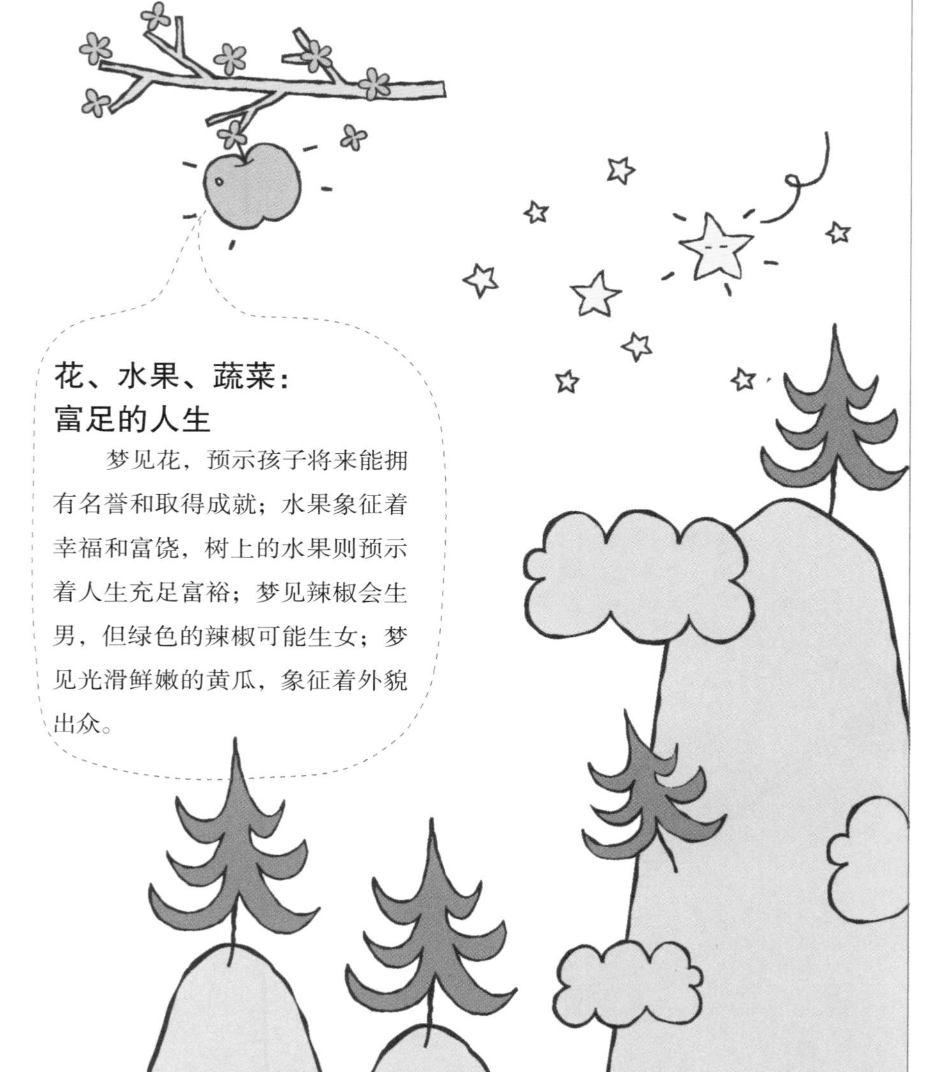

step 1

怀孕知识

维持胎儿生命的羊水

羊水是守护胎儿的生命之水。羊水量和胎儿的生命有着密切的关系，最好定期检查，检测羊水量是否正常。

羊水是怎样形成的

羊水是什么？

羊水是充满子宫腔的液体，它部分来自母体的血液，在怀孕中期，通过胎儿薄薄的皮肤排出的体液也会成为羊水的一部分。胎儿能把羊水吸收到体内，也能通过皮肤气孔排出，形成新的羊水。但是，怀孕16周后，皮肤的气孔慢慢消失，羊水就不能通过皮肤排出，从这时开始，胎儿的小便就成了羊水的重要来源。怀孕初期的羊水无色、透明，足月时因有胎脂，从胎儿皮肤上脱落的表层细胞、绒毛、小便等也会混合其中，羊水就会呈轻度乳白色或淡黄色。

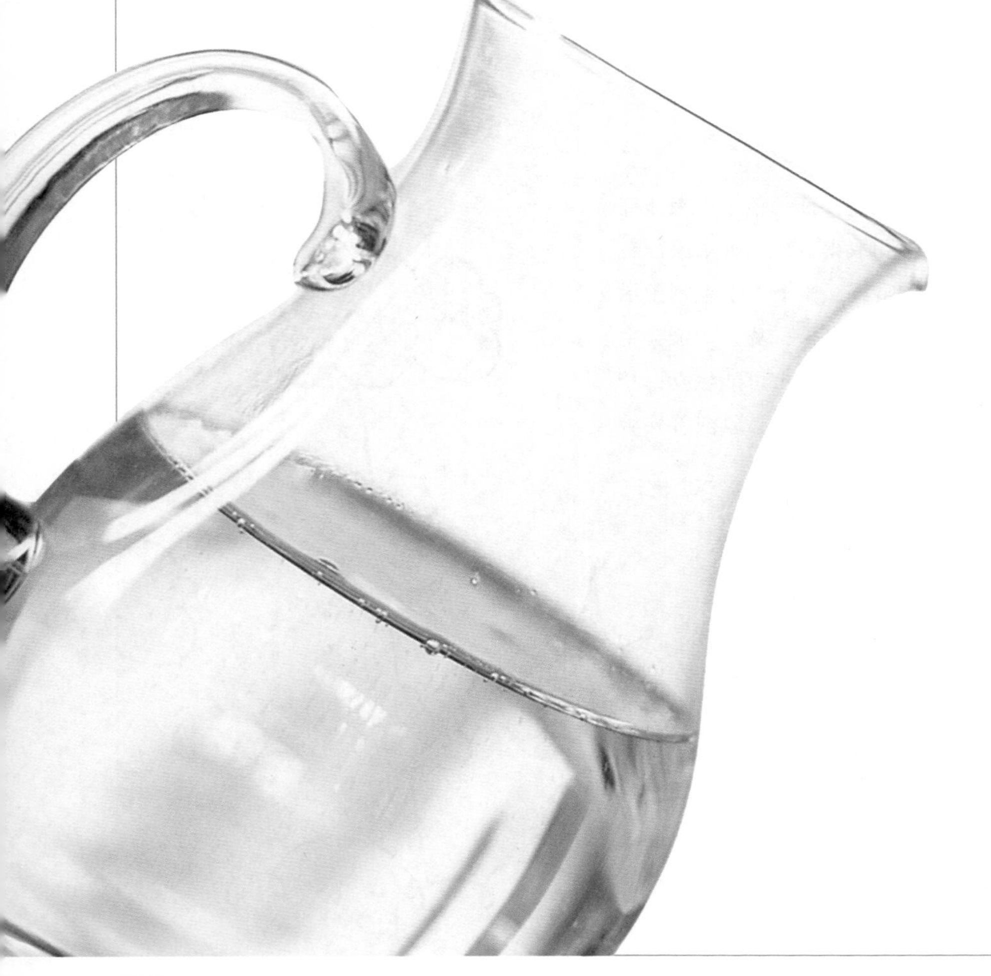

羊水的量

怀孕期间，随着胎儿的增长，羊水量也慢慢增加。怀孕10周为10 ~ 20 ml，12周为50 ml，接近怀孕中期时能达到400 ml左右。此时开始会以每天10 ml的速度增加，到怀孕24周时，平均增加到800 ml。怀孕36到38周时，最高值能达到1000 ml。但是接近分娩时，羊水量反而会慢慢减少，足月时一般为800 ml左右。如果超过预产期，羊水量会变得更少。

羊水的成分

羊水里含有与胎儿成长有关的蛋白、卵磷脂、胆红素等。几乎没有颜色和味道，只有略微的腥味，和生理盐水差不多。羊水不断地循环，经母体吸收后，再交换出新鲜的羊水。这个过程随着怀孕的进行

Q 一定要做羊水检查吗？

A 做羊水检查，会有感染肝炎、自然流产、注射针头引起损伤等风险。发生肝炎感染的概率为0.5%左右。虽然对胎儿和孕妇来说，这是相对安全的检查，但哪怕是0.01%的可能性也不能忽视，需要慎重考虑。另外，羊水检查也无法诊断出非染色体异常的先天性心脏病等疾病。

而加快，到足月时每3小时交换1次；接近分娩时每小时交换1次。

羊水有什么作用

保护胎儿的屏障

羊水能吸收外界的冲击，是保护胎儿安全的屏障。即使孕妇的肚子受到重压或撞击，羊水也能在中间起缓冲作用，让胎儿不会直接受到影响。

帮助胎儿成长

胎儿漂浮在羊水里，因此能在妈妈肚子里做手脚运动，转换身体方向。通过这些运动，能促使胎儿的肌肉和骨骼发育。通过参与羊水交换，还能促使胎儿的肺部发育成长，让出生后的胎儿能自己学会呼吸。

防止胎儿被脐带缠绕

胎儿运动时，羊水发挥了润滑作用，使脐带分离，让胎儿不至于被脐带缠绕。如果脐带紧紧缠绕住身体，就会导致胎儿身体发育不协调，妨碍血液循环，容易发生缺氧症，还有可能延迟分娩。

显示胎儿的身体状况

羊水中掺有一部分胎儿脱落的细胞，抽取羊水检查，可以了解到胎儿的发育程度和健康状态。也可以确认胎儿是否存在先天性异常、畸形、染色体异常等。

有抗菌作用，能维持体温

细菌无法在羊水中存活，因此可以减少胎儿感染疾病的概率。另外，胎儿还具有调节体温的能力，羊水可以维持妈妈的体温，并且使胎儿的体温与妈妈的一致。

分娩时起润滑作用

胎儿出生之前，羊水先破，子宫入口打开，此时羊水可以润滑产道，更利于分娩。

制造健康羊水的方法

喝白开水比喝生水好

自来水加热后，有害细菌会消失，如果想喝干净的水，就要把自来水煮开后再喝。想要去除自来水里特有的氯味，可以把水接到碗里，放置2小时，等氯气挥发，气味自然会消失。如果在盛水的碗里放入10%的木炭水，放置一夜，也能去除重金属成分，让水变成对身体有利的碱性水。

喝温热的水

通常认为在早上空腹喝凉水对身体好，但是这是没有任何科学根据的。空腹时喝凉水，会导致内脏变凉，使血管收缩，对身体不好。稍微把水加热到跟体温差不多的温热状态，更合适饮用。也可以把绿茶温热，便于随时喝。

多喝水

孕妇1天需要摄取的热量为2150～2500 kcal，大约每天比孕前多300 kcal，所以每天要多喝2～3 L水。如果经常感到口渴，1天喝5 L也可以。饭前或吃饭时喝水，容易稀释消化酶或胃酸，造成消化不良，所以，尽量在空腹时或饭前30分钟喝水。

尽量不要喝碳酸饮料

为了减少孕吐、恶心、腹胀等的感觉而喝碳酸饮料，会对胎儿造成不好的影响。因为碳酸饮料里都是色素和咖啡因等对身体有害的成分，如果妈妈喝碳酸饮料，有害物质会原封不动地被羊水和胎儿的身体吸收，容易引起遗传性皮肤过敏症或免疫力缺乏等症状。实在想喝碳酸饮料时，不如直接喝碳酸水。

特别提醒

孕妇经常喝碳酸饮料，宝宝容易得特应性皮炎

有权威机构曾对400名幼儿进行了遗传性皮肤过敏体质的检查。对有遗传性皮肤过敏体质（特应性皮炎）或过敏症的孩子父母，进行了“在怀孕期间喜欢吃的食物”“是否摄取碳酸饮料”等问题调查。其结果是，在怀孕期间经常喝碳酸饮料的孕妇，胎儿遗传性皮肤过敏症的发病率会高达2倍以上。在对遗传性皮肤过敏症严重的孩子进行的毛发分析结果中显示：90%的孩子存在皮肤问题和因缺锌而诱发的成长障碍，16名孩子有重金属中毒。如果妈妈喝了受污染的水，羊水会变脏，导致胎儿的免疫力下降，出生后容易诱发皮肤病以及其他各种疾病。

宝宝会遗传父母的哪些特征

孩子如果只随父母的长处该多好！但遗传这回事，可不是父母想怎么样就能怎么样的。遗传，决定了孩子的外貌、性格、习惯。

遗传和基因

遗传父母的基因

遗传是指自身的形态和体质，即脸型、体型、眼睛的颜色等相关的信息，经过复制后传给下一代，这种能遗传的物质叫作基因。我们的身体由各自大小和模样相同的23对（46个）染色体组成，这些染色体中有决定身体各种特征的遗传信息，也就是基因。精子和卵子结合形成一个细胞，这个细胞不断地分裂形成生命体，孩子继承了妈妈和爸爸的细胞，就会遗传妈妈和爸爸的基因。

各方面遗传概率

身高的遗传概率丨妈妈35%，爸爸35%

身高的遗传概率高。据统计，子女的身高遗传自父母各35%左右，剩下的30%由环境决定。如果妈妈和爸爸中有一人比同龄人矮3%，那么孩子个子矮的概率也高。但是相对的，即使拥有个子高的基因，成长过程中没有摄取足够的营养，或者经常生病，那么也达不到遗传上决定的身高。

体重遗传概率丨父母都肥胖时为80%

肥胖体质受遗传的影响很大。通过对试图减肥的人5年后体重调查的结果显示，减肥成功的人只有3%左右，由此可见肥胖的原因不只是因为单纯的饮食过度或运动不足，受遗传的影响也很大。父母都肥胖时，子女肥胖概率为80%，父母中只一人肥胖时，子女肥胖概率为40%，父母都很苗条时，子女肥胖概率为9%。

外貌遗传概率丨卷发、黑色皮肤是显性因子

皮肤颜色、眼睛大小和形状、发型、体型等外貌遗传概率较高。雀斑也会遗传，父母中一方有雀斑时，孩子的雀斑概率为50%～100%；父母中一方是圆鼻子时，孩子的圆鼻子概率为50%～100%；父母中一方是尖鼻子时，孩子的尖鼻子概率为100%。卷发因子是显性因子，父母都是卷发时，孩子100%是卷发；父母中只有一人是卷发时，孩子50%也是卷发。肤色也会遗传，黑色皮肤因子是显性遗传因子，父母中一方皮肤黑时，孩子皮肤黑的概率也很高。

双眼皮遗传概率丨父母都有孩子也未必有

即使父母都是双眼皮，孩子也可能没有。父母都有双眼皮时，孩子的双眼皮概率为62%；只一方有双眼皮时，孩子的双眼皮概率为43%；如果都没有，孩子的双眼皮概率为1%～2%。

即使父母都没有双眼皮，孩子也可能有双眼皮，这是因为父母都具有双眼皮基因，只是外表没有表现出来。实际上双眼皮随着年龄增长可能会长出来。20岁以上的男青年中，长出双眼皮的概率为52%，40岁以上的男人长出双眼皮的概率为80%，根据年龄不同，差异很大。

Q 如何预测孩子20岁时的身高？

A
- 男孩
（妈妈的身高＋爸爸的身高＋13）÷2（误差5 cm）
- 女孩
（妈妈的身高＋爸爸的身高－13）÷2（误差5 cm）

父母和孩子的照片对比

相似的样子 1 爸爸•女儿••的周岁照

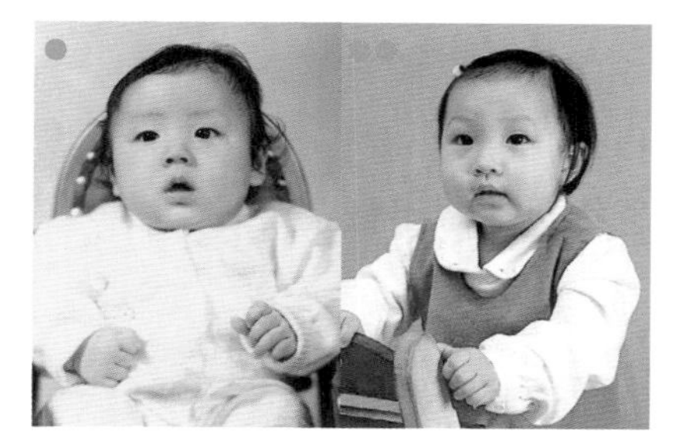

相似的样子 2 爸爸•儿子••的周岁照

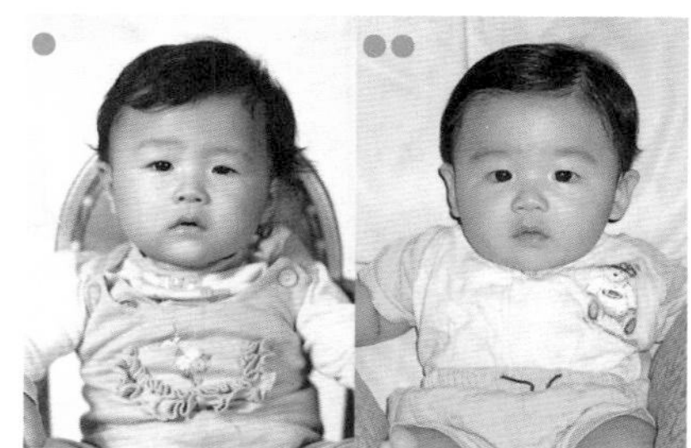

相似的样子 3 爸爸•儿子••的 2 岁照

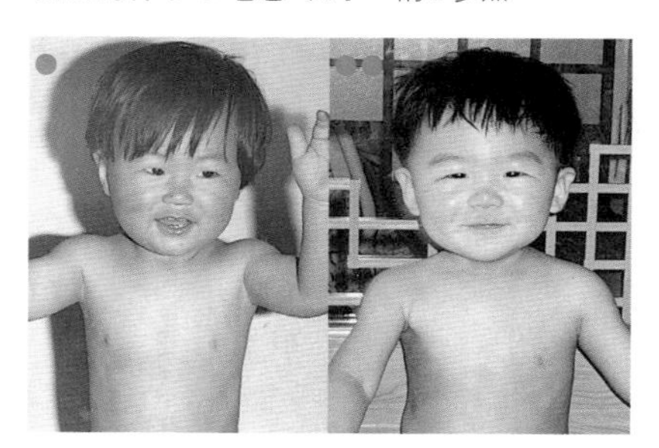

谢顶遗传概率 | 爸爸秃头，儿子谢顶概率为 50%

谢顶是显性遗传因子，如果爸爸谢顶，那么儿子谢顶的概率超过50%；妈妈的遗传基因中如果有谢顶的遗传因子（孩子的外公或舅舅是谢顶），孩子谢顶的概率会增加25%；如果爸爸不是谢顶，儿子谢顶的可能性较低。

双胞胎遗传概率

单卵性双胞胎是一个卵子和一个精子相遇，怀孕后细胞分裂为两个细胞，成为双胞胎，在遗传上遵循偶然的规律。但是双卵性双胞胎的形成，是因为母体具有一次排出两个卵子的特性。所以生下双卵性双胞胎的妈妈，下次生产时生下双胞胎的概率，比其他人要高出 2% ~ 3%。

Q 双胞胎智商差不多吗?

A 单卵性双胞胎的智商差异平均在 5 以内。如果性格不同，智商差异会接近 10，甚至有 30 以内的大差异。单卵性双胞胎即使完全在不同的环境里生长，智商差异平均也在 8.2 左右，比在相同的环境里生长的双卵性双胞胎智商差异小。

智商遗传概率 | 爸爸 30%，妈妈 30%

孩子的智商 30% 遗传于爸爸，30% 遗传于妈妈，后天环境决定剩下的 40%。如果父母头脑聪明，孩子也可能会很聪明；即使父母双方只有一方智商超过平均水平，孩子头脑聪明的概率也很高；如果父母智商都不出众，因为环境的影响占 40%，双方不同的遗传基因相遇组合时也能出现好的结果，所以即使父母的智商偏低，孩子智商高的情况也会出现。

性格遗传概率 | 气质是先天的，但性格可以改变

性格多由气质、人格等多方面因素组成。性格形成时，气质等先天性遗传基因构成了基本的框架。比如固执己见、动不动就大喊大叫的多血质，有攻击性倾向、很容易发火等表现就属于这种气质。基本的气质是不会轻易改变的，但性格或人格受后天环境的影响更大。

疾病遗传概率 | 多受遗传因子的影响

广为人知的由遗传引起的代表性疾病，是糖尿病和高血压。父母中一方有糖尿病时，孩子的糖尿病概率为 8% ~ 15.3%；父母都正常时，孩子的糖尿病概率为 3.2% ~ 7.7%。如果父母都是高血压，孩子 50% 会有高血压；父母一方有高血压，孩子 30% 会有高血压；如果父母都正常，孩子有高血压的概率只有 4%。由此来看，高血压也是遗传倾向很强的疾病。

癌症的产生虽然多受环境影响，但因为它是遗传性疾病，所以如果亲戚或家族中有癌症患者，就需要特别注意。

精神病中的遗传疾病也很多，自闭症、分裂症、躁郁症、癫痫、精神脆弱等疾病的遗传概率很高。如果爸爸是自闭症，孩子患自闭症的概率很高。眼科疾病也会遗传，具有代表性的有色盲、近视、斜视等。如果父母中一方有斜视，孩子有斜视的概率为 20%。

step 1

怀孕知识

如何选择医院

选择值得信赖的医院很重要，这关系到孕妇和胎儿的健康。要仔细观察医院设施、医疗团队、医疗服务的水平，了解其是否能在紧急状况下做出快速处理。

选医院要注意什么

选择离家近的

从初诊到分娩，大约要去13 ~ 15次医院。怀孕7个月以前每月1次，怀孕8 ~ 9个月时每月2次，最后1个月时，每周都要接受1次定期检查。要选择交通方便的、即使堵车也能在1个小时内到达的医院。

考虑好分娩和坐月子

从初诊到分娩、坐月子，最好都在同一个医院。确定主治医生，提高对医生的信赖感，能使产妇更安心地分娩。由同一个医生持续监测母子的健康，有利于提早发现异常症状，及时制定安全的分娩方案。

考虑自身的健康状态

如果是35岁以上的高龄产妇，家族中有遗传性疾病，且产妇本身健康状况不好，那么胎儿有异常时，要及时去综合医院或专科医院。

观察医院的卫生状况

分娩之后，产妇和新生儿免疫力低下，身体对细菌完全没有抵抗力。所以需要特别查看一下医院的病房、手术室、新生儿室、厕所、医疗设备等设施的清洁和卫生状态。

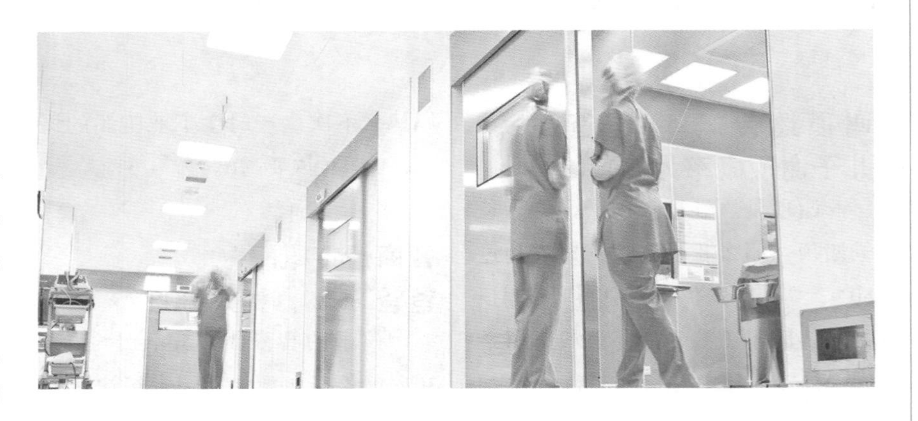

考虑分娩方式，决定医院

分娩方式有水中分娩、“秋千分娩”（自主分娩）、家人相伴分娩等，要观察医院是否有实力提供我们想要的分娩法，分娩设施和条件是否具备……要和家人一起做出慎重的选择。

各医院的优缺点

私立医院

可以选择离家近的医院。规模小，悠闲舒适，待诊时间短，有疑惑的地方也能得到充分解释。费用昂贵是很大的缺点，而且诊疗科目仅限于妇产科；孕妇出现其他疾病或分娩时出现突发状况时，不能迅速处理。

综合医院

在综合医院，如果出现妊娠期并发症或跟妇科无关的疾病也能迅速得到治疗。适合怀孕过程不顺或高龄分娩的孕妇。综合医院有专业的诊疗团队，24小时当值，小儿科能直接从妇产科接收记录，有危急状况或新生儿问题时，都能及时处理。缺点是待诊时间长，诊断时间短。负责诊疗和分娩的医生可能会更换，不能给孕妇足够细心的关怀。

Q 中途想换医院怎么办?

A 从初诊到分娩，最好都在同一家医院。如果有不可避免的原因需要换医院，最好在孕期6个月以前进行。要事先对妇产科医生讲明缘由，一定要拿到怀孕经历、胎儿的成长状态和超声波意见书等。只有这样，新的主治医生才能得到孕妇和胎儿的正确、细致的资料，在孕妇的立场上，既避免了再次接受烦琐的检查，还能节省检查费用。

孕期怎么吃药

孕期尽量不吃药是最基本的常识，但并不是所有的药物都对孕妇有害，非处方药中也有不会对胎儿造成影响的。

孕期药物服用常识

药物对胎儿的影响

孕期吃药，药物成分会通过脐带传给胎儿。胎儿的肝脏和胃部机能还未成熟，不能自行代谢，药物成分会原原本本地积在体内。妈妈服用药物对胎儿造成影响的时期，一般到怀孕3个月为止。怀孕15周以后受药物的影响大大减少，几乎不用担心药物会引起畸形。但是也不能大意，这期间药物能影响到胎儿的脏器机能，导致听力差或大脑发育问题。

小贴士 怀孕1～2周时，如果因服用药物而诱发胎儿畸形，很容易引起妊娠中断或自然流产；怀孕3～8周时，服用药物会对胎儿的心脏、中枢神经、眼睛、耳朵、胳膊和腿的发育造成影响；怀孕8～15周时，服用药物会对胎儿的嘴和生殖器造成不好的影响。

不要长期服药

偶尔头疼吃1粒止痛药不要紧，但绝对禁止长期服用。长期服药，药物堆积体内，很容易引发副作用。若必须服药，应先接受医生诊断，在短期内少量服用。

孕前服用过药物

平安度过怀孕初期后，就不用担心孕前吃过的药了，因为如果卵子受到药物影响，会失去受精能力，受精了也不能着床，着床了也会马上流产。但治疗皮肤病和痛风的药物、抗癌药物等，会随着时间推移，对胎儿造成不好的影响，所以确认怀孕的同时，要向医生咨询药物服用量和服用时间。另外，即使服用了药物，在没咨询专业医生前也不要随便做终止妊娠的手术。

向妇产科医生咨询

有痛疾或健康出问题只能吃药时，一定要向妇产科医生咨询，让医生开对孕妇和胎儿都无害的药。即使无心吃了药，也一定要告诉主治医生，共同解决以后可能出现的问题。哪怕是从医院里开的处方药，有不放心的地方一定要咨询清楚，消除心中的疑问，更加安全地服用药物。

严格遵守服用方法和用量

虽然医生开的处方药可以安心服用，但是一定要遵守服用方法和用量。自己随意判断用量、中断服用或重复服用的话，不仅不能治病，还会对胎儿造成影响。例如，没有医生的指示，中断或减少消除腹胀的药的服用，会有早产或流产的危险。另外服药后，一定要观察有没有出现副作用，然后向医生咨询。

孕期营养剂的服用

- **叶酸** 孕妇很难通过饮食来摄取足量的叶酸，需要服用叶酸补充剂。神经管缺损症和缺乏叶酸有关，专业医生们建议1天需要摄取0.4 mg。双胞胎或巨大儿要增加摄取量。
- **铁** 一般孕妇1天所需要的铁为30～60 mg。初期补铁会引起恶心、呕吐、肠胃障碍加重。需要从怀孕中期开始服用。
- **钙** 通过饮食能充分摄取，但万一孕妇血液含钙量偏低，孕妇骨头里储存的钙就会被胎儿夺去，骨密度会急剧降低。怀孕期间不建议补钙，需要向医生咨询后慎重服用。
- **孕妇专用维生素** 这种维生素合理搭配了孕妇所需要的叶酸、铁等各种维生素和矿物质，最好从计划怀孕开始到分娩后的哺乳期为止坚持服用。这种维生素在畸形儿预防方面也有效。

step 1

怀孕知识

孕妇的初次检查

确认怀孕后，应该马上做初期检查，如尿液检查、抽血化验及超声波检查等，让我们来了解一下产前检查包括哪些项目，以及为什么要做这些检查吧。

接受什么检查

小便检查

怀孕后，体内会分泌一种绒毛膜促性腺激素，这种激素会和小便一起排出体外。通过小便检查，不仅可以确认怀孕与否，还可以检测孕妇是否有糖尿和蛋白尿，是否有肾脏、膀胱、尿道感染等。这些都有利于妊娠中毒症的早期发现。

小贴士 如果想检查结果准确，刚开始20～25ml的尿液不要接，接中间的尿液，大约1/4杯就行。可乐或果汁等能提高糖分数值，在接受检查前不要喝。

测量体重和血压

怀孕期间，为掌握体重的变化，需定期测量体重。怀孕后由于血管机能的变化，容易引起血压异常。血压高会引起妊娠中毒症，为能更好地应对这些问题，要定期测量血压。以初次测量的血压为基准，和以后测量的数值做比对。

就诊

初诊时，医生为了以后的诊断结果更加准确，必须了解孕妇的详细信息。所以初诊时问诊相当重要。一般会询问最后1次月经开始的日期、月经周期、初次来月经的年龄、有没有服药、有没有过早产或流产、有没有先天性疾病或痼疾等，事先都记录下来比较好。把怀孕期间有可能会发生问题的痼疾作为重点，便于以后参考。

触诊、内诊

触诊就是医生用手触摸孕妇的肚子，以此诊断子宫的状态。把手放在孕妇的肚子上，确认子宫或卵巢的大小、硬实程度及位置等有没有异常。内诊就是把一只手放在孕妇的肚子上，另一只手放进阴道内进行检查。以此了解位于两手之间的子宫和卵巢的位置、大小、硬实程度，还能诊断出卵巢和输卵管有没有异常等。

小贴士 足月后（36周后）通过了解宫颈的柔软性或扩张程度，能确认分娩的安全性，所以每次检查都需要实施阴道内诊。

宫颈涂片检查

宫颈癌死亡率在女性死亡率中居首位，而宫颈涂片检查就是为了了解是否患有宫颈癌而做的检查。

做阴道超声波检查时，用小刷子取一点儿宫颈细胞，用显微镜来观察宫颈的健康状态。怀孕期有可能得宫颈癌，并且很容易被忽视，经常是等分娩后才发现，而此时已经持续很长时间了。检查结束后，可能会有间歇性出血。

自我检查 

孕期可能会发生问题的痼疾

- ☐ 贫血 严重时不仅会妨碍胎儿的生长发育，孕妇也很危险。
- ☐ 心脏病 严重时会早产，也是导致死胎的原因，最坏的情况下，孕妇可能死亡。
- ☐ 高血压 很容易导致孩子体重偏轻或孕妇患妊娠中毒症。
- ☐ 低血压 孕期血压下降的情况很多，需要多注意。
- ☐ 糖尿病 导致妊娠中毒症或胎儿异常，导致分娩困难。
- ☐ 慢性肾炎 怀孕后肾脏负担变大，有可能会引起妊娠中毒症。
- ☐ 肝炎 孕吐严重，易得妊娠中毒症，肝脏疾病有可能恶化。
- ☐ 子宫肌瘤 肌瘤变大或胎盘附着在肌瘤部位时，胎儿和孕妇都会很危险。
- ☐ 结核 产后很容易恶化，新生儿也有感染的危险。

阴道超声波检查

在超声探头（端式探头）上套上一个塑料套，然后放进阴道内进行检查。初期因胚胎太小，通过腹式超声波不能准确看到胎囊。所以需要利用阴道超声波来确认胎囊的位置和心跳，并通过测量胎儿的头臀长来推测怀孕周数。

血液检查

从孕妇的胳膊上抽取 5 ~ 10 ml 的血液，来确认血型以及是否患病。一般 1 天就能知道检查结果。

血液检查的内容

RH 因子

妈妈和胎儿的血型都是 RH+，或者 RH- 就没有问题，如果两者血型不同，可能会导致胎儿在宫腔内死亡，或出生后因黄疸严重而脑瘫。因此需要事先检查妈妈和胎儿的 RH 因子，如果妈妈为 RH-，可在怀孕 28 周时注射免疫球蛋白，预防孕妇和胎儿的并发症。

特别提醒

初检时必须告诉医生的事

- 孕妇的年龄。35 周岁以上染色体异常或畸形儿发生概率很高。
- 就孕妇现在的疾病和正在服用的药物是否会对胎儿有害等问题，和医生交流，再决定如何治疗。
- 告诉医生，孕妇本人和丈夫有没有先天畸形。孕妇先天畸形影响胎儿的概率为 2% ~ 4%，而丈夫先天畸形影响胎儿的概率大约为 1%。
- 过去是否生下过畸形儿或流过产，家族有没有遗传病等，需对医生如实相告。

风疹抗体检查

如果怀孕 12 周内感染风疹，会导致胎儿白内障（或青光眼）、听力障碍、心脏疾病、发育障碍等严重疾病。所以孕前要接受抗体检查，如果没有抗体就必须要注射风疹预防疫苗。

有无肝炎抗体

若患有肝炎会使孕妇体力下降，甚至威胁胎儿生命。如果产妇是乙型肝炎病毒携带者或肝炎患者，那么其体内携带的肝炎病毒在分娩过程中，可能会通过血液和分泌物传染给新生儿。

孕前应接受的检查

贫血检查

即使孕前体内含铁量正常，怀孕后也容易贫血。特别是平时有贫血症状或之前减过肥的人，怀孕后由于含铁不足可能引发各种身体问题。所以孕前要做贫血检查，如有需要，应服用医生开的处方补铁剂，并注意摄取含铁的食物。

肝炎检查

之前得过肝炎或现在患有肝炎的女性，怀孕后胎儿会通过孕妇的血液或分泌物被感染。已经有抗体的话就没事，但怀孕期间被感染的话，分娩后要马上给孩子注射免疫球蛋白或接种疫苗。

风疹检查

如果得过风疹或打过预防针，终身都会免疫。疫苗接种 3 个月后才会产生抗体，所以要在怀孕 3 个月前接受风疹检查，并且在注射疫苗后 3 个月内注意避孕。

梅毒血清检查

如果怀孕女性感染梅毒，会造成胎儿先天性梅毒综合征，孕妇也可能很危险。就算侥幸没有流产，导致胎儿畸形的概率也很高。所以如果感染了梅毒，即使在孕期也要接受治疗。如果检查出现阳性反应，丈夫也要接受检查，梅毒必须要夫妇同治才有效果，并使用避孕套进行避孕，直到治好为止。

宫颈病毒检查

为避免尖锐湿疣（生殖器疣）等生殖器疾病，医院会建议施行这种检查。最近，许多孕妇都在怀孕前接受检查。

体检时的注意事项

化淡妆

彩妆尽量不要化，这样才能确认脸色。不要涂指甲油，万一要涂，最好涂接近指甲颜色的透明油。观察孕妇的脸色和指甲颜色，是孕检的基本项目。

选择穿脱方便的衣服

阴道内诊检查时需脱去内衣，所以穿上下分开的两件套较好。选择穿脱方便的内衣，不要穿紧身或塑身衣。为方便测血压或采血，最好选择容易挽起袖子的上衣。

清洁外阴

早上起床排便后，清洗外阴。医院可能会检查阴道分泌物，所以尽量不要清洗阴道。检查前一天要避免夫妻性生活，因为可能会妨碍检查。

step 1
怀孕知识

了解畸形儿检查

据统计，年轻产妇中每 700 人会生出 1 个畸形儿，而高龄产妇中每 200 人就会生出 1 个畸形儿，40 岁后产子的产妇中每 60 人就有可能生出 1 个。所以，妈妈们一定要重视预防畸形儿。

胎儿畸形的原因

遗传性疾病引起的畸形

兔唇或先天性心脏病、无脑儿等先天畸形，是非正常遗传因子在环境因素影响下出现的，也可能隔代出现。由于先天性酵素（酶）不足，代谢物质堆积在脑中，引起智障，苯丙酮尿症、侏儒、血友病和自闭症等就属于此类。

染色体异常引起的畸形

已知的由染色体异常导致的胎儿畸形，占全体的 7%，但大部分会自然流产，只有 0.6% 的孩子会在染色体异常的状态下出生。以唐氏综合征为代表，多伴随着先天性心脏病等脏器畸形；特纳综合征仅发生在女孩身上，发育结束后智商正常，但身高不超过 150 cm，不出现第二性征、没有月经或阴毛；克氏综合征仅发生在男孩身上，智商低，并伴随性障碍；爱德华氏综合征会出现头小、心脏异常等症状。

由孕妇疾病引起的畸形

怀孕前曾患糖尿病的孕妇，胎儿畸形的概率是健康孕妇的 5 倍，经常会导致胎儿先天性心脏病、髋关节脱臼、兔唇、六指等畸形。得了性病（梅毒、先天性梅毒综合征）或艾滋的孕妇，容易生下患先天性心脏病或智障的畸形儿。

由感染引起的畸形

如果孕妇感染风疹，会导致胎儿先天性风疹综合征、白内障、先天性心脏病、中枢神经系统异常等。有一种弓形体寄生虫会通过猫粪排出，如果被感染，可能会生出头部偏小或头部积水的畸形儿，也可能引起视网膜感染，生下视觉障碍的胎儿。

先天性形态异常

出生时没有肛门（锁肛），因无法大便，肚子会隆起变大；先天性食道闭锁症或肠闭锁症是食道和肠连接中断而导致无法喝奶、肚子膨胀的畸形；肚脐脱肠（脐疝）是肠从肚脐里脱出的畸形，大约出生后 1 ~ 3 个月出现，通过简单的手术能治好。

必须做的 5 项检查

风疹抗原抗体检查

检查期 | 孕前、怀孕 4 ~ 12 周

畸形类型 | 白内障、先天性心脏病、中枢神经系统异常

是确认对风疹是否免疫的检查。从孕妇胳膊上抽取 5 ~ 10 ml 的血液检测抗原、抗体，如果抗原呈阳性，那说明胎儿感染了风疹的概率很高。如果是准备怀孕的阶段，请先注射疫苗并避孕。如果从事的是经常和孩子打交道的职业，不做检查是看不出的，一定要检查。

精密超声波检查

检查期 | 怀孕 9 ~ 14 周

畸形类型 | 唐氏综合征、染色体异常、心脏畸形等。

通过腹部超声波检查，如果测量出的胎儿颈围在 3 mm 以上，则有畸形可能。20 ~ 24 周时，接受胎儿心脏超声波和精密胎儿形态超声波检查。

Q 哪些孕妇要做羊水检查或精密检查?

A
- 长时间接触猫、狗等宠物。
- 孕妇年龄在 35 岁以上。
- 孕妇或丈夫有畸形，或近亲中曾生下过畸形儿。
- 有过不明原因的死胎。
- 第 1 个孩子是畸形儿。
- 在母体血清检查中，判定为非正常。
- 怀疑有和 X 染色体相关的遗传病，需做性别鉴定。
- 双方父母中，有 1 人有遗传疾病。

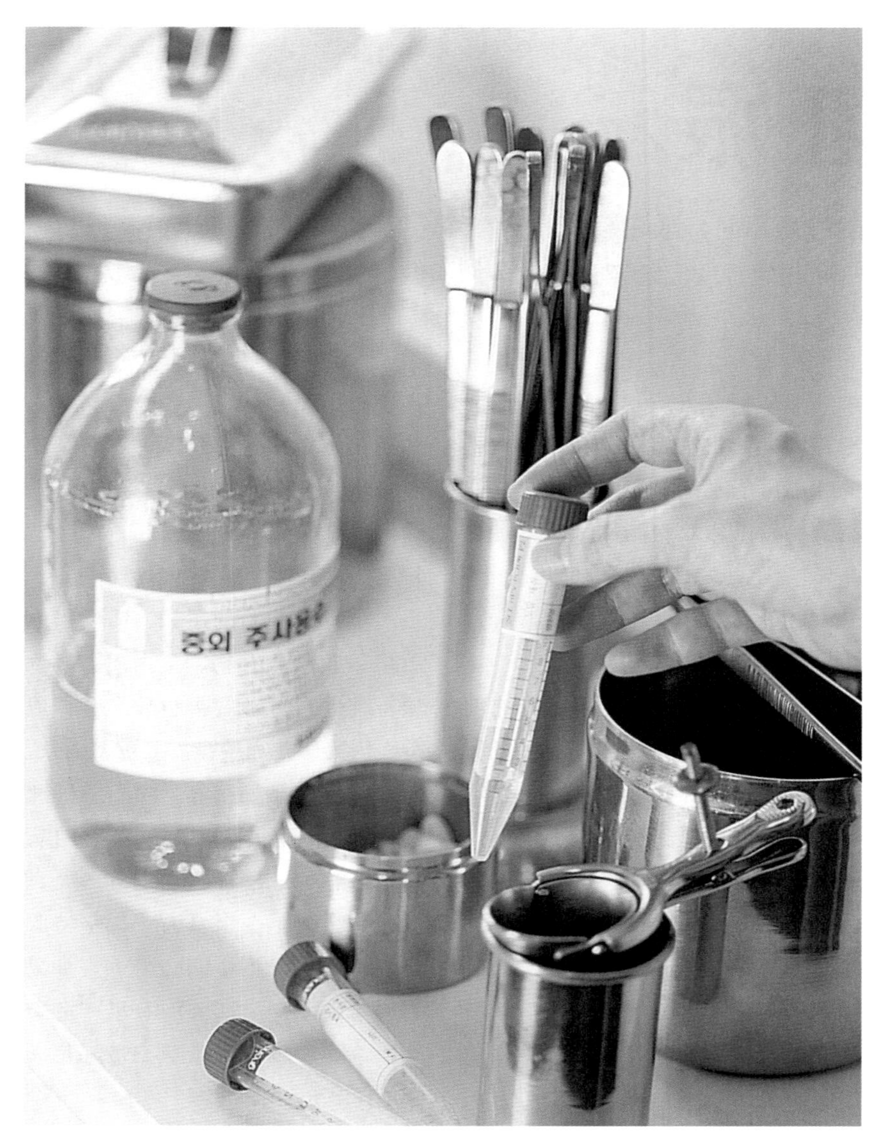

6 种选择性精密检查

1. 弓形虫病检查 怀疑感染时抽取羊水培养弓形虫细胞。通过弓形虫生成与否，做进一步确认。
2. 母体血清检查 检查孕妇血液中的蛋白质，确认胎儿的糖蛋白质数值。如果疑有唐氏综合征，应做血清检查、绒毛膜检查、羊水检查。
3. 绒毛膜绒毛检查 家族有遗传病或血检时怀疑染色体异常时所做的检查。能很快知道胎儿是否畸形，但容易造成胎儿组织损伤，还有 1% 的流产可能。
4. 羊水检查 在母体血清 3 项检查中怀疑染色体畸形时做的检查。如果接受 FISH 检查，能检查出是否存在染色体异常或家族遗传畸形。这种检查存在 0.02% ~ 0.05% 的胎儿感染、流产、早产的可能性。
5. 精密超声波检查 怀孕 24 周后做，可以确认脏器是否正常。三维超声波能立体观察胎儿是否畸形。
6. 脐带血检查 畸形可能性较高时，在 20 周左右进行检查。可以做染色体分析，确认感染、贫血、低氧症、血液异常等。

母体血清排畸检查

检查期 | 怀孕 15 ~ 22 周

畸形类型 | 唐氏综合征、爱德华氏综合征、神经管缺损畸形等

即畸形儿检查。抽取孕妇血液，检测胎儿的糖蛋白质、雌三醇、人绒毛膜性促性腺激素等。唐氏综合征的发现率为 60% 左右，神经管缺损的发现率为 80% 左右。

小贴士 在母体血清排畸检查中，可以追加一种四蕊导线检查，用来测量抑制素。通过这种检查，唐氏综合征的发现率为 80% 左右。

糖尿病筛选检查

检查期 | 怀孕 24 ~ 28 周

畸形类型 | 胎肺不成熟畸形、脑异常畸形、低血糖症等

把 50 g 糖溶于水中，喝完后抽血检查，从而确认是否是糖尿病，如果确认为糖尿病，需要空腹喝 100 g 糖水复查。如果是先天性糖尿病，不调节糖分就会生出脑异常的畸形儿；如果是妊娠期糖尿病，孕期不坚持调解糖分，可能生出胎肺不成熟的畸形儿。妊娠期糖尿病容易诱发死胎、分娩损伤、低血糖症等，需要及早发现和治疗。

新生儿先天性代谢检查

检查期 | 出生 4 ~ 6 天

畸形类型 | 智障、苯丙酮尿症、先天性甲状腺机能低下等

代谢疾病是新生儿出生后出现的，所以在胎儿期几乎发现不了。从新生儿脚部抽取少量血液检查，看看有没有代谢异常。早期发现并治疗的话，100% 能恢复正常。

step 1
怀孕知识

双胎妊娠

双胎妊娠和一般妊娠不同，患妊娠中毒症的风险很大，早产概率也很高，需要特别小心。从妊娠初期开始，就应该咨询医生，切实做好健康管理。

了解双胎妊娠

怀上双胞胎的原因

一次排出两个卵子而产生的双胎妊娠，受遗传的影响很大。也有人是因为实施了人工授精或试管婴儿手术，使用了促排卵的药物而产生了双胞胎。年龄越大，促进排卵的激素就会分泌越多，所以，高龄女性比年轻女性怀双胞胎的概率更高。

单卵、双卵双胞胎

1个卵子和1个精子结合后，在细胞分裂过程中受精卵分裂为2个，就会形成单卵双胞胎。2个卵子和2个精子各自结合，形成的是双卵双胞胎。单卵双胞胎的性别和血型相同，长相也相似；双卵双胞胎的性别可能不同，很多都各自具有胎盘，和单卵双胞胎比，没有发育差异。

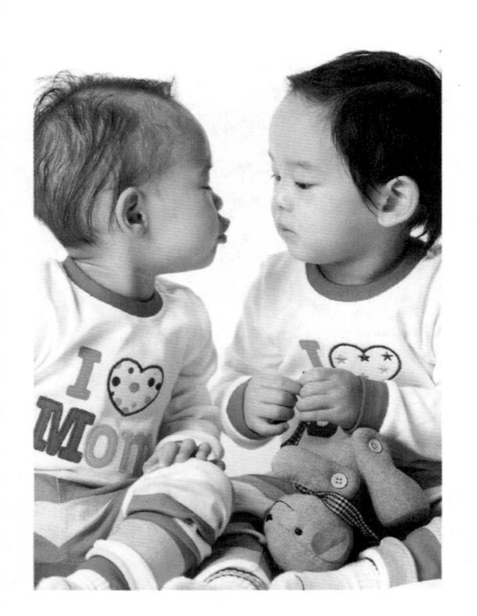

38周临盆

双胞胎比正常的胎儿发育速度快。所以预产期一般不是在40周，而是在38周左右。由于比一般怀孕预产时间提前，不排除会生下早产儿的可能。最好事先打听好早产儿治疗设施齐全的医院。

两个胎儿姿势都正常，才能自然分娩

两个胎儿都是正常的姿势，头都朝下时，才可以自然分娩，但是这种情况不过50%。即使第1个孩子正常娩出，第2个孩子受第1个孩子的影响，位置发生了改变，也可能会导致自然分娩困难。另外，分娩时由于子宫过度膨胀，可能会引起贫血或休克，就算只有1个孩子胎位不正，也必须做剖宫产手术。

双胞胎孕妇生活守则

切实管理好体重

双胞胎孕妇比一般孕妇的体重会多4.5 kg左右。双胞胎孕妇平均体重的增加幅度为15.9 ~ 20.4 kg，孕期要维持在这个程度，这对孕妇和胎儿的健康很重要。

摄取营养丰富的食物

孕育双胞胎的孕妇，需要摄取更多的碳水化合物、蛋白质、矿物质、维生素、必需脂肪酸等营养成分。因为胎儿和胎盘需要更多的铁，所以双胞胎孕妇很容易贫血，因此铁的服用量要比一般孕妇多1倍，约60 ~ 100 mg，最好从怀孕5个月开始到分娩后3个月为止，坚持服用。叶酸每天服用1 mg左右。如果有脱水症状，早期阵痛及早产危险会提高，所以双胞胎孕妇最好每天喝2 L以上的水。

小贴士 双胞胎孕妇患妊娠中毒症、贫血、早产等病，以及娩出的胎儿体重偏轻的概率都很高，贫血、浮肿、腰痛、静脉曲张等症状也比一般孕妇出现得更早、更严重，需要注意。

充分休息，注意静养

如果身体健康，怀孕期间就不要每天只是卧床休息，最好适当地活动一下。但是因为双胞胎孕妇比一般孕妇更容易感到疲劳，要避免过分运动，如果感到疲劳，或出现肚子一直紧紧地拧着或抽痛等异常症状，就必须尽快静养。

step 2

孕期的身体变化

准妈妈们，让我们一起来了解一下，在孕育新生命的10个月中，妈妈的身体会发生哪些改变，胎儿会如何成长，每个月又会发生怎样的身体变化吧。这些知识可以帮助新手妈妈们平安地度过孕期。我们也会向妈妈们讲解怀孕中可能出现的异常和紧急状况，同时也会对一些代表性疾病进行详细说明。

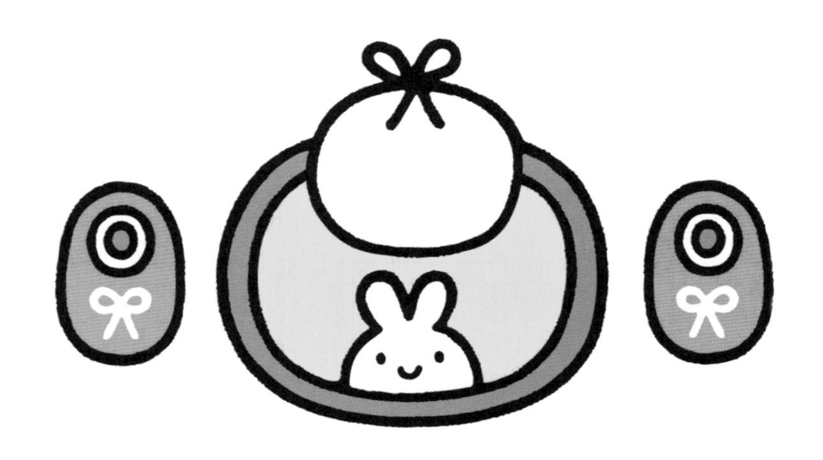

step 2

怀孕初期

图解孕期10个月

在怀孕的 10 个月期间，妈妈和胎儿会发生很多变化。仔细地了解这些变化，可以让准妈妈更加轻松地度过孕期。

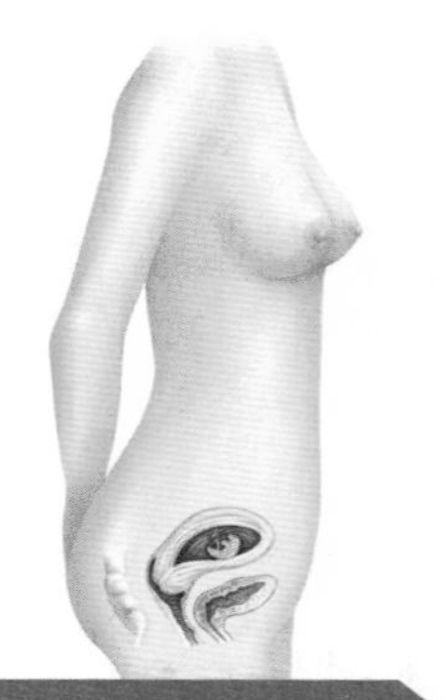

怀孕 1 个月（1 ~ 4 周）

胎儿

身长 无法测量

体重 无法测量

- 细胞快速分裂。
- 长出神经管，随着时间推移，分化出脑和脊椎。
- 开始形成心脏、血管、内脏、肌肉等组织。

孕妇

体重 没有变化

子宫大小 像鸡蛋

- 不知已怀孕，容易忽视。
- 敏感的人能感觉到身体乏力、寒冷，或出现感冒、便秘等症状。
- 基础体温：高温不退。

注意要点

☐ 戒烟酒等有害物，远离猫、狗等宠物，避免感染。

☐ 从排卵日到下次月经开始，禁做 CT 扫描、X 光。

☐ 本月要接受的检查：小便检查（确认是否怀孕）。

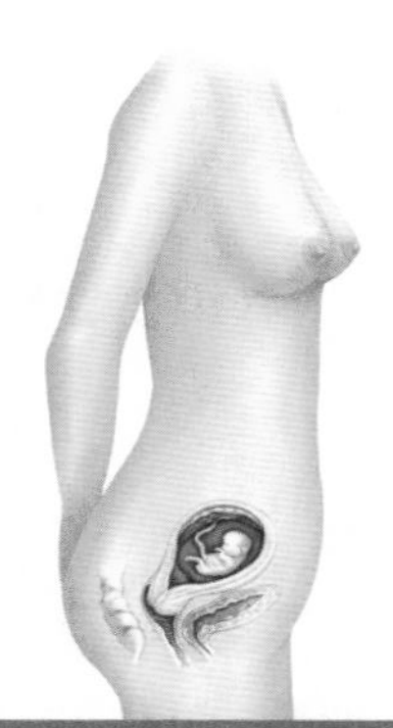

怀孕 2 个月（5 ~ 8 周）

胎儿

身长 约 0.5 ~ 2.4 cm

体重 无法测量

- 能区分出头和躯干，脸部成形，开始具备人的模样。
- 脑和神经细胞的 80% 已经完善，心脏、肝脏、胃等器官开始分化。

孕妇

体重 没有变化

子宫大小 像柠檬

- 月经停止，体温持续 2 ~ 3 周的高温期。
- 身体乏力，发低烧，就像得了感冒一样，乳房刺痛，有膨胀感。
- 怀孕 5 周左右开始孕吐。

注意要点

☐ 怀孕 6 周后可确认是否是双胞胎，如果是人工授精或试管婴儿，则需要二次确认。

☐ 此时为胎儿器官形成期，服药前要告知医生。

☐ 本月要接受的检查：阴道检查、阴道超声波检查。

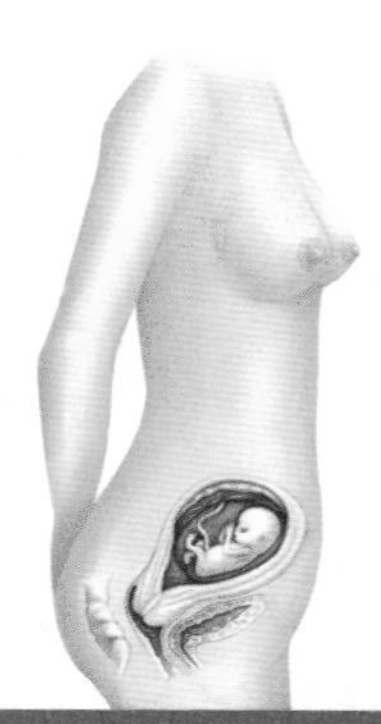

怀孕 3 个月（9 ~ 12 周）

胎儿

身长 约 4.5 cm

体重 约 20 g

- 开始出现脸部骨骼、嘴唇、下巴，脸部肌肉发育。
- 内脏器官开始活动，通过多普勒超声波检查，能听见胎儿心跳。

孕妇

体重 没有变化

子宫大小 像拳头

- 子宫变大，压迫膀胱和直肠，经常小便和排气，并出现便秘。
- 乳头变硬，周围颜色变深，乳房肿胀，并开始出现分泌物。

注意要点

☐ 胎盘不稳，有流产危险，留神小动作，注意保暖。

☐ 由于出汗及分泌物增多，需要经常洗热水澡。

☐ 本月要接受的检查：初期精密超声波检查、绒毛膜绒毛细胞检查。

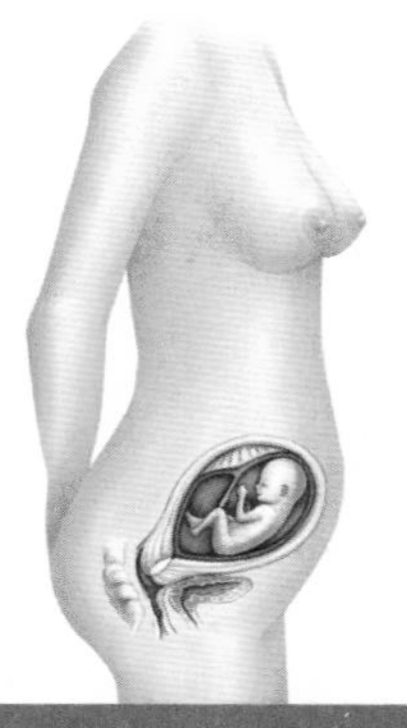

怀孕 4 个月（13 ~ 16 周）

胎儿

身长 约 12 cm

体重 约 110 g

- 血液循环顺畅，手脚、脊椎骨等生长显著。
- 性器官发育完善，能明显区分出男女。
- 虽然运动活跃，但妈妈还感受不到胎动。

孕妇

体重 平均增加 2 kg

子宫大小 像婴儿头那么大

- 子宫变大，羊水变多，体重增加，乳房变大，肚子凸出。
- 呕吐症状有缓和，孕吐结束后，食欲开始恢复。

注意要点

☐ 此时是胎儿开始对声音做出反应的时期，可以进行音乐胎教。

☐ 本月要接受的检查：超声波检查、小便检查。

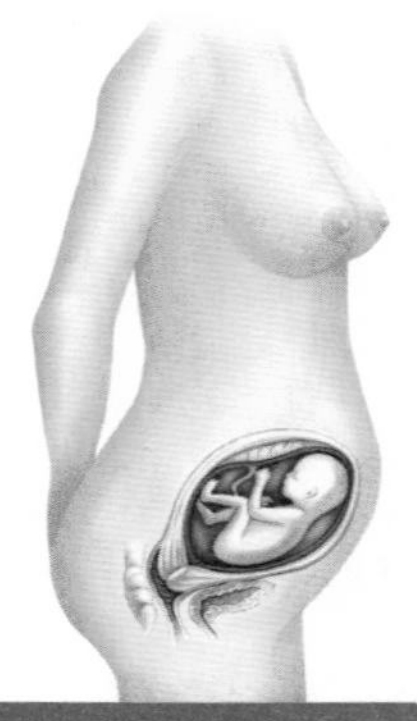

怀孕 5 个月（17 ~ 20 周）

胎儿

身长 约 16 cm

体重 约 300 g

- 身体活动变得频繁，用听诊器也能听到心跳。
- 听觉发达，某种程度上能听到外部的声音，也能对强光做出反应。

孕妇

体重 平均增加 4 kg

子宫大小 像成人头那么大

- 体重开始增加。
- 5 个月末时，能确实感受到胎动。
- 子宫底上升到肚脐眼附近，小腹凸出，乳腺发育。

注意要点

☐ 胎动开始，经常给胎儿听父母的声音，跟胎儿交流，并开始做胎教。

☐ 通过摄取食物和营养素，提高铁和钙的摄取。

☐ 本月要接受的检查：畸形儿检查、羊水检查。

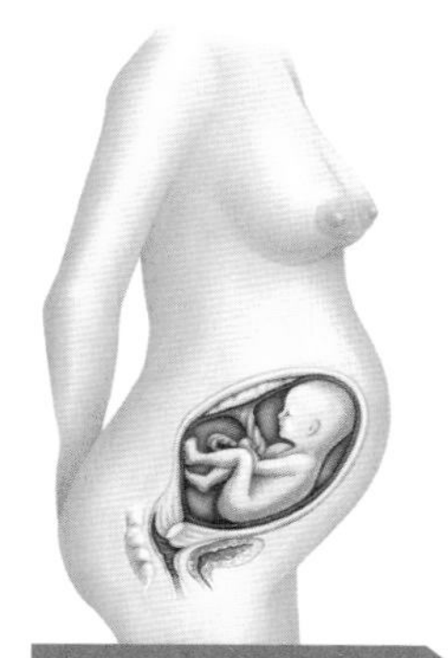

怀孕 6 个月（21 ~ 24 周）

胎儿

身长 约 20 cm

体重 约 630 g

• 为保护皮肤长出了白色奶油状的脂肪（胎脂）。
• 听觉功能发育良好。
• 骨骼和肌肉发育，身体变得结实。

孕妇

体重 增加 5 ~ 6 kg

子宫大小 直径 20 ~ 24 cm

• 小肚子凸出，支撑子宫的腹部韧带拉长，能感觉到疼痛。
• 体重增加，腿麻、肿。
• 如果乳头扁平或凹陷，就要把乳头拉出。

注意要点

☐ 子宫变大压迫静脉，可能引发静脉曲张，需要调整站姿与坐姿，适量活动。
☐ 做母乳哺养的准备，按摩乳房。
☐ 本月要接受的检查：中期精密超声波检查、胎心音检查、小便检查。

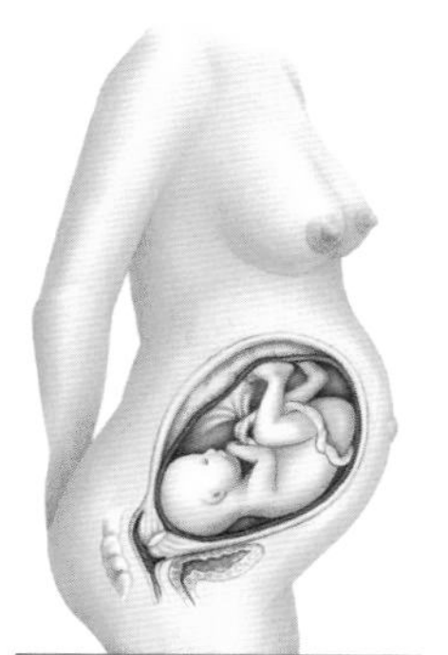

怀孕 7 个月（25 ~ 28 周）

胎儿

身长 约 25 cm

体重 约 1 kg

• 肤色变红，脸上有皱纹。
• 胎儿头开始往下走。
• 经常张嘴吞吐羊水。
• 眼睛发育完成，但还不能睁开。

孕妇

体重 4 周平均增加 1.8 kg

子宫大小 直径 24 ~ 28 cm

• 肚子和乳房出现妊娠纹。
• 肚子变大，腰、肋骨等能感觉到疼痛。
• 肚子时而变硬，时而恢复正常。
• 肚子感觉痒。

注意要点

☐ 胎儿能分辨出不同的声音，要坚持给胎儿读各种书籍，进行胎教。
☐ 肚子凸出很多，多走路对身体有益，累了就休息。
☐ 本月要接受的检查：妊娠期糖尿病筛查、贫血检查。

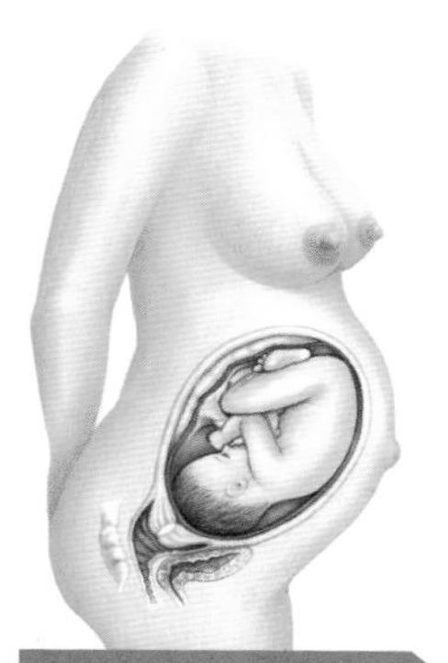

怀孕 8 个月（29 ~ 32 周）

胎儿

身长 约 28 cm

体重 约 1.5 ~ 1.8 kg

• 胎儿变大，活动空间变小，胎动减少，位置和姿势固定。
• 听力和视力几乎发育完成，会感应声音和光线。

孕妇

体重 4 周平均增长 1.8 kg

子宫大小 直径 27 ~ 32 cm

• 出现周期性的子宫收缩、肚子缩紧的现象。
• 可能会出现早产或妊娠中毒症。
• 乳头和外阴部颜色变深。

注意要点

☐ 每月 1 次的定期检查增加到 2 周 1 次，此时是初乳形成期，有空就做乳房按摩。
☐ 可能会出现早产或妊娠中毒症，要特别注意。
☐ 本月要接受的检查：超声波检查、蛋白尿检查。

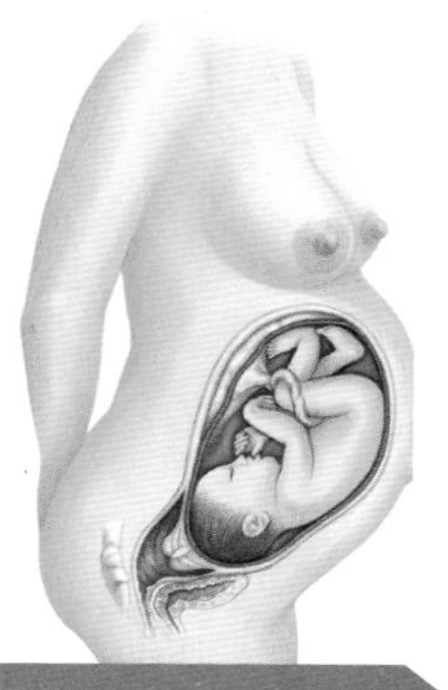

怀孕 9 个月（33 ~ 36 周）

胎儿

身长 约 32 cm

体重 约 2 ~ 2.5 kg

• 皮下脂肪增加，皱纹消失，体型和新生儿差不多。
• 肺部充分发育，皮肤呈粉红色，充满光泽。
• 指甲和头发开始生长。

孕妇

体重 1 周增加 0.5 kg 以上较危险

子宫大小 直径 27 ~ 32 cm

• 子宫底上升到胸口。
• 阴道分泌物变稠、增多。
• 腿脚浮肿，腿有时候会抽筋，手和脸也会发肿。

注意要点

☐ 事先向医生说明要母乳喂养，同时要求在分娩后 1 小时内让孩子吮吸乳头。
☐ 向主治医生说明适合自己的分娩环境，先做准备。
☐ 本月要接受的检查：超声波检查、贫血检查、阴道分泌物涂片检查。

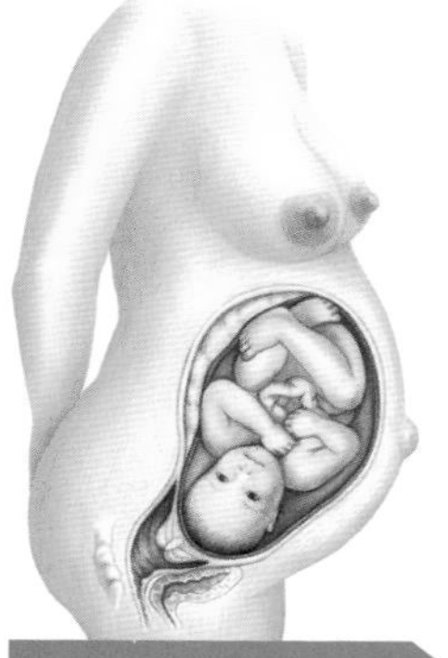

怀孕 10 个月（37 ~ 40 周）

胎儿

身长 约 36 cm

体重 约 2.5 ~ 3 kg

• 各部位发育完成，内脏和神经机能完善，形成完整的模样。
• 预备分娩，头进入骨盆，背部弯曲，手脚向前聚拢。

孕妇

体重 1 周增加 0.5 kg 以上较危险

子宫大小 直径 29 ~ 35 cm

• 贴着肚子能听到心跳。
• 肠胃的压迫感变轻，肚子下沉。
• 子宫口和阴道变柔软，分泌物增加。

注意要点

☐ 为防羊水破裂，外出时要携带医疗保险证和产妇手册，准备卫生巾。
☐ 临近分娩，定期检查的次数增加至 1 周 1 次。
☐ 本月要接受的检查：阴道内超声波检查、非收缩性检查。

step 2

怀孕初期

怀孕2个月 5~8周

胎儿身长 0.5 ~ 2.4 cm | 体重 无法测量

这是初次感觉到怀孕的时期，从受精卵在子宫内膜着床开始，妈妈的身体会发生一些具体变化；胎儿的各个器官开始形成，逐渐具备人的模样。

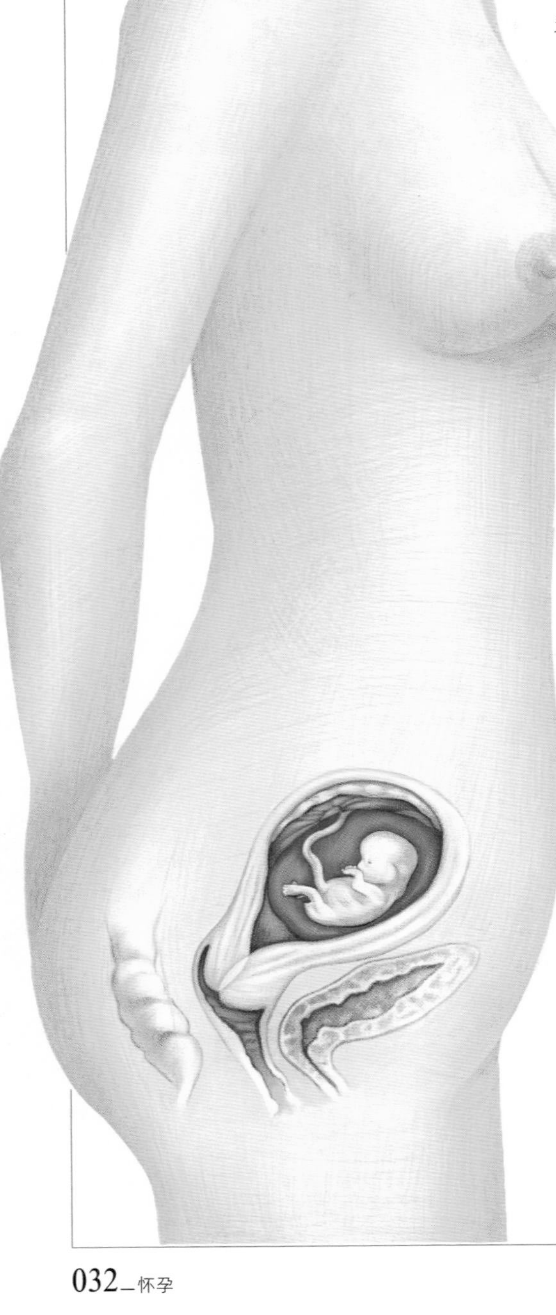

胎儿的成长发育

脐带和胎盘发育

从怀孕4周开始，胎儿周围覆盖着的绒毛组织繁殖变得活跃，供给胎儿所需的营养和氧气，把废物运送到母体。这些绒毛组织和子宫壁上的血管发育成胎盘，脐带也开始生长，母子关系更加密切。

心脏开始跳动

虽然现在还不具备心脏形态，但两条“U”形血管环会像痉挛一样反复收缩，并喷出血液。拥有了往全身输送血液的能力。此时通过超声波检查，能听见胎儿心跳。血管环经过发育，将成为胎儿的心脏。

胎儿分化成两部分

怀孕进入第7周，中枢神经以惊人的速度发育，胎儿的头部几乎占据身长的1/2。胎儿的背部有一部分呈深色，以后会发育成脊髓。这时，已经能够区分出胎儿的头、身体、胳膊和腿，像鱼一样的胚胎，开始慢慢地形成人的模样。

妈妈身体的变化

身体乏力，伴有低烧

妈妈会像感冒或着凉一样，全身乏力，头疼或发冷，很容易疲劳。这是受黄体酮的影响而引起的，需要充分休息，最好经常洗澡，保持愉快的心情。

怀孕后（受精后），基础体温上升的情况会持续2~3周，万一怀孕初期体温突然下降，可能是流产的征兆，得尽快去医院。

自我检查

怀孕2个月的生活指南

- □ 月经超过正常经期10天以上还没来，就要去妇产科做妊娠诊断检查。
- □ 这是易流产时期，尽量避免激烈运动及性生活，充分休息。
- □ 出血或下腹疼痛时马上去医院。
- □ 这是胎儿各器官形成的时期，吃药前和医生沟通。
- □ 选择离家或公司近的医院，1小时内能到达为宜。
- □ 在怀孕6～10周时，能确认是否是双胞胎。
- □ 孕吐严重时不要只考虑营养，可选择性吃一些喜欢的食物。

特别提醒

孕吐严重会导致疾病

平常肠胃不好的人，大部分孕吐较严重。早上或下午 3 点空腹，孕吐会更严重，最好经常吃一点，避免空着肚子。孕吐特别严重的话，会导致疾病，短期内体重也会减少 10% 以上，也可能会呕吐到连水也喝不下去的地步，所以如果症状严重，就要去医院补充营养或水分。

乳房肿胀刺痛

激素分泌旺盛，乳房会紧绷疼痛，变大、变重，乳头也变得敏感，衣服擦过就像针扎一样地疼。乳头和乳晕的颜色变深，能清晰地看到乳房下的血管。

开始孕吐

黄体酮刺激大脑中枢神经，引发孕吐。早上空腹时症状最严重，无食欲、恶心。孕妇会寻找平常不爱吃的食物，口味发生变化。对气味反应敏感，神经也变得敏锐，症状从 5 周左右开始，过 3 个月后慢慢消失。

经常小便

分泌性腺激素，导致血液集中在骨盆周围，膀胱受到刺激。由于子宫压迫膀胱，会常想小便。如果小便疼痛，就可能是膀胱炎，小便感染会导致子宫感染。所以平时不要强忍小便，注意保持清洁。肚子或腰会感觉紧绷绷的，肠道运动也变迟缓，可能会便秘。

本月的健康守则

多摄取蛋白质

本月是胎儿脑部急速发育的时期。孕妇宜多摄取有助于脑部发育的蛋白质，特别是动物性蛋白质，它是构成胎盘和胎儿血液、肌肉的重要成分。肉类、鱼类、豆类中都含有高质量的蛋白质。

充分摄取叶酸

叶酸的作用在于合成 DNA，促使大脑正常发育。叶酸也是形成脊椎液的重要成分。绿色的蔬菜、杂粮类、牡蛎、鲑鱼、牛奶等含有丰富的叶酸。

钙的摄取量增加 2 倍

此时为胎儿的骨骼、乳牙形成的时期，钙不足会导致骨骼形成发生异常，出生后牙齿可能发育迟缓，也极易发生骨质疏松症。需要多摄取牛奶、小银鱼、鳀鱼、沙丁鱼、奶酪、绿色蔬菜，1 天喝 2 杯以上的牛奶。

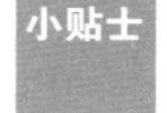

如果孕期叶酸摄取不足，容易导致胎儿脊椎畸形或脑水肿等。但摄取过多也会妨碍其他营养摄取，一天摄取 0.4 mg 左右即可。

多吃蔬菜和水果

怀孕后肠道运动机能低下，很容易便秘。可以多吃富含膳食纤维的蔬菜和水果来预防便秘。蔬菜和水果里含丰富的维生素 C，维生素 C 可以帮助稳固胎盘、预防流产，也有助于铁的吸收。维生素和膳食纤维不能在体内存积，需要每天补充，如果把蔬菜和水果加热后吃，营养容易被破坏，尽量生吃比较好。

避开人多的地方，不要劳累

此时为容易流产的高危时期，不要去人多拥挤的地方，以防感染流行性感冒、风疹、肝炎等病毒性疾病。在怀孕初期时可能没有什么症状，但是不要过度运动或发生性关系。

本月的定期检查

内诊（阴道内诊）

医生把手伸进阴道，全面检查和掌握子宫和胎儿的状态，这就是阴道内诊。从怀孕 4 周以后开始接受阴道内诊，到分娩为止都要根据需要，不定期接受检查。

阴道超声波检查

用一根圆圆的探棒，放进阴道内做检查。主要检查确认有无胎囊，如果没有就要检查是不是宫外孕。同时确认子宫有无卵巢囊肿或子宫肌瘤等异常。怀孕 6 ~ 7 周，能看见胎儿的心脏跳动。

小贴士 确认为怀孕后，要做一个全面的检查，确认孕妇身体能否承受怀孕和分娩、身体是否健康等。确认有其他疾病时，应该同时咨询该疾病的专科医生和妇产科医生，接受两方医生的共同治疗。

怀孕3个月 9～12周

胎儿身长 约4.5 cm | 体重 约20 g

随着子宫变大，身体慢慢出现了变化。80% 的初期流产都是在这个时期发生的，所以需要格外注意，一定要静养。

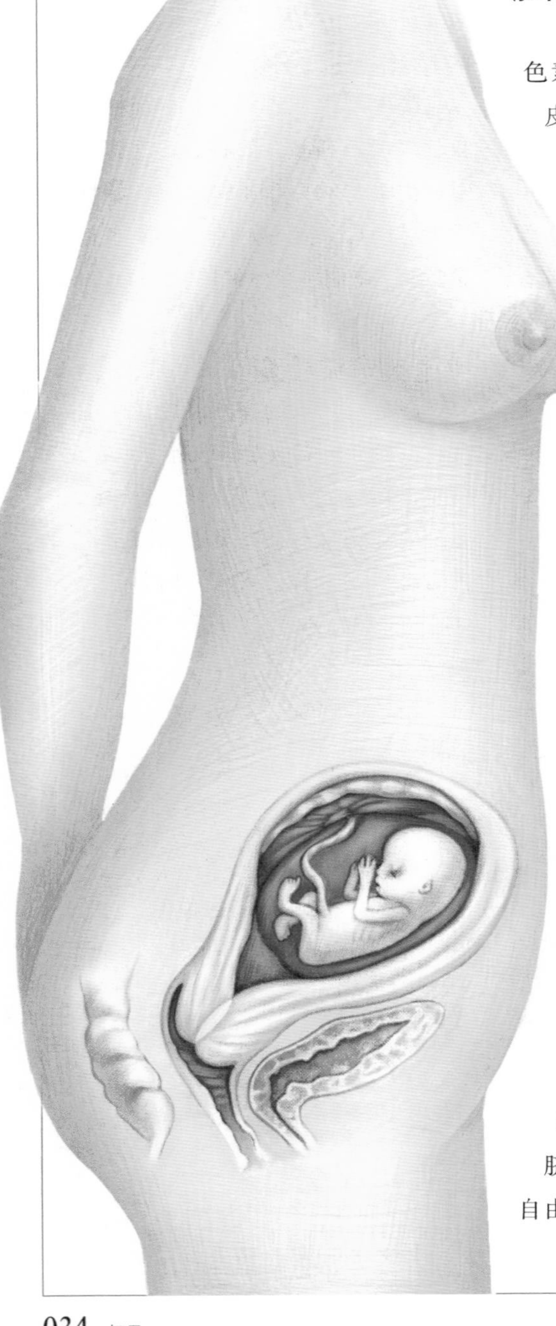

胎儿的生长发育

脸部轮廓开始呈现

本月是胎儿五官生长的时期。色素积聚使眼球变黑，长出了眼皮，鼻子、嘴、下巴、脸的肌肉开始发育。腿和脚的区分更加明显，胳膊上开始长出手腕和手指，腿部分化出大腿、膝盖、小腿、脚等。开始通过脐带吸收营养，排泄小便，心脏和肝脏开始发育。

开始成为胎儿

到了怀孕8周左右，尾巴会完全消失。人体所必需的重要身体器官已经安全地发育成形。以前是胚胎，现在才能称为胎儿。

胚胎期很容易受外界有害物质影响，导致畸形，进入胎儿期后几乎不会发生畸形。

除此之外的变化

脑细胞开始爆发性地发育，怀孕3个月时，大脑机能大部分发育完成。不过，大脑到出生前仍然会持续发生变化。脐带发育完成，胎儿可在羊水中自由漂浮，皮肤开始变得敏感。手指末端形成细微指纹，外生殖器发育，生殖器出现男女差异。

妈妈身体的变化

腰部线条变化

子宫变得像成人的拳头一样大小，压迫膀胱和直肠。经常小便，经常排气，也会出现便秘。

乳房肿胀，产生分泌物

乳房肿胀，碰到衣服都疼。偶尔能摸到肿块，这都是激素的作用，不必过于担心。

乳晕呈深褐色，乳腺突出。开

自我检查

怀孕3个月的生活指南

- □ 汗水和阴道分泌物增多，宜多用热水洗澡。
- □ 要及时确认出血或分泌物，最好穿100% 纯棉内衣。
- □ 经常保持平和心情，不急不躁。
- □ 养成规律的饮食和排便习惯，多摄取膳食纤维丰富的蔬菜。
- □ 避免跑、跳、上楼梯，也不要从高处拿东西，别做压迫腰和肚子的运动，容易刺激子宫。
- □ 肚子开始鼓出，容易腰痛，身体变重，很难保持平衡，最好穿宽松舒适的低跟鞋。

特别提醒

怀孕初期，流产可能性高

由于胚胎着床还不稳定，流产的概率很高，所以孕妇应尽量避免沉重的家务，夫妻生活也要节制。流产多发于怀孕 7 ~ 9 周，因此初期应当特别小心。初期流产大部分都是胎儿有问题，如果出现下腹疼痛并伴有少量出血，则流产的可能性很大，应马上去医院。再次流产的发生率在 15% 以上，如之前有流产经历，怀孕初期需要更加注意。

始出现油性分泌物，这些都会使乳头变得柔软，这是身体为了给即将出生的孩子喂奶而做的准备，也不必担心。

情感起伏很大

跟经期前的症状相似，孕妇的情绪会起伏很大。面对怀孕的事实会感到负担、烦躁不安，或者莫名其妙地流泪，突然变得忧郁。这些都是激素分泌旺盛而出现的症状。还有可能出现饱腹感、身体浮肿、消化不良、心跳加快等现象，这是身体为了适应未来 40 周的孕期生活而发生的变化，因此不用过于敏感，放松心情就好。

阴道分泌物增多

宫颈的内分泌腺比孕前活跃，阴道壁和子宫入口变软，阴道分泌物增加。由于新陈代谢活跃，出汗较多，应保持清洁，不要穿塑身衣和紧身裤。 分泌物如果呈白色或淡黄色也不需要担心，但若分泌物有恶臭或呈淡绿色并伴有瘙痒，极有可能是阴道炎，应及时就医。

本月的健康守则

摄取富含膳食纤维的食物

为预防便秘，应养成规律的饮食和排便习惯，经常食用富含膳食纤维的食物。空腹喝新鲜果汁能促进肠道蠕动，有助于预防便秘，所以最好养成喝果汁的习惯。

注意摄取维生素

维生素 A 能帮助提高抗感染能力，维生素 B_1 可以调节神经功能，维生素 D 能促进钙、磷的吸收和骨骼发育，维生素 E 可以预防肌肉萎缩，而维生素 K 有利于血液凝固。这些维生素不能在体内自生，因此需要通过食物来充分摄取。黄绿色蔬菜、肝、猪肉、豆类、鸡蛋、鲑鱼、海藻类、西红柿等都富含各类维生素。

禁食酒精、咖啡因、药物

到怀孕 7 周为止，还是胎儿期以前的时期，叫作胚胎期。此时胎儿还不完全具备人的模样，身体分为头和尾巴两部分，通过急剧的细胞分裂逐渐形成人形。这个时期容易流产，畸形儿概率很高，孕妇吸收的物质会在 1 小时内传递给胎儿，应尽可能地避免服用酒精、药物或摄入尼古丁、咖啡因等，照 X 光也要节制。

穿纯棉内衣，保持清洁

怀孕期间不要穿紧身衣，应穿宽松肥大的棉质内衣，经常用温水洗澡，保持身体清洁。如果阴道分泌物呈深黄色或红色，并伴有瘙痒或异味，可能是得了细菌性阴道炎，要马上去医院。

容易流产，需格外注意

现在肚子还没有隆起，活动起来没什么不方便，但要注意不要运动过度。怀孕初期是流产危险很高的时期，一不小心就可能流产。注意经常保持身体温暖和规律的生活习惯。膳食要营养均衡，努力使心情放松。不要提重物或伸手去拿很高的物品，不要使劲弯腰或长时间站立。

本月的定期检查

初期精密超声波检查

一般在怀孕 10 ~ 12 周时，可以实施此项检查，以确认怀孕状态是否正常。测量胎儿从头到屁股的长度（头臀长），了解胎儿的发育程度，算出预产期。拍摄胎儿颈部、喉头等部位，颈厚度超过 3 mm 时，需要判断是否有遗传性缺陷（唐氏综合征），同时做绒毛膜穿刺检查。

小贴士 如果怀疑胎儿有疾病或染色体异常，也要做绒毛膜穿刺检查。虽然比起怀孕 16 ~ 20 周时实施的羊水检查而言，早期的检查更有优势，但也有 1% 的流产风险，应咨询医生后慎重地选择。

step 2
怀孕初期

怀孕2~3个月的健康要点

这一时期会出现孕吐、出血、尿频等怀孕症状，是需要适应怀孕状态的时期，也是胎儿急剧成长的时期，不仅妈妈需要摄入大量的营养，也要注意防止流产。

怎么吃才好

避免摄入过多咖啡因

快餐或加工食品里添加了很多调味料和盐，经常吃容易导致高血压和糖尿病，营养状态也不均衡，尽量不要吃。尤其是咖啡因，咖啡因是刺激中枢神经的物质，在咖啡、红茶、可可、可乐、冷饮、巧克力甚至镇痛剂、感冒药里都有。如果咖啡因摄取过多，就会给胎儿大脑、中枢神经系统、心脏、肾脏、肝脏、动脉的发育造成不良影响。平时摄取的许多食物中也含有咖啡因，所以一定要避免不知不觉中摄取了过多咖啡因的情况。

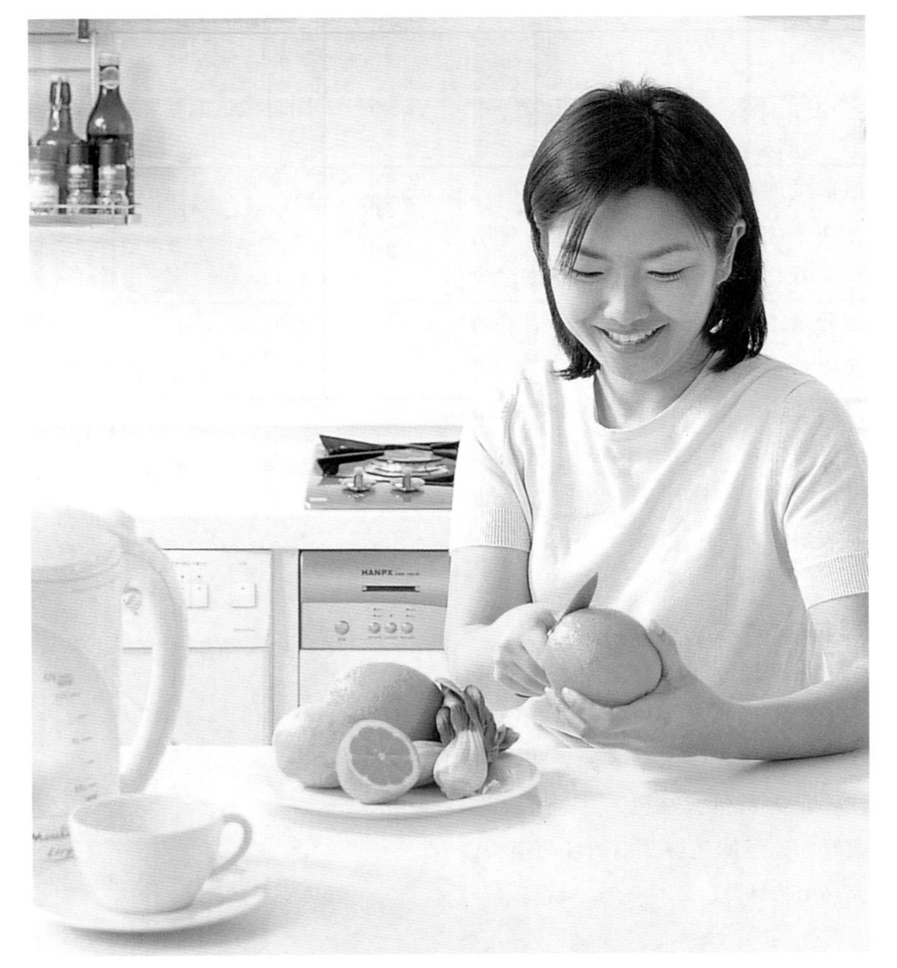

饮食重质、不重量

一般孕妇1天所需要的热量为2150 kcal（未孕的女性为2000 kcal)。和怀孕前没有太大差别。与其增加食物的数量，不如重视食物的质量。蛋白质和维生素一定得吃，同时注意不要摄取过多的脂肪。肉类选择蛋白质丰富的瘦肉，鱼类选择青鱼类，多吃新鲜的应季水果和蔬菜。

即使会吐出来也要吃

孕吐严重，会让人吃不好，也容易消化不良，与其一次吃很多开胃的食物，不如少食多餐。特别是早上空腹时，孕吐症状会更严重，早上起床后，最好吃点饼干或新鲜水果。微凉的饭菜比热的饭菜气味少，不会刺激胃黏膜。

吃少点，慢点吃

怀孕初期由于消化不好，肚子里充满气体，但这不会对胎儿造成不良影响，因为胎儿生活在温暖柔软的子宫里。另外，胎儿也很早就熟悉了妈妈肠胃里发出的声音。到晚上胀气会更严重，如果因为胃不舒服就什么都不吃，反而会危害胎儿。改变一次吃很多的习惯，少食多餐，慢点吃。如果吃得太急，胃里进入大量的空气会更胀气。

小贴士 请注意，口渴也不能喝太多水，这会使肠胃功能降低，孕吐会更严重。把大麦茶煮沸放凉后喝，有助于缓解口渴。

摄取预防贫血的食物

孕妇最容易缺铁。铁不足容易导致贫血，增加难产风险。但铁是不能随便补的，怀孕初期补铁，会加重恶心和呕吐，最好通过食物自然摄取。

含铁丰富的食物有猪肝、牛肝等，还有青鱼、蛤蜊、牡蛎等河鲜类，以及豆类、绿色蔬菜、鸡蛋、海藻类。

吃帮助胎儿大脑发育的零食

选择零食也要为胎儿的健康着想。家中最好常备核桃、松子、花生、杏仁、栗子等坚果类零食，或芝麻、南瓜子、瓜子等种子类零食，经常吃一点。坚果类和种子类是亚油酸等不饱和脂肪酸和蛋白质丰富的营养零食。

不吃生鱼片和不熟的肉

怀孕期间要吃完全熟透的食物。如果吃了生鱼片、生肉、没熟透的肉，就可能会感染寄生虫。也不要吃不新鲜的贝壳类食物，怀孕中易引起中毒。冰箱里的食物，时间长了容易变质，如果怀疑有质量问题，最好不吃。

咖啡因的含量

- 1杯咖啡→咖啡因 60 ~ 140 mg
- 1杯红茶→咖啡因 30 ~ 65 mg
- 30 g 巧克力→咖啡因 25 mg

生活方面怎么做

穿棉质白色内衣

一定要穿透气性好的棉质内衣，内裤尽量盖过肚子，为了保护胎儿，要经常注意肚子的保暖。选择白色或浅色的内衣，这样才能及时发现阴道分泌物和出血的情况。即使有一点出血，也要马上去医院就医。

不要勉强做家务活

孕妇不能干繁重的家务活。长时间站着干活，容易给腰和肚子带来负担，造成子宫收缩。像打扫厕所或阳台这样的劳动，都属于繁重的劳动，一定要交给别人去做。如果出现肚子紧绷等异常症状，就要中断所有的事情，并立即休息。

尽量避免性生活

到怀孕 11 周为止，要尽量避免性生活。因为外表并没有出现明显的症状，丈夫可能会要求过性生活，但现在正是孕妇身体最敏感的时候，也是很容易感到疲劳、经常发脾气的时候。最好的方法是避免性生活，增加夫妻间的对话。即使要过性生活，阴茎也不要插入太深，因为子宫容易受到刺激，还需要特别注意尽量缩短性爱时间，减少插入次数，也不要把手指插入阴道，否则孕妇很容易感染。

不去人多拥挤的地方

地铁和公交车上人多拥挤，在人群中挤来挤去，容易给腹部造成冲击，加重身体疲劳。乘坐公共交通工具时，一定要避开拥挤的上下班时间，如果要去百货商店或电影院等人多的地方，也要尽量选择人少的时间段。

听舒缓的音乐

胎儿的听觉已经发育，妈妈听到的声音，胎儿也能原原本本地听到。听一些舒缓安静的音乐，能让胎儿和妈妈的心情变得缓和。这个时期最适合听古典音乐，因为古典音乐和妈妈的心脏搏动频率相似。但是如果孕妇不爱听，也不要勉强去听，那样反而会造成压力。孕妇可以听一些自己喜欢的音乐，为了胎教，可以给胎儿读绘本，或做一些轻松的冥想。

Q 如何鉴赏胎教音乐？

A 不要为开发胎儿智力而听

音乐胎教不会使孩子成为天才，如果是为了智力开发而去听胎教音乐，是不会有效果的，反而会成为压力。

并不一定要听古典乐

古典乐对胎教有利，是因为节奏、速度和母亲的心跳频率（约 72 次 / 分）很接近。其实，只要选择母亲喜欢听、听了以后心情会变轻松的音乐就可以。流行乐、民族乐、儿歌都可以。

用舒服的姿势听

音乐声音不要太大，要选择最舒服的姿势。

别去公共澡堂

怀孕期间要小心传染性疾病，怀孕初期是特别容易感染的高危时期，如果使用多人共用的浴池，很可能会产生问题。另外，怀孕期间也不要进行42℃以上的汤浴和90℃以上的桑拿，这是基本的常识。怀孕初期汗水或分泌物增多，很容易觉得疲劳，最好经常在家简单地洗个热水澡。

举止缓慢

怀孕的前3个月，胎盘还没完全形成，是很容易流产的时期。猛然活动的话，会给子宫造成冲击，所以一定要慢慢地活动。除走路外，禁止其他运动，走路时要像散步一样慢慢走。孕妇需要格外注意，不要摔倒，把家里可能会撞到的障碍物都收起来。

不穿过紧的衣服

因为孕妇的肚子还没完全显出来，所以不需要挑衣服穿。但是最好避免穿紧身内衣，或紧贴在身上的牛仔裤，因为太紧的衣服会让子宫里的胎儿感到紧张。

不提重物

提重物时易增加腹部压力，可能会导致流产。尽量不提重物，提轻的东西时，也要先弯下腿，然后扶着腰，慢慢提起来。爬多层楼梯时也很危险，尽量乘坐电梯，必须爬楼梯时，一定要稳稳地扶着栏杆，慢慢爬。

尽量不要开车

开车需要集中注意力，也考验驾驶员的瞬间判断力，而怀孕期间因激素发生变化，孕妇心理状态会变得不稳定，注意力散漫，可能会突然犯困。所以怀孕期间尽量不要开车，如果必须得开车，一定要系好安全带，开车途中经常休息一小会儿。休息时要充分地打开座位，把腿伸直，全身放松。避开高低不平的道路和急转弯，减缓速度，慢慢行驶。

远离烟、酒

尼古丁会使血管收缩，导致妈妈血液里的氧和营养成分不能顺利地供给胎儿，有害物质也会通过妈妈直接传递给胎儿，容易引发流产或死产、新生儿体重偏轻等问题。孕妇自身不要抽烟，也要避开烟雾较多的公共场所。怀孕初期即使一小杯酒也可能会导致胎儿畸形，一定不能喝。有怀孕计划的女性，最好远离烟酒。

避免刺激性电视节目

怀孕期间孕妇需要心理、生理上的安定，恐怖或暴力的影视剧会导致心理不安，也会对胎儿造成不好的影响。孕妇看电视的时间太长，容易疲劳，所以不要长时间看电视。

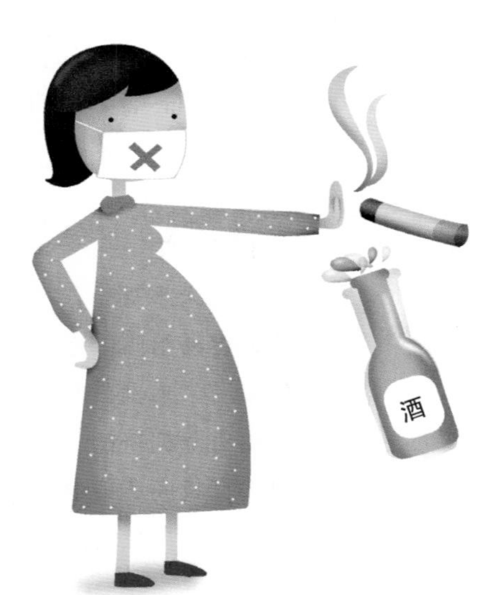

不要强忍小便

怀孕期间，随着子宫膨胀压迫膀胱，孕妇会经常想小便，如果强忍的话，可能会得膀胱炎或肾炎，所以想小便时要马上去厕所。

克服妊娠抑郁症

孕妇很容易因为别人说过的一句话而变得忧郁，有时还会偏激。比如担心孩子会不会流产、能不能健康地出生、孩子生下后能否养好等等。有人会因为这种没用的担心而失眠。这些都是因激素变化而产生的症状。因为这个时期还没有怀孕的真实感，这种症状还可能会更加恶化。到怀孕5个月左右，孕妇能感觉到胎动，感受到孩子健康地活动着，此时内心变得安定，慢慢就能形成有规律的生活节奏，所以，保持心理安定很重要。

安全的健康管理

适当的运动

虽然需要充分的休息，但整天躺着也不好。每天最好干一点儿轻松的家务活，如洗碗。坚持做简单的健身体操和散步等轻松的运动，也能为分娩培养所需要的体力。要避免游泳、高尔夫、健美操等过激的运动，因为可能导致流产。

特别提醒

避开有害电磁波的方法

使用微波炉时，不要站在正前方或旁边，加热和解冻物体最少要2分钟。电热板最好不要使用，手机也要少用，在寝室不要放电子产品。就寝前，最好拔掉插头。

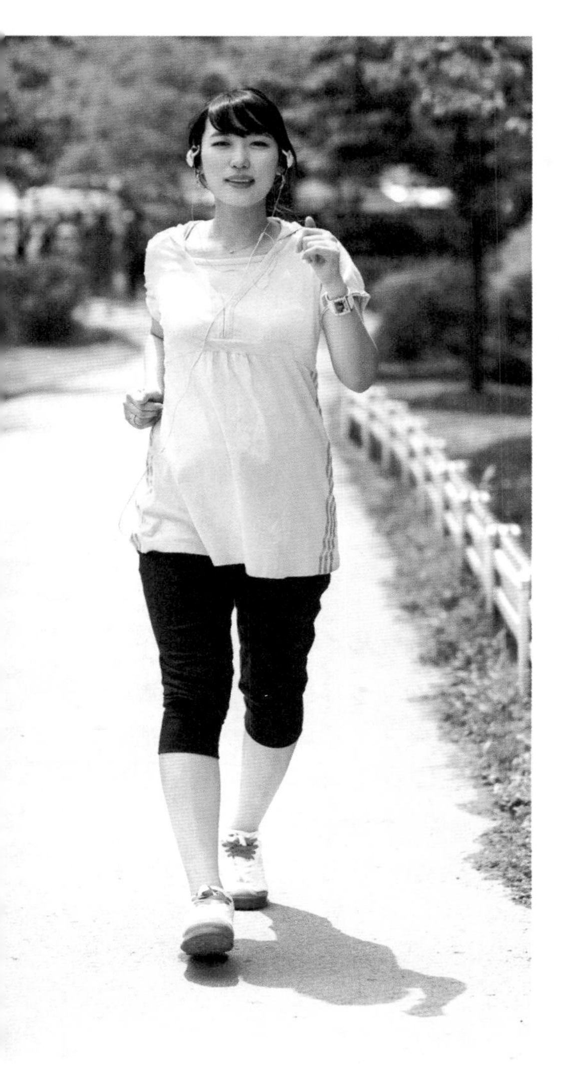

充分睡眠

怀孕后会容易随时犯困，这是因为在黄体酮的影响下，疲劳的身体需要休息，这是自然现象，不要担心。这时的睡眠会比怀孕前增加1～2个小时，所以要培养早睡早起的习惯。胎儿不是随着妈妈的睡眠时间调整作息的，即使没睡好，也不会给胎儿造成影响，但妈妈睡不好，会导致焦急或神经变得敏感，这就对胎儿不好。充分的休息，经常保持安定的心理很重要。

小贴士 睡午觉虽然好，但睡太多了，晚上可能会失眠，所以午觉尽量不要超过1小时。

积极的心态能缓解头痛

怀孕初期，孕妇内心会充满怀孕的紧张、分娩的不安、育儿的压力等情绪，很多孕妇都会出现头痛症状。为了缓解头痛，孕妇自身要保持一个良好的心态。多了解和接触有关分娩和育儿的信息，事先做好心理准备，努力丢掉不安。睡眠太多或不规则的生活也能诱发头痛，所以要常常打开窗换气，为自己创造一个舒适的环境。另外，也可以摄入一些蛋白质食品，它不仅有助于胎儿的成长发育，还有助于预防头痛。

每个月做产前检查

怀孕的前7个月，每月进行1次产前检查，进入后期，每月进行2次产前检查。一定要配合医生定期接受检查。平常即使有轻微的症状，也要记录下来，就诊时向医生咨询。做到这些，有助于预防妊娠问题、平安度过孕期。

体重是健康的风向标

怀孕后，体内脂肪和水分自然增加。怀孕12周之前，是只增加脂肪的时期，1周内体重增加200～300 g是正常的。怀孕初期如果体重减少10%以上，那可能是患了脱水症，要注意多摄取营养和供给水分。

不要接触宠物

没有弓形虫（寄生虫的一种）抗体的人，怀孕后感染了弓形虫，可能会导致流产或生出脑水肿等疾病的先天性畸形儿。因此怀孕期间要尽量避免养宠物，如果家里已经养了宠物，最好去医院确认孕妇自身有没有弓形虫抗体。

不拍X光照片

怀孕初期细胞分裂活跃，是胎儿身体器官形成的主要时期，如果频繁暴露在X光等放射线下，可能会导致胎儿细胞分裂异常等问题，这往往也是导致各种畸形的原因之一。特别是在怀孕4周以前，一定要避免长时间暴露在放射线下，那样可能会导致流产。

Q 怀孕后为什么常做梦?

A 梦是感情状态的反映，怀孕期间做的梦大多都会在醒后留下印象。加上睡眠不深，睡眠时间不长，梦会更清晰地留在脑海里。孕妇不需要因为梦而担心。妈妈们大多会做一些栩栩如生的可怕的梦，这样的梦只是因为受孕，或由于即将成为妈妈的惶恐、不安等引起的一种潜意识的表现而已。如果总是被噩梦折磨，最好寻求精神科医生的帮助。

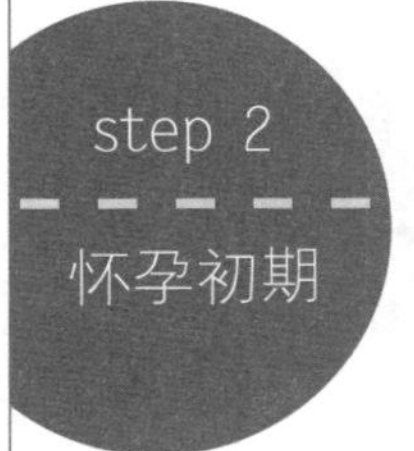

怀孕初期的烦恼

小腹紧绷或眩晕等症状，在怀孕初期经常会出现，其中可能隐藏了危险的信号，需要赶紧就医。到底哪些是危险的信号呢？

出血的症状

下腹坠痛

如果小腹紧绷并伴有出血，那么流产的可能性很高。怀孕初期很多流产都不会让人感到疼痛，但是一旦发现有少量出血，就要马上去医院就诊。

严重腹痛

如果是宫外孕，那么腹痛会很严重，很容易流产或导致输卵管破裂。即使出血不多，但输卵管破裂也会导致急剧腹痛，需要多注意。

分泌物里带血

子宫阴道部位溃疡或发红、出血，叫子宫阴道部糜烂。这种情况大部分是由于子宫的血液循环旺盛而出现的，不会疼痛，只是阴道分泌物内带血，性生活时也会出血。对怀孕不会造成直接的影响，但可能会引起炎症，严重时需要就诊。

一感到累就会出血

怀疑有宫颈息肉，多为良性溃疡。这种情况下如果稍微运动过度，或进行性生活都可能会出血。通过手术可以去除，但一定要首先排除恶性的可能，因此需要先接受医生的检查。

呕吐、吃不下

下腹没有疼痛，但长时间持续严重呕吐，根本无法进食，这种情况要考虑是不是葡萄胎。这是由绒毛异常引起的，子宫里充满了像葡萄串一样的小水泡，也可能会持续流出少量黑红色的分泌物。遇到这种症状必须马上去医院，把子宫里的胚胎完全清除。再次正常怀孕的概率在90%以上，不会导致不孕。

排便困难、疼痛

如果以前有过便秘，这种症状就有可能是痔疮，需要治疗。在怀孕期间不会造成大的影响，但如果放任不治，分娩时可能恶化。

尿频、有残尿感

如果得了膀胱炎，就会小腹疼痛、尿频，即使小便也不舒畅，有残尿感，严重时小便会带血。通过药物和食疗法可以治疗，如果放任不治可能会发展成肾炎。

不出血的异常症状

肚子有拉扯感的疼痛

怀疑为卵巢囊肿。一般自己感觉不到，多数是在做妇科检查时，偶然被发现的，原因还不明确。可以根据囊肿的大小决定是否手术。怀孕初期发生的囊肿，大多在4 ~ 5个月时会自然消失。

经常眩晕

孕妇血压变化大，摄取食物中的营养成分很多都被胎儿夺去，因此血糖很容易降低。起身、空腹的时候，经常会出现低血糖性眩晕。

肚子紧绷，严重疼痛

可能是阑尾炎。疼痛和平常不一样，感到无法忍受时，要马上去医院。如果疼得厉害，就先向一侧斜躺着休息一下，如果痛症一直持续并慢慢加重，就赶紧去医院。

外阴瘙痒

阴道分泌物变多，感到瘙痒或疼痛，这可能是细菌感染引起的炎症或白色念珠菌阴道炎。放任不治的话，可能会早产。根据细菌种类不同，有些可能会使胎儿感染而造成流产。

Q 得了肾盂肾炎怎么办？

A 住院。接受抗生素治疗，大部分都能治好，但严重时要做手术。虽然不会对孕妇和胎儿造成影响，但早期治疗还是好一些。

step 2
怀孕初期

怀孕初期的上班生活

如果怀孕期间坚持工作，那就会遇到很多难题。下面我们会介绍一些方法，让妈妈们在职场生活中，也能更安全地度过孕期。

基本生活指南

尽快告知同事怀孕的事实

上班族女性比全职主妇在身体上、精神上承担的压力更大，由于大部分精力都集中于工作，因此更容易导致流产、早产或妊娠中毒症等。所以怀孕之后，应该尽快告知单位的领导、同事怀孕的事儿，取得他们的理解，还要拜托他们不要在办公室抽烟。不要参加消耗体力的活动。

准备营养丰富的零食

因为热量消耗多，肚子很快就会饿。吃饭次数可以增加到1天4～5次，但是注意不要吃得太多。准备一些简单的能填饱肚子的零食，饿的时候就吃。

选择以蔬菜为主的套餐

上班族基本每天至少一顿在外面吃，很难均匀地摄取蔬菜和水果，盐的摄取量也很高。摄取盐分过多，容易引起浮肿和妊娠中毒症，建议多吃蔬菜为主的食物。

不要忍小便

怀孕期间子宫压迫膀胱，经常想小便，如果因为太在意周围人的眼光而强忍着，可能会得膀胱炎或肾炎。

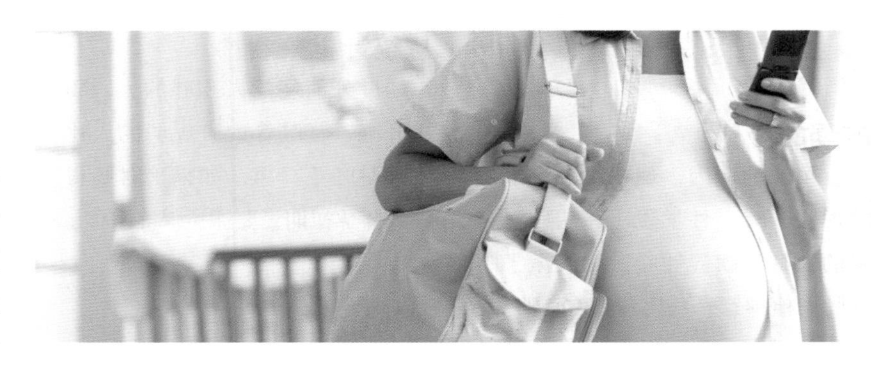

室内开空调时，要添加衣服

直接吹冷风，会引起子宫收缩，容易导致流产或早产。室内开空调时，注意不要被冷风直接吹到，要转换空调或电风扇的方向，准备挡风的外套，注意保暖。

多抽空休息

如果长时间保持一个姿势，下半身容易浮肿，易得静脉曲张。用电脑时每过30分钟就要休息5分钟，还可以去通风良好的地方做简单的体操和深呼吸，缓解身体疲劳。

上下班的注意事项

避开人多拥挤的时间段

上下班时间，公交车或地铁里人多拥挤、空气污浊，对孕妇身体不好，也可能会碰到肚子造成冲击；急着乘车或慌张地下车，脚也可能会踩空摔倒。建议提前出门，从容上班。

准备好低跟鞋

怀孕期间身体的平衡被打破，孕妇很容易摔倒。鞋跟会给骨盆和腰带来负担，所以一定要避免穿高跟鞋。但鞋跟太低，走路产生的震动又会传到腰部，造成冲击。所以，穿3 cm左右的低跟鞋最合适。

乘地铁公交时，站在车中间

乘坐公交车时，由于车后面晃动严重，所以站或坐在车子中部最安全。站立时一定要抓好扶手，或将身体靠在椅子上，这样在急转弯时才不会摔倒。坐在椅子上时，不要让后背靠紧靠背，不然振动就会全部传到身上，容易造成冲击，最好轻轻靠着。乘坐地铁时也一样。

感到恶心时就下车

乘车途中，如果感到胃里阵阵翻腾或眩晕，就要马上下车休息。开车时也一样。不要连续开车超过1小时，车速要放慢一些。

step 2
怀孕初期

如何克服孕吐

孕吐大概从怀孕 4 周左右开始，持续 2 个月左右，过 3 个月自然消失。早上和下午 3 点空腹时，孕吐比较严重。

孕吐的原因

激素的变化

孕吐的原因，现在还没有准确的说法，有一种学说——从胎盘分泌的人绒毛膜促性腺激素刺激了呕吐的中枢神经——比较具有说服力。因为怀孕 6 ~ 7 周前后，是人绒毛膜促性腺激素增加的时期，基本上和孕吐开始的时期一致。

从统计上来看

过分消瘦的人和胖的人，肠胃或肝脏、肾脏等内脏虚弱的人比其他人孕吐更严重。如果平时肠胃不好，怀孕初期更要注意保养身体。

从中医上看

按中医的说法，就是脾胃不好，水分代谢不顺畅，胆汁会停滞，导致孕吐。身体凉的人，要吃好消化的食物，使胃脏暖和；体热的人，要吃凉一些的食物。

心理上的原因

人们都认为，怀孕后当然会孕吐，很多孕妇自己觉得胃不舒服，其实很大一部分是心理原因。如果精神上感到不安、敏感，孕吐就会更加严重，这时散一下步或转换一下心情，症状就会有所好转。

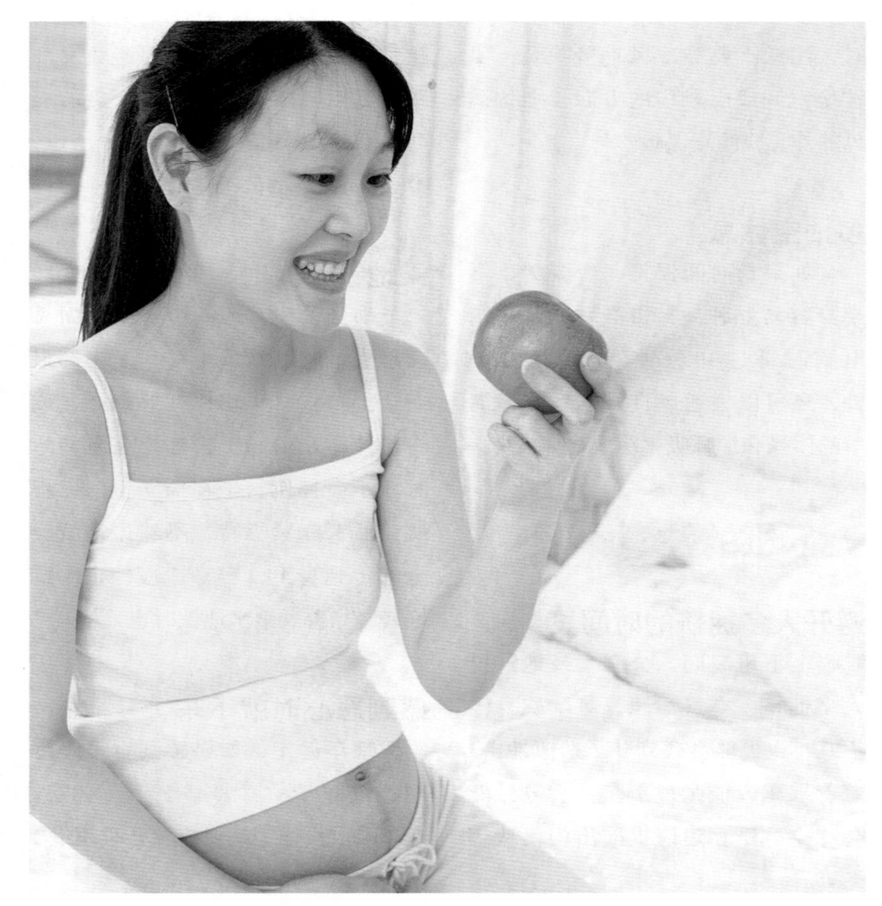

孕吐的症状

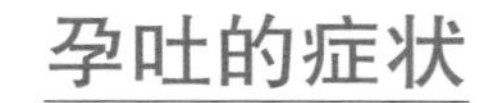

每个孕妇都不同

孕吐的症状，每个孕妇都不同。气味、烟味、腥味会引起某些孕妇心里不舒服，出现食欲下降、眩晕、胃翻腾等症状，有的孕妇甚至恶心、呕吐。有的孕妇想吃酸的，或想吃平时根本不爱吃的食物。有的孕妇痰增多、呼吸急促。

孕吐严重的情况

有的孕妇只在早上或空腹时会感到轻微恶心，而严重的人只要一闻到饭菜就想吐，根本吃不下。严重的孕吐可能会恶化成病，需要多加注意。吃不下饭会导致营养不足，甚至发展为神经衰弱。如出现上述相同症状，要及时去医院补充营养和水分。

自我检查

需要就医的孕吐症状

- [ ] 几乎什么也吃不下。
- [ ] 站立时，觉得身体晃动、毫无力气。
- [ ] 体重比怀孕前减少 5 kg 以上。
- [ ] 持续 10 天几乎吃不了饭，也没有任何想吃的东西。
- [ ] 只喝水也会呕吐，甚至连胃液都吐出来，而且持续一整天。

减少孕吐的生活指南

少吃，常吃

不管是什么都少吃，分多次吃。一次吃太多，会导致胃部活动旺盛，孕吐可能会加重。有食欲的时候，随时吃一点儿，多咀嚼一会儿再吞下。另外，要多吃饼干类的零食。

找到适合自己的食物

大多孕妇在怀孕期，都会讨厌自己平常喜欢吃的食物。这个时候，你很可能爱吃一些平常根本不喜欢的食物，有合胃口的食物是好事，哪怕找到一种合胃口的也好。

充分摄取水分

要及时补充因呕吐而失去的水分。多摄取牛奶、汤、果汁、大麦茶和新鲜的水果蔬菜等。可以摄取凉的食物和饮料，因为能减少食物散发的味道，帮助肠道运动，让肚子更舒服。而热的食物容易引起呕吐，最好避免多吃。

用食醋开胃

酸味有激发食欲的效果，没有胃口时，可以吃点酸泡菜、柠檬、酸奶等。凉着吃更好。也可以吃一些凉的荞麦面条或拌面、寿司、果酱、烤面包片等。

小贴士 取大蒜 1 ~ 2 头，去皮后在烧热的平底锅里稍微烤一下，倒入 2 ~ 3 杯水煮开后备用，恶心的时候可以喝一点。喝大蒜水能减轻孕吐症状，分娩后奶水也会很通畅。

丢掉懒惰的坏习惯

整天躺着不动，心情也会变忧郁，孕吐会更加严重。在家附近购物，或散几分钟步，会帮助孕妇转换心情。也可以做点简单的体操运动，积极地面对生活。

缓解压力

因为孕吐而恶心或呕吐是一种自然现象，大部分孕妇都会经历。随着时间推移，孕吐会自然消失。孕吐不是疾病，如能做到安心地接受它，不去在意它，那么症状会变得更轻。孕吐会受心理影响，所以拥有一份放松的心态很重要。

培养兴趣，并热衷于它

沉浸在某件事情里的时候，会暂时令人忘记孕吐。可以尝试着培养一些兴趣爱好，如针织、十字绣、读书、看影视剧、唱歌、听音乐等，这些兴趣都可以让你集中精神，减少对孕吐或怀孕的关注，生活也会变得更有乐趣。

克服便秘

如果胃里胀气，孕吐会更严重。早上起来喝一杯水或牛奶，多吃点水果、蔬菜、海藻类食物等，会改善便秘症状。

保持身体干净清爽

因为没有精神而不洗澡，不利于心情转换，反而可能会加重孕吐。保持身体干净清爽，是战胜孕吐和各种怀孕烦恼的秘诀。可以使用精油或清香的洗浴用品来让沐浴更舒适，但要注意水温不要太热或太冷。

按摩手底、脚底

按摩手或脚上的穴位，对减轻孕吐很有效果。按压穴位能调节脾胃功能，而且这些穴位一般都集中在手掌和脚底，每次全部按摩完，也只需要 10 分钟。均匀地按压手指末端，可能会减少孕吐，改善内脏机能。按压虎口或揉捏手腕内侧，也很有效。

Q 妈妈吃不下，胎儿会缺乏营养吗？

A 虽然没胃口，但是硬吃还是会吐出来，孕吐会更严重。怀孕初期吃不下，对胎儿没有影响，因为胎儿小，母体的养分足够胎儿成长。所以妈妈不要有压力，想吃的时候再吃。

step 2
怀孕初期

如何预防流产

自然（非人工）流产是指发生在怀孕 20 周以内的胎儿死亡的现象。占怀孕总体的 10% ~ 15%，80% 以上是在怀孕 12 周以内发生的，需要特别注意。

流产的形态

先兆流产

怀孕 28 周前，先出现少量的阴道流血、继而出现阵发性下腹痛或腰痛，盆腔检查宫口未开，胎膜完整，无妊娠物排出，这种情况应该住院，才可能摆脱流产危险。如症状加重，可能发展为难免流产。

难免流产（不可避免的流产）

子宫口张开，子宫里的胎儿和胎盘的一部分开始流出。因伴随着出血和腹痛，孕妇自己会有明显的感觉。出血和腹痛的程度因人而异，有无法忍受的腹痛，也有轻微的腹痛；有人会突然大量出血，也有人只流了一点血就停止了。不管哪种情况，出血是胎儿危险的信号，要马上去医院。有时会腹痛强烈，卵膜撕开，羊水流出，这种程度已经发展成不可避免的流产了，子宫里的内容流出，还会伴随着大量出血。必须要做刮宫术，把子宫内的残留物清除干净，才不会影响下次怀孕。

过期流产

死亡的胎儿一直停留在子宫里，但没有任何流产症状。这是在孕妇本人也不知道的情况下发生的流产，因没有出血或疼痛，大多不能及时发觉，通过定期的超声波检查才知道已经流产，有人几周后还会像来月经一样出血。如果怀孕后完全不出现孕吐或其他症状，或孕吐现象突然自行消失，就要去医院检查。但孕吐症状消失，并不一定是流产或胎儿有问题，需要多加注意。

完全流产

是指胎儿和胎盘完全从子宫里流出的流产。症状是涌出大量黑红色的血块，胎盘脱落流出，子宫自然收缩。虽然出血过一段时间会自然停止，但子宫里的残留物不清除，以后也会发生问题，所以一定要去妇产科做全面检查。

不完全流产

是指胎儿和胎盘大部分流出子宫的流产。刚开始会出现和完全流产一样的症状，然后出血量逐渐减少。由于胎盘的一部分还留在子宫里，所以会一直出血，不完全流产也需要接受治疗。

流产的种类和形态

难免流产（不可避流产）

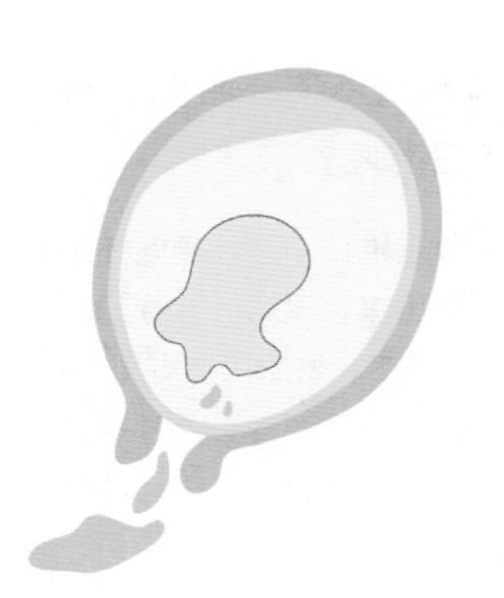

过期流产

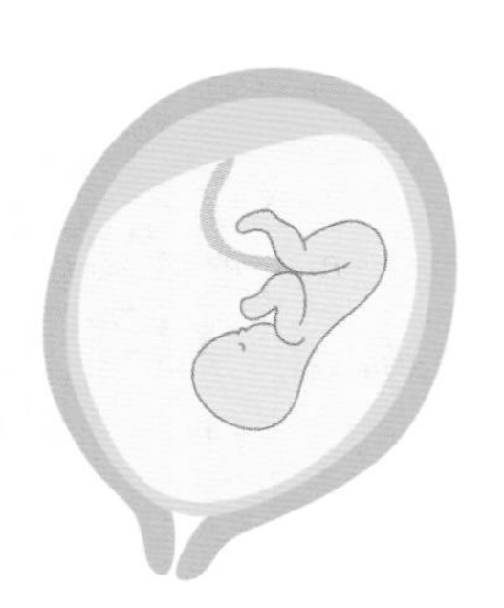

完全流产

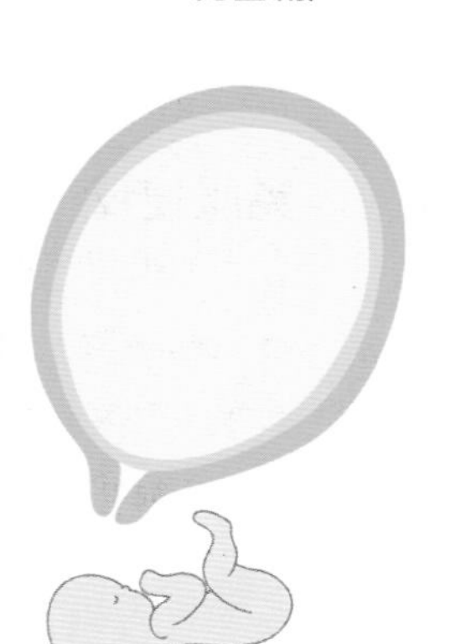

不完全流产

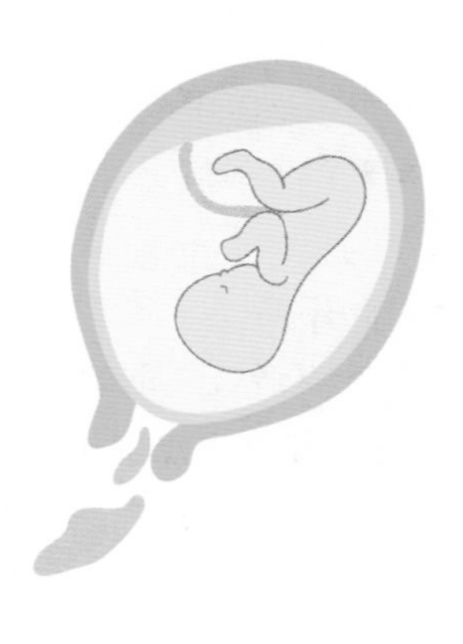

特别提醒

小心习惯性流产

3次以上反复自然流产，就叫习惯性流产。3次以上反复流产的孕妇，第4次流产的概率会上升到80%以上。习惯性流产的原因不明，可能是因为免疫性疾病或激素不足导致的。

子宫内膜异位

子宫内膜是存在于子宫壁上的一层薄薄的膜，怀孕后成为生成胎盘的地方。这种原本应该在子宫内壁的子宫内膜，出现在输卵管或卵巢内，妨碍受精或着床的疾病被称为子宫内膜异位。是容易诱发不孕或宫外孕的代表性疾病。

宫外孕的治疗

最近有了腹腔镜手术，这是不手术也能简单、安全地治疗宫外孕的方法。初期发现时，只吃药也能治疗。即使去除了一边的输卵管，也还有另外一边的输卵管和两边的卵巢，所以不用担心不孕。

流产的原因

胎儿的染色体异常

怀孕13周以前发生的自然流产，绝大部分是因为胎儿的染色体异常导致。携带着遗传基因的受精卵细胞，通过反复分裂不断成长，如果负责传达遗传信息的染色体有缺陷，成长过程中就会突然停止发育，导致胎儿死亡，继而导致流产。这种流产不可能预防和治疗。

子宫肌瘤

子宫肌肉层长出硬硬的瘤，叫作子宫肌瘤。子宫肌瘤会导致月经量变多，痛经也会变严重。根据生长位置不同，有的可能会引发不孕。如果怀孕后，受精卵着床在肌瘤部位，那么肌瘤离子宫内膜越近，流产和早产的危险就越大。

子宫畸形

如果子宫的样子和位置畸形，那么受精卵在着床过程中可能会出问题，导致流产。如果怀孕后发现子宫畸形，只能静观其变；如果孕前就已经发现，可以通过子宫整形手术，矫正子宫的位置和模样。大部分情况下，不需要子宫整形手术也能自然怀孕，建议咨询一下专业妇科医生。

盆腔炎、阴道炎

是子宫内最常见的疾病，如果早期不治疗，炎症会扩散到子宫、输卵管甚至卵巢，让输卵管和子宫内膜发生异常，引起流产和不孕。初期比较好治，平时稍微注意一点就能提前预防。如果出现和平常不同的阴道分泌物，并伴随着疼痛的话，就应该赶紧就医。

子宫颈无力症

宫颈是胎儿娩出的必经之路，并在怀孕期间保护围绕着胎儿的羊膜。各种原因都可能导致宫颈变得脆弱，一点小小的刺激也会使羊膜裂开、羊水流出，引发流产。怀孕14周时，可以做宫颈结扎手术，能防止大部分的流产，因此早期诊断比什么都重要。

宫外孕

宫外孕是指受精卵没有在子宫内着床，而是在输卵管或腹腔等子宫以外的地方着床的现象。怀孕初期和正常怀孕没有什么不同，但是如果受精卵在纤细的输卵管内着床的话，随着胎儿成长，输卵管会膨胀。宫外孕95%是受精卵没有到达子宫腔而在输卵管内着床的，这种情况下，受精卵在输卵管里无法充分发育成长，大部分都会流产。即使不流产，随着胎儿成长，会导致输卵管内壁变弱引发出血，最终输卵管受不了压迫就会破裂。一旦输卵管破裂会腹痛难忍，因为大量出血，血压急剧下降，意识也会模糊，可能会陷入休克。

宫外孕除腹痛或出血外，几乎察觉不到其他的症状，而且大部分都在流产或输卵管破裂后才被发现。

情绪不定

为防止流产，孕妇应该好好管理情绪。如果孕妇经常受到精神上的压力，那么受精卵着床所必需的卵巢激素分泌就会减少，也容易引起流产。

孕妇的疾病

孕妇自身携带的疾病也会成为流产的原因。患有甲状腺疾病、糖尿病、高血压等疾病时，或有流行性感冒、疱疹病毒等病毒性感染时，需要特别注意。

免疫学方面的异常

夫妻间免疫状态极度相似，或自身患有免疫性疾病，妈妈体内就会产生一种抗体，导致胎儿供血不足、无法生长或死亡。

避免流产的方法

保持情绪稳定

在怀孕初期、胎盘形成的时候，最重要的是保持情绪稳定。尽量避免发脾气，更不要有精神压力。如果身体总处于疲劳状态，不仅身体均衡会被打破，还会带来血液循环障碍，所以感觉累的时候要及时休息。这个时期经常在屁股底下垫个垫子，保持身体温暖，有助于血液循环，还有镇定精神的效果。

坚持测量基础体温

如果是容易流产的高危孕妇，建议在怀孕期间每天坚持测量基础体温，并记录下来。受精后到12周前后，会出现持续高温期，万一这个时期基础体温突然下降，可能是流产的信号，要马上去医院。

减少运动量，多休息

虽然怀孕期间需要适当的运动，但年龄在35周岁以上或有习惯性流产经历的孕妇，在怀孕初期需要绝对的安定。一定要避免激烈的运动和长距离旅行，也不要做拖地、洗衣服、打扫厕所等容易引起子宫收缩的家务劳动。

节制性生活

精液里含有一种促进子宫收缩的物质，叫作前列腺素。性爱时抚摸乳房，孕妇体内会分泌一种叫作催产素的激素，也会使子宫收缩活跃。所以容易流产的高危孕妇，怀孕初期最好节制性生活。另外，最好穿白色的内衣，出血时马上就能辨认出来。

自我检查 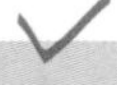

关于流产可能性的测试题

1. 现在的年龄
①未满30岁　②30～35岁
③35～40岁　④40岁以上

2. 有无流产经历
①没有　②1次
③2次　④3次以上

3. 是否抽烟
①不抽烟　②怀孕后已戒烟
③吸烟（半盒以下）
④吸烟（半盒以上）

4. 怀孕后性生活方式
①只享受前戏
②没有变化
③一周性爱2～3次，2～3种体位
④性欲加强，性生活更激烈

5. 家里大小事务的参与程度
①不参与，没有压力
②不参与，但会关心
③参与并适当劳动
④大小事务和工作的压力很大

6. 闲暇时间做什么
①轻松的散步和休息
②比以前行动小心
③去百货店或超市等人多的地方
④长时间旅行和过度的运动

7. 有无甲状腺疾病
①没有　②怀孕前接受过治疗
③现在正在治疗
④怀孕后没有接受治疗

8. 怀孕前有无子宫肌瘤
（症状|突然月经量增多、痛经）
①没有
②怀孕前已治好
③现在正在用药物治疗
④不能接受治疗

9. 怀孕前有无阴道炎或盆腔炎
①没有
②怀孕前已治好
③现在正在治疗
④治疗中断

10. 有无子宫颈无力症
①没有　②诊断后接受过手术
③诊断后一直在治疗并预备做手术
④诊断后怕做手术，延期中

●结果计算
①0分　②1分　③3分　④5分

●结果
0～2分 比较安全。
3～4分 大体安全，存在导致流产的危险因素，需要小心。
5～9分 不能放松警惕。特别是跟疾病相关的6～10题中，有一个选项为④也要马上接受治疗。
10分以上 流产红色信号。怀孕20周前需要绝对的静养。特别是每题中第④项是导致流产最根本的危险因素，需要找到相对应的治疗方法和对策。

※ 以上是简单的自我检查方法，要得到正确的结果一定要去医院。

step 2

怀孕初期

准爸爸要做的事

怀孕初期，妻子在身体上、心理上都很疲劳，丈夫要多给予关心，最好增加一起相处的时间。要努力成为坚强的后盾，让妻子丢掉心理上的不安。

要理解妻子的变化

帮助妻子消除不安

新手妈妈会对各种身体变化产生不安，也会产生对分娩痛苦的担忧和对育儿的负担感。因激素发生变化，孕妇会毫无理由地发火，情绪变化无常。这个时期是忌讳丈夫在旁边担忧或发火的，也不要把孕妇的怀孕前后的精神状态拿出来比较，老是追究谁对谁错。即使看到妻子言行和平常不同，丈夫也要大度地谅解。

观察和注视妻子

孕吐、疲劳、压力等常常会让孕妇失去胃口，所以，如果孕妇有想吃的东西，丈夫要尽量满足。丈夫往往在营养摄取和健康管理上容易疏忽，所以要经常在旁观察妻子的状态，关心妻子。尽量和妻子一起吃早饭和晚饭，经常陪妻子到附近的公园里散散步。

表达对孩子的关爱

妻子的肚子还不是很明显时，没有胎动，也感受不到孩子的存在。如果丈夫漠不关心，会让妻子觉得难过，肚子里的孩子也一样。母体的感情会直接传递给胎儿，所以丈夫需要从怀孕初期就意识到胎儿的存在，并不遗余力地表达对孩子的关爱。

戒烟、戒酒

二手烟也会导致妻子血液里的氧气减少，而香烟里的尼古丁会使血管收缩，氧气和营养素不能充分地供给胎儿。如果妻子怀孕了，为了妻子和胎儿，丈夫最好戒烟。也要少喝酒，酒后男性身上的酒味、饭菜味、烟味，都会使孕吐恶化，会刺激孕妇敏感的神经。

和妻子一起做定期检查

陪同妻子一起去医院，能更加了解妻子身上发生的变化，还可以咨询性生活方面的问题，直接了解怀孕期间要注意的事项。可以听一下胎儿心脏跳动的声音，观察胎儿的成长，真实感受孕妇怀孕的事实，有助于准爸爸摆正心态。

积极分担家务劳动

怀孕初期流产的危险比任何时候都高。为了妻子绝对的安全，早晚叠被子、搬重物、刷碗或打扫厕所等体力劳动，丈夫要主动承担。如果妻子不好意思吩咐，反而自己动手的话，一不小心就可能用力过度，造成损伤。所以准爸爸要在妻子吩咐之前，把自己能帮忙做的重活累活都做了。

为妻子准备小节目

如果怀孕期间，丈夫对妻子的抑郁症放任不管，会对孕妇肚子里的胎儿发育造成影响，也会给婚姻生活带来不幸。这个时期的妻子很敏感，可能为一些小事而变得忧郁，准爸爸可以精心为她准备一些娱乐节目，可以用信件和邮件安抚妻子内心的不安，或根据怀孕周数把妻子的变化拍下来，为妻子准备一些笑话。能这样做的丈夫，已经成为未来孩子的好爸爸了。

丈夫能帮忙做的家务活

1. 买东西 怀孕期间有时需要一次性买很多东西，购物篮会很重。利用周末和妻子一起去购物，1 次买够 1 周的量，不仅能节约时间，更重要的是能帮助妻子减轻身体上的负担。
2. 扔垃圾 垃圾袋很重，孕妇提着会有负担，垃圾的味道也会使孕吐加重。
3. 拿下高处的东西 怀孕初期，母体会集中给胎儿供给营养，因此孕妇常因低血糖而发生眩晕。在拿高处的东西时会突然眩晕，而且受激素的影响，平衡感也会下降，容易失去重心而摔倒。
4. 打扫卫生 因为清扫厕所和阳台需要很多时间，所以体力消耗很大。

step 2
怀孕中期

怀孕4个月 13～16周

胎儿身长 约12 cm | 体重 约110 g

虽然孕吐缓慢减少，也基本脱离了流产危险，但有可能会发生早产、妊娠中毒症，也容易造成畸形儿，所以需要经常静养，仔细地观察身体状态。

胎儿的成长发育

胎盘完成

胎儿稳定地附着在母体内，基本脱离了流产危险。可以吞下羊水，通过小便排出，或做出转头、皱眉等动作。羊水增加，胎儿动作变得活跃，不仅可以促进大脑发育，还能锻炼肌肉。孕妇现在还感觉不到胎儿的动作。

循环系统完成

胎儿的肺和心脏原来在脖子附近，现在下降到了胸部，开始发挥它们的功能。心脏开始活动，血液流遍全身，透明的皮肤下出现血管，开始浮现出红色。

可以分辨出男女

生殖器逐渐发育，男女生殖器的差别开始变得明显。男孩出现前列腺，女孩原来在腹部的卵巢会下降到骨盆里。女孩的卵巢大约有600万～700万个原始卵子，但是会慢慢减少，到出生时大约会有200万个。

妈妈身体的变化

小肚子鼓出来了

随着子宫变大，原来在骨盆里的子宫会慢慢向上移动，膀胱受到的压迫会减少，尿频症状也渐渐消失。但是连接子宫和骨盆的韧带被拉长，腰和肚子会有紧绷感，腹股沟会感觉疼痛。这些都是身体适应子宫变化的现象，不会给胎儿造成影响。

出现头痛和眩晕症

突然起身或变换姿势时，孕妇

自我检查

怀孕4个月的生活指南

- □ 因体重开始增加，要均匀地摄取蛋白质、钙、铁、维生素，保持饮食均衡，管理好体重。
- □ 力所能及的情况下做一些体操或游泳运动。
- □ 屁股、腹股沟、大腿等变胖了，平常穿的衣服不合适了。注意要穿宽松舒适的衣服。
- □ 进入安全期，可以去短途旅行。
- □ 突然起身或运动时，容易发生眩晕，需要多加注意。
- □ 凸出来的肚子，容易给背和腰带来负担诱发腰痛，因此平时要尽量端正姿势。

会感觉到头晕。这是血液都流向子宫、导致大脑供血困难而出现的临时性症状。用餐间隔时间太长，血糖也会下降，发生眩晕。眩晕会导致身体无法保持平衡，容易摔倒，所以站起来的时候一定要小心。

出现皮肤问题

随着子宫流出的黏液增加，皮肤的排泄物也变多了，很容易发生皮肤问题。由于体内黑色素增加，脖子和脸上会出现褐色的不规则斑点。由于激素分泌的变化，皮肤也可能出现妊娠性瘙痒症。1% ~ 2%的孕妇得了妊娠性瘙痒症后，没有斑疹，只是瘙痒。对此没有特别的治疗方法，生完孩子后会自然消失。下次怀孕很可能会再次发作。

基础体温下降

怀孕后持续偏高的体温，现在开始慢慢下降，到分娩为止，会一直维持低温。急剧上升的激素分泌量趋于稳定，怀孕初期感觉到的身体发懒等症状消失，焦躁不安的心情也渐渐平静。身体已经熟悉了各种怀孕的变化。可以适当活动身体，保持饮食规律。

孕吐减少，食欲变得旺盛

胃不舒服或恶心的症状消失，想吃的东西突然变多，吃完饭后经常还想吃。子宫变大，胎儿的体重增加，母体体重自然也随之增加，但1个月增加的体重不能超过2 kg，要注意控制体重。饮食方面，相同的食材可以采取不同的方法来做。

小贴士 每天用热水洗澡，勤换内衣。衣服不要穿太厚，别吃油腻的东西，这样可以预防皮肤问题。不要随便涂抹药膏。

本月的健康守则

保持端正的姿势

随着子宫变大，肚子也鼓出来了，腰部韧带拉长会令孕妇疼痛，严重时腿脚会痉挛。从这个时候开始，如果没有养成姿势端正的习惯，到分娩为止都会受腰痛的折磨。所以不要长时间站立或蜷坐，避免工作太久或以不正确的姿势工作。

注意体重增加

随着孕吐结束，食欲会渐渐恢复，会更频繁、无节制地摄取速溶食品或零食。如果不注意体重会急剧增加。怀孕20周前，每周增重不要超过0.32 kg，20周后到临产为止，每周体重增加0.45 kg左右。如果产道周边脂肪堆积，会造成分娩障碍；急剧的体重增加，还可能引起妊娠期高血压疾病、糖尿病及并发症。所以要避免吃太甜、太凉的东西，少吃快餐和零食。

游泳或散步

为做好分娩准备，孕妇需要做一些适当的运动，可以锻炼肌肉，转换心情。最好做一些孕妇体操或游泳、散步等运动。躺着做的运动要尽量避免，因为子宫会压迫血管，导致血液不能供给大脑，诱发眩晕。膝盖弯曲或伸长的动作也不适合做，可能会伤及骨盆。有妊娠中毒症或流产危险的孕妇要避免运动，如果运动中肚子紧绷或疼痛，就要赶紧停止，注意休息。

Q 减少腰痛的生活习惯有哪些?

A
- 肚子凸出太多，会加重腰部疼痛，可以试试把下巴向胸部靠拢，颈肩、后背伸直，收腹提臀等动作。
- 走路时抬头，双眼平视。从脚后跟开始迈步。
- 侧卧的姿势会比较舒服，可以侧卧并弯曲一侧大腿。可以利用长的靠垫，把弯曲的腿和两个胳膊垫起来。
- 提东西时尽量先弯曲一侧膝盖，把东西提起后慢慢站起来。注意不要站着直接弯腰提东西。
- 擦地时也不要蜷坐着，最好跪着，身体前倾，舒展腰部保持水平，这样腰部负担会少一些。

小贴士 每周定期在同一时间段测量体重。最好的时间段是早上起床上完厕所后的时间。把体重值仔细记录下来，便于了解体重的变化。

本月的定期检查

超声波检查

此时是区分胎儿的头和身体的时期。可以测量头臀长，确认胎儿的成长状态。还可以诊断脑和头盖骨是否正常发育、是不是无脑症等。利用超声波多普勒装置，还能听见胎儿的心跳。

小便检查

通过小便检查来确认小便里有没有蛋白或糖。

step 2
怀孕中期

怀孕5个月 17～20周

胎儿身长 约16 cm | 体重 约300 g

孕妇的胸部明显变大，肚子也变得圆嘟嘟的。子宫变得像甜瓜一样大，几乎抵达肚脐。胎儿活动频繁，能感受到胎动。

胎儿的成长发育

身体活动变得频繁

羊水量增加，包围着胎儿的羊膜变得结实。胎儿发育成为3部分，形状均匀，在羊水中的活动变得更加频繁，运动时胎儿会碰到子宫壁，这就是所谓的胎动。从这时开始，胎儿的动作越来越有力。

能自主运动

这时的胎儿虽然还闭着眼睛，但已经会转动眼珠。有时会抓住脐带、子宫壁或胎盘，有时会摸索身体，打哈欠、伸懒腰，有时会张开嘴巴做呼吸状，活动胸和肺。还会吞下羊水后通过小便排出。自主运动的这种感觉和认知的过程，是胎儿头脑和身体发育所必需的训练。

能听见声音

胎儿耳朵内的听小骨变得结实，能听见声音，例如妈妈心脏跳动的声音、消化器官传出的声音、爸爸的声音和子宫外传来的声音。从现在开始，周边各种声音都会给胎儿造成影响，研究结果显示：听经典的和安静的音乐，胎儿会感觉安定、消除紧张；听嘈杂或歇斯底里的音乐，胎儿会进入兴奋状态。

小贴士 此时胎动是确认胎儿状态的基准。知道初次胎动的日期，就能诊断出胎儿的健康状态，还能计算出预产期。

自我检查

怀孕5个月的生活指南

- ☐ 记录初次胎动的日期。
- ☐ 准备宽松、舒适的孕妇用内裤和胸罩等。
- ☐ 为了有利于以后母乳喂养，每天按摩胸部，并充分休息。
- ☐ 阴道分泌物和出汗变多，要每天洗澡保持清洁。
- ☐ 这个时期容易得牙龈炎和牙周炎，最好尽快做牙齿治疗。

妈妈身体的变化

感觉到胎动

最快从16周开始（一般在18～20周），能初次感觉到胎动。大多数人初次胎动的感觉，就像肚子里有什么东西滑倒了，或有很多小水泡咕噜噜地升上来一样。因为感觉轻微，很多新手妈妈可能不知道，就错过了。生过孩子的妈妈比新手妈妈能更快地感受到胎动，但身体偏胖的人感受的时期会相对较晚。

腰部线条消失

孕妇的屁股、大腿、胳膊等处布满皮下脂肪。小肚子变结实，明显鼓出，一眼就能看出是孕妇。子宫变得像成人的头一样大，因受肠胃压迫，会出现胸闷或胃不舒服的症状。

容易发生贫血

怀孕期间血液量增加到平时的2倍。血浆增加，但血液浓度相对降低。由于铁不足，会出现眩晕、头痛，因此需要摄取含铁量丰富的食物预防贫血，每天最少摄入30 mg的铁。

乳房变大出现分泌物

为准备哺乳，乳腺发育，乳房变大。以前的内衣不再合适，勉强穿会压迫乳头，妨碍乳腺发育，因此要穿宽松的内衣。乳房变大、变重，最好穿孕妇专用胸罩，方便托起整个乳房。沐浴时按摩乳头会出现分泌物，可以用纱布或湿巾擦拭，但不要故意挤压。

阴道分泌物增加

白色或浅黄色的分泌物慢慢增加。量多时可以使用护垫，尽可能穿棉质内衣，减少刺激。如果分泌物有异味或颜色变深，那可能是患上了阴道炎，要赶紧就医。

可能会长痔疮

怀孕18周左右，很多孕妇可能会受痔疮之苦。痔疮是因为变大的子宫压迫着直肠，直肠静脉膨胀，严重时甚至可能导致直肠从肛门里鼓出。孕妇往往在这一阶段感觉到肛门瘙痒或刺痛，而且坐下或排便时会出血。这时可以采取坐浴或冰镇来减轻瘙痒，也可以咨询医生，接受适当的治疗。

本月的健康守则

低热量、高蛋白

随着胎儿脏器功能变得活跃，会从母体吸收大量营养。所以需要多样均匀地摄取营养，但绝不能暴食。尽量多摄取高蛋白、低热量的食物，如牛里脊肉或鸡胸肉等。控制碳酸饮料或果酱、蛋黄酱等的摄取。

开始服用铁

怀孕期间1天需要摄入30 mg的铁。如果通过食物摄取会产生负担，因为这么多量的铁，约相当于300只小银鱼或20个鸡蛋。所以为预防贫血，最好每天服用含有叶酸的铁。但最好咨询专业的医生后再服用。铁在空腹时服用虽然吸收好，但是刺激肠胃，所以应该在饭后吃。另外要常吃肝、鸡蛋、豆腐等含铁丰富的食物，多吃萝卜或柠檬等富含维生素C的食物，帮助铁的吸收。

特别提醒

怀孕中期易发生妊娠性贫血

怀孕后虽然血液增加，但红细胞并没有增加，加上胎儿会从母体血液里吸取铁来造血（胎儿会存够自己从出生后到6个月为止所需要的铁），所以孕妇容易出现贫血。得了妊娠性贫血，会出现注意力和记忆力减退、眩晕、心跳过速、手脚发凉、头痛、全身无力等症状。如果不治疗，分娩时会因微弱阵痛，导致分娩时间变长，子宫不能正常收缩，出血量变多。妈妈会受贫血之苦，但不会影响到胎儿。

注意保护牙齿

血液量增加，血压变高，容易导致牙龈红肿、受伤。所以需要特别注意牙齿卫生，如果牙龈肿了，食物残渣夹在牙齿间，可能会诱发牙龈炎。怀孕期间牙齿可能会一直变坏，所以要多吸收镁、磷、维生素D等，预防龋齿。

本月的定期检查

3项检查

一般称为畸形儿检查，并不能诊断出全部畸形，结果为非正常时，最好接受羊水检查或脐带血液检查。

四重检查

包含3项检查，检查方法类似，但增加了抑制素的测定，唐氏综合征的发现率是80%。

step 2
怀孕中期

怀孕6个月 21～24周

胎儿身长 约 20 cm | 体重 约 630 g

孕妇的体重比怀孕前增加了 5 ～ 6 kg，肚子更大了，腰痛也更厉害，摸肚子就可以感觉到胎儿的位置。

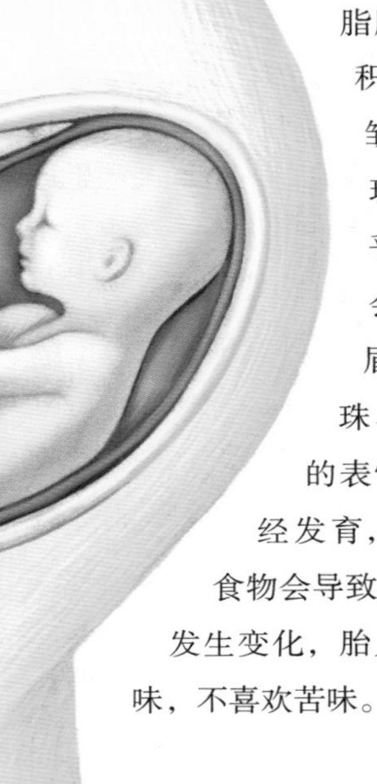

胎儿的成长发育

皮脂腺分泌胎脂

胎脂是覆盖在胎儿皮肤上的一层白白的油状脂肪层，冬眠动物有着比较发达的胎脂。胎脂会保护胎儿在羊水里的皮肤，维持身体温暖，还能在出生时润滑产道，更易于胎儿娩出。

出现表情

眼眉、睫毛、头发还比较纤细，这时胎儿能在羊水中睁眼闭眼了。随着脂肪在皮下堆积，原来皱皱巴巴的脸现在变得胖乎乎的。还会做出皱眉、转动眼珠、哭等多样的表情。味觉已经发育，妈妈吃的食物会导致羊水的味道发生变化，胎儿只喜欢甜味，不喜欢苦味。

蜷缩或挣扎

身体各个器官发育完成，羊水量变多，活动也急剧增加。有时会踩脚，有时会像做空中杂技似的，在子宫里到处活动。

妈妈身体的变化

出现皮肤瘙痒症

妈妈的腹部、大腿或乳房会出现瘙痒，严重时会长水泡。这是因为皮肤被拉长、变得干燥导致的。可以涂抹润肤霜来供给水分，还要经常洗澡，保持清洁，穿棉质内裤来减少刺激。

浮肿或静脉曲张

随着子宫变大，压迫静脉，下半身血液会循环不畅，再加上体内

自我检查

怀孕 6 个月的生活指南

- □ 有不明原因的出血时，即使量少也要咨询医生。
- □ 穿活动方便的、宽松的低跟鞋（运动鞋比皮鞋好）。
- □ 甲状腺活跃，出汗变多。抽空休息，不要劳累。
- □ 体重 1 周不能增加 0.5 kg 以上。
- □ 经常使用的物品要放在手容易够着的地方。

水分增加，手脚容易浮肿。孕妇会发现常戴的戒指戴着不合适了，鞋子也要穿大一号的了。晚上睡觉时，可能会脚肿或小腿抽筋。平时可以把腿稍微抬高，睡觉时也可以尽量把腿垫高，这样能缓解浮肿。茶会夺走体内的水分，要少喝，多喝白开水，有助于清除体内废物。注意多摄取蛋白质丰富的食物。

小贴士 一般睡醒后浮肿会消失。如果过了24小时还没消失，还伴随着浮肿部位增加、高血压、头痛、腹痛等症状，就要赶紧就医。因为可能导致妊娠中毒症。

出现消化不良

由于变大的子宫压迫肠胃，孕妇会出现消化不良、饱腹等症状。有时还会感觉胃痛、反酸。躺着或打喷嚏时、用力排便时、提重东西时，经常会出现这些症状。

便秘

由于子宫压迫肠胃，导致胃活动迟缓，也容易便秘。孕妇最好能固定早上的排便时间和吃饭时间，养成良好的习惯，有助于减少便秘。到怀孕后期，胎儿会下降到骨盆里，这时症状会有所好转。

本月的健康守则

注意补钙

钙在胎儿骨骼和牙齿形成、血液循环中起重要的作用。预防怀孕7个月后的妊娠中毒症，就要靠补钙。最好坚持喝牛奶、吃奶酪。另外，维生素D能帮助钙的吸收，而蛋白能帮助钙的传输，最好一起服用。

多吃河鲜

胎儿的肾脏机能开始发育后，就会在子宫里尿尿，也会喝混着尿液的羊水。但喝进去的小便会重新过滤，所以不会有问题。如果胎儿的肾脏和肝脏足够强壮，那么过滤功能就会更活跃，牛磺酸和糖原是有助于肾脏过滤的营养素。章鱼、鱿鱼、虾等富含牛磺酸，牡蛎、蛤仔、黑壳蛤等富含糖原。

充分休息，预防早产

此时容易早产，所以孕妇一定要避免瞬间用力的动作或刺激子宫的动作。要注意保暖，不要劳累，充分休息，休息时尽量躺着。

修理头发和保养皮肤

受激素的影响，孕妇皮肤会变粗糙，容易长痘。虽然大部分皮肤问题在分娩后会消失，但黑痣、雀斑在分娩后还会保持，所以孕期需要好好保养，常用热水洗脸，并给皮肤补充水和油。此时正是皮脂多的时候，要注意保持清洁。随着激素大量分泌，有的孕妇头发颜色会变深，数量会变多，也可能失去弹力、变得乱蓬蓬。这时可以使用护发素，避免发质粗糙。

注意胎动

这个时期是子宫变大、羊水量增加、胎动常规化的时期。胎动是了解胎儿状态最简单的方法，要留心胎动有没有突然停止，因为怀孕中期，也会出现毫无理由的胎动停止、胎儿死亡的情况，所以万一感觉胎动停止，就要马上去医院。

特别提醒

分娩后妊娠纹不会消失

怀孕中期，会由于突然的体重增加，皮肤表面积拉宽，皮肤真皮里的胶原蛋白分裂，而出现妊娠纹。不仅如此，胸、大腿、屁股、小腿等处也会长出细纹，分娩后也不会消失。想要预防就要多喝水，不要让皮肤变干燥，早晚涂抹防止妊娠纹的乳霜或精油。晚上要涂抹比早上油分更多的产品才有效果。

为母乳喂养做准备

为做好母乳喂养的准备，最好从现在开始保养。平时持续按摩乳房，会使血液循环良好，促进乳腺发育，分娩后母乳会更通畅。但如果感觉肚子紧绷，要马上停止。

本月的定期检查

精密超声波检查

羊水充分，能清晰地看到胎儿的脏器。一般在20 ~ 23周实施，能确认胎儿大小和几种主要的畸形，也能测量胎盘位置和羊水量等。

脐带血检查

可以在怀孕20周做脐带血检查。从脐带采血分析染色体异常，确认胎儿状态，还可以检查胎儿血液疾病、感染和贫血。

step 2
怀孕中期

怀孕7个月 25～28周

胎儿身长 约25 cm | 体重 约1kg

胎儿和妈妈都已经充分地适应了怀孕的状态，可以为分娩做准备了。伴随着胎儿发育加速，妈妈的烦恼可能会加重，要注意大大小小的身体变化。

胎儿的成长发育

有意识地活动身体

胎儿的鼻孔会模仿呼吸的样子，但肺里还没有空气，所以实际上不能呼吸。胎儿会活动嘴唇，学习吃奶的动作，大部分时间都爱吮吸拇指。以前是无意识地活动腿脚，现在大脑皮质发育了，胎儿能自己转动身体，并经常变换身体方向。这个时期的胎儿大部分都是倒立的。

和妈妈情感共鸣

对外部的声音反应更加敏感，也能和妈妈对话。妈妈或爸爸对着胎儿说话时，通过超声波能看到胎儿的心脏跳动变快。妈妈体内的压力激素会给胎儿造成影响，当妈妈处于不安和兴奋的状态时，胎儿也会变得不安，并一直醒着。如果妈妈身体很疲惫还不休息，胎儿也会以激烈的动作进行反抗。

原来透明的皮肤变红了

原来透明的皮肤下能看见血管，现在渐渐发红变得不那么明显了。皮肤的脂肪分泌增加，脸和身体变得圆嘟嘟的，但脸上还有很多皱纹。胎儿会在身体里变换不同的姿势，到怀孕中期的后半月（7个月），胎儿的头会向胎盘下移动。

小贴士 胎儿现在还看不见事物，但通过妈妈传递的褪黑素激素，能分辨出白天和黑夜。到27周后才能看见事物。

自我检查

怀孕7个月的生活指南

- ☐ 肚子鼓出来很多，走路需要特别小心，掌握好身体重心。
- ☐ 不要勉强，觉得累的时候要随时休息。
- ☐ 腰痛严重时，通过做孕妇体操或按摩来缓解。
- ☐ 过性生活时，如果感觉小肚子紧绷或疼痛，胎动激烈，就要马上停止，注意休息。
- ☐ 长时间站着工作，容易得静脉曲张或痔疮，要尽量避免。

妈妈身体的变化

出现妊娠纹

由于子宫或乳房变大，导致皮肤被拉扯，皮肤下的小血管破裂，会在孕妇的腹部、乳房、屁股周围出现紫色的妊娠纹。肥胖或皮肤薄的人更容易出现妊娠纹，分娩后会逐渐变淡。

肋骨疼痛

随着胎儿成长，子宫逐渐变大，甚至会上升到肋骨以上。受上升子宫压迫，最下边的肋骨会弯曲，所以会疼痛。如果胎儿用脚用力推肋骨，也会感觉胸部疼痛，这时可以通过换一下姿势来缓解。

时常感觉肚子变硬

常觉得肚子突然收缩，几秒后又缓和下来。这是“假性阵痛”，是身体在为分娩做准备。假性阵痛严重时，可以换一换姿势或多休息。

本月的健康守则

克制甜食

甜的食物容易引起糖尿病和肥胖，提高妊娠中毒的概率，所以最好少吃点心、糖、冰激凌等。但如果出现胎动下降，就应该摄取糖块或少量的糖分后观察反应。

不要吃得太咸

为了预防妊娠中毒，孕妇要避免摄取过多的盐分，因为盐分能引起浮肿和高血压。不要吃鱼酱和含钠多的加工食品。

吃质量好的蛋白质

孕妇蛋白质不足，也容易得妊娠中毒症，所以要多摄取瘦牛肉、鸡胸肉、大豆、豆腐、牛奶等质量好的蛋白质。

缓解压力

如果孕妇承受着巨大压力，激素分泌就会不稳定，所以有压力一定要及时缓解。可以通过简单的外出散步转换心情。这时也可能出现精神散漫、经常丢东西、注意力下降的倾向，比平常多睡 1 小时，有助于放松心情。

不要过度劳累

此时相对属于妊娠安全期，但是职场妈妈容易劳累过度，可能会突然阵痛，导致早产。最好能在工作中经常变换姿势，练习坐着也能做的体操，抽空放松身体。还可以在桌子底下放小箱子，把腿放在上边，可以预防浮肿，腰也不会累。

扁平、凹陷乳头的矫正

如果是扁平乳头或凹陷乳头，母乳喂养会比较难。所以从怀孕中期开始，孕妇要多按摩乳房，让乳头突出，可以在某种程度上矫正乳头外形。最好穿包裹整个乳房的孕妇胸罩来保护乳房。

使用腹带

腹带可以防止肚子下沉，保护肚子不受外界冲击。虽然也有使用腹带会导致血液循环障碍的说法，但是扎上腹带后，一般都会感觉结实又有安全感。特别是腰痛严重的孕妇，最好使用腹带。既能帮助腰板挺直，又能矫正姿势，分散肚子的重量，腰也会变得很舒服。

特别提醒

留意妊娠中毒症

如果体重突然增加或血压上升，脖子后面变僵硬，可能是妊娠中毒症。得了妊娠中毒症会出现蛋白尿，小便颜色会变深或有异味。如果发展为重度妊娠中毒，就无法给胎盘供给营养，早产或死产的危险很大，这时就算怀孕只有 7 ~ 8 个月，也要进行手术分娩。只有调节好血压，胎儿和孕妇的状态才会稳定，定期测量体重和血压，养成饮食清淡的习惯，才能预防妊娠中毒症。

穿孕妇装

开始穿不压迫身体、活动方便的孕妇装。不要穿显身材的衣服，最好穿连身裙，腰部不要外露。

本月的定期检查

妊娠期糖尿病筛查

孕前有糖尿病、家族有糖尿病史或年龄在 35 岁以上的孕妇，一定要做这项检查。妊娠期糖尿病能诱发先天性畸形、死产、低血糖等分娩异常或分娩综合征，早期发现很重要。

贫血检查

为减少分娩危险，需要再次做血液检查。怀孕初期没有发现的贫血，现在有可能发生，如果已经有贫血，这时可能变得更严重。需要咨询医生后，调节铁的服用量。

step 2

怀孕中期

怀孕4～7个月的健康要点

孕吐消失，胎盘发育完成，流产的危险减少，身心都进入了安定期。这时要均匀摄取蛋白质、钙、铁等营养元素，度过健康的孕期生活。

怎么吃才好

增加铁的摄取

从怀孕中期开始，母体的红细胞大量增加，胎儿所需要的铁量也会增加，因此需要充分补铁。胎儿制造血液所需要的铁，会通过胎盘从母体内吸收，为防止铁不足，需要事先储备好分娩后、哺乳时所需要的铁。孕妇 1 天需要 30 mg 的铁，动物的肝、海藻类和绿色蔬菜等都含有丰富的铁。铁的吸收率较低，人体一般只能吸收服用量的 10%，因此可以服用帮助铁吸收的蛋白质和维生素 C。

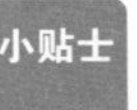

小贴士 红茶和绿茶含有鞣酸成分，会妨碍铁吸收，使便秘恶化，饭前、饭后 1 小时内最好不要喝。

增加钙的摄取

怀孕 5 个月开始，是胎儿的骨头变强壮的时期，此时钙的摄取很重要。如果体内钙不足，会有流产、早产、难产的危险，还会导致产后恢复延迟，怀孕期间也会出现腿抽筋或手脚麻木等症状。富含钙的食物有牛奶或奶酪一类的乳制品、蔬菜叶、酥骨鱼、芝麻、杏仁等。人体对钙的吸收率约为 20%，虽然很少，但是如果和牛肉或猪肉等动物性蛋白质丰富的食物一起吃，吸收率就会提高。怀孕期间，胎儿 1 天

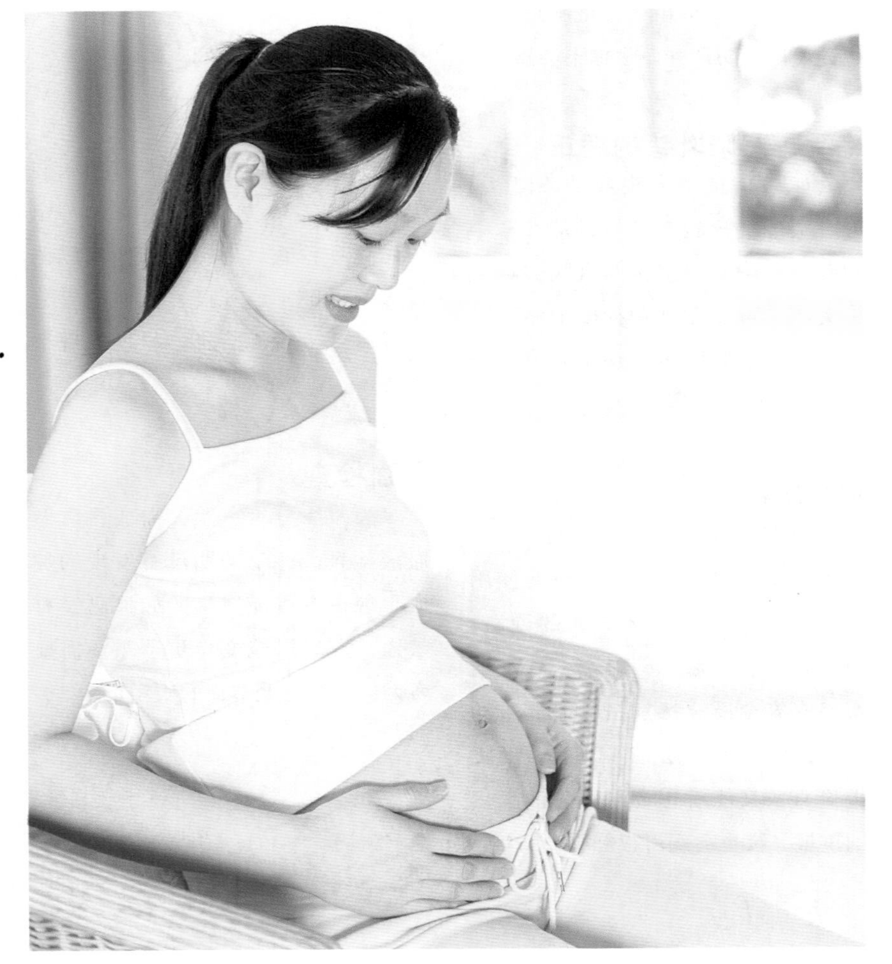

Q 腹带和孕妇塑身衣有什么差异？

A 腹带　怀孕 5 个月后到临盆之前使用。防止腰痛和肚子下垂。让胎儿位置端正，可以使孕妇身体感觉轻松。和塑身衣不同，不会觉得闷，可以安心使用。要选择可以调节大小的。

塑身衣　怀孕 5 个月后到临盆之前使用。缓解腰痛，也会对产后身材恢复有效果。有支撑腰部的板，穿脱起来舒服，要选择充分包住臀部的尺码。

所需要的钙为 30 mg，不到母体需要量的 2.5%，所以不需要通过营养素补充钙。最好以摄入含钙丰富的食物为主。

避开动物性脂肪

植物性脂肪含有制造细胞膜的成分，可以适当摄取，但是动物性脂肪分子太大，无法通过胎盘传递给胎儿，会积存在母体的皮下脂肪里，容易造成孕妇肥胖。所以要尽可能减少动物性脂肪摄取，尽量多摄取植物性脂肪。含糖量多的食物或热量太高的零食，也是导致肥胖的原因，所以一次也不要吃太多。

小贴士 吃肉的时候尽量吃油少的瘦肉，做菜时用食用油，不要用黄油。做小菜时不要炸或炒，用过的油也不要重复使用。

制定富含膳食纤维的食谱

到怀孕中期，受激素的影响和子宫压迫，肠胃蠕动变得缓慢，容易发生便秘。这时需要多吃卷心菜、白菜、菠菜、萝卜、蕨菜、地瓜、土豆、蘑菇、大豆等食物，还有苹果、香蕉、葡萄等水果，充分地摄取水分，固定排便时间和就餐时间，有规律地生活。

生活方面怎么做

使用腹带

使用腹带能防止肚子下垂、固定胎儿、保护胎儿不受外界刺激。腰痛严重时，使用腹带既能帮助腰板挺直，又能矫正姿势，分散肚子的重量，腰也会变得舒服。使用时最好让下腹部稍紧一点，上边松一点。勒得太紧会妨碍血液循环，使静脉曲张恶化。觉得使用腹带很难的话，可以使用伸缩性好的孕妇塑身衣。这种塑身衣也能很好地支撑肚子，缓和腰部压力。

准备孕妇装

压迫肚子的内衣或紧紧绑着身体的衣服，会压迫子宫和其他内脏器官，妨碍血液循环，给胎儿造成不良的影响，所以要尽量穿舒适的衣服。特别要挑选既能包裹肚子、穿脱又方便的衣服。夏天选择吸水性好的纯棉制品，冬天选择保暖性好的毛纺织品，即使是在炎热的夏天里，也要避免穿得太短，要尽量购买能包裹肚子的衣服。

准备孕妇内衣

此时是孕妇肚子明显突出、乳房变大、分泌物增多的时期，因此要准备孕妇内衣。乳头变得特别敏感，所以要尽量穿能支撑整个乳房的胸罩来保护乳房。到分娩为止，孕妇的胸会比怀孕前增加 2 个罩杯，腰围会粗 23 cm 以上，体重会增加 10 kg 左右。考虑到身体会变胖，要尽量选择可以调节大小的、宽松的内衣。

参加孕妇学习班

肚子变大，胎动也变得越来越明显，妈妈们对于妊娠和分娩的疑问也变多了。孕吐结束后，身体进入了安全期，怀孕中期可以去听一听孕妇学习班的课程。这些课程会专门解答从怀孕、分娩到产后护理等相关疑问。不仅有怀孕的生活守则、多样的分娩方法、产后调理等信息，还能了解到孩子出生要准备的物品或育儿情报等。同时，参加课程也可以见到其他孕妇，跟她们交谈有助于稳定情绪。

特别提醒

干家务活的注意事项

1. 做菜 经常使用的厨房用具，要放在手容易够着的地方，地下垫一块垫子，不让脚底发凉。尽量坐着干活会更好。
2. 打扫卫生 不要积攒了一堆家务一起干。厨房或卫生间是很快就会变脏的地方，使用后要及时打扫干净，房间也要随时整理。
3. 洗衣服 不要积攒一堆脏衣服一起洗，当天的衣服应该当天洗。湿的衣服会很重，拿起放下时要多注意。就算用洗衣机洗，也不要一次洗很多，最好降低晾衣架的位置，避免胳膊抬得太高。

用温水洗澡

从怀孕中期开始，皮下脂肪增加，汗液或皮脂分泌旺盛。如果汗腺堵塞，会导致皮肤问题，所以最好经常洗澡。阴道分泌物增加，有可能感染细菌，所以也要保持清洁。但太热的水会使血管过度膨胀，容易让人疲劳，所以最好用温水清洗，并要经常更换内衣。

稳定心情

胎儿能感受到妈妈的喜怒哀乐，孕妇应该静心，努力保持心情愉悦。压力会导致激素分泌不均，所以，最好通过简单的外出散步等积极的活动，来转换一下心情。但如果过于劳累，可能会有早产风险，在感到疲惫时，要马上坐下来休息。

生活要有规律

进入怀孕中期，身体和心理已经基本适应，身心也更加舒展。另一方面，身体变得又重又迟钝，孕妇一定要切实地分配好家务活和外出、休息时间，尽量早睡早起，固定用餐时间，保持规律的生活。

可以去附近旅行

如果健康状态没有异常，可以去附近的地方旅行，有利于转换心情。制订一份旅行计划，最好能在一个地方玩耍。记住要避开人多的休息日，还要选择合适的交通方式。开车出门时，不要让孕妇久坐，最好每隔 2 小时就停车休息一下。去旅行前，必须做一下检查，为以防万一，还要随身携带健康保险证和母子保健手册。

尽量躺着休息

随着子宫慢慢变大，经常坐着，腰会很吃力。所以最好躺着休息。平躺着不舒服的话，可以向左转动身体，采取弯曲的姿势。这样不会妨碍血液循环及肾脏的活动，也能减少手脚的浮肿。

适当的家务 = 运动

运动量太少也会发胖，导致妊娠中毒症或体力下降，有难产的危险。干日常的家务活，也是很好的运动，可以适量、少量地做。但一定要避免提重物、爬高处、弯腰等动作。

寻找不压迫肚子的体位

在怀孕稳定的情况下，过性生活是没有问题的，但是如果压迫了肚子，引发胎动就不好了。在怀孕中期，要采取不压迫肚子、插入不深的体位，比如前侧位、后侧位、后坐位等。性生活过程中，如果胎动严重，就要马上停止并休息。为了预防感染，性生活前后要洗净身体，并使用避孕套，防止细菌侵入阴道。

安全的健康管理

记住胎动开始的日子

不同孕妇，胎动的时间会有差异，大概在怀孕 5 个月时能感觉到胎动。胎动是孩子第 1 次传递给妈妈的信号，是判断胎儿是否顺利生长的标准。记录好初次胎动的日期，能判断出胎儿的发育状态，也有助于推算出预产期。

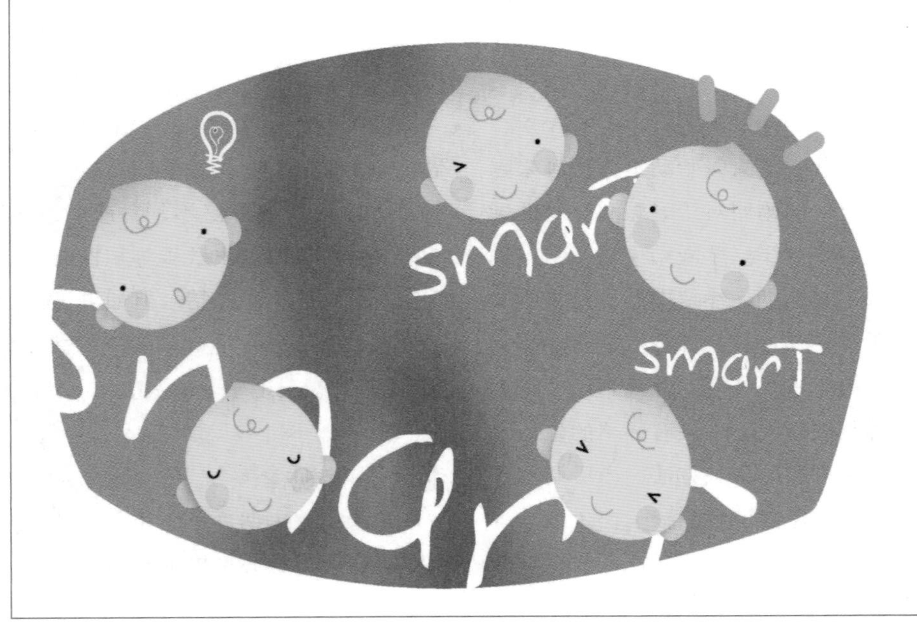

开始按摩乳房

到怀孕中期，乳腺发达，要开始做授乳的准备，护理乳房和乳头。最好在沐浴时或睡觉前按摩 2 ~ 3 分钟，注意要洗干净手，防止细菌侵入，指甲也要剪短，防止乳头受伤。坚持按摩能促进血液循环、乳腺发育，更好地分泌乳汁。但过度刺激乳头会分泌催产素，引起子宫收缩，需要多加小心，按摩中肚子感到疼痛，就要马上停止。

注意体重变化

孕吐消失后，食欲恢复，孕妇容易吃得过多。虽然需要摄取适当的营养，但过量会导致肥胖，引起各种怀孕问题。从怀孕初期到 20 周为止，每周增重 0.32 kg 左右；怀孕 20 周开始到临盆为止，每周增重 0.45 kg 左右，这样的增重比较合适。怀孕 40 周时比孕前体重增加 11.5 ~ 16 kg 是正常的。如果孕前体重偏低，那么增加 12.5 ~ 18 kg 也没关系；如果孕前体重偏高，那么增加 7 ~ 11.5 kg 是比较合适的。

注意管理好自身体重，1 个月不要增加 1 kg 以上。最好以 1 周 1 次为频率，选择固定的日期、固定的时间测量体重，饮食方面要少吃、吃好点。

治疗龋齿

由于激素分泌的变化和血压上升，牙龈变得脆弱，经常出血，容易感染细菌。因为孕吐（对牙膏的味道敏感）而不经常漱口，就会导致已患的牙病恶化。放任不治的话症状会更严重，最好在相对稳定的怀孕中期完成牙齿治疗，治疗前记得告知医生已怀孕。

预防妊娠纹

从怀孕状态稳定的中期开始，体重急剧增加，皮下组织扩张，毛细血管跟不上增长速度，就会发生破裂、出现妊娠纹。妊娠纹一旦出现就不会消失，分娩后也会留下纤细的白线。注意不要过快增加体重，可以多喝水防止皮肤干燥，还可以早晚涂抹预防妊娠纹的乳霜或精油，晚上涂的产品要比早上的油分更多，才更有效果。

减少腰痛的姿势

随着子宫变大，位置重新上升，孕妇会感觉到腰痛。特别是长时间保持同样的姿势，工作时姿势不正，也会给腰带来负担，导致疲劳。为缓解症状，端正姿势和经常变换姿势很重要。

走路或站立时都尽量不要让身体后倾，要挺直脊椎骨。睡觉时，采取侧卧并弯曲的姿势能减少腰部负担，还可以在弯曲的膝盖间塞一个枕头或坐垫。

尽可能慢慢活动

血液量逐渐增加，激素均衡发生变化，末梢血管的运动机能下降，下半身的血液不能顺利地流向心脏，这些都会给心脏带来负担，导致出现呼吸困难等症状。所以平时不要做对心脏造成负担的急动作，在站立或转动身体时，要尽量慢慢活动。

清洁皮肤，常换内衣

胸部和腹部会严重瘙痒，起一些凹凸不平的波纹，皮肤也会变粗糙。这种由怀孕引起的瘙痒症不能经常抓挠，否则会导致皮肤表面脱落、生湿疹。

皮肤瘙痒症在分娩后会自然消失，不用太担心。除了经常洗澡、保持皮肤清洁外，要尽量穿手感好的纯棉内衣，避免油腻食物，多摄取维生素和无机物丰富的水果或海藻类。瘙痒无法忍受时，最好去皮肤科检查。

注意静脉曲张

由于子宫变重、血液循环不畅，导致腿上静脉突出的现象叫作静脉曲张。这种症状常会在体重激增和经常站立、久坐的孕妇身上出现。严重时腿上甚至会长出肉疙瘩，很疼，导致走路困难。所以，一定要控制好体重，避免穿很紧的衣服，保持身体温暖，使血液循环顺畅，最重要的是不要长时间站立。

经常活动手指、手腕

到怀孕中期，手指或手腕会又肿又麻，还会疼痛。特别是上午症状比较严重，有时疼痛会导致手很难握紧，严重时连手指也伸不开。这种症状叫作腕管综合征，是怀孕引起的全身浮肿发生在手腕活动的神经周围，使手腕和手指出现轻微麻痹的现象。分娩后会自然缓解，不用太担心。

症状严重时，要减少摄取盐分和水分，经常活动手指和手腕，多做按摩。

不要随便吃中药

即使有便秘、感冒、头痛等症状，也不要随便吃药，平时如果有吃滋补中药或使用民间疗法的习惯，在孕期要停止。我们熟知的健康食品或美容食品里，也有很多是孕期不能服用的。桂皮、干姜、薏米、麦芽、芦荟、红花等会损伤胎儿，导致流产的危险，因此不能吃。牛黄清心丸或牛黄、麝香、朱砂等，也会影响胎儿。

自我检查

怀孕中期的健康管理

- □ 不要穿紧身的衣服或连体裤袜。避免穿高跟鞋，不要盘腿坐。
- □ 休息时侧卧或把腿搭在椅子、垫子上。
- □ 避免暴饮暴食而引起体重激增，做一些适当运动来管理体重。
- □ 随时做一些简单的运动，适当休息，促进血液循环。

注意身体的变化

不要小看贫血或腿肿、腰痛的症状，这些可能会影响胎儿，也可能给分娩造成大麻烦。即使是轻微的症状，感觉不舒服时，也要及时记录，便于以后向医生咨询。

预防妊娠纹的按摩法

怀孕中期，随着体重急剧增加，腹部、大腿内侧、屁股上很容易长出妊娠纹。如果妊娠纹从红色变为白色，就很难再通过治疗恢复，建议妈妈们从怀孕中期就开始坚持做按摩。

缓解腹部妊娠纹

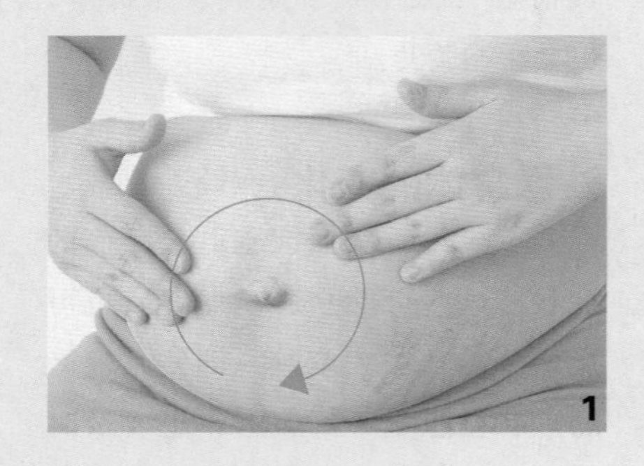

1. 将妊娠纹乳霜涂在手上，顺时针画圈，按摩整个肚子。

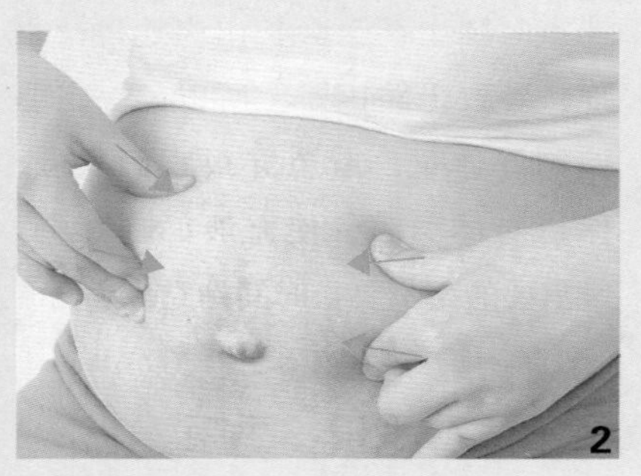

2. 用手指末端大块地揪起肚皮，揉捏后松开，重复3次。

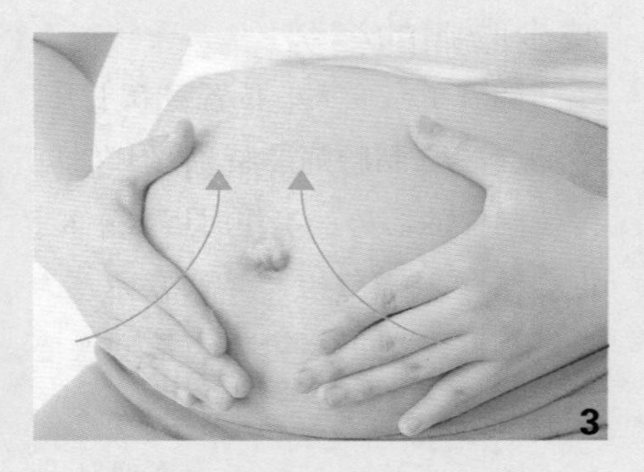

3. 两手轻轻放在肚子上，从肚子外侧向内侧提升按摩。

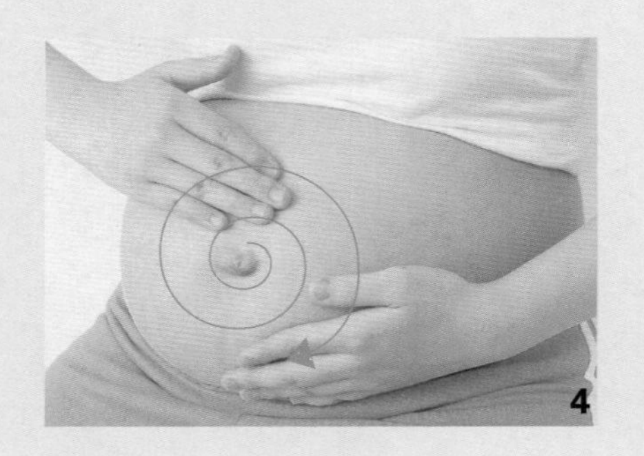

4. 以肚脐为中心，从内向外逐渐画大圈按摩。

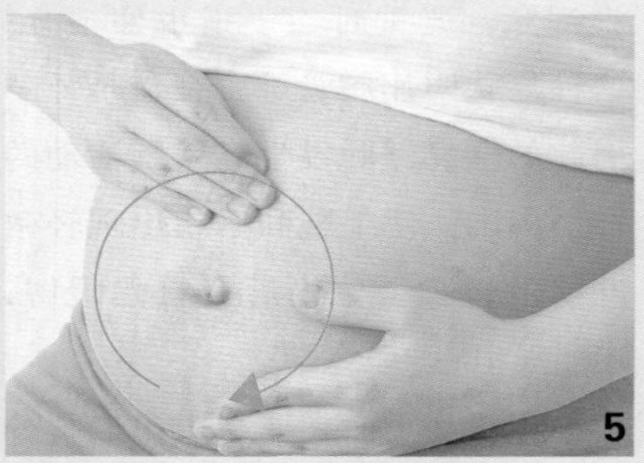

5. 手掌弯曲，以肚脐为中心逐渐画大圈按摩，然后轻微拍一下。

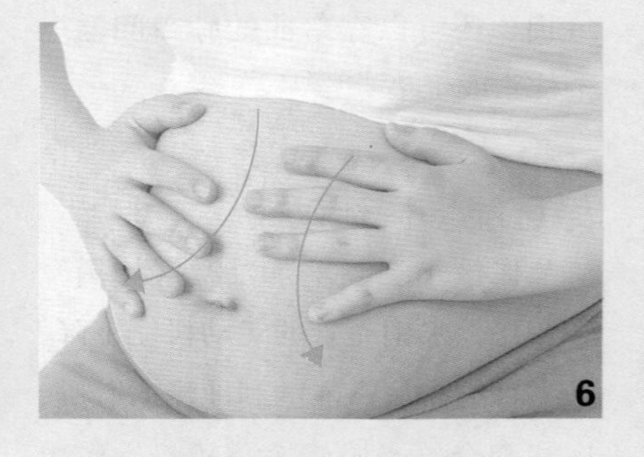

6. 两手打开，放在肚子上，从上到下慢慢抚摸。

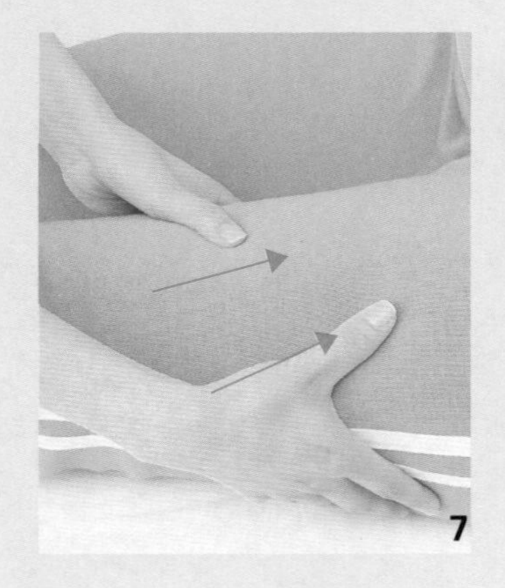

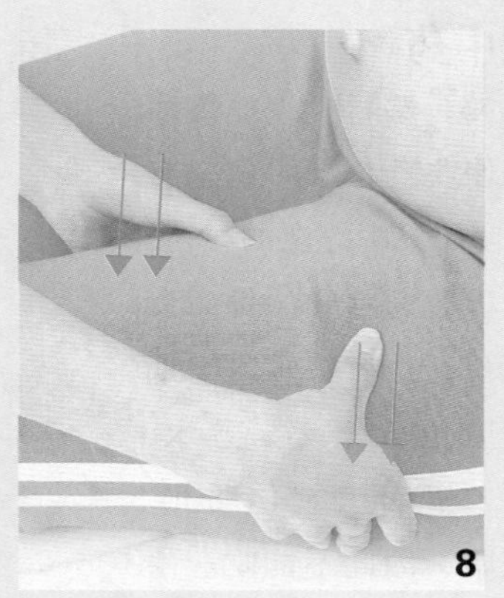

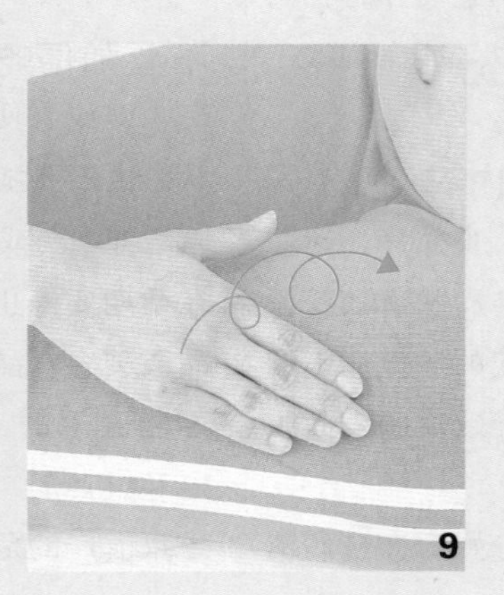

7. 用两手抓住大腿内外两侧，慢慢往上捋。

8. 用相同的手法抓住大腿，手指末端用力按压。

9. 用手掌顺时针按摩，从大腿到屁股。

缓解双手麻木和浮肿

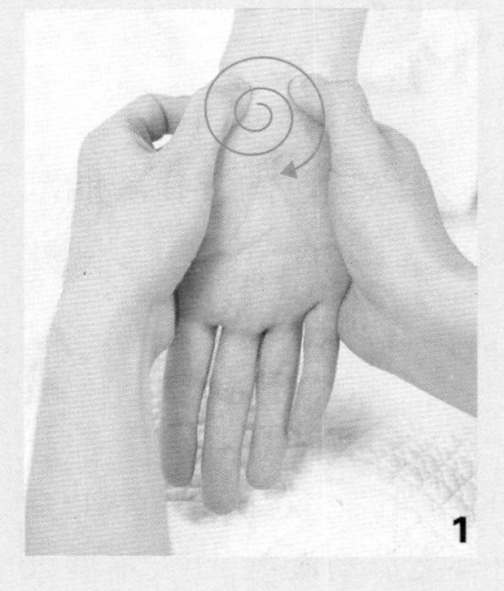

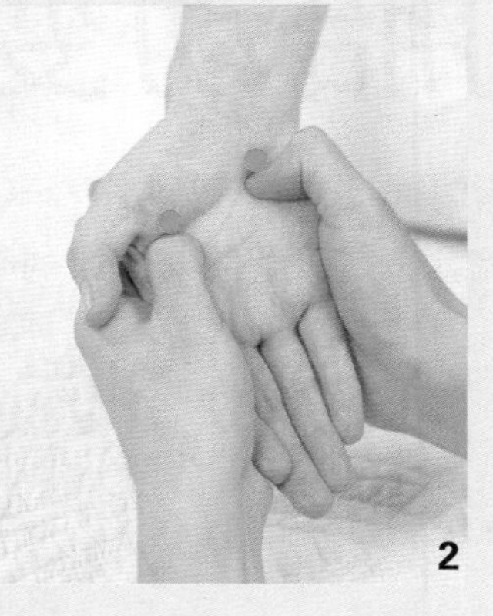

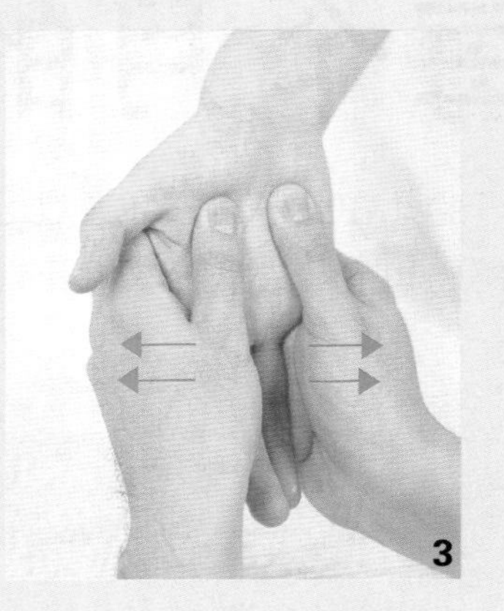

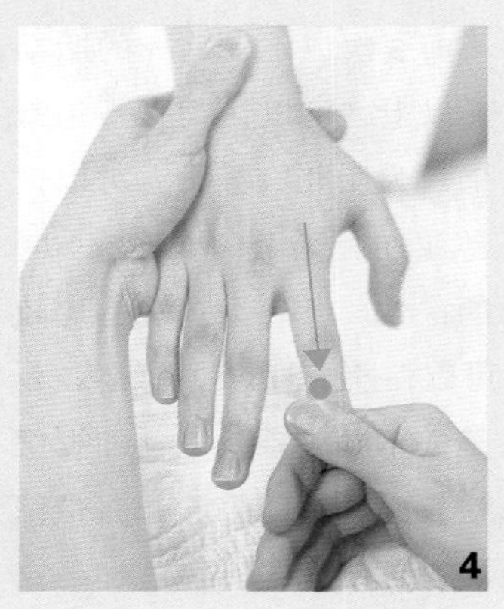

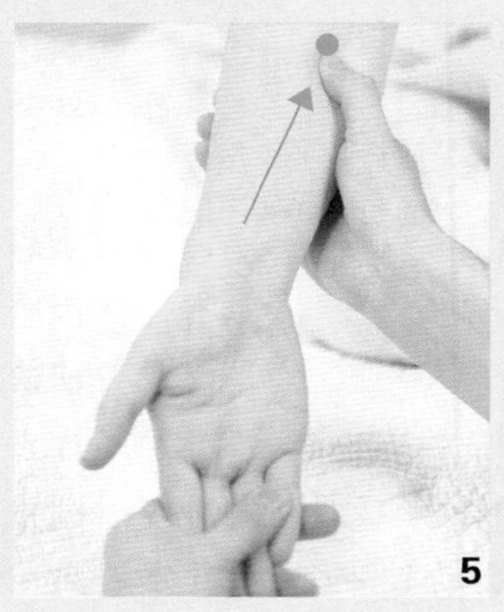

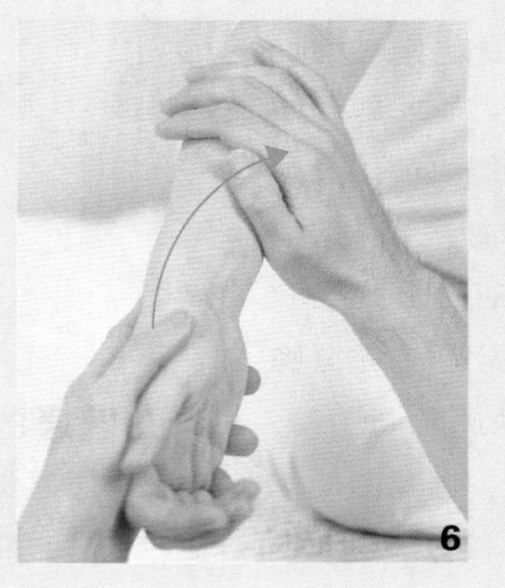

1. 手上涂抹精油，轻轻抓住手腕后，反复画圈按摩。
2. 仔细按摩整个手掌。疼痛严重的部分集中按摩。
3. 打开手掌，拇指用力从内向外推。
4. 抓住手指末端逐个拉扯一下，然后用力按压。
5. 用拇指慢慢按摩手指末端，直到腋下。
6. 握紧手腕，从下往上按摩胳膊。

小贴士 将妊娠纹乳霜倒在手上，打湿双手，边涂抹边按摩，预防效果更好。沐浴后，睡觉前按摩5～10分钟。

缓解双腿麻木和浮肿

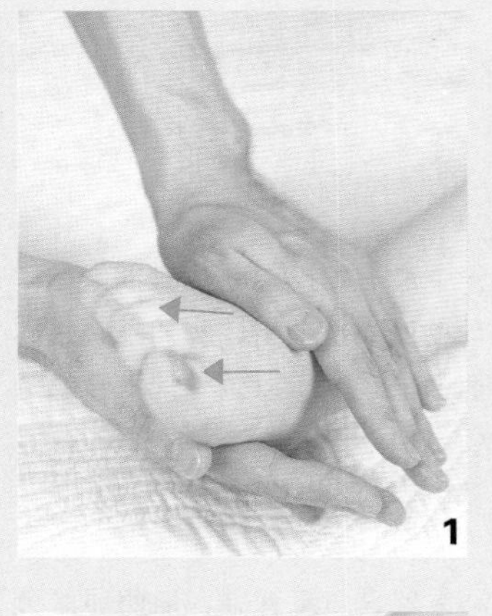

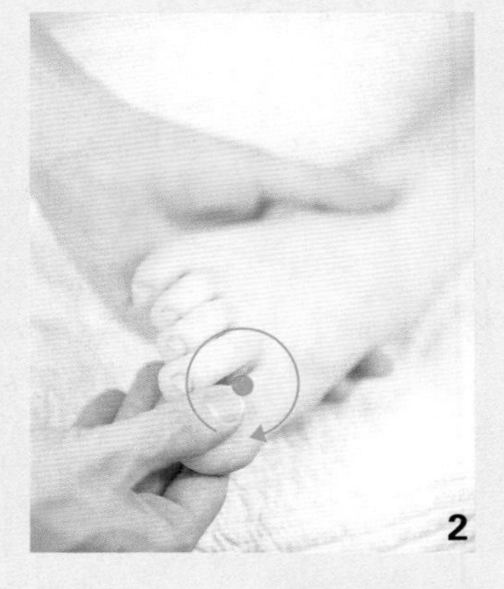

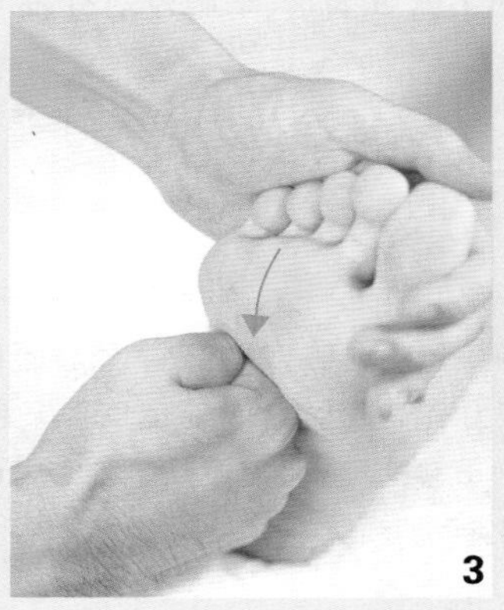

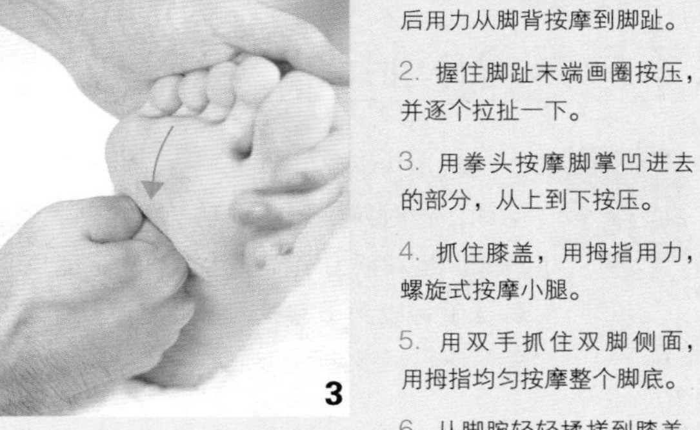

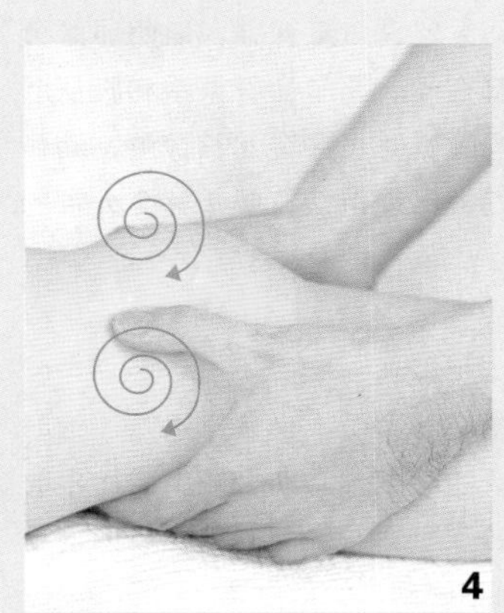

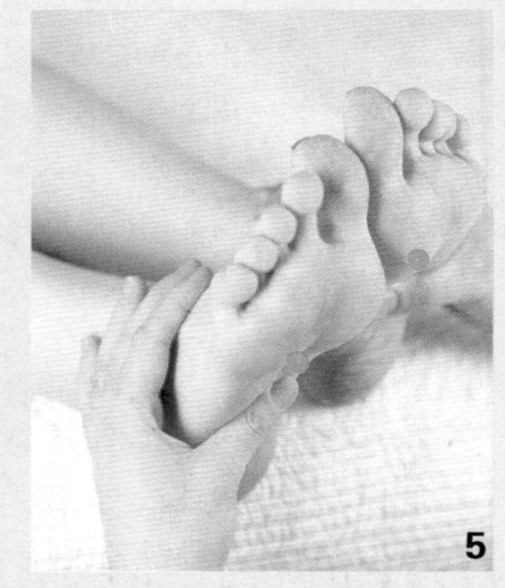

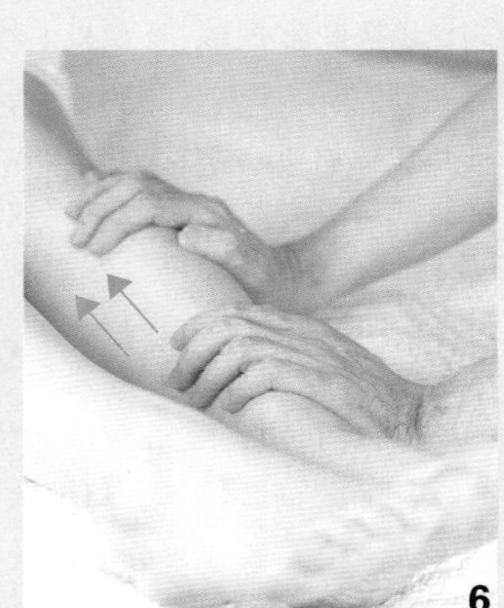

1. 手脚洗干净后抹上精油。用两只手掌轻轻握住脚，然后用力从脚背按摩到脚趾。
2. 握住脚趾末端画圈按压，并逐个拉扯一下。
3. 用拳头按摩脚掌凹进去的部分，从上到下按压。
4. 抓住膝盖，用拇指用力，螺旋式按摩小腿。
5. 用双手抓住双脚侧面，用拇指均匀按摩整个脚底。
6. 从脚腕轻轻揉搓到膝盖，缓解僵硬的肌肉。

step 2
怀孕中期

每个月的胎动变化

胎儿在肚子里，会通过运动手脚或翻身等动作，来告诉妈妈自己的存在。胎动是妈妈和宝宝的第 1 次相互交流，也是了解胎儿健康的晴雨表。

胎动是什么

从怀孕 5 个月开始能感受到

在怀孕 8 周左右，胎儿就开始轻微地活动身体了。妈妈能感受到的胎动大约在 18 周（初次怀孕的孕妇在 18 ~ 20 周，而有过分娩经验的孕妇则在 15 ~ 17 周）。有过分娩经验的女性能更快地感觉到胎动，因为分娩后腹壁松弛，胎儿的动作很容易传递给妈妈。相对来说，身材苗条的孕妇比偏胖的孕妇能更早感受到，并且感受次数也会更多。这是因为包围着子宫和子宫壁的皮下脂肪越少，感觉就越明显。

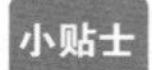
小贴士 如果妈妈肚子饿，胎儿也会无精打采的，不活动或减少胎动。据研究结果显示，怀孕期间由于母体缺乏营养，而长时间经历严重饥饿的胎儿，长大成人后容易患成人病、过劳死等各种疾病。

胎儿健康的标志

妈妈感觉到的单位时间内的胎动叫作“自觉胎动”，一般为 10 分钟 2 次。但是胎动的次数和程度也因人而异，如果在怀孕中期的检查中没有任何异常，那么胎动减少也不用担心。但是，在怀孕 30 周以后要格外注意胎动次数。1 天不满 20 次，每小时 3 次以下，这样的胎动持续 2 天以上，可以认为是不正常的。如果认为胎儿有异常，可以把手静静地放在肚子上，确认 1 小时内胎动的次数。胎儿大多晚上比较活跃，可以在这个时间段仔细观察。如果还感觉不到胎动，应立即去医院接受检查。因为如果胎儿脐带绕颈或血液循环不畅，有可能在子宫内死亡。

不同月份的胎动变化

怀孕 5个月 胎儿从妈妈肚脐正下方，向肚子下面轻微地活动，这时妈妈能感觉到初次胎动。随着胎儿的成长，运动能力渐渐发达，胎动强度也逐渐变大，每当手脚碰到子宫壁，振动就会从子宫传达到腹壁，使妈妈感觉到胎动。

怀孕 6个月 胎儿上升到妈妈的肚脐上方，让妈妈能在更大范围内感受到胎动。羊水量较多，胎儿可以在羊水里上下左右自由地运动，动作变化多端，胎动也更明显。丈夫或周围的人，把手放在孕妇的肚子上也能感受到胎动。胎儿的位置基本固定，经常只能在一侧感受到胎动。

怀孕 7个月 现在是羊水量最多的时期，胎儿可以活动的空间很大，会在妈妈肚子里翻跟头或用脚踢肚子，如果妈妈的肚子皮肤薄，就能看见肚子突出来，用眼睛也能看见胎动。

怀孕 8个月 这是怀孕过程中最易感受胎动的时期。在羊水里尽情上下游动的胎儿头向下，脚朝上，很容易踢到妈妈胸下面的位置，所以妈妈常常会感觉到胸痛。

怀孕 9个月 胎儿手脚活动频繁，力量变强，能明显区分出是手在动还是脚在动。偶尔会看见手和脚从肚皮上突出来，妈妈睡觉时也会突然被惊醒，动作很强烈。有的孕妇会出现持续打嗝 1 ~ 2 分钟的情况，不用担心。

怀孕 10个月 胎儿的神经器官发育了，也会打喷嚏，这时妈妈会有全身痉挛的感觉。胎动会减少或比平时迟钝，这是因为肚子里活泼好动的胎儿，为准备降临到这个世界而下降到了骨盆位置。

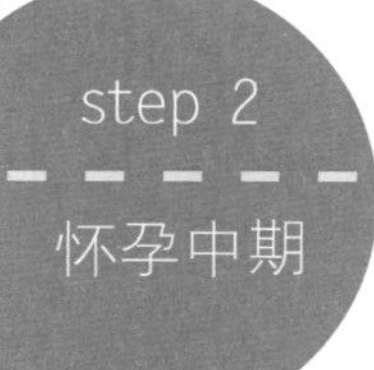

怀孕中期的烦恼

随着子宫变大、变重，开始压迫身体的各个器官，腰痛、痔疮、静脉曲张等烦恼开始出现。了解预防方法，避免这些烦恼才是明智之举。

代表性问题的预防和解决办法

腰痛丨不要久站

● 不要将肚子挺出或将身体向后倾斜。站着或走路时，后背要展开，不要用一个姿势站很久。

● 应避免坐在太软或没有靠背的椅子上。要紧贴靠背，坐端正。1 次最好不要坐 30 分钟以上。

● 由于韧带拉长，要避免睡软床，最好侧卧在硬床垫或褥子上。

● 疼痛时尽量让身体保持温暖。睡前温水沐浴，可以缓解疼痛。

● 如果孕妇的腰背肌肉比较结实，就不会腰痛。可以通过游泳或体操等伸展运动，锻炼腰背。

静脉曲张丨注意体重增加

● 短期内体重增加太多，就易患静脉曲张，要格外注意体重。

● 避免穿紧身衣和高跟鞋，也不要跷二郎腿。

● 躺时最好侧身，把腿搭在软垫或枕头上，有利于血液循环。

● 保持身体温暖，让身体各个部位的血液循环通畅。

● 练习踮脚站立的运动，可以使小腿肌肉受到刺激，有利于腿部血液循环。

便秘丨坚持运动

● 每天吃蔬菜和五谷杂粮等膳食纤维丰富的食物，消化不好可以把蔬菜做成汤或凉拌菜，加热了吃。

● 养成早餐前去洗手间的习惯。也可以固定在一天中最清闲的某个时间，养成规律性的排便习惯。

● 即使身体笨重，也最好在可承受范围内，坚持做一些轻松运动。

● 便秘严重时，可以喝绿色果汁，或在怀孕 12 周后，适当服用一些安全的治疗便秘的药。

阴部瘙痒丨让身体保持清爽

● 流汗过多，症状会加重，所以要穿透气的衣服，保持身体清爽。

● 经常洗澡，症状也会加重，1 天 1 ～ 2 次简单地冲洗就行，洗完后涂上保湿液。

● 不容易消化的动物性脂肪或面食容易诱发瘙痒，尽量少吃。

失眠丨喝茶

● 临睡前运动妨碍睡眠，要尽量避免。最好是在上午或傍晚运动。

● 临睡前用温水轻轻冲洗，并营造一个舒适的睡眠环境。

● 喝大枣茶或玉竹茶，能安定心神，有助于睡眠，或准备好用洋葱煮的水，临睡前喝一杯。

肚子硬丨侧卧休息

● 长时间保持同一个姿势，症状会频繁出现，需要多加注意。

● 受到精神压力或外部压迫，症状也会频繁出现。要以舒适的姿势侧卧休养，并尽量多休息。

Q 出现静脉曲张怎么办?

A 可以穿孕妇专用的高弹力长筒袜，从外部施加压力，促进血液循环，已经患静脉曲张的部位，可以自下而上地做按摩，但不要按摩疼痛的部位。

眩晕症丨不要突然运动

● 为了使血液循环顺畅，每天都要做一些适当的伸展运动。

● 突然做出急迫的动作时，症状会加重，所以要格外注意。

● 感觉到眩晕时，赶紧原位坐下，并低下头，让血液流向头部，症状会有所好转。

● 在混乱的地方或不通风的房间里停留时间过长，容易引起眩晕。应该经常开窗换气。

小贴士 即使卧床休息症状也没有好转，或者隔一段时间后又重复出现以上症状的话，就要去医院。怀孕 30 周之前每小时出现 3 次以上，30 周以后每小时出现 5 次以上时，就属于异常，要去医院就诊。

step 2

怀孕中期

防治妊娠中毒症

妊娠中毒症，是妊娠并发症中最可怕的疾病，如果发展成为重症，会对母体和胎儿的生命造成威胁。准妈妈们都应该了解一下妊娠中毒症的原因和症状，并时刻保持注意，尽量早期发现、及时治疗。

什么是妊娠中毒症

约 5% 的孕妇会经历

大约 5% 的孕妇会得妊娠中毒症，发病率很高。从怀孕 20 周开始，可能出现子痫前症，初期的症状是蛋白尿、脸和手浮肿、高血压等，严重时会出现脑障碍、视觉障碍、发绀等症状，继续恶化就是子痫症。子痫发作时伴随着昏睡。分娩后症状会减轻，但是怀孕期间需要格外注意。

会出现高血压、浮肿、蛋白尿等症状

虽然还不知道确切的原因，但是从高血压、蛋白尿、浮肿等主要症状来看，都是由于身体不能适应怀孕，导致血液、循环器官的变化而引起的。血液流动不畅造成高血压，肾脏血管收缩引起肾脏损伤而出现蛋白尿，由此引发浮肿。

严重的话会导致流产

如果持续血液流动不畅，导致胎盘的功能减弱，胎儿的发育迟缓，就可能生出早产儿。也可能会导致胎儿的肺、肾脏、脑血管等出现问题。严重时，胎儿可能会在子宫内死亡。

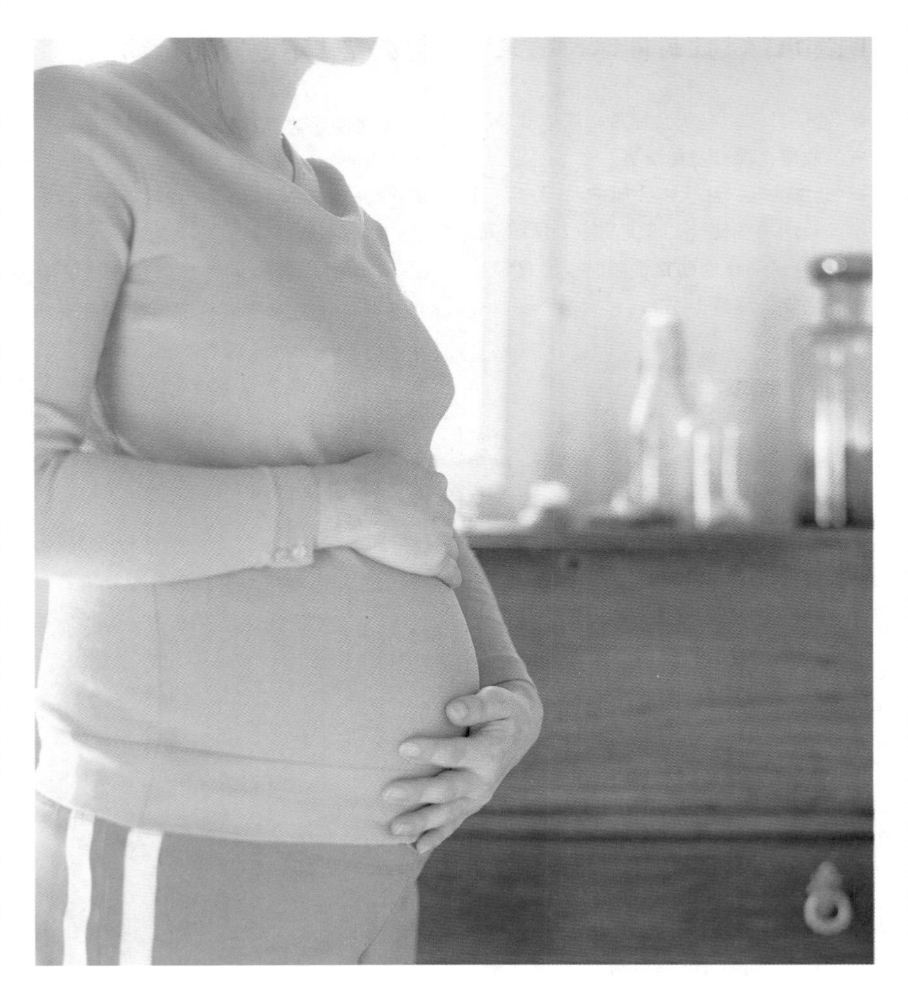

自我检查

妊娠中毒症的症状

- □ 胳膊、腿、脸等部位严重浮肿。
- □ 1 周内体重增加 0.5 kg 以上。
- □ 视力下降，并且伴随严重头痛。
- □ 腹部疼痛。
- □ 阴道分泌物和瘙痒加重。
- □ 像感冒一样浑身酸痛，伴随着高热和恶寒。
- □ 心悸或左胸部感觉疼痛。

代表性症状

高血压

在孕妇怀孕20周后，如果高压140 mmHg、低压90 mmHg左右，就要怀疑是否患妊娠中毒症。怀孕前患有高血压的女性，虽然不一定会得妊娠中毒症，但其患病概率会比血压正常的人高。

浮肿

怀孕期间因体内水分堆积，手脚或身体会出现浮肿，这和体重增加无关。在充分休息和睡眠后大多会消失，如果第2天浮肿不消，或用手按浮肿部位时不能快速恢复原状，就可能是妊娠中毒症。如果没有伴随高血压或蛋白尿等其他症状，那就可能是单纯的浮肿。

蛋白尿

小便中混合着蛋白质。一般蛋白质会经肾脏被重新吸收，但若肾脏机能低下，母体所需的蛋白质就不能被吸收，会随小便排出。因为自己感觉不到，所以要做定期检查。1天内头痛次数过多或身体浮肿严重时，就去药店买小便试纸测试。

预防和治疗

规律的生活和压力调节

平常如果充分休息，血压也会随之下降，胎盘和肾脏供血顺畅，就有助于浮肿消退。头痛严重或心悸等症状是由高血压引起的，所以平时要保持心情平静。仔细注意观察是否伴随着相关症状。

减少盐的摄取，控制体重

吃得太咸就会喝很多水，喝水过多易造成消化不良，也容易造成下肢肿胀。怀孕后期，体重1周急剧增加0.5 kg以上，就有可能患妊娠中毒症，因为体重增加会给肾脏造成负担，容易诱发高血压。

初期发现会减少危险

有妊娠中毒危险的孕妇要经常接受检查，早期发现，才不会发展为重症。严重时要住院接受治疗。

特别提醒

容易得妊娠中毒症的孕妇

1. 高龄孕妇、双胞胎孕妇 年龄在35岁以上的孕妇比20～30岁的孕妇发病率要高3倍，年纪越大，血管越老化，就更容易患高血压和心脏病。怀双胞胎的孕妇，因胎儿施加给母体的负担较大，所以比一般孕妇患病的概率大。
2. 有高血压的孕妇 怀孕前血压就高的孕妇，怀孕后血压可能会更高，有家族遗传的发病率也高。
3. 有肾脏病的孕妇 得过肾脏病的孕妇，在怀孕后期肾脏负担变大，母体无法承受，也易患妊娠中毒症。
4. 有糖尿病的孕妇 如果患有糖尿病，胎儿长得太大，会给肾脏和心脏造成负担，患妊娠中毒症的概率要比一般孕妇高40倍。
5. 肥胖的孕妇 怀孕前就肥胖的孕妇，或因怀孕而急剧肥胖的孕妇，发病率高达3～4倍。因为肥胖也会增加内脏负担，导致血压升高。

小心胎盘异常

胎盘前置

胎盘位置一般在子宫上，相反，胎盘下降、堵住子宫入口的情况叫作胎盘前置。其代表症状是出血但没有疼痛。如果放任不治，可能陷入出血性休克，孕妇和胎儿都会很危险。如果在怀孕初期诊断为胎盘前置，那么即使有少量出血，也要去医院。如果子宫口稍微打开引起大出血，就要马上进行剖宫产。如果胎盘没有堵住子宫口，而是在子宫口上，并且产妇身体健康，那么也可以自然分娩。

胎盘早期剥离

正常分娩的情况下，胎儿从子宫里出来后，胎盘也会自然脱落流出。分娩前胎盘就从子宫壁脱落流出的现象，叫作胎盘早期剥离。高血压患者，高龄孕妇，分娩次数多的孕妇，过去有流产、死产、早产等经历的孕妇，发生这种症状的概率较高。另外，孕妇摔倒或被撞击，也有可能使胎盘发生剥离。胎盘剥离发生到一半时疼痛加重，出血变多，血压下降，胎儿会缺氧，孕妇会因出血过多而变得很危险，这时需要紧急做剖宫产手术。稍微晚一点胎儿就有可能死亡。所以，如果孕妇有妊娠中毒症或出血，或突然疼痛后胎动减少，就要马上去附近可以动手术的医院，最好去综合性的大医院。

step 2
怀孕中期

准备母乳喂养

母乳喂养不仅对孩子重要，对妈妈也非常必要。母乳喂养有助于产后恢复和减肥，为了顺利地进行母乳喂养，分娩前就要开始认真准备。

创造好的哺乳环境

选择适合母乳喂养的医院

可以协助母乳喂养的医院，会在分娩之后的几小时内，让妈妈和孩子待在一起，医院本身最好有母婴共处的房间。在给孩子喂母乳之前，不要给孩子喝水或奶粉。产后调理也要选择有电动吸奶器的地方、可以母子共处的地方等。

分娩后让孩子练习咬奶头

分娩后30分钟到1小时之内让孩子练习咬住奶头。刚出生的孩子很清醒，所以很容易咬住奶头。孩子在吮吸乳头时，母乳分泌量会增加，并促使子宫收缩，从而减少出血等产后综合征。

剖宫产的妈妈也可以侧身躺着，扶着孩子喂奶。

准备好母乳喂养用品

在准备住院物品时，不要忘记准备哺乳用的靠垫、胸罩、哺乳垫。有的妈妈不直接给宝宝喂奶，而是用挤奶器或手把奶挤出来，盛到奶瓶里再给宝宝吃。但是宝宝只要用奶瓶喝1次，就不会再吮吸妈妈的乳头。在直接哺乳困难时，最好使用烧酒杯大小的塑料杯或勺形奶瓶。

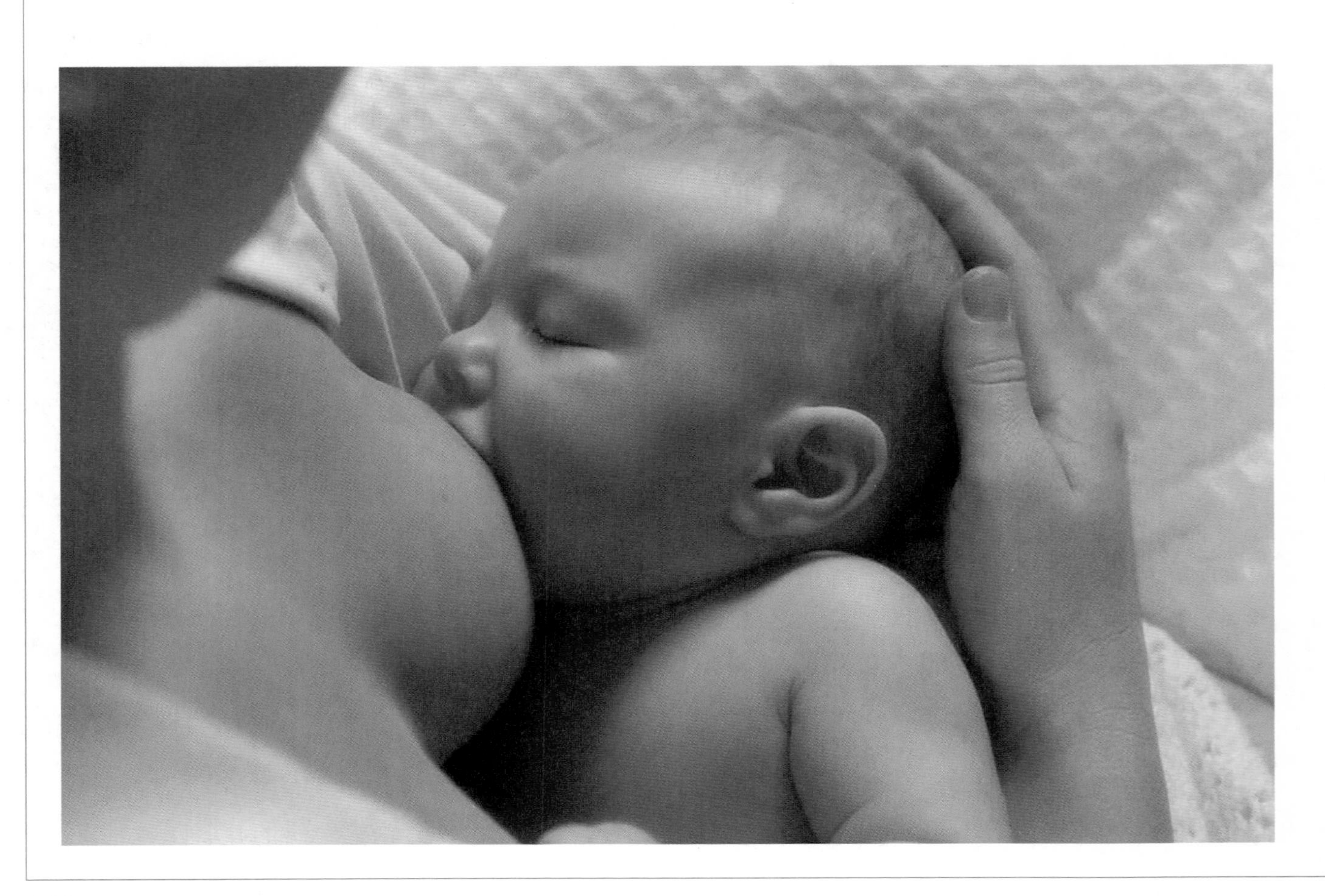

打造容易喂奶的乳房

护理便于吮吸的乳头

仔细观察一下自己的乳头。看乳头是否深深嵌入，两边是否都突出，或周边突出中间凹陷。想象一下孩子含着乳头的样子，试着用拇指和食指轻轻把乳头拉出来。如果拉扯乳头也很难出来，以后喂奶会比较辛苦，需要提前采取措施。

胸小，未必奶水就少

母乳是由分布在整个乳房的特殊细胞制造出来的，就算乳房较小，也能制造出足够的奶量。即使做过乳房手术，只要不是缩小手术，没切开过乳腺，那么基本都可以母乳喂养。

矫正凹陷乳头

穿着内含凹陷乳头矫正器的胸罩，刚开始1天穿1小时，逐渐增加穿着时间。一直使用到乳头充分突出，适合喂奶为止。

从4个月开始，按摩乳房

怀孕期间坚持按摩乳房，会促进乳房血液循环、乳腺发育，分娩后容易出奶。乳头适应了外界刺激，孩子就可以安心吮吸，也可以预防乳头溃烂和龟裂。乳房按摩一般1天1次，每次2 ~ 3分钟为宜，在睡前和沐浴后的舒适状态下按摩最好。但过度刺激乳头会使体内分泌催产素，所以如果肚子抽痛，要马上停止。有习惯性流产等需要特别小心的孕妇，最好不要按摩。

保持乳头干净

从怀孕中期开始，会有少量初乳溢出，要注意乳房清洁。沐浴时，在干净的手上沾点肥皂，沿着乳晕和乳头打圈，并轻轻揉搓清洗。乳头末端沾有分泌物不好清洗时，可以在沐浴前用婴儿油涂抹并且盖上纱布，5 ~ 10分钟之后再清洗。不要试图一次清洗干净，可以多花几天时间，一点点地清除。这些污染物放任不管的话，容易诱发乳腺炎，所以一定要注意乳头和乳房的清洁。

自我检查

乳头的模样和矫正办法

☐ 普通 长度和直径为0.9 ~ 1 cm。孩子吮吸起来容易。

☐ 小 长度和直径为0.5 ~ 0.7 cm。孩子吮吸起来有些困难，但大部分能顺利吸到。

☐ 大 长度和直径在1.1 cm以上。不要把乳晕放进嘴里，这样孩子就不能顺利吮吸。要有耐心让孩子咬乳头、适应乳头的大小。

☐ 凹陷 如果毫无准备地给孩子喂奶，可能会受伤。通过按摩让乳头变软，再通过矫正器拉出来。

☐ 扁平 含在嘴里也很容易掉出来。但是坚持给孩子喂，也能改变乳头形状，不要担心。

乳房按摩要领

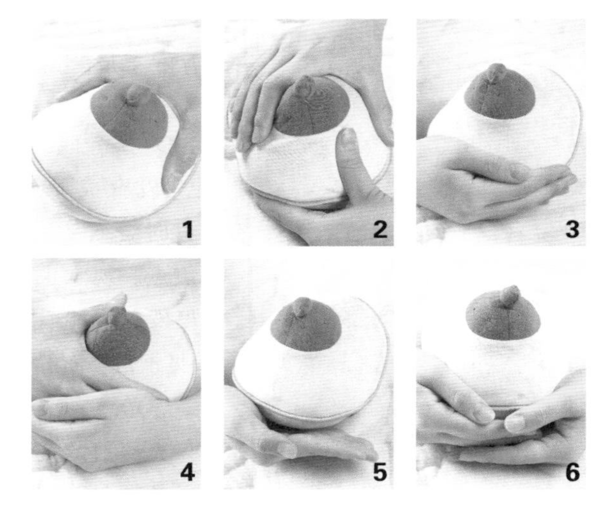

1. 用一只手尽量握住乳房。
2. 另一只手的拇指放在乳房侧面，来回用力揉搓。
3. 一手抓住要按摩的乳房，自下而上托起并慢慢抬高。
4. 一只手掌托起乳房，另一只手从外侧用力，推到上面后再放下来。
5. 用手掌托起乳房。
6. 另一只手的小指放在乳房下，用力托起。

乳头按摩要领

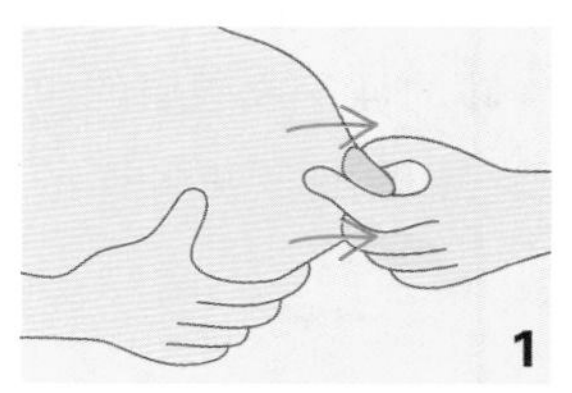

1. 一只手托起乳房，用另一只手揉搓乳晕和乳头。

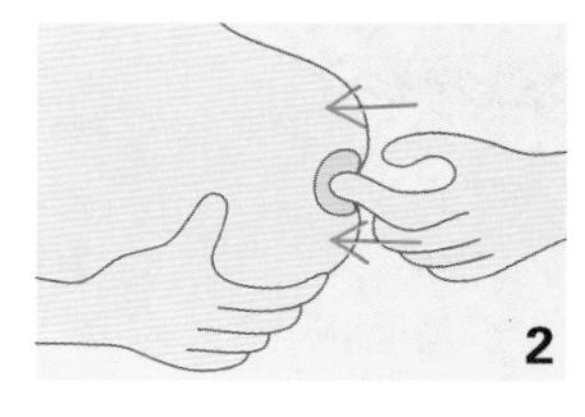

2. 抓住乳头用力按压，感觉到疼痛为止。

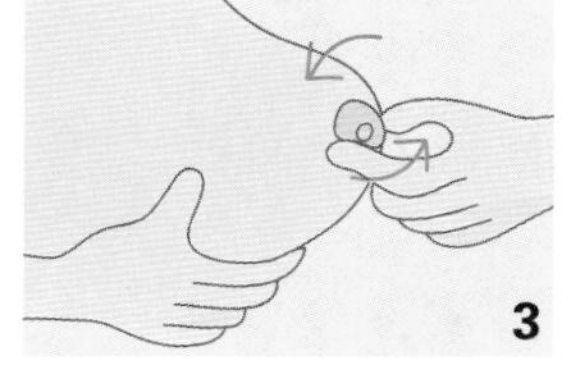

3. 用手指把乳头拉出，左右捻。重复2 ~ 3次。

step 2

怀孕后期

怀孕8个月 29～32周

胎儿身长 约28 cm | 体重 约1.5 ～ 1.8 kg

胎儿发育完成、临近分娩时，孕妇容易感觉疲劳。为防备可能早产的危险，不要劳累，要静养身心。

胎儿的成长发育

大脑组织发育

不仅脑的体积变大，脑组织的数量也增加了。以前平整的大脑表面，出现了特有的皱纹和凹槽。成长后的脑组织和神经循环系统相连，并开始活动，这些都会促进胎儿的学习能力和运动能力。

视觉发育

眼珠发育成形，看前方时会练习对准焦点。视觉也很发达，能看见子宫外面的亮光，有强光照射的话会吃惊，头会跟着光线转动。通过超声波观察，能看见胎儿笑眯眯的样子或皱眉的样子，能做出多种多样的表情。

通过横隔膜做呼吸练习

肺几乎发育完成，胎儿会在羊水里练习呼吸。肺部充分膨胀、吸气，为呼吸做准备，到分娩前为止，胎儿呼吸都处在不完全状态。通过超声波检查，能看见横隔膜在动。胎儿能自己调节体温和呼吸，即使早产，生存概率也很大。

小贴士 还是通过脐带供给氧气，胎儿会在羊水里练习呼吸，但到出生前为止，呼吸都处于不完全状态。

自我检查

怀孕 8 个月的生活指南

- □ 每月 1 次的定期检查增加到 2 周 1 次。
- □ 身体劳累时肚子会抽痛，只要不是太严重，就可以视为一般症状。
- □ 了解分娩过程，练习呼吸法。
- □ 现在是分泌初乳的时期，每天要抽时间按摩乳房。
- □ 腰痛和肩膀酸痛加重，不要过度劳累，保持端正的姿势。
- □ 腹部瘙痒，肚脐突出，要经常涂抹乳霜或精油。
- □ 确定好产后调理的方法。
- □ 分泌物变多，阴道瘙痒，可能会发生问题，要保持清洁。
- □ 会流出乳汁，要在胸罩里垫上纱布。

妈妈的身体变化

腰痛和肩膀酸痛加重

随着肚子突出，身体重心前移，会使腰部肌肉紧张，容易腰痛。为了支撑变重的肚子，身体会往后倾斜，这样肩膀就更疲劳，晚上疼痛会加重。此外肩膀肌肉还要支撑变大的乳房，越临近分娩疼痛会越严重。所以平时不要弯腰驼背，要尽量挺直。还可以做孕妇体操或游泳等适当的运动，保持血液循环通畅。每天睡前按摩肩膀，也有助于减轻疼痛。

胸闷和胃酸

子宫逐渐变大，子宫底的高度逐渐上升到肚脐甚至心窝中间，压迫胃和心脏，肺也受到挤压，呼吸会变短。因胃和心脏不能正常发挥功能，会出现胸闷或胃酸等症状（和孕吐相似），所以很容易消化不良。这种情况下饭可以分几次吃，并且要慢慢咀嚼，才好消化。

子宫收缩导致肚子硬

长时间站立或感觉疲劳时，肚子也会变硬，这是由于子宫肌肉变得敏感而引起的子宫收缩，1 天 4 ~ 5 次，每次持续 30 秒 ~ 2 分钟，之后会自然消失。稍微休息一下会好转，不需要担心。但如果分泌物混合着血液流出，或肚子硬的情况频繁而有规律地出现，就有早产的可能性。为安全起见，最好做个检查。因为胎盘机能低下或子宫内发生炎症而不能再保存胎儿时，子宫收缩会把孩子推出。

分泌物增多、瘙痒

临近预产期时，为了分娩顺利，阴道和子宫颈变得柔软，从子宫颈排出的分泌物增多。和之前的分泌物不同，这种分泌物具有更黏稠、黏液更多的特征，可能会发生外阴接触性皮炎或湿疹，引起瘙痒。为了预防瘙痒，要常换内衣，时刻保持身体清洁。

本月的健康守则

吃绿色蔬菜和糙米

这个时期要巩固胎儿已经形成的骨骼和肌肉，需要摄入能让胎儿变强壮的锰和铬。绿色蔬菜和黑麦面包里富含锰，和叶酸、维生素 B_1、维生素 C 一起服用效果更佳。铬是能促进成长的营养素，糙米、牛肝、文蛤、鸡肉等富含铬。

少吃多餐，不要勉强吃

变大的子宫压迫肠胃，导致胃肠功能下降，少吃多餐比较好。即使是营养丰富、对胎儿好的食物，如果孕妇不想吃，也不要勉强。可以用相同营养的其他食物代替。

注意不要碰撞肚子

减少肚子的活动，用两手保护肚子。挺着大肚子，吃饭时容易碰到桌子，需要留心。特别注意不要让家具棱角碰到肚子。这是动作迟钝、很难掌握平衡的时期，因此走路也要留神，不要滑倒或摔倒。

小贴士 挑选容易消化的食物（如豆腐等），采用蒸或煮的烹饪方法制作后食用，可以减少胃的负担。炸的或炒的菜不仅热量高，也不易消化，尽量不要吃。

充分休息，防备早产

怀孕后期要防备早产。在日常生活中养成事事小心的习惯，避免激烈的运动，不要压迫肚子。累的话随时躺下休息，身边常备毛毯或被子。休息时尽量躺着，但不要平躺。因为变大的子宫压迫着脊椎，妨碍血液循环。休息时向左侧躺着，有利于血液循环，能很快缓解疲劳。孕妇要了解自己的身体状态，仔细观察子宫是否规律性收缩、阴道分泌物是否带血。

本月的定期检查

小便（蛋白尿）检查

此时是妊娠中毒症的多发期，通过小便检查，可以确认是否有蛋白尿。如果检查中两次出现蛋白尿，并伴随浮肿和高血压，很可能是得了妊娠中毒症。可以把小便接到灭菌容器里，用石蕊试纸检查。

小贴士 在医院用血压计测量血压时，通常只测量 1 次，结果可能不准确，所以平时要坚持测量血压。

超声波检查

最终确认孕妇和胎儿的大体状态。测量胎儿大小，确认胎儿位置是否适合自然分娩，确认胎盘位置和羊水量。还可以了解胎儿心跳是否正常、子宫是否异常等。

step 2

怀孕后期

怀孕9个月 33～36周

胎儿身长 约32 cm ｜ 体重 约2～2.5 kg

这是子宫底高度最高的时期，也是孕妇最辛苦的时期。浮肿会加重，消化不良导致孕妇呼吸困难、活动不便。所以要充分休息，控制好心情。

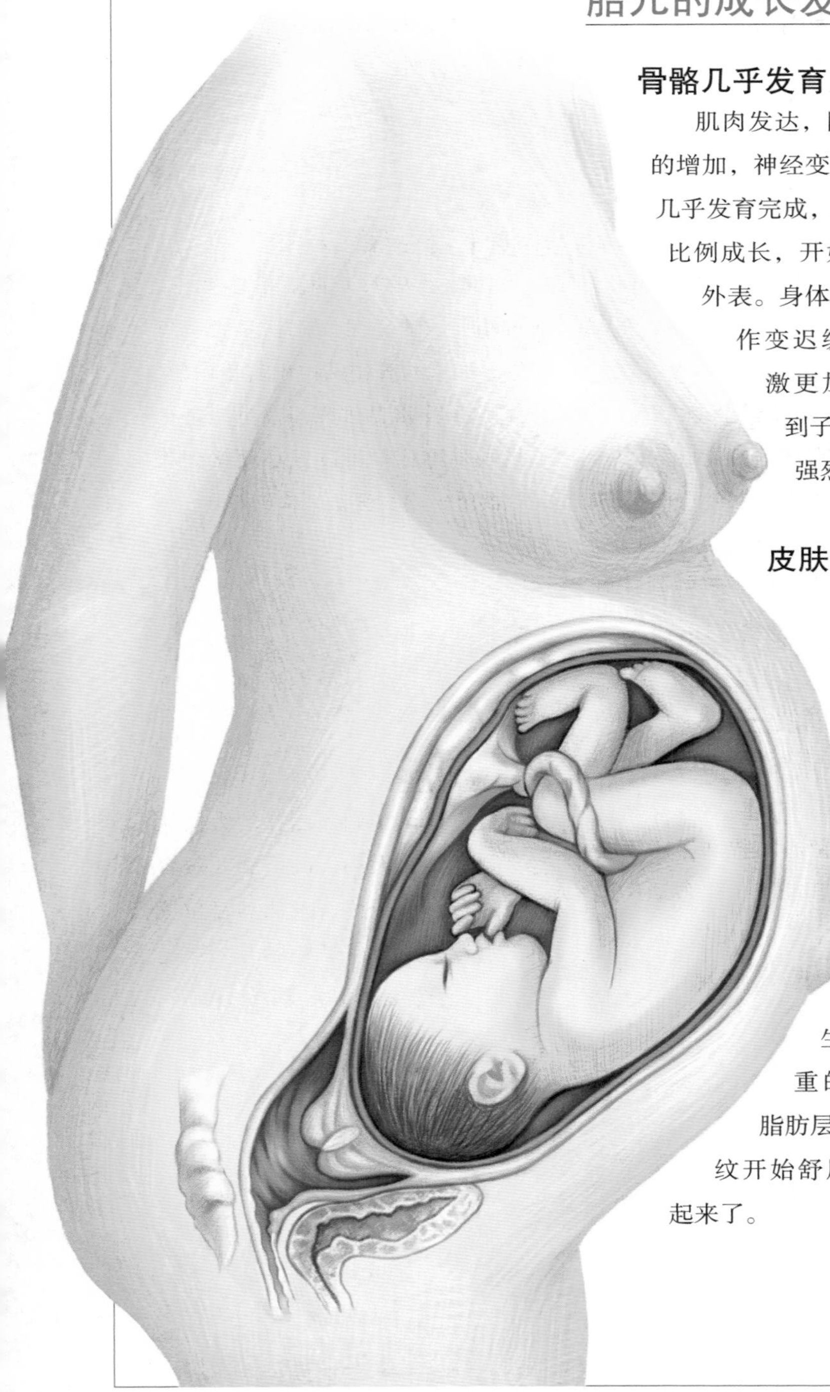

胎儿的成长发育

骨骼几乎发育完成

肌肉发达，随着大脑体积的增加，神经变得活跃。骨骼几乎发育完成，腿脚以适当的比例成长，开始具备新生儿外表。身体充满子宫，动作变迟缓，对外界刺激更加敏感，碰撞到子宫壁时妈妈能强烈地感受到。

皮肤皱纹展开

皮肤下面的白色脂肪堆积，肤色由红色变为有光泽的肉色。脂肪有助于胎儿自行调节体温和发散能量，出生后有调节体重的作用。随着脂肪层长出，皮肤皱纹开始舒展，身体也胖起来了。

头朝下，向骨盆下移动

胎儿的头向着妈妈的骨盆移动，为出生做准备。偶尔也会出现头倒立的逆位胎儿，但现在还有充分的时间来改变姿势。为了方便娩出产道，胎儿头部还是软软的状态，但除了头，其余骨骼都很健壮。羊水量不多，如果胎儿身体碰到子宫壁，会感觉动作很强烈。

自我检查

怀孕9个月的生活指南

- □ 保持血液循环通畅，多抽空坐着或躺着休息。
- □ 外出时随身携带母子保健手册，避免一个人外出或长时间外出。
- □ 便秘或痔疮会加重，要多吃富含纤维的食物。
- □ 胎位不正时，1天要做2次胎位纠正体操，或变换有利于纠正胎位的姿势。
- □ 留意高血压、浮肿、蛋白尿、体重急剧增加、妊娠中毒症等。
- □ 每天测量体重。
- □ 有早产的危险，注意不要劳累，要多休养。
- □ 告诉主治医生要采取母乳喂养，要求医生在分娩后1小时内让孩子吃奶。
- □ 肚子突出很多，尽量远离饭桌。吃饭时食物容易洒落，最好离饭碗近一点。

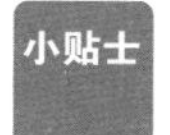
到现在也没有明确胎位不正的原因，但如果脐带短或羊水少，发生胎位不正的可能性就会很高。

妈妈的身体变化

胸闷和胃痛加重

到怀孕35周时，子宫底上升到心口窝，达到最高位置。子宫压着胃和肺，并且压迫心脏，孕妇很容易气喘，胃痛程度比上个月更严重。晚上会因为胃痛而无法入睡。这时枕高一点的枕头能更舒服一些。另外，睡前喝1杯牛奶，能缓解胃痛。

出现尿频或尿失禁

肚脐突出，肚子又鼓又硬，小便次数增加。小便后也不爽快，有残尿感，这些都是因为子宫变大，压迫膀胱而出现的症状，不需要担心。打喷嚏或咳嗽时，会有少量小便流出，这些都是自然现象，分娩后就会消失。平时不要憋尿，要经常小便。

浮肿加重，腿会痉挛

睡醒后手脚浮肿，严重时胳膊和腿也会出现疼痛或痉挛。这是由于体液和血液增加而出现的症状，晚上身体稍微浮肿是自然的妊娠现象，但如果第2天脸还肿胀或一整天浮肿都不消退、按压时需要很长时间才能恢复原状，可能是浮肿或妊娠中毒症，要马上就医。

乳头发黑，流出初乳

乳房急剧变大，乳头周边变黑。会流出一点点黄色的初乳，偶尔也会流出像沙粒一样的东西。这是堆积在乳房里的分泌物。乳头堵塞的话，奶水很难出来，所以平时沐浴后，要简单地按摩一下乳房，保持乳房清洁。

体重增加，长黑痣、雀斑

在这之前胎儿的体重很轻，但是新生儿1/3 ~ 1/2的体重都将在剩下的7周内发育完成，所以孕妇的体重会在这个时期急剧增长。这时可能会出现高血压、蛋白尿等各种身体问题，需要密切关注。

黑痣、雀斑会长出、增多，也会掉头发或眉毛。血液以子宫为中心流动，受激素的影响，牙龈可能会出血，容易出现痔疮。

本月的健康守则

控制体重，不过度饮食

要好好吃饭，但是不要摄取过多的热量，少吃甜食或零食。饭后最好向左侧躺着休息30分钟，这样血液会集中在腹部，可以给胎儿供给充足的营养。但是如果躺了30分钟以上或深度睡眠，可能会导致晚上失眠。

少吃咸的，少喝水

经常出现手脚浮肿或麻木的症状，这是由于体内的水分和血液量增加造成的。尽量少吃又咸又辣的饭菜，少喝水。休息时把腿抬高，可以预防瘀血，并有助于解乏。睡觉时斜躺，并在腿中间放垫子，这样会更舒服。

注意不要感冒

身体发生急剧变化，难以调节身体状态，很容易感冒。因处于胎儿发育完成的时期，所以不能随便吃药，要保持身体温暖，充分休息，别让抵抗力下降。另外要注意避开人多的地方。

提前练习分娩呼吸法

提前掌握这种呼吸法，在分娩当天就不会慌张，身心会放松，能更顺利地完成分娩。分娩时胎儿很容易缺氧，通过这种呼吸法可以给胎儿充分供氧，减少分娩带给胎儿的负担和不安。可以在睡觉之前按顺序练习。

本月的定期检查

血液检查

再次做初诊时做过的贫血检查，以及是否感染梅毒等性病的血液检查，防备分娩出血过多。如果孕妇血管细，不易采血，可以告诉护士，并记录在母子保健手册里。

后期精密超声波检查

能更清楚地看见胎儿的样子。最终确认胎儿和孕妇的健康状态，及测量胎儿的大小。

阴道分泌物涂片检查

有关念珠菌性阴道炎和滴虫性阴道炎等的检查。有异常情况时，可以选择剖宫产或接受治疗。

step 2
怀孕后期

怀孕10个月 37～40周

胎儿身长 约36 cm | 体重 约2.5 ～ 3 kg

孕妇和胎儿都进入待产期，这时需要每周去医院做1次定期检查。注意适当休息和休养，并注意分娩信号。

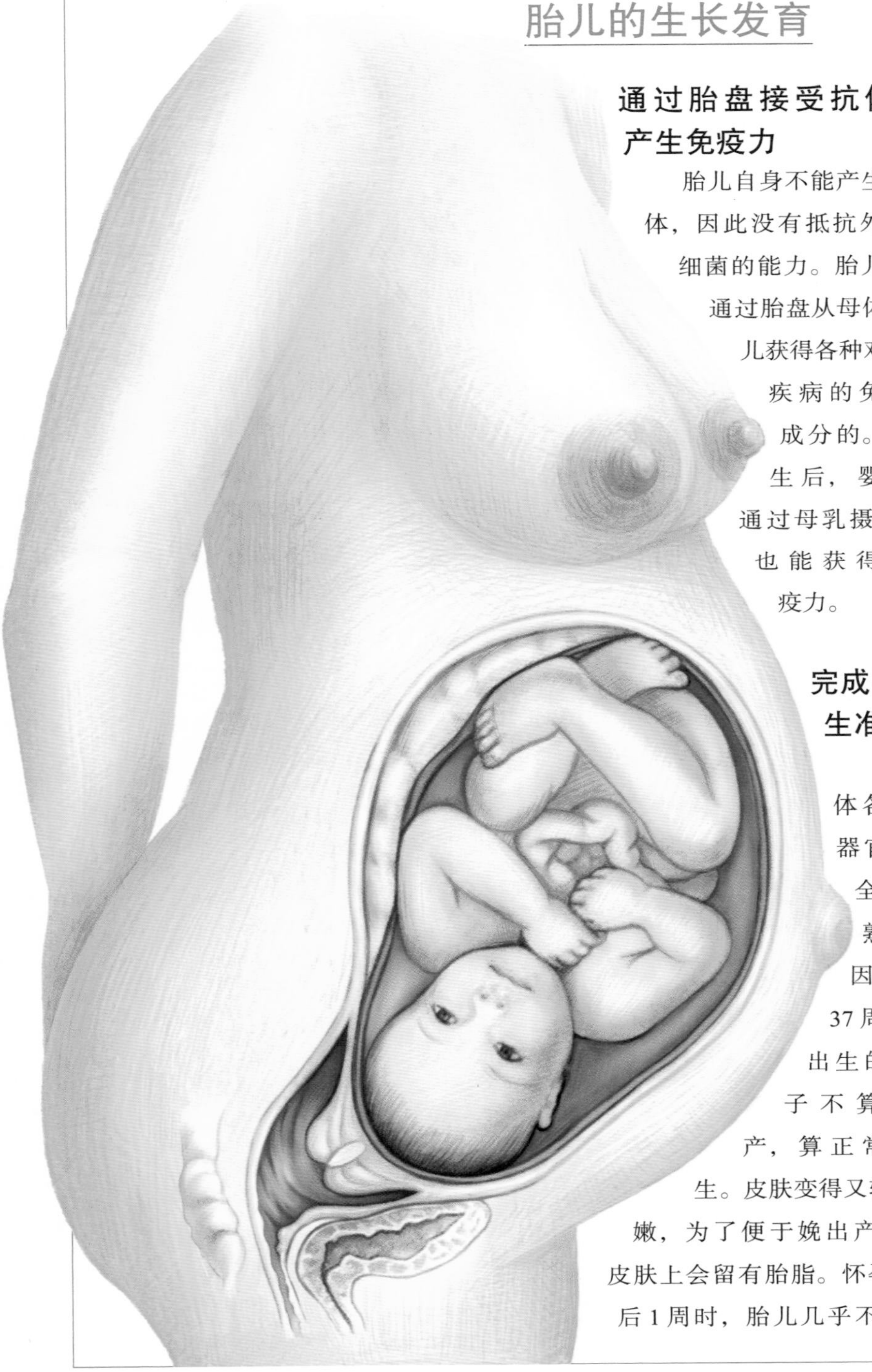

胎儿的生长发育

通过胎盘接受抗体，产生免疫力

胎儿自身不能产生抗体，因此没有抵抗外部细菌的能力。胎儿是通过胎盘从母体那儿获得各种对抗疾病的免疫成分的。出生后，婴儿通过母乳摄取，也能获得免疫力。

完成出生准备

身体各个器官完全成熟，因此37周后出生的孩子不算早产，算正常出生。皮肤变得又软又嫩，为了便于娩出产道，皮肤上会留有胎脂。怀孕最后1周时，胎儿几乎不动，手和脚集中在身体前边，背部弯曲，做着出生的准备。临近分娩时，胎儿的头向下，下沉到骨盆腔，能活动的空间变小，几乎没有任何动作。在出生前1周，胎儿的肾上腺会分泌很多皮质醇，它能帮助胎儿完成出生后的第1次呼吸。

保持规律的生活节奏

做好出生准备后，胎儿会有规律地忽睡忽醒，也会吮吸手指，甚至抓着脐带玩。眼睛忽睁忽闭，睡觉时也会做梦，一般睡眠周期为40

自我检查

怀孕10个月的生活指南

- □ 1周接受1次定期检查。保持身体清洁，便于随时住院。
- □ 产前准备好的物品要放在能找到的地方。
- □ 写下丈夫和其他家人的联系方式，事先确认医院的交通情况。
- □ 外出时为应对破水，要准备好卫生巾和护垫等。
- □ 如果不在家坐月子，要事先把产前准备好的物品送去医院。
- □ 如果家里长时间空着，要事先让家人把家里整理好。
- □ 事先了解一下临产症状。
- □ 羊水渗出，感到阵痛，就马上去医院。

分钟，并开始形成这种睡眠的生理节奏。

妈妈的身体变化

胎动变弱

胎儿变大，羊水量减少了，胎儿能活动的空间变窄，所以胎动也减少了。临近分娩时，胎儿的头部进入骨盆腔，为出生做着准备，因此几乎感觉不到胎动。

肠胃压迫感减轻

临近分娩时，子宫向下移动，胎儿头部进入骨盆腔，身体位置得到巩固，此时肠胃压迫感减轻，胃会感到舒服，烦闷也会减少。心悸、气喘、胃痛、反酸、消化不良等症状减少，呼吸也变得轻松。

性欲和食欲减少

对分娩的畏惧和不安导致性欲和食欲减少。此时克制性生活是好的，但轻微爱抚和感情交流反而对减少心理负担有帮助。放松心情，保证充分的睡眠和休息。饮食不规律的话容易引起便秘或痔疮。

耻骨疼痛

胎儿头部进入骨盆腔，身体位置得到巩固，胎儿头部压迫耻骨，会感觉骨盆下坠，并伴有疼痛感。这种疼痛到分娩前为止会逐渐变强，然后和分娩一起消失，疼痛严重时可以采取不压迫耻骨的姿势静卧修养。有便秘的孕妇可能会长痔疮，需要多注意。

阴道变柔软，分泌物增加

临近分娩，子宫口变得湿润、柔软、有弹性，便于胎儿顺利出来。子宫分泌物也变多，要常更换内衣，常洗澡。

肚子变硬，常常阵痛

小肚子变硬或感觉疼痛，如果疼痛不规则，就不是阵痛而是身体在做分娩练习。换个姿势活动一下，症状一般都会消失。但是如果阵痛次数增加，每隔 30 分钟 ~ 1 小时阵痛 1 次，就是接近分娩，不要慌张，可以开始准备住院。

小贴士 子宫收缩、羊膜破裂、羊水流出或子宫颈出血，这些现象叫作破水。破水后不一定立即会分娩，要注意观察，随时准备住院。

本月的健康守则

睡前做腿部按摩

由于临近分娩而不安，身体浮肿也会造成很大压力。到晚上腿会浮肿，有时也会麻木或抽筋。在睡前洗澡，抹上精油后按摩 10 分钟，可以缓解浮肿。

吃易消化的食物，不要过饱

如果是初次分娩，从阵痛开始到孩子出生，平均需要 12 小时以上，临近分娩时要多摄取容易消化的能量食物。最好摄取脂肪少的鲜鱼或鸡蛋、牛奶等高蛋白食品。但足月时胃部压迫减少，容易吃得多，不注意体重会急剧增加，产道脂肪堆积有可能引发难产。

提前参观分娩室

在预产期 2 ~ 3 周前，做定期检查时向医生询问是否能自然分娩。提前参观分娩室，观察是否母子同室，也可以观察产房构造。为防万一，还要提前询问夜间分娩是否可行，住院时间多长等。

密切注意分娩信号

和医生核对一下哪些症状、什么时候需要马上住院，并仔细观察身体变化。为做好随时分娩的准备，要每天洗澡，保持身体清洁。预产期只是预测的日期，即使超过日期也不要焦躁。如果是初次分娩，那么在预产期前 3 周和后 2 周（40 周前后、5 周以内）分娩都是正常的。

本月的定期检查

阴道内诊

到 36 周时，要 1 周做 1 次定期检查，通过阴道内诊，观察子宫颈状态、胎儿下降的程度、骨盆等。最后 1 个月可能会发现意想不到的异常，即使怀孕过程很顺利，也不要漏掉定期检查。超过预产期还未分娩，就要跟医生和家人一起商量，是催产还是继续等。

超声波检查

已经过了预产期，但还没有出现特别的分娩征兆时，要做超声波检查和非收缩性检查。根据个人情况，还可能会通过检查心搏数来观察胎儿的状态。

step 2
怀孕后期

怀孕8 ~10个月的健康要点

肚子急剧突出，身体浮肿、迟钝，要留意每一个动作，不要碰到硬物或摔倒。这是临近分娩的时期，要注意分娩信号，尽快做出应对。

怎么吃才好

吃低热量的食物

之前缓慢生长的胎儿，为了完成骨骼和肌肉的发育，要在怀孕后的7周之内增长到新生儿体重的1/3 ~ 1/2，所以孕妇身体需要更多的营养。即便如此，如果吃太多的话体重也会急剧增加，不要因为临近分娩而放松警惕，仍然要每天坚持测量体重。

孕妇应多摄取高营养、低热量的食物；多吃掺杂着糙米的杂粮饭，尽量每顿都吃蔬菜。

不要吃得太咸

盐分摄取过多，就会喝更多的水，即使不多喝水，在体内水分和血液量增加的情况下，身体也很容易浮肿。怀孕后期会一直出现消化不良的症状，摄取过多的水分会妨碍消化。少吃含盐过多的快餐食品，尽量吃得比平时淡一些。

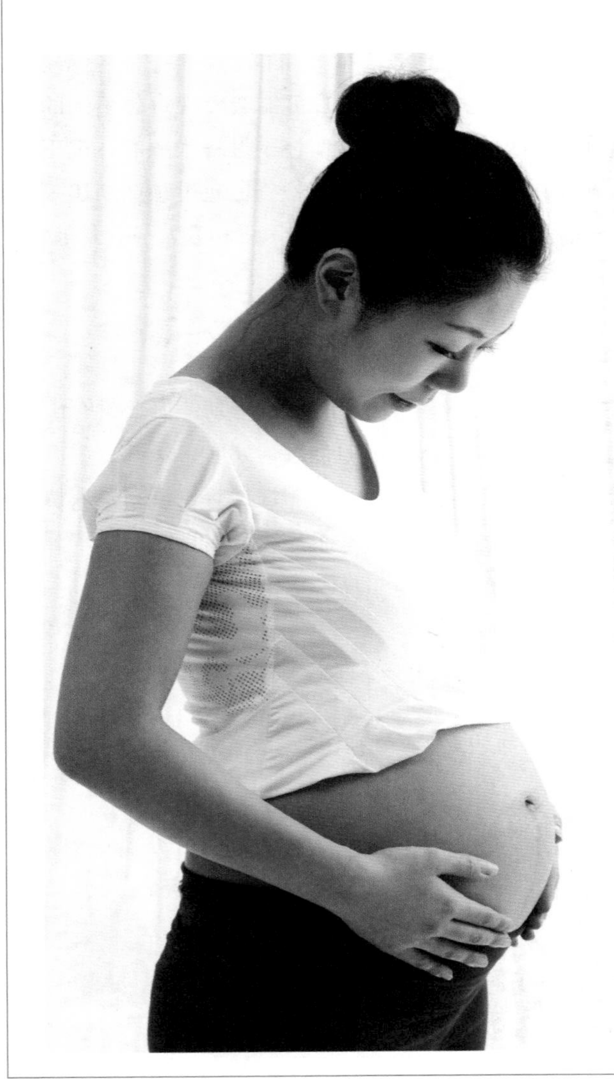

小贴士 想提高汤的味道，除了盐还可以使用金枪鱼或海带、小银鱼等天然调味料，做菜时也可以放点大蒜、洋葱、姜、辣椒等，既能减少盐分，又能出味。

不分主食和零食

怀孕期间经常会消化不良，宜养成少食多餐的饮食习惯，这时零食也就成了主食，需要慎重选择食物。例如把富含维生素的西蓝花焯一下沾着酸奶吃。尽量选择吃天然食品。

吃富含维生素 A 的食物

如果胎儿缺乏维生素 A，出生后容易发育不良，对疾病的抵抗力弱，经常生小病。富含维生素 A 的食物有牛肝、西红柿、鸡蛋、紫菜等。但是过度摄取维生素 A，也容易引起胎儿畸形。为安全起见，最好咨询医生后再服用。

怀孕后期睡好觉的方法

1. 睡午觉 30 分钟～1 小时的午睡，有助于提高注意力和记忆力、缓解疲劳。
2. 不压迫腹部，侧卧姿势最好 侧卧并弯曲身体后，在底下放个垫子，抬高脚的位置。这样有利于腿部血液循环，缓解疲劳快，很容易入睡。
3. 创造舒适的睡眠环境 卧室光线不要太亮，可以利用间接照明，准备好不冷不热的薄被或睡衣。
4. 固定就寝时间 固定好就寝时间，才能养成规律的生活习惯。既可以减轻疲劳，也能提高睡眠质量。晚饭后可以读书或沐浴，固定好顺序，保持生活规律。
5. 睡不着时马上起床 如果在床上躺 20 ～ 30 分钟还睡不着，不要强迫自己睡觉，可以起来听一些舒缓的音乐或看看书，等到困再睡。
6. 晚上不要喝太多水 怀孕后期本身小便次数就会增加。如果晚上喝水过多，半夜要起来上厕所，会影响睡眠质量，所以晚上要尽量少喝水。

生活方面这样做

不独自外出

临近预产期，不知何时就会开始阵痛，所以不要独自长时间外出。可以跟丈夫或家人一起外出。需要独自外出时，一定要告诉身边的人要去的地方。随身携带健康保险证、母子保健手册、应急用钱和应急联络方式，还要准备卫生巾，这样羊水破了也不用慌张。

准备住院用品

确认是否已经准备好育儿用品和生活用品，母子保健手册、健康保险证、就诊卡等放在显眼处，需要时可以马上找到。整理好医院和亲人的联系方式。

制订具体的分娩计划

因有早产的危险，预产期可能变动，所以要提前制订好分娩计划。选择适合自己健康状态的分娩方式，事先询问分娩和住院时要办的手续，以免在突然阵痛时过分慌张。住院分娩、出院和坐月子的时间最少为 3 个月，事先确认住院手续、费用和要准备的物品等。最后 1 个月时，要整理好育儿用品和坐月子需要的用品。

保持足够睡眠

临近分娩，很容易感到压力和不安，是需要调节好心情的重要时期。因为身体不方便，很难睡得踏实，但睡眠不足会加重各种身体问题，最好准备随时可以躺着休息的地方。一定要充分休息，因为只有孕妇睡眠好，才能减少身心压力，营造安全的胎内环境。

经常洗澡

临近分娩日，为了润滑产道方便胎儿娩出，分泌物会增加，身体变重后，出汗也较多，要经常洗澡、勤换内衣。怀孕后期也会有早产危险，可能会紧急分娩，所以要经常保持身体清洁。

练习分娩呼吸法，孕妇体操

呼吸法可以减少分娩的紧张和不安。虽然不能减少阵痛，但可以在某种程度上缓和身心，促使分娩顺利进行，有利于给胎儿和孕妇供给氧气，把对阵痛的注意力诱导到呼吸方面。肚子太用力可能会诱发子宫收缩，有早产危险，需要特别注意。

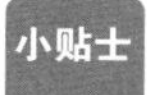

洗澡水温度过高，会给胎儿的神经系统带来影响。跟体温接近的 38 ℃左右的水最好。沐浴时间一般不要超过 15 分钟。

小心不要摔倒

由于肚子突出，很难看到脚，身体不易保持平衡。站立时不要两脚并拢，把一条腿稍微往前迈出，重心放在迈出的腿上。避免去高和湿滑的地方，在浴池里要更加小心。最好穿防滑鞋，不要穿拖鞋。

不要压迫肚子

如果弯曲身体，会给胎儿造成压迫。需要弯腰活动时，不要直接弯腰和背，最好是弯曲膝盖，以免给肚子造成压力。

注意胎动变化

胎动变弱、次数减少等情况很容易被忽视，但是在最后 1 个月有可能发生胎动停止、胎儿不明原因死亡的情况，所以每天都要注意一下胎动。如果胎儿激烈活动后突然停止，或 24 小时内无任何动作、胎动减少，或孕妇腹部疼痛严重，就要马上去医院。

step 2
怀孕后期

矫正胎位的秘诀

如果胎位不正，会有难产的危险。但不需要太担心，因为从第 8 个月开始，我们有足够的时间来矫正胎位。现在让我们了解一下矫正胎位的秘诀。

了解胎儿异位

无法知道确切的原因

关于异位，医学上的用语叫臀位、骨盆位。大多是由于孕妇骨盆狭窄、子宫畸形、子宫肌瘤、前置胎盘、由多次生产而引起的子宫松弛、羊水过多或过少症、脐带较短、怀孕后期骑自行车对子宫造成了压迫、承受严重的精神压力等多种原因引起的，但是迄今为止，没有人知道确切的原因。

可以通过胎动了解

虽然通过超声波诊断，能掌握胎儿是否胎位不正，但通过胎动也能大致估摸出来。从肚脐上方感觉到的胎动是正常的，如果是在接近耻骨的地方感觉到胎动，那么胎位是不正的。

分娩时，胎儿可能脑损伤

分娩时脚比头先出来，产道可能扩张不到头那么大，那么胎儿头部卡在产道里，容易造成脑损伤，脐带夹在头和骨盆之间，也会因一时供氧不足而引起窒息。所以，如果临盆前胎位还不正，为了安全，医院一般会建议做剖宫产。

在预产期前做剖宫产

由于难产危险系数增加，通过剖宫产分娩时，大多数都要比预产期提前 1 ~ 2 周进行。

如果胎儿较小，羊水也充足，可能会尝试自然分娩，万一要做剖宫产，就要提前安排麻醉科和小儿科的医生，剖宫产费用负担大，手续也复杂。

纠正胎位

通过体操纠正

如果从怀孕 8 个月开始，坚持做纠正胎位的体操，那么临盆前有可能恢复正常的胎位。体操的基本原理就是采取和平常相反的姿势。头朝下，抬高屁股，躺着时在腰部垫上靠垫、抬高肚子。这样可以为骨盆腾出空间，让孩子运动空间变大，自然就可以恢复正常胎位。

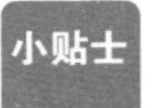

小贴士 做体操时，肚子变硬、麻木等现象可能是早产的信号，需要立即停止体操，并注意休息。

做外回转术

这是一种人为的辅助手段，是医生帮助孕妇在子宫外转换胎位的方法。手伸进孕妇下体，抬起胎儿的屁股往上推，使胎儿处于正确的位置。胎儿越小，成功率越高，一般在怀孕 35 ~ 37 周实施。但是，胎儿的头必须小于孕妇的骨盆。因具有胎盘早期剥离等危险性和并发症，一般不建议采用。

纠正胎位的体操

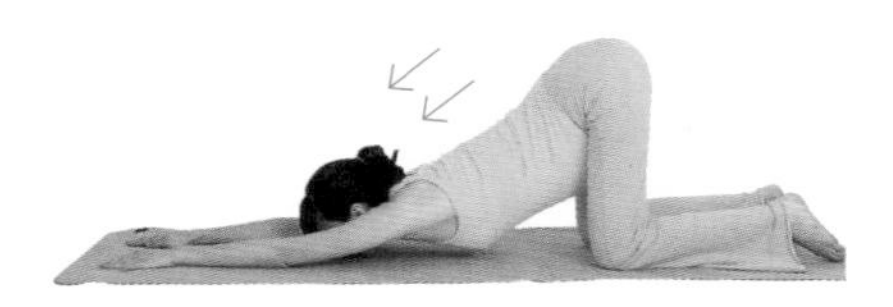

趴伏做臀部抬高

1. 跪在地上，张开双腿，坐下。
2. 低下头，上身往前。
3. 伸开双臂，屁股翘高，维持相同的姿势 5 ~ 10 分钟。

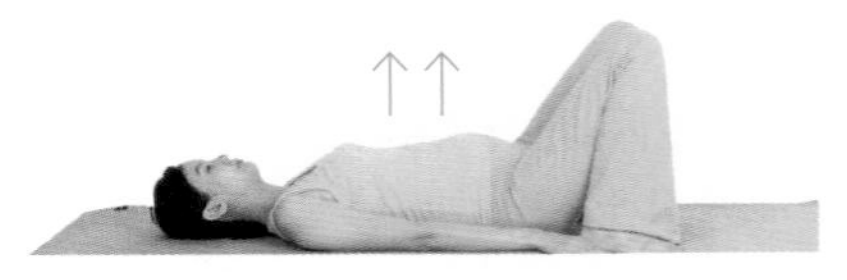

躺卧做腰部抬高

1. 平躺，在腰和屁股之间放一个垫子。高度约 3 ~ 5 cm 即可，垫高腰部。
2. 膝盖弯曲，肩和脚底紧贴地面，望着天花板，维持 5 ~ 10 分钟。

step 2

怀孕后期

预防早产的方法

在怀孕 20 ~ 37 周时提前分娩，就叫作早产。13 名孕妇中就有 1 名要经历早产。让我们来了解一下避免早产的方法吧。

早产的原因

胎儿畸形

染色体异常、心脏异常等先天性畸形的胎儿，大部分在怀孕初期会流产，但也有不立刻流产、继续生长到怀孕后期才流产的情况。

孕妇自身疾病

如果孕妇患有高血压、心脏病、肾脏病、糖尿病、肺结核或肺炎等疾病，会让胎盘机能不能正常发挥，怀孕后期早产危险很高。

胎盘异常

前置胎盘或胎盘早期剥离，可能引起早产。这时会引发大出血，孕妇或胎儿都相当危险。如果怀孕初期诊断为胎盘异常，要住院治疗，采取稳定措施。

羊水异常

羊水量太多，羊膜受到压力，在预产期前羊膜破裂，可能会早产。破水后随着羊水涌出，脐带也会一起流出，孕妇和胎儿都会危险。相反若羊水太少，胎儿的肾脏或膀胱会出问题，也有早产危险。

子宫异常

如果得了子宫颈无力症，子宫颈无法支撑胎儿和胎盘的重量而变得松弛，可能会发生破水，引起早产。子宫颈脆弱的孕妇可以在怀孕 4 个月左右做子宫颈周围结扎手术，可以避免早产。

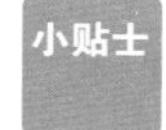

子宫颈周围结扎手术是一个相对简单的手术，20 ~ 30 分钟可以完成。

子宫内感染

如果孕妇感染了流感病毒或宠物的寄生虫，胎儿也会通过子宫颈或胎盘被感染，由此可能发生破水或子宫收缩。这些情况都会提高早产的危险，注意怀孕期间不要得流感，远离宠物。

双胞胎或巨大儿

如果怀的是双胞胎或胎儿体型偏大，肚子就会突出很多，羊膜承受不住肚子的压力，很容易破裂。到怀孕后期，尤其要注意不要让羊膜破裂，要采取绝对安全的措施。

疲劳和压力

长时间站立、提重东西、长距离旅行时，身体疲劳累积，早产危险就会变高。到怀孕后期，睡眠时间要延长 1 小时，保证充分睡眠。注意减轻压力，也不要在浴池内滑倒或让肚子受到碰撞等外部刺激。

妊娠中毒症

得了妊娠中毒症会引起早产，严重时会在跟预产期无关的时期里，诱发人为的早产。足月时血压变高，胎盘机能不能正常发挥，会给胎儿和孕妇带来危险。

孕妇的年龄

未满 20 岁的孕妇子宫还没完全成熟，35 岁以上的孕妇子宫处于过度老化的状态，早产的危险都很高。

正常分娩和早产、流产、慢产的时期

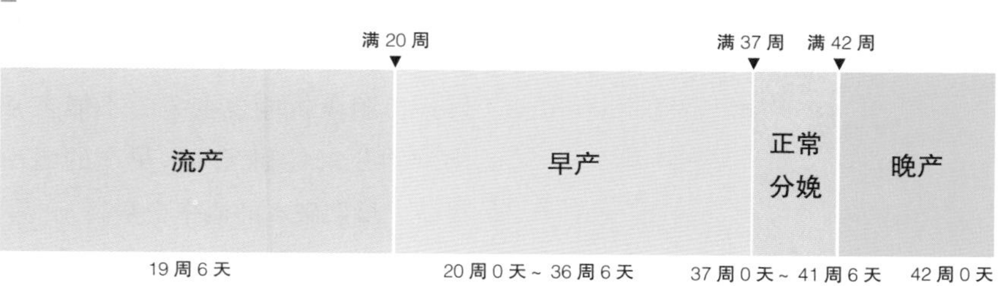

早产 5 大预兆

肚子变硬、周期性腹痛

早产只是分娩时间快一点，其他和正常分娩一样。怀孕 8 个月后，小肚子会时而变硬时而变软，或出现有规律的疼痛，这就是早产的预兆。首先要采取稳定措施，然后赶紧联系医生。

出血

出血跟血量和时期无关，大都是危险的信号。特别是怀孕后期的出血，有引起早产的危险。要小心感染，不要清洗阴部，垫上卫生巾，尽快去医院。

羊水流出

在没察觉的情况下，会流出像小便一样温热的水，浸湿内衣或顺腿流出，这是羊膜破裂。大部分羊膜破裂后会阵痛，要垫上卫生巾，马上去医院。即使医院近，也要坐车去。要躺着并把腰抬高，尽量不要活动肚子。

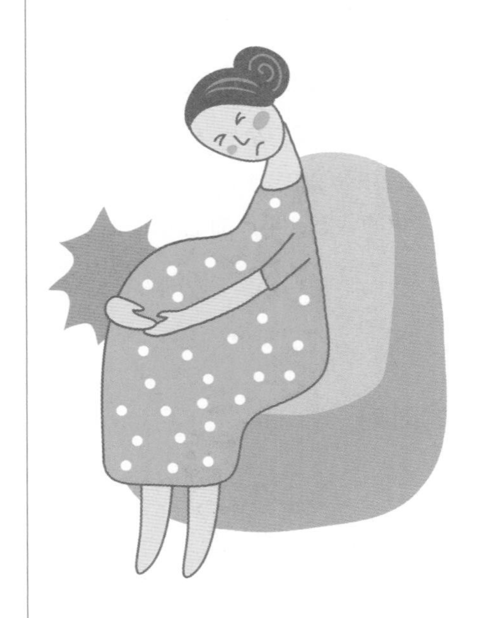

出现和痛经一样的症状

感觉子宫口张开，或肚子的膨胀跟平时不一样时，也可能是早产的症状，仔细观察后再去医院。

胎动减少或感觉不到

胎动突然减少或长时间感觉不到就很危险。如果伴随着严重腹痛、胎动也减少，或激烈运动后胎动突然停止、24 小时内没有任何活动，就要马上去医院。

Q 早产会影响新生儿吗?

A 如果怀孕 22 周以前早产，孩子存活率几乎为 0。23 ~ 26 周出生的孩子存活率约为 25%，27 ~ 29 周出生的孩子存活率约为 80%。32 ~ 34 周出生即便属于早产，但此时出生的新生儿和别的孩子没有太大差异，只是呼吸有点困难，一不小心容易得缺氧症，而缺氧症可能会给大脑造成重创。但是胎儿体重在 1.9 kg 以上，早产的副作用会降低到最小。早产儿抵抗力弱，易生病，但 1 年后大部分能恢复正常。

预防早产的生活指南

保持身体温暖

身体冰凉就会血液循环不畅，容易给子宫造成压力。室内开着空调时要穿长袖衣服，不要让体温下降，为了不让下半身发冷，最好穿上袜子。在厨房干活时，要在脚下垫上防滑垫。

注意性生活

精液里的催产素会促使子宫收缩，诱发阵痛。怀孕后期的子宫呈现柔软的状态，容易感染，也有早期破水的危险。有早产危险的孕妇，怀孕后期要尽量避免性生活。即使要过也要带避孕套，采取不压迫的体位，不要刺激乳头，不要插入过深，节制激烈的行为。

不要让体重突然增加

体重突然增加，容易得妊娠中毒症，胎盘机能也变差，不能正常供给胎儿氧气和营养，早产的概率很高，早期破水的概率也很高。

注意便秘和腹泻

得了便秘，可能会不自觉地蜷缩着用力，容易引起子宫收缩导致早产。如果腹泻严重，也会由于排便的刺激引起子宫收缩。

8 个月以后不使用腹带

使用腹带会妨碍血液循环，使身体变凉，易引起子宫收缩。从怀孕后期开始，不要使用腹带或穿过紧的内衣。严重的碰撞或摔倒也会导致早产，所以要避免人多拥挤的地方，注意走路节奏，不要摔倒。

有早产经历者必须选择综合医院

有早产经历的孕妇，下次怀孕时再次早产的概率较高。患妊娠中毒症、妊娠期糖尿病等疾病或双胎妊娠的高危孕妇，最好选择能护理早产儿的综合医院，并接受彻底的产前检查。

step 2
怀孕后期

怀孕后期的熟睡法

肚子大了，怎么睡都不舒服。越临近分娩，就越难以入睡，睡眠不好又很容易加重各种问题。下面我们要介绍适合孕妇的轻松睡眠法。

要睡好觉的理由

帮助胎儿成长

只有孕妇睡眠好，才能缓解身心压力，创造安全的胎内环境。胎儿在舒适的胎内环境里睡眠才能良好，脑垂体才能充分分泌生长激素，帮助胎儿的成长。

预防各种问题

孕妇睡眠不足，会加重浮肿、腰痛、头痛等各种问题。怀孕后期和初期一样，要充分睡眠，身体才不会疲惫。

怀孕时睡得好的秘诀

坚持散步和伸展运动

虽然要充分休息，但是如果只待在家里，不做家务每天只躺着的话，晚上会很难入睡。轻松的散步和运动能缓解疲劳，也有助于转换心情，使血液循环通畅，让身体有适当的疲劳感，才能更好地睡眠。

睡觉前用热水洗澡

睡前洗澡，既能缓解肌肉疲劳，又能使血液循环通畅，对睡眠很有帮助。可以在浴缸里泡 10 ~ 20 分钟，不要用太热的水，那样会引起子宫收缩，也不要在浴缸内泡 30 分钟以上。沐浴后，为防止体温下降，要赶紧擦干身上的水。

保持规律的睡眠时间

固定好就寝时间，养成规律的生活习惯，既能减轻疲劳，也能睡个好觉。晚上吃完饭，按时间顺序读书或沐浴，保持规律的生活。

不喝含咖啡因的饮料

晚上尽量不要喝太多水。怀孕后期本身小便量就多，晚上如果喝水过多，半夜要起来上厕所，不利于睡眠。咖啡、红茶、绿茶、雪碧等含有妨碍睡眠的咖啡因成分，尽量少喝。冷饮会让身体变凉，也会妨碍睡眠。

创造良好的睡眠环境

隔断噪音和亮光，创造一个舒适的睡眠环境。最好使用间接照明，不要让卧室的灯光太亮，并且准备好不冷不热的被子和睡衣。养成只在卧室里睡觉的好习惯。在床上集中精力做一些事情，会让睡眠习惯变得不规律，容易失眠。

以侧躺的体位睡觉

身体向一侧躺下，把一条腿弯曲，在腿中间放一个软垫，抬高脚的位置。这样小腿和脚的血液循环变好，疲劳马上就会缓解，很容易入睡。头不要压着肩膀，最好成一条直线，并抬高枕头。

不要勉强入睡

怀孕期间失眠，是很自然的。如果躺在床上 20 ~ 30 分钟还睡不着，那么与其焦急等待，不如打开灯，听听舒缓的音乐或看看书，直到有了浅浅困意再睡。

Q 哪些茶可以帮助睡眠？

A 大枣茶 1 kg 大枣放入足够的水充分煮开。大枣煮烂后，用筛子（或漏勺）把汤过滤一下，在汤里放入 300 g 白糖，重新加热使白糖化开，放凉。熬到稠乎乎的状态，体积约为初次放入水量的 1/3 即可。饮用时，一汤匙大枣茶里倒入 3 倍左右的热水，稀释后再饮用。

洋葱皮煮的水 取 5 个洋葱，剥掉皮后倒入 5 杯水，煮到水剩一半即可。用筛子（或漏勺）过滤后，只留下汤水，睡前喝 30 ~ 45 ml。

玉竹茶 取 10 g 玉竹茶，放入 2 L 左右的水中，煮开。捞出玉竹茶，只留汤水饮用。这样既能帮助睡眠，又能降低血压，让心脏和肺更健康。

step 2

怀孕后期

足月时的异常症状

怀孕足月时，孩子会做好出生的准备，妈妈的身体可能会产生各种不便。仔细核对以下症状，有异常情况时，马上去医院找专业医生做检查。

出血

阴道内诊后有少量出血

没有疼痛感或肚子变硬的异常症状出现，就不需要太担心。可以一直使用卫生护垫，直到出血停止，并仔细观察身体状态。

伴随疼痛，流出黑红色的血

疼痛严重并有黑红色的血流出，可能是胎盘早期剥离。这时需要赶紧垫上卫生巾，马上去医院，这是紧急状况，不得拖延。

混合着黏液的少量出血

如果没有伴随其他异常症状，那就只是破水，是临产的信号，可以先联系医院。这时匆忙去医院的话，很可能还得回来，所以最好仔细核对阵痛间隔的时间，然后再去医院。

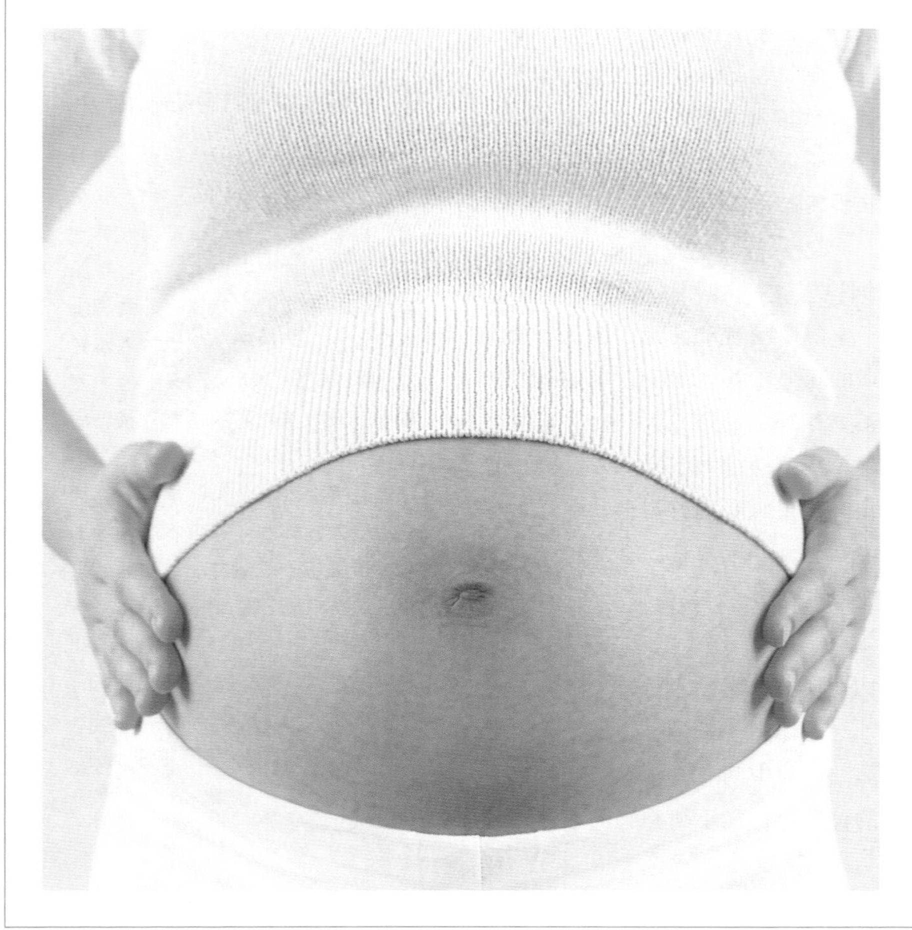

没有疼痛，只有出血

如果肚子没有疼痛，但突然开始出血不止，就可能是前置胎盘。不管是什么样的情况，如果怀孕期间出血量比月经多，就是异常症状，要马上去医院。

疼痛

针扎似的疼痛

这种疼痛感可能很严重，也可能很轻微。消化不良时，突然活动身体时，咳嗽或打喷嚏时，运动时，这种现象都经常会出现。因为支撑着子宫的肌肉和韧带拉长后，子宫会变得很敏感，稍微受到刺激也会收缩。

耻骨出现疼痛

临近足月时，为了便于胎儿顺利通过产道，孕妇体内会分泌一种激素，使耻骨结合部位变得松弛，由于胎儿的头部压迫，这里可能会感觉到疼痛。注意平时不要久坐、久站，采取侧卧体位休息，就会慢慢变好。

肚子突然变硬、刺痛

这是临近分娩的信号。是由于子宫肌肉不规则的收缩而出现的症状，尽量伸开腿，好好休息。

腹部疼痛非常严重

可能是卵巢囊肿扭曲、盲肠炎等的前兆，应马上接受检查。也可能是分娩的信号，应该仔细观察是否伴有其他分娩征兆。

肚子不规律地变硬且疼痛

间隔不减少，每 20 ~ 30 分钟出现 1 次不规则疼痛，约维持 10 秒钟后消失，这是假阵痛。可以看着表计算出准确的阵痛间隔时间。肚子变硬并且疼痛，以相同的间隔出现的话就是阵痛。如果是初次分娩，阵痛间隔 10 分钟出现 1 次，就要去医院。

疼痛持续，出现突发性激痛

突然的激痛一直持续，是异常的信号。要观察是否有出血，出血量有多少。有出血情况或出血量多，可能是胎盘早期剥离。严重的出血会导致休克，所以不要耽搁，要立即去医院。

头痛

经常头痛

因为分娩压力，以及激素分泌的变化，导致怀孕最后 1 个月经常出现头痛。用温暖的湿毛巾敷在眼睛周围，或者用手指按压太阳穴、脖子后面等位置，可以缓解。妊娠中毒症严重时也会导致头痛，如果怀疑是妊娠中毒症，最好去医院测量血压。

伴随着眩晕、呕吐

如果孕妇感觉头痛严重，或出现眩晕、呕吐等症状，就可能是贫血或高血压。不要耽搁，应尽快接受检查。

急剧的活动后会眩晕

到怀孕最后 1 个月，血液大量增加，相比之下红细胞数量没有增加。所以大脑血液循环不畅，突然坐下或突然站起时，就会头晕得厉害，可能会出现眩晕症。出现眩晕时，应该赶紧原位坐下，把头放低休息。等大脑血液循环顺畅后，症状会消失。

阴道分泌物

出现白色、黄色的白带

出现恶臭或瘙痒，很可能是感染了念珠菌或滴虫细菌。放任不治的话，会导致初期破水或分娩时感染产道，所以要及时治疗。

流水

可能是初期破水。因为很难和小便区分开来，所以最好给医生说明症状，然后根据处方治疗。因有感染的顾虑，所以检查前不要淋浴或坐浴。

浮肿

几天内体重增加 500 g 以上

如果没有过度饮食，则有可能是妊娠中毒症。用手指在小腿内侧按压，根据痕迹留下的程度来判断。如果按压部位没有马上恢复，就要去医院接受蛋白尿检查和相关治疗。

手发麻，腿抽筋或痉挛

如果出现浮肿且手指疼痛、关节僵硬的症状，是由于子宫压迫着腹部的大静脉，妨碍了血液循环。轻轻地按摩手部，对血液循环有帮助，可以缓解症状。腿抽筋是因为浮肿或腿部肌肉过度劳累而出现的。身体浮肿容易导致血液流通不畅、腿部肌肉氧气不足，从而引起痉挛。

其他症状

平躺着睡觉不舒服

如果习惯平躺着睡，变大的子宫会移动到心脏的方向，压迫大静脉。导致血液循环不能顺利进行，会眩晕和胸闷。最好采取侧卧体位，侧身躺着，腿向一侧弯曲，两腿之间放一个软垫，有助于血液循环，很容易入睡。

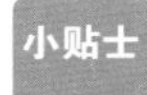

咨询医生，看是否能穿有弹力的长筒袜或使用压迫绷带，这样可以从外部给予压力，使下体的血液循环通畅，可以缓和腿部浮肿和痉挛。

恶寒和发烧

有可能是感冒，也有可能是子宫内感染、肾盂肾炎。应尽快去医院接受检查。

感觉不到胎动

临近预产期，胎儿会下降到骨盆里，胎动感觉微弱，但并不是没有胎动。如果一整天都感觉不到胎动，那就不要拖延，马上去医院。

气喘、心悸

因为子宫把横膈膜推到上边去了，肺受到压迫，稍微活动也一下也会气喘和心悸。到怀孕最后 1 个月时，血液量增加到了最大限度，这时还要使增加的血液参与循环，心脏的负担就变大了。气喘或心悸时，应慢慢地活动身体，慢慢地做深呼吸。

step 2
怀孕后期

怀孕后期的急救

怀孕初期很多常见的症状，到了后期可能会成为危险。我们来了解一下突发性的出血、破水、呼吸困难等能威胁胎儿及孕妇生命的紧急状况和对策吧。

需尽快治疗的症状

早期破水 | 尽快去医院

胎儿和外部的连接通道被打开，受到细菌感染的危险较大。脐带流到子宫外，胎儿会有危险。如果羊膜破裂先不要清洗，应立即去医院。垫上卫生巾或毛巾，双腿并拢，稍微提高腰部，可以阻止羊水大量流出。坐车去医院时保持侧身、斜躺。特别是离预产期还早的时候，如果羊膜破裂，会直接分娩，胎儿会有危险，一定要注意。

出血 | 鲜红且量多，有危险

如果是少量混合着黏液的出血，颜色浅，一会就停止了，那就不用太担心。如果出血量少却一直持续，就应该立即去医院。如果没有疼痛而突然出血，可能是胎盘前置。如果伴随着严重的疼痛，并且流出黑红色的血，可能是胎盘早期剥离。尤其是出现流血并开始阵痛、肚子绞痛的状况，可能会早产。预产期前1～2周时出现这样的症状，就是即将分娩。

胎动异常 | 1小时3次以下要小心

胎动或大或小、胎儿只在一侧活动都是比较常见的症状，根据孕妇的情况而有所不同，不用过多担心。如果想知道胎动是否正常，可以在就寝前放松身体，仔细确认一下胎动状况。身体向左侧身躺下，慢慢地等着胎儿活动。1小时内胎动3次以下的情况如果持续了2天以上，就要向专业医生咨询，遵照医嘱进行处理。

感冒、发热 | 持续太久，会影响胎儿

如果得了感冒，早期应该充分休息，摄取营养丰富的食物，尽快让感冒好起来。如果像感冒、伤风一样持续发烧2～3天，全身酸痛，并且皮肤上出现红色斑点，耳朵后面或脖子上的淋巴结肿大疼痛，吞咽口水时喉咙疼痛，眼睛红色充血，则要疑心是风疹。怀孕期间发生高热会对胎儿造成不良影响，严重的话会导致早产。

交通事故、摔倒 | 没有外伤，也要去医院

发生交通事故或摔倒时，即使没有外伤也应就近去医院检查。感觉到肚子疼痛和变硬，有出血时应该去急诊室。有孕妇曾经发生过这样的案例：出事故后当天有胎动，但第2天胎动停止、胎儿死亡，所以事故后1周内应该格外注意胎儿状态。事故后最少3天、最多7天内，胎儿的异常大部分都能被发现。

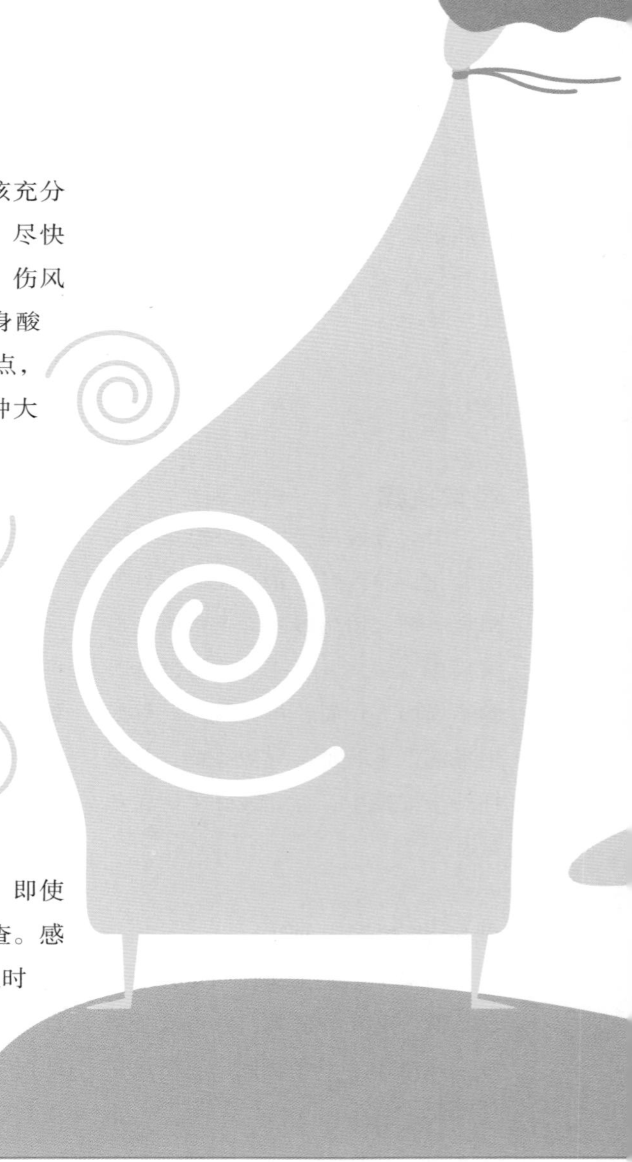

需要注意的症状

肚子抽痛 | 周期性和强烈的疼痛很危险

如果休息后，肚子抽痛和其他疼痛消失，就不必担心。但如果症状不轻易消失，并且和平时感觉不同，就可能是流产、早产、宫外孕、卵巢囊肿扭曲、胎盘早期剥离等病的异常信号。疼痛强烈就很危险。出现出血并伴随着疼痛时，应该尽快去医院。

分泌物异常 | 颜色深且有异味，要留意

即使分泌物突然增多，但颜色呈浅黄色，也可以放心。但是味道严重，并且颜色呈黄色或绿色等深色，或外阴周围瘙痒、刺痛时，一定要咨询医生。分泌物的颜色变深变黏稠时，也要去医院咨询。平时应多注意外阴清洁。

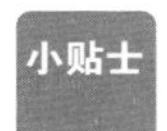

不要使用香皂和沐浴液清洁外阴，那样会刺激阴部，最好只用温水冲洗。

腰痛 | 突然感觉胎儿下沉，要去医院

要注意腰部保暖，通过按摩使僵硬的肌肉放松，从而减轻疼痛。洗半身浴也对下半身血液循环有帮助。随着体重的增加，腰痛会更严重，要注意控制体重。睡在稍微硬一点的地方比较好。最好每天坚持按摩腰部。如果突然感觉胎儿下坠，应立即去医院检查。

呼吸困难 | 留意是否手脚冰凉且潮湿

突然站起来或提重物时、上下楼梯时可能会感到严重呼吸困难，平躺着睡觉也会感到呼吸困难，这是很普通的症状，如果觉得不舒服时，尽量好好休息，活动时动作尽量柔和。但是出现气喘并且伴随着脉搏跳动过快、心悸，出现手脚潮湿时（尤其是曾经患有哮喘），一定要接受检查。

眩晕症 | 脸色苍白疑为贫血

发生暂时性的眩晕时，打开窗通风换气，躺着休息一下就好了。但是脸色变得苍白或指甲颜色不好，则表示贫血正在恶化。严重时会出现心悸或昏迷。一直持续这样的状态，分娩时可能会发生危险，所以要去医院接受治疗。

头痛 | 身体浮肿、眼睛模糊疑为妊娠中毒症

如果怀孕期间心情放松，身体状态良好，那么经常到近的地方散散步就可以缓解头痛。但是怀孕后期，头痛持续很长时间或者眼睛模糊，还伴随着身体浮肿、后脑勺抽痛的症状，就可能是妊娠中毒症或糖尿病，应该赶紧就医。

腹泻 | 持续 2 天就要去医院

消化器官不能发挥自身功能的时候会出现腹泻，也可能是病毒感染或压力、焦虑等精神方面的原因。长时间持续腹泻，不仅会导致脱水，还会损失大量热量，对孕妇和胎儿都很危险。有时腹泻也伴随着早期

小贴士 避免吃生冷的瓜果，保持肚子温暖有助于缓解腹泻。腹泻会导致体内水分大量流失，所以要充分补充水分。经常煮大麦茶喝，症状严重的情况下要接受静脉注射，补充营养。

阵痛。一定要咨询专业的医生再服用药物。

腿部痉挛、浮肿 | 小心妊娠中毒症

越临近足月，血液循环越不好，会出现腿部痉挛和身体浮肿。充分休息、适当做伸展运动可以缓解。虽然晚上严重，但早晨起来后大部分孕妇会有所好转。如果从下午开始就持续腿部痉挛、浮肿不消退，那就是有问题。特别是按压胫骨时肌肉深陷，很难恢复原样，或者体重 1 周增加约 900 g，1 个月增加 2.7 kg 以上，就有可能是妊娠中毒症，应去医院检查。

胃灼热 | 尽量避免消化不良

怀孕后期在咳嗽或排便时、用力提重物时、躺着时，胃液逆流出现胃灼热的症状是常见的。消化不良会导致胃不舒服，要注意避免因胃痛再次引起消化不良。胃痛也可能是胃里食物过多、十二指肠中胃液太多等引发的，连续几天都消化不良的话，要去医院接受治疗。

step 2
怀孕后期

准备育儿用品

这个时期的孕妇沉浸在要当妈妈的喜悦中，对育儿用品也会很用心。但真到买的时候，因为种类繁多、价格复杂，很多孕妇会一头雾水、不得要领。别担心，我们这就帮你列出最实用的育儿购物清单。

精打细算的购买要领

制作清单

把需要的物品连同数量仔细地记录下来，不要购买不需要的物品。向周围有育儿经验的前辈请教经验，并参照育儿用品专卖店的目录，购物清单就很容易制作了。

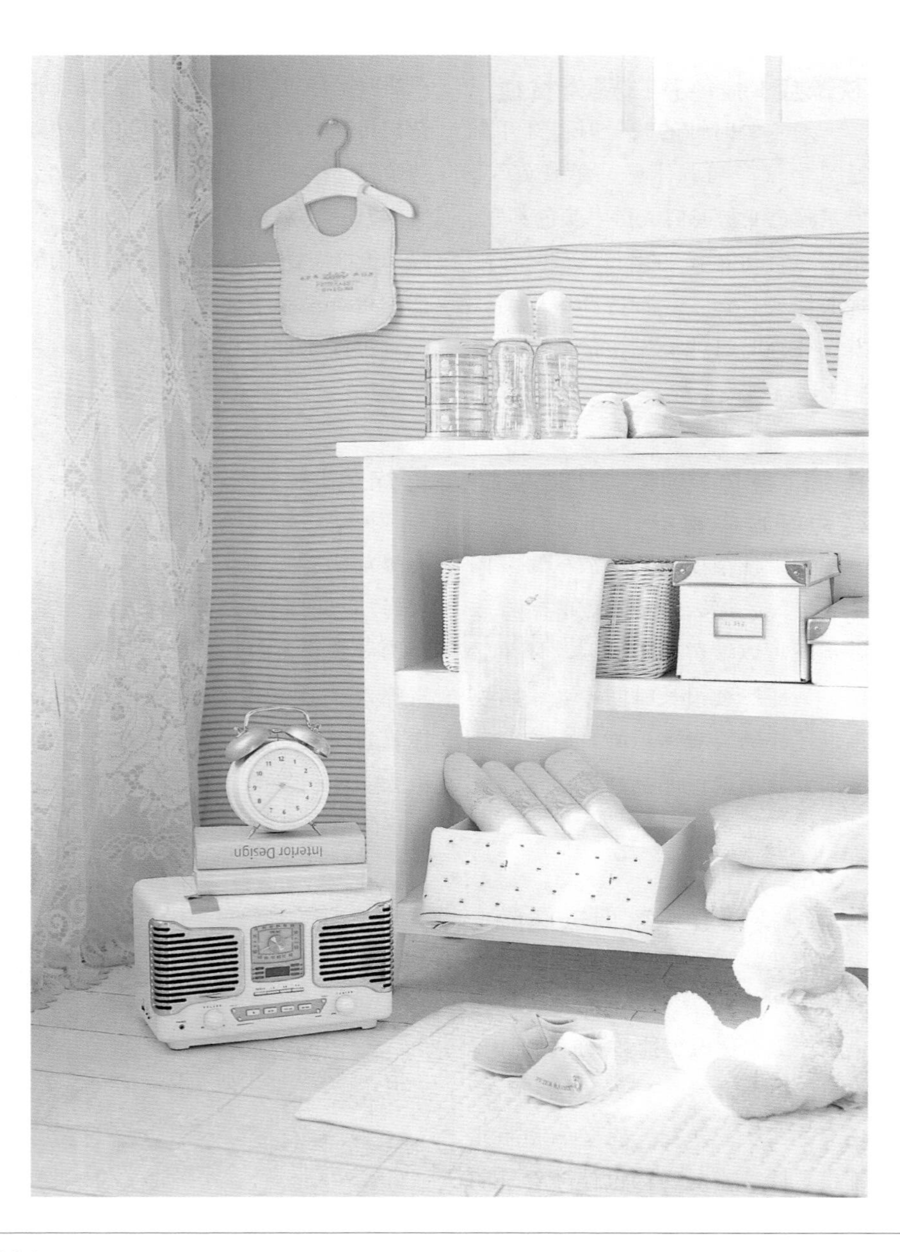

少而精，种类要齐全

把需要的用品制作成清单，衣服、床上用品、外出用品，每样只要有一件就可以。如果准备了好几份，或者跟妈妈的取向相差太多，那以后也不会常用。也不用准备不合季节的东西。纸尿裤、湿巾等日常用品要备齐。

奶瓶、婴儿车可以慢慢添置

如果提前购买了奶瓶，但后面发现跟孩子的嘴巴不合适，就又要重新购买。婴儿车在产后3个月才能使用，如果事先买好，到时发现不好用，又会后悔。外出用品等到宝宝的脖子可以自己支撑，真正可以外出时，再买也来得及。如果要母乳喂养，需要的用品应该提前准备好，否则可能导致母乳不能顺畅地流出。也要准备好最基本的皮肤护理用品，然后根据宝宝的皮肤状况再慢慢添置。

小贴士 在商场打折期间或折扣店购买时，有一些套装中会包含不必要的东西，购买时一定要注意。

了解折扣店，利用打折期

育儿用品中的日常用品都是最基本的，不会随潮流而有很大改变，一些非急用的物品，可以趁商场打折期间，或者在育儿用品的折扣店提前购买。如果时机恰当，可以买到比平时价格低20%～50%的商品。

仔细盘算使用时期和季节

分娩后3个月内，孕妇几乎不会出门，只在家里活动，因此只购买孩子的和尚服和内衣就可以了。斗篷、帽子、宝宝太空服等，可以等到要使用时（开始外出时），经过仔细盘算后，再购买。夏季吸水性好的小米枕头比一般的婴儿枕头好。通风性好的尿布片比纸尿裤更好。

从亲戚朋友处淘一些用品

出生后宝宝成长得很快，新生儿用品的使用时间非常短。而且只在新生儿时期使用的物品，以后处理起来很麻烦，也很难保管。除了出于卫生原因一定要购买的新物品之外，可以从亲戚或朋友那里淘一些旧的婴儿用品。即使颜色或款式不喜欢，但只在家里使用，也没什么关系。

看有没有替代用品

奶瓶消毒器、婴儿浴盆、外用的包裹小被和贴身包裹不一定非要买，完全可以用家里现有的材料代替。奶瓶消毒器可以用装水能没过奶瓶的锅来代替，婴儿澡盆也可用大一点的塑料盆代替。婴儿包被用柔软的大毛巾代替。

简单的衣服，亲自动手做

育儿用品的设计和款式比较单一，衣服很小，但价格昂贵。围嘴、纱布手绢、尿布等简单的物品，可以买布料亲自动手制作。既能准备经济实惠的育儿用品，也会对胎教有帮助，可以说是一举两得。

产后3个月内，宝宝必用的物品

衣服

要注意面料和做工。舒适性和保温性好的100%纯棉制品最合适，衣服的接缝不要直接接触宝宝的皮肤，尽量选择接缝在外面的衣服。夏天用透气性好的纱布或粗布，春天和秋天用针织制品，冬天最好用保温性好的面料。

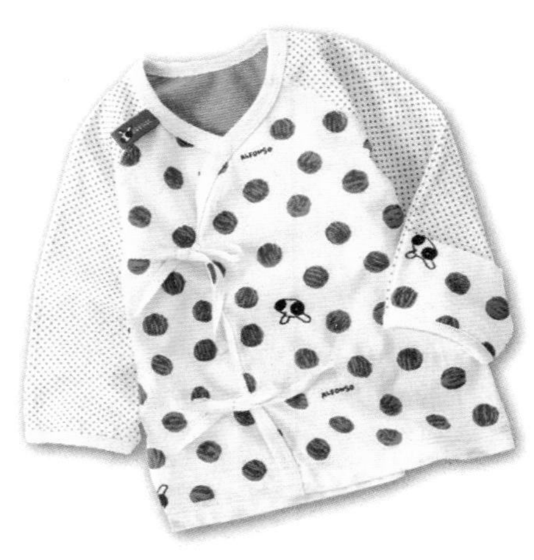

● **和尚服** 要准备3～4套。选择100%纯棉、没有衣缝或接口的特殊缝制的衣服，衣带要能够根据宝宝的身体调节。

● **内衣** 出生后0～12个月使用。准备3～4套即可，一般都是穿上纸尿裤后，才套在外面，所以要买宽松的尺码。最好选择前面能打开、上下分离的，这样换尿布也方便。

● **连体衣、太空服** 外出时用，准备1～2套即可。太空服要戴帽子，连体衣要选择腿上有拉链或扣子的，以便更换尿不湿。带毛的虽然看上去温暖，但是掉落的毛会进入宝宝的嘴巴或鼻子，引起过敏性疾病。

● **新生儿袜子、帽子** 即使在夏天，外出也一定要戴帽子。准备1顶帽子、2双袜子。帽子要可以用带子调节，皮帽选择棉质内衬的。

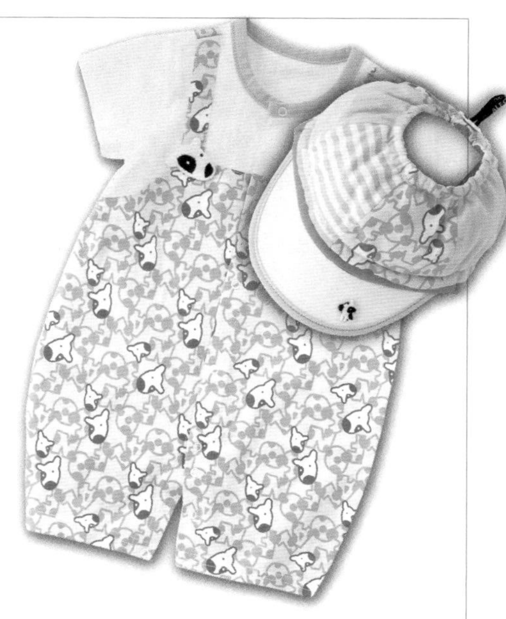

小贴士 新生儿的头发还很少，大天门和小天门还在打开的状态，很容易受光线直射和外部刺激，所以外出的时候一定要戴宽松的帽子。

● **尿布** 一般新生儿平均每天要使用10片纸尿裤、15片尿布。尿布是可以清洗的，所以一般准备30片就可以了。在宝宝屁股有斑疹或身体状态不好时，应该使用尿布。

● **尿布套、尿布带** 使用布料尿布时需要。夏天准备通风较好的尿布带，冬天准备好尿布套。准备2～3张防水性和透气性较好的就可以。

哺乳用品

如果打算奶粉喂养，大部分的哺乳用品都要事先准备好；如果打算母乳喂养，那一定要准备吸奶器等必需品，最好根据情况再添置。妈妈患了感冒或乳腺炎不能进行母乳喂养时，可以喂大麦茶或水。

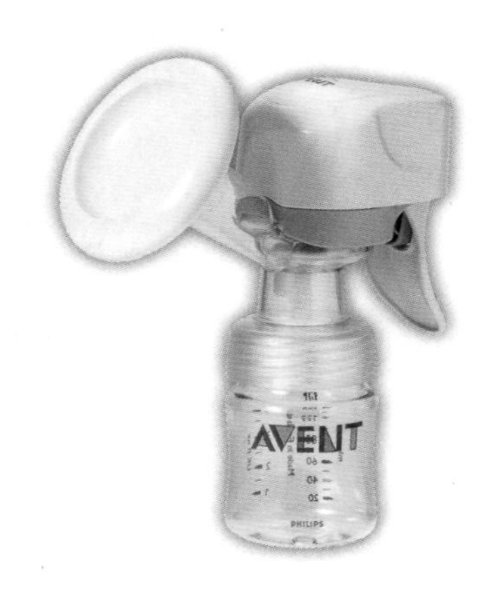

● **吸奶器** 选择母乳喂养的妈妈会需要。最好选择电动吸奶器，如果选择用手直接按压的抽动式吸奶器，记得要确认吸奶器的橡胶有没有弹力。

● **奶瓶** 新生儿只使用小奶瓶就可以，所以买3 ~ 4个就够用了。在出生3个月以后，再根据宝宝的吃奶习惯购买合适的大奶瓶。即使能用开水消毒，也要购买绿色环保的安全的PES、PPSU材料或玻璃制的奶瓶。要选择表面光滑又轻便的，这样使用和清洗都方便。

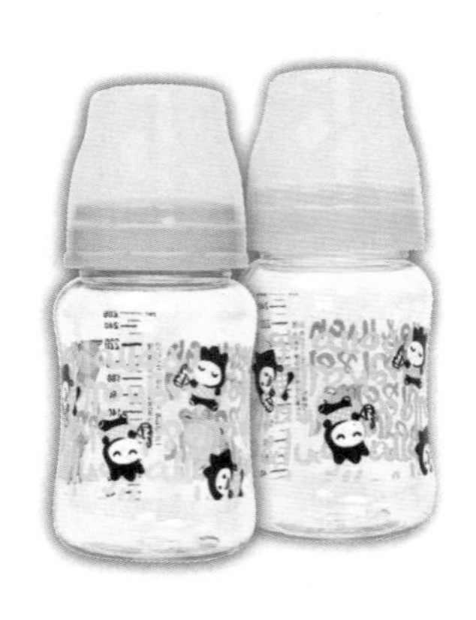

特别提醒

新生儿衣物和寝具提前清洗

购买后不要放着，要一件件打开检查，留意注意事项。和尚服、内衣、贴身包裹、纱布手帕、尿布等和宝宝皮肤直接接触的物品，要用温水轻轻冲洗或煮开后晾干，再收起来。

● **奶瓶清洁剂** 选择奶粉喂养，至少要准备1桶奶粉清洁剂。比起一般的清洁剂，这种专用的洗剂对人体是没有危害的，能清洗奶瓶里留下的奶粉残渣，当然也能清除细菌，起到消毒的作用，且绿色环保。新生儿时期即使用清洁剂清洗奶瓶，也要每隔3 ~ 4天用开水消毒。

● **哺乳软垫** 分娩后的产育期是拉长的关节恢复的时期，长时间抱着孩子喂奶，手腕和胳膊会很疼。有哺乳软垫就可以把宝宝放在上面，既省力又可以保持正确的哺乳姿势，非常方便。宝宝可以坐立之前，也可以让宝宝依靠软垫坐着，灵活多用。

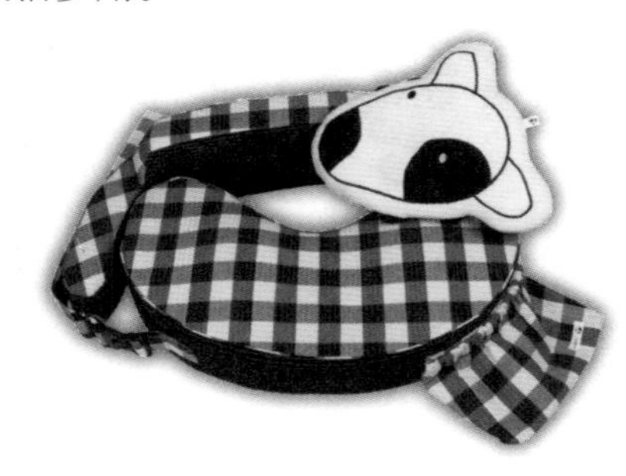

● **奶瓶刷** 因为要刷洗奶瓶中残留的奶粉残渣，所以要买和奶瓶的大小吻合的。奶瓶刷是柔软的海绵材料，可以把每个角落都刷得很干净。要准备2个和奶瓶大小相吻合的奶瓶刷，清洗奶嘴用的小刷子也会常用到。

● **保温瓶** 半夜哺乳时，紧急冲奶粉时，外出喂温水时，保温瓶都非常便利。新生儿使用1 ~ 2 L容量的保温瓶就足够了。

● **寝具类** 先决定宝宝使用床还是使用被褥。婴儿床可以确保宝宝有充分的空间，对隔绝灰尘和湿气等有好处，而被褥收纳和移动很容易。新生儿的寝具不宜太柔软，因宝宝的脊椎容易弯曲，可能会造成窒息。

● **被子** 最好单独购买婴儿用的被子。选择轻便温暖的。一般从产后到2个月时，都会盖小包被或毛巾，只单独购买这些比较划算。选择被子的时候最好选择被套上有拉链或扣子的，方便拆下来清洗，并且也很容易干。

● **贴身包裹** 出生后3个月之前，可以给宝宝穿和尚服，再用贴身包裹包起来。准备4张薄的，以后可以使用毛巾。

● **摇铃** 新生儿时期的宝宝，只能区分黑白，不能清晰地看到事物轮廓，所以最好挂样式单纯的黑白色摇铃，出生3个月后再使用彩色摇铃。

● **枕头** 小米枕头的吸湿性好，可以给宝宝的头部降温，而一般婴儿用枕头可以防止后脑勺变得扁平。但最好在出生1个月以后开始使用。新生儿出汗很多，要购买2个换着用。

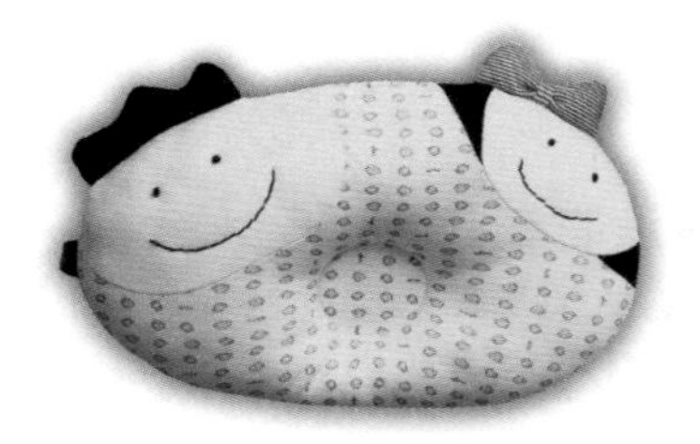

沐浴用品

新生儿的分泌物（汗液、鼻涕、小便等）很多，所以要常给他（她）洗澡。使用浴网等辅助用品能使洗澡变得更简单。准备好基本的香皂或体温计，其他等需要时再买。

● **纱布毛巾** 应用范围很广，一般准备20条左右。

● **体温计** 宝宝的体温随时会变，所以一定要准备。购买简易快速的电子体温计更好。

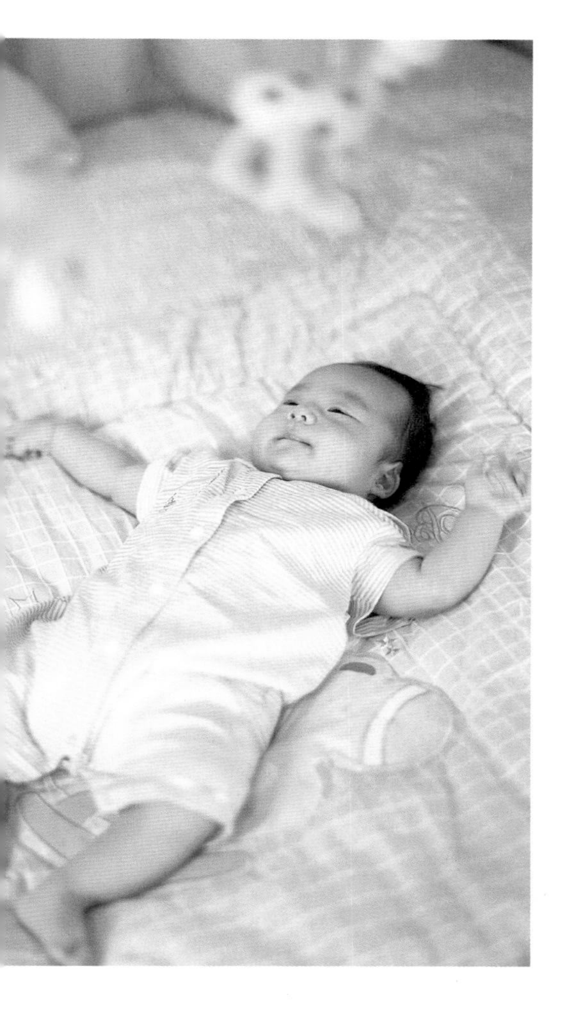

● **浴巾** 准备好能把宝宝从头到脚包裹起来的大浴巾。最好是吸水性好、线头短的。一面可以当毛巾用，另一面如果是100%纯棉面料，也可以用来当婴儿襁褓，活用度很高。

● **湿巾** 刚开始可以买盒装的，之后买简易包装的更划算。尽量购买对宝宝皮肤没有刺激的婴儿专用湿巾（不含乳液的）。

● **婴儿香皂、沐浴露** 新生儿皮肤稚嫩，所以一定要用婴儿专用香皂和沐浴露。选择多功能的洗浴用品，在洗澡、洗头、洗脸时都能使用。要挑选无香、无味、低刺激的产品。

● **乳液、乳霜** 乳液的油分和水分比乳霜少，适合夏天出生的宝宝，乳霜在冬天可以涂抹全身，使皮肤水分均衡，防止皮肤干燥。选择无色素、无酒精、低刺激的婴儿用品，才能避免宝宝皮肤出现问题。

● **尿布斑疹软膏** 新生儿皮肤稚嫩，经常会产生尿布感染问题。为了预防，要准备添加了芦荟和维生素E的乳液状尿布斑疹软膏。这种软膏可以用于痱子、轻微烧伤和擦伤、皮肤溃烂等。

● **婴儿专用指甲刀** 必备。新生儿的指甲长得很快，不经常剪就可能会抓伤脸。使用时要小心、细致。

● **棉签** 洗完澡后，用来擦掉鼻孔或耳朵里进入的水。在脐带脱落之后，给肚脐消毒也能用。要选择经过抗菌处理的，棉签杆的质地是纸或塑料的。

分娩时准备的物品 & 出生3个月后使用的物品

- 围嘴 出生后到3个月以前都用不上。
- 奶嘴 选择奶粉哺乳时，每天都要消毒，额外购买2 ~ 3个，经常替换。
- 奶瓶消毒器 奶粉哺乳时，要经常煮奶瓶，为避免用小锅煮麻烦而准备的。
- 奶瓶夹 最好选择受到高温也不易熔化的不锈钢制品。
- 奶粉盒 放入1次的量，不管什么时候都是一样的分量，冲起来很方便。
- 浴盆 不要太深，稍宽一些最好。使用大的洗脸盆代替也可以。
- 手套和脚套 把宝宝的手脚包起来，既可以保护皮肤，又可以保持体温。
- 防水褥 铺在床或褥子上面，防止小便漏出，使用非常方便，洗澡时也可以当垫子使用。
- 外用包裹、背包 外出时把宝宝裹起来的保温用包裹，夏天用外用包裹，冬天用厚的背包，各买1个就行。
- 鼻吸入器 容易感冒的换季期或冬天比较需要。有吸入式和抽取式。
- 婴儿背带 把宝宝放在前面，可以随时观察宝宝的状态。
- 婴儿车 最快也要出生3个月以后开始使用，且最好选择可躺式的。

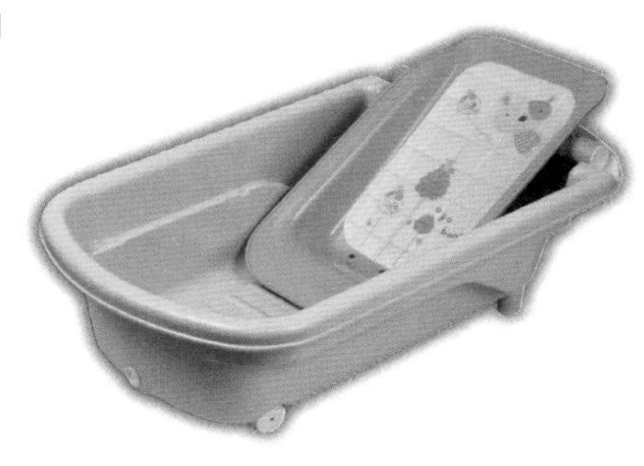

step 2
怀孕后期

顺产生活指南

顺产对妈妈和宝宝都重要。在分娩前，准妈妈们都应该了解一下顺产的条件，如何顺利地分娩，以及最后 1 个月的生活里应该注意的方方面面。

顺产的条件

顺产期在怀孕第 37 ~ 41 周

顺产，就是在没有任何负担的时间里生出宝宝。没有任何负担的分娩时期，基本是在怀孕整 37 周 0 天 ~ 41 周 6 天期间。37 周以前分娩是早产，42 周以后分娩是晚产。

早产容易生出体重不足的宝宝，慢产胎盘的机能减弱，宝宝会有危险，所以在合适的时期生下宝宝，比什么都重要。

胎儿的胎内位置正常

想要顺产，胎儿必须是正常的位置，也就是头要朝下。与此相反，头朝上、手脚朝下就是倒生。如果临近分娩时，胎儿还没有找到正常的位置，分娩时手脚先到外面，头不容易出来，就会给胎儿带来危险。如果胎儿的姿势不正，很多人都会选择剖宫产。

顺产是自然分娩

顺产不是难产和剖宫产，而是自然分娩。自然分娩的可能与否，一般与胎儿头部大小、产妇骨盆大小以及产道状态和分娩时阵痛的强度有关。骨盆的大小比平均值小或胎儿的头比骨盆大，就不能自然分娩。出现胎儿的头朝上或侧躺着的情况，胎儿患致命性疾病或有非正常症状的情况，三胞胎以上的情况，产妇感染性病的情况，胎盘前置、胎盘早期剥离、胎儿心音异常、高龄产妇初次分娩或胎儿偏大的情况，要与专业医生商议，考虑是否进行剖宫产手术。

分娩时间为 12 ~ 15 小时

初次分娩所需时间为 12 ~ 15 小时，经产时间为 6 ~ 8 小时。分娩时间过长，产妇的体力下降，胎儿的活动性也减少，所以危险性很高。分娩时间太短，子宫入口只是暂时打开，容易引起大量出血。但

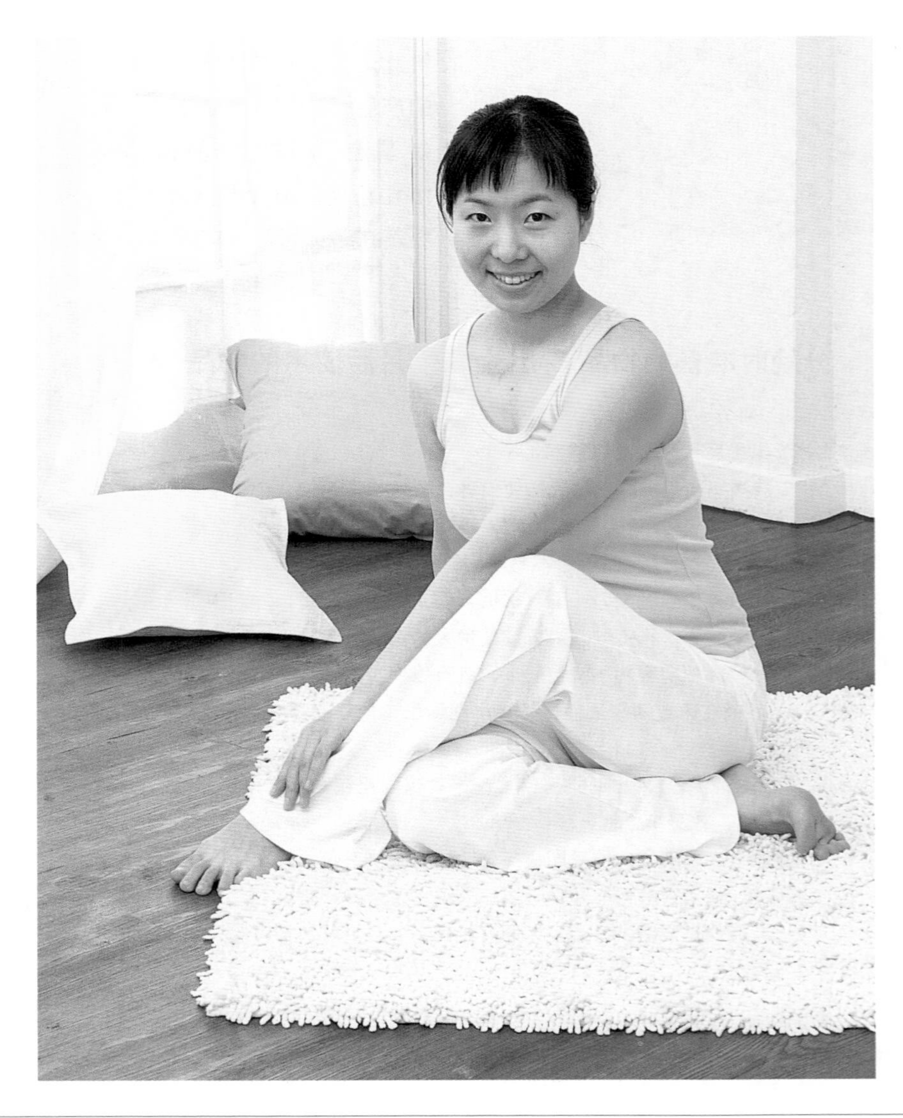

是，这种分娩所需时间只是理想的时间，而真正分娩所需时间，会根据胎儿头部的大小、子宫口打开的速度、阵痛的强弱、是否使用催产素和无痛镇痛剂而有所不同。所以产妇和宝宝全都健康的分娩过程，才叫顺产。

分娩后，妈妈和宝宝都健康

顺产不只是意味着完美的分娩过程，分娩后产妇和新生儿全都健康才叫顺产。分娩后大部分产妇子宫会自然收缩，但也有子宫收缩活动不畅而发生出血的情况。新生儿没有大的异常或疾病，产妇能圆满完成产后调理的过程，这才是顺产。

饮食生活要领

写饮食记录

怀孕过了8个月，即使饭量不多，体重也很容易增加，手和脚肿胀的人很多。检查饮食状况最简单的方法是把每天、每顿吃的食物种类和数量记下来。饮食日记越具体，越可以有效地调节摄入的热量，也可以轻松掌握所缺的营养，便于及时补充。

高蛋白、低热量的菜单

孕妇过胖，患妊娠中毒症或糖尿病的可能性会变大。相反，太瘦的话很难给胎儿供给充足的营养。怀孕后期一定要吃蛋白质和维生素，但要吃低脂食物才不会过度长胖。为了调节体重，最好少吃炸的或炒的菜，多吃炖的或烤的。多吃新鲜又营养丰富的时令水果和蔬菜，也可以预防怀孕期间易出现的便秘。

尽量保持饮食清淡

进入怀孕后期，浮肿或静脉曲张会变得严重，这时候吃得咸，就会喝很多水，使症状恶化。口味太重的习惯对血压也有影响，容易诱发妊娠中毒症，所以最好保持饮食清淡。饼干、火腿等加工食品以及各种快餐，要尽量少吃。

减少零食和咖啡因摄取

临近预产期，随着肚子下沉，肚子胀、消化不良、胸闷等症状缓和，容易吃多，导致体重增加。为了调节体重，应尽量控制零食。冷饮、100%的果汁饮料等热量较高，不能多喝。研究显示，1天2～3杯的咖啡不会对胎儿有大的影响，但是咖啡因会促使血管收缩，怀孕后期尽量不要喝。

注意铁、钙的摄取

怀孕中体内循环的血液量增加，同时还要制造胎儿所需的血液，因此孕妇的身体需要大量的铁。而钙是胎儿骨骼和牙齿形成不可缺少的重要营养素，怀孕后期是胎儿的骨骼发育完成的时期，为了使铁和钙充足，要摄入含铁和钙的食物。含钙多的食品有牛奶、奶酪、凤尾鱼、豆腐、菠菜、海带、卷心菜等，能补充铁的食品有肝、贝类、大豆、鸡蛋、绿色蔬菜、柿子等。

顺产生活指南

按时接受定期检查

怀孕期间的定期检查，可以观察胎儿是否正常成长，以及有没有患上妊娠中毒症等相关疾病。通过定期检查，确定胎儿的位置是否异常、有无胎盘前置等情况，可以预防难产，也可以事先找到应对方法，做好安全分娩的准备。同时记得咨询主治医生相关疑问，能帮助女性更安心地面对怀孕和分娩。

运动后要及时休息

为了顺利分娩，培养身体的柔软性和体力，要做适当的运动，但是绝对禁止劳累过度。肚子抽痛、身体肿胀、身体疲劳时要立即停止运动。运动后一定要充分休息，直到身体缓解疲劳。

留心身体有无异常

有没有鲜血流出？肚子有没有抽痛或疼痛？身体有没有严重的浮肿？有没有头痛或胃痛？有没有呕吐的感觉……要注意留心观察自己的各种身体状况，按照医生的指示活动。要准确掌握自身状态和怀孕中可能出现的各种症状，这样才能减少不安。也要了解羊水突然破裂时，或者外出途中出现分娩信号时的应对方法。

Q 什么是难产？

A 分娩过程中产妇或胎儿有可能发生危险的情况，就叫难产。最常见的情况是产妇的骨盆窄，骨盆的形态难以让胎儿娩出，子宫口不能很好打开，分娩不能顺利进行，阵痛的时间变长，产妇疲惫等。倒生等胎儿位置或胎盘有异常时，产妇患有妊娠中毒症时，也会有难产的可能。产妇过度肥胖或消瘦，因躯体偏小导致骨盆发育不良，完全不了解分娩知识而害怕，怀孕期间运动不足、体力弱，都可能会导致难产。

9个月后最好不要开车

因为反射神经变得迟钝，怀孕期间还是尽量别开车为好，9个月以后不开车是最安全的。如果肚子抽痛或出现腹痛，不能及时休息，会对孕妇和胎儿都造成影响。身体长时间晃动，会导致子宫震动，也会引起出血。

提前掌握分娩过程

如果分娩时产妇紧张，不仅会延长阵痛时间，对胎儿也不利。最好去医院观摩学习，提前了解分娩过程。事先了解无痛分娩等多样的分娩方式，方便到时做出选择。仔细观察孩子出生的过程，避免分娩当天过度紧张。

做分娩呼吸法练习

临近分娩的时候，会出现肚子抽痛或心悸的症状，这表明身体各个部位已经开始为分娩做准备，再怎么镇定，孕妇的心理还是会感到紧张和不安。这时最好和老公一起，熟悉分娩的全部过程，开始练习分娩时的呼吸方法。

拉玛泽呼吸法和松弛法等不仅对顺产有帮助，也会有助于怀孕期间的心情调节。

锻炼体力

有规律地做轻松的运动

坚持慢走，有利于血液循环，可以使全身肌肉得到锻炼，也能为分娩积蓄体力。最好1周3次，每次行走40分钟，出现肚子抽痛或异常症状时，要立即中断。游泳也是不会给腿造成压力的运动，1周游3次，每次30分钟最合适。最好选择游泳场馆人少、不拥挤的时间段，由家人陪同去，而且一定要注意卫生。

做体操有利于骨盆扩张

孕妇体操对腰痛、肩膀痛、缓解浮肿等有好处，也会提高分娩时骨盆的开关力度。腹部体操能提高会阴的伸缩性，要从怀孕16周开始坚持做，而髋关节体操能使骨盆扩张，只要每天坚持5 ~ 10次，分娩时就能见效。从怀孕中期开始做最好，从28周开始，每天坚持20分钟左右，不仅能平安度过怀孕后期，对顺产也有帮助。

用按摩来缓解身体紧张

足月时，上半身到下半身、下半身到上半身的血液流动不畅，经常会出现不适，不能轻松入睡。无法正常睡眠的话，孕妇的基础体力就会下降，不仅会出现各种妊娠问题，对胎儿的发育也会产生不好的影响。轻轻按摩手、脚、腿、肩膀等位置，缓解身体的紧张，就能减少足月时的吃力及分娩时的阵痛。养成就寝前15分钟、沐浴后按摩的习惯。

自我检查

哪些情况可能会难产

- [ ] 怀孕前体型较肥胖。
- [ ] 怀孕后体重增长15 kg以上。
- [ ] 收缩压高于120 mmHg。
- [ ] 诊断有妊娠中毒的可能性。
- [ ] 年龄在35周岁以上。
- [ ] 特别消瘦、柔弱。
- [ ] 浮肿严重或有糖尿病。
- [ ] 怀孕前有肠胃病。
- [ ] 身高150 cm以下。
- [ ] 腰痛严重或平时腰部较弱。
- [ ] 阴道内诊时，诊断为骨盆窄。
- [ ] 足月后一次都没有感觉到周期性假阵痛。
- [ ] 诊断为胎儿的头偏大。
- [ ] 足月时做阴道内诊，胎儿没有明显下坠。
- [ ] 怀孕期间几乎没做过运动。
- [ ] 怀孕期间压力太大。
- [ ] 最后1个月摄取高热量食物过多。
- [ ] 即使是小事也会常担心。
- [ ] 患有心脏病或肺结核。
- [ ] 初次分娩。

打钩项目有17个以上 | 难产可能性80% 孕妇的健康状况不好，分娩准备不足。为了储存基本体力，应该坚持做孕妇体操，为了消除不安，要多看一些关于分娩的书。

打钩项目有11 ~ 16个 | 难产可能性50% 是难产还是顺产的重要分界点。坚持散步或游泳等简单适当的运动，储存基础体力，同时充分摄取蛋白质和维生素等。

打钩项目有1 ~ 10个 | 难产可能性20% 孕妇的健康状态良好，顺产可能性很高。但是不能保证一定顺产，在均匀摄取营养的同时，做一些轻松的运动来保存体力，不要有压力，保持心情放松。

step 3

健康的孕期生活

这一部分开始，我们将教准妈妈学习从怀孕初期到后期的孕妇瑜伽。经常做瑜伽能预防各种问题，对顺产也有帮助。实施胎教时，通过和肚子里的孩子进行情感交流，能领悟到成为好妈妈的方法。虽然端正姿势是细微的小事，妈妈也不能忽视，因为怀孕期间端正的姿势会直接决定以后的健康。

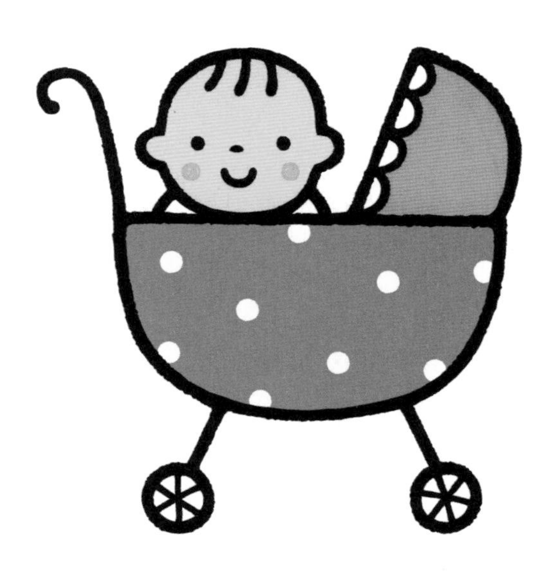

step 3

孕期生活

适合孕妇的运动

适量运动，不仅能使血液循环顺畅，预防怀孕期间的各种问题，还能让胎儿的成长发育更加顺利。孕妇需要适量做一些运动，才有助于体重管理，促进顺产。

孕妇运动的好处

调节体重、稳定情绪

适当的运动能给生活带来活力，可以调节体重，有助于孕妇度过健康的孕期生活。只要每天坚持适当的行走，就能消耗热量，锻炼肌肉，还很容易燃烧脂肪，有助于调节体重。

减少各种问题

运动能强化肌肉，能让孕妇更容易承受怀孕引起的疼痛。还能强化心血管系统，不容易疲惫，促进血液循环。血液循环通畅，就能缓和疼痛，也能预防浮肿。经常散步、练习腹式呼吸，可以刺激腹肌，帮助大肠运动，缓解便秘，对脏器机能强化也有很好的效果。

容易分娩

骨盆被沉重的子宫压迫，容易产生瘀血，孕妇经常游泳，就能减少瘀血，让腰痛、肩膀酸痛或手脚麻木等症状得到缓解，渐渐消失。游泳能让髋关节变得柔软，而髋关节在分娩时能起到关键作用，对顺产有很大帮助。同时也能练习分娩呼吸法，一举多得。

帮助胎儿大脑发育

如果血液循环顺畅，输送给胎儿的氧气和营养也会比较充足。多做有氧运动，体内氧气量就会增加，而氧气和营养的供给，是激活胎儿大脑所必需的物质。另外，也能更容易地排出体内新陈代谢的废物，促进胎儿的成长发育。

提升睡眠质量

到怀孕中期，体重大约比孕前增加 7 ~ 8 kg，很难再以平躺的姿势入睡。从 5 个月开始，肚子会突出，如果从现在起就坚持一些适当的运动，能提高能量消耗，减少体内堆积的不需要的脂肪，有利于调节体重。另外，适当的疲劳感也有助于睡眠。

产后恢复快

分娩后体重自然会减轻，其中孩子、胎盘、羊水、血液的重量大约为 4 ~ 6 kg。剩下的体重在产褥期，随着子宫收缩会逐渐减轻。怀孕期间采取适当运动来锻炼肌肉，在产后子宫收缩会更好，身材也很容易恢复。有弹力的肌肉在分娩后能起到收缩骨盆的作用。

适合孕妇的运动

有助于顺产的游泳

游泳最大的好处是在水里感受不到肚子的重量，身体能自由自在地活动。因为是全身运动，也会给平时不用的毛细血管输送氧气，促进新陈代谢。最好怀孕之前就有游泳的习惯，从怀孕16周开始，1周游泳2～3次，每次30分钟～1小时最合适，但不要采取蝶泳等有负担的姿势。有妊娠中毒症、糖尿病、心脏病，高龄，有流产或早产经历的孕妇，在准备游泳前要先咨询医生。

● 在入水之前先用热水暖一下身体，做一些准备运动来放松肌肉。因为突然的温度变化会刺激子宫。有流产危险的怀孕初期或后期最好避免，后期动作迟钝，一不小心可能会发生事故。

有利于胎儿健康的散步

每天坚持在固定的时间散步，对孕妇来说也是充分的运动。这种运动不会给腰、腿造成负担，不仅能锻炼肌肉，还能给肺部供给比平常多2～3倍的氧气，有助于胎儿的成长和大脑的发育。

● 每天30分钟～1小时最合适。抬高肚子，收紧骨盆和大腿内侧的肌肉，慢慢行走。要直起腰，肚子往后靠。避免台阶和上坡，也不要去人多的地方，如果出现肚子变硬或疼痛，要赶紧停止。

稳定心情的瑜伽

孕妇瑜伽和一般瑜伽不同，大多都是躺或坐都能做的，也很容易学会。通过呼吸，可以让人变得清醒，对稳定情绪有一定效果。练习瑜伽还能缓解疲劳和紧张，积蓄肚子上的力气，让骨盆变得柔软，有助于顺产。熟悉分娩呼吸法，对顺利分娩很有帮助，如果分娩时掌握好呼吸的节奏并且保持顺畅，也能减少阵痛。但是，怀孕期间身体会分泌一种能缓解疼痛的激素，让韧带处于松弛状态，如果不注意，可能会给身体造成负担。所以如果感觉到疼痛，就要换一个动作或马上休息。

● 瑜伽要在早上起床、饭后2小时或睡觉前做。做之前最好去趟厕所，让身体放松。做不来的动作不要勉强，慢慢反复练习，直到熟练掌握。最好从简单动作开始练。

预防各种怀孕问题的体操

体操大体上由丹田呼吸、联想法、促使身体柔软的体操等构成。丹田呼吸是分娩时的呼吸法，有助于给胎儿和孕妇供给充足的氧气；联想法能促进呼吸循环、稳定情绪，对胎教也有效果；体操动作能均匀刺激骨盆、腰、背、脖子等处，预防腰痛或浮肿等问题，还能矫正骨盆和腹肌，让身体活动起来更轻松，有助于顺产。

● 胎盘大约在怀孕16周左右完成，从此开始每天5分钟，以舒缓身体的心情，轻松地运动吧。

缓和肌肉紧张的胎教芭蕾

胎教芭蕾一般由伸展运动为主的动作构成。平常用不到的骨盆能得到锻炼，帮助骨盆在分娩时顺利打开。大多利用腹式呼吸，氧气供给量增多，也有助于激活胎儿的大脑。最好从怀孕中期13～15周开始，并且仅限于没有早产危险和其他疾病的孕妇练习。

需要避免的运动

爬山

怀孕后受黄体酮的影响，韧带变得柔软、松弛。而爬山时肩膀上需要背背囊，关节很吃力，会给松弛的韧带带来负担。

慢跑

因为乳腺发达，会给变大的乳房带来冲击。容易给脊椎、背、腰、骨盆、屁股、膝盖等位置造成负担，要尽量避免。但是平时经常慢跑的人则另当别论。在孕期最好避免开始新的运动。

仰卧起坐

腹部肌肉随着子宫变大，会从中间分开。躺着做仰卧起坐，会让分裂的腹部肌肉幅度拉宽。肌肉拉宽会让肚子增大，在分娩后扩张的腹部肌肉，可能需要很长时间才能恢复。

骑自行车

在平坦的路上或很窄的街上没什么大问题，但是下坡路或上坡路踩着脚蹬子，会给肚子造成强烈冲击，尽量还是不骑自行车为好。

特别提醒

运动时多喝水，子宫不收缩

运动前后、运动过程中都需要持续地摄取水分。如果子宫收缩或体温上升，孕妇和胎儿都会很危险。运动前喝200～400 ml水，运动过程中也要每隔15～20分钟适量补充水分。

step 3

孕期生活

练习孕妇瑜伽

练习孕妇瑜伽，有助于血液循环和预防怀孕期间的各种问题；熟练掌握分娩呼吸法，对顺产也有很大帮助。来学习一下从怀孕初期开始到足月为止，比较实用的孕妇瑜伽吧。

孕妇瑜伽的好处

预防、减轻浮肿

能够预防由于血液循环和激素分泌不畅而出现的浮肿或各种妊娠问题。可以放松紧绷的肌肉，缓解由于子宫变大而对胃和心脏造成的压迫。

稳定心情

通过稳定的呼吸和冥想，可以帮助摆脱分娩的恐惧、育儿的不安，找回心灵的安定，也有助于身体休养。

创造好的子宫环境

从怀孕初期开始每天坚持做，可以让子宫趋于稳定，让胎儿顺利生长，创造出有利于胎儿发育的胎内环境。

容易分娩

不会给身体造成负担，让会阴部扩张，变得有弹力，还能使骨盆变得柔软。因为是矫正脊椎的动作，每天坚持做可以端正骨盆和腹肌，有助于顺产。

产后身体恢复快

不仅可以培养孕妇的身体柔韧性，也能锻炼肌肉，还能在产后帮助子宫收缩、收紧骨盆，有助于产后恢复。

孕妇做瑜伽的方法

做准备运动和整理运动

运动前做一下准备动作，稳定呼吸，舒缓身体。结束后不要马上站起来，先坐着，慢慢地稳定呼吸。做不来的动作不要勉强，首先要从能做的动作开始，坚持不懈地重复，让身体熟悉整个过程。

1 周 3 次，每次 30 分钟

1 周至少做 3 次以上，才能看到效果。1 天 15 ~ 20 分钟就可以。固定好时间，最好每天在相同时间段做，如果身体觉得没负担，做 30 ~ 40 分钟效果最好。

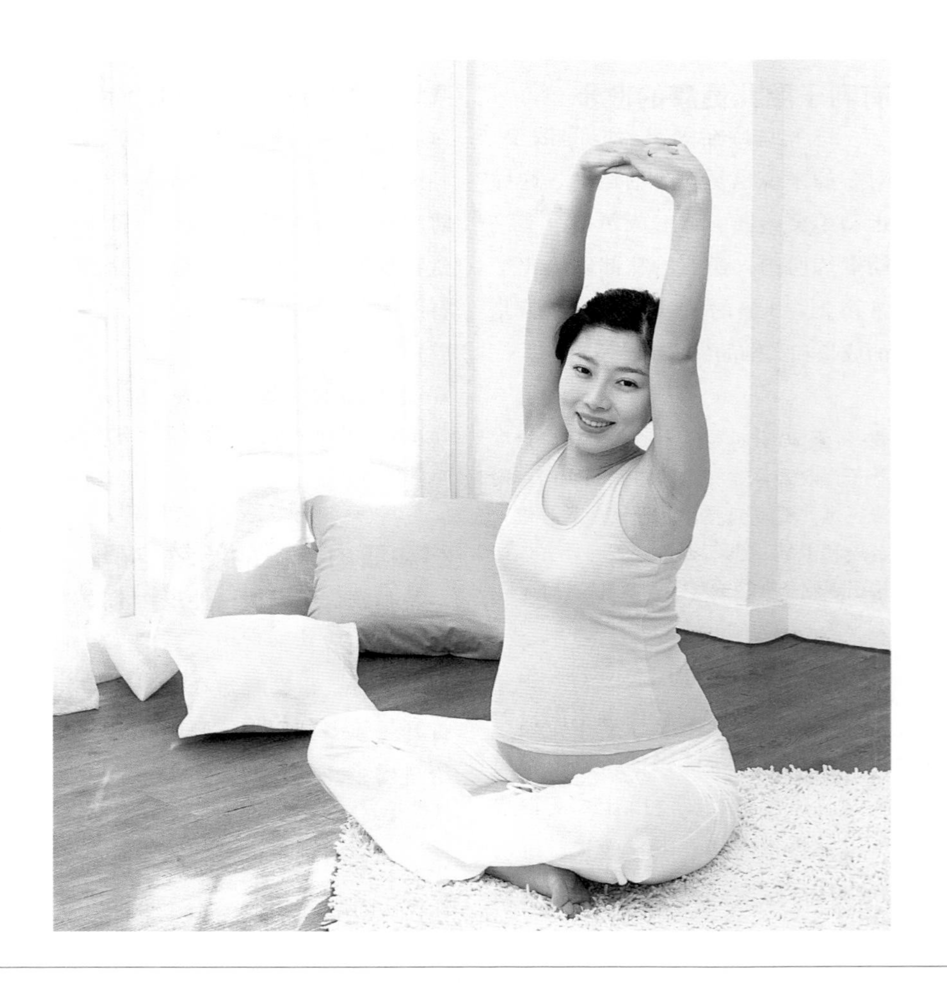

怀孕初期 | 锻炼关节，放松身体

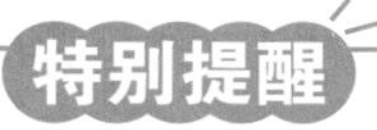

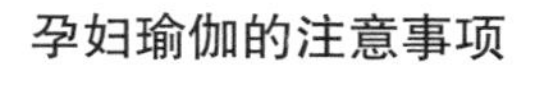

特别提醒

孕妇瑜伽的注意事项

1. 避免空腹和洗澡后做 可以在饭后 2 小时或睡觉前做。沐浴后做可能会对心脏造成负担，要尽量避免，做完瑜伽后马上洗澡也不好。不要在又硬又凉的地上做，可以铺一层薄垫。
2. 尽量不要出汗或喘粗气 在瑜伽过程中，一有疼痛就要马上停止一切动作，休息。不要做到出汗或喘粗气的程度。和大幅度的运动相比，瑜伽更接近于身体舒展运动。
3. 先咨询医生是否可以运动 即使没有出格的动作，也要先咨询医生，即使已经开始运动，也要再次确认身体状态是否允许。
4. 不做给身体带来负担的运动 从怀孕 13 周以后可以开始运动，如果没有异常，可以一直做到预产期之前。但不要一开始就想着把所有动作都做得准确无误，最好只做自己能做到的动作。在瑜伽的过程中，如果肚子变硬、疼痛、有胎动，就要暂时停止运动，整理呼吸。

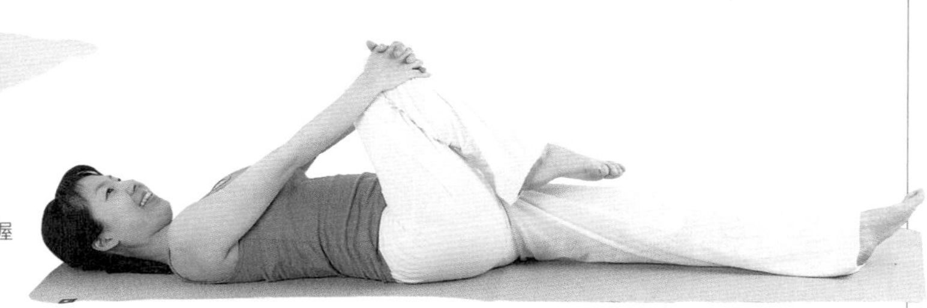

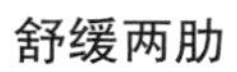

舒缓两肋

1. 跪坐地上，两手放在身体两侧，稍微和身体保持一点距离，轻轻握起拳头。
2. 双臂一边慢慢往上抬起，一边往外吐气。反复 5 ~ 6 次。

效果 | 缓解紧张的两肋，矫正下垂的肋骨。

伸展腿部

1. 平躺地上，右腿弯曲，两手抱住膝盖往肚子的方向拉扯。
2. 左腿伸直，脚尖竖直。双腿交替，以相同方法反复练习。

效果 | 锻炼肠胃，帮助消化，消除腹泻和便秘。

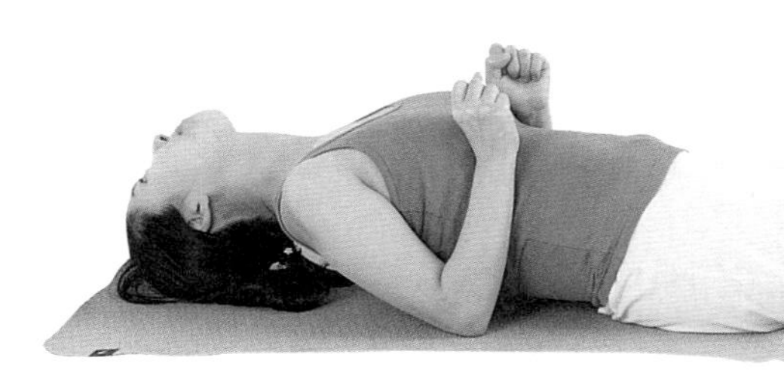

鱼式

1. 平躺，双腿整齐地合并，两边胳膊肘弯曲后立起。
2. 把胸抬高，让头顶触到地面。保持这个姿势，同时深呼吸 3 ~ 5 次。

效果 | 不仅对胎儿的大脑好，而且能帮助发育。

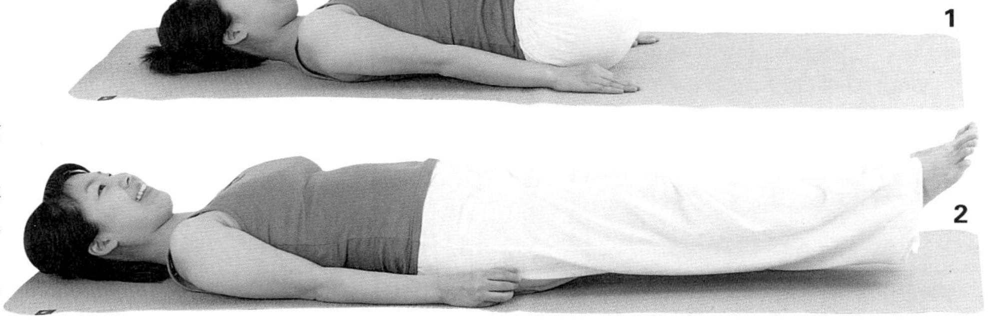

膝盖运动

1. 背靠地面躺下，双手放在身体两侧，双腿弯曲。
2. 一边吸气一边把腿弯曲，然后再一边吐气一边把腿伸直，慢慢放下。重复 3 ~ 4 次。

效果 | 强壮膝关节，即使体重增加，也不会给膝盖造成负担。

怀孕中期 | 让腰部强壮，骨盆柔软

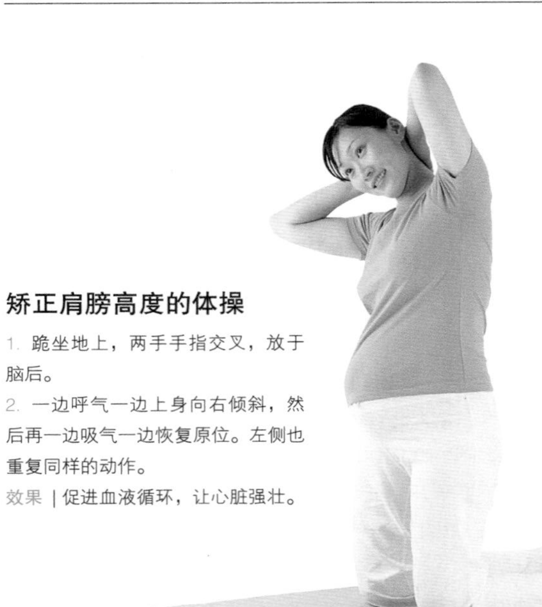

矫正肩膀高度的体操

1. 跪坐地上，两手手指交叉，放于脑后。
2. 一边呼气一边上身向右倾斜，然后再一边吸气一边恢复原位。左侧也重复同样的动作。

效果 | 促进血液循环，让心脏强壮。

转动上身

1. 跪坐地上，肘部弯曲，和肩膀等高。
2. 重复吸气、呼气，上身向左右快速转动。

效果 | 矫正脊椎位置，缓解腰痛。

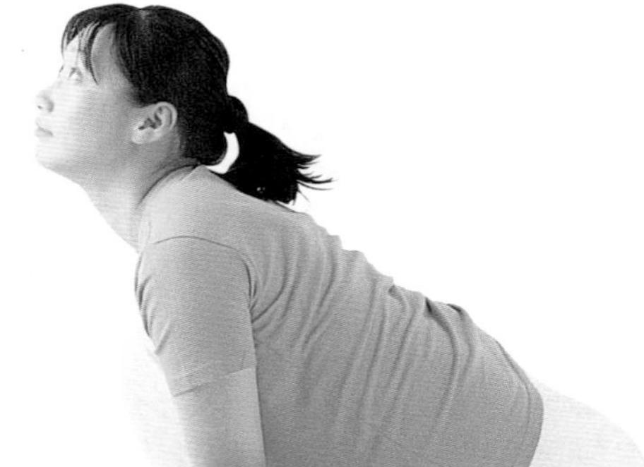

太阳礼拜体操

1 右腿弯曲后立起，左腿向后伸，脚背触及地面。
2 两只胳膊放在右脚两侧，上身后倾。

效果 | 刺激腰椎和脊椎，预防痔疮。

腿部强化体操

1. 站直后，两腿张开，与肩同宽，手放腰后。
2. 腿稍弯曲，10秒内慢慢蹲下，一边吸气一边慢慢站起。重复10次。

效果 | 增加下体力量，增强疾病抵抗力。

腰部松弛体操

1. 双腿前伸，适当张开。两手放背后，支撑地面。
2. 一边呼气一边抬高屁股。重复3～5次。

效果 | 锻炼骨盆和腿部肌肉，让血液循环通畅。

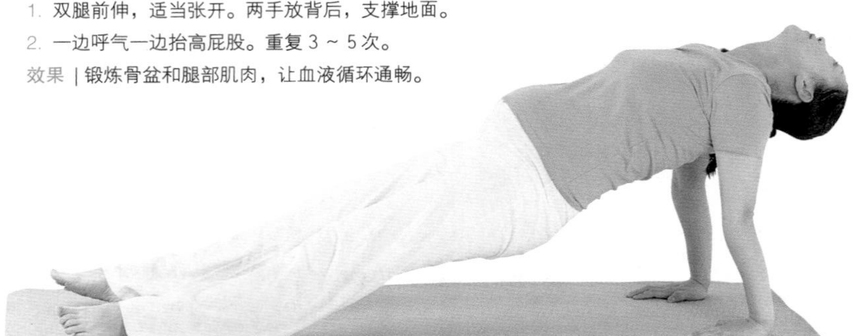

特别提醒

出现什么情况后要马上停练瑜伽

怀孕期间，身体会分泌缓解疼痛感的激素，很容易运动过度而不自知。运动时稍微感觉到疼痛就要马上停止。在做张开双腿的动作时，如果感觉阴道内进了空气，要马上停止一切动作，采取舒适的姿势，让空气排出。

怀孕后期 | 熟悉呼吸法，打开骨盆

合掌体操

1. 跪坐地上，双手合十，放在胸前。
2. 在10秒内用力向右推，并用力收紧肛门。让两只胳膊成一字形。左右反复交替，重复5次。

效果 | 强化心肺机能，有助于血液循环。

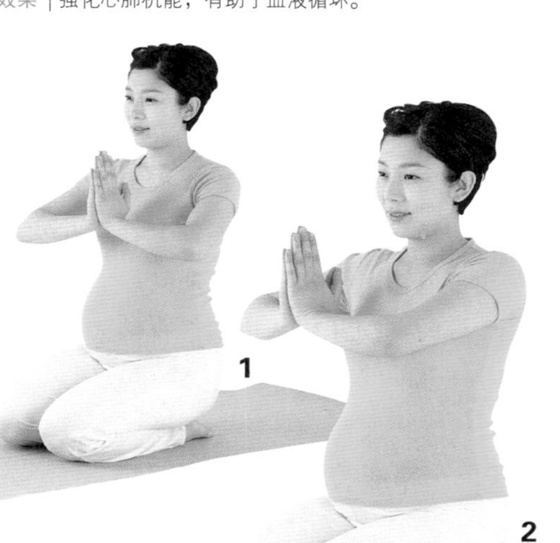

1

2

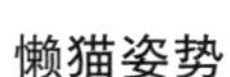

1

2

懒猫姿势

1. 双膝着地，呈趴伏姿势，一边呼气一边抬高后背，低头。
2. 一边吸气一边仰头，屁股往上抬高，降低腰的高度。

效果 | 让身体柔软，促进血液循环。

伸腿

1. 坐在地上，用右手抓住右腿的脚腕，左手放在膝盖上。
2. 一边做吸气、呼气的动作，一边把右腿抬高，用左手按压膝盖。左腿重复同样的动作。

效果 | 拉长髋关节，让腰左右的力量均衡。

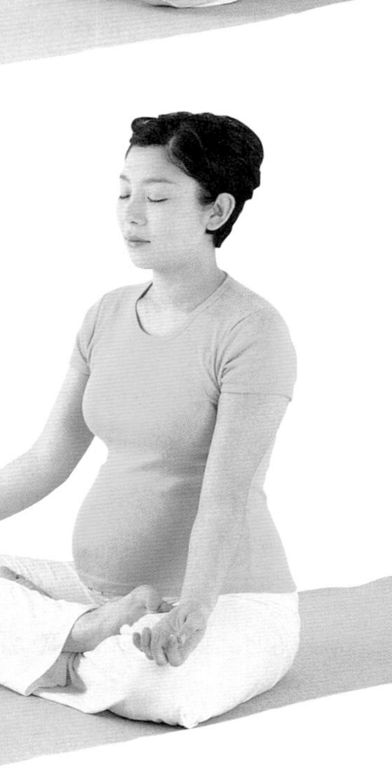

完整呼吸

1. 半跏趺坐（盘坐），用鼻子吸气。先感觉小肚子里充满气体，然后是胸，最后是肩膀，依次充满。
2. 呼气时先把肚子收缩，把肚子里的气呼出，然后再把胸口和肩膀的气体深深长长地呼出。

效果 | 腹式、胸式、肩式呼吸同时进行的完整呼吸，有助于熟练掌握分娩呼吸法。

蝙蝠姿势

1. 坐下后两腿最大限度地张开，两手向前支撑地面。
2. 以拉长腰和骨盆的感觉为准，身体慢慢地向前低下。

效果 | 促进排泄，增强下体力量。

step 3

孕期生活

孕妇的每月健康菜单

多吃好的食物不一定好。怀孕时该吃什么，什么样的食物该怎么吃，直接关系到妈妈和胎儿的健康。

饮食带来的影响

促进孩子的大脑发育

人的大脑由160亿个脑细胞构成，其中140亿个脑细胞是在妈妈肚子里的胎儿期形成的。为了帮助胎儿的大脑发育，最好摄取好的食物，并给予适当的刺激。怀孕初期是胎儿的中枢神经系统形成的重要时期，需要特别注意。

打下一生健康的基础

万一在妈妈肚子里不能正常发育，孩子出生后会经常生小病，体质弱。胎儿通过妈妈摄取的食物维持生命，形成身体各个器官并发育成长，孕妇在怀孕期间摄取什么样的食物及如何摄取，直接关系到胎儿的健康。

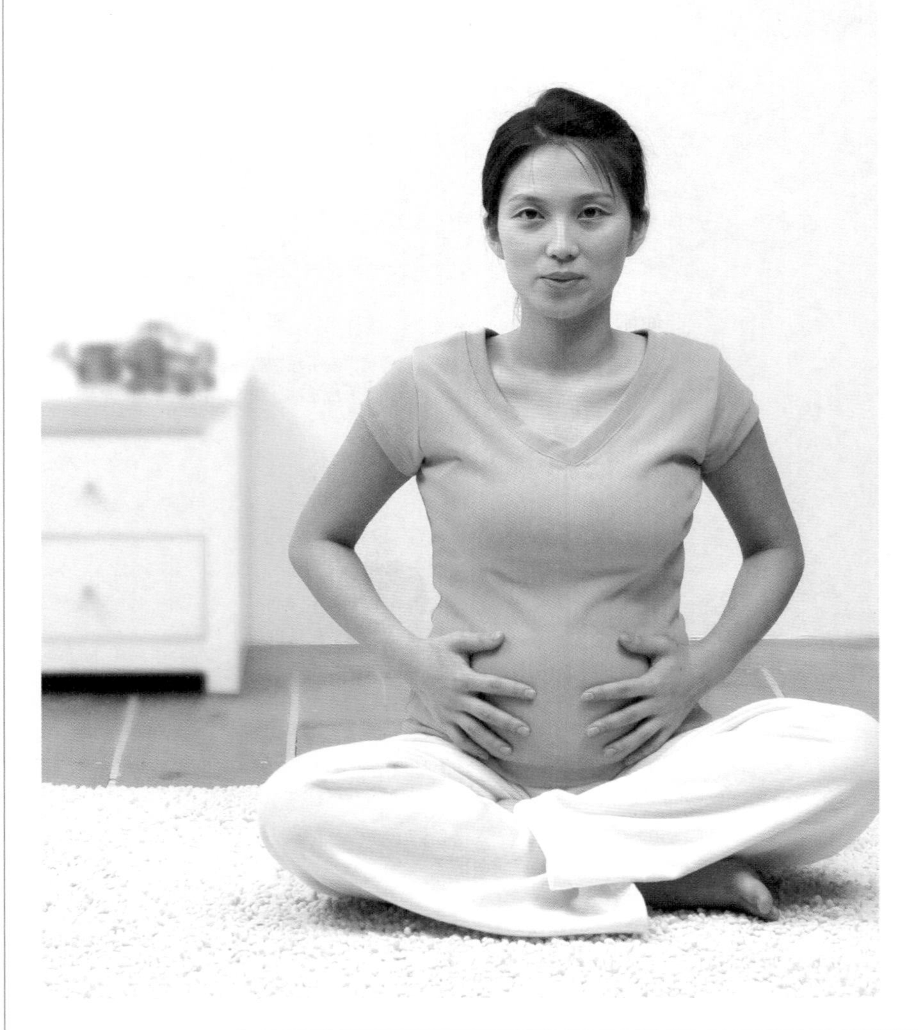

养成良好的饮食习惯

如果怀孕期间经常喝可乐，吃拉面、饼干等酸性食品，孩子会变成酸性体质。酸性体质的孩子容易情绪不安、精神散漫、神经质等。如果想生一个情绪安定的孩子，就要多摄取含钙丰富的食物。

每个月的健康菜单

怀孕2个月的菜单

此时是胎儿大脑开始发育的时期，需要摄取优质的蛋白质。蛋白质能提高大脑机能，是血和肉等身体各部分发育、成长所需要的重要营养素，在胎盘形成时也是必需的。另外此时还是孕吐开始的时期，要充分摄取能缓解孕吐的糙米、鸡蛋、绿色蔬菜、黑麦、豆腐、瘦肉、鱼、贝类等食物。

怀孕3个月的菜单

叶酸不足，胎儿容易形成神经器官异常、唐氏综合征、口唇炎症或上腭开裂等畸形。叶酸在细胞形成时发挥重要作用，要充分摄取。

多吃牛肉炒牛蒡或炒蘑菇、炒银鱼之类的富含蛋白质和钙的食物，能促进胎儿大脑发育。

怀孕 4 个月的菜单

孕吐结束，食欲变得旺盛。为预防肥胖要多摄取高蛋白、低脂肪的食品，如鱼类、豆类、牛奶等，避免过度摄取油腻的甜食、零食。

怀孕 5 个月的菜单

构成胎儿的骨头和牙齿的主要成分是钙，钙也能促进肌肉发育和心脏收缩。如果钙不足，不仅会让胎儿骨骼形成及发育变晚，也会导致骨软化症、骨质疏松症。所以要吃含钙丰富的牛奶、乳制品、鱼类、绿色蔬菜等。

怀孕 6 个月的菜单

此时是胎儿组织几乎发育完成的时期，要充分供给营养。可以制造红细胞的铁是最重要的营养素，应多吃牡蛎、文蛤等贝类，蛋黄、牛奶、绿色蔬菜、海藻类，还有青花鱼、沙丁鱼等青鱼类。人体只能吸收食物中含铁量的 10% ~ 15%，最好和维生素 C 一起吃，能提高吸收率。

怀孕 7 个月的菜单

有早产和妊娠中毒的危险，此时要减少盐分摄取。摄取盐分过多，会打破体内均衡，出现浮肿或高血压，所以要充分补充矿物质，维持体内均衡。可以用醋或柠檬来代替盐，利用酸味来调节味道。

怀孕 8 个月的菜单

需要能让胎儿的骨骼和肌肉变得更结实的营养素。绿色蔬菜和黑麦面包里锰含量丰富，而锰对骨骼构造的完成是必需的。铬有促进成长的功效，糙米、牛肝、蛤蜊、鸡肉等食物里铬的含量丰富。

怀孕 9 个月的菜单

为了让母乳充足，要均匀地摄取富含维生素 K 的绿色蔬菜和瘦肉，还有富含蛋白质和无机物的鱼类、豆类、牛奶、糙米、海藻类等食物。绿色蔬菜里的 B 族维生素对于缓解怀孕后期的腰痛和肩膀酸痛等很有效果。

怀孕 10 个月的菜单

多吃牛肝、西红柿、鸡蛋、紫菜、老南瓜等富含维生素 A 的食物，有助于培养胎儿的免疫力。维生素 A 能提高孕妇的物质代谢机能，参与即将分娩的胎儿的发育和成长，提高对细菌的抵抗力，所以要充分摄取，但也不要过度。

不同孕期的推荐食品

怀孕初期

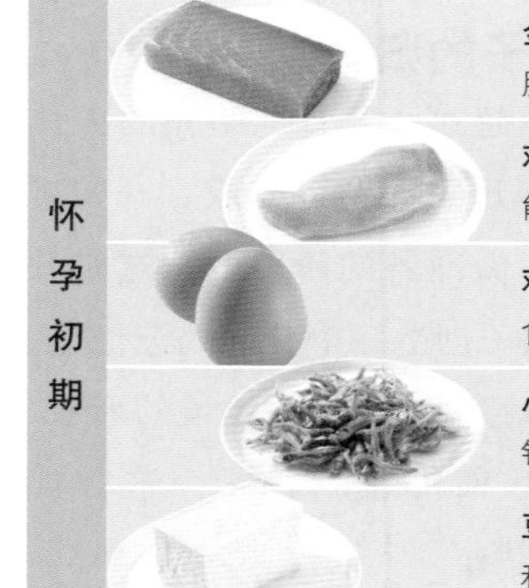

金枪鱼 | 富含有助于头脑发育成长的卵磷脂和 DHA。要在胎儿大脑形成的怀孕初期吃。

鸡胸肉 | 是帮助铁吸收的高蛋白食品。有助于胎儿大脑发育，也能让胎儿身体变得强壮。

鸡蛋 | 形成胎儿肌肉和身体器官的基础，是最基本的蛋白质代表食品。

小银鱼 | 如果怀孕初期没有好好吃，胎儿会从妈妈的骨头里夺取钙质，分娩后产妇容易得骨质疏松症。

豆腐 | 具有代表性的高蛋白食物，含钙丰富，有助于胎儿的肌肉和骨骼形成。

怀孕中期

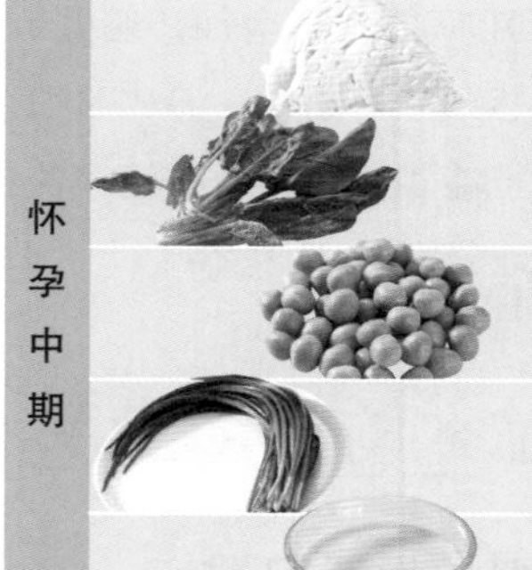

卷心菜 | 富含有助于胎儿的骨骼和牙齿形成的钙和磷，还能促进细胞组织形成。

菠菜 | 让妈妈和胎儿的骨骼变得结实，帮助妊娠纹严重的孕妇增强皮肤弹力。

豌豆 | 蛋白质和维生素 A 能促进胎儿的组织和骨骼成长，在成长速度快的中期是必需的营养素。

韭菜 | 帮助骨骼和牙齿的形成。热量低，也有助于调节体重。

牛奶 | 含钙、磷、维生素较多，但要尽量喝低脂牛奶。

怀孕后期

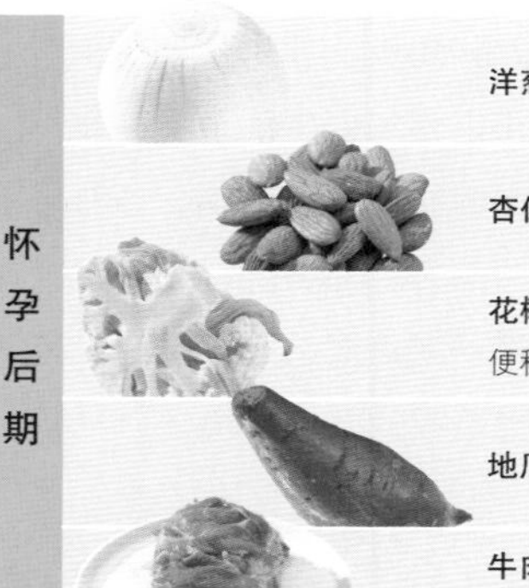

洋葱 | 含锌丰富，能培养胎儿免疫力。

杏仁 | 去除积蓄在体内的废物，能有效缓解孕妇的身体浮肿。

花椰菜 | 帮助胎儿的铁吸收和骨骼形成。膳食纤维丰富，适合在便秘较严重的怀孕后期食用。

地瓜 | 膳食纤维丰富，能预防消化不良和便秘。

牛肉 | 如果到足月时体重还增加，可能导致难产，所以要吃高营养、低脂肪的牛里脊。

step 3

孕期生活

了解胎教

胎教的目的不是教胎儿什么，而是为了创造一个理想的胎内环境。在开始了解多样的胎教方法之前，要先了解胎教的基本常识。

培养胎教的心态

学习和胎儿共存的生活法

胎儿心理学表明，胎儿从受精那一瞬间开始就产生了意识。对肚子里的生活具有记忆，胎儿在肚子里心理也会受到伤害，五感发达（五感指视觉、听觉、嗅觉、味觉、触觉），能感受疼痛。

孩子会独立成为一个生命体，所以，从受精的瞬间开始，肚子里的孩子就享有独立的人格待遇，而学习和孩子共存的生活方法，就是胎教的基本。

注重和胎儿的情感交流

要实现好的胎教，需要孩子和妈妈心灵相通。让孩子理解妈妈的感情，妈妈要拥有不管做什么事都是和孩子一起做的想法。为了让孩子有归属感，最好的方法就是交谈。把状态和想法告诉肚子里的孩子，倾听孩子的语言（胎动）。

创造孩子心灵的基础

科学证明，孕妇的心情或状态会给胎儿造成影响。如果夫妻关系不好，胎儿经常听到夫妇吵架，出生以后很可能会遇到精神上、肉体上的障碍，孕妇感觉很幸福，并且经常听到好的声音，对大脑产生不良影响的压力激素分泌会减少，胎儿的大脑也会充满活力。所以要经常看美丽的事物，听好听的声音，使用让人心情愉悦的语言，这些都是形成美好心灵的基础。

培养孩子的归属感

怀孕超过8个月，胎儿的人体所有机能几乎都发育完成，开始进入为诞生做准备的阶段。从这时开始，给孩子创造一个良好的记忆吧。在脑海中浮现让你心情愉悦的形象，然后把形象传递给孩子，这叫作“形象联想法”。

联想心情好的事物，在这个过程中内因性吗啡分泌增加，胎儿和妈妈都会感到心情愉悦。养成习惯，到分娩时也能相互协作，减轻痛苦，可以顺利地分娩。

实践胎教的生活指南

养成规则的生活习惯

胎儿通过母体感受黑白，能区分出白天和黑夜，如果孕妇生活不规律，胎儿也会失去生活节奏。跟失去生活节奏的胎儿大声交谈，或长时间给胎儿听音乐，会给胎儿造成压力。比起胎教，更重要的是创造一个能让胎儿享受胎教的安定环境。

妈妈体力好，孩子更聪明

爸爸给胎儿大脑带来影响的只有遗传因子，但妈妈健康的身体，比遗传对孩子智力的影响更大。通过妈妈提供的营养，特别是蛋白质，能制造出胎儿脑细胞中最重要的神经细胞。健康的子宫和安定的胎内生活是以孕妇体力为基础的，所以孕妇的心理和身体健康都不能忽视。

调节情绪，消除不安和压力

孕期的不安，可能会引起死产、胎儿发育延迟、胎盘形态方面的变化等。研究显示，长时间受到压力的胎儿，不仅会在精神方面受到影响，连大脑构造也会受到影响。为了不让肚子里的孩子受到压力激素的影响，要经常保持心情愉悦、安定。

经常抚摸肚子，享受散步

妈妈经常温柔地抚摸肚子，会对胎儿的大脑和情感发育带来好的影响。胎儿也能感受到妈妈充满爱意的抚摸。妈妈的感情会通过大脑传递，因此母体的满足激素分泌会变多。这种激素会通过脐带传递到胎儿的大脑，促进神经细胞的发育，使孩子精神安定，并获得满足感。

平时可以通过轻松的运动或散步，让羊水适当晃动，创造一个胎儿喜欢的环境。胎儿皮肤受到刺激、

胎儿的五感发育

	听觉	触觉	嗅觉	视觉	味觉
2个月				眼睛的视网膜形成	
3个月	外耳、中耳、内耳依次形成	能感受外部刺激，皮肤感觉开始发育			舌头表面的突起能感受到味道，味蕾开始发育
4个月	能感受到声音的刺激，开始聆听声音	手指和嘴唇感觉发达，开始吮手指	形成接收嗅觉信号的大脑部分	开始对光线做出反应	
5个月	传递声音的器官完成，开始识别妈妈的声音	性器官的感觉发达，男性胎儿会出现反射性勃起	形成闻到气味的嗅毛		
6个月	能区分妈妈的声音和其他声音	胎动变得活跃，通过皮肤能感受到羊水的晃动	鼻子能闻到气味，传达给大脑	眼睛能睁开或闭上	
7个月	能分辨出各个声音			能区别光线的明暗度	味蕾发达，能感觉到甜味或苦味等
8个月	大脑发达，能掌握声音的强弱和高低	有节奏的子宫收缩运动，可传递给胎儿愉快的皮肤刺激	能记住妈妈的味道		
9个月		对直接的外部刺激有反应		开始能看见物体	对于味道出现喜欢或讨厌等情感
10个月	对于声音出现喜欢或讨厌等情感				

心情变好的话，大脑也会受到刺激，有助于大脑成长、发育。

成为“话匣子”父母

五感中发育最快的是“听觉”，从怀孕5个月开始，胎儿就能听到外部的声音。经常给胎儿听经典音乐虽然好，但是承载着思想和感情的语言，才是积累感情的最好方法。事先给孩子定一个爱称，叫着胎儿的爱称，进行充满深情的对话，是很好的胎教法。

掌握多种胎教方法

音乐、美术、英语、对话等胎教法，最好能都实践一下。胎教就是让腹中胎儿的大脑细胞网变得细密，经过多样的刺激后会更有效。大脑突触（一个神经元与另一个神经元相接触的部位）连接网越细密，大脑发育越活跃，通过胎教受到更多刺激的胎儿，出生时会具有更加细密的大脑突触。

选择适合发育阶段的胎教法

五感发育的时期稍微有些不同，根据符合各个发育阶段的神经刺激来选择胎教方法会更有效。如果根据大脑发育进行胎教，能更加促进大脑的发育。在负责情绪的大脑发育期，不要给胎儿压力，通过对话胎教，经常让胎儿听听爸爸妈妈的声音。

努力观察美好的事物

经常看美丽的画或美好的风景，可以刺激胎儿的视觉，促进大脑发育和感觉器官发育。有专家说“老师10年的教育不如妈妈10个月的胎教”，所以，经常看漂亮的事物，会生出高贵端庄的孩子。

超实用的孕妇用品

step 3
孕期生活

孕期生活越来越稳定了，但是不方便的事情还是存在。下面列举了各种兼具实用性和便利性的孕妇用品，可以减少各种孕期不便，一起来关注一下吧。

孕妇内衣，不是选择而是必需

有利于血液循环和身材矫正

孕妇的身体从怀孕到分娩为止，胸会增加 2 个罩杯，腰增加 23 cm 以上，体重增加 10 kg 以上。这些变化从怀孕 4 ~ 5 个月开始正式出现，这时最好穿有伸缩性的、能支撑身体的孕妇内衣。如果内衣太紧，会妨碍血液循环，肌肉可能会肿胀或裂开，如果穿得太宽松，长出来的肉会下垂，产后也恢复不了。

一定要购买的孕妇内衣包括胸罩、内裤、塑身衣、腹带等。身体尺寸会持续增长，所以要酌情考虑，选择可以调节尺寸的产品。同时要注意选择不给皮肤带来刺激的棉质的、弹力好的产品。

胸罩

选择产后喂奶时也能穿的、前边能打开的款式。扣带部分幅度要宽，最好有 3 排扣。同时也要注意选择肩带幅度较宽、弹性又好的，这样才不会勒到肩膀上的肉，还可以充分包围整个胸部。

内裤

选择到肚脐以上的产品可以包裹肚子，让小肚子时刻保持温暖。仔细观察橡皮筋是否宽松，尽量不要压迫肚子。为便于尽快发现分泌物的异常，内裤最好选择白色棉质的。

塑身衣

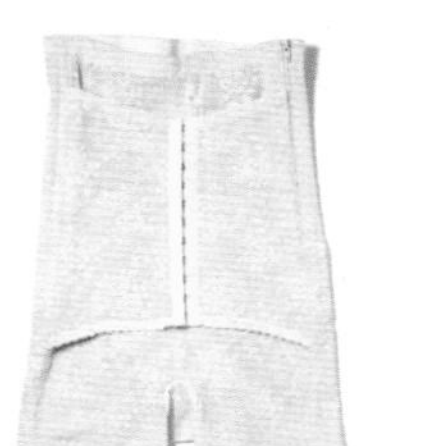

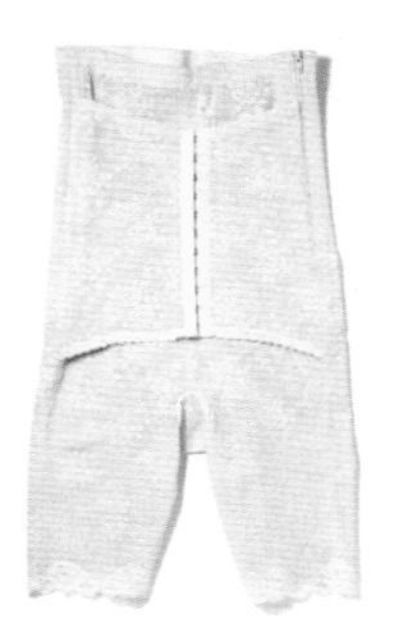

肚子变大，重量也增加，可能会引起腰痛，穿塑身衣可以在一定程度上缓解腰痛，对产后身材恢复也有效。让肚子周围保持温暖，能预防子宫收缩。最好选择能充分包裹肚子的、伸缩性好的产品。因为是贴身内衣，所以要仔细观察是否便于穿脱。

腹带

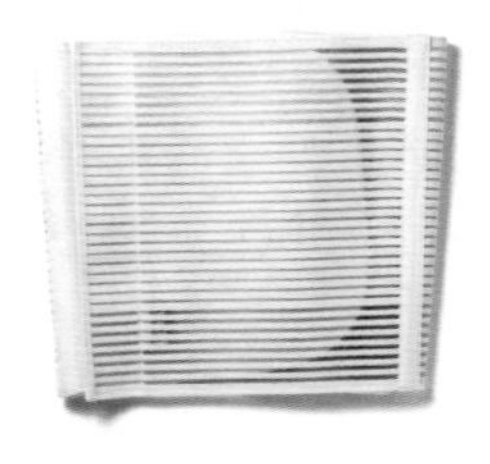

能有效代替塑身衣支撑肚子。使用腹带时不能让肚子有压迫感，要选择能很好支撑肚子、弹性好的聚氨酯材质的腹带，仔细观察连接的部位是否容易连接或打开。选择腹带和束腰内衣（收紧腰部的内衣，产后为矫正体形穿的）兼用的产品最划算。

> **特别提醒**
>
> **机洗内衣的注意事项**
>
> 清洗孕妇内衣时，不要使用纤维柔顺剂。因为分泌物多，纤维柔顺剂里的成分会和分泌物起化学反应，容易引发皮肤问题。尽量用手清洗，经常更换内衣，保持清洁。像胸罩或塑身衣等有伸缩性的产品，如果煮或使用漂白剂会容易松弛，需要特别注意。

减少烦恼的便利用品

防妊娠纹乳霜

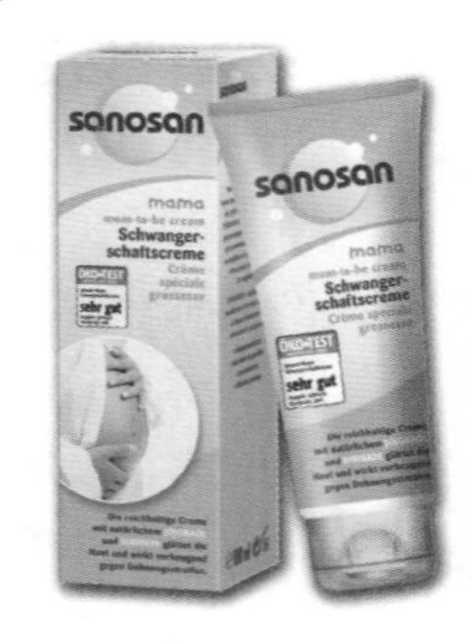

维生素 E 能有效渗入皮肤组织，预防和治疗产后妊娠纹，帮助皮肤恢复弹性。在皮肤容易裂开的部位，每天涂抹 1 ~ 2 次，并按摩 5 分钟左右即可。

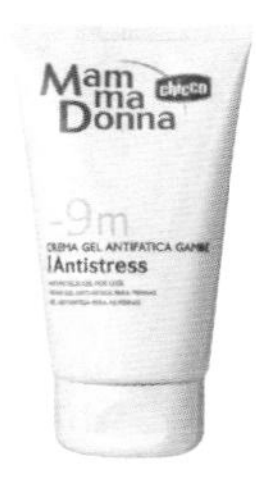

防浮肿乳霜

能促进腿部皮肤的血液循环，缓解腿部疲劳。把脚放进热水里揉搓一下，缓解紧张后，仔细地涂抹上乳霜，轻轻地按摩一下，会有清爽的感觉，既能很好地促进吸收，还有保湿的效果。

乳头专用乳霜

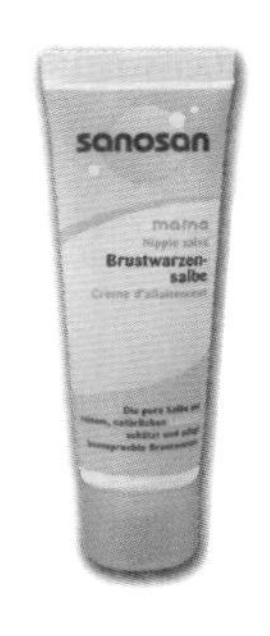

能预防由于乳房变大而引起的瘙痒和开裂，维持漂亮的乳头颜色。沐浴以后涂抹上乳霜，然后轻轻地擦掉，用拇指和食指按摩一下。

方便舒适的孕期用品

会阴部垫子

像新生儿矫正枕头一样，中间凹陷进去的坐垫不会刺激会阴部，坐着也舒服。临近足月或坐月子期间，在一般的沙发或地上坐一会儿屁股也会痛，如果使用专用坐垫，能减少会阴部疼痛。

乳房专用贴

根据人体工学设计，可以舒适地包裹起变大的乳房，缓解乳房疼痛。严重浮肿的腿、胳膊、肩膀等部位可以使用。产后乳房不适也能使用。

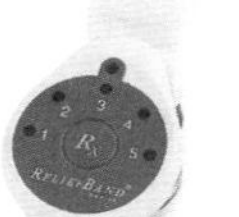

（孕吐）缓解带

将缓解带戴在手腕内侧，它会释放细微的电流，可以缓解恶心、呕吐等孕吐症状。像手表一样，又小又轻，使用起来便利，外出也能用。

体操球

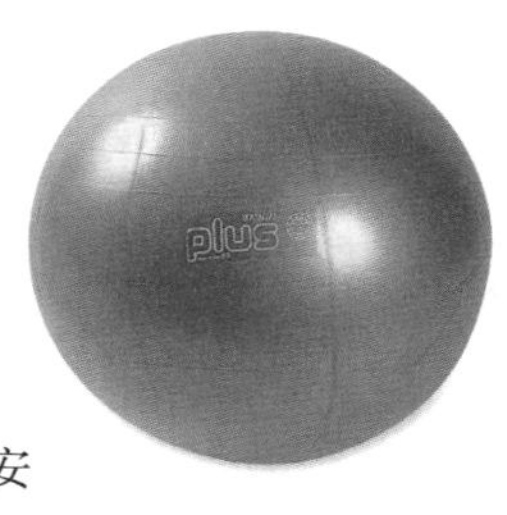

孕期体操使用，可缓解腰痛或肩膀酸痛。为安全起见，要选择弹性好、质量有保障的产品，避免使用时突然破裂。

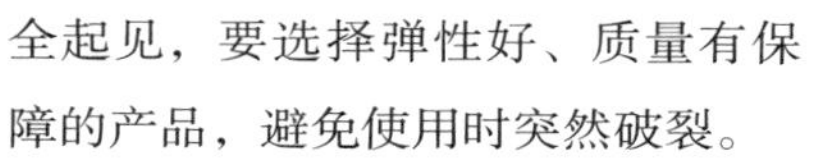

孕妇连裤袜

从腰到肚子下面的长度为一般长筒袜的 2 倍左右。最好选择能随肚子大小拉长的，并且里面附有保护带的产品。

膝盖保护带

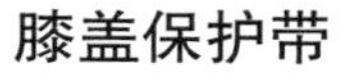

收紧膝盖和大腿，缓解大腿、膝盖的疼痛。选择弹性好的产品，这样即使长时间使用也不会滑落。

胎儿心音器

从怀孕 5 个月后开始，用听诊器可以听到胎儿心脏搏动的声音，把胎儿心音器放在肚子上也能听见。检查时确认胎儿体位后，放在胎儿的背或附近的地方能更清楚地听到。

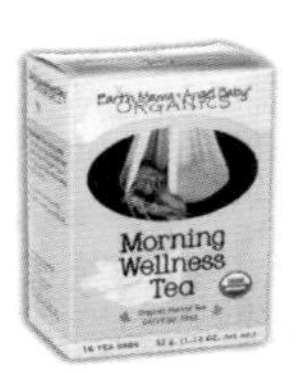

孕吐缓解茶

含有有机大姜根，能很好地缓解孕吐。

睡眠辅助垫

能帮助安心睡眠的舒适靠垫。侧躺时，不仅能支撑肚子，连后背、屁股和大腿也能支撑起来，非常柔软舒适，可以减少骨盆、腰和肩膀的疼痛。

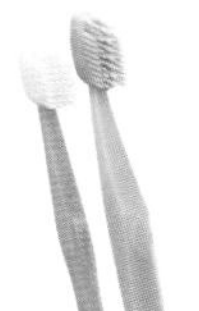

硅胶按摩牙刷

能保护孕后变得脆弱的牙齿和牙龈，是一种非常柔软的牙刷。坚持 1 天使用 1 次效果更好。

预防浮肿的袜子

促进血液循环，防止脚部麻木、浮肿。

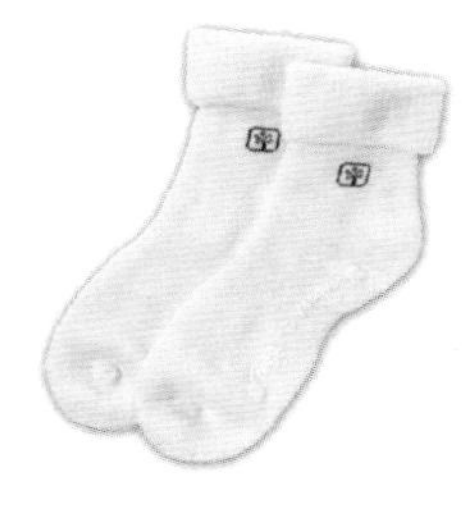

凹陷乳头矫正器

这种矫正器利用真空压力的原理，不需要特意做手术，就可以无痛矫正凹陷乳头和扁平乳头。有两种产品，一种是附着在胸罩上，日常生活也能使用的；还有一种是单独使用的。

step 3
孕期生活

如何安全地过性生活

孕期的性生活，尤其要小心，既不要因为担心对胎儿造成影响而一律避免，也不能不分情况和时期，毫无顾忌地享受。下面我们就来介绍一下，如何根据怀孕时期的不同，而采取安全的性生活方式。

怀孕初期的性生活

性欲减退或增加都可能

由于阴道壁变得柔软，有的人能感受到怀孕前感受不到的快感。但大部分人神经会变得敏感，由于担心胎儿早产或流产，会性欲减退。

插入太深会有危险

现在胎盘还没有完成，胎儿的状态还不稳定，需要特别注意。虽然温和的性生活不会有大问题，但是激烈的动作或过度兴奋，也会引起子宫收缩和出血，很容易造成流产或死胎。

插入浅一点，时间短一点

因为现在肚子还没有出来，还比较容易尝试一些体位，但是要选择活动少、不压迫肚子的体位，不要长时间维持一个动作。出现疼痛、出血、肚子抽痛等症状时，要马上停止。

怀孕中期的性生活

不要频繁过性生活

怀孕中期是孕吐和疲劳感消失、胎盘发育完成的时期，某种程度上减轻了流产危险，可以放心。没有避孕负担，再加上孕妇的身体已经适应了怀孕状态，性欲变得旺盛，因而性生活比以前更频繁，但越是

可以调节插入深度的孕期安全体位

怀孕初期

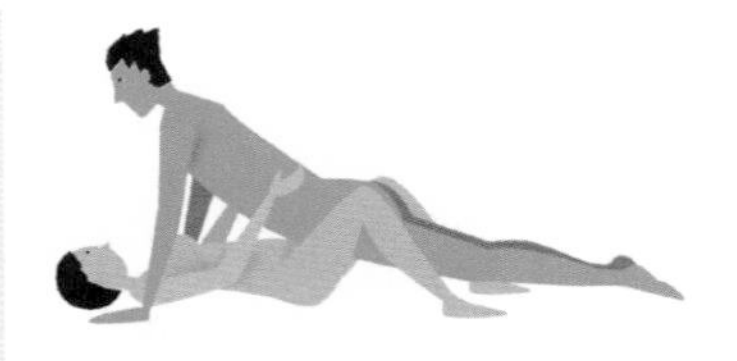

●**正常体位** | 不压迫妻子的肚子，插入也很浅。妻子的腿不能张开太多，这样插入才会很浅。

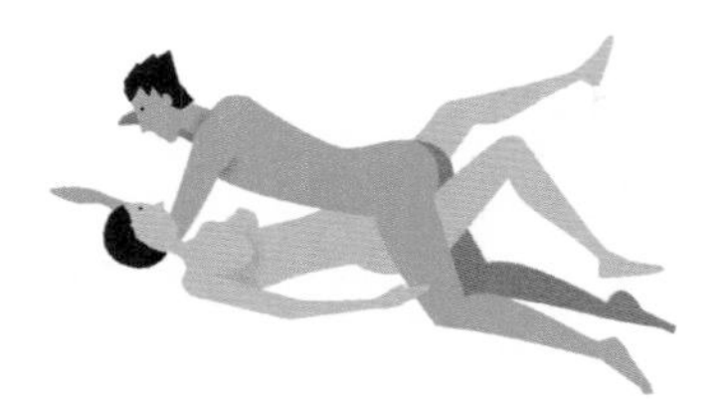

●**交叉体位** | 丈夫的身体稍微倾斜插入。不会插入太深，也能减少肚子的压迫感。

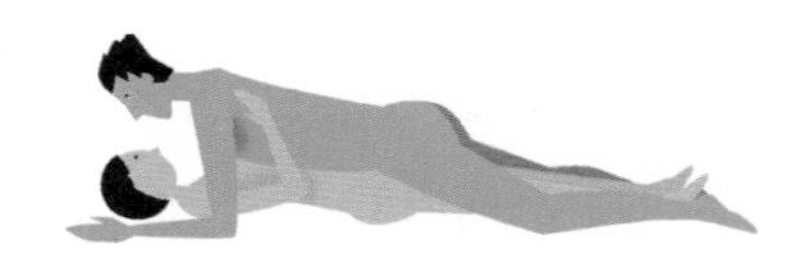

●**正常体位的变形** | 丈夫膝盖和胳膊立起，腰部抬高支撑身体，这样插入很浅，也不会压迫到妻子的肚子。

怀孕中期

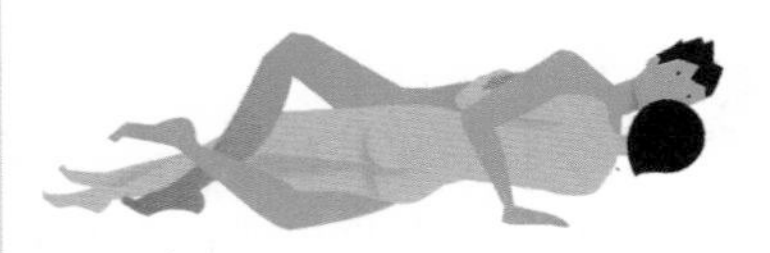

●**前侧位** | 丈夫离开妻子的胸部一段距离，斜躺着方便插入。不会压迫妻子的肚子，插入也很浅。

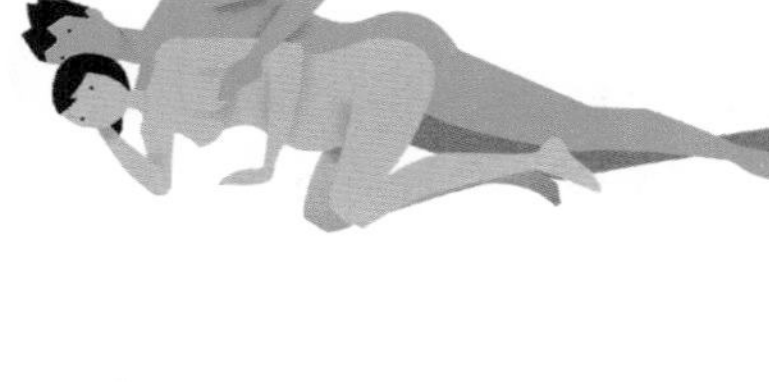

●**后侧位** | 丈夫爱抚妻子的胸部时，妻子上身稍微挺起，一侧用胳膊支撑身体。和前侧位一样，不会压迫到妻子的肚子，插入也很浅。

怀孕后期

●**后坐位** | 妻子的背靠近丈夫的胸，让妻子坐在丈夫大腿上，从后面插入。妻子尽可能将双腿并拢，丈夫爱抚妻子的胸部。

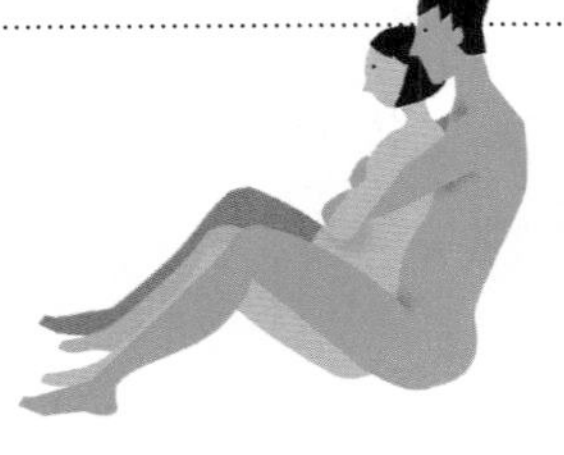

●**后侧位** | 妻子放松上身，枕着枕头以感觉舒适的姿势侧躺。妻子的肚子不会有负担，可以最大限度地减少阴道或子宫口损伤。

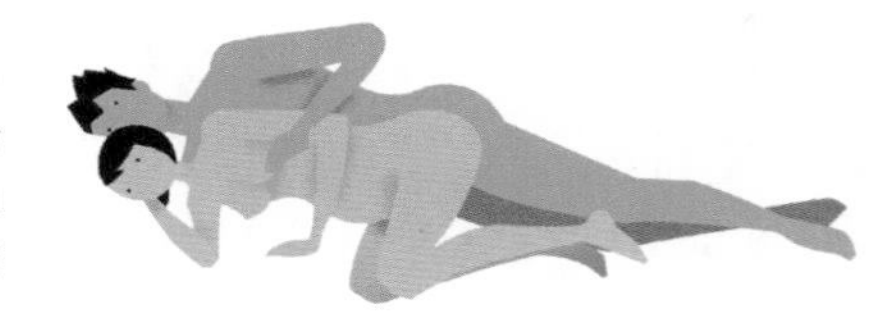

特别提醒

孕期禁止体位

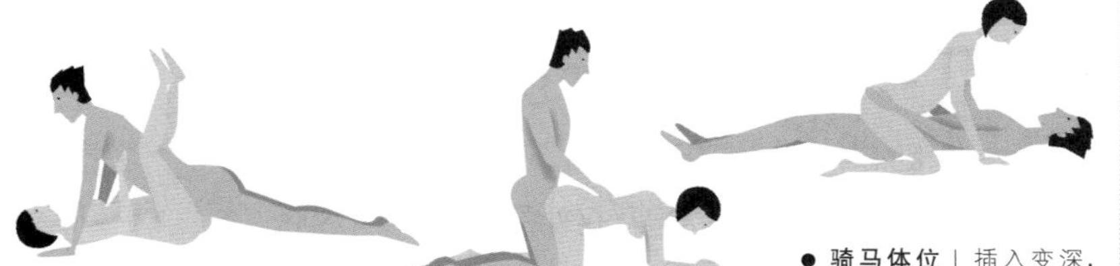

● **曲折体位** | 腿抬得越高，插入越深，刺激加强，可能会引起子宫收缩。在怀孕初期和后期最好克制。

● **后背体位** | 妻子的两条胳膊支撑身体，体力消耗很大。肚子往下垂、同时腰部弯曲的姿势，会使插入过深，容易刺激到子宫。

● **骑马体位** | 插入变深，可能会刺激到子宫，一不小心可能会让阴道受伤。是怀孕期间需要完全禁止的体位。

需禁止夫妻生活的情况

1. 不管什么原因导致阴道出血时。
2. 胎盘位于子宫口，或出现下垂等胎盘异常时。
3. 有习惯性流产或早产经历的情况。
4. 有早期破水经历的情况。
5. 感染性病的情况。
6. 怀有双胞胎的情况，从预产期2～3个月前开始，要禁止性生活。

这样越要小心，为了安全起见，性生活最好不要太频繁。

注意胎动

达到性高潮后，子宫会收缩，胎动可能会减少。大部分性爱结束后会变好，但如果胎动突然变得很频繁，说明胎儿很不舒服，最好换一个轻松的姿势，享受前戏过程，减少插入时间。如果这样还不行，要马上中断性生活，确认胎动是否恢复正常。

不压迫肚子的姿势是基本

因为子宫逐渐变大，肚子开始突出，要跟初期一样采取不压迫肚子的姿势，但需要更加注意。侧躺的后侧位更合适。如果妻子侧躺着腰部弯曲，丈夫可以很容易调节插入的深度。丈夫上半身立起，用胳膊肘和手掌支撑身体，能减少妻子腰部的负担。

怀孕后期的性生活

子宫口或阴道容易受伤

此时是身体为分娩做准备的时期，胸部变大等各种身体变化加剧，性欲自然减少。怀孕8个月后，临产在即，子宫口和阴道变脆弱，处于充血状态，很容易受伤，因此要绝对禁止激烈的性生活。

采取碰不到肚子的姿势

变大的子宫可能会压迫到血管，因此要避免妻子平躺的正常体位。后侧位比较合适，采取妻子活动少、又舒适的姿势，让丈夫变换体位。

最后1个月需要克制

如果有流产或早产危险，或出现前置胎盘，为安全起见，最好避免性生活。因为怀孕后期阴道内的酸度降低，细菌容易入侵，过性生活时可能导致细菌感染、羊膜破裂等，会增加早产危险。有出血或下腹疼痛等异常状况出现，或阴道不适感强烈时，要避免过性生活。

注意事项

减少次数，增加身体接触

受激素的影响，孕妇神经变得敏感，因此最好通过对话和其他身体接触来提高亲密感。与其勉强答应丈夫的要求，不如让丈夫理解自己的身体状态，增加其他的身体接触，寻找可以相互满足的方法。

充分的前戏

怀孕期间，阴道或子宫的黏膜充血很容易受伤，因此要在阴道充分湿润的状态下插入。因有感染的危险，在前戏过程中，禁止丈夫把手指伸进妻子的阴道内爱抚。

要使用避孕套

怀孕期间阴道壁相当敏感，分泌物会增加，很容易感染细菌。使用避孕套能防止细菌侵入。另外精液里含有促使子宫收缩的前列腺素，并且精液是酸性的，会引起子宫收缩，有早产的危险，因此怀孕后期需要使用避孕套。

不过度刺激乳头

刺激乳头时，身体会反射性地分泌催产素，促进子宫收缩。有早产或流产可能的高危孕妇，乳头不宜受过度刺激和抚摸。

性生活前后清洗干净

孕期阴道黏膜变得敏感，很容易滋生细菌，如果进行性生活，更容易感染。尤其是男性生殖器不干净的话，很容易附着异物，也有可能感染性病，所以怀孕期间过性生活，之前之后一定要清洗干净。

step 3

孕期生活

孕妇开车的注意事项

到预产期1个月之前，即使开车也没什么大问题。但是要遵守几个注意事项。为了安全舒适地驾驶，准妈妈们，你们一定要仔细看下面的内容哦。

孕妇开车指南

32周以后不要开

开车技术熟练的孕妇，在平坦的道路上开一会儿车也没有关系。但如果怀孕超过32周，肚子鼓出来太多，不仅操作方向盘很困难，坐在驾驶座上也很不舒服，此时最好避免开车。有流产或早产可能性的人，要尽可能避免开车，也不要长时间坐车，不要进行长距离的旅行。

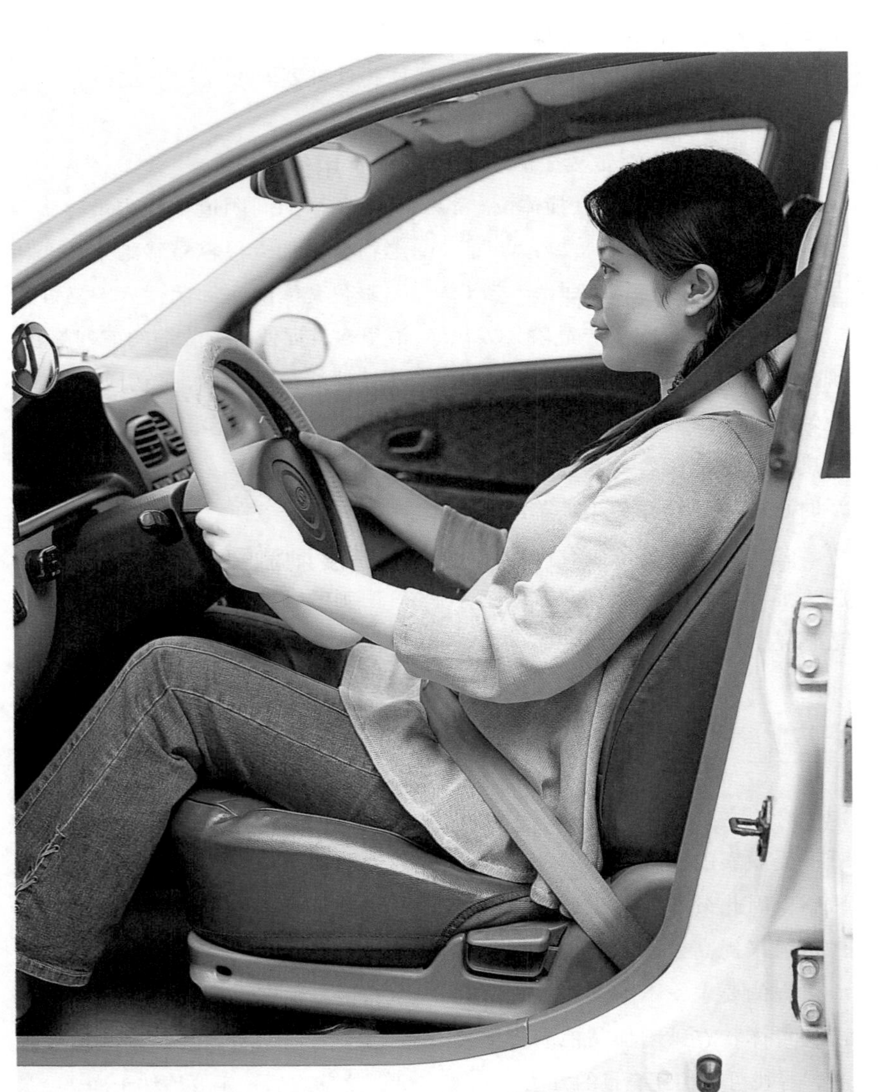

身体状态不好时不要开

开车需要集中精神，很消耗体力。加上孕妇在怀孕期间一般反射神经迟钝，应对突发状况的能力会比平时低。受怀孕激素的影响，孕妇很容易感到疲劳，也会出现记忆力减退、视力异常。睡眠不足时、孕吐严重时、身体状况不好时不要开车。

不要弓着背开车

使劲弓着背开车，会引起早期阵痛。相反，如果拓宽车座之间的距离，让背和座椅成直角，会给肩部造成负担，很容易感到疲劳。座椅和靠背的角度在110° 最合适，不要让靠背和后背之间产生缝隙，要让屁股最大限度地靠紧座椅，以端正的姿势驾驶。

开车时间别太长，注意休息

在不通风的地方待得太久，会发生眩晕症，所以要随时打开车窗，通风换气。注意不要长时间开车，因为开车时容易感到疲劳，还可能发生肚子抽痛等问题，所以最好不要超过1小时。最好每隔1小时休息10 ~ 15分钟，从车里下来走走，有助于血液循环。

小贴士 在严重晃动的车里待得太久，很容易感到疲劳或肚子抽痛。

一定要系安全带

如果因为不想压迫胎儿，就不系安全带，那是错误的，绝对禁止。安全带一定要系，但在系安全带的时候，可以避开突出的肚子，把支撑腰部用的软垫垫上，这样会比较舒适。怀孕期间需要经常小便，因此开车前要养成先去厕所的好习惯。

不要去不熟悉的地方

开车行驶在不熟悉或从未走过的路上时，自己也会不知不觉地提高紧张感，可能会因此受到压力。孕妇的不安会全部传递给胎儿，给胎儿带来不良影响，因此如果是不熟悉的路，最好交给同行的人开。一些未经修整的道路，要尽量避免。下雨、下雪等恶劣天气，以及夜间开车都要避免。

即使事故小，也要接受检查

发生交通事故时，即使没有外伤，肚子也可能会受到冲击，给子宫环境和胎儿带来影响。因交通事故引起的流产或早产的症状，可能不会在事故当天出现，但最多7天以内可能会出现，因此在发生事故后的1周内，要仔细观察胎儿的状态。如果事故导致安全气囊打开了，那么发生胎盘早期剥离或早产的可能性就很高。如果觉得受到的冲击较大，要去医院接受超声波检查。

开车时的注意事项

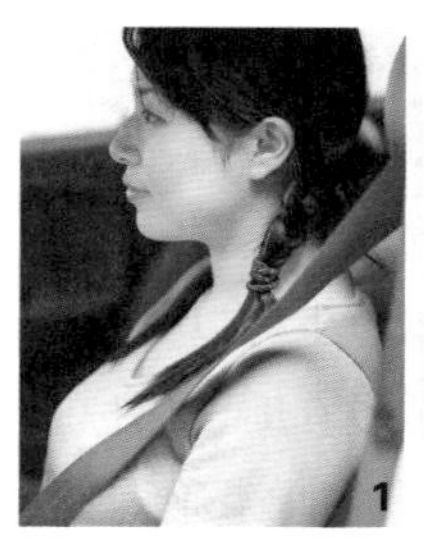

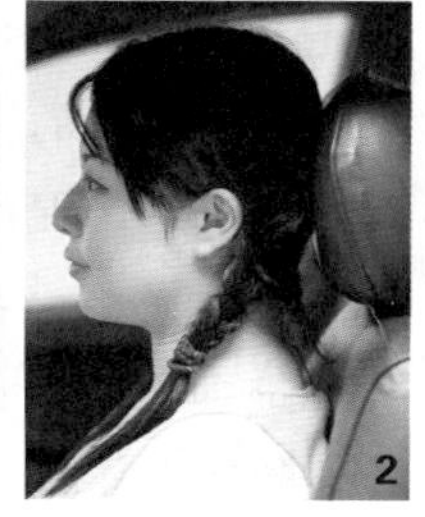

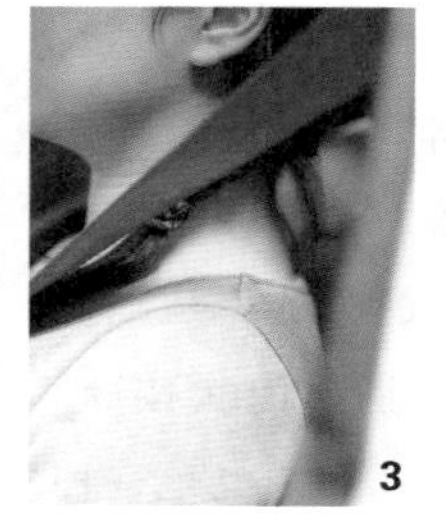

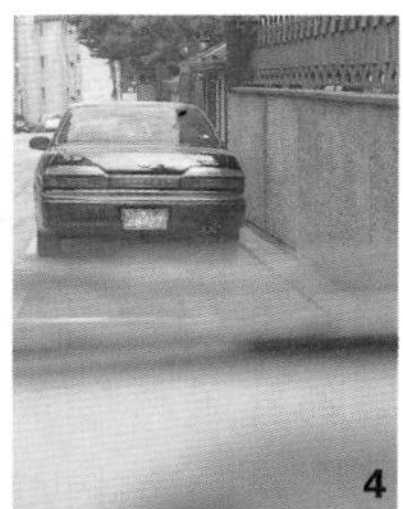

1. 安全带的正确使用

安全带一次通过4大骨（锁骨、肋骨、胸骨、骨盆）位置，腰部安全带一定要经过小肚子下方。如果把安全带系到肚子上面，那么发生冲撞或紧急刹车时，很可能会压迫肚子。

2. 头部靠垫调节

头紧贴靠垫，让眼睛和耳朵的延长线位于靠垫中心，适当调节高度。如果位置不正确，发生事故时头会往后倾，然后再重新弹回来，冲击力度变大。

3. 靠背角度调节

两只胳膊伸出，抓住方向盘的时候肩膀要紧贴靠背，以此为据来调节座椅的角度。如果座椅靠垫太直，身体离方向盘太近，那么急刹车时，腹部和胸部可能会受到强烈冲击。

4. 保持车距

开车速度不要太快，充分地保证前后车距。变更车道时要事先打开方向灯，时刻观察周边行驶环境，提前做出预判。

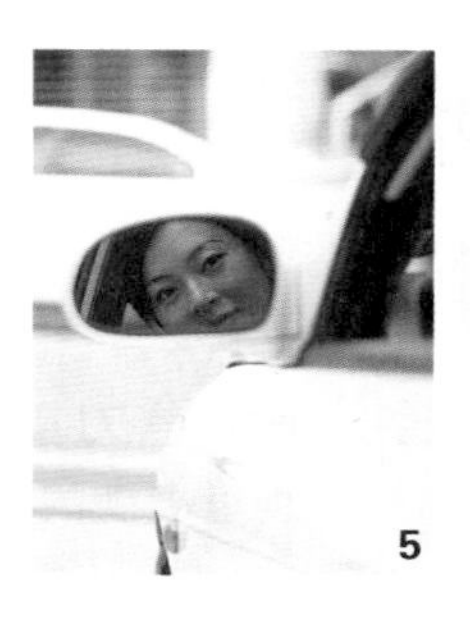

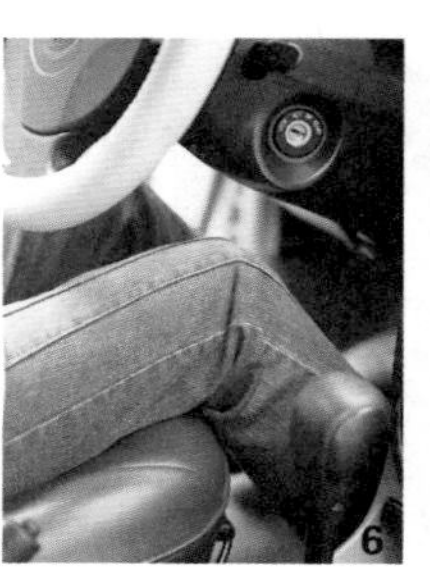

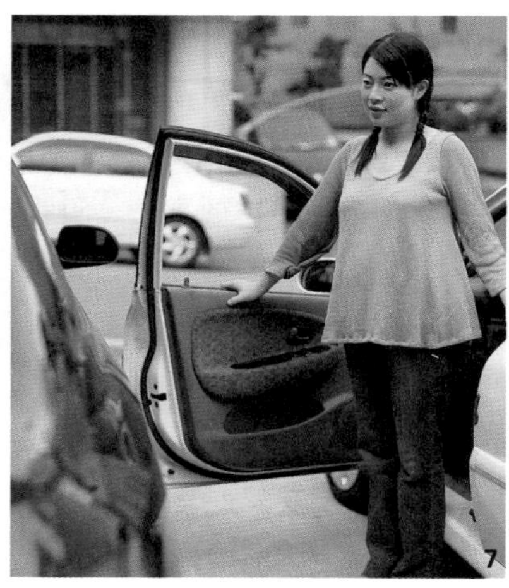

5. 停车时利用后视镜

停车时，为了不给肚子造成压力，一定要积极利用两边的后视镜来查看位置。如果拿不准，也可以事先下车（下车时也要注意安全，留意周围车辆），估摸一下停车空间，确认如何操作方向盘后再操作。

6. 驾驶座调节

坐在驾驶座上用力踩油门的时候，膝盖后面和座椅之间要留出1根手指的宽度，调节座椅时要留有一点的空间。

7. 确保宽阔的停车空间

怀孕期间肚子突出，打开门上下车都需要空间，所以要确保把车停在宽阔的地方。即使离目的地有些远，也要在停车空间充足的地方停车。

特别提醒

乘坐别人车时的注意事项

1. 尽量坐在后座上，远离开车途中发生的各种危险，保护胎儿。
2. 为以防万一，即使坐在后座上也要系安全带。
3. 确保座椅空间宽阔。副驾驶的座椅可以往后拉一下，如果是后面的座椅，尽量和前面座椅的间距拉开。发生碰撞事故时能相对安全地保护到肚子，上下车也方便。
4. 屁股最大限度地紧贴座椅，背靠在座椅靠垫上。不要斜着坐，否则紧急刹车时很难把握平衡。

step 3
孕期生活

克服不良情绪的方法

怀孕期间，孕妇的情感起伏变化很大，一点也不比身体的变化小。为了能生出健康、快乐的宝宝，让我们来学习一下如何克服不安、焦躁、神经质和压力等情绪的方法吧。

心态和生活指南

感受胎动，经常按摩

可以一边洗澡一边按摩。手掌稍微用力，以打圈的方式，从腿开始到肚子、胸部、胳膊依次按摩。洗完澡后涂抹保湿乳霜，也是一种跟胎儿进行柔和交流的方法。一边仔细地感受胎儿的每一个动作，一边抚摸肚子，妈妈的爱惜之情会通过皮肤传递给胎儿。

通过唠叨缓解压力

不要试图自己一个人缓解压力，这样反而可能失去自制力，容易变得兴奋，效果也不好。最好常常和亲近的人见面，通过对话来缓解情绪，也可以跟肚子里的孩子对话。感受到压力时，轻轻说给孩子听，把发火的事、焦虑的事一一道来，在安静的对话中，感情会自然平复，心情也会变得舒适。

和肚子里的孩子一起醒来

睡醒后不要马上起床，应该先活动身体，缓解紧张。躺在床上享受几分钟自由时间，伸个懒腰，舒展身体，做几次深呼吸。从头到脚，活动一下全身的每个位置。在怀孕后期，通过胎动孕妇能知道胎儿是否从梦中醒来，这时可以抚摸肚子，跟孩子打个招呼。如果还慵懒地不想起床，可以继续躺在床上抬腿，像转动自行车的脚蹬子一样，舒缓运动 2 分钟，促使血液循环顺畅。如果这样做比较累，也可以侧躺着慢慢活动腿。这样做有助于保护腰部，和预防突然出现的眩晕症。

按摩和体操有助睡眠

孕妇的身体 24 小时都处于紧张状态。所以如果休息不充分，怀孕期间就无法从疲劳、压力和各种问题中摆脱出来。缓解紧张的身体，采取充分的睡眠，是保证孕妇身体健康的基础。睡觉并不一定就能缓解紧张或压力，在睡眠期间，为保证连续的睡眠，可以适当做一些轻轻的按摩和简单的体操，以此来缓解身心紧张。

简单热身运动能提高注意力

怀孕期间，孕妇脑袋里满满的都是孩子，很难在其他事情上集中注意力。为了集中精神工作，可以做一些简单的热身运动。首先要端正姿势，集中精神处理马上要做的事情，接着为接下来的事情定好工作的顺序，然后通过体操、瑜伽等来放松胳膊、手和腿，最后再开始工作。

拥有独处的时间

拥有审视自己内心的时间，可以缓解紧张。在吃过午饭后，可以在小区周围散散步。一边散步一边把感受到的形象记在心里。感受一下阳光、大自然制造出来的多种多样的颜色、香味，这样做，有助于卸下生活的重担，给身体和心灵充充电。

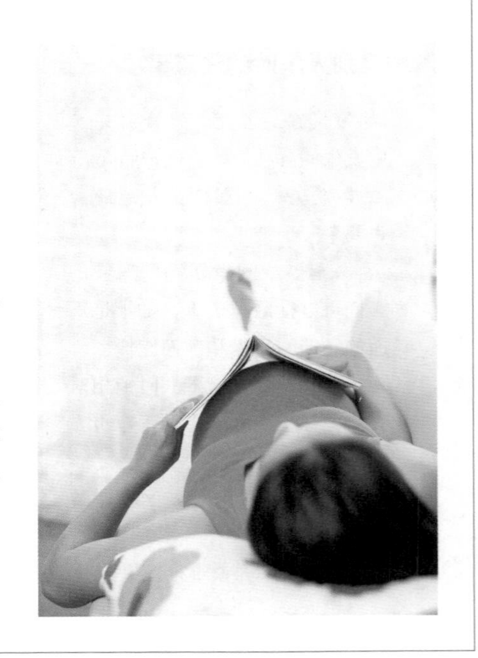

step 3
孕期生活

孕妇足浴法

进入怀孕后期，孕妇经常会腿浮肿、麻木、抽痛，就算睡觉，有时也会因为疼得厉害而惊醒。下面的足浴步骤，有利于血液循环，可以消除浮肿，帮助睡眠。

第 1 步 | 穿棉质衣服

保持同一个姿势，最好穿宽松一点的棉质衣服。

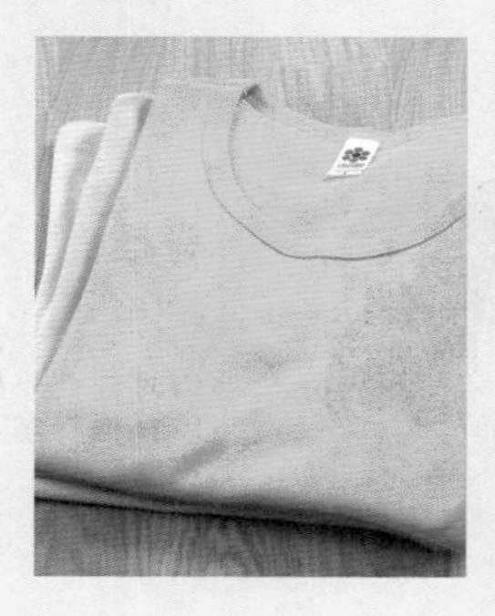

第 2 步 | 准备高一点的洗脚盆

准备比脚腕高 5 cm 以上的洗脚盆，让水没过脚腕。

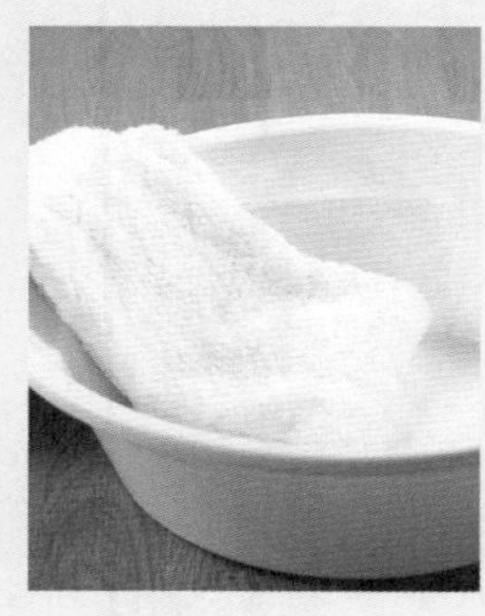

特别提醒

孕妇足浴时的注意事项

1 体温较高的怀孕初期不要泡脚。
2 吃完饭 1 小时后再做。
3 做足浴时不要把脚露出水面。这样热度不能均匀地传递，会影响效果。
4 足浴后 30 分钟内不要吃东西。

第 3 步 | 慢慢加水

在脚盆里倒入 40 ~ 42 ℃的微烫的水，直到脚腕位置。

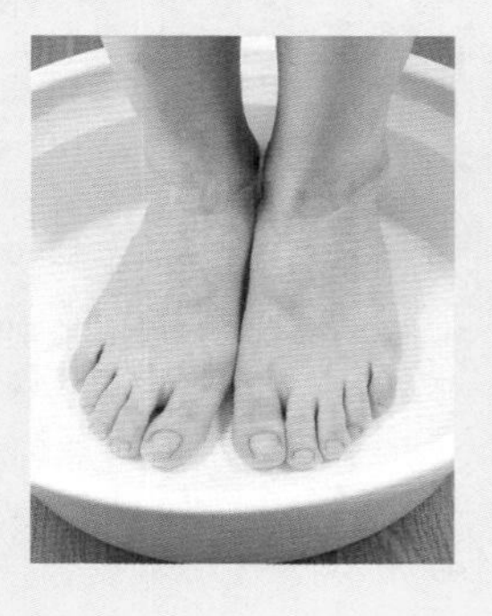

第 4 步 | 活动脚趾

两只脚反复做舒展运动。然后用脚趾头使劲按压另一只脚的脚底，给予适当刺激，有助于促进血液循环，缓解疲劳。

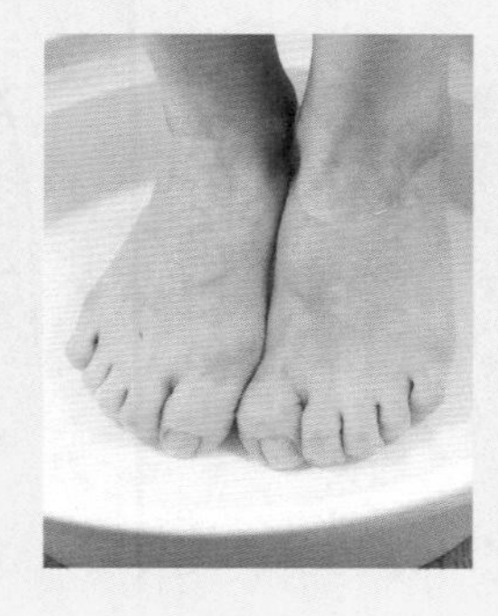

第 5 步 | 水温保持 40 ℃

水温要保持在 40 ℃左右，提前准备好能使用 1 ~ 2 次的热水，水凉了可以更换或添加。

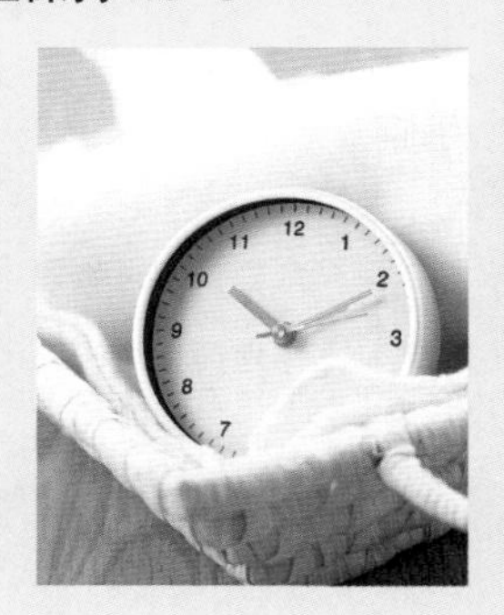

第 6 步 | 不要超过 15 分钟

留意时间，泡 10 ~ 15 分钟就好。1 周可以泡 3 ~ 4 次，最好在睡觉前。

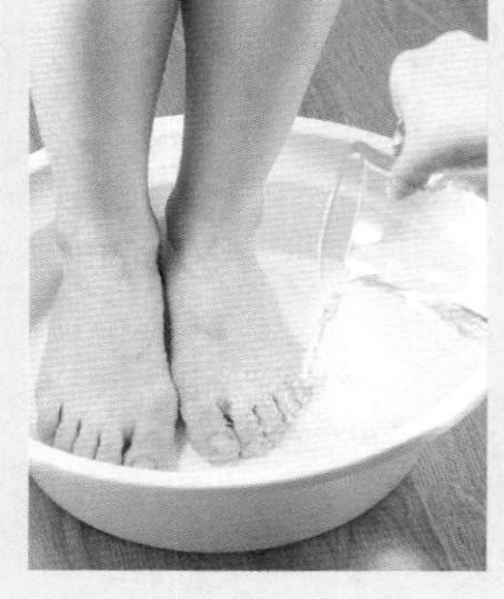

第 7 步 | 用毛巾擦干，包起

擦干脚部，用毛巾把脚包起来，放置 5 分钟，维持脚的热度。也可以在擦完后穿上袜子保温。

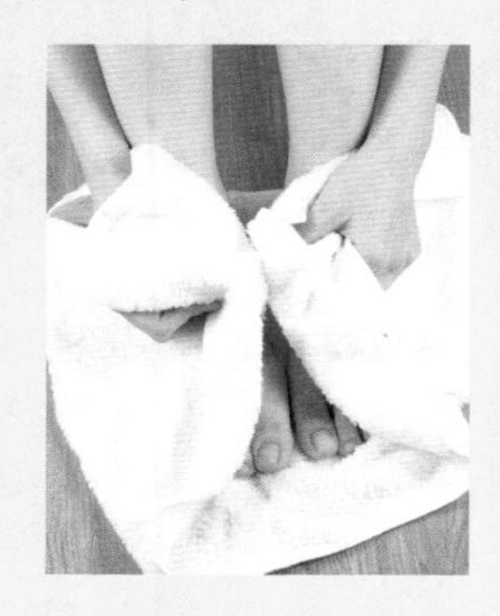

第 8 步 | 喝 1 杯热水

出汗太多，可能口渴。这时喝凉水的话，身体温度下降，会影响足浴的效果，所以最好喝 1 杯热水。

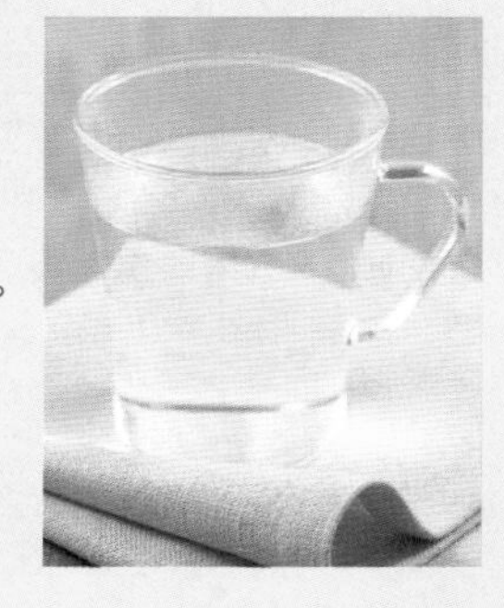

step 3
孕期生活

孕期的正确姿势

如果孕妇的姿势不正，很可能引起腰痛、肩膀酸痛，造成血液循环障碍，妨碍胎儿的成长发育。下面介绍的这些正确姿势，有利于顺产和身体健康，每个准妈妈都需要了解一下哦。

7 个月后孕妇的身体状态

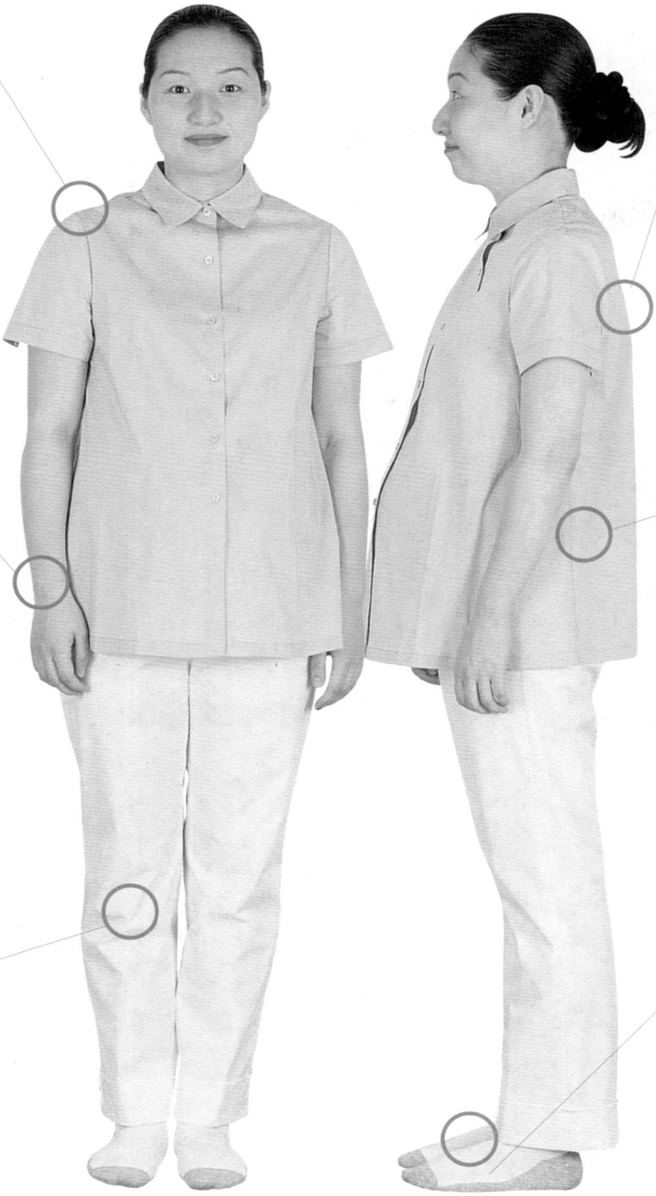

肩膀

为了支撑变大的肚子，肩膀或身体经常后倾，肩膀肌肉疲劳累积，容易诱发疼痛。同时，肩膀还要支撑慢慢变大的乳房，也容易导致肩膀酸痛。

脊椎骨

为了支撑突出的肚子，肌肉时刻处于紧张状态。所以脊椎骨容易弯曲，诱发疼痛。

手腕

由于激素的变化，手腕的骨关节结合处会变得松弛。特别是突然站起时，如果用手掌支撑地面，可能会给脆弱的手掌造成负担，分娩后手腕也可能会麻木。

腰

临近分娩时，子宫和骨盆扩张，腰和屁股部分的韧带变得松弛。再加上肚子变大，腹部肌肉拉长，很容易发生腰痛。

膝盖

怀孕期间肚子变大，体重增加，膝盖承重变大。站起来时如果姿势不正确，膝盖可能会麻木或疼痛。

脚

脚支撑着体重，负担很大，很容易疲劳，也可能会抽筋或浮肿。

起立、坐、躺的安全姿势

起立

1. 膝盖立起来。
2. 膝盖打开 90°，提臀起立。

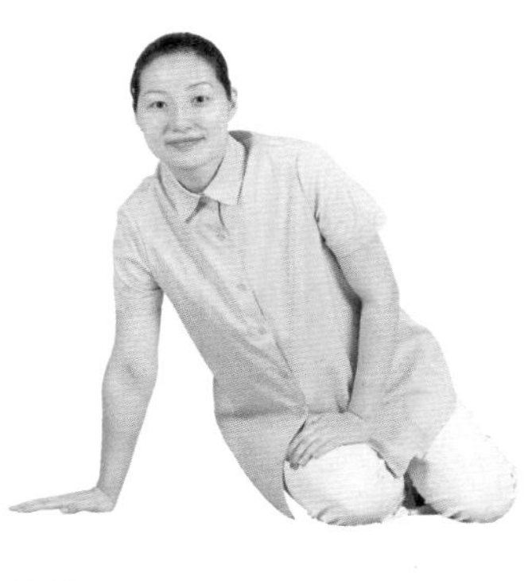

注意｜最好不要总是用手支撑地面，这样会让手腕承载体重，造成负担，发生麻木或肌肉松弛。

> **特别提醒**
>
> **生活中要特别小心的姿势**
>
> 1. 洗脸时 不要弯着腰洗脸，那样会压迫腹部。
> 2. 用抹布擦地时 如果两只手和两个膝盖都支撑在地上，身体的重量会分散开。此时，注意不要让腰往下沉，要有意识地挺直后背。
> 3. 刷碗时 两只胳膊活动的幅度要比肩膀的幅度稍微窄一些。最好把软垫或书放在地板上，每 5 分钟换一只脚放上去。不要站 20 分钟以上。

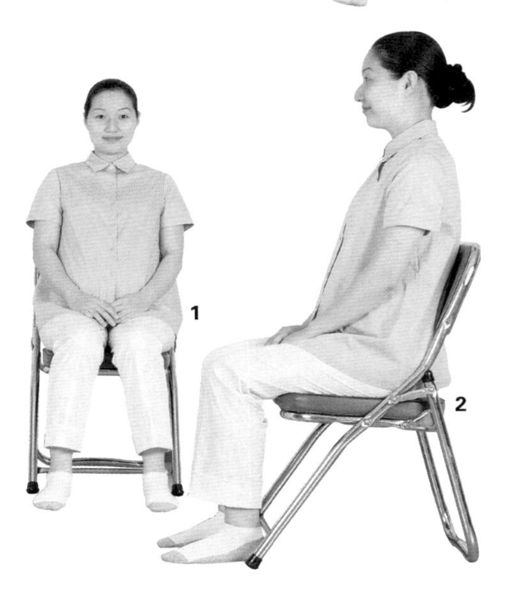

坐

1. 屁股使劲往椅子后面靠，腰最大限度地紧贴椅子靠背。
2. 双腿稍微张开，手可以抚摸肚子，保持舒适的姿势。

注意｜腰不靠近椅子靠背，如果肩膀弯曲，腰和肩膀都会有负担，容易压迫肚子。

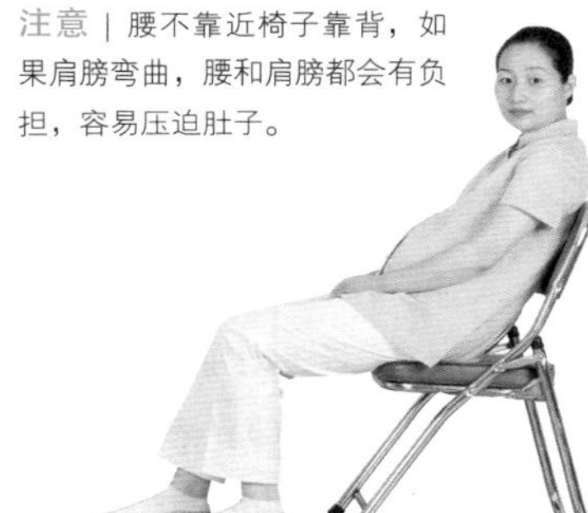

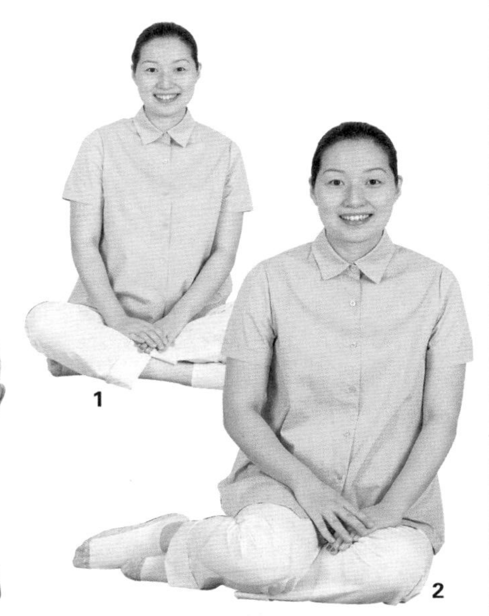

坐在地板上

1. 屁股紧靠在地板上，腰和肩膀挺直。
2. 膝盖弯曲，腿转向一侧。挺起背和脖子，视线望向正前方。

躺

1. 先坐在地板上，身体向一侧倾斜，慢慢躺下。向左侧躺感觉更舒服。
2. 以腿和胳膊感觉舒服为准，可以伸开或蜷缩着。最好在两腿之间夹一个软垫。

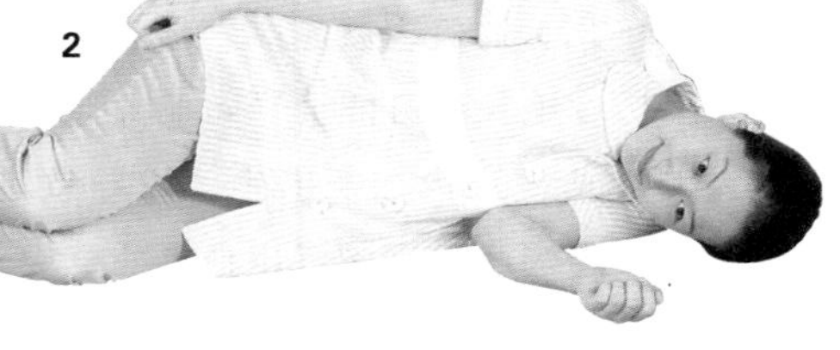

注意｜尽量不要平躺，那样子宫会压迫血脉，妨碍血液循环，也会给腰部肌肉造成负担。

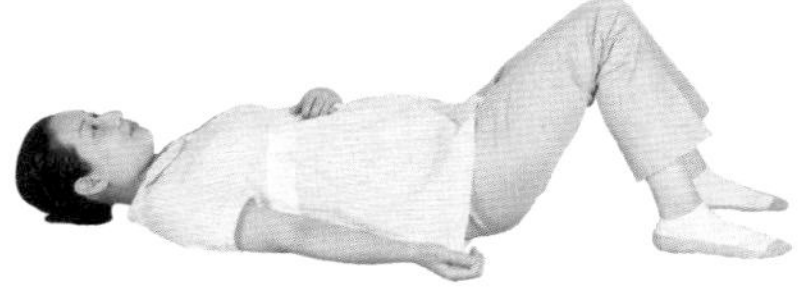

step 3
孕期生活

孕期的体重管理

怀孕期间导致高血压或难产的原因之一，就是在孕吐结束后的 5 个月里，孕妇的体重急剧增加。所以，为了胎儿的健康和顺产，一定要管理好体重。

体重不能增加太多的理由

分娩后体重也不会下降

怀孕期间，孕妇体重增加不超过 12.5 kg，分娩后很容易恢复到孕前体重。但在怀孕期间过于肥胖的孕妇，分娩后体重会不容易下降，很容易变成肥胖体质。所以，在孕期最好减少摄取碳水化合物，多吃富含膳食纤维的水果和蔬菜。

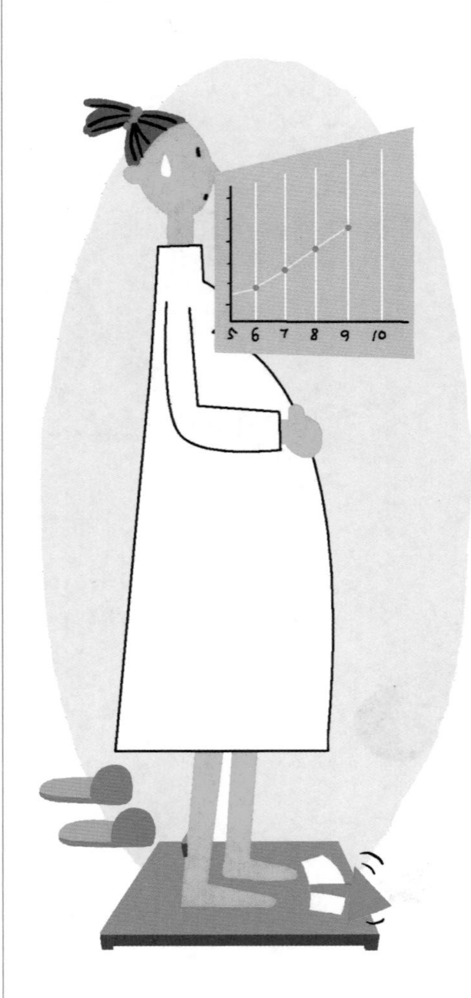

容易得妊娠中毒症

妊娠中毒症是肥胖孕妇最大的敌人。体重增加太多，会给心脏造成负担，容易诱发高血压或妊娠中毒症。严重时可能会引起胎盘早期剥离和分娩时痉挛等。

妊娠期糖尿病

太胖的话，调节糖质代谢的激素——也就是胰岛素的效果会降低。越是肥胖的孕妇，得妊娠期糖尿病的概率越高。妊娠期糖尿病会导致孕妇羊水过多，增加巨大儿的发生率，妨碍胎儿肺部成熟，导致早产，发展为产后糖尿病的概率也很高。

可能会生出巨大儿

怀孕期间肥胖度越高，生下巨大儿（出生时体重在 4 kg 以上的婴儿）的概率就越高。孩子在腹中过度生长，可能会导致胎儿脏器在不成熟的状态下出生，或导致难产、妈妈产道破裂、出血严重。突然死产、胎便过多或发育过度的可能性也很高。

各种怀孕问题加重

浮肿、腰痛和妊娠性静脉曲张等，是怀孕期间经常出现的问题，如果体重急剧增加，这些症状会更加严重，在 10 个月内，都会一直和这些问题斗争下去。

产道变窄

过度摄取的热量会转化为脂肪，在体内积累，产道周边也会堆积脂肪。这样会导致产道变窄，即使阵

小贴士 因为孩子变大，所以导致妈妈的体重增加很多。这样理解是不对的。因为在怀孕 12 周时胎儿体重约 30 g，怀孕 20 周也不过 300 g。

自我检查

孕妇体重测量原则

- ☐ 孕吐结束后，从 5 个月开始到预产期为止，坚持测量体重。
- ☐ 1 周 1 次，在固定的日期测量，有助于体重管理。
- ☐ 每次都要在相同时间段测量。最好的时间段是早上起床上完厕所之后。
- ☐ 测量完体重后要做好记录，才能更好地掌握体重。可以制作简单易懂的图表，一目了然。

痛开始，孩子也很难出生，难产的概率很高。另外，孕妇内脏也会积存脂肪，使子宫收缩变弱，因微弱阵痛而导致分娩时间延长。

体重不能增加太少的理由

孩子长不大

胎儿是从妈妈那里接受营养供给的。如果妈妈不适当增重，那么也无法给胎儿供给充足的营养。妈妈身体过于消瘦，生出的胎儿也会很小。

容易贫血

如果因为担心过度肥胖，而只吃低热量食品或持续偏食，就不能均衡地摄取营养，孕妇自身的营养状态就会不知不觉地恶化，导致贫血。

产痛时间太长

体重不足，会导致分娩时忍受阵痛的体力不足，长时间持续微弱阵痛的可能性变大。

不能推动孩子娩出

皮下脂肪就像体力储藏器一样，会储存孕妇生孩子所需要的体力。如果孕妇太瘦，储藏的皮下脂肪不足，那么生孩子时，就没有足够的力气推动孩子娩出，容易导致难产。

产后严重疲劳

怀孕期间孕妇体重一般增加 8 ~ 12.5 kg，一般的孕妇不用减肥，大部分也会在分娩后 4 个月左右恢复原来的体重。照顾小孩需要消耗大量的体力，所以，如果没有储存足够的皮下脂肪，那么体力会消耗过度，在分娩后坐月子时，育儿会非常辛苦。

用 BMI 数值来计算正常体重

BMI（身体质量指数）是目前国际上最常用的衡量人体胖瘦程度的工具。它利用身高和体重之间的比例去衡量一个人是否过瘦或过肥。如果用怀孕前的体重计算，可以知道目标体重的基准，即在怀孕期间体重要增加多少，到临近分娩时要达到什么标准等。不过，这个数值怎么说也是国外的标准，仅供参考。

$$\text{BMI}=\frac{\text{怀孕前的体重（kg）}}{\text{身高}\times\text{身高（m）}}$$

BMI	< 19.8	19.8 ~ 26	26 ~ 29	> 29
判定	偏瘦	一般	略胖	肥胖
目标值	+12 ~ 18 kg	+11.5 ~ 16 kg	+7 ~ 11.5 kg	+7 kg 以下

例如：身高为 160 cm，怀孕前体重为 55 kg 的话，BMI 55/（1.6 * 1.6)= 约 21.48。根据上面的表格，怀孕期间体重增加 11.5 ~ 16 kg 就可以了。未怀孕的时候，BMI 数值在 22 前后比较理想。

孕期体重管理原则

分娩之前，控制好体重增加的幅度

在怀孕初期和中期，孕妇的体重最好不要增加 5 kg 以上。从怀孕中期开始，1 个月体重平均增加不要超过 1.5 kg。体重特别容易增加的时期就是怀孕后期，有的孕妇在怀孕后期之前，体重都在正常增加，但在最后 2 个月内体重会突增 2 ~ 3 kg，这是因为孕妇在分娩之前会放松警惕，忘记控制体重，或因肚子变大而运动不足，也导致增重加快。所以，在分娩前，都要管理好体重。

一次不要增重太多

体重容易增加的时期，大约是在妊娠 4 ~ 5 个月和 8 ~ 9 个月。孕吐结束后，孕妇常常想把之前没吃的东西都补上，通过食物来摄取营养，很容易忽视体重。怀孕后期，觉得分娩临近，心理会放松，再加上运动不足，体重很容易急剧增加，要多加注意。

营养≠热量，制作一份营养食品清单

孕妇身体所需要的，既不是过度摄取的热量，也不是偏向于摄取的某种营养。怀孕期间应该仔细研究一下对身体有益的蛋白质、钙、铁等代表性营养成分，弄清楚在哪些食物里何种元素含量较多，再制作一份营养食品菜单，贴在冰箱上，随时参考。

饮食调节和运动同时进行

肥胖的孕妇在怀孕期间要维持孕前体重，甚至适度减少体重。只通过饮食来调节体重是比较困难的，建议同时做一些运动，最好的运动就是游泳。膝盖和腰关节在水里不会感到负担，身体还可以自由活动。怀孕前没有游过泳的孕妇，用水中漫步（在水中行走的运动）来代替游泳也不错。

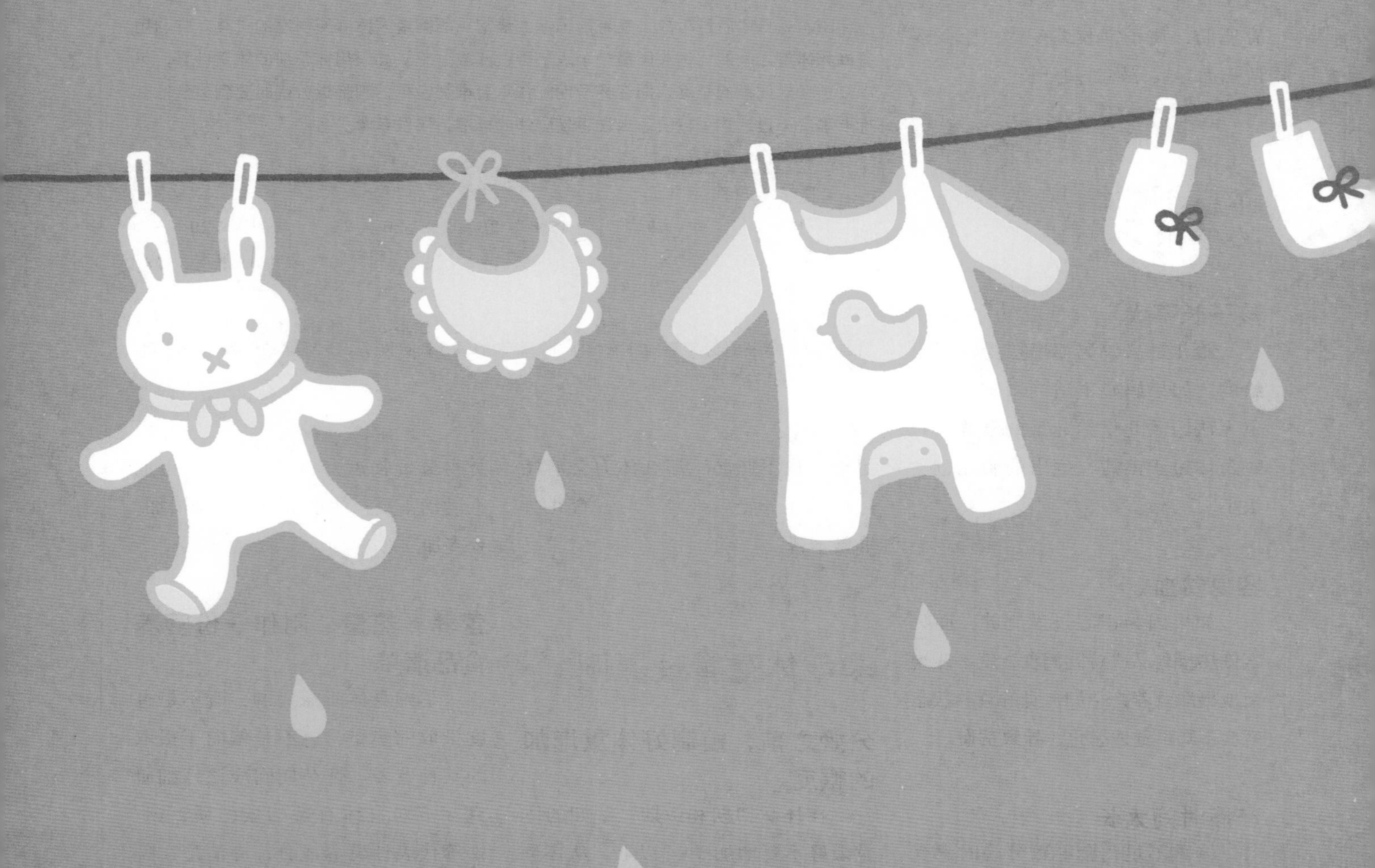

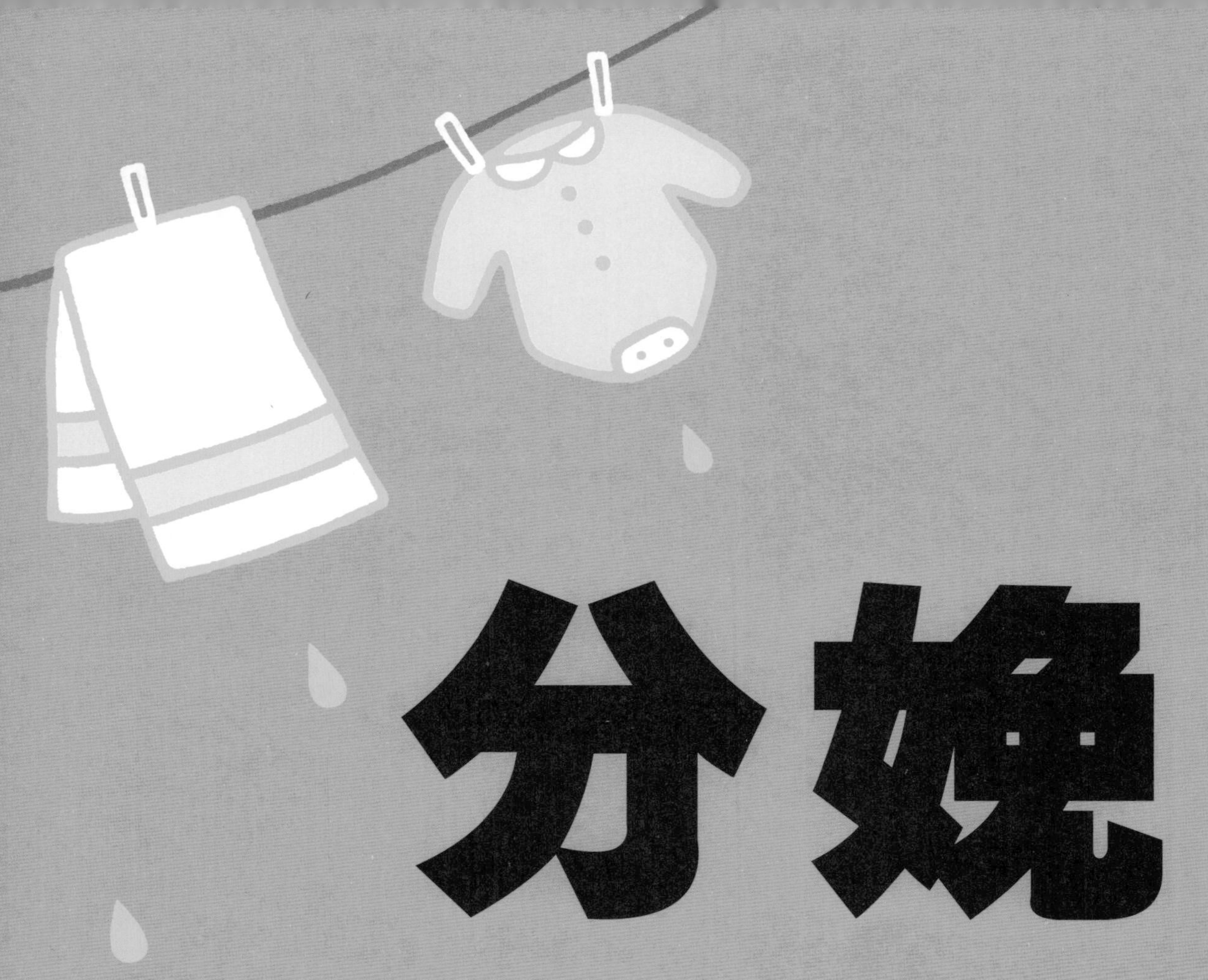

分娩

迎接宝宝的诞生

让人无法呼吸的阵痛开始了。
在反复吸气呼气、吸气呼气的紧张瞬间，
妈妈的脸上出现了豆大的汗珠，
与此同时，宝宝也为了尽快和妈妈相见而努力着。
“看见孩子的头了！”
在这一刻，孩子诞生，妈妈和孩子紧紧相连的脐带被剪断，
标志着 10 个月的怀胎生活结束了。
一个可爱的新生命降临世间。
你的人生也终于升级，变成了一位妈妈。

分娩

Step 4 完美的产前准备

事先了解宝宝诞生的过程 / 了解子宫 / 分娩的信号 / 准备住院用品 / 准爸爸应该做的事 / 了解脐带血 / 新生儿保险的选择

Step 5 安全分娩面面观

自然分娩的力量 / 自然分娩三要素 / 自然分娩的过程 / 了解无痛分娩 / 什么是诱导分娩 / 各种特殊的分娩方式 / 了解剖宫产手术 / VBAC / 分娩中的常见问题 / 关于分娩的疑问

Step 6 健康坐月子指南

产后的身体变化 / 产后疾病的预防与治疗 / 产后健康检查 / 如何健康地坐月子 / 剖宫产后如何坐月子 / 42天坐月子日程表 / 在夏天坐月子 / 产后营养计划 / 在哪里坐月子 / 产后坐浴的方法 / 产褥期体操 / 如何消除产后浮肿 / 如何预防产后肥胖 / 如何改善胸部下垂 / 如何预防产后脱发 / 产后可以做的事 / 产后性生活 / 克服产后抑郁症

step 4

完美的产前准备

你做好迎接孩子出生的准备了吗？不但要为此准备好住院用品，也要让丈夫了解一下要做的事。事先了解生命诞生的过程，耐心地等待着孩子降生。即使是轻微的症状，也可能是分娩的信号，要格外注意身体的每一个变化。

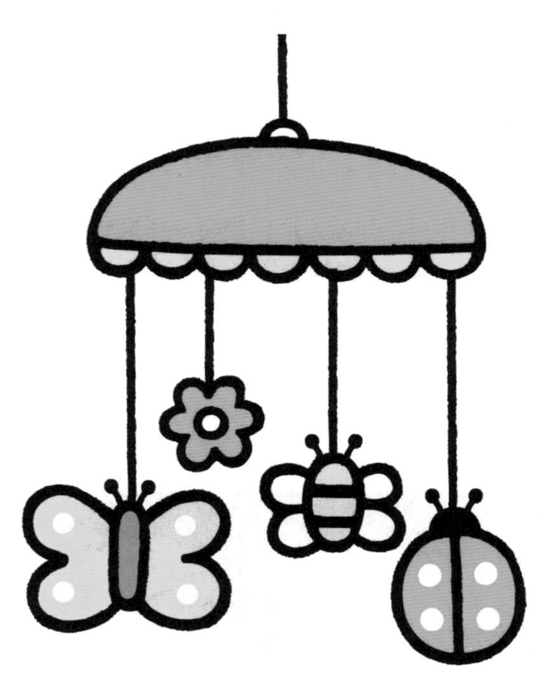

step 4

产前准备

事先了解宝宝诞生的过程

怀胎 10 个月的孕妇终于面临分娩。充满各种不便和辛苦的孕期即将结束，满怀期待地等待宝宝的到来。让我们来了解一下你跟肚子里的孩子见面的详细过程吧。

看见孩子的头了

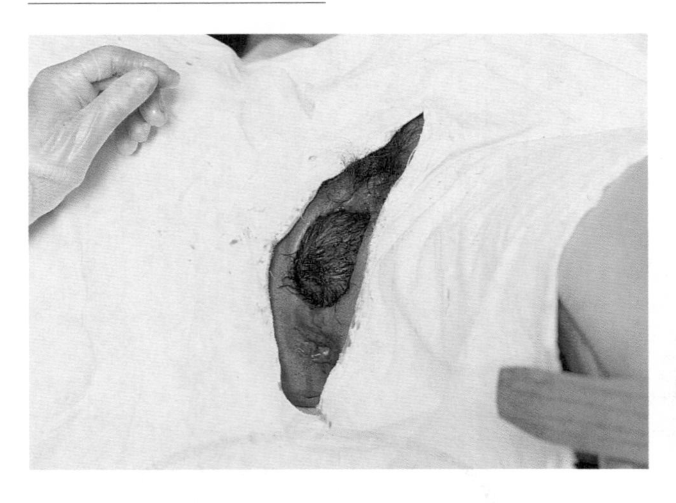

上产床后，导尿（把尿排净，空出膀胱），剃掉阴毛。准备结束后，产妇要像之前练习过的那样，开始用力。最先露出来的是孩子的头部。

会阴侧切

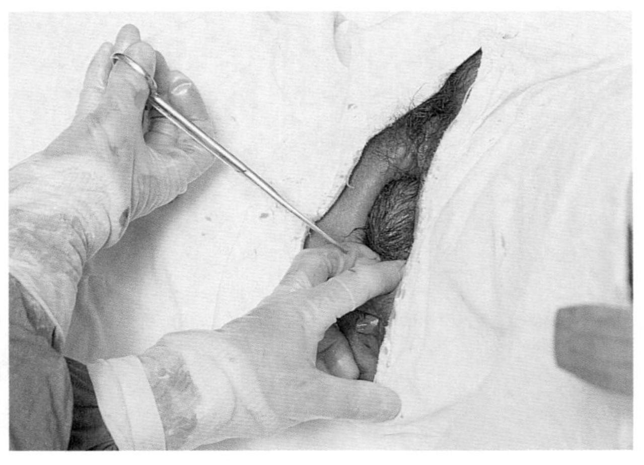

分娩时，孩子的头压迫着会阴无法出来。这时要用剪刀剪开会阴，方便孩子娩出。

头出来了

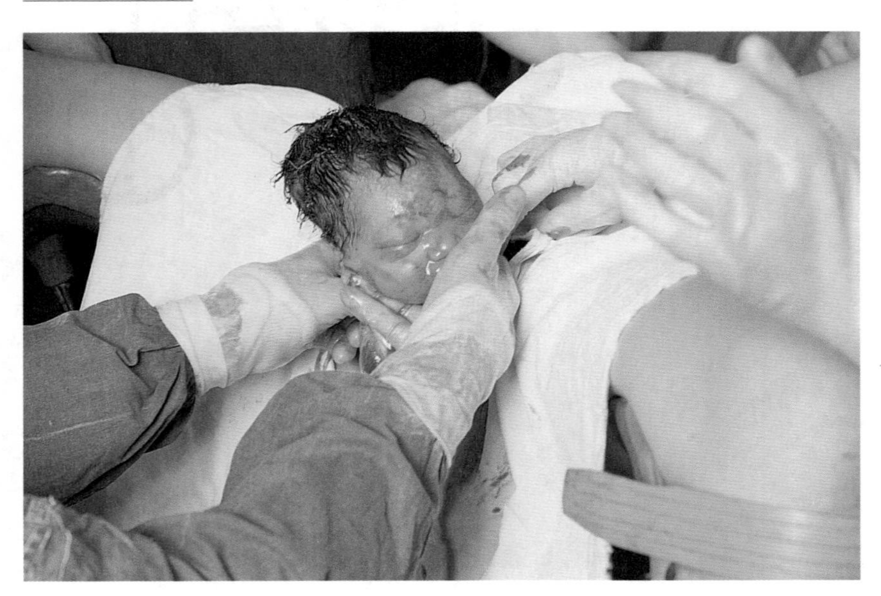

孩子的头一下子从产道里出来了。胎儿身体最大的部分就是头部，头部先娩出后，产道扩大，身体就比较容易出来。

擦净孩子脸上沾着的异物

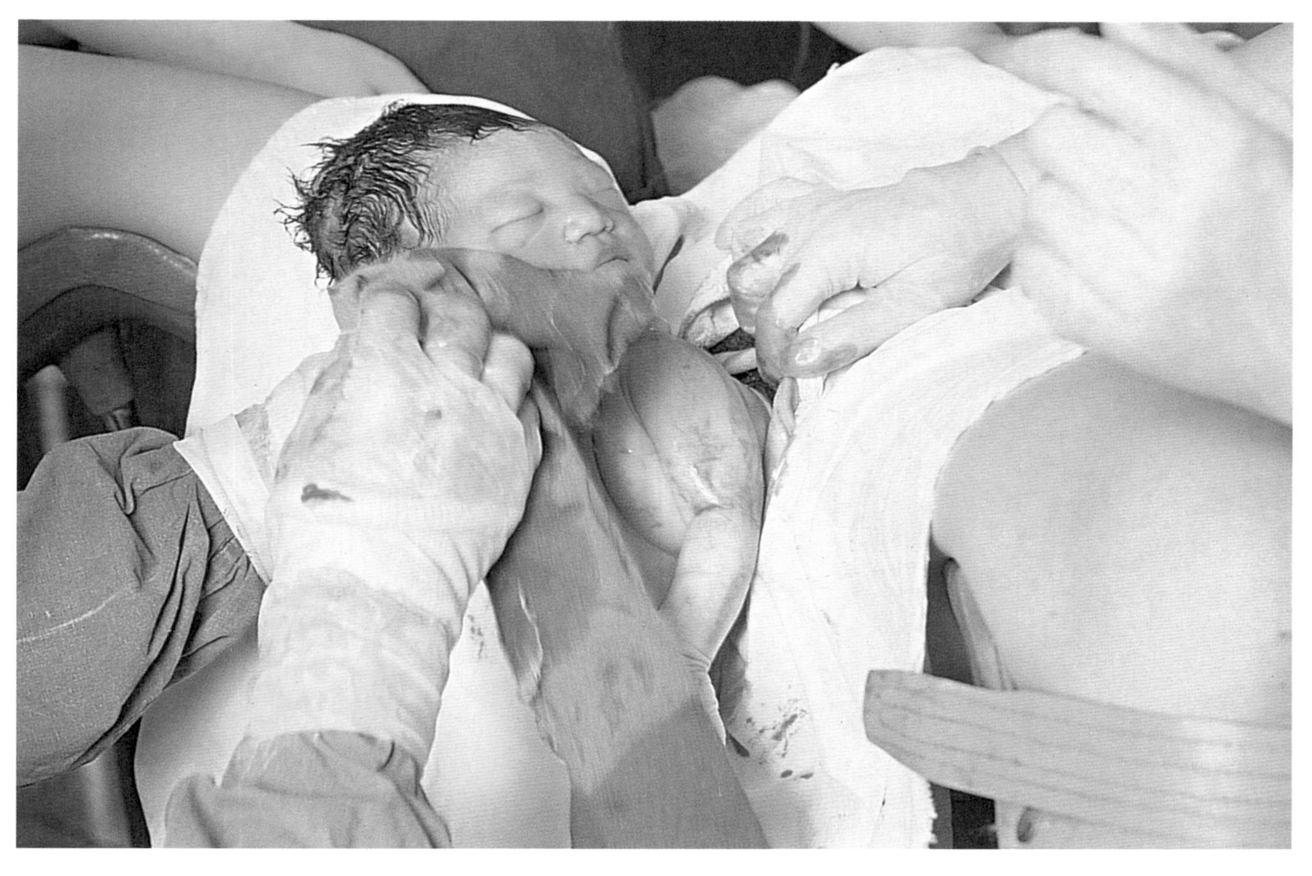

通过产道时，孩子的鼻子和嘴会沾上异物，有可能进入眼睛或堵住气管，为防止感染，医生会尽快把它擦净。

抽出嘴里和气管里的羊水

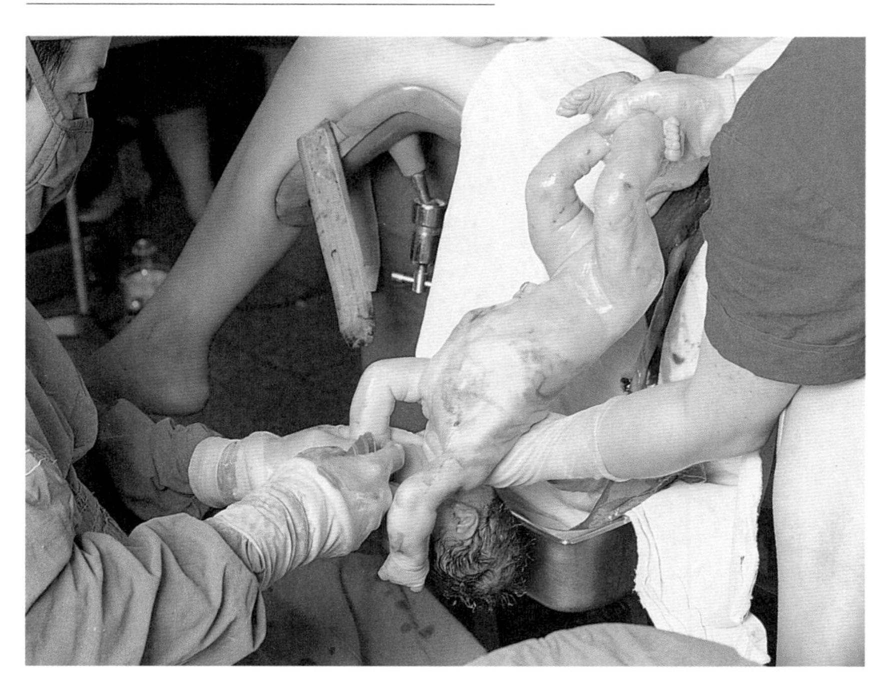

从产道里出来后，医生会利用玻璃吸管，将孩子嘴里和气管里的羊水清除。这样可以帮助孩子开始用肺呼吸。

剪断脐带

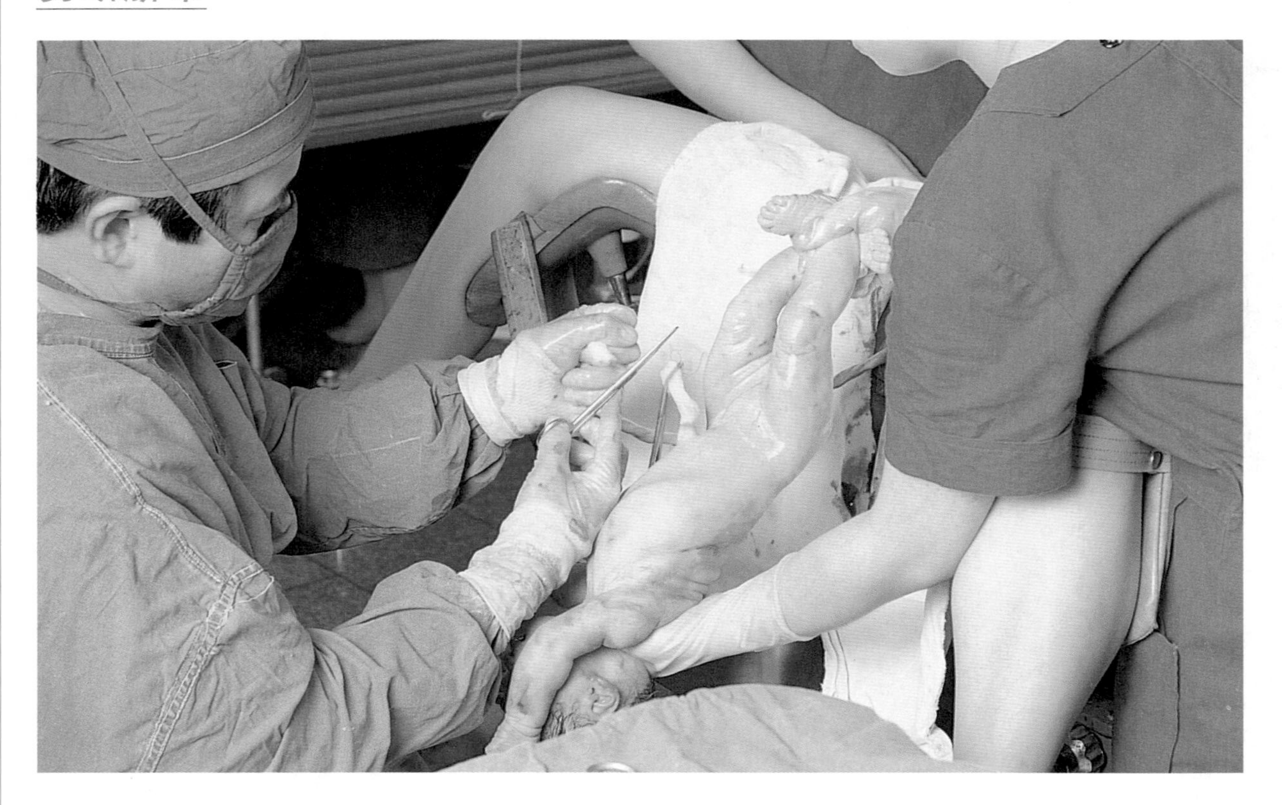

清除了羊水和异物后，要剪断孩子的脐带。这个瞬间意味着孩子从妈妈身体里独立出来了。

拍打屁股，疏通呼吸道

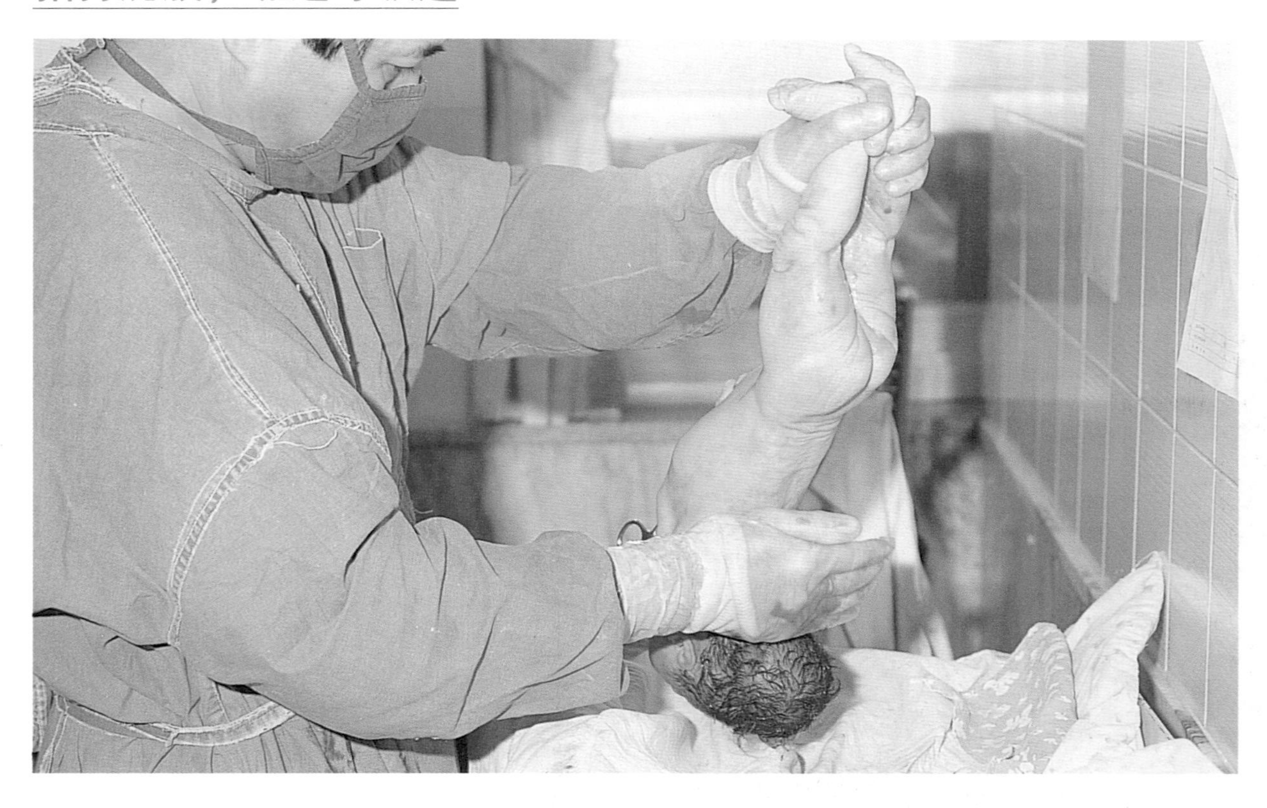

在产妇流出胎盘期间，医生会帮助孩子疏通呼吸道，让孩子可以自主呼吸。孩子发出了第一声啼哭。

再一次清除异物

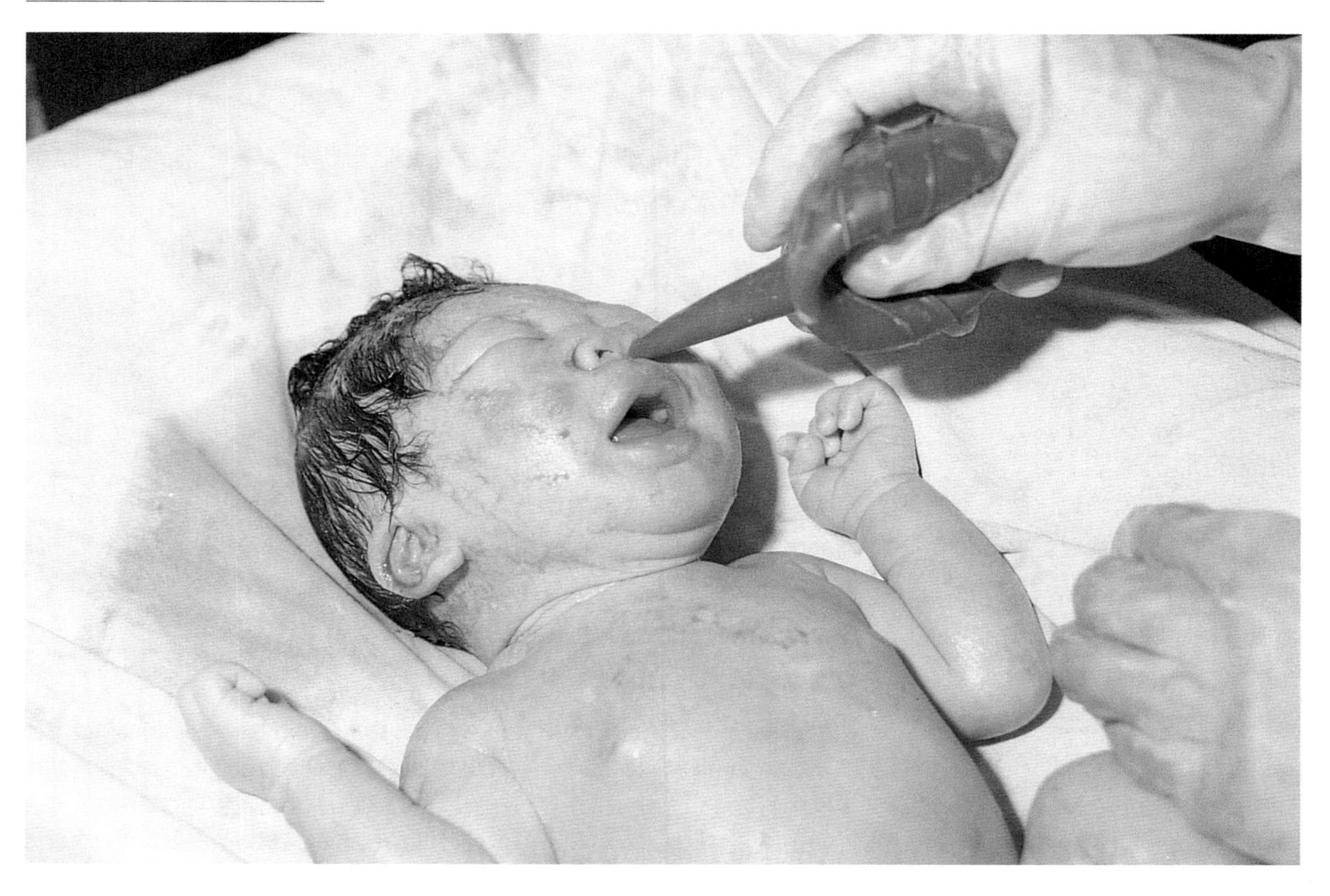

伴随着哭声，孩子开始了呼吸（肺部呼吸），这时要再一次将鼻子里和嘴里的异物清除干净。

给脐带消毒

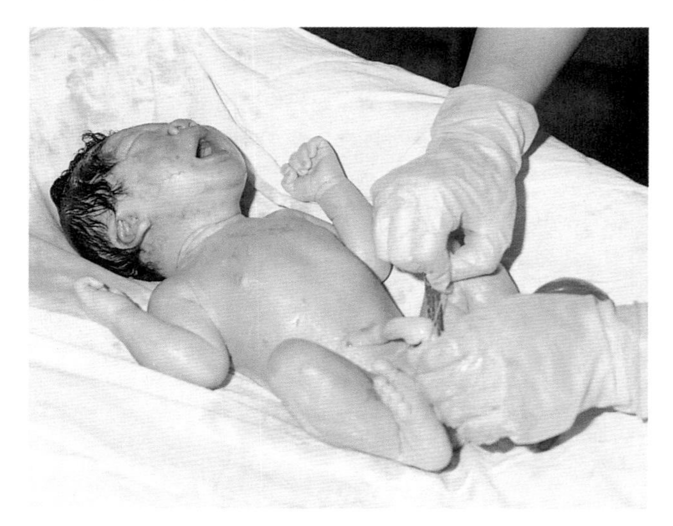

帮助孩子呼吸顺畅后，给脐带消毒，并做好清理。

留下孩子的足印

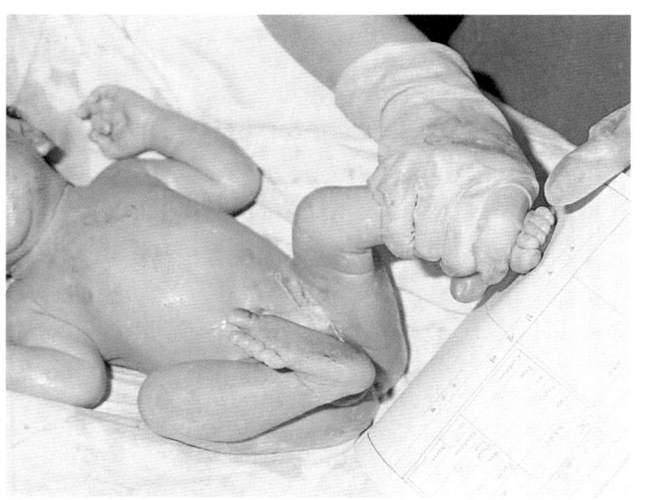

医生写下能证明身份的最初的记录。标志着孩子在这个世界上迈出了第一步。

step 4

产前准备

了解子宫

胎儿的孕育和出生最重要的地方就是子宫。我们来仔细观察一下孕育胎儿的子宫内部，也了解一下胎盘、羊水、脐带的一些小知识吧。

胎盘 | 胎儿营养仓库

胎盘的形态

从遗传角度来说，胎盘是属于胎儿的器官，受精卵会像大树在地里扎根一样，附着在子宫内膜上，血管从受精卵里伸出，在子宫壁上制造组织，开始生长，这就是胎盘。

健康产妇的胎盘大都呈深棕色。直径为 15 ~ 18 cm，厚度为 1.5 ~ 2 cm。怀孕时间越长胎盘越大，到后期胎盘大约为胎儿体重的 1/7，到即将分娩时，胎盘重量约为 500 g。

胎盘的成长

受精卵在子宫内膜上着床时，已经分裂为胎儿和胎盘细胞了。位于中央的细胞群发育成为胎儿，外部的细胞群形成胎盘。在胎盘长成之前，受精卵和子宫的结合比较脆弱，很容易流产，胎盘长成后结合力变强，流产的危险就减少了。到怀孕 4 个月时，胎盘发育完成，会紧紧地固定在子宫壁上，基本脱离了流产的危险。

孩子出生后，胎盘的功能也随之消失。孩子出生后 5 ~ 10 分钟，胎盘会从子宫壁上脱落流出。

胎盘的作用

● **维持妊娠** 怀孕初期，着床状态不稳定，此时胎盘能维持妊娠，防止流产。胎盘还能维持子宫内膜，阻止子宫收缩，分泌预防早产的激素（即雌激素或黄体酮）。

● **充当肺和心脏的作用** 胎儿所需要的营养和氧气会通过脐带传输，而胎儿使用氧气后产生的废物和二氧化碳，会通过脐带输送回妈妈的身体，并起到过滤的作用。

● **防止细菌感染** 让胎儿所需要的抗体通过，阻断致感染因素或药物等有害物质，保护胎儿。怀孕初期会担心感染风疹等，是因为在胎盘形成之前，病症传染给胎儿的可能性很高。

● **传递抗体** 妈妈拥有的抗体会直接传递给胎儿。因为胎儿现在还没有免疫系统，所以会接受母体的抗体形成免疫体系。通过妈妈传递的抗体，孩子出生后 6 个月内，感染病毒或细菌的概率都会很低。

子宫的构造

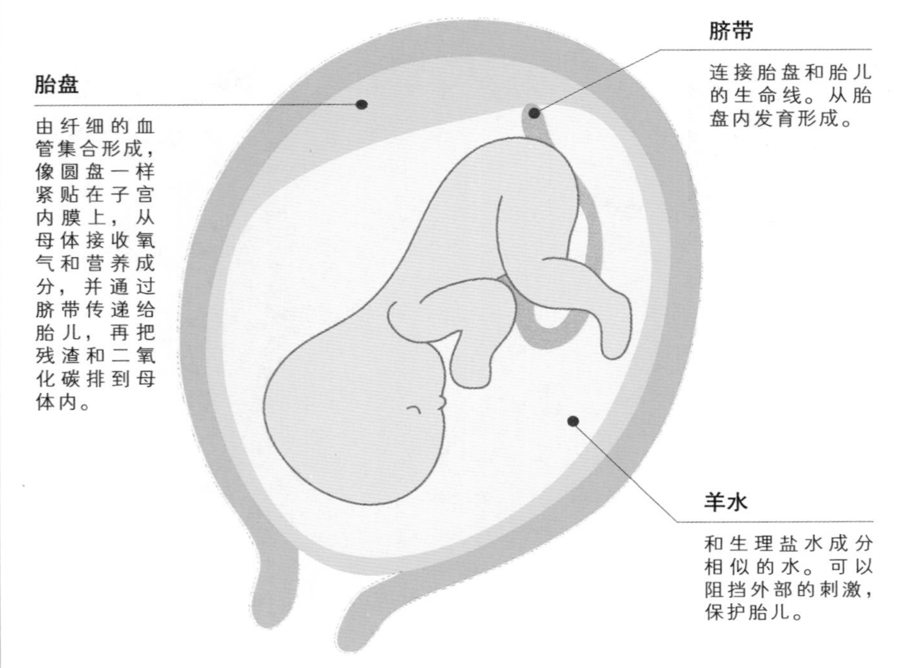

羊水 | 胎儿的屏障

羊水的成分

母体血液中的一部分会成为羊水，胎儿的体液通过薄薄的皮肤渗出来，也能制造出羊水。羊水里含有和胎儿成长相关的蛋白、卵磷脂和胆红素等，这些成分和生理盐水差不多。羊水略呈浅肤色或几乎透明，稍微有点儿腥味。

羊水的变化

怀孕初期羊水是无色透明的，到后期时羊水里掺杂着从胎儿皮肤上脱落的上皮细胞、胎脂、绒毛、小便等，会变得浑浊，成为白色或淡黄色。羊水的量从怀孕中期开始，每天增加 10 ml 左右，到怀孕 24 周时平均达到 800 ml。在 34 ~ 36 周时为 700 ~ 1000 ml，达到最高值，接近分娩时会减少到 800 ml 左右。

羊水的作用

- **安全保护胎儿** 被子宫包围着的胎儿，即使妈妈的肚子受到重压或撞击，羊水也能吸收冲击，保护胎儿不受直接影响。
- **帮助胎儿成长** 因为胎儿是浮在羊水里的，所以身体可以自由活动，而通过活动能促使肌肉和骨骼发育。
- **防止脐带缠绕** 胎儿活动时，羊水可以起到隔离作用，让脐带远离胎儿，保护胎儿不被脐带缠绕。如果脖子被脐带紧紧地缠绕，会造成血液循环不畅，无法正常供给氧气，可能会导致身体发育迟缓。
- **解读胎儿信息** 因为羊水里掺杂着从胎儿身上脱落的细胞，所以抽取羊水检查能了解到胎儿的各种健康信息，如发育程度或是否有先天性异常、畸形或染色体异常等。
- **分娩时起润滑作用** 孩子出生前羊水先破裂流出，子宫口打开，产道变得湿润，方便胎儿娩出。

脐带 | 孩子的生命线

脐带的形态

由 1 条脐带静脉和 2 条脐带动脉组成。脐静脉比脐动脉发育得快，脐动脉缠绕在脐静脉的周围，呈弯曲状。

脐带的成长

受精后 4 周左右，胎儿从子宫壁上掉落，为输送营养成分和氧气而长出脐带，且胎盘和胎儿通过脐带相连。粗细一般为 1 ~ 2.5 cm，长度随着胎儿的成长而逐渐增长，每个月增加 5 cm 左右，到怀孕后期时达到 50 cm 左右。脐带能支撑 5 ~ 6 kg 的重量，非常结实。

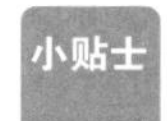

脐带里没有痛觉神经的细胞，所以分娩时用剪刀剪断脐带，产妇和胎儿是感受不到疼痛的。

脐带的作用

妈妈输送给胎儿的营养融合在血液里，从胎盘经过脐带运送给胎儿。血液里含有胎儿生存和成长所必需的营养成分、氧气和抗体等。胎儿的排泄物也通过脐带运送。

脐带的模样

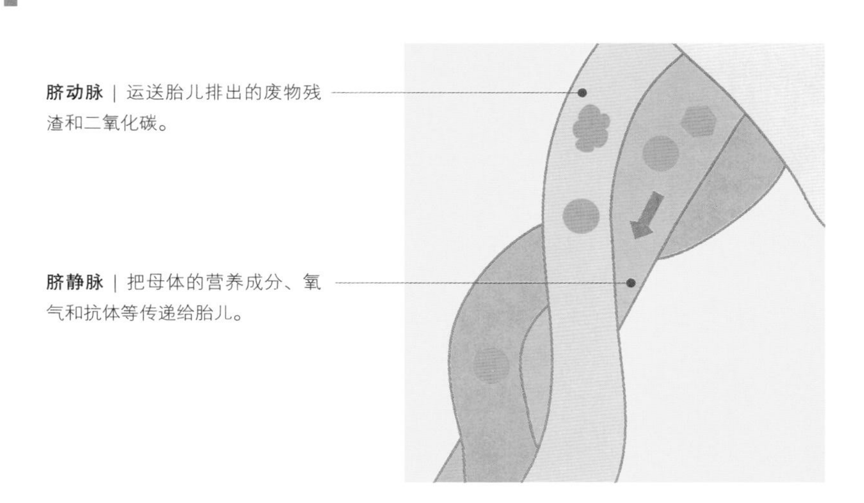

分娩时的脐带问题

- **被脐带缠绕** 可能会导致分娩延迟，脐带被压迫，氧气供应不足，胎儿可能会得缺氧症。有 20% ~ 25% 的胎儿会发生脐带缠绕脖子的情况。脐带太长或胎动活跃时容易出现。
- **脐带先流出来** 容易在羊水过多症、骨盆偏窄、胎位不正等情况下发生，羊膜破裂后，脐带比胎儿先娩出。随着子宫收缩，压迫胎儿，可能会发生紧急状况，要做剖宫产手术。
- **脐带过长或过短** 如果脐带太短（25 cm 以下），胎儿无法往下走，导致分娩延迟。相反，太长（70 cm 以上）的话，脐带可能会比孩子先娩出，或缠绕着胎儿的手、脚等，引起血液循环障碍，胎儿可能会缺氧。

step 4
产前准备

分娩的信号

在胎儿足月时，孕妇身体会出现各种异常的症状，其中有一些是临近分娩的标志。所以准妈妈们不要错过这些信号，仔细留意每个小信号，才能抓住最佳时机。

分泌物渗出

哪些是分泌物？

子宫口开始打开，会有一些黏液状的分泌物流出。黏液里掺杂着血液，有的分泌物只是“渗出”，因为量少，所以无法察觉，还有的会像来月经一样大量流出。

分泌物流出后会开始阵痛，根据情况不同，有人是在阵痛后才流出分泌物，有人临近分娩，也不会渗出分泌物，而是在分娩时随羊膜破裂一起流出。

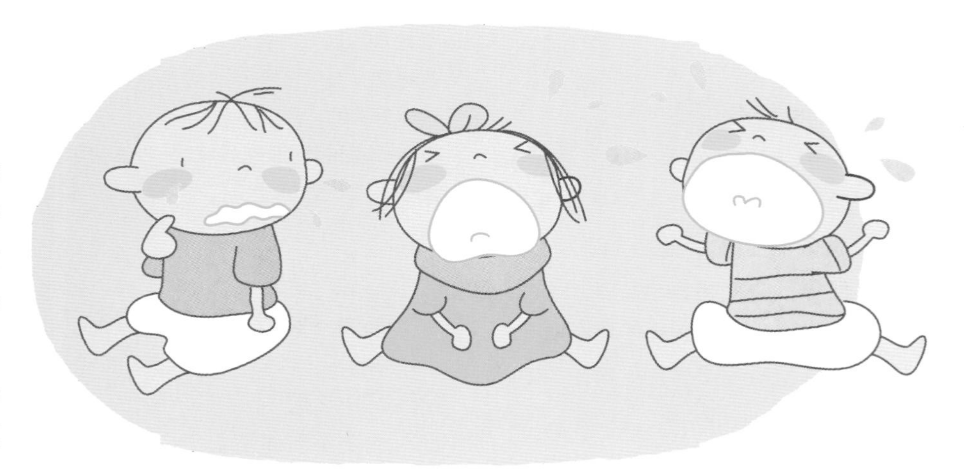

为什么有分泌物渗出？

临近预产期时，身体会为分娩做好准备，打开胎儿娩出的通道，子宫口变得柔软并稍微张开。子宫颈张开，包围着胎儿的羊膜从子宫壁上脱落，伴随着少量出血，这些就是分泌物。

应该什么时候去医院？

初产妇即使出现分泌物，也不用马上去医院。分泌物流出后，阵痛的时间会根据各人情况有所差异，但是一般出现分泌物后的 24 ~ 72 小时内，才会开始阵痛。如果产妇出现分泌物，就要马上做好准备，稍微有一点儿阵痛，就马上去医院。

异常症状有哪些？

临近预产期，如果有血块流出或出血不止、出血量增加的情况，就要马上去医院。这种症状的发生有多种原因，但前置胎盘的概率很高。前置胎盘就是胎盘堵住了子宫口，妨碍了胎儿的通道，如果子宫收缩，就会导致胎盘比胎儿先脱落，从而发生出血。

阵痛开始

什么感觉才是阵痛？

足月时，为了将孩子推出，子宫开始收缩，一天会有那么几次，肚子变得像石头一样坚硬，感觉就像是孩子在肚子里转身。这时会出现不规则的疼痛，称为“假阵痛”，是临近分娩时子宫练习收缩的过程。其特征就是突然间阵痛，但过一会儿症状就消失。与此不同，“真阵痛”比较微弱，开始时也不规则，但随着时间推移，疼痛会慢慢地加强，并且变得很规则，间隔时间也越来越短。

如果肚子和腰都出现疼痛症状，那很可能就是真阵痛（有的人后背和膝盖也会感到疼痛，或出现和便秘类似的疼痛）。

为什么阵痛呢？

在子宫反复收缩的过程中感觉到的疼痛，并不是子宫本身发出的疼痛。子宫和其他构成内脏的肌肉一样，不能随自己的意志活动，所以子宫本身不会感到疼痛。随着子宫颈打开，骨盆内侧和后背给无数的肌肉造成负担，压迫产道，就会感觉疼痛。

什么时候必须去医院？

初产妇间隔5～10分钟出现规律性阵痛，经产妇间隔15～20分钟出现规律性阵痛，这种情况出现时就要去医院。

异常症状有哪些？

持续出现的无法忍受的严重疼痛，也不一定是真阵痛。如果某个地方集中疼痛，或肚子坚硬地纠结在一起，而且这种症状一直持续，没有任何缓解，那就可能出现更严重的疼痛，此时有胎盘早期剥离的可能性，要赶紧叫救护车。伴随着出血的疼痛也很危险，不要耽误，马上去医院。

羊膜破裂

什么是破水？

有热乎乎的水顺着腿流出，有人流得多，有人只是弄湿了内衣，自己也察觉不到。严重的时候会感觉有什么东西突然破裂，清水哗哗地流出来。

阴道分泌物里含有黏稠的黏液成分，跟破水不同，而且破水只是稍微有些腥味的清水，跟小便也不同。如果破水后流出的水量极少，就会很难分辨。在自己无法判断是不是羊水时，最好给医院打电话，说明发生的具体症状，询问正确的处理方法。

为什么会破水？

羊膜在怀孕期间包围着胎儿，阻挡外部的细菌和冲击，起到保护胎儿的作用。但是临近分娩时，子宫口打开，胎儿做好了出生准备，羊膜会破裂，羊水就会流出来。根据羊膜破裂的部位不同，流出来的羊水量或多或少，如果靠近阴道口的羊膜破裂，羊水量就多；上面或后面的羊膜破裂，羊水量就少。

大部分情况下，胎儿会下降到阴道入口，给羊膜造成压力，导致羊膜破裂，这是分娩第1阶段的症状。偶尔也会有预产期前突然破水的情况，这是因为包围着胎儿的羊膜慢慢膨胀，无法承受巨大压力而破裂。

什么时候必须去医院？

破水48小时后，胎儿和剩余的羊水受到感染的可能性很大，因此要马上垫上护垫去医院。即使距离医院再近，也不能走着去。

不能沐浴或清洗阴部。要在车里斜着身体侧躺。大部分产妇在破水后24小时内会开始阵痛，如果没有阵痛，就需要使用阵痛促进剂，人为地诱发阵痛。

特别提醒

胎儿危险的信号

临近分娩时，如果之前活动频繁的胎儿24小时内没有任何活动，就很危险。如果活动过于频繁也危险。肚子突然变僵硬，胎动在某个瞬间突然停止，就可能是危险信号。即使胎儿在肚子里一直长得很好，但怀孕后期也会发生不明原因的死亡。因此如果胎动突然停止、肚子状态和平时不同，就要马上去医院。通过超声波确认胎儿状态，如果还有其他疑虑，可以做非收缩性检查。如果检查结果显示胎儿有问题，要使用阵痛促进剂进行早期分娩，或做剖宫产手术。

异常症状有哪些？

如果离预产期还早，羊水就已经破了，此时胎儿还没有做好出生准备，如果继续分娩，脐带会随羊水一起流出，堵住产道，可能会导致胎儿死亡。所以一定不能拖延，要马上去医院。10个产妇里有2～3个人会经历早期破水。

小贴士 破水以后24小时内分娩，孩子和产妇才会安全。因为阴道周边或肛门附近的细菌，会通过破裂的羊膜进入到子宫，可能导致感染。如果炎症扩散，产妇可能会得腹膜炎。

自我检查

识别分泌物的方法

- □ 黏稠的分泌物掺杂着血液流出。
- □ 分泌物呈褐色或草莓色，看起来像果冻一样。
- □ 有少量出血，但会马上停止。
- □ 阵痛后会有少量出血。

识别真阵痛的方法

- □ 感觉子宫收缩规律。
- □ 阵痛间隔变短，疼痛加重。
- □ 即使休息，阵痛也不消失。
- □ 肚子和腰部都能感到阵痛。

羊膜破裂时的症状

- □ 温热的水顺着大腿流出。
- □ 像什么东西破裂了一样，有一股清水哗哗地涌出。
- □ 有腥味，内衣湿透。
- □ 感觉像小便一样，有清水流出。

step 4
产前准备

准备住院用品

要事先准备好办理住院手续时需要的证件和产房用品，放在容易找到的地方。准备单独用的小包，放住院手续所需要的证件，外出时随身携带。

住院的必要物品

健康保险证、母子保健手册、身份证、就诊卡

准备好记录怀孕状态的母子保健手册、健康保险证、身份证、医院就诊卡等，便于快速办理住院手续。从确定怀孕开始，记得把每次定期检查使用的证件都放在小包里，在怀孕后期外出时随身携带。

少量现金、手机

住院时除了信用卡外，另外准备几千元现金备急用。如果阵痛时间变长，可以离开待诊室去其他地方休息，但为了方便紧急联系，要随身携带手机。

秒表

为确认分娩过程，测量阵痛时间和间隔，需要准备秒表，数字和指针最好又大又清晰，方便查看。

住院的必需品

内裤、产妇护垫

分娩之后会出很多汗，排出很多恶露（子宫或阴道内排出的带血的分泌物），因此最好充分准备好内裤和产妇护垫。分娩后肚子不会马上变小，所以内裤要准备宽松型号，如果是自然分娩就准备3条，剖宫产就准备5条。为了保持清洁，护垫要经常更换，所以要多准备一些。

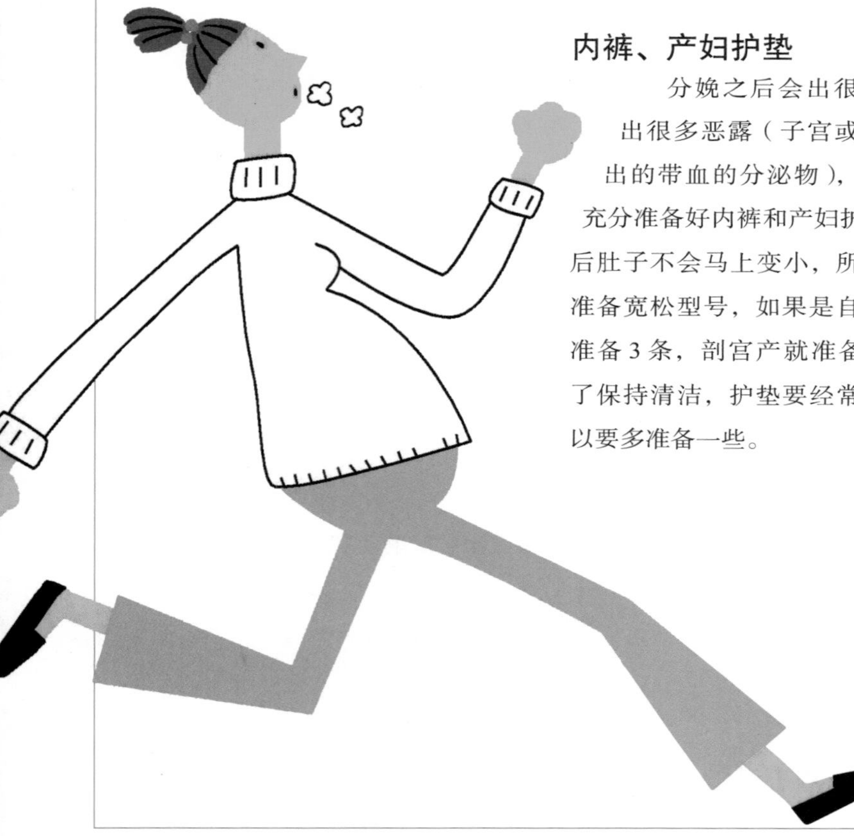

哺乳胸罩、授乳垫

准备好2个哺乳用胸罩。如果只穿胸罩，母乳可能会溢出，弄湿衣服，所以最好准备授乳垫。有的医院会提供，要问清楚后再做准备。

吸奶器

如果需要把奶挤出来保管，最好准备1个吸奶器。特别是准备做剖宫产的产妇，为了给孩子喂奶，可以把初乳先挤出来，过一会儿再喂，因此一定不要忘记准备。手动的吸奶器可能会给手腕造成负担，选择电动的比较好。准备好母乳储存袋，保存起来更方便。

线衣、开衫

分娩后身体会发冷，如果再着凉可能会产生身体不适。所以即使是夏天，也要穿长袖衣服，如果不是在夏天分娩，就一定要准备好线衣。准备2套宽松的棉质内衣和穿脱方便的开衫，在去看孩子时或病房冷时，套在病号服外面。

袜子

能有效预防寒冷和夏季空调病。阵痛时间长、手脚冰凉时穿上袜子也能感到温暖。准备好2 ~ 3双到脚脖子的长筒袜，在待产室里等待时就穿上。

梳子、发夹、小镜子

住院期间无法洗头，所以要准备1个小梳子经常梳头。头发粘在脸上会很难受，最好用发夹把头发整理好。分娩后虽然没有时间打扮，但是准备一个小镜子，放在手容易够着的地方，客人探访时可以稍微整理下形象。

腹带

分娩后帮助骨盆部位的身材恢复。如果是自然分娩，住院时间短，可以不用带，如果是剖宫产分娩，分娩2 ~ 3天后可以开始使用。

手腕保护带

用来收紧手腕，可以在某种程度上缓解分娩后被拉长的手腕的关节疼痛。

产妇保健坐垫

是中间凹陷进去的坐垫，可以最大限度地减少会阴部刺激，坐着也很舒适。分娩后的坐月子期间，如果直接坐在地上或椅子上，屁股会很疼，使用产妇保健坐垫，有助于缓解疼痛。

洗脸用具、基础化妆品

分娩后皮肤容易变得粗糙，要事先准备好润肤水和乳液等基础化妆品，洗脸后轻轻擦拭。嘴唇也容易干燥裂开，所以唇部保养用品也不要忘记。

小贴士 每个医院提供的住院用品都会有一些差异。去接受定期检查时，要事先了解一下医院会提供什么样的用品，方便做住院准备。

毛巾、纱布毛巾、湿巾

毛巾不光可以洗脸，在按摩乳房、擦奶时都能用上，也可以垫在枕头上，或在给孩子哺乳时用来托起孩子的头，因此要充分准备。纱布毛巾在孩子出汗或吐奶时可以用上，准备2 ~ 3条即可。经常碰水会对身体不好，准备一些湿巾就方便多了。

出院的必需品

和尚服、婴儿内用抱被

每样要准备1件。孩子的皮肤很脆弱，要提前将衣物洗净保存。出院时给孩子穿上和尚服，再用抱被包起来。

婴儿外用抱被、抱囊

对孩子来说，出院是第一次外出，因此尽量不要让孩子受到外面气温变化的影响。用内用抱被包好后，外面再仔细地用外用抱被包一下。冬天可以用抱囊代替抱被。

出院服

产妇肚子不会因为分娩而马上变小，所以要准备好尺寸宽松的衣服。还要维持体温，即使是夏季也要准备好长袖衣服。即使穿裙子，里面也要穿上内衣，不要着凉。

尿布、尿布兜

因为直接接触孩子的皮肤，所以要准备100%纯棉制品，而且必须是吸水性、保温性出众的产品。一般医院里会提供一定数量的一次性纸尿布，所以要提前准备透气的尿布兜。

其他便利用品

数码相机、便携式摄像机

有的医院可能会在孩子一出生就给孩子拍照或录视频，如果有家人陪同分娩，为了不错过孩子刚出生时的样子，最好事先准备好数码相机或便携式摄像机，让家人记录下那些珍贵的瞬间。

按摩用品

产妇必备物品。陪床人员使用，在待产室内的阵痛期间，要给产妇按摩，用手按摩久了也会很累，最好事先准备腰部和脚底的按摩用品。

口腔清洁剂

分娩后无法经常刷牙，可以事先准备口腔清洁剂。

简单的寝具

有很多医院不给陪床人员准备寝具。要先向医院咨询后再准备。

纸杯、饮用水

分娩前后会经常口渴，最好准备好水和速溶饮料。为了产妇的健康，不要直接喝净水器里的水，要事先准备好煮开的水。

选择合适的提包

- **尿布包** 要选择里外口袋都很多的才好。住院零碎物件多，口袋多的话就能方便区分和收纳。自然分娩的情况要准备的东西不算太多，用尿布包比较合适。
- **行李箱** 医院没有收纳空间时，行李不要全都打开，每次打开只拿需要的东西为好。剖宫产的产妇需要准备的东西很多，用行李箱比较合适。

step 4

产前准备

准爸爸应该做的事

阵痛开始时妻子会很难受，如果不想到时候手足无措，丈夫就要提前做好准备。下面来了解一下，作为丈夫和未来的爸爸要做的 17 件事。

妻子在家里阵痛时

学会区分假阵痛和真阵痛

如果妻子开始感到阵痛，不要仓促地带妻子去医院，应该仔细观察 1 小时内阵痛的间隔和强度，一直等到阵痛间隔规律时，再去医院。如果每间隔 10 分钟发生 1 次真阵痛，就要马上去医院。仔细在便签纸上记录阵痛的间隔和强度，以便医生快速了解产妇的情况。

无法判断时给医院打电话

如果无法凭借带血分泌物和阵痛间隔来判断是否该立即去医院，丈夫应该查找一下产房电话号码，打电话冷静询问一下。妇产科的产房为 24 小时工作制，即使是深夜也可以打电话咨询。

准备就诊卡和健康保险证

在阵痛开始准备去医院的时候，不用把准备的东西全都带着。因为在等待分娩时一直提着包，又沉重又麻烦。只准备好住院要用的就诊卡和健康保险证就可以，分娩以后再把剩下的带去。婴儿用品也是在出院时才需要，不用提前准备。

选择开车或是打出租

观察妻子的状态后，丈夫要决定是自己开车去，还是打出租车去。如果是初次分娩，阵痛间隔 5 分钟以上，丈夫开车去就可以；如果妻子有过分娩经历，分娩的速度会很快，丈夫要在旁边给予照顾，那就最好打出租车去。在上下班时间堵车严重时，或开车去医院需要 1 小时以上时，为安全起见，最好叫救护车。

让妻子坐上车后，不要让她躺着，要先放好靠垫

有的丈夫为了安全起见，会让妻子躺下来，但是汽车座椅往往很窄，行驶时的颠簸也会直接影响产妇，反而很容易眩晕。如果再紧急刹车，还会有从座椅上掉下来的危险。所以一定要把妻子放在后座上，在她的膝盖上放一个软垫，让妻子抱着软垫趴在上面休息。

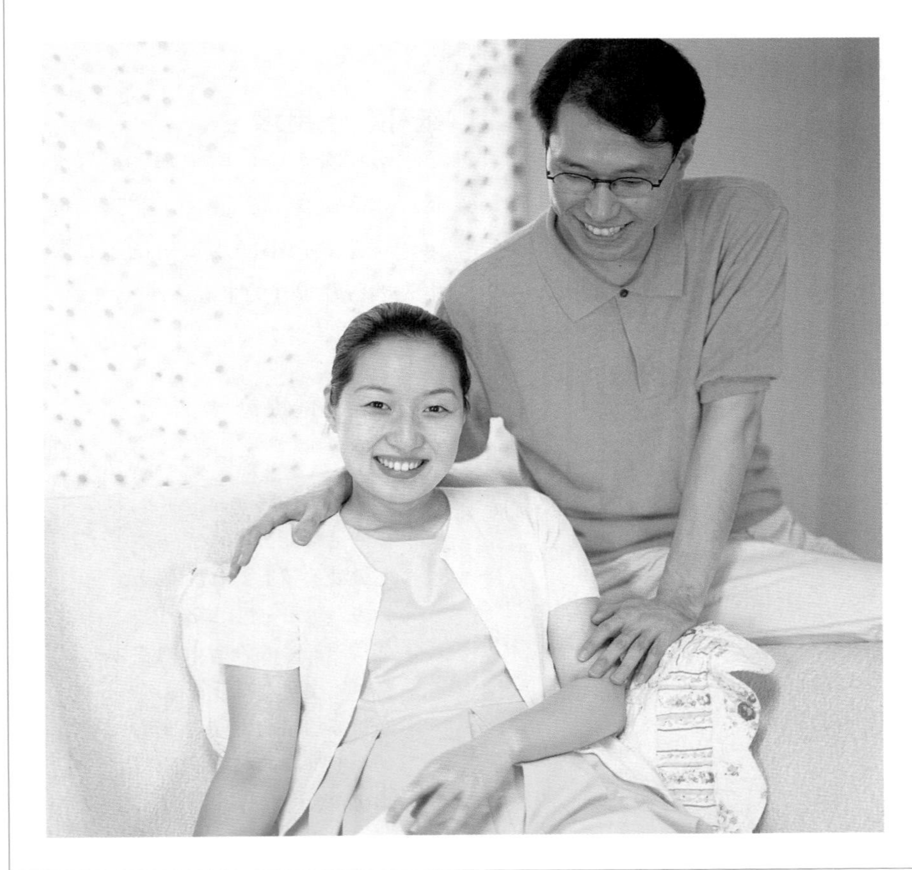

到达医院首先做什么

从挂号开始

先去挂号处挂号，有了就诊卡才能去找医生。挂完号以后带妻子

去产妇专用急诊室。此时根据检查结果决定是住院去待产室，还是回家继续等待。

快速办好住院手续

在患者较多的医院里，产房和病房往往不足。接到住院通知单后，要准备好健康保险证、就诊卡、挂号单、身份证，连同填写好的住院申请书一起交给挂号处，才能分配到病房。

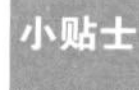

家人陪同分娩要事先申请，如果分娩当天妻子才突然决定要做家庭化分娩，就要尽快在等待者名单上写上名字。

用内部电话了解妻子状况

妻子在经历阵痛期间，监护人可能在候诊室里盲目地等待着。妻子分娩之前，护士会直接呼叫，但是如果家人想知道产妇状态，可以利用医院的内部电话询问。如果阵痛时间延长，丈夫可能会离开候诊室，在这期间分娩的话就错过了，所以如果要暂时离开，记得要把自己的手机号码留给当班护士。

确认探视时间

有的医院不让家属自由出入产房。需要遵守探视时间，一般 1 天 4 次左右，在规定的时间内探视，有的医院晚上禁止探视。所以如果不想错过探视时间，要事先打听好。

在候诊室等待，联络家人

丈夫可以在等待的时候，电话告知其他家属一些信息，比如探视产妇的时间和医院的位置。如果因为紧急住院没能跟公司打招呼，还要记得打电话请假。

帮助妻子缓解疼痛

探视时间里，丈夫可以为妻子揉搓或按摩尾骨和屁股两侧，同时也要按摩一下小腿，让小腿血液循环通畅，减轻妻子的痛苦。引导妻子使用腹式呼吸，可以减轻疼痛。

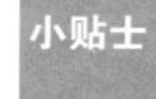

不能带任何东西进待产室。手机会影响医疗器械运行，需要更加注意。

不要给妻子吃东西

进了待产室后会灌肠，产妇是禁止吃东西的。如果要做剖宫产手术，需要禁食 8 小时才能实施麻醉。如果没有护士的同意，丈夫即使觉得妻子很辛苦，也不能给她水喝。

为孩子的出生瞬间做准备

如果想亲自剪断脐带，就要提前告知医生。孩子出生的瞬间会令人非常激动，手也可能会出很多汗，最好事先准备好手绢。

孩子出生后不要忘记的事项

向妻子和医护人员道谢

“你辛苦了！”丈夫的这句话，对于千辛万苦分娩的妻子是莫大的安慰。也要记得对医护人员说声“你们辛苦了！”真诚地表达自己的谢意。

拍下孩子刚出生的样子

每个医院的产房环境都不一样，因此要事先跟医生商量后再拍摄分娩过程。一般相机的闪光灯虽然对手术没有大的妨碍，但孩子可能会受惊，需要多加注意。在孩子去新生儿病房之前，不要忘记拍下孩子的样子留作纪念。

记录新生儿信息和注意事项

在孩子被转移去新生儿病房之前，丈夫要跟当班护士一起对照出生时间、性别、体重、产妇的名字等。确认结束后，丈夫要仔细了解新生儿病房有关的内容，学习照顾孩子的注意事项，要仔细地记录下来并向妻子转达。

整理妻子的行李

丈夫要把住院期间产妇和监护人所需的东西带来。如医院穿的拖鞋、简单寝具、要换的衣服、牙刷和除臭剂（防臭化妆品）等。

特别提醒

在产房里禁止做的 3 件事

1. 丈夫不能看到痛苦不堪的妻子就惊慌失措，不要向医护人员大喊大叫，不要催促医护人员。要相信医生，听从医生指示。
2. 不能在进入产房后又要求出去。有些丈夫无法直视妻子的痛苦，或者进入产房后紧张得想上厕所，这些都是不允许的。一定得等待分娩结束再出去。
3. 看到妻子下体血迹斑斑时，脸色发白、尖声惊叫的行为也是不允许的。还有的丈夫在旁边帮助妻子分娩，一起练习呼吸，因精疲力竭而晕倒，这样也不好。丈夫要事先接受分娩教育，充分了解分娩知识，才能为分娩的妻子提供有力的支持。

step 4
产前准备

了解脐带血

脐带血指的就是脐带里面的血液，是给胎儿供给成长所需要的全部细胞和营养素的血液。保存脐带血，有利于治疗癌症或遗传性疾病等致命的疾病。

全家人的生命保险

为什么需要脐带血?

剪断刚出生孩子的脐带后，从中抽出来的血液叫作脐带血。脐带血中含有可以重建人体造血和免疫系统的造血干细胞，分化为各种脏器的干细胞含量丰富。在骨髓无法发挥正常机能时，可以用脐带血移植（从脐带血里采集造血干细胞进行移植）来代替骨髓移植（从骨髓里采集造血干细胞进行移植），能治疗白血病、肺癌、小儿癌、再生障碍性贫血等各种癌症和血液病、遗传性疾病、代谢疾病等。

如果家族内有癌症和遗传性疾病，孩子出生后最好保存脐带血。这不仅是给即将出生的孩子，也是给其他家族成员上的生命保险。

比骨髓移植更好

脐带血里包含的造血干细胞是血液分化为白细胞、红细胞、血小板之前的原始细胞，一般在人体骨髓里都有，一生中只有一次机会采集（孩子出生时），可以从脐带或胎盘里采集。采集骨髓非常痛苦，但脐带血采集不会造成任何痛苦，感染病毒的危险也少，移植后具有排斥反应少的优点。

骨髓干细胞要 6 个人体组织的抗原（HLA）全部一致才能移植，但脐带血干细胞不如骨髓造血干细胞成熟，组织兼容性抗原有 3 个以上一致就能移植。甚至血型不合也能进行手术。另外，如果无法找到兼容的骨髓，可能会错过治疗时机，而脐带血可以自由冷冻保管，需要的时候一解冻就能马上使用。

脐带血的功效和使用

可以治疗的疾病

现在通过脐带血干细胞移植，可以治疗的疾病有恶性肿瘤（白血病、骨髓发育不良综合征、脑瘤、睾丸癌、神经细胞瘤、多发性骨髓瘤等），血液系统疾病（再生障碍性贫血、镰状细胞性贫血、先天性血球减少等），先天性代谢障碍（亨特综合征、先天性免疫不全、高球氏

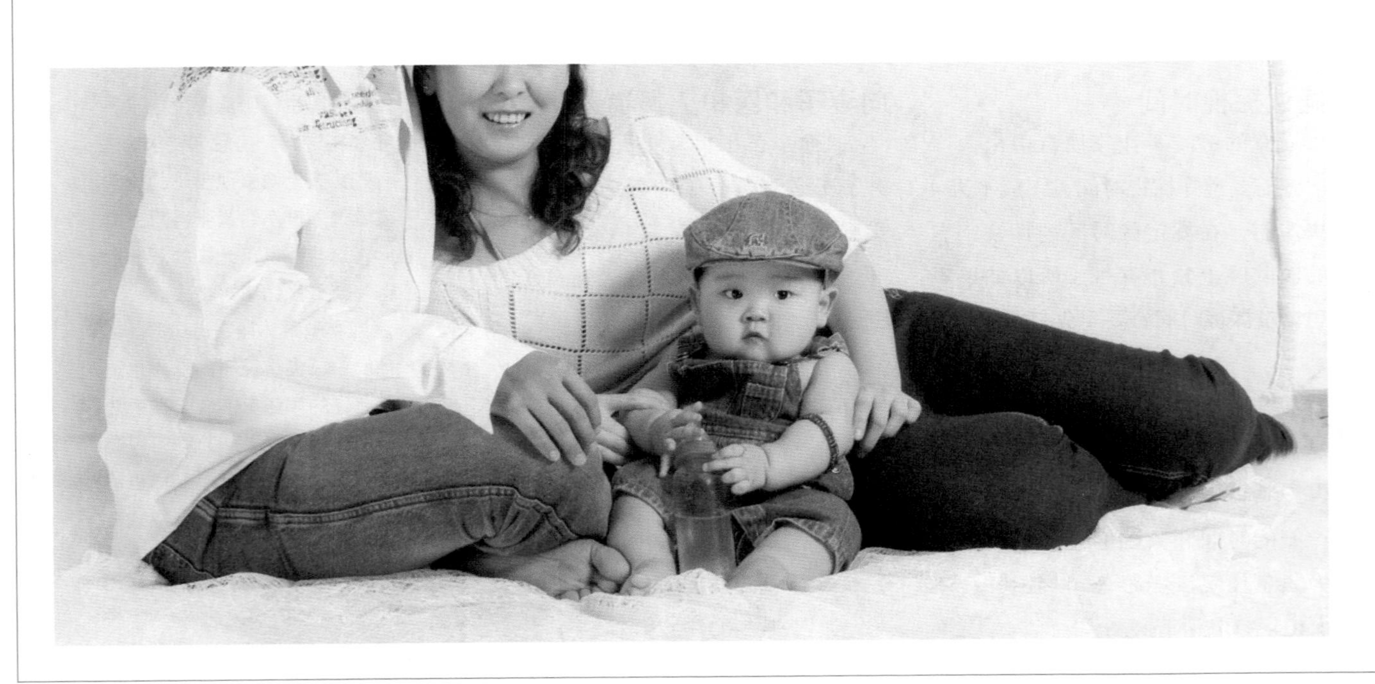

症），自身免疫疾病（风湿病、红斑狼疮）等。

移植可能的次数

保存的脐带血一般只使用1次。因为脐带血采集后，冷冻保管的剂量受到限制，移植时1次会用完全部剂量。万一保存的脐带血造血干细胞数量少，或组织兼容性抗原不合，可以在捐献的脐带血库里找到合适的配型后再进行治疗。

双胞胎要分别采集

二卵性双胞胎，因为组织兼容性抗原不同，需要各自采集脐带血并保管。保管双胞胎脐带血时，一般会有一些价格折扣。

脐带血的采集和保管

申请保管

仔细地比较各个企业的费用和其他优劣，决定了选哪一家保管后，再向企业递交保管申请。可以打电话向工作人员咨询，也可以通过网络申请。

支付保管费用

申请完成后要缴纳管理费用。年度缴纳的费用较低。

收到采集套装及指南

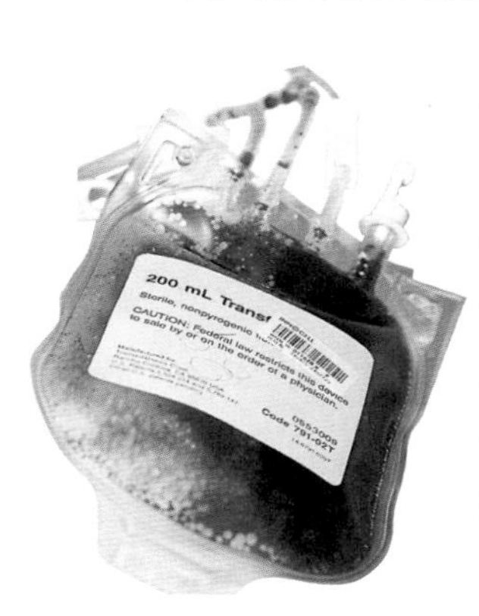

确认支付后，企业会把保管合同、采集脐带血套装及说明书寄来。收到采集脐带血套装后要确认一下货物是否完整（脐带血采集袋、主治医生表格、采集说明书、脐带血采集记录表等）。

脐带血的采集过程

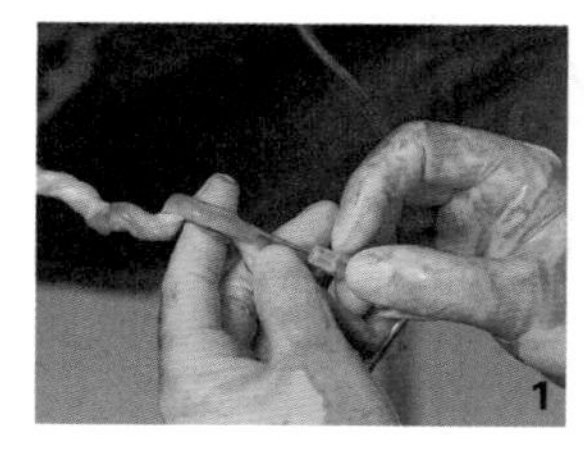

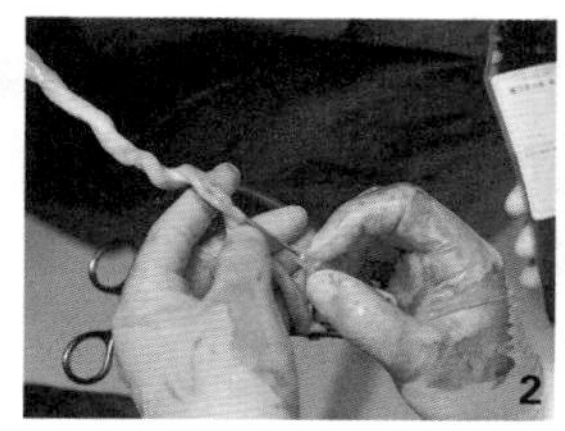

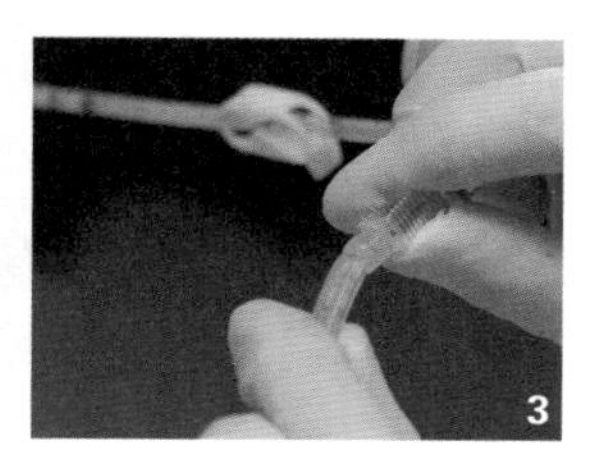

将采集任务交给主治医生

事先要向医院的妇产科主治医生转达要采集脐带血的决定。把写有“脐带血液采集”的标签交给主治医生，或贴在病历上。这样即使其他医生担任分娩主治医生，也不会弄混。

分娩时采集脐带血

去医院分娩时，一定要准备好脐带血采集套装，并事先跟脐带血保管企业联系。采集过程要在5分钟之内完成。孩子出生后剪断脐带，从脐带结端用注射器抽取脐带里的血液。请医生在采集袋上记录产妇的姓名、医院名称、采血时间等信息。采集的血液和血液采集记录表放进采集套装里密封后，在运输员到达之前，一定要在室温环境下保管。

与脐带血保管单位交接

运输员到达后，会向主治医生接收记有新生儿信息、产妇感染疾病检查结果和同意书等的记录表，连同采集表格一起交接。含有脐带血的采集套装，要在24小时内送达指定保管地点。

干细胞分离

运送到脐血库的脐带血，会根据处理过程来判断是否适合冷冻保管。还要经过各种临床病理检查，造血干细胞分离、制备等分离过程。在此过程中，如果企业发现脐带血不合格或很难保管，就会退还费用。但有的企业可能会不退还部分检查费用，所以需要提前确认。

冷冻保管

经过检查和处理确定适合保管的脐带血，会给予固定号码，在零下196 ℃的液态氮储罐里保管。经过冷冻处理后的脐带血，会以最小的体积进行保管，只有这样，细胞被破坏的危险才最小，用于治疗时才比较安全。一般以25 ml的规格浓缩保管。

收到保管证书

如果企业确定可以保管，在储藏3周后会寄出保管证书。如果想知道脐带血的保管状态，可以打电话咨询，或通过企业网站查询。

step 4

产前准备

新生儿保险的选择

从怀孕 4 个月开始加入胎儿保险，可以保障低体重儿的保育箱费用，以及日后可能产生的各种疾病的治疗、手术和教育费用。

关于胎儿保险的常识

什么样的情况需要投保？

胎儿保险的理由是为了让孩子从出生的一刻开始就受到保障，享受各项优惠政策。也就是为早产、先天性障碍及分娩后的各项疾病做好预防措施。高龄产妇、遗传疾患、因早产而需要保育箱或担心其他疾病等情况，可以投保。

选择为胎儿投保的方法

给胎儿投保时，保险公司无法直接确认胎儿的健康状态，因此会以产妇的健康状态为基准。根据产妇的状态，有的保险可能会受限，因此要充分了解一下保险公司，选择保障幅度较大、入保险后赔偿过程不繁琐的公司。

家族有遗传疾病时，要确认保险项里是否包含。婴儿住院治疗费用较少，要确认住院金额后再投保。最好能保障到 20 岁。

平安保险 VS 人寿保险

人寿保险公司和平安保险公司都有胎儿保险这一项。人寿保险公司的优点是定额保障、保障范围广，平安保险的优点是根据实际治疗费用划分等级支付。即使支付治疗费，也不足以保障所有的疾病和事故，因此要仔细看好保险项目。也可以选择人寿保险和平安保险的组合产品，可以互补。

什么时候投保好？

胎儿保险根据保险类别和怀孕周数的不同会有所差异，入保险的限制比较严格。人寿保险一般在出生后 16 周可以加入，而平安保险在怀孕期间就可以加入。对癌症的保障是从出生后 90 天开始，在婴儿体重偏低或先天性异常的情况下，加入的同时就能得到保障。

每个保险公司根据怀孕周数不同，会有特约加入限制，注意不要错过加入特约保险的周数。胎儿保障特约只能补加到怀孕 22 ~ 23 周。畸形儿检查是在怀孕 15 ~ 20 周之间实施，如果在检查之前投保，即使检查结果不好，也能享受到保险。

孕妇有疾病也能投保吗？

保险公司会先判断孕妇的疾病是否为可能遗传给胎儿的疾病（如糖尿病等），并且对此做出各种限制。在怀孕初期，如果因出血或孕吐严重而住院，大部分的保险公司都会推迟入保时间，一般会延迟签订保单，或建议分娩后再投保。有些保险公司愿意承保子宫肌瘤或子宫内有水肿的保险，所以最好事先咨询确认。

怀了双胞胎，怎么投保？

因早产危险高，所以最好选择能支付保育箱住院费的保险产品。但是现在很多保险公司限制多胎入保，所以要和专家商量，再寻找合适的保障金额多的公司。另外，试管婴儿和人工授精投保也会受限。

有效地申请保险金的方法

申领保险赔偿时手续很复杂，限制条件多，很多人因为不了解保险条款，而无法获得足够的赔偿。如果卖给你保险的负责人已经不在岗位，就会更麻烦。即使收到保险金，也很难确认支付金额是否正确。有些地方会有免费代理保险金的代理公司，可以让他们代为办理，但一定要仔细咨询，寻找真实可靠的代理公司。

小贴士 去胎儿保险网站能了解到更详细的保险知识。

step 5

安全分娩面面观

所有的孕妈妈都想生出健康的宝宝。请了解一下能让孩子一生健康的自然分娩吧！如果自然分娩困难，那也需要了解剖宫产的知识，会对坐月子有帮助。在这里，我们会细致入微地为你解答那些关于分娩细节的难以启齿的疑问。

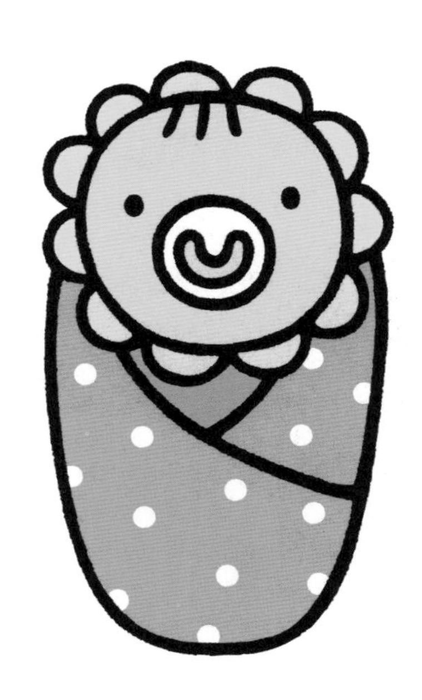

step 5
安全分娩

自然分娩的力量

自然分娩就是指在自然的状态下，让胎儿通过妈妈的阴道出生。如果胎位和其他情况都正常，为了即将出生的孩子和孕妇自身的健康，最好选择自然分娩。

选择自然分娩的理由

被感染的危险小

剖宫产是需要全身麻醉的大手术，出血过多、肠粘连、麻醉综合征、排便机能弱化和尿路感染等的出现概率比自然分娩平均高出 2 倍。由于子宫和腹腔暴露在空气中，还要经过医生的手抚摸多次，感染的危险也比自然分娩高出 2 倍。分娩后再次入院的概率也是自然分娩的 2 倍。自然分娩的产妇死亡率是 0.01%，剖宫产是 0.04%。

可以安心哺乳

只有通过自然分娩，子宫才能更快收缩，有助于产后排恶露，也不会变得太胖。刚出生的孩子要吃母乳才能提高免疫力，稳定情绪。自然分娩的产妇可以马上给孩子喂母乳，但是剖宫产的产妇因为疼痛，在一段时间内是无法顺利进行母乳喂养的。

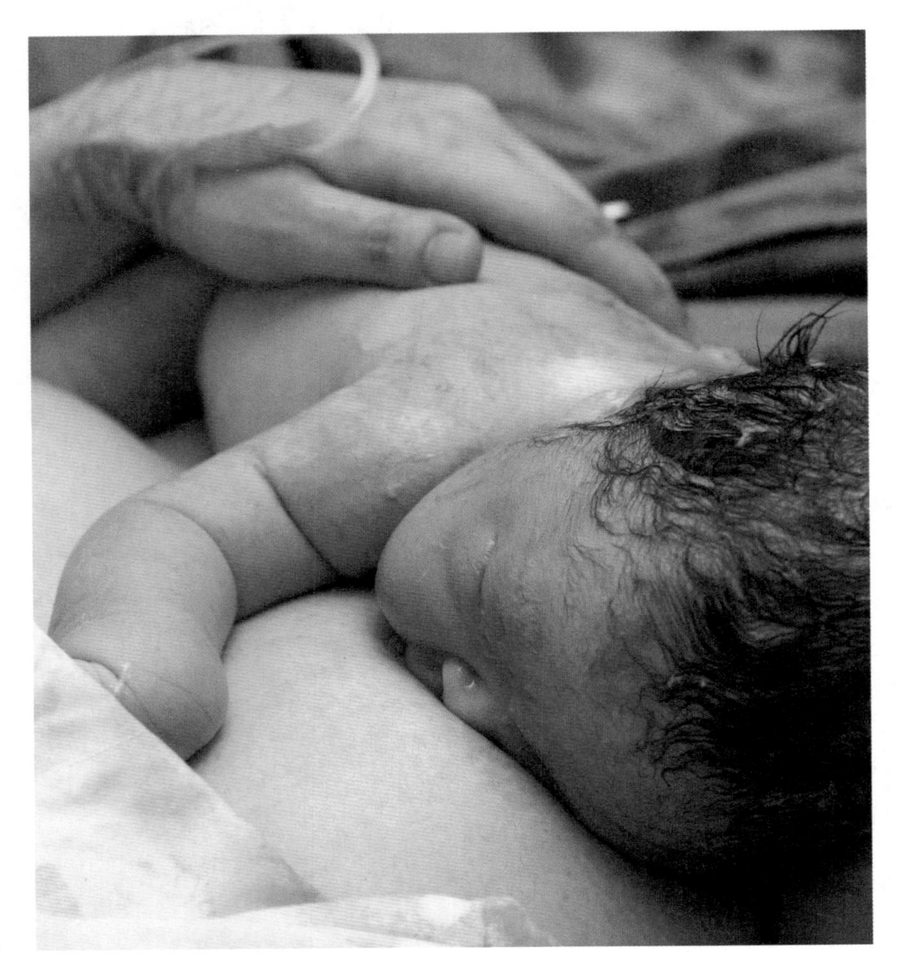

产后恢复快

剖宫产分娩需要 5 ~ 7 天才能出院，自然分娩在 6 ~ 8 小时后就可以像平常一样行走，3 天后可以出院，产后恢复较快。剖宫产分娩要定时注射镇痛剂，还有可能发生手术后遗症，需要医护人员仔细照顾，直到排气后才能进食、出院。

孩子更健康

自然分娩和剖宫产分娩的根本差异，可能是很不起眼却很重要的小细节。剖宫产时胎儿也会受麻醉剂的影响，比自然分娩的孩子免疫力差，很容易引起鼻炎和皮炎；据调查结果显示，剖宫产出生的孩子在出生后 24 小时内嗜睡、安静，这可能是受到了麻醉剂的影响；自然分娩出生的孩子，在经过产道时皮肤组织受到刺激，所以皮炎的发病率明显偏低；在孩子费力通过产道的同时，由于大脑受到挤压，对今后的智力发育有好处。

能提高孩子的智力

皮肤刺激和大脑发育的关联性已经得到了很多医学专家的证明。自然分娩时，孩子费力地通过妈妈的产道，受到强烈的皮肤刺激，会给大脑中枢带来活力，机能变得发达。调查显示，自然分娩的孩子比通过剖宫产手术出生的孩子智力高。自然分娩的孩子比剖宫产出生的孩子更少出现呼吸困难的症状，足够的氧气供应也会对大脑发育起重要的作用。

得产后抑郁症的概率较低

研究表明，自然分娩的产妇比剖宫产产妇得产后抑郁症的概率低。有些人会说，自然分娩的孩子通过产道娩出，会使阴道变宽，产后夫妻生活时会感觉到性交疼痛，这是完全没有医学根据的。

因难产导致骨盆肌肉撕裂或变弱的情况下，可能会发生尿失禁，但这跟性交疼痛完全没有关系。所以自然分娩后阴道变宽不能恢复的说法是错误的。

选择剖宫产的理由

想减轻分娩的痛苦等

因为害怕分娩的痛苦，或为了让孩子在吉日出生，有的孕妇会选择剖宫产。也有的孕妇会觉得剖宫产更安全，认为自然分娩后身体会变胖，阴道会变宽，容易发生尿失禁。这些都是错误的想法。

分娩后体重增加，是一种自然的人体生理现象，对于中国的孕妇来说，体重也会受坐月子习俗的影响。在孕前就肥胖的女性，分娩后体重很容易增加，但是这和选择自然分娩或剖宫产没有任何关系。

何时需要紧急剖宫产

胎儿出现异常时

在孕期最后一次定期检查中，要观察胎儿的心音和心脏跳动、胎动的状态，如果判定胎儿无法承受自然分娩时，就要决定剖宫产或诱导分娩。在自然分娩中，如果胎儿无法娩出产道，或在产道内停留太久的话，胎儿会陷入假死状态，生命可能会有危险，因此要进行紧急剖宫产手术。

破水后超过 48 小时

破水后产程停滞，就要做诱导分娩，如果诱导也不能奏效，就要做剖宫产手术。脐带比胎儿先下降到骨盆，或脐带已经脱落出产道外，就会妨碍氧气供应，胎儿生命会面临危险，这时要马上做剖宫产手术。

胎盘早期剥离时

胎儿出来之前胎盘脱落，会发生严重的出血，产妇也会感受到无法忍受的痛苦。胎儿的氧气供应被切断，有可能会在腹中死亡。分娩时有胎盘早期剥离的症状时，要迅速进行剖宫产手术。

有子宫破裂的危险时

如果分娩时子宫无法承受收缩，

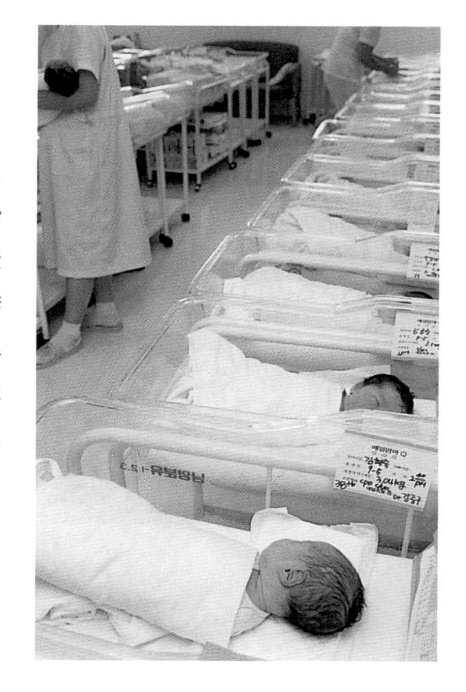

可能会发生破裂。子宫破裂的原因现在还不明确，但据统计，有过剖宫产手术或接受过子宫手术的产妇，子宫发生破裂的概率很高。子宫破裂后产妇会陷入休克状态，要马上进行剖宫产手术。

分娩时间延长

阵痛持续微弱、阵痛很规律但是子宫口没有打开、胎儿无法通过产道娩出、产程不顺畅等情况，要进行剖宫产手术。骨盆窄或胎儿头部位置不正，也可能导致无法自然分娩。

特别提醒

剖宫产比自然分娩更疼

有的人可能会认为，剖宫产疼痛较轻，事实并非如此。在分娩的瞬间会进行全身麻醉，不会感受到痛苦，但从麻醉中清醒后，疼痛就开始了。

自然分娩在孩子出生后，产妇就可以吃饭、活动，但剖宫产的产妇，在手术结束后随着意识恢复，手术部位会感觉到强烈疼痛，需要定时注射镇痛剂。无痛分娩也是助产方法中的一种，它不是真正的自然分娩，因子宫收缩变弱，可能会延迟分娩。

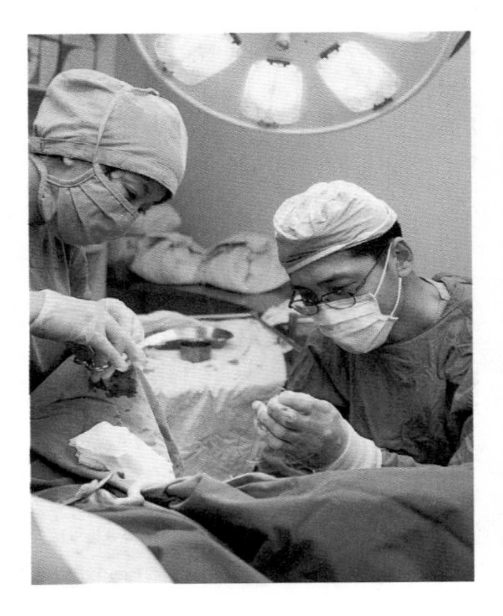

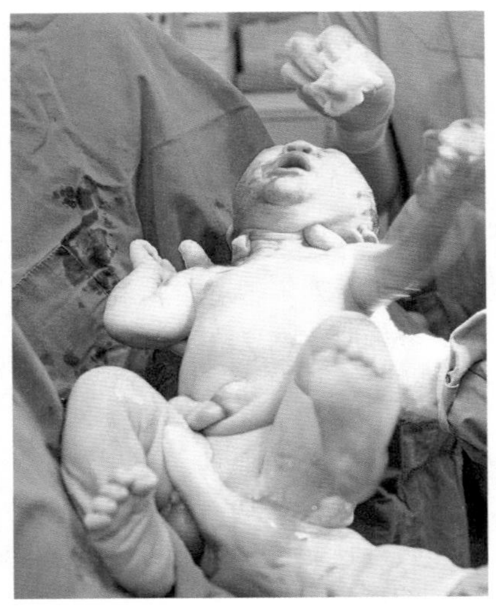

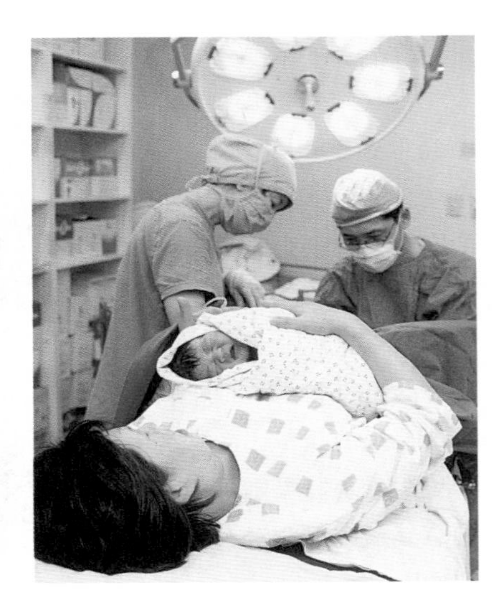

自然分娩的过程

转移到急救室或产房

在阵痛或出血等紧急状况下，首先要去急救室或急救室附属的产房（可以在做产前检查时，提前询问并参观一下）。在急救室或产房接受检查后，才能最终确认住院。如果产妇情况危急，就会先通过急救室，再送去产房。

静脉注射

为了能在分娩中出血时迅速输血或注射止血剂，事先要进行静脉注射。阵痛微弱、分娩不顺利的时候，可以使用阵痛促进剂诱导阵痛。因分娩时无法喝水或吃东西，为了不让产妇精疲力竭，也会通过输液注射营养剂。

将分娩监视装置贴在腹部

分娩监视装置是通过图形来表现阵痛的程度和胎儿的心搏数，了解胎儿是否健康、阵痛是否顺利的装置。入院后立即贴在肚子上，如果没问题就摘掉，过一会再重新使用。可以在阵痛状态下固定在身体上，也可能在分娩完成前一直使用。

小贴士 水中分娩有可能会触电，因此不要使用分娩监视装置。

进行灌肠

如果肠里有大便，会妨碍产道拓宽，因此在进入分娩候诊室之前要进行灌肠。一到医院就马上分娩的产妇则不用灌肠，直接去产房，但使劲时可能会有大便出来。如果沾在床单上，孩子和产妇可能会受到细菌感染，需要特别注意。

子宫口开到 10 cm 就去产房

阵痛后，子宫口开至 10 cm 左右时，要赶快从候诊室转移到产房。从阵痛开始到分娩花费的时间，初产妇一般是 8 ~ 12 个小时，经产妇一般是 6 ~ 8 个小时。阵痛时间变长，子宫压迫脐带，胎儿就有可能陷入缺氧状态。如果经过很长时间，子宫口还没有打开，导致分娩延迟，就要紧急做剖宫产手术。

去恢复病房静养

分娩结束后，产妇会被转移到恢复病房，静养 2 个小时，确认有无出血异常，如果产妇状态没有问题，可以去住院病房。因分娩过程中消耗了大量的能量，因此要充分睡眠，通过饮食补充营养。腿和会阴部可能会感觉疼痛，但是慢慢就会变好。

在 30 分钟 ~ 1 小时内喂奶

即使孩子还不吃奶，最好也让他（她）吮吸一下。刚开始时，孩子吮吸的力量很弱，奶水可能出不来，但是奶越吃才会越多。母乳喂养不仅对孩子的健康好，也有助于产妇的子宫收缩和恢复。

分娩后 6 小时内排尿

因分娩时膀胱组织被严重压迫，分娩后神经很难恢复正常。在适当的时候小便，就不会给膀胱造成负担，才能预防炎症。即使不想上厕

Q 难产会遗传吗？

A 并不是母亲有过难产的经历，其女儿就一定会难产。比起遗传，孕妇和胎儿的状态更能起决定性作用。即使不是适合顺产的体型，只要怀孕期间好好管理身体，孕妇和胎儿都保持健康，无论是谁都可以顺产。

所也要常去，尽快帮助膀胱恢复功能。6个小时内没小便的话，膀胱会过度充盈引起机能障碍，那时为了排出小便，就可能需要插导尿管了。

产后第2天，开始简单运动

经过一天的休息，身体在某种程度上有所恢复，可以从翻身等简单的活动开始，慢慢地坐起来、走路，做一些适当的运动。只躺在床上，反而会使恢复延迟。将胳膊向上伸展，活动脚趾，通过舒展身体才能让身体尽快恢复（分娩后出血较多，会导致血压下降，可能会发生眩晕症，因此一定要有人在身边陪护）。

2～3天后出院

分娩后第2天早上提供产妇套餐，会比一般的饮食清淡，是不会刺激胃的高蛋白食品。医院也会给大便不正常的产妇提供便秘药。这样度过1天后，第2天早上了解一下注意事项，就可以和孩子一起出院了。

Q 什么是会阴切开术?

A 自然分娩时，为了拓宽孩子娩出的通道，医生会切开位于阴道和肛门之间的会阴部，这就是会阴切开术。分娩时产妇很难调整力度，如果孩子突然出来，会阴可能会向多个方向撕裂，为了防止这种情况，有时候就需要将会阴切开，这样做可以预防骨盆底部过度扩张或子宫脱垂症、膀胱瘤、直肠瘤等。一般是在孩子的头出来3～4 cm时实施切开术，切开术分为侧切和正中切开，侧切长度约4～5 cm；而正中切开长度约3～4 cm。

自然分娩和剖宫产分娩的差异

	自然分娩	剖宫产分娩
分娩时间	初产妇8～12个小时 经产妇6～8个小时	麻醉后10分钟内将孩子取出 手术时间为40分钟～1小时
住院时间	从分娩当天起计，3天	横切6天，纵切7天
医院治疗	使用抗菌剂、坐浴、红外线治疗、乳房按摩	伤口消毒、使用输液剂和抗生素、红外线治疗、乳房按摩
母乳哺乳	从第1天开始，可以在母乳喂养室哺乳。母子同室时可以把孩子带到病房喂奶	分娩后2天内母乳喂养较困难。母子同室时可以把孩子抱来躺着喂奶

自然分娩

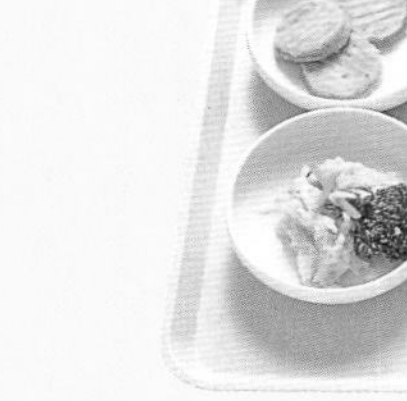
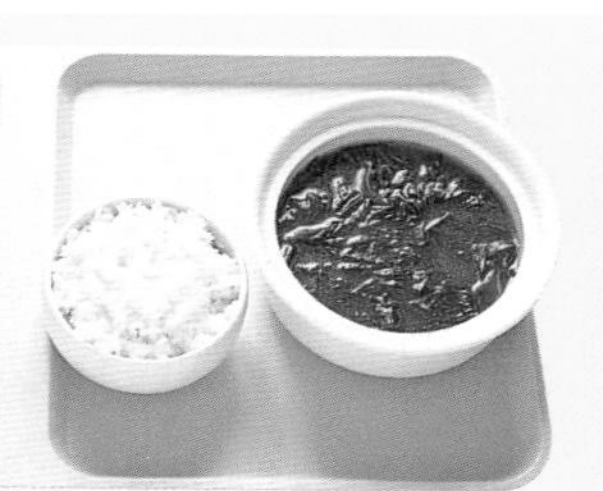

● 产后首次进食 一整天都没有吃饭，产妇身体很疲惫，要通过进食为产妇补充营养。

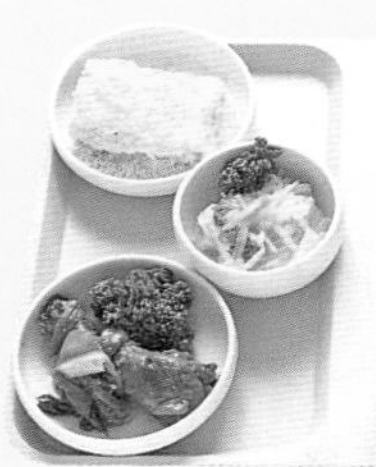
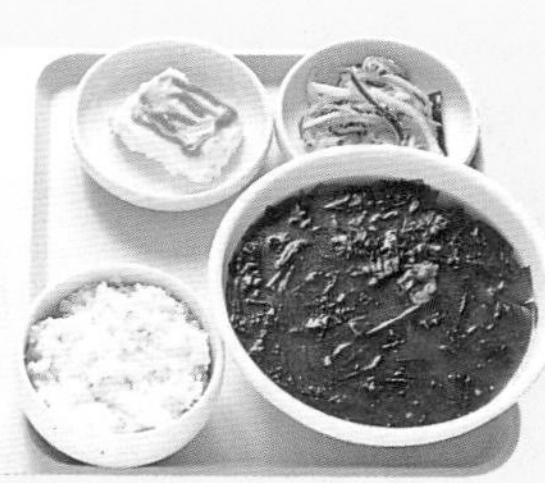

● 产妇套餐 从第2次饮食开始，可以吃稍微添加了调料的产妇套餐。提供最基本的高蛋白食品。主要由易咀嚼的食物构成。

剖宫产分娩

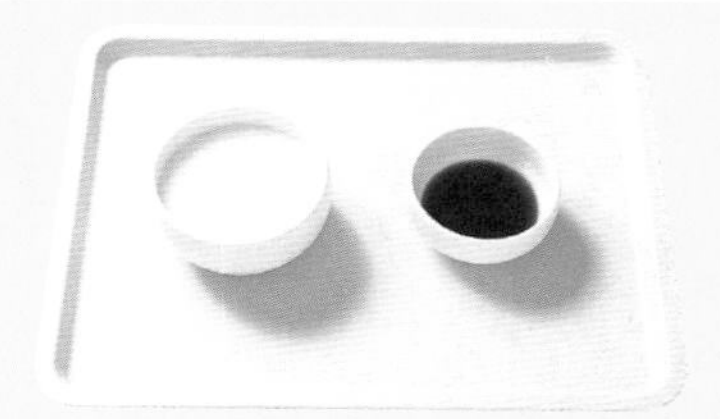

● 米汤 手术后，腹中的气体排出，可以喝米汤。空空的肠胃活动不顺畅，因此要用米汤使脏器恢复机能。

● 白粥 脏器没有完全恢复，功能较弱，从第3天开始喝白粥。这时可以吃刺激较少的菜，补充营养。

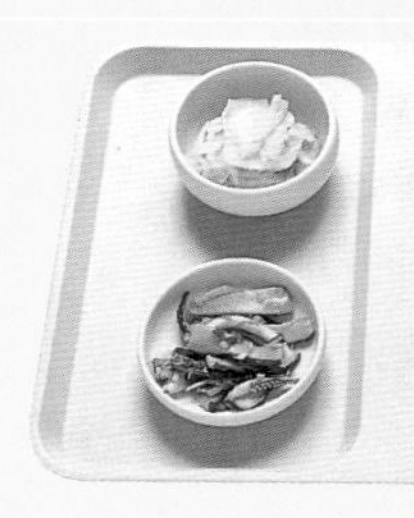
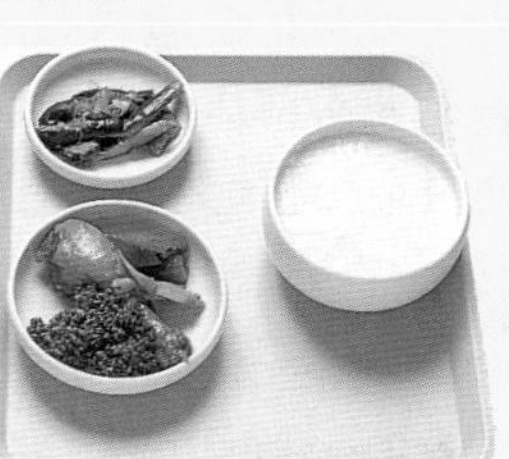

● 产妇套餐 到第3～4天，跟自然分娩的产妇一样吃产妇套餐。只要不给脏器造成负担，也可以吃自己想吃的饭菜。

step 5
安全分娩

自然分娩三要素

为了让孩子顺利地出生，产妇和胎儿都要处于正常的状态，自然分娩的三要素（产力、产道、胎儿）要相互协调。

胎儿经过的产道

狭窄产道帮助孩子用肺呼吸

胎儿从妈妈的身体里出来的通道叫作产道。在产道里，胎儿的胸部是被勒紧的，出生后，一下子就从狭窄的空间里解放了。这样孩子的肺可以大大地膨胀，空气通过鼻子和嘴瞬间进入。

空气刚开始进入肺时，受惊吓的孩子会无意识地吐出来，此时就发出了第一声啼哭。以第一次哭声为契机，孩子开始用肺呼吸。所以产道的狭窄，是为了让孩子用肺呼吸而给予的刺激。

扩张产道便于胎儿娩出

骨盆骨组成的骨产道、子宫口、外阴部、阴道及围绕在周边的肌肉和软组织组成了产道。

临近分娩，雌激素分泌旺盛，骨盆的肌肉和耻骨的结合处会变得松弛，产道周边的肌肉和韧带变得柔软，处于容易扩张的状态。分娩开始时，胎儿头部压迫的力量和子宫收缩的力量会促使产道慢慢变宽。骨产道狭窄、孕期体重增加过多导致脂肪堆积、阵痛微弱这几种情况，都容易导致分娩延迟。

分娩的三大要素

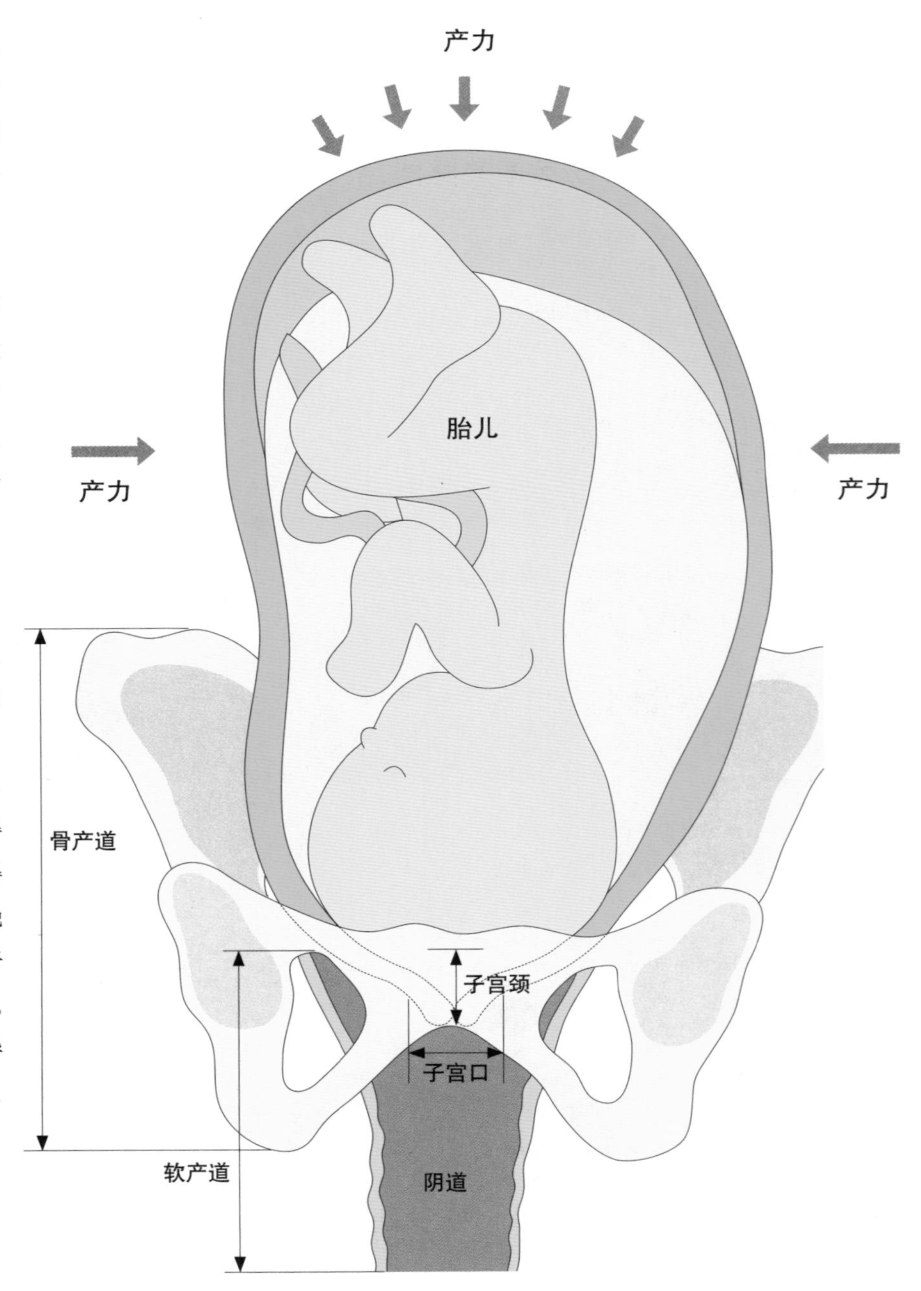

子宫口打开，胎儿露出脑袋

临近分娩时，紧紧闭合的子宫口开始慢慢打开。靠近子宫的部分叫内子宫口，靠近阴道的部分叫外子宫口，两个子宫口之间是呈圆形的宫颈。宫颈在阵痛开始时，会慢慢打开、变薄，这叫宫颈消失。内子宫口从阵痛初期开始打开，而外子宫口在宫颈消失后开始打开，在分娩1期结束时，子宫口会完全打开，宽度约为10 cm。

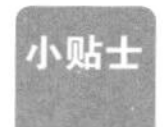
35岁以上的高龄产妇，产道不够柔软，很难自然分娩。

产力 | 推出胎儿

子宫收缩，阵痛开始

胎儿充分发育后，在激素的作用下，子宫开始有规律地收缩。此时会伴随着阵痛。因为阵痛，子宫内的压力变高，包围着胎儿和羊水的羊膜被推向子宫口，最终从子宫壁上脱落，子宫口扩张，宫口打开，羊膜破裂，羊水开始流出。羊水不仅起到清洗阴道的作用，也会起润滑作用，让产道变得柔软，便于胎儿娩出。子宫口开至10 cm左右时，伴随着阵痛，羊膜完全破裂，羊水涌出。

妈妈反射性地用力

由于持续的子宫收缩和阵痛，胎儿会下降到子宫口，产妇有种想用力的感觉，会反射性地用力。

即将出世的胎儿

以蜷缩的姿势出来

越临近分娩，胎儿的下巴越向身体方向倾斜，肩膀蜷缩着，采取最大的蜷缩姿势。头先进入产道，拓宽通道，让分娩变得更容易。胎儿随着产道逐渐下降，为了更容易通过骨盆底，胎儿会转动身体，此时胎儿还处于面向妈妈的状态。

挺着下巴，露出头部

胎儿随着曲折的产道转动身体，头部到达骨盆出口，靠在胸前的下巴会向上抬起，此时头的前方（额头）会转向出口方向。胎儿向着妈妈的后背方向伸出头，一点点地扭动身体，面向大腿内侧，剩下的身体慢慢娩出。

头的样子会变化

和成人的头不同，孩子的头由5块骨头构成，还没有定型，骨头和骨头之间的纽带还没有固定。所以在从产道里出来时，骨头和骨头可能会错位，头的样子会发生变化。孩子的头起初是“变形”的，但随着孩子的成长，会逐渐恢复正常的模样。

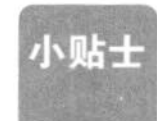
刚出生的孩子，头部大多又窄又长，大部分有点儿扁。如果阵痛持续时间太长或孩子的头太大，程度会更严重。

胎儿回转着通过骨盆底的样子

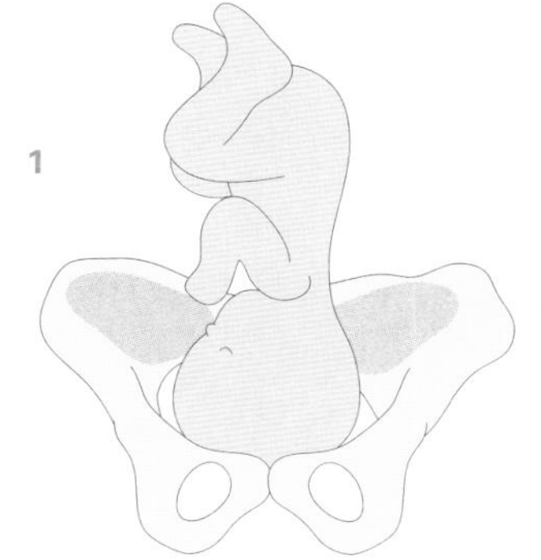
1 进入骨盆之前头朝下，下巴向身体靠拢，肩膀蜷缩着，形成最大限度的蜷缩姿势。从脑袋后面开始进入骨盆。

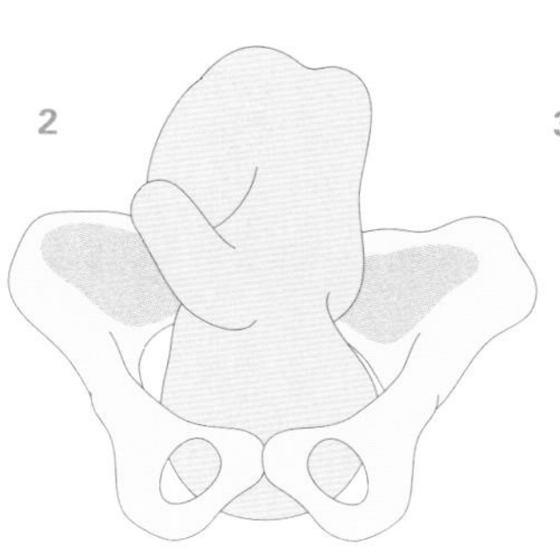
2 身体倾斜向着骨盆入口下降，在到达又直又长的骨盆出口前，胎儿会慢慢地变换方向。

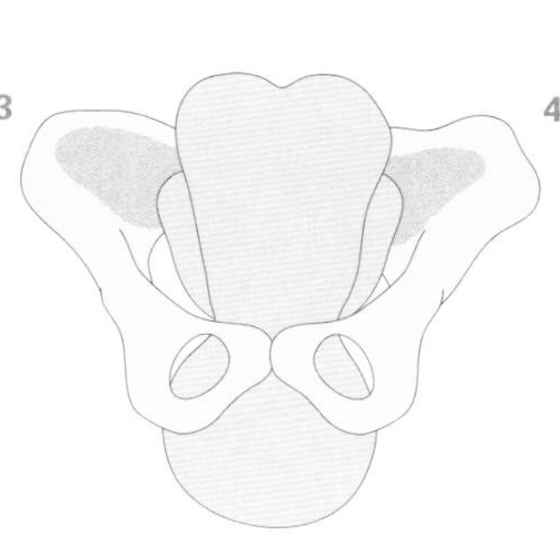
3 头部到达骨盆出口时，靠在胸前的下巴会抬起来，头的前方向着出口，脸向着妈妈背部。

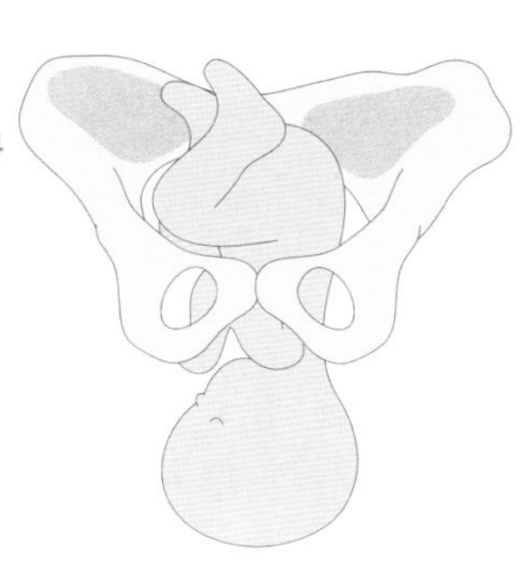
4 头部完全从产道里出来，方向朝着大腿内侧，这是胎儿为了容易出来，在自己转换方向。

自然分娩的过程

孕妈妈们准备了 10 个月的时间，这一刻，阵痛变得规律，在粗重的呼吸和持续的用力中，孩子的头慢慢出来了，这就是诞生的过程。

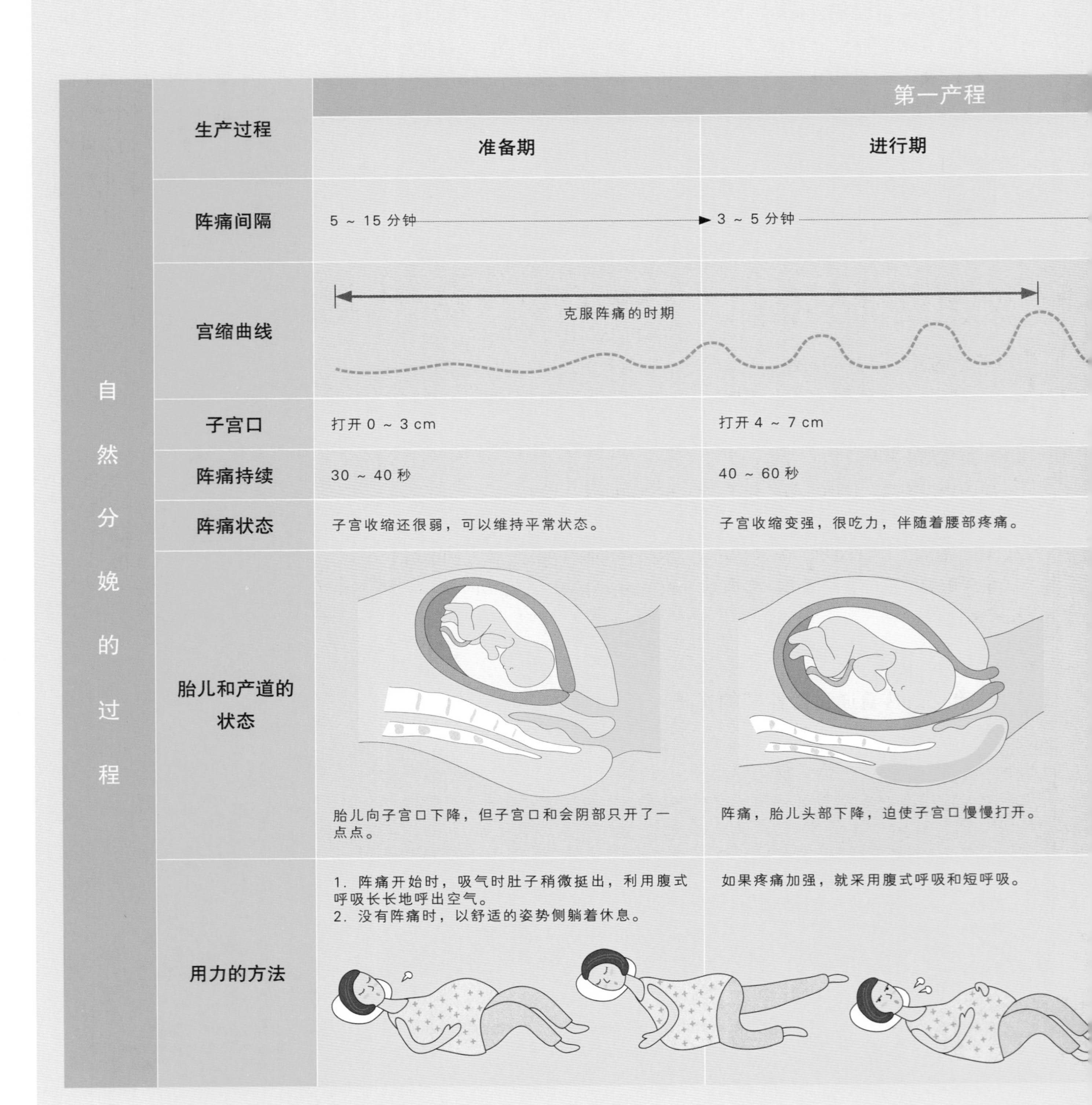

自然分娩的过程		第一产程	
	生产过程	准备期	进行期
	阵痛间隔	5 ~ 15 分钟	3 ~ 5 分钟
	宫缩曲线	克服阵痛的时期	
	子宫口	打开 0 ~ 3 cm	打开 4 ~ 7 cm
	阵痛持续	30 ~ 40 秒	40 ~ 60 秒
	阵痛状态	子宫收缩还很弱，可以维持平常状态。	子宫收缩变强，很吃力，伴随着腰部疼痛。
	胎儿和产道的状态	胎儿向子宫口下降，但子宫口和会阴部只开了一点点。	阵痛，胎儿头部下降，迫使子宫口慢慢打开。
	用力的方法	1. 阵痛开始时，吸气时肚子稍微挺出，利用腹式呼吸长长地呼出空气。 2. 没有阵痛时，以舒适的姿势侧躺着休息。	如果疼痛加强，就采用腹式呼吸和短呼吸。

分娩期

1 ~ 2 分钟

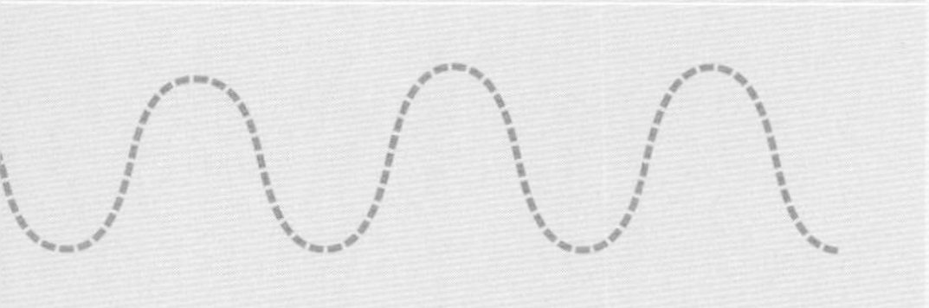

打开 8 cm 以上

60 ~ 80 秒

疼痛很严重，想用力。

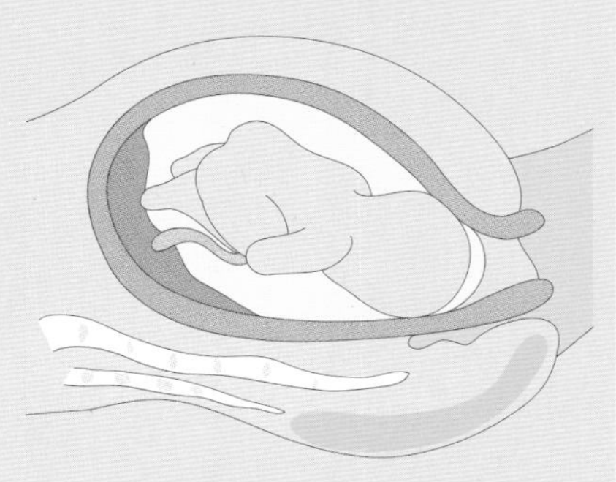

胎儿向妈妈肛门的方向转动身体，慢慢出来。

疼痛强烈时，按摩疼痛部位。不能想用力就随便用力，要根据医生的指示用力。

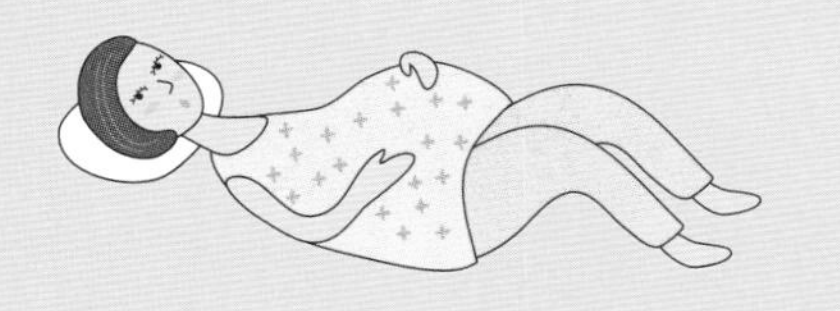

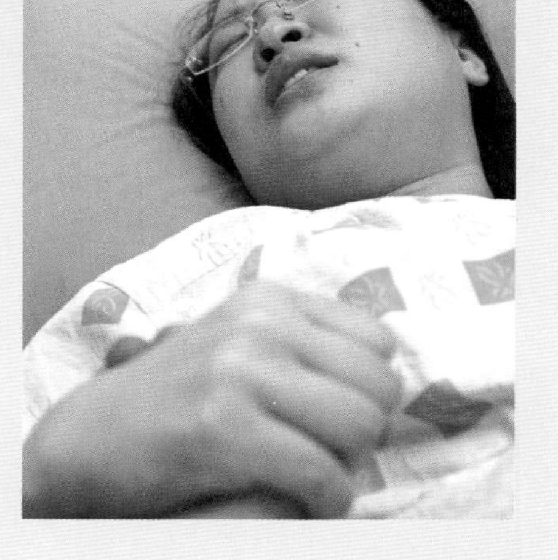

分娩 1 期应对法

阵痛间隔 10 分钟时去医院

初产妇在阵痛间隔 10 分钟时去医院。经产妇分娩较快，要在阵痛间隔 20 ～ 30 分钟时去医院。

在分娩候诊室忍受阵痛

这时可以按摩大腿或尝试各种姿势，采取最舒适的姿势。如果阵痛来临时大声尖叫或扭动身体，就会过早消耗能量，到了真需要用力的时候，可能会虚脱。阵痛时可以试着按摩肚子或压迫腰部，没有阵痛时采取舒适的姿势，舒缓身体。阵痛时如果犯困，也可以稳定心情，尝试睡一会儿。

子宫口开至 10 cm 就去产房

宫颈因子宫收缩而张开、变薄，到完全消失时，子宫口已开至 10 cm 左右。这时要从候诊室转移到产房。

在医院要采取的措施

● **内诊** 为了解子宫口开到什么程度、产道的柔软程度、是否已经破水等，要进行内诊。直到分娩之前，都要定时检查，确认分娩进行状态。

● **在肚子上贴胎儿监视装置** 阵痛程度和胎儿的心搏数可以通过监视装置测出来，这样就可以知道阵痛是否顺利。

● **灌肠** 如果肠里有大便，会妨碍产道扩张，可能会延迟分娩。如果孩子和大便一起出来，就会有感染的危险，因此需要灌肠。通过灌肠引起肠蠕动，促进子宫收缩，能加快分娩进程。

● **静脉注射** 通过静脉注射，可以事先扩张血管，这样如果分娩时出血，就能迅速输血或注射止血剂。如果出现大出血，血管会变薄，很难找到。因阵痛微弱导致分娩不顺畅时，也可以注射阵痛促进剂诱导阵痛。长时间忍受阵痛，产妇什么也不能吃，在最后用力时可能会精疲力竭。为了防止这种情况，也会给产妇注射营养剂。

● **去除阴毛** 在分娩时，附着在阴毛和毛孔上的细菌，可能会让孩子和产妇受感染。为了便于会阴部切开和缝合，也需要去除阴毛。

● **导尿** 如果膀胱内有小便，会压迫子宫，分娩后膀胱可能会发生功能障碍。产道无法扩张时也会妨碍分娩。因此要导尿。

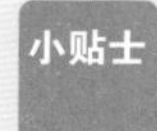

自然分娩只去除会阴部分的阴毛，剖宫产要连耻骨部位的毛也去掉。

分娩 2 期应对法

推出孩子

子宫口完全打开，小腹会有想用力的感觉，这个时期被称为娩出期。此时如果产妇用力，能看见孩子的头，不用力的话看不见。继续努力，能一直看到孩子的头，但如果过度用力，会阴部可能会撕裂，所以力度一定要把握好。

用力与放松

阵痛很厉害，如果不用力就无法忍受。但是现在还不能完全用尽力气。尽可能先用一会儿力，然后全身放松。当医生指示用力时，要最大限度地憋气，尽量用力。如果因为疼痛而大喊大叫，就会耗尽力气，所以要憋住气，有效地向下用力。用力的部位是臀部，像排便一样，在肛门处用力，孩子的头就会慢慢出来。孩子的头出来后，不用力也会流出很多羊水，孩子的身体会随着羊水一下子滑出来。

在医院要采取的措施

● **切开会阴部** 开始看到孩子的头部时，会阴部会最大限度地扩张。此时产妇过度用力，可能会导致会阴部不规则撕裂，为了防止这种情况，医生会先切开会阴部。

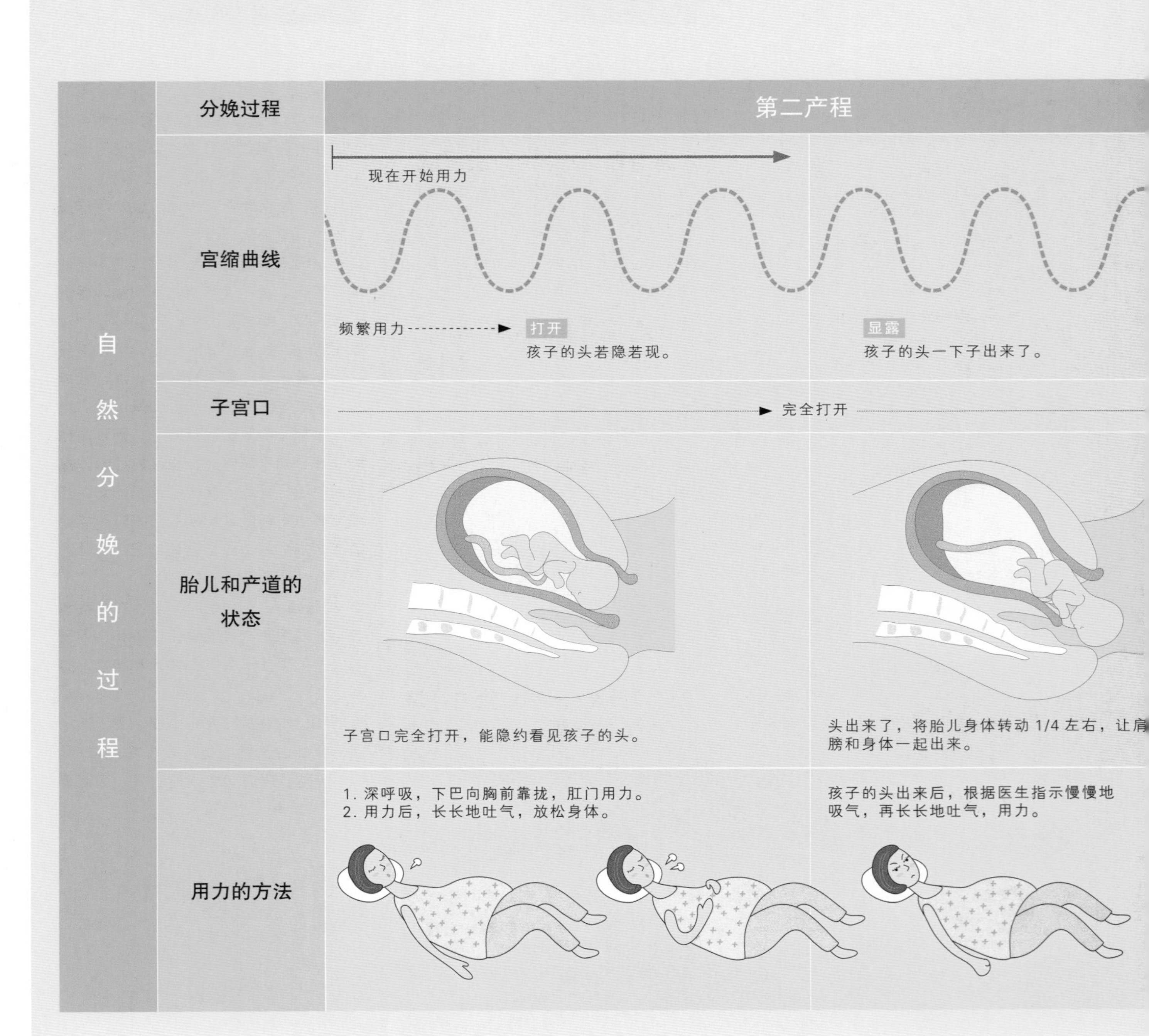

分娩3期应对法

后阵痛开始，再一次用力

孩子从子宫里完全出来后10分钟左右，因为肚子空着，子宫内压力急剧下降。此时随着子宫的收缩，胎盘会从子宫壁上脱落，因此只要产妇轻轻地用力，医生从外面稍微拉一下，胎盘就很容易出来了。

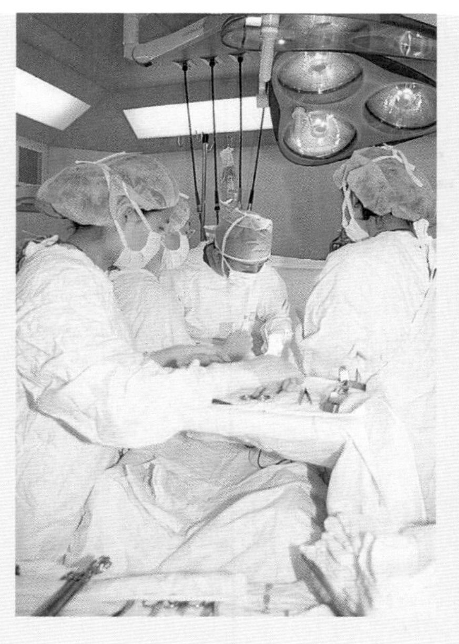

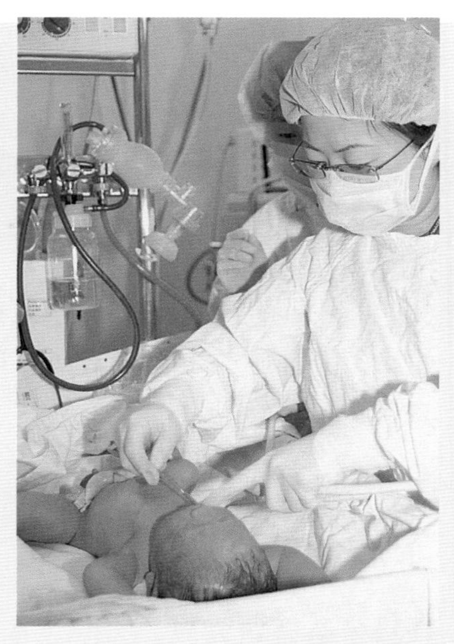

第三产程

诞生

身体紧接着也出来了。

轻轻地用力，娩出胎盘。

慢慢开始收缩

孩子完全娩出后，剪断脐带。

胎盘流出后，分娩结束。

孩子完全娩出，要调整呼吸，放松身体。

后阵痛开始，为了推出胎盘，需要稍微用力。

缝合会阴，转移到恢复室

如果确认胎盘完全娩出，没有其他异常，医生会缝合会阴。缝合大约需要10分钟。缝合时会稍微有些刺痛，比子宫收缩时的强烈疼痛要轻很多，可以忍受。缝合结束后，会把产妇转移到恢复室休息。经过2小时如果没有异常，就转移到病房。

在医院要采取的措施

● **吸干羊水，剪断脐带** 孩子一出生，就马上除去鼻子和嘴里的羊水，让孩子用肺呼吸，并剪断脐带。在孩子的呼吸、心跳、反射测试，黄疸、外貌是否畸形等检查结束后，给孩子洗澡。

● **确认胎盘** 胎盘娩出后要查看，如果有伤口，那么在子宫内可能有残留的胎盘组织或一部分卵膜。还要观察产道或宫颈有没有裂伤。然后缝合会阴，送去恢复室。

● **防备紧急事态** 胎盘娩出后，分娩结束。如果胎盘还粘连在子宫内无法脱落，或子宫无法收缩，可能会引发大出血。一般在胎盘娩出后会给产妇打针，促进子宫收缩。如果胎盘还无法脱落，就得手术。

step 5
安全分娩

了解无痛分娩

无痛分娩是在自然分娩过程中，利用药物减轻阵痛的分娩法。一般称作硬膜外麻醉，是在子宫口开至 5 cm 左右时麻醉脊椎的一部分，使产妇感觉不到疼痛。

无痛分娩的好处

让自然分娩更容易

通过无痛分娩，不仅能减少 5% ~ 20% 的疼痛，还可以保持产妇意识清醒，更容易用力，也能减少阵痛时间。这是让自然分娩更轻松的方法。需要额外多交一些费用。

小贴士 心脏功能不全、有心脏病史的女性，不可以选择无痛分娩。

比全身麻醉副作用小

需要用粗大的针穿刺，麻醉腰部。在包围着脊椎的硬膜外腔内插入一根细管，注入麻醉剂。因为只把疼痛最严重的下半身麻醉，所以对胎儿和产妇的副作用较小。

减少疼痛，分娩更快

初产妇子宫口开至 5 ~ 6 cm，经产妇开至 3 ~ 4 cm 时，就实施硬膜外麻醉，每间隔 1 ~ 2 小时实施 1 次。麻醉太快会抑制子宫收缩，子宫口可能不能顺利打开。麻醉可以减少子宫收缩引起的疼痛，舒缓因疼痛导致的肌肉紧张，让分娩顺利进行，也能防止因过度疼痛引起的子宫血流减少、子宫收缩异常及产妇呼吸急促而导致的胎儿缺氧症。让子宫和胎儿的血液循环顺畅，对早产儿及患有妊娠中毒症、糖尿病的高危产妇有很大的帮助。

只抑制子宫周围的细胞

为了抑制疼痛，只麻醉下半身，其他部位的感觉或神经还是和平时一样。和自然分娩一样，产妇要根据医生的指示用力。

麻醉的流程

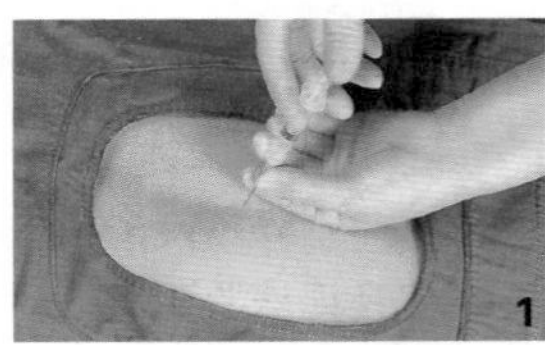
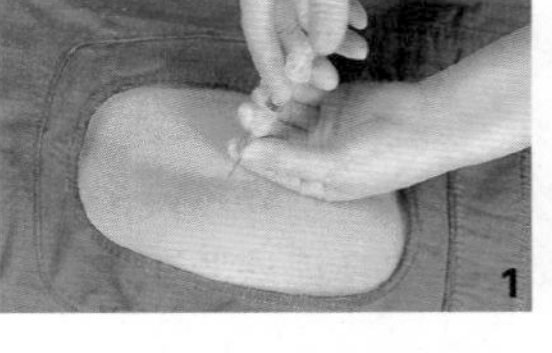
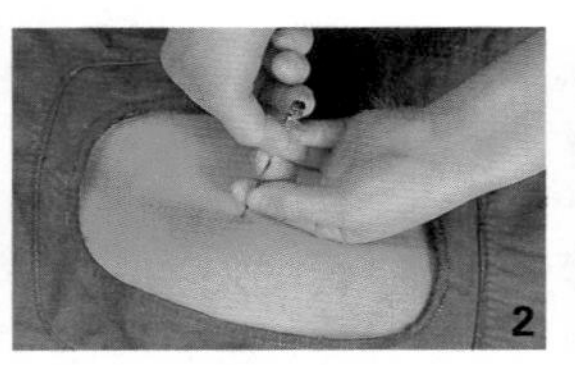
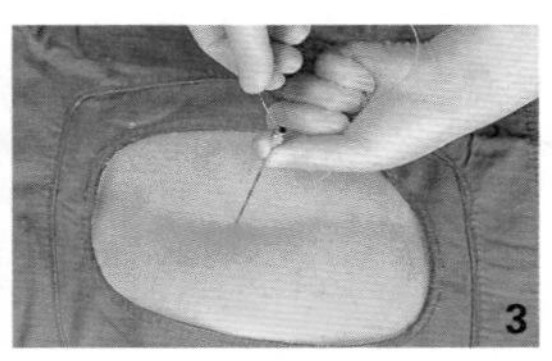
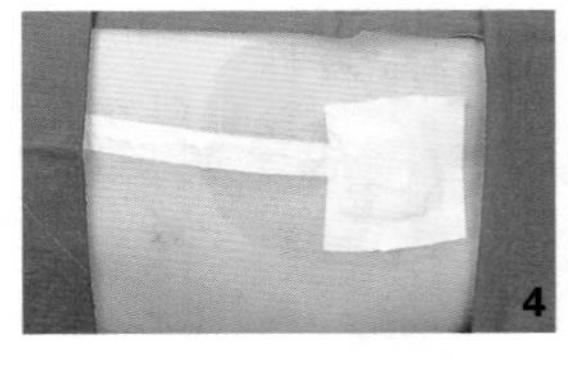
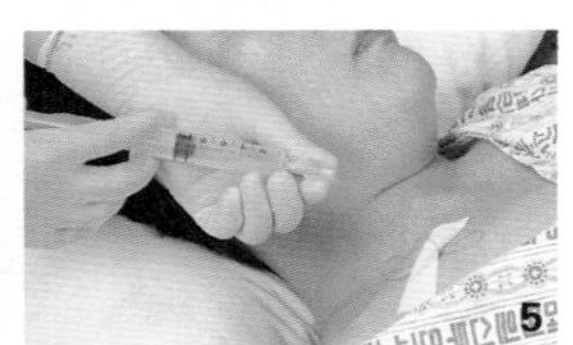

1. 部分麻醉
2. 用针头刺入硬膜外腔
3. 在针头内插入细管
4. 拔出针头，用胶布固定细管
5. 通过细管注入麻醉药

Q 哪些人不能够进行无痛分娩？

A

- 椎间盘有损，或腰部受过伤、脊椎异常
- 有凝血功能障碍
- 心脏功能不全、有心脏病史
- 有麻醉剂过敏反应
- 打针部位有皮肤病
- 神经系统有异常

注意事项

分娩后可能过敏和疼痛

有的产妇麻醉后不能正常用力，可能需要医护人员指导。虽然比较少见，但也有人会发生因麻醉而过敏、头痛，分娩后痉挛、呕吐，小肚子和背部轻微疼痛、不适的情况。注入药物时，大腿或小腹部位也可能会感觉麻木。不仅在分娩时，产后也要及时告诉医生身体状况，这样才能及时接受治疗。

医院须有麻醉科医生常驻

分娩从头到尾都需要麻醉科医生在旁边观察。所以选择医院时，要仔细确认麻醉科医生是否常驻在医院里（有没有出差、请假等）。

step 5
安全分娩

什么是诱导分娩

过了预产期也没有阵痛或胎儿太大时，就要注射催产针，进行诱导分娩。让我们来了解一下催产针的安全性和具体流程吧。

诱导分娩的理由

过了预产期还没有阵痛

预产期过了1～2周，也没有阵痛，胎儿可能太大了，不仅分娩时会有危险，胎盘也会慢慢退化，不能正常发挥功能，会给胎儿造成不好的影响。这时要注射催产针，诱发子宫收缩。如果阵痛来临之际羊膜已经破裂，或产妇有妊娠中毒症、高血压、肾脏疾病等要尽早分娩的情况，医生都会奉劝产妇进行诱导分娩。

无法进行诱导分娩的情况

如果以前子宫动过手术，就无法进行诱导分娩。因为注射催产针会让子宫过度收缩，一不小心子宫可能会破裂。胎儿的头比产妇的骨盆大或会阴部有传染性疾病时，也无法进行诱导分娩，只能做剖宫产手术。

分娩过程和自然分娩一样

子宫口变软后，宫颈才能打开。如果完全没有阵痛，子宫口完全打不开，就需要先用口服药或阴道用药，人为地让子宫口变软。子宫口变软后再注射催产针，使子宫收缩变得活跃，帮助子宫口打开。注射催产针后，随着子宫收缩，产妇能感觉到阵痛。阵痛开始后，自然分娩和诱导分娩的过程没有什么差异。

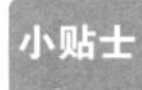

使用催产针后子宫口还不张开，就要确认产妇和胎儿的状态后再打催产针。

注意事项

血压可能会下降

催产素进入产妇身体，会引起强烈的子宫收缩，可能会给胎儿造成负担，但是不用担心，在诱导阵痛之前仔细观察宫颈状态，判断胎儿的头和产道的大小会否给产妇造成负担，然后再用药。注入催产素后，通过胎儿监视装置，继续监测胎儿是否健康。催产素进入产妇身体后可能会有血压下降、小便无法排出累积在体内的危险情况发生，但极其少见。产妇和胎儿出现异常症状时，要迅速中断使用催产针。

可能因出血过多而产生危险

有人可能为了孩子在“好日子”出生，而采取诱导分娩，但子宫收缩过度，胎儿可能会有危险。氧气供应不畅，胎儿的心搏数会下降，胎盘从子宫壁上脱落，会导致出血过度，产妇也可能在产后出现松弛性子宫出血。子宫出血时，子宫的血管也一起收缩，但子宫收缩微弱或停止时，胎盘分离的子宫部位的血管不能正常收缩，就会引起出血过多的情况。

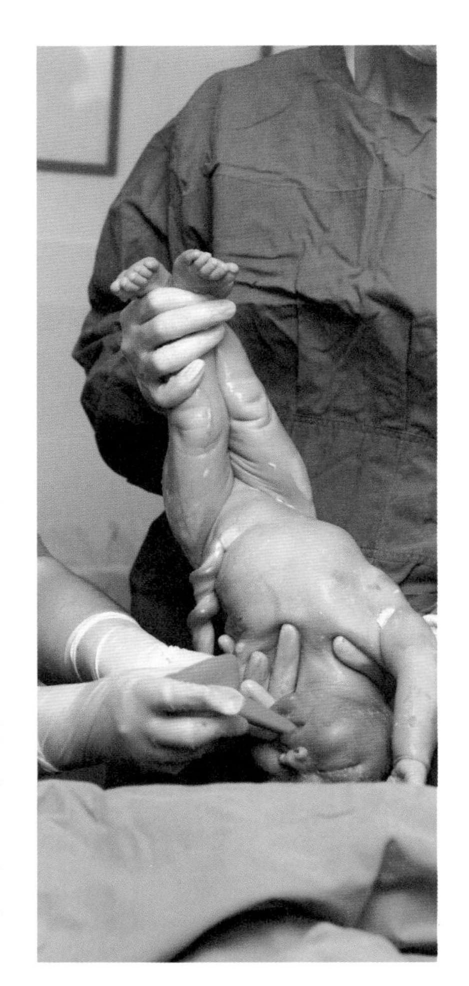

step 5
安全分娩

各种特殊的分娩方式

曾经流行的水中分娩和秋千分娩现在逐渐过时，想尝试特殊分娩方法的产妇们，可以了解一下勒博耶分娩法、拉玛泽分娩法和 Sophrology 分娩法等分娩方法。

拉玛泽分娩可以减少疼痛

拉玛泽分娩是什么？

是分娩时能帮助减少疼痛的精神预防法。分娩时的疼痛是因为条件反射而出现的，通过各种训练，切断条件反射的通路，就能让疼痛最小化。疼痛缓解法大体上分为联想、呼吸、舒缓3种方法。可以和除了剖宫产以外的任何一种分娩方法并行。

从怀孕中期开始练习

很多医院都开设有拉玛泽课程。从怀孕7～8个月开始接受教育，先学习呼吸法。一般为4～5周的课程，每周2小时，可以跟丈夫一起练习呼吸法和舒缓身体的运动。

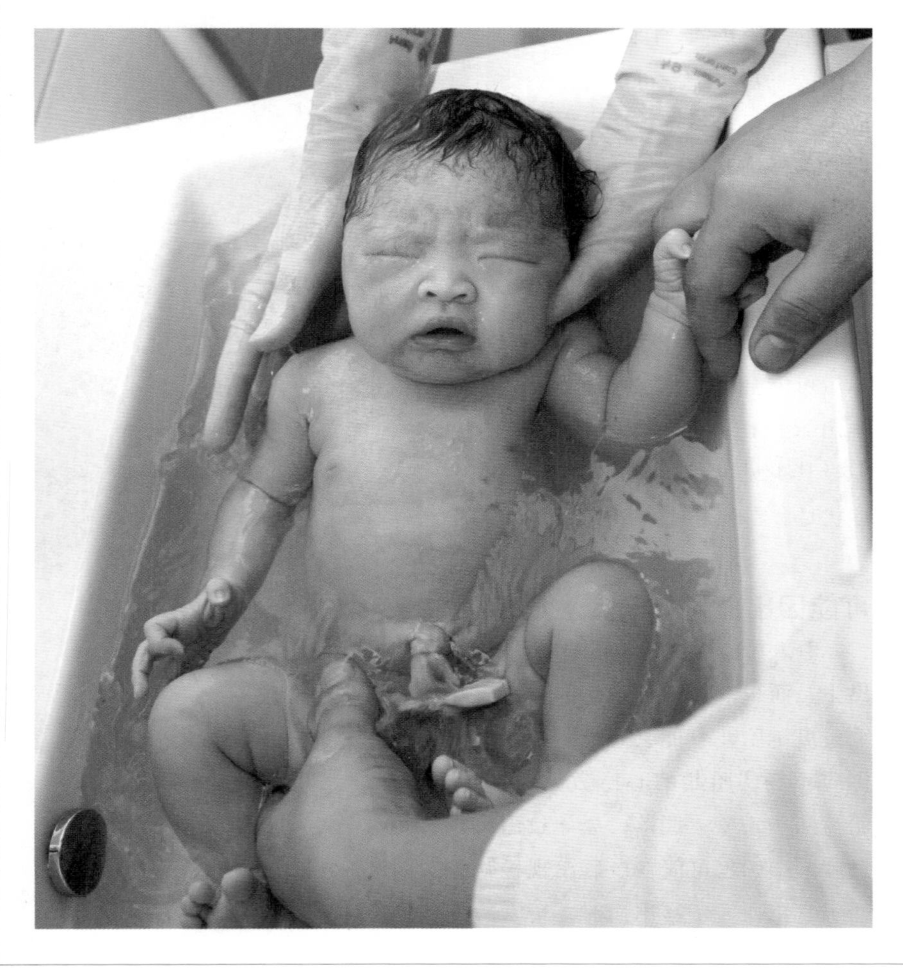

分娩前跟丈夫一起练习

舒缓肌肉或测呼吸次数是丈夫的义务。丈夫要从训练课程开始到分娩为止一直参与。

通过训练减少疼痛

灵活运用呼吸法、联想法和身体舒缓法，在分娩时，能让疼痛最小化。

拉玛泽分娩实战 1 | 联想法

联想心情愉悦的场景，减少对疼痛的感觉。通过想象愉快的事，可以提高体内的内因性吗啡的数值，感受到类似注射镇痛剂一样的效果。寻找适合自己的联想题材，坚持不懈地反复训练。

拉玛泽分娩实战 2 | 呼吸法

胸式呼吸是基本，可以帮助胎儿和产妇的氧气供应顺畅，还能缓和肌肉。把集中在阵痛上的神经分散到呼吸上，也有减少阵痛的效果。

- **子宫口开到 3 cm 左右时** 进行深呼吸1次，再实施准备期呼吸。让吸气和呼气的时长相似，1分钟做12次左右的平缓呼吸。
- **子宫口开到 3 ～ 8 cm 时** 快速做胸式呼吸。用鼻子呼吸，比准备期的呼吸更快更浅。让吸气和呼气的时长相似。呼吸次数要比正常呼吸多 1.5 ~ 2 倍。

- **子宫口开到 10 cm 左右时** 3 次中要有 1 次像叹气一样的呼吸。2 次较短，1 次较长。做“吸、吸、呼”的嘴型，第 3 次呼吸要深深地呼出。
- **子宫口完全打开时** 阵痛加重，最大限度地做深呼吸，吸气后闭嘴，向肚子下方用力。一直憋气到忍不住时，再深深吸气，然后马上憋气。再次反复用力。1 次阵痛反复 3 ~ 5 次就更容易用力，也能减少疼痛。

拉玛泽分娩实战 3 | 舒缓法

阵痛正式开始时，因为疼痛，全身很容易僵硬，会妨碍子宫口打开。舒缓法能让子宫口迅速打开，阵痛时间会变短，肌肉舒缓法是不容易学会的，要每天坚持练习。

- **全身放松，舒缓肌肉** 要从身体关节部位开始放松。从手腕、脚踝的关节开始，放松脚跟、肩关节、膝关节、髋关节和颈关节。此时丈夫可以帮忙捏一捏放松的部位，确认是否足够松弛。从头顶到脚底都要放松。

Sophrology分娩包含胎教

Sophrology 分娩是什么？

这是一种把西方的肌肉舒缓法和东方瑜伽混合的分娩法。通过反复对自己做“分娩不是痛苦，而是喜悦”的心理暗示，将分娩的痛苦减少到最小。通过冥想、呼吸、舒缓训练，孕妇就能学会积极地接受怀孕和分娩，因此也能起到胎教的作用。

增强自信，消除恐惧

反复倾听 Sophrology 音乐（大多是冥想乐），脑海中浮现“分娩 = 喜悦 = 安宁”的形象，让其成为一种习惯，这样做可以调节心情。

抬起上身分娩

在分娩候诊室里盘腿坐下，开始冥想，在子宫口开到 8 ~ 10 cm 时进入产房，以身体立起 30° 左右的姿势进行分娩，这种坐式分娩的优点是可以减少阵痛时间和疼痛程度，让产道充分放松，会阴部的裂伤和出血也会变少，有的产妇甚至不用切开会阴。

从怀孕 7 个月开始坚持训练

可以听柔和的音乐，想象胎儿和分娩时的样子，进行联想训练；也可以做腹式呼吸训练，能促进子宫活动，帮助孕妇给胎儿供给更多的氧气。为了缓解肌肉紧张，也要做舒缓训练。

Sophrology 和拉玛泽的差异

Sophrology 分娩法

- 通过冥想，产妇能以安定平和的心态战胜阵痛。
- 通过腹式呼吸，可以给胎儿供给充足的氧气。
- 宣扬母爱，培养分娩的自信，对孩子抱着感谢的心态。

拉玛泽分娩法

- 通过联想法进行愉悦想象，忘记阵痛。
- 为了舒缓肌肉和减少阵痛，耸动胸部做胸式呼吸。
- 通过训练减少产妇阵痛，加快分娩。

勒博耶分娩 创造类似子宫的环境

勒博耶分娩是什么？

如果说拉玛泽分娩法和 Sophrology 分娩法是为了培养产妇的分娩能力，那么勒博耶分娩则是尊重孩子的人权、改善暴力的分娩手段，可以给孩子提供舒适自然的环境。生活在幽静子宫里的孩子降临世界的瞬间，强烈的照明和嘈杂的产房环境对孩子来说可能是一种冲击。所以，创造一个让产妇和孩子都感到安全的氛围，可以让出生的孩子更有安全感，不会哇哇大哭。这种分娩法不仅为孩子着想，也可以让产妇自身冷静下来。可以跟拉玛泽、Sophrology、家庭化分娩等一起进行。

降低室内照明

子宫内是 30 lux 左右的昏暗环境，但是大部分产房里的照明都达到了 10 万 lux。为了保护孩子脆弱的视力，给孩子安全感，最好降低产房的照明。

让孩子安静地降生

胎儿在子宫内，只听过妈妈的心跳、肠蠕动等细微柔和的声音，为了不让孩子受到惊吓，所有的医护人员、产妇等人都要轻声细语，最大限度地减少周围的噪音。也可以放一些舒缓的音乐。

让孩子感觉妈妈的体温

为了不让刚从子宫出来的孩子感到不安，先不要剪断脐带，而是把孩子放在妈妈的胸前，让孩子吮吸奶头。孩子感受到妈妈的体温，听着妈妈的心跳，含着乳头，感受到温柔的抚摸，就会慢慢安定下来。这样做也有助于母乳喂养。

在水中熟悉重力

孩子出生后，要放在事先备好的37.5 ℃温水里（和羊水温度差不多）玩15分钟左右。因为和妈妈子宫内的环境差不多，孩子就可以自由地舒展紧张的身体，更快地适应外面的环境。此时为了让孩子熟悉重力，可以反复把孩子放进水里再抱起来。而托住孩子的任务就要由爸爸完成。从水里抱出来后，用柔软的布包裹起来，保持身体温暖。

慢慢剪断脐带

孩子起初用肺和脐带同时呼吸，在熟悉用肺呼吸后，脐带的血液循环会自然停止。在分娩后到脐带呼吸停止前有5 ~ 10分钟，这个时候剪断脐带，孩子不会痛苦，可以慢慢熟悉肺部呼吸，脐带血也能再向孩子传送一部分。

水中分娩 再现胎内环境

水中分娩是什么？

水中分娩，就是创造一个跟胎内差不多的环境，诱导胎儿平安降生的分娩法。产妇进入水中会有安全感，对分娩的恐惧和不适也会减少。水还能起到镇痛剂的作用，因为丈夫会跟妻子一起在水中完成分娩的过程，产妇在精神方面也能获得安全感。如果高龄产妇骨盆僵硬，或孕有巨大儿，在水中也能更容易分娩。但这种分娩法要求产妇必须熟悉水。

分娩的过程

子宫口开到5 cm左右时，转移到产房，分娩时浴缸的水温要维持在35 ~ 37 ℃。白天分娩不需要特别照明，拉上窗帘用采光灯就行，可以保护孩子的视力。产妇要随时喝水以预防脱水，分娩后让妈妈抱着孩子，让爸爸剪断脐带。胎盘的排出也在水里进行，如果没有产后阵痛，就要转移到产床上，进行排出胎盘和其他剩下的工作。

坐式分娩，容易用力

根据阵痛的情况，产妇可以自由地调节姿势，分娩过程相对比较顺利。骨盆可以很好地张开，也很容易用力。身体在水中比较放松，产妇精神安定，因此也有缓解阵痛的效果。

小贴士 将屁股贴在浴缸底部，上身向后倾。分娩时即使用力，也不会碰到孩子的头，会阴部也不会严重撕裂。

Q 哪些情况不能进行水中分娩？

A
- 胎儿逆位或产妇有妊娠中毒症
- 胎儿的头比产妇的骨盆大很多，很难进行自然分娩
- 产妇是感染病携带者
- 早产或胎儿处于休克状态
- 感染了梅毒或AIDS

孩子的压力少

因为孩子是在和羊水温度差不多的水中出生，因此大部分孩子一出生就能马上睁开眼睛。通过产道时沾到的杂质会被水清洗掉，因此不会堵到眼睛和鼻子。孩子能观察周围的环境，能自己开始呼吸。由于环境变化而引起的刺激较少，孩子受到的压力也变小了。分娩后直接和妈妈的身体接触，所以妈妈和孩子的心理都比较平稳。

胎儿有被感染的危险

阵痛时间变长、水不干净 ，都

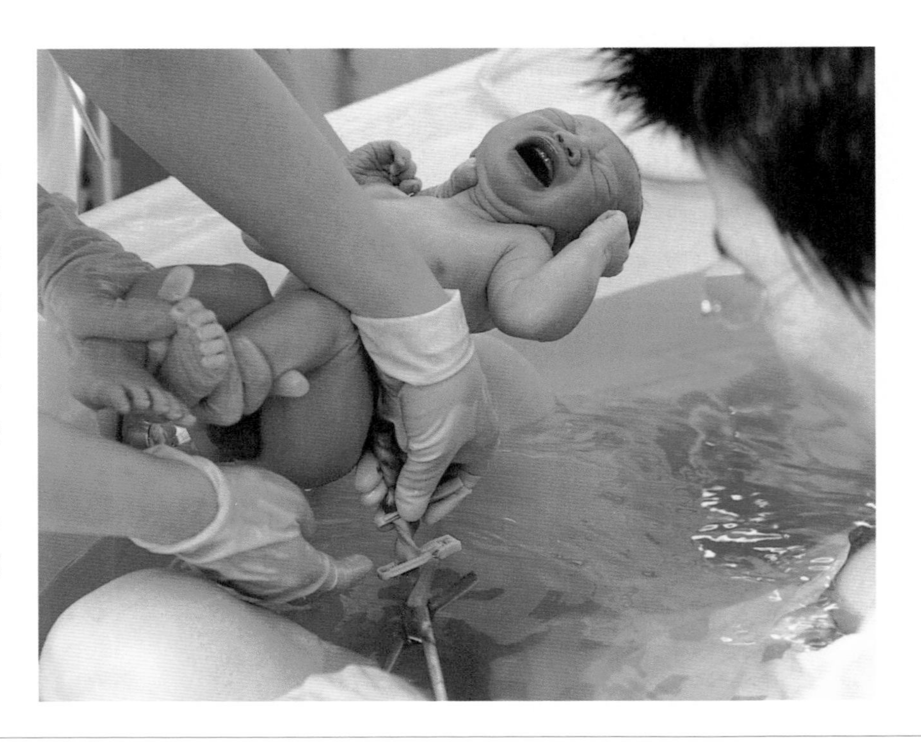

可能使胎儿感染。因此产妇和丈夫入水前，一定要把身体清洗干净。如果因羊膜排出等原因导致水变脏，就要换干净的水。经常换水才能防止感染。

可以马上哺乳

孩子出生后，在不剪断脐带的状态下，靠在妈妈的胸前，可以自然地让孩子吮吸乳头，容易喂初乳。

不切开会阴部

因为水中能增加会阴部的弹性，不切开也能进行分娩。只是分娩后阴道壁会有一些轻微损伤，因几乎感觉不到疼痛，分娩后产妇稍作休息，就可以做一些简单活动。

很难确认产妇的状态

因为在水中，很难使用分娩监视装置，所以无法测量胎儿的心跳及产妇的子宫收缩程度。虽然可以间歇性地测量胎儿的心跳，但很难持续观察产妇和胎儿的状态。

家庭化分娩 有家人关心陪伴

家庭化分娩是什么？

也被称作 LDR（Labor-Delivery-Recover）。意味着镇痛、分娩和恢复都在一个地方。在安静的病房里，产妇可以在家人的关心下完成阵痛、分娩的过程，减少对分娩的恐惧。

不需通过分娩休息室

在家庭产房做产前治疗（内诊、灌肠、剃毛等），在一张床（LDR Bed）上完成所有的过程，所以最好选择有舒适产床的宽敞的房间。

使用特殊的床

产妇从阵痛开始到分娩，全部过程都在一张床（LDR Bed）上解决，在这种特殊的床上躺着，在家人的关心下进行分娩。这种特殊的床可以多角度调节，因此可以用最舒适的姿势分娩。

昂贵，有感染风险

因为要使用特殊的床和单人间，所以除了正常分娩费用外，病房费用会增加。家人参与有好处也有坏处，要防止感染，医护人员需要格外细心，注意清洁。

其他特殊分娩

芳香分娩

子宫口开到 3 ~ 4 cm 时，利用放入芳香油的散香器，让产房充满精油的香气。这种香气有助于产妇缓解紧张。然后在脊椎、腹部、股骨、踝骨内侧等部位用精油按摩，盖上纱布。这样做能减少产妇的压力和疼痛，缩短分娩时间。

秋千分娩

子宫口开到 5 cm 左右时，移动到产房，坐到秋千上面。秋千挂在粗环状的单杠上，坐在秋千上屁股可以前后晃动，有分散疼痛的效果。丈夫和家人也可以参与分娩。根据产妇的需要，可以调整舒适的姿势。腰部附有按摩机，可以缓解疼痛。根据医生的指示，坐在秋千上弯曲膝盖，下身用力。切开会阴部和自然分娩一样。但因为利用了重力，娩出孩子时力量变大，会阴部脆弱的产妇，可能会发生严重撕裂。

在产床上用力的要领

- 屁股不要离开床，要紧贴着
- 下巴尽量往胸前靠拢
- 腿向膝盖外面张开
- 因用力困难，不要把腰部翘起
- 像平时大便一样，在肛门处用力

经络分娩

这种分娩法，应用了指压的原理。按压一些能减少疼痛的穴位如三阴穴等。通过按压手和腿的特定部位，能让产妇恢复安定，减少疼痛。据研究结果显示，这样做分娩时间能平均缩短 2 小时。但必须由接受过专门经络训练的护士或医生实施。

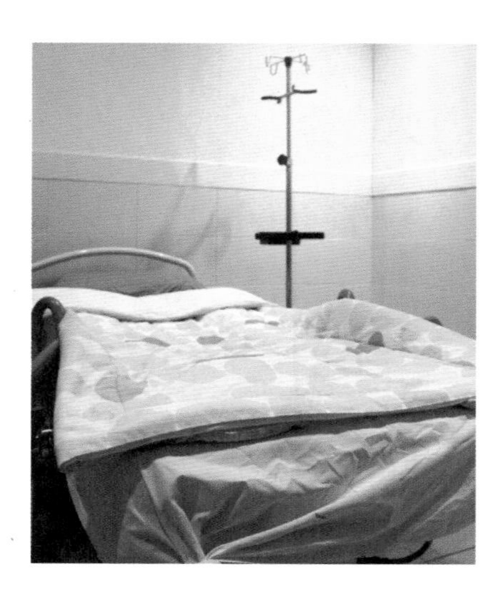

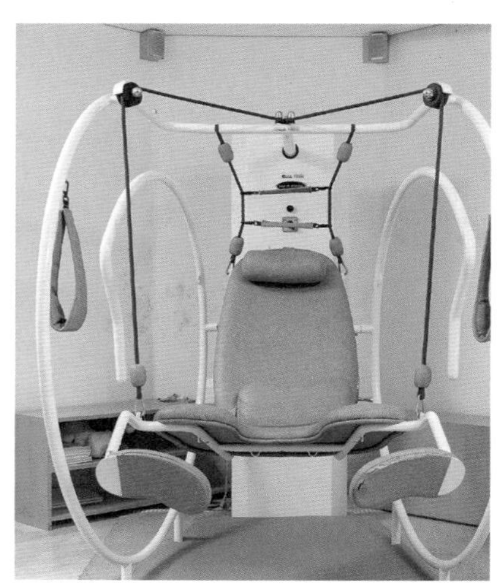

step 5
安全分娩

了解剖宫产手术

自然分娩虽然有副作用少、恢复时间快的优点，但产妇和胎儿有异常时，必须要剖宫产。

需要剖宫产的情况

逆位或横躺时

怀孕过了36 ~ 37周，如果胎位仍然不正，就必须要做剖宫产手术。因为，如果胎儿的屁股或脚比头先娩出，胎儿的头和脖子可能会受伤。头通过产道时，脐带夹在头和骨盆之间，胎儿的氧气供应可能会暂时中断。胎儿的头夹在产道里，也可能会造成大脑损伤，导致脑源性麻痹或神经麻痹等后遗症，严重时会致死。

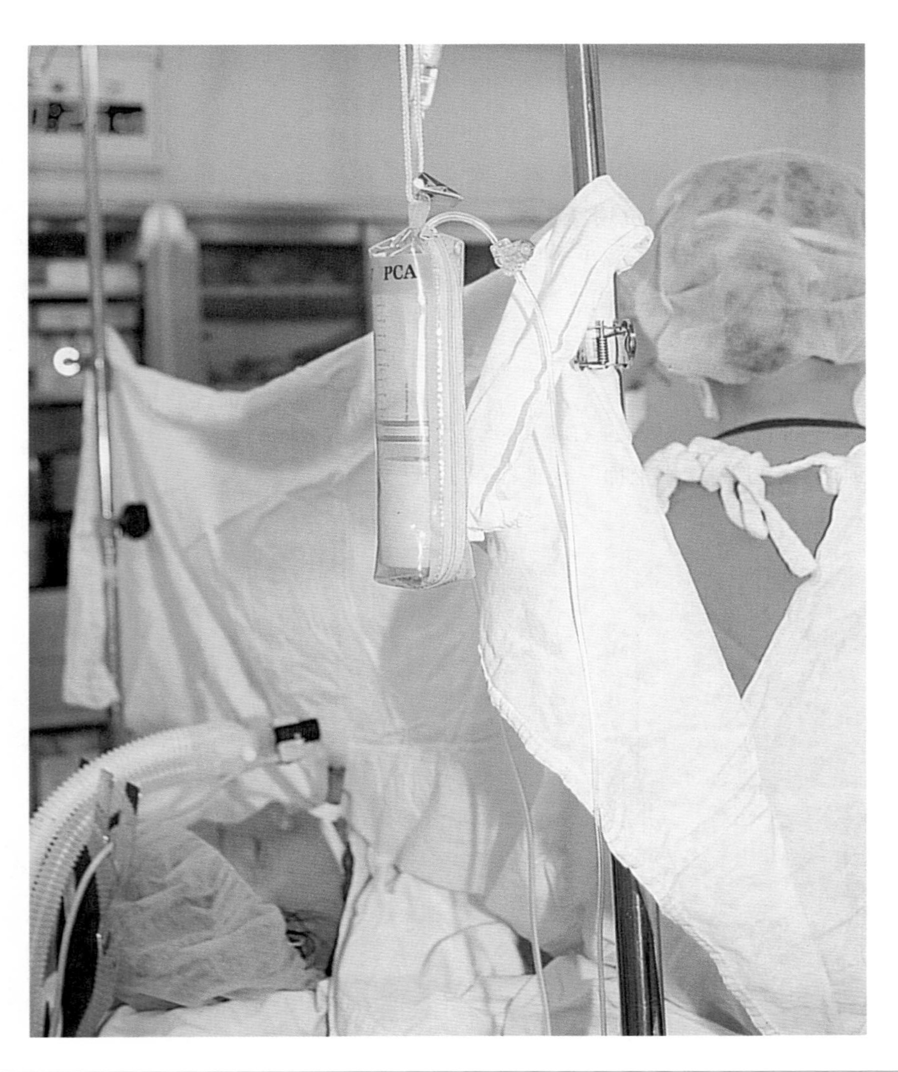

胎盘堵住子宫口

怀孕30周以后，胎盘还位于下面，这叫前置胎盘。胎盘的位置有的稍微偏下，有的甚至完全堵住了子宫口，因为堵住了胎儿娩出的通道，即使子宫口张开，分娩也很困难。胎盘离子宫口太近，胎盘脱落后子宫收缩也不好，可能会导致严重出血。这样产妇和胎儿都很危险，需要做剖宫产手术。

有剖宫产或子宫破裂的经历

以前做过纵切剖宫产手术或有子宫破裂的经历，或因子宫炎症而导致严重高烧时，就很难进行自然分娩。这种情况需要做剖宫产手术。如果勉强尝试自然分娩很可能导致子宫无法承受收缩而破裂，发生严重出血，产妇和胎儿都有危险，严重的话可能导致胎儿脑源性麻痹或死亡。

疱疹等感染性疾病

产妇如果之前患有疱疹等感染性疾病，在分娩前治愈的话就没问题，但如果快到预产期，病情还未好转，子宫颈和阴道内的细菌就很可能会传染给胎儿，引起感染，因此要避开有细菌的产道，实施剖宫产手术。

做过子宫肌瘤手术

做过子宫肌瘤手术的人，如果选择自然分娩，分娩时可能会子宫破裂，给胎儿和产妇的生命带来危险。所以一定要提前研究肌瘤的位置、子宫切开的程度、用什么样的方法切开等问题，将医生意见书转达给妇产医生，仔细研究后决定分娩方法。

内科疾病严重

如果产妇有先天性心脏病或哮喘等内科疾病，就可能很难承受自然分娩的疼痛。如果医生建议自然分娩的话，可以先尝试一下，如果无法忍受阵痛或无法用力，自然分娩非常困难，就要做剖宫产手术。患有甲状腺疾病或糖尿病的产妇，要和医生充分地商议后，再决定是采用自然分娩还是剖宫产。

严重妊娠中毒症

如果妈妈患有妊娠中毒症，胎儿的体形就会比相同周数的其他孩子小，而且分娩时胎儿极有可能陷入休克。这样的情况需要诱导分娩，如果子宫口很难打开，产妇和胎儿无法承受，可能会陷入危险，如果预计会有危险，要紧急进行剖宫产手术。

巨大儿或低体重儿

体重 4 kg 以上的巨大儿，分娩时会有子宫破裂的危险，阵痛微弱成为难产，因此要通过内诊确认骨盆的状态，如果医生确认不适合自然分娩，就要做剖宫产手术。相反，2.5 kg 以下的低体重儿，因健康状态不良，无法承受自然分娩，也要进行剖宫产。

腰椎间盘突出

怀孕前，腰部患有疾病、腰部疼痛导致行走困难、骨盆疼痛的几种情况，可能会在自然分娩时由于弯曲腰部用力，而给脊椎造成很大负担。因此要根据自身的状况决定是否做剖宫产。

需紧急剖宫产的情况

胎儿无法从产道内出来

胎儿在产道内停留太久，会压迫脐带，导致胎儿供氧不足，可能陷入休克。如果子宫口全部打开，且 2 小时内胎儿还没有从产道里娩出，要赶紧做剖宫产手术或做胎头吸引术将胎儿取出。

胎盘先脱落

如果胎儿出来之前胎盘先脱落，就叫胎盘早期剥离。因为无法给胎儿供给氧气，所以如果 10 分钟内不把胎儿取出，胎儿就无法存活。需要紧急进行剖宫产手术。

脐带比胎儿更早出来

如果破水前，脐带下降到子宫口附近，或破水后，脐带比胎儿先出来，那么胎儿的氧气供应会中断，非常危险。如果子宫口完全没有打开，就需要进行剖宫产手术。脐带太长或羊水过多时，经常会出现这种情况。

胎儿的脉搏减弱

胎儿的心跳突然减少，是胎儿有危险的信号。产妇贫血严重或发烧时，胎儿被脐带缠绕或排出大便时，就可能会出现跟胎盘早期剥离相同的症状。自然分娩时，如果发现胎儿有异常，就需要马上进行剖宫产手术。

Q 如果是双胞胎，一定要剖宫产吗？

A 如果是双胞胎，且两个胎儿的头部全都向下，并且下降到骨盆里的话，可以自然分娩。但是，一般胎儿为 2 个以上时，胎盘过度地压迫子宫口，会有早产危险，分娩时间也会增加 1.5 倍。第 1 个孩子出来后 10 分钟内第 2 个孩子没有出来的话，可能会造成脑源性损伤。所以即使第 1 个孩子是自然分娩，第 2 个孩子娩出的时间延迟，也需要紧急进行剖宫产手术。即使第 1 个孩子自然分娩，第 2 个孩子受重力影响可能会导致胎位不正，两个孩子交错可能无法生出来。虽然根据胎儿的位置或状态不同会有差异，但对双胞胎孕妇来说，剖宫产比自然分娩更安全。

剖宫产时腹部的切开部位

- **纵切法** 虽然会留下手术痕迹，但出血少，时间短。
- **横切法** 因为在耻骨上方切开，伤口不显眼，但手术过程很复杂。

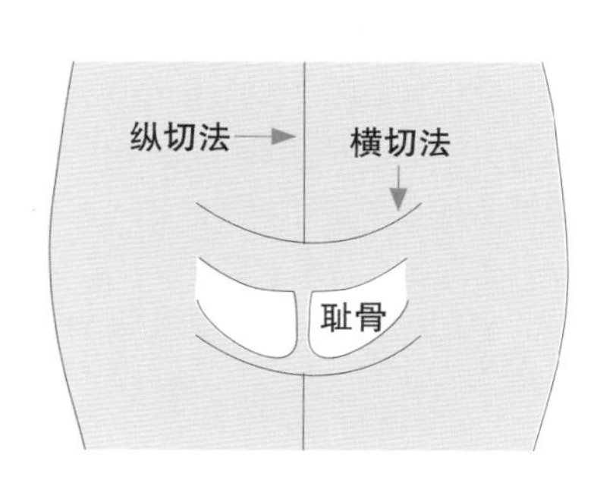

胎儿的头比产妇的骨盆大

如果产妇的骨盆较小，或胎儿的头比妈妈的骨盆大，那么即使子宫收缩很长时间，也难以分娩。特别是头的大小和骨盆不相称时，很难用内诊诊断出，只有阵痛开始才能知道，所以一旦发现，就要马上进行剖宫产。

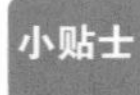

骨盆的大小，从外形上看会跟实际有差异。所以怀孕期间要通过超声波检查，事先测量胎儿的头部大小和骨盆大小。

阵痛微弱

阵痛是推出胎儿的原动力。阵痛较弱或刚开始顺利、中间变弱时，要注射催产针，严重时要做剖宫产手术。如果阵痛微弱，即使分娩成功，子宫也可能无法收缩，导致大量出血。

早期破水，但分娩进行缓慢

就算提前破水，只要在18个小时内开始阵痛，就可以进行自然分娩。原则上早期破水后，可以等待48小时，但胎儿可能会感染阴道细菌，因此要进行诱导分娩。如果这样分娩还不能顺利进行，就需要做剖宫产手术，一般羊膜破裂超过18个小时就要进行手术。

特别提醒

早期破水时的注意事项

早期破水时，就算自然分娩，新生儿也要在重症监护室接受治疗。因为可能会得败血症（细菌在血液内流动，可能导致低血压休克及重要脏器机能不全等疾病）。新生儿败血症在初期发现时很容易治疗，但放任不治可能会发展成严重疾病。

剖宫产的过程

征得产妇家属同意

剖宫产手术是全身麻醉的大手术，可能会出现出血过多或麻醉导致的并发症等危险。所以在进行手术前，需要丈夫或家人在手术同意书上签字。

手术前 1 天提前住院

大概在预产期前1周定好手术日。一般在手术前1天住院，做心电图、血液、小便、肝功能、超声波等手术前必需的检查，检查胎儿和产妇的身体状态。手术时，胃里的食物可能会进入肺里，引起肺炎，因此，手术前的8 ~ 10小时要开始禁食。

准备麻醉和手术

将产妇的阴毛清除干净。硬膜外麻醉时，要先将手术部位消毒，全身麻醉的情况要先消毒。做好所有手术准备后，在手术之前麻醉。手术后约2天，患者无法活动，因此需要事先插导尿管。

消毒结束后，通过打点滴来注射麻醉药，一般麻醉师会先确定产妇的状态，咨询产妇的主治医生，然后再决定采用何种麻醉形式。

腹部切开 10 cm 左右

消毒结束后，医生会在耻骨上方3 cm左右的部位，逐层切开腹部，大小约10 cm。切开的方向可以横着（横切）或竖着（纵切），为不让伤口太显眼，大都会选择横切。

切开子宫壁

切开腹部后，把腹壁向两边打开，再切开包裹着孩子的子宫壁。为了防止下次怀孕时子宫因承受压力而破裂，要尽量横切子宫。

将胎儿从子宫内取出

剪开包裹着胎儿的羊膜。医生伸进手去确认胎头的位置，然后抓住孩子的头，慢慢取出。在清除嘴和气道里的异物后，将肩膀拉出，胎儿的身体全部出来后，剪断脐带。在取出胎盘期间，新生儿要接受应急处理。

缝合子宫壁和腹部

取出胎盘后，将羊水或羊膜残渣等清除干净。确认子宫收缩状况，没有问题再缝合起来。缝合子宫的切开部位，将腹壁层层缝合。脂肪层用能被人体吸收的线缝合，皮肤用可以拆的线缝合，缝合结束后，为防止感染要彻底消毒。

手术需要 40 分钟 ~ 1 小时

子宫壁切开后10分钟内，一定要将胎儿取出，这是为了防止产妇体内的麻醉剂影响胎儿。手术后从麻醉中醒来的时间因人而异，但部分麻醉一般会在手术后马上就醒。醒来后容易处于似醒非醒的状态。术后为了让产妇静养，会注射麻醉剂和安眠药。

2 小时后从麻醉中醒来

手术后4个小时左右，要将沙袋放在肚子上，这是为了压迫肚子，让伤口部位更好地愈合。在恢复病房里醒来时，要活动活动腿，咳嗽一下将痰吐出。此时手术部位非常紧绷、疼痛，最好强忍着疼痛用两

剖宫产过程

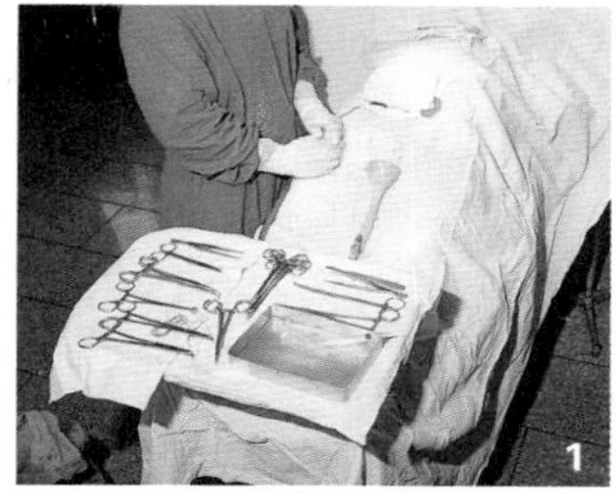
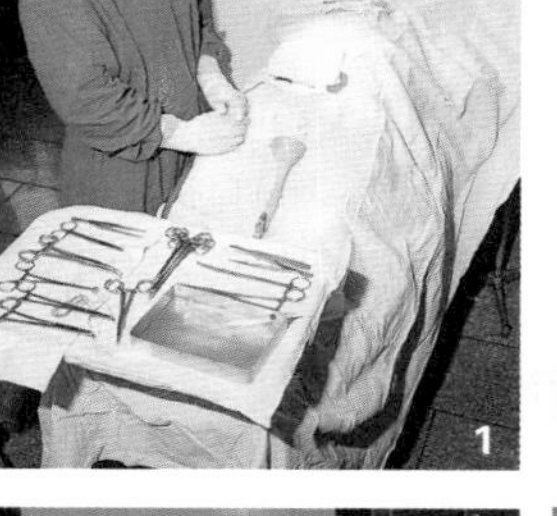
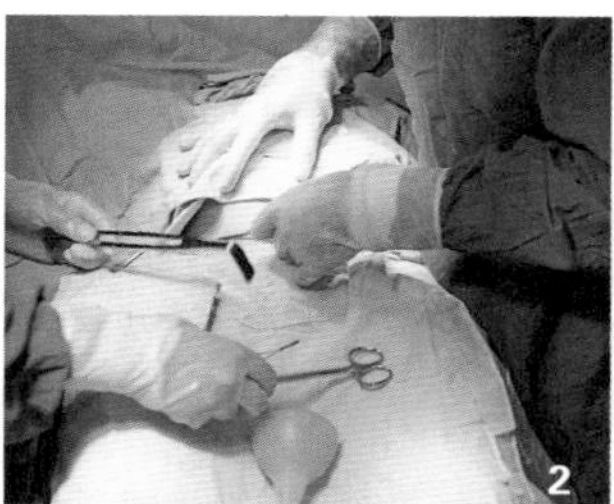
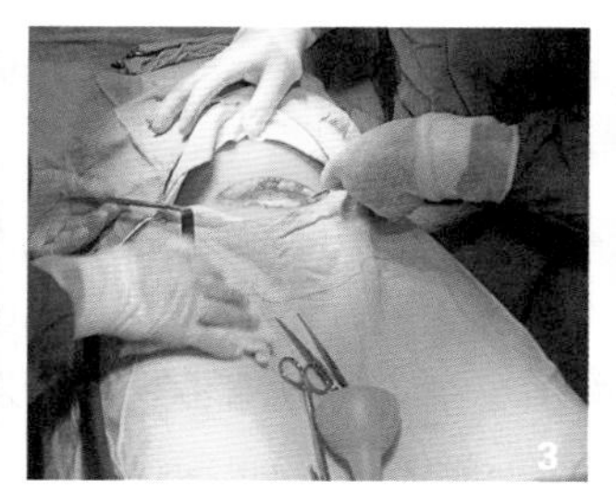
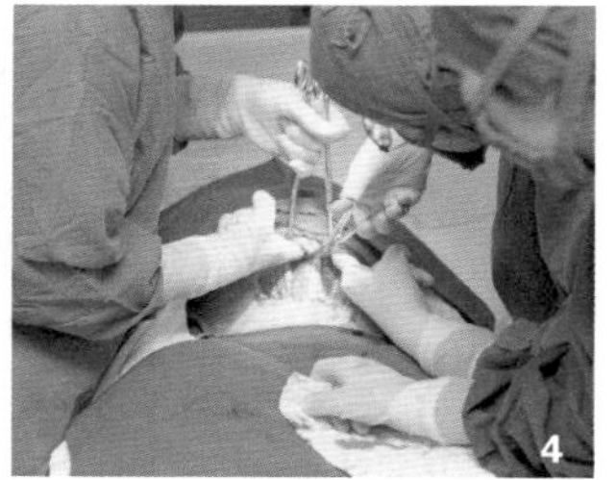
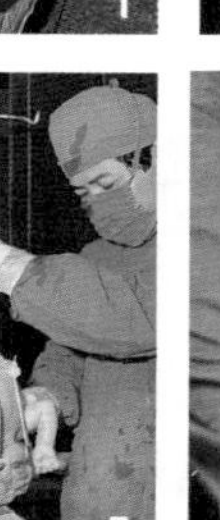
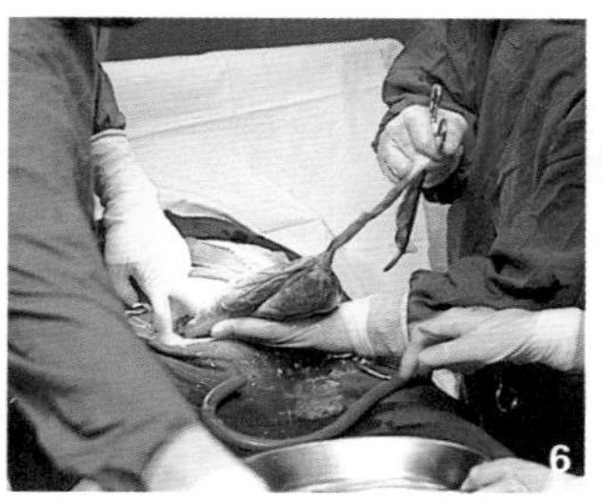
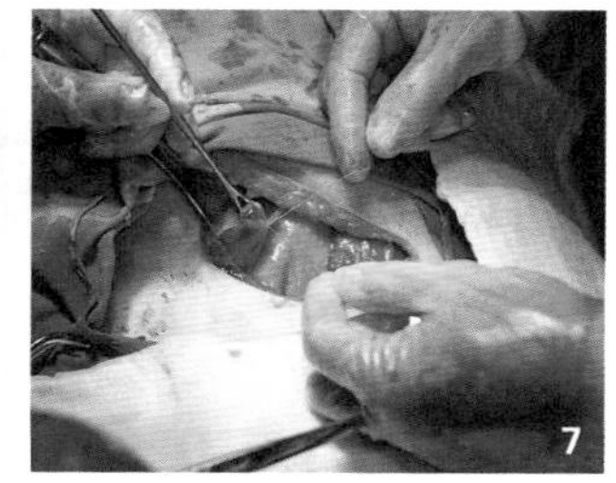

1. 进行麻醉
2. 切开腹部
3. 切开子宫壁
4. 切开羊膜
5. 将胎儿从子宫内取出
6. 取出胎盘
7. 将子宫壁和腹壁缝合

手压住肚子咳嗽一下。如果疼痛严重，可以注射镇痛剂。

转移到病房休息

血压恢复正常后，产妇会被转移到住院病房输液，注射抗菌剂，休息。在排气之前，产妇不能喝水，但也有医生会在判断后建议提早进食。可以喝像水一样的稀粥，因为活动困难，在1～2天内不会拔出导尿管。

虽然困难也能哺乳

第1天手术部位疼痛严重，连翻身都困难，只能躺着。但躺在床上，要尽量做挺起腰部等简单的动作，这样才能恢复得快。剖宫产的产妇也能从第1天就开始喂母乳，把孩子从病房抱来喂奶时，要放上哺乳软垫，侧躺着喂。一般奶出得都不顺利（手术3日后才会有初乳），即便如此，也要让孩子吮吸乳头，这样以后喂奶会更容易。

小贴士 如果肚子用力，手术部位可能会开裂，所以起床时要斜着起，活动时也不能勉强。

手术第2天给手术部位消毒

为避免出血量多和发炎，手术后要输液，注射抗菌剂和镇痛剂，还要通过血液检查确认有没有贫血或肝炎。一般过1天后，可以去除导尿管。为了促进子宫恢复和肠运动，上身最好做一些简单运动，哪怕是轻微活动，也能让气体快点排出，尽早恢复饮食。为保持手术部位清洁，要仔细消毒、通风。注意不要让手术部位沾水。

手术后24～48小时排气

一般只有排气后，才能开始喝水和米汤，首先从喝水开始，稍微喝一点儿，消除口渴，然后是米汤、粥、米饭，依次提高层次。这期间经常会有人遭受便秘之苦。所以要充分摄取水分，预防便秘。即使喝米汤也无法给产妇供给充足营养，所以在这期间要持续输液。

到第3天就能正式哺乳

去掉导尿管，可以正式开始哺乳，去看孩子的时候要慢慢行走。一般新生儿会间隔2.5小时喂1次奶，此时可以将孩子带来病房喂，也可以利用吸奶器或手将奶挤出来，拿到新生儿病房去喂。

4天后能做一些简单运动

为了身体尽快恢复，产妇要多多走动。在病房内走来走去，或做一些轻微运动都是可以的。手术部位可能会有些抽痛，经过4天后，身体已经恢复了很多，不用太担心。另外为了顺利哺乳，要经常做乳房按摩。

第5天开始做产褥期体操

身体已经有所恢复，在固定的时间内让孩子吃奶，给孩子换尿布等，可以照顾孩子了。要坚持做乳房按摩或产褥期体操。到第5天左右就可以拆线了，也有很多人在这个时候出院。

5 天后伤口愈合，疼痛消失

从手术后第 3 天开始，可以吃饭，所以可能会产生排便感，第 1 次排便会特别疼，虽然很痛苦，但只要成功 1 次，下次就很容易了。到第 6 天，伤口愈合，疼痛消失，身体变得舒适。大概会在手术后第 5 ~ 7 天拆线，然后出院（拆线一般是在出院当天或前一天进行）。

记得出院时，要向医生和护士询问产后调理的注意事项及哺乳方法。尽量地把可能发生的问题都咨询到，然后再出院。

剖宫产的缺点

哺乳变得不稳定

从手术后第 3 天开始，会有初乳，手术部位疼痛严重，恢复期长，很难哺乳。但即使没有初乳，也要让孩子吮吸乳头，多按摩乳房，缓解瘀血，这样才能更好地哺乳。缓解疼痛的镇痛剂会通过母乳传达给孩子一小部分，但是没有什么大的危害。

手术后恢复慢

要持续注射抗菌剂和镇痛剂，仔细观察产妇有没有手术后遗症。自然分娩的产妇活动起来较容易，再加上给孩子喂母乳，所以骨盆收缩较快，能更好地发挥自愈能力，但剖宫产的产妇手术后疼痛，再加上伤口需要愈合，因此比自然分娩的产妇恢复得慢。

可能会发炎

如果没有特别的炎症反应（发烧、伤口疼痛或化脓等异常），只是单纯的痒就没有大问题。子宫内、子宫肌肉层、腹部皮肤等位置发生炎症，可能会发展为腹膜炎，需要接受治疗。腹膜炎大部分是在手术后 1 ~ 2 周内发病。

可能会大量出血

剖宫产手术出血量很多。因子宫收缩不良，会发生大量出血，皮肤及腹壁也可能出血，当然这种情况比较少见。发生出血时，部分产妇要注射子宫收缩剂或进行按摩。

小贴士 如果术后无法止血，一直持续出血，经判断产妇有生命危险的话，可能会做子宫摘除手术。

可能有手术后遗症

接受剖宫产手术的产妇，约 1% ~ 2% 子宫会留下伤口，也可能会跟其他脏器发生粘连。这样在第 2 次剖宫产手术或接受子宫肌瘤手术时，可能会发生问题，危险性很高。如果发生腹膜炎或羊水、脂肪块堵住肺血管而导致肺栓塞，或因感染导致败血病，严重时会导致产妇死亡。因剖宫产而导致产妇死亡的概率是自然分娩的 4 倍，因并发症等再次住院的可能性也高达 2 倍。

孩子可能发生呼吸障碍

剖宫产分娩时，孩子发生呼吸障碍的概率比自然分娩高很多。自然分娩时孩子通过产道，肺部受到刺激，呼吸会很顺畅，但剖宫产时孩子没有通过产道，肺部没有受到充分刺激，所以容易发生呼吸障碍。

会限制分娩次数

自然分娩没有限制，可以按自己的意愿多次分娩，但是剖宫产分娩的次数会受到限制。因为反复做手术会导致子宫切开的部位变弱，破裂危险高，如果腹腔内粘连，也会增加手术难度。剖宫产次数越多，手术、麻醉时间越长，出血量也增多，产妇和胎儿都可能很危险。剖宫产次数越多，产后恢复越慢，抵抗力越弱，因此剖宫产手术最好不要超过 3 次。

输血可能带来副作用

剖宫产手术是切开腹部的手术，因此出血量较多，手术中可能会给产妇输血。输血有可能引起感染，所以要仔细观察手术后的副作用和后遗症。

全身麻醉和硬膜外麻醉（无痛分娩）的差异

- 全身麻醉 抑制中枢神经机能，让意识消失。因产妇分娩时没有意识，因此不知道孩子的出生过程，手术中完全感觉不到痛苦。只注射定量的麻醉剂，所以不会给胎儿造成影响。分娩后到麻醉状态醒来前都无法见到孩子，清醒后手术部位疼痛严重，需很长时间恢复。
- 硬膜外麻醉 在脊椎硬膜外腔内注射局部麻醉剂。产妇的意识清醒，能马上见到孩子。见到孩子后为了产妇安心静养，会注射少量睡眠剂，让产妇入睡。全身麻醉简单、便宜，相比之下硬膜外麻醉需要特别的麻醉器具，手术中麻醉师要在产妇旁随时观察，调节麻醉药的剂量。

VBAC

很多妈妈认为，第 1 个孩子是剖宫产分娩的，那么第 2 个孩子也必须剖宫产，这并不对。在适合的条件下选择 VBAC，可以帮助实现自然分娩的梦想。

VBAC

VBAC 是什么？

“剖宫产手术后的自然分娩(Vaginal Birth After Cesarean)”，缩写为 VBAC。以前经剖宫产分娩过的产妇，在自然分娩时子宫破裂的情况很多，但自从用横切术代替纵切后，成功率就大大提高了。

剖宫产后，需要多久才能做 VBAC？

虽然有专家认为，间隔 1 年后子宫破裂的危险才会减少，但至今还是众说纷纭。有很多产妇在剖宫产分娩后，1 年内又成功地自然分娩。初次尝试 VBAC 比较顺利的话，可以再次尝试，但如果出血量较多，就需要慎重考虑。

需要接受什么检查？

临近分娩时，有的医院会通过 X 线测量骨盆及胎儿头部大小，也有的医院会测量子宫厚度。但是因为 VBAC 最重要的是避免子宫破裂，所以首先要了解过去手术的经历。把过去的手术记录、选择剖宫产的原因、手术进行过程等交给医生，仔细研究后再决定是否选择 VBAC。决定之后，和一般自然分娩一样，要接受相同的产前管理，但阵痛和分娩过程需要仔细观察。自然分娩虽然只是一种形式，但由于产妇以前做过剖宫产，分娩时需要仔细观察产妇和胎儿的状态，所以不能同时进行勒博耶分娩法或其他分娩法。

小贴士 有专家说子宫下方厚度在 2 mm 以上才安全，但只要子宫下方缝合较好，危险就不大。子宫厚度的差异不会给 VBAC 造成影响。

选择什么样的医院？

实施 VBAC 的医院不多。虽然效果好，但危险性也高，选择医院时需要慎重。要仔细观察该医院是否积极倡导 VBAC，分析医护人员的见解或说明是否真实可信。了解该医院实际 VBAC 的成功率，仔细核实一下发生紧急状况时是否能应对。

实施 VBAC 的成功率有多少？

根据某医院发布的 1997 年 3 月到 2003 年 6 年间的统计结果显示，VBAC 的成功率为 76.5%（共 382 人）。失败的原因中，分娩进行不顺利的情况占 60%，产妇无法承受阵痛，分娩时自愿选择手术的情况占 25%。尝试 VBAC 的过程中，出现子宫破裂等问题而给产妇和胎儿造成危险的事件为零。不过，即使这样也并不代表每次都安全，所以一定要仔细研究各方面条件是否符合再做决定。

什么情况可以做 VBAC，什么情况不能？

可以做 VBAC 的情况

1. 剖宫产时子宫下方为横切，无并发症。
2. 除剖宫产手术外，子宫没有其他伤痕、畸形，过去没有发生过子宫破裂。
3. 胎儿的胎位很正常。
4. 过去选择剖宫产的原因现在没有出现。
5. 除剖宫产外，有过自然分娩的经历。
6. 怀的不是双胞胎。
7. 胎儿的体重不超过 4 kg。

不能做 VBAC 的情况

1. 过去有过子宫破裂的经历。
2. 剖宫产手术后，因子宫炎症发过高烧。
3. 以前剖宫产手术时是纵切或倒“T”形切。
4. 阵痛或分娩时，出现过妨碍自然分娩的并发症。
5. 子宫切开方法是横切，但有过严重的血管破裂。
6. 阵痛时观察子宫打开的程度跟孩子出来的状态，判断分娩失败。

※ 以上只要有 1 条符合，就不能进行 VBAC。

step 5

安全分娩

分娩中的常见问题

在怀孕期间，要切实做好定期检查，才能预防分娩问题。有异常情况时要一直坚持治疗。如果没有好转，一定要和医生商讨后，再决定分娩方式。

分娩前的异常症状

过期妊娠

如果预产期过了 2 周，还没有阵痛，就是过期妊娠。从怀孕满 40 周开始，胎盘机能显著下降，如果分娩推迟，那么胎儿就无法从母体获得充分的营养供给，可能会引起胎儿身体异常、子宫内胎盘频度增加、低血糖症、低体温症等。一般会在怀孕 42 周前实施诱导分娩，如果胎儿状态不好，则需要做剖宫产。

早期破水

指阵痛来临之前羊膜破裂的情况。每 5 名产妇中有 1 名有这种经历，很常见。产妇有可能通过破裂的羊膜感染细菌，因此不要清洗阴道，应该垫上卫生巾，尽快去医院。破水后分娩会紧随其后，如果没有阵痛要进行诱导分娩。如果破水 24 小时内自然分娩困难，就要做剖宫产手术。

微弱阵痛

是指阵痛微弱或刚开始很顺利但中途变弱而导致无法正常分娩的情况。怀多胞胎、羊水过多、怀巨大儿等情况，会导致子宫过度变大，子宫肌肉层拉长。子宫畸形、发育不全、产妇年龄大等也会成为阵痛微弱的原因。胎位不正、宫颈太硬会导致分娩时间变长，进而出现微弱阵痛。产妇太紧张或睡眠不足会导致阵痛微弱，因此需要注射镇静剂，让产妇静养后再重新尝试，如果还不能正常产生阵痛，就要注射催产针进行诱导分娩，或进行剖宫产手术。

胎盘早期剥离

胎盘在分娩后从子宫内分离、脱落是正常的，但是在怀孕 7 个月以后或分娩过程中，胎盘突然从子宫内分离，就是胎盘早期剥离。胎儿出来前，胎盘先脱落的位置会出血，由于子宫收缩会出现严重疼痛，脉搏和呼吸变快，腹中的胎儿从母体接受氧气供给的通道被切断，严重时胎儿可能会在子宫内死亡。患

分娩后的异常症状 | 严重出血

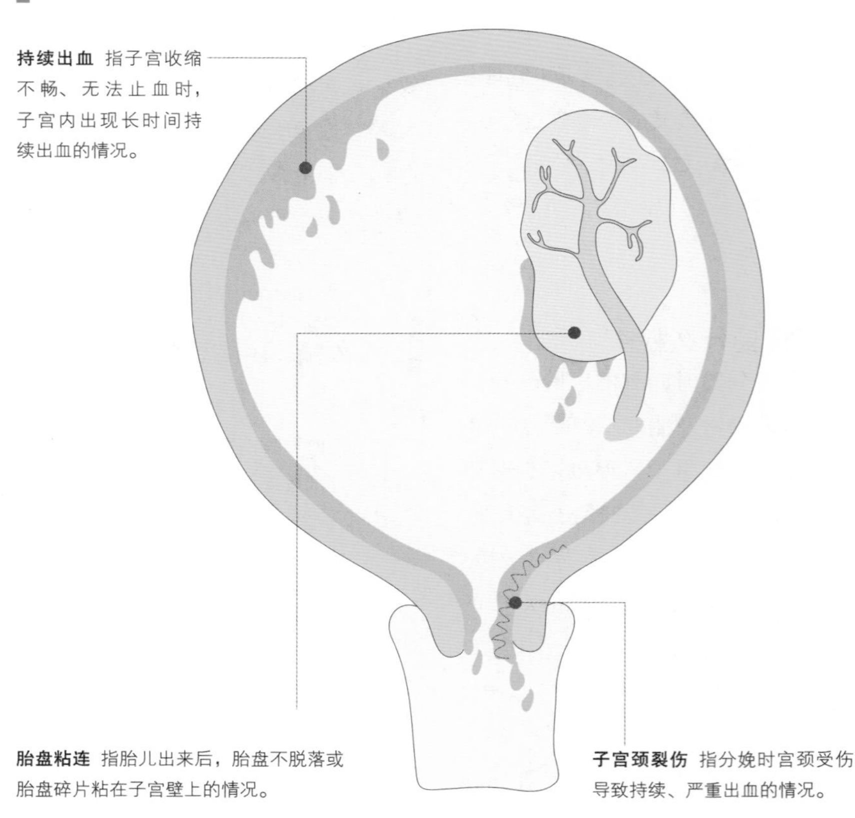

有严重的妊娠中毒症或高龄怀孕时，临产前下腹部受到强烈的冲击时，也可能会出现胎盘早期剥离，150 名孕妇中会有 1 名出现此情况。

子宫破裂

是指分娩时子宫无法承受收缩的压力、发生破裂的情况。如果子宫破裂，胎儿可能会从子宫内脱落，这种情况下胎儿大部分都会死亡。产妇也会因严重出血而陷入休克状态，有生命危险。虽然现在还不知道准确原因，但做过剖宫产或子宫做过手术的产妇，在勉强尝试自然分娩时，容易出现子宫破裂。

胎儿紧急休克

是指胎儿心音突然急剧下降的现象。胎儿血液中氧气供应不足时会发生休克，严重时胎儿可能会死亡，分娩后也易引起大脑或脏器障碍。胎儿成熟过度、妊娠中毒症、胎位异常、脐带压迫、分娩时间延长、孩子的头长时间卡在骨盆内等情况，都可能造成这种现象。此时要让产妇吸氧，人为地给胎儿供氧。可以先尝试用产钳帮助分娩，将胎儿吸出，严重时，要做剖宫产手术。

羊水栓塞症

是指分娩时，羊水进入妈妈的血管里，导致血管堵塞的现象。每 8000 ~ 30000 名产妇中会有 1 人出现这种情况。虽然非常罕见，但死亡率高达 60% ~ 70%。在阵痛时、剖宫产手术时或分娩后都有可能发生。如果掺杂着胎便的羊水进入产妇血管，毒性会更加严重，会出现突然的呼吸困难或低血压。这是无法预测也无法预防的。

分娩后的异常症状

子宫收缩乏力性出血

是指在胎儿、胎盘都出来后，子宫不收缩、出血不止的情况。分娩结束后，子宫会急速收缩，压迫血管，会自然停止出血，但如果子宫收缩不正常，子宫壁会持续出血达 1000 ml 以上。

巨大儿分娩、双胞胎分娩、羊水过多症等引起的子宫壁过度扩张，很容易发生这种情况，有可能一次涌出大量的血，也有可能一直持续少量流血。高龄产妇或分娩次数多的经产妇需要特别注意。

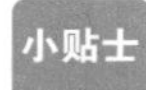

产妇分娩后，不会马上去病房，而会在恢复病房里待 2 小时左右——这是最容易发现子宫迟缓性出血等分娩问题的时期。

胎盘粘连

胎儿娩出 5 ~ 10 分钟后，胎盘也会流出来，子宫收缩，分娩过程结束。而胎盘粘连，是指胎盘没有顺利流出来，导致持续出血的情况。胎盘的绒毛侵入子宫的肌肉层，胎盘的一部分或整个胎盘都无法从子宫壁上脱落。

如果有过妊娠终止或做过剖宫产手术的经历、分娩超过 6 次、先天性子宫内膜有问题、子宫畸形等情况，很容易发生这种问题。如果胎盘粘在子宫壁上无法脱落，医生会将手伸进子宫里，强制性地将胎盘掏出。残留的胎盘附着在子宫深处时需要做手术，严重的话，也可能会摘除子宫。

特别提醒

脐带问题会让胎儿陷入危险

- 脐带缠绕 脐带长度一般为 50 cm 左右，脐带过长，就容易缠绕胎儿的手和脚，如果太短，就会引起血行障碍。脐带过短在分娩时容易紧绷，造成胎儿心跳不安。
- 脐带脱垂 脐带比胎儿先出来，夹在胎儿和产妇之间，容易引起血行障碍。严重的会导致缺氧症，引发胎儿死亡。
- 脐带羊膜粘连 脐带没有附着在胎盘上，而是附着在羊膜上。虽然胎儿发育顺利，但分娩时随着破水，羊膜血管也会一起破裂，可能导致胎儿猝死。

宫颈裂伤

是指胎儿娩出时宫颈出现大的伤口、出血不止的情况。一般在分娩时宫颈会出现很多伤口，如果伤口较小，出血会自然停止，自行愈合。但伤口太大，突然大量出血，产妇可能会很危险，因此需要止血并把撕裂部位缝合。子宫伸缩性不好、胎位不正、分娩急剧进展、巨大儿、因高龄分娩而宫颈及会阴部伸缩性不好等情况，都容易发生宫颈裂伤。

step 5

安全分娩

关于分娩的疑问

阵痛时是否可以经常变换姿势？是否不能太用力……因为害羞，孕妇们不能事事向别人请教，在这里，一起来了解那些关于分娩的疑问吧。

阵痛开始时

一个人不知道怎么办，可以叫救护车吗？

不能因为阵痛开始，就叫救护车，孩子很少会那么快出生。只有出现大量出血，或出现让身体无法活动的强烈阵痛等紧急状况时，才需叫救护车。

肚子疼痛但不知道是不是阵痛，该怎么办？

早产时，女性往往会感到肚子抽痛，但不知道是否是真的阵痛，很多女性会为此不安。这个时候，可以给医院打电话，仔细地说明症状，根据医生的指示处理最明智。

可以戴隐形眼镜去医院吗？

分娩过程中睡觉或分娩延迟的情况都很耗时间，长时间戴着隐形眼镜会发生不适，所以最好是戴着眼镜去。

可以化妆吗？

去医院时不要化妆。因为到医院后，医生首先会通过脸色和指甲的颜色来判断产妇的身体状态，临近预产期前，不仅不要化妆，最好连指甲油也不要涂。

破水后可以走着去医院吗？

出现破水后，尽量不要过多活动身体。因为活动身体，会让更多的羊水流出。为让羊水不过多流出，要抬高腰部，放一个软垫在后背和两肋，斜躺着去医院。即使医院离家很近，也要坐车去。

虽然有阵痛，但饿了可以吃饭吗？

有产妇觉得，进入产房后什么也不能吃，所以要事先填饱自己的肚子。但是如果阵痛开始，可能会伴随着呕吐，因此去医院之前，绝对要禁食。

到医院后发现没带母子保健手册，要回家去取吗？

记载着产妇和孩子所有记录的母子保健手册，有助于帮助医生尽快确认产妇的状态。但是阵痛开始后，如果发现没有携带它，也没有必要念念不忘。可以先等等，通知家人后，让家人带到医院来。

阵痛后去医院，医生说还早，让我回家，该怎么办？

去医院后，医生让你回家，说明还没到分娩时间。这是考虑到孕妇在熟悉的环境里会更舒适，为了有助于分娩而做出的判断。但是如果你觉得，在医院里反而更安心的话，可以要求留下，并提前找好病房，去病房里等待。

在分娩休息室

旁边的产妇太吵闹，可以要求换房吗？

阵痛时产妇需要静养在一个安心的地方。有的医院只有1个分娩休息室，有的医院有2个以上，确认后，可以向护士要求换房。如果换房比较困难，也可以和医生要求更换床位。

想跟丈夫一起，可以做家庭化分娩吗？

每家医院会有所差异，但大部分医院都是可以的。有的孕妇平时没想到，临产时候才想到家庭化分娩，觉得跟丈夫一起更安心，可以跟医生商量。

阵痛时，要隔多久进行1次内诊？

内诊是为了观察子宫口开到什么程度，确认胎儿下降到什么程度等而做的检查。没有一定要做几次的规定。因为只有时刻确认子宫口张开的程度，才能让分娩更顺利。一旦阵痛变强，就没有关注内诊的闲心了，交给医生吧，根据他的指示，安心地面对分娩。

内诊时感到疼痛，可以说出来吗？

内诊是为了了解分娩的进度而必须做的。因为内诊而感到强烈疼痛时，有必要把自己的状态告诉医生。不要强忍着，要说出来。

阵痛时犯困，可以睡觉吗？

分娩中途突然感到犯困，可以要求睡觉。微弱阵痛时睡觉，阵痛会不容易感觉到，在分娩的时间临近时，产妇自然会从睡梦中清醒，所以如果医生允许，安心地睡个觉也不错。

在分娩休息室可以经常去厕所吗？

只要身体能保持平衡、自由活动，就可以去厕所。虽然产妇的阵痛状态不同，但利用阵痛间隔的时间去上厕所，也没有什么问题。

阵痛时很口渴，可以喝凉的饮料吗？

阵痛时因为出汗所以容易口渴，很多人会选择凉的饮料。但是灌肠后是不能喝水的。到分娩之前都需要禁食，因此即使口渴也只能轻轻地用水润唇。

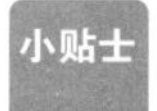

不能喝牛奶或酸奶等乳制品。因为只喝一点儿也会引起呕吐。即使在灌肠前也一样。

阵痛时，可以吃糖或嚼口香糖吗？

阵痛开始的话什么也不能吃，禁食是最基本的。即使平常会用吃糖或嚼口香糖来帮助缓解紧张，但阵痛开始时，最好还是不要吃。

阵痛时可以安静地躺着吗？

随着疼痛加重，很多人讨厌走路或活动。如果不想动弹的话，安静地躺着也没有关系。不过，如果能稍微地活动一下，也比安静地躺着更有助于加快分娩，也可能会忘记疼痛，所以最好站起来走动走动，稍微活动一下。

感觉太热时，可以用凉手巾擦脸吗？

虽然分娩时要远离凉的东西，但阵痛开始时，可以用凉手巾给脸和身体降温。阵痛时不仅会出很多汗，也会感到非常热。让家人事先准备好凉手巾，以备阵痛时使用，也是减少阵痛的好方法。

阵痛时想大便怎么办？

住院时会做内诊并灌肠，因此实际上不用上厕所，因为孩子的头下降压迫了直肠，所以产妇常常感觉像是想要大便一样。如果实在有便意，可以做一下内诊，确定孩子的头是否下来后再去厕所。

在产房里

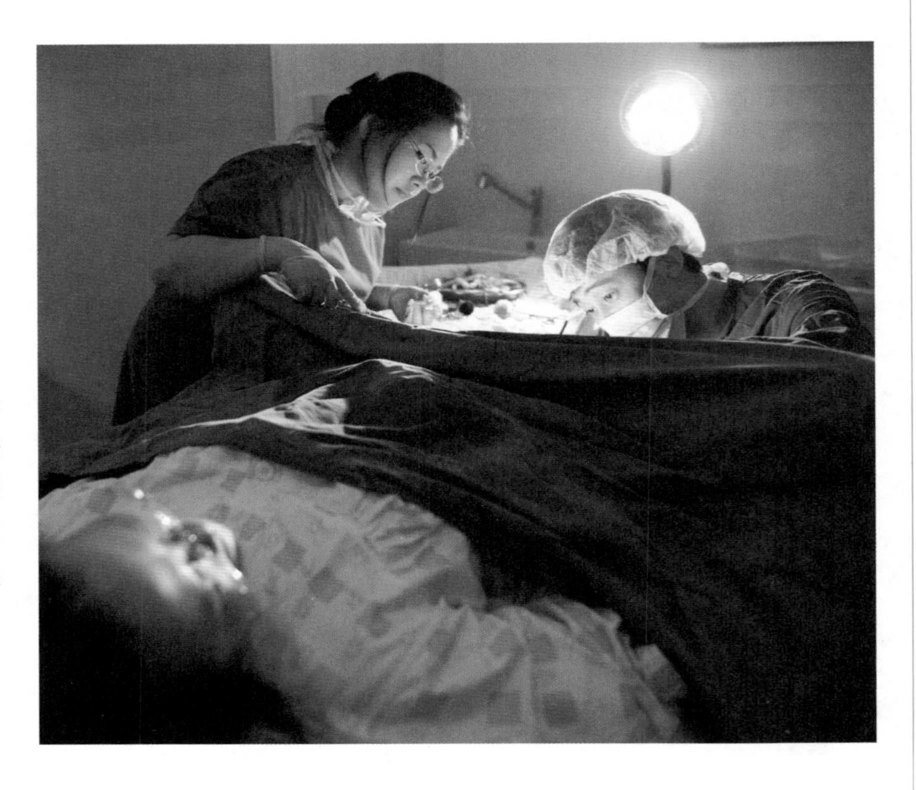

小贴士 分娩时最好根据自己的状态和医生的指示用力。

阵痛厉害时可以大叫吗？

感到阵痛厉害时大声喊叫也无妨。但声音太大或长时间喊叫，供胎儿的氧气就会减少，胎儿会受到很多压力，因此要尽量克制。喊叫时体力会下降，最后可能会导致很难使劲。

用力分娩时感觉像排便，没关系吗？

即使做了灌肠，分娩时还是经常会有排便的情况。因为分娩时用力的原则跟排便时一样。即使有大便排出也没问题，重要的是不要强忍着。

听说太用力反而容易难产，是真的吗？

在子宫口没有完全张开的状态下，太用力的话孩子的头会突然下降，可能会导致宫颈破裂。宫颈破裂会引发大出血，可能需要做手术将孩子取出，因此需要特别注意。

无痛分娩的疼痛会比自然分娩小很多吗？

无痛分娩是在疼痛强烈的分娩1期实施麻醉，减少由子宫收缩引起的疼痛。这是为了最大限度减少疼痛，因此跟自然分娩相比较，肯定会减轻疼痛，但很难说会减少多少。产妇的体质各不相同，有人麻醉效果较好，有人麻醉效果较差，有人对疼痛相当敏感，有人即使疼痛也感觉很轻……虽然自然分娩是最好的方法，但是如果产妇比较胆小，并认为分娩很痛苦，那就最好做无痛分娩。

分娩后

想洗澡时，可以洗澡吗？

如果分娩后不舒服，并觉得身上黏糊糊的，通过洗澡来转换心情也不错。自然分娩结束后、剖宫产拆线后可以洗澡。但为了预防产后风，要事先放好热水，让热气充满浴室后再进去。在浴缸内泡澡有感染细菌的危险，从产后6周开始才比较安全。用热水简单地冲洗5～10分钟即可。

分娩后，要马上给孩子吮吸乳头吗？

大部分情况下，分娩后2～3天乳汁才开始流动。孩子越吸越能促进乳汁分泌，如果不给孩子吮吸乳头，母乳不会增加，时间越长，哺乳越困难。因此就算累，也要从分娩后开始让孩子吮吸乳头。

分娩当天能吃营养食品吗？

自然分娩后如果没有什么别的异常，在2小时后可以开始用餐。但是剖宫产基本上经过1～2天才能用餐。自然分娩后，如果产妇愿意，也可以吃营养食品，但是要先跟医生商量。

分娩后可以去厕所吗？

从产房出来，随时可以去上厕所。因为疼痛而忍着不去厕所，反而不好。可能会发生膀胱机能障碍或便秘，突然起立时也可能会发生眩晕，因此去上厕所时，不要独自一人。

step 6

健康坐月子指南

生完孩子后身体不会马上恢复，恶露、产后痛、手腕麻木和脱发等产后问题是经常出现的。了解产后调理的基础，掌握科学的坐月子知识，关系到妈妈一生的健康。

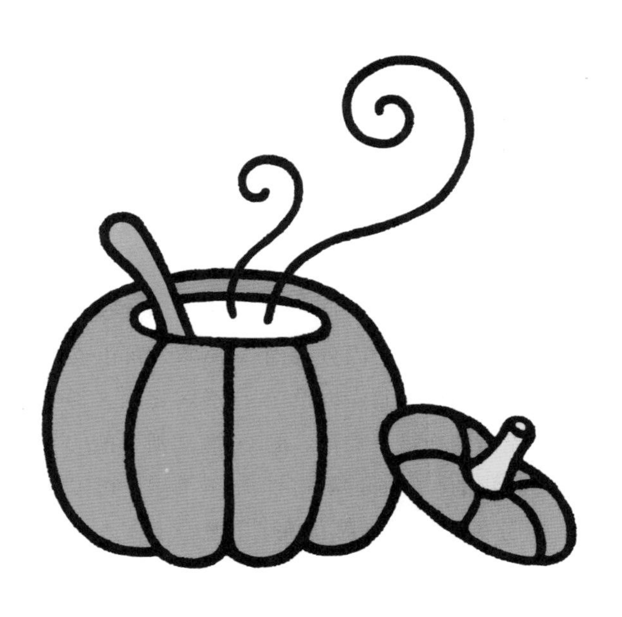

step 6

坐月子指南

产后的身体变化

女人的身体经过怀孕和分娩后，发生了巨大的变化，就像重生一样。那么需要多久时间身体才能恢复，以后还会发生哪些身体变化呢?

子宫的变化

子宫变小、变轻

分娩 2 天后子宫的大小没有变化，此后持续收缩，到分娩后第 4 周时恢复到怀孕前的大小。随着子宫变小，身体也会感到很轻松。不仅体积变小，位置也会下降到肚脐下方 3 ～ 5 cm，时间越长越往下，产后经过 2 周左右进入骨盆。宫颈经过 1 ～ 2 周也会恢复，并紧紧地闭合。

分泌掺杂血液的恶露

分娩后从子宫和阴道内会持续排出掺杂着血液的分泌物，这些分泌物被称为恶露。恶露是因分娩而产生的产道伤口的分泌物，以及子宫或阴道内流出的血液、黏液、脱落的细胞等组成的，它通过阴道排出体外，在分娩后 4 ～ 6 周排完。产后 3 天内为红色，慢慢变成褐色、黄色。到第 3 周时为白色，颜色变浅，量也减少。产后经过 4 ～ 6 周完全停止。

如果恶露颜色没有出现如上的变化，反而持续呈红色、褐色，或过了 6 周，分泌物内还掺杂着血液或有异味，量也没有减少，那就说明有异常，需要检查。

扩张的阴道恢复原样

经过分娩后阴道扩张，浮肿充血，但经过 1 周左右会痊愈。经过 2 周后，感觉几乎跟怀孕前差不多，有的人阴道肌肉反而比孕前更结实，收缩力更强。如果觉得阴道扩张导致弹力变小，可以坚持做骨盆体操，通过运动恢复。

Q 怎样应对恶露?

A 因为很容易感染细菌，所以要垫上卫生巾并经常更换。分娩后每 2 小时更换 1 次。1 天坐浴 2 ～ 3 次，杀菌、消毒效果好。大小便后使用坐浴或用温水轻轻洗净。

乳房的变化

变大、变结实、下垂

乳房变大的同时，会整体下垂，有时伴随着乳腺炎。当淤积的奶水开始流动时，用毛巾热敷并做按摩，可以消除瘀血、减轻疼痛。穿哺乳胸罩，可以支撑下垂的乳房，也能缓解疼痛。到孩子断奶时，乳房会恢复到孕前的大小，那时乳房不会再下垂，可以多做按摩帮助乳房恢复。

持续 2 ～ 3 天流出黄色初乳

分娩结束后，胎盘排出，体内会形成一种叫作催乳素的激素，产后 2 ～ 3 天出现初乳。此后孩子吮吸乳头会令产妇的脑下垂体受到刺激，促进产妇身体分泌催乳素，奶水会很充足。这种激素有促进子宫收缩的功能，所以给孩子吃母乳，可以加速产妇的子宫收缩。一般初乳会出 2 ～ 3 天，以后会流出乳白色的母乳。

因怀孕和分娩发生变化的子宫

怀孕前

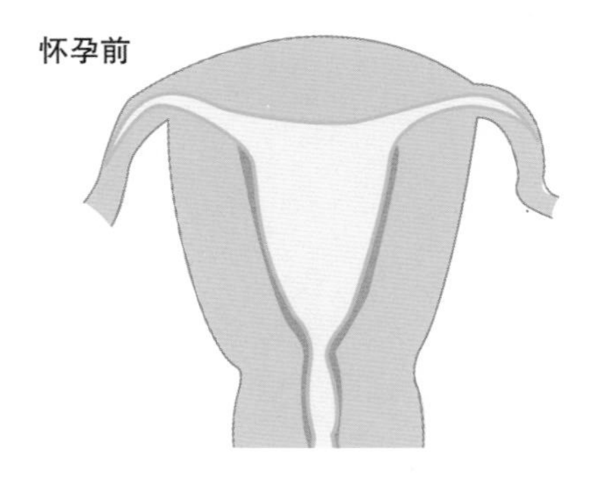

分娩后

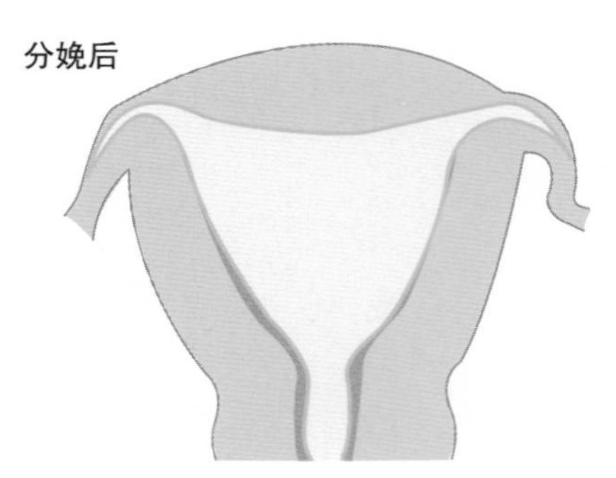

其他身体变化

小便频繁，出汗变多

产后几天内，会把孕期累积在体内的水分排出体外。将分娩时积聚在膀胱里的水分排出后，小便量可能突然增加。可能会出很多汗，内衣被浸湿，体温下降，这时要小心感冒，及时更换湿的内衣。与此相反，也有人会产后小便困难，这是因为分娩时尿道和膀胱受到了压迫。要在产后6小时内小便，及时让膀胱恢复功能。

食欲变旺盛

分娩2～3天后食欲会变得旺盛，因为激素的变化和分娩消耗了很多能量。此时保持均衡的饮食，多摄取容易消化的刺激较少的食物为好，还要充分补充水分。随着时间流逝，食欲会慢慢下降，但即使没有胃口也要按时吃饭，有助于产后恢复。

雀斑、痣变深，出现角质

怀孕期间即使皮肤很干净，分娩后也会长雀斑，如果在是怀孕期长出的雀斑，会变得更严重。这是因为分娩时肾脏功能下降、肝功能发生异常而导致激素分泌异常而造成的。脸、胳膊、腿等部位也可能会生出白色角质。要持续护理皮肤，多摄取营养丰富的食物，帮助激素分泌恢复正常。

肚皮皱巴巴、松弛

怀孕期间长出的妊娠线在分娩后会自然消失，但是妊娠纹即使在分娩后也不会消失。即使体重减少，肚子也仍容易显得又皱又下垂。在分娩后开始使用妊娠纹专用产品，并且坚持按摩会有帮助。肚子的大小和腹部肌肉的弹性，需要6个月左右才能恢复，坚持做锻炼腹部肌肉的体操和身体舒展运动，有助于恢复。

一目了然的身体变化

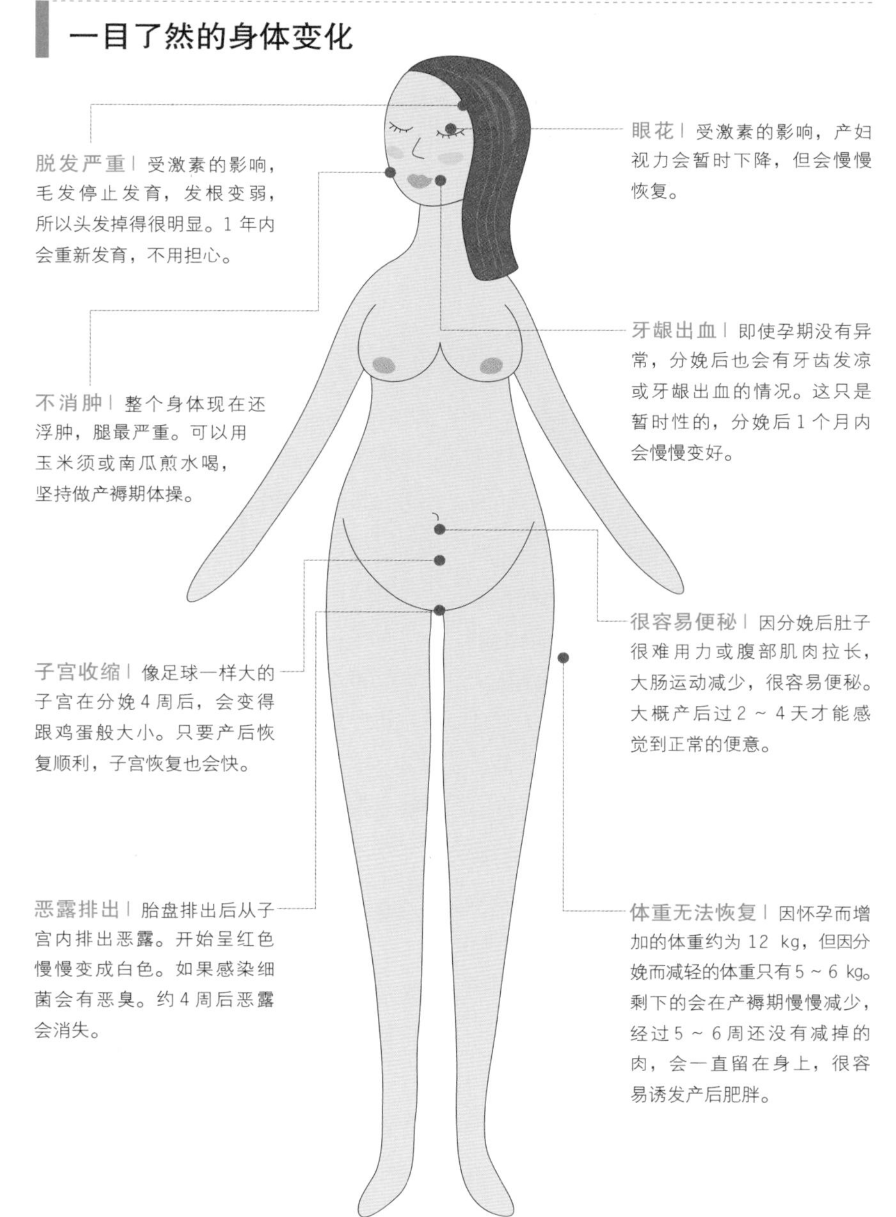

掉头发

怀孕期间激素分泌变多，头发比平时掉得少，长得也快。但是从分娩后开始，到4个月时头发会明显脱落。因为激素分泌停止，毛发成长变缓慢，毛根也弱。分娩后经过6～12个月，激素分泌恢复正常，脱发现象自然会停止。要避免烫发、染发，多摄取含有植物性激素较多的大豆和绿茶，有助于防止脱发。

step 6
坐月子指南

产后疾病的预防与治疗

分娩后，产妇对细菌的抵抗力减弱，很容易感染疾病。一些平时不以为然的小症状，也可能会左右妈妈以后的健康。所以一定不能忽视。

可预防的产后问题

产褥热 | 发冷和发热持续 2 天以上

是指从产后 2 ~ 3 天开始，突然出现发冷或出现持续 2 天以上的 38 ~ 39 ℃的高烧。一般症状轻过 2 天就会自然退烧，但严重的话可能持续 1 周至 10 天。

发烧时肚子很痛，会分泌有异味的恶露。这是因为分娩时随着胎儿娩出，产道、阴道或外阴部出现伤口，或随着卵膜或胎盘的脱落，子宫壁出现大大小小的伤口，细菌进入这些伤口，所以导致了炎症。持续高烧时，要去医院开抗菌剂、消炎剂、退烧剂等处方药。也可能需要住院治疗。

● 注意外阴部清洁。发烧时要多摄取营养，充分休息，才能提高疾病抵抗力。因出汗较多，需要充分摄取水分。

小贴士 分娩后疲劳累积，抵抗力下降，没有及时治疗异常的恶露，那么产褥热可能会更严重。

乳腺炎 | 乳房变硬、发热、疼痛

持续 38 ℃以上的高烧，并伴有全身酸痛，乳房红肿、变硬。严重的话腋下淋巴结也会肿胀，乳头可能会流脓。这是因错误的哺乳方法而导致乳头受伤，细菌通过伤口入侵引起的。胸罩或衣服太紧堵住乳腺、哺乳时乳房没有完全空出、乳房出现瘀血、产妇疲惫、身体免疫力下降，这些情况都可能诱发乳腺炎。如果产后一整天都持续发烧，一定要去医院检查。

● 有规律地哺乳，哺乳结束后将乳房内的奶完全排空，这样才不会发生乳腺炎。洗热水澡或哺乳前后，用热水袋敷一下乳房，能减少疼痛。

尿失禁 | 打喷嚏、一大笑就漏尿

打喷嚏或大笑时，身体用力时，尿液会不自觉地、断断续续地流出来。这是因为分娩导致阴道肌肉扩张，尿道肌肉变得脆弱引起的。自然分娩常出现这种问题，而且经产妇比初产妇出现的概率更高。如果肛门或尿道周围的括约肌原来就比较脆弱，或胎儿过大难产时也会出现尿失禁。随着时间的推移，会自行恢复，但持续太长时间，卫生上会有问题，心理上还会受到压力，所以一定要治疗。症状严重时，要去妇产科检查。

● 做骨盆体操。像强忍小便一样，阴道收缩 3 秒再放松。1 次做 10 下，1 天重复 5 次。要领是不要运动腿和屁股上的肌肉。开始时 1 天做 50 次，然后慢慢增加到 400 次。持续 3 个月能见效。

膀胱炎 | 小便时酸痛

分娩后膀胱感觉迟钝，尿道红肿，小便不畅（次数增加，量减少），出现各种不舒服的症状。一般 2 周后会变好，如果症状持续太久，或小便颜色发白、发黄、浑浊，就可能是膀胱炎，最好接受检查。分娩时膀胱位于孩子的头和骨盆之间，如果受到严重压迫，会出现伤口增大，小便积聚在膀胱里无法排出，此时细菌尤其是大肠菌会快速繁殖，引起膀胱炎。

● 注意外阴清洁，感到有尿意就不要忍。用热毛巾敷肚子，然后趴一会儿。坚持坐浴，多喝水，身体里的细菌会跟小便一起排出体外。

手腕疼痛 | 不能握拳

手腕、脚踝等经常使用的关节，如果在分娩后的产褥期内使用过度，会发生韧带炎症，感到疼痛。如果产褥期抱孩子经常使用手腕，症状会更严重，手腕会酸痛，手指也可能疼痛。这种症状会自然痊愈，但是如果经过 1 个月还没消失，甚至不能握拳，就要接受物理治疗。

● 注意不要提重物，不要让手腕用力过度。即使是洗小衣服，也要避免用力拧。

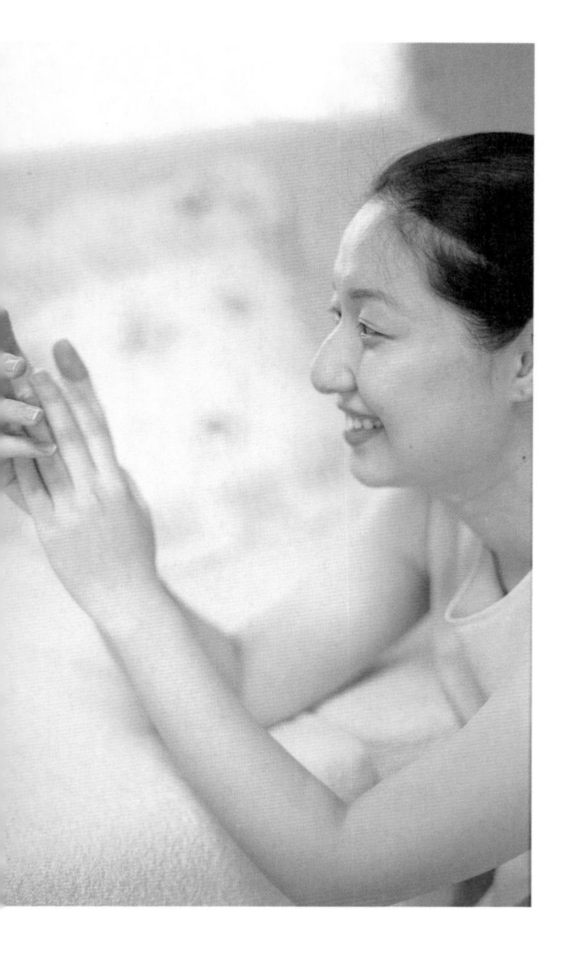

不要常用一侧胳膊抱孩子。疼痛严重时，可以在手腕上贴保暖贴热敷。

需要去医院治疗的产后问题

子宫恢复不全 | 严重腹痛或贫血

分娩后还是感到子宫很大，持续排出掺杂着血液的恶露，还有血块、腹痛出现，就可能是子宫恢复不全。分娩结束、胎盘排出后，子宫在产后 4 ~ 6 周一般会恢复到原来的大小。但是如果出现卵膜或胎盘的一部分残留在子宫内、羊膜事先破裂或怀双胞胎、分娩时阵痛微弱等情况，都可能导致子宫无法正常收缩。

● 医院会使用催产素诱导子宫收缩，或使用止血剂治疗。出血严重时医生会给开抗菌剂。在医院里接受了治疗也不能恢复时，要做子宫摘除手术。接受治疗期间不能洗澡或过性生活。

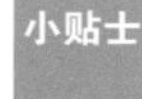

小贴士 子宫无法收缩时，可以试着摸摸肚子，不会感觉很硬，反而会觉得很柔软。

胎盘残留 | 持续排出红色恶露及出血

如果分娩时胎盘没有全部排出，一部分残留在子宫内，那么那一部分子宫壁可能会出血或发炎。产后过 10 天左右，还持续排出红色恶露或出血加重，就可能是胎盘残留，需要及时治疗。

● 为了在短时间内将胎盘排出，要使用收缩剂，或利用医疗器具将残留物取出。

肾盂肾炎 | 出现严重的发冷和高烧

跟产褥热的症状相似，会出现发冷或 40 ℃以上的高烧，还伴随腰或两肋疼痛。肾脏发生炎症时两肋会疼痛，感到严重的压迫感，小便时也会有沉重感。这是因膀胱常见的大肠菌上升到肾盂而引发的炎症。分娩前后在导尿的过程中，细菌也会通过塑料管进入尿道，引起感染。如果放任不治，可能发展成为慢性肾炎，会影响下次怀孕，一定要及时治疗。

● 多摄取水分，因为细菌会随小便一起排出，有助于尽早恢复健康。在医院接受治疗的同时，也要在家做冷敷。

妊娠中毒症后遗症 | 高血压、蛋白尿、浮肿

浮肿、高血压、蛋白尿等妊娠中毒症的症状，可能在分娩后一直延续，称为妊娠中毒症后遗症。从怀孕初期开始，如果有妊娠中毒症的症状，到分娩后可能会留有后遗症。虽然自觉症状微弱，但如果放任不治，就可能诱发慢性高血压、慢性肾盂肾炎等。可以像怀孕时一样按按腿，感受一下浮肿程度，接受相应的治疗。

● 虽然产后检查中有浮肿检查，但之前腿浮肿严重时，就要及时去医院检查。结合食疗，采取静养，会慢慢变好的。

产后风 | 出冷汗、发冷

如果莫名其妙地出汗、感到浑身无力、心理不安或心悸、食欲下降，可能是得了“产后风”。因分娩而变得脆弱的身体如果着凉，凉气向小腹移动，就会引发“产后风”。分娩后关节活动过度，也会引发“产后风”，这是因为子宫的血液循环不良，导致瘀血，进而导致泌尿功能下降。如果初期不治疗，时间越长越容易恶化，因此要及时治疗，直到痊愈。

●“产后风”是可以预防的。坐月子时适当运动，可以促进血液循环，排出恶露。但要绝对避免直接吹冷风或喝凉水。要格外注意不要过度疲劳，也要避免受到精神冲击。

小贴士 哺乳时因子宫收缩较快，疼痛也会较严重，最迟 2 ~ 3 周后症状会慢慢消失。

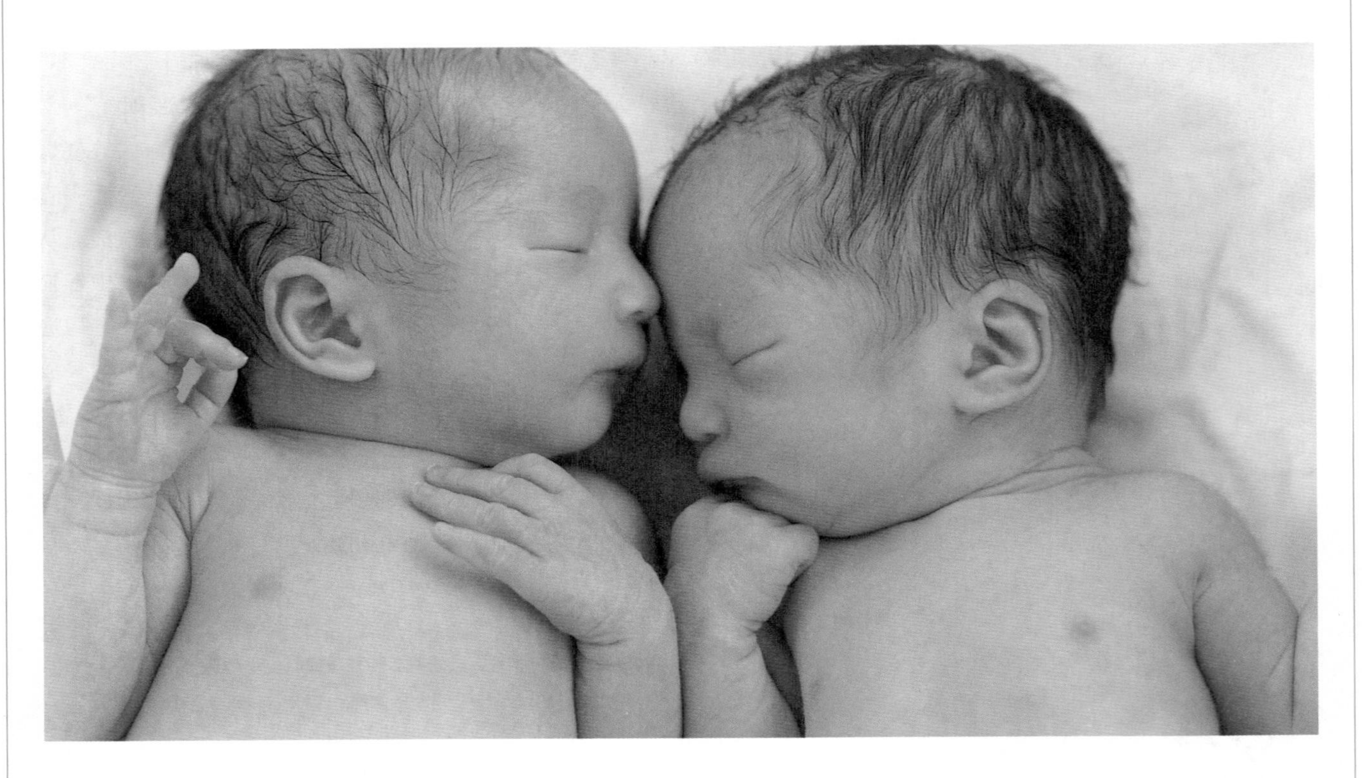

谁都会经历的产后问题

产后疼痛 | 小肚子隐隐作痛

分娩后在子宫收缩的过程中，肚子会像痛经一样疼痛，这就是产后疼痛。子宫为了缩至原来的大小，要将残留在子宫内的废物尽快排出，开始有规律地阵痛，这种疼痛就跟分娩前的阵痛或痛经症状差不多。初产妇子宫恢复力较好，疼痛较轻，但经产妇子宫恢复较慢，疼痛严重，可能会持续很久。

● 把热毛巾或保暖贴放在肚子上按摩，疼痛会有所减轻。即使在哺乳期，当疼痛严重时也可以吃不影响哺乳的痛经止痛剂。

耻骨疼痛 | 恢复原形会产生痛感

耻骨是阴部上方突出的骨头，怀孕后会一点点变松，分娩时会张开很多。分娩后耻骨会慢慢恢复，在这个过程中可能会痛，持续2～3个月，但细心地坐月子，保持适当的产后调理，就能自然痊愈。

● 使用腹带或塑身衣可以缓解疼痛。要避免过于激烈的动作，注意不要张开腿或盘腿坐。如果分娩3个月后，疼痛也没有减轻，就需要就医。

会阴疼痛 | 切开部位会疼痛

分娩后2～3天内，走或坐都很困难，会阴部会持续疼痛，这是分娩时切开后又缝合的会阴和阴道入口周边的疼痛，产后3～4天浮肿会消失，疼痛会减轻。如果没有发生炎症，缝合的线自然会被身体吸收，伤口渐渐愈合。但是如果疼痛持续1周以上，并且浮肿、出血，那就可能是缝合部位发炎或是血液聚集在一起，要去医院检查。

● 保持会阴清洁。1天用热水坐浴2～3次，经常更换卫生巾。坐着的时候要把软垫垫在屁股下，可以减少疼痛。

浮肿 | 消肿慢就要检查

跟怀孕期间的浮肿无关，分娩后3～4天身体开始浮肿。剖宫产的产妇会比自然分娩的产妇浮肿更严重，特别是脚踝。如果是正常的浮肿，3个月后会自然消失。但是1个月一点也没有消失，或一整天都持续浮肿，就需要检查。

● 从分娩后第2天开始，做简单的体操或适当走动，可以预防浮肿。

特别提醒

在产后检查之前，需要及时就医的症状

1. 莫名其妙出现恶心、呕吐。
2. 有褐色的血流出，然后流出血块或鲜红的血。
3. 体温超过37.7℃。
4. 严重出血。
5. 排尿时感觉疼痛、发热。
7. 乳房疼痛严重且发烧。
8. 下腹部疼痛严重。

step 6
坐月子指南

产后健康检查

产后6周，结束产褥期后，子宫、产道、膀胱、乳房等会恢复到孕前的状态。确认分娩后身体是否恢复正常，对妈妈今后的健康很有帮助。

为什么要做产后检查

确认身体是否恢复健康

需要确认身体是否恢复正常，子宫的大小是否恢复，有没有细菌感染的危险。可以在早期发现宫颈癌、乳房癌等女性疾病，有助于健康管理。得过妊娠中毒症的产妇必须做产后健康检查。

小贴士 有一次性全面检查，也有1～4周内分别做的检查。一般会检查7个项目，根据产妇的身体状态不同，项目也会有区别。

获取产后性生活和避孕知识

可以从医生那里了解到排卵日、月经开始日及分娩后的避孕方法等知识。如果出现持续疲劳、患抑郁症、性生活疼痛、尿失禁等问题，或跟孕前相比，出现了各方面异常，就要咨询医生。产褥期产妇会有各种疑问，可以随时记录下来，再去医院就诊。

接受什么样的检查

内诊

如果之前是自然分娩，内诊会确认会阴切开的部位是否正常愈合。因为会阴切开处可能会发炎，在愈合前过性生活，可能会导致伤口破裂。如果之前是剖宫产，内诊就会确认手术部位是否自然愈合。

偶尔会有手术部位愈合但表面仍然凹凸不平的情况发生，突出的部位跟内衣发生摩擦，也容易引起炎症，一旦发现，就需要接受治疗。此外内诊也会观察恶露和分泌物有没有异常。

贫血检查

如果怀孕期间，体内含铁量持续不足，或分娩时出血过多，分娩后可能会发生贫血。通过血液检查发现异常时，可以服用铁剂处方药治疗。

小便检查

如果分娩时阴道及会阴部撕裂，或分娩后会阴部周边的肌肉变弱，可能会得尿道炎或膀胱癌。自然分娩比剖宫产更容易出现这些症状。如果小便疼痛，次数比怀孕前频繁，就要及时做小便检查。

关节炎检查

怀孕期间体重增加，关节变得脆弱，关节间的连接变得松弛，很容易发生关节炎。如果孕期或分娩后膝盖疼痛，在检查前要事先向医生说明症状，最好对脆弱的关节做全面的检查。

骨盆超声波检查

确认子宫是否恢复到孕前状态、子宫内有无胎盘残渣或血肿、两边卵巢是否正常等。

宫颈癌检查

宫颈癌发病率高，早期发现并治疗很重要。即使没有特别的症状，也要每年接受1次检查。在怀孕初期做1次，分娩后1～2个月后可再做1次。检查方法很简单，用采取细胞的小刷子采集少量白带，通过显微镜确认有无癌细胞或其他不正常细胞。

甲状腺检查

孕前甲状腺有异常的人，分娩后甲状腺疾病的发病率会变高。分娩4周后，最好做血液检查，确认一下甲状腺有没有异常。

step 6

坐月子指南

如何健康地坐月子

因分娩而发生变化的身体，恢复到孕前状态的时期，叫作产褥期（到产后6周为止）。刚结束分娩、准备进入产褥期生活的妈妈，要及时了解健康坐月子的各方面知识。

营造舒适的环境

环境要温暖，湿度要适宜

因室内太热而出汗，不仅人不舒服，也会有感染和虚脱的危险。适当的室内温度为21 ~ 22 ℃，湿度为60% ~ 65%。可以开加湿器或用湿布来调节室内湿度。要经常通风换气，别让室内空气变得浑浊，但换气时产妇和孩子要先去别的房间待一会儿。产妇的褥子要每2天放在太阳底下晒一次杀菌，并用真空吸尘器清扫，以防沾染灰尘。

硬床比软床更好

分娩后所有的关节都松弛了，如果经常躺软床，一不小心关节可能会发生异常，或导致腰痛、腰椎突出、脊椎变形。所以躺在硬床或炕上，能减少脊椎及其他关节的负担，也有助于矫正骨骼。

抚摸孩子之前必须洗手

在抚摸孩子之前没有将手清洗干净，很容易导致新生儿感染。所以无论是家人还是客人，要注意提醒他们，先洗干净手，再去抱孩子。

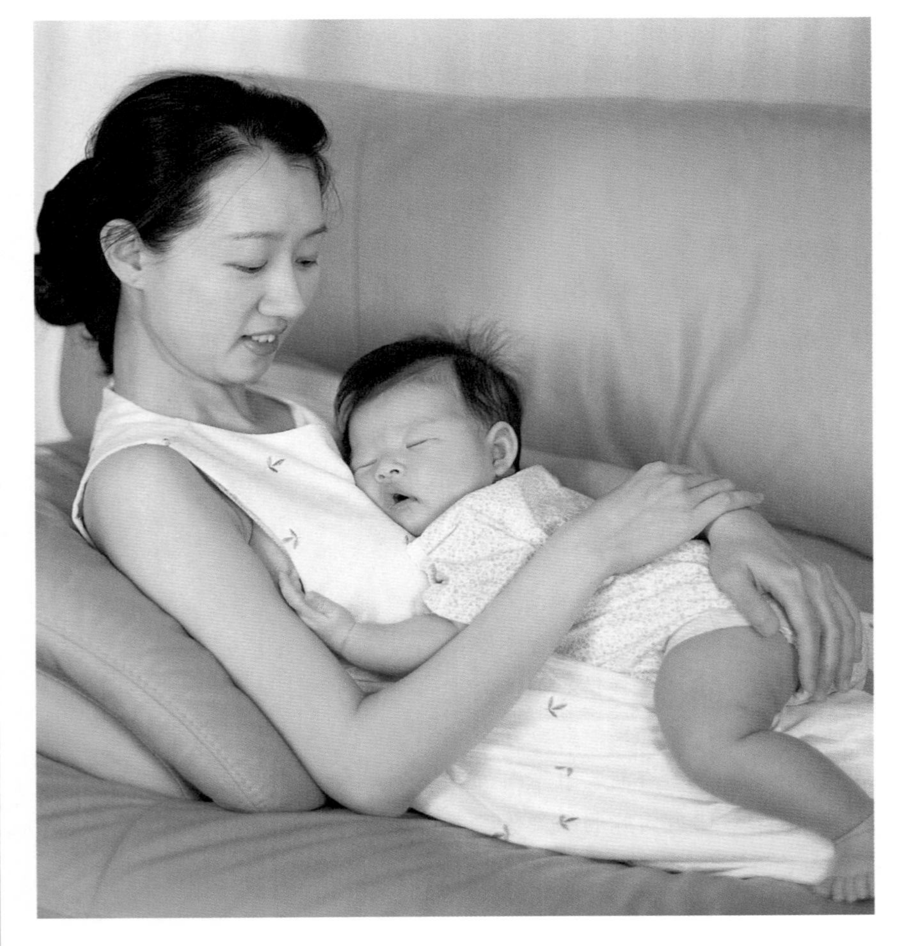

养成良好的生活习惯

衣服要宽松、保温性好

穿得太热不透气，可能会让产后风恶化，有时也会引起会阴部或手术部位的发炎。要穿吸汗较好的棉质衣服。与其穿一件很厚的，不如将几件宽松的薄衣套在一起穿。为了预防产后风，不要让关节部位露出，在室内也要穿长袖衣服，下身要比上身穿得更保暖一些，让身体均匀发热。脚发凉会造成血液循环障碍，所以在室内最好穿袜子。

不要着凉

为了发散怀孕期间体内积蓄的水分，全身的毛孔都处于打开的状态。在产妇身体恢复之前吹凉风的话，会导致血液循环不畅，关节疼痛，并出现腿脚麻木、发凉的症状。千万注意不要暴露关节部位，时刻保持体温。

充分睡眠

最好能 1 天睡 10 ～ 12 个小时，一有空就睡。睡觉时经常变换姿势，有助于身体恢复。平躺着睡觉时要屈膝。褥子要厚度适当，别硌着身体，被子不要太厚，能让额头稍微出汗就行。

小贴士 子宫恢复到原来的位置大约需要 2 周，在此期间趴着睡有助恢复。但剖宫产分娩的产妇侧着睡会更舒适。

出汗，排出体内垃圾

将体内积累的废物尽快排出，肾脏的负担才会减少，有助于治疗产后肥胖或浮肿。但出汗过多容易导致气虚，有虚脱的危险。最好是从头到脚均匀出汗才好。在体力消耗较少的上午 10 ～ 12 点之间，出汗最合适。如果靠提高外部温度而勉强出汗，易导致身体疲惫、体力下降，最好吃完热饭后就睡觉，让身体在睡眠期间出汗。

洗 10 分钟热水澡

汗液和恶露等分泌物，容易让皮肤感染细菌而引发炎症。分娩当天就可以简单洗个澡，但剖宫产要在分娩 1 周后拆线了才能洗。无法洗澡时，最好用热毛巾擦身体，但不要让手术部位沾水。洗澡时不要让身体着凉，可以提前放好热水，提高浴室温度后再进去，洗澡时间不要超过 10 分钟。洗完后尽快擦干。洗头要请人帮忙，不要蜷坐着洗，要站着洗。沐浴应在分娩 6 周后进行。

坚持坐浴，直到恶露结束

坐浴可以防止会阴切开的部位发炎，缓解伤口刺痛，也有助于预防痔疮。恶露要经常处理，但要先洗干净手，排便或排尿后从前向后小心地擦拭，然后用水清洗。用热水每天清洗会阴部 2 ～ 3 次，用护理液清洗反而会起反作用，最好不要用。坐浴后用吹风机吹干，不要留下水分。

不过度使用关节

分娩后，如果连续不停地使用手腕、脚踝等常用关节，不给予它们恢复的时间，会导致韧带拉长并酸痛。如果放任不治，症状会越来越严重，可能会发展成慢性病。关节部位受凉容易得产后风，需要特别注意。频繁抱孩子会给手腕造成负担，提重物或做手腕用力较多的活也不好。哺乳或挤奶时，可以灵活运用吸奶器。

从第 2 天开始做简单运动

躺得太久是不利于子宫恢复的，分娩后越早开始走动越好。自然分娩在产后 2 ～ 3 小时就可以在病房内走动。即使做了剖宫产手术也要从第 2 天开始，在家人搀扶下练习走动。走动可以让膀胱加快恢复，让肠道通畅，有助于排尿和防止便秘。还能促进血液循环，预防腿部浮肿等并发症。

产褥期结束再开始性生活

快的话可以从产后 3 周开始过性生活，但会阴切开部位愈合及阴道和子宫恢复需要 6 周，在此之后开始比较安全。分娩后初次来月经是子宫恢复的信号，但这并不是完全的恢复，所以仍然要禁止过于激烈的体位，也不要长时间保持同一种姿势。最好以不给产妇造成负担的正常体位开始，没有母乳喂养时，子宫内膜的恢复和排卵已经开始，因此一定要做好避孕措施。

特别提醒

产后性生活，要听医生建议

如果在恶露还没有完全停止的状态下，就匆忙开始性生活，很容易感染或导致会阴部缝合部位撕裂，经常会有产妇因此而去医院。建议通过产后检查，确认子宫是否恢复正常，再根据医生的指示来过性生活。

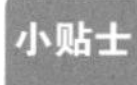

小贴士 即使是母乳喂养期间，产后 2 ～ 3 个月最好也使用避孕套，哺乳期结束后，可以服用口服避孕药。

授乳时注意手指关节

分娩之后关节处于脆弱的状态，哺乳时经常会受伤。这时受伤很难痊愈，要加倍小心。在哺乳时或挤乳房内残留的奶水时，使用吸奶器更稳妥。

看书时间不要太长

在家躺着坐月子的期间，因为无聊而看书的产妇很多，稍微看一会儿没关系，但长时间盯着看就很不好。受激素影响，眼睛的免疫力下降，视力处于脆弱的状态，此时眼睛过度疲劳，会导致视力低下，还可能得各种眼病。看电视或电脑时也需要注意。

3 周以后尝试第 1 次外出

快的话是 2 周，一般在 3 周后外出比较好。在春天或夏天天气温暖的日子里，即使产后才 1 ～ 2 周，也可以暂时出去散一会儿步。注意不要吹冷风，此时的身体免疫力低，公共场所人多，会有感染的危险，要尽量避免出入。

避免凉的、咸的、硬的食物

产后产妇的牙齿脆弱，胃功能低下，要避免吃硬的和凉的食物，那样容易得牙病。吃凉的食物会妨碍血液循环，也会让消化能力下降。所以水果和蔬菜不要冷藏，常温状态下吃最好。一次吃很多，不如少吃多餐。吃得太咸，会妨碍体内钙的摄取，影响坐月子，因此最好吃得清淡一点儿。

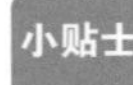

小贴士 从营养学上说，米饭和海带汤是很好的产后食品。米饭有助于子宫收缩，海带汤能使体内垃圾排出，有助于分泌乳汁。

摄取铁

为了补充分娩时丢失的铁，孕期服用的补铁剂在分娩后也要坚持服用。如果是贫血严重的产妇，最好分娩后一直服用 3 个月。

要比孕期吃得更好

坐月子期间，产妇每天需要的热量为 2700 kcal，比孕期还多。要充分摄取高品质的蛋白质和脂肪、铁、钙、维生素类的食物。零食要避开快餐或面食，最好多摄取水果和牛奶。

均衡摄取营养

为了哺乳，最重要的是要均衡摄取营养。每顿都均衡地摄取多种食物是最好的，但是如果这样做比较困难，也可以继续服用孕期服用过的孕妇专用维生素，补充叶酸、铁等维生素和矿物质。

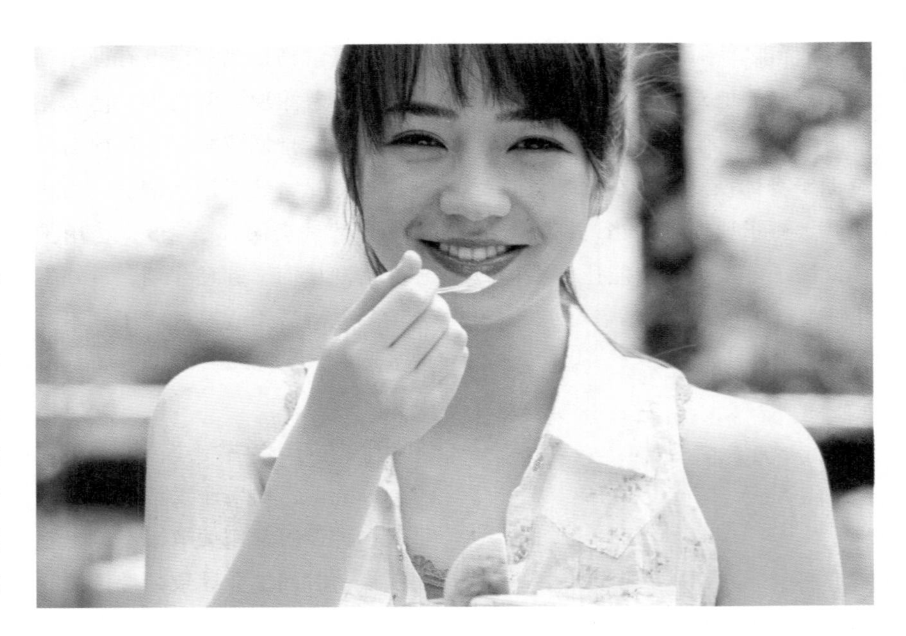

关于坐月子的其他疑问

Q1 如果生第 2 胎后好好坐月子，那么生第 1 胎时没调理好的地方会变好?

某种程度上可以。前一胎时子宫后倾腰部疼痛，在生下第 2 胎后，子宫可能会恢复正常，腰痛可能会消失。有了第 1 次分娩时的经验和教训，第 2 次分娩时会更加用心，所以很多妈妈都说生完第 2 个孩子后，身体变好了。

Q2 一有初乳就可以喂孩子吗?

即使还没有奶水，也最好在分娩后 2 ~ 3 小时内让孩子吮吸乳头。不给孩子喂奶，可能会导致全身发热，乳房肿胀疼痛。分娩后 3 ~ 4 天要保持乳房清洁，有初乳就开始喂，孩子吃剩下的奶要用吸奶器挤出，让乳房完全变空，这样才不会充血。

Q3 经常抚摸小肚子，产后痛会消失?

产后痛是随着变大的子宫收缩而出现的症状，让肚子保暖，经常顺时针地温柔按摩，能缓解疼痛。

Q4 摄取脂肪较多的食物，奶水就出得少?

哺乳时最好避免高脂肪食物。如果摄取过多，奶水会变黏稠，对孩子不好。哺乳期间，吃猪肉或牛肉时要去除脂肪。

Q5 听说分娩后不能吃老南瓜?

老南瓜利尿，心烦、出汗多的产妇分娩后吃，会使产后恢复缓慢。

Q6 产褥期刷牙也要用温水吗?

分娩后产妇的牙很脆弱，用凉水刷牙会引起产后风，因此一定要用温水刷牙。

Q7 出汗时用干毛巾擦还是用湿毛巾擦?

如果出汗时用凉毛巾擦身，会让体温突然下降，妨碍血液循环。因此要用干毛巾擦。

Q8 分娩后要躺 3 ~ 7 天吗?

在分娩时拉长的筋骨恢复正常之前，要避免做给身体造成负担的动作，但过于静养也不好。适当运动才恢复得快。躺在床上，腿和骨盆内的静脉血液流动缓慢，容易堵塞血管，有血栓塞的危险。

Q9 从什么时间开始可以做家务?

从产后第 3 周慢慢开始。在不会给身体造成负担的前提下，可以做简单的饭菜、刷碗和用洗衣机洗衣服等。但擦地或手洗衣服等弯曲身体、坐着做的家务活，要等到产后 5 ~ 7 周再做。

step 6

坐月子指南

剖宫产后如何坐月子

剖宫产分娩后1周内坐月子的方法跟自然分娩时有所不同。如果必须要剖宫产，请事先了解以下的注意事项。

产后1周的注意事项

麻醉清醒后，记得吐痰

全身麻醉一般在手术后5 ~ 10分钟会清醒。此时痰可能会堵住气道，因此醒来后到第2天为止，随时可以咳嗽，要将痰吐出来。只有这样才能预防并发症。手术部位疼痛严重时要注射镇痛剂。但最近很多人都做硬膜外麻醉和手术后无痛治疗，因此不需要费力地咳嗽。麻醉剂偶尔会引起头痛、恶心、呕吐和瘙痒症，要多加注意。

要住院1周

因为恢复较慢，一般要在医院住5 ~ 7天。自然分娩时缝合会阴用的是身体能吸收的线，但是剖宫产手术大部分使用尼龙线缝合，因此要在拆线后再出院。

24小时以后喝水

在能进食、喝水之前，只能用纱布毛巾沾上温水，湿润嘴唇，缓解口渴。24小时后，可以稍微喝一点儿热的大麦茶，慢慢增加喝水量，比平常多也没有关系。

手术后24小时内活动

手术结束后过24小时，就可以活动，在护士或家属的帮助下，慢慢地站起来活动一下，有助于产后恢复。此时如果给肚子造成负担，手术部位可能会开裂，因此要注意不要太用力。

确认小便排出

初次小便要在产后6小时内排出，如果不能自然排尿，要通过导尿管将小便排出。剖宫产的产妇，因为当天无法活动，大部分人都要靠插导尿管排尿。手术第2天拔掉导尿管，之后要继续观察能否顺利地排尿。

2 ~ 3天后喝稀粥

过去是在排气后才吃饭，但是最近很多医院都让产妇在24小时后喝水，下一顿开始喝稀粥。要按照“稀粥→粥→米饭”这样的顺序吃，排气当天要吃大米和水按1∶10的比例煮成的稀粥，如果消化好，从下一顿开始可以喝粥，也可以吃几样小菜。

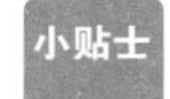

有的医院为了给产妇补充营养，从分娩当天开始到第2天为止，会给产妇输液。

每隔1 ~ 2天给伤口消毒

在住院期间，2天给手术部位消1次毒，不让伤口加重。

注意哺乳姿势

和自然分娩一样，分娩后第2 ~ 3天开始有初乳，此时可以正常哺乳。但抱孩子的时候，肚子上面要垫一个枕头或软垫，不能让手术部位受刺激。哺乳姿势舒服，哺乳才更容易成功。

1周以后再洗澡

拆除手术部位的线1 ~ 2天后，才能洗澡。1天洗1次，每次10分钟以内，不能蜷坐着。洗头时低着头的话，手术部位会疼，最好让家人帮忙，站着慢慢洗。6周后产褥期结束，再开始泡澡比较安全。产褥期结束后恶露还一直排出的话，就要等到完全停止，才能泡澡。

手术后第4周去医院复查

分娩后第4周，要去医院接受健康检查，检查手术部位及子宫是否正常恢复。

step 6

坐月子指南

42天坐月子日程表

生完孩子后，产妇的身体还很虚弱，因此在分娩后的6周内，要好好调理身体才不会发生异常。以下是科学的坐月子日程表，供各位妈妈学习参考。

分娩当天

没有食欲也要吃饭

因子宫收缩，出现产后痛，分娩后过3小时，红色的恶露开始流出。体重减少了5 ~ 6 kg，但身体浮肿，体温急剧下降，会感觉到发冷。因分娩体力消耗太多，所以没有饥饿感，但即使没有食欲，最好也吃点饭。吃饭时不要笔直地坐着，最好躺着或斜靠在床上。

小贴士 产后痛是分娩后随子宫收缩而产生的疼痛。大部分产妇都经历过。分娩当天可能很痛，但过2 ~ 3天后会自然消失。

- 身体很疲惫，要充分地睡眠。
- 体力下降，很容易发冷，应该提高室内温度，盖上被子静养。
- 吃容易消化的食物。
- 为了让膀胱恢复正常，分娩后6小时内要排出小便。孩子通过产道时会压迫膀胱，及时排便能帮助膀胱尽快恢复。
- 用热水浸湿毛巾，每隔2小时清洁恶露。最好使用坐浴盆，或让家人帮忙。擦完后垫上护垫。
- 产后2 ~ 3小时内给孩子喂奶。
- 即使有产后痛，为了便于子宫收缩，回病房后在24小时内要开始走动。

产后第2天

要喂孩子初乳

疼痛比第1天轻，但是还有残留阵痛。红色恶露变多。虽然可以自己去新生儿病房和厕所，但因会阴部持续疼痛，最好避免过度活动。随着奶水开始流通，乳房会变大、变硬，并伴随着疼痛。此时要将乳头清理干净，出现初乳的话就要喂孩子吃。要经常按摩乳房，缓解瘀血才能预防疼痛。由于出汗变多，产妇会想吹冷风或洗澡。但是吹冷风会引起产后风，洗澡时可能会着凉，如果病房的室内温度无法随意调节，最好避免洗澡。

- 定期排小便才能尽快将废物排出。
- 产妇可以亲自处理恶露。
- 为准备哺乳开始做乳房按摩。将乳头擦拭干净后，用温热的毛巾轻轻按摩。
- 做一些简单的产褥期体操，舒缓肌肉，让血液循环通畅，有助于恶露排出。
- 即使没有胃口，最好也保持1天3顿的定时营养餐。
- 剖宫产的产妇大概在此时排气。排气后开始喝稀粥。

产后第3天

奶水通畅后，按摩缓解瘀血

随着子宫内的黏膜重新长出，产后痛有所缓和，会阴疼痛也会减少。脉搏和呼吸恢复正常，活动也变得自然了。自然分娩的产妇此时可以出院，出院时要适当添加衣服，让身体保持温暖，回家后安静地休息。在家要坚持清理恶露和坐浴。感到疲劳、出冷汗、身体变得不适时，简单地洗个澡后继续睡觉。因激素的变化，可能会突然变得忧郁，为了让身体尽快恢复和转换心情，可以做一些身体舒展运动。奶水正式开始流通时，乳房会疼痛。这个时候不要放弃哺乳，要坚持用温热毛巾按摩乳房，缓解瘀血。

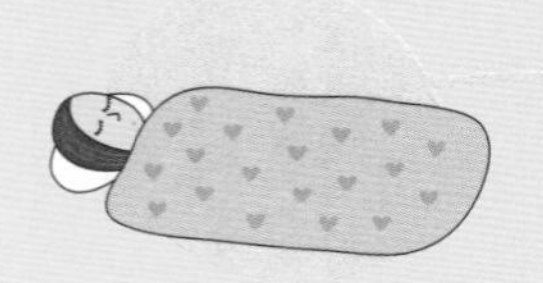
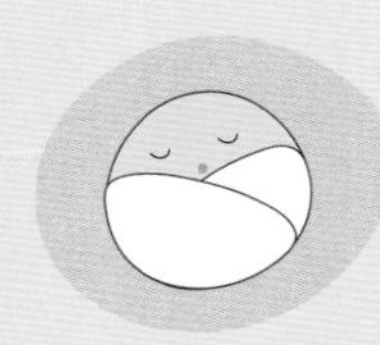
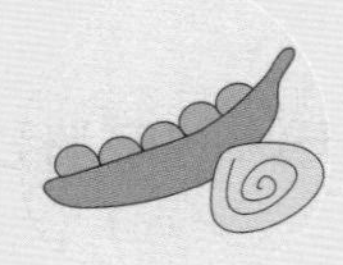
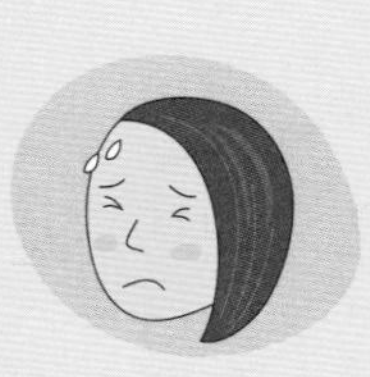
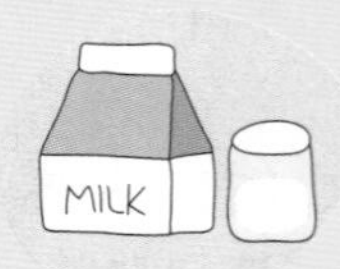

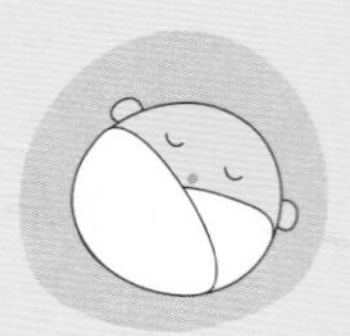

● 出院时，手腕、脚踝还有其他关节都不要外露，要穿上暖和的长袖衣服。
● 即使奶水不多，1 天也要喂 8 次以上，才能预防乳房疼痛（乳腺炎），子宫收缩也会变快。
● 用热水浸湿毛巾，随时擦拭身体，才不会因出汗和分泌物而感到不适。
● 为了预防产后便秘和痔疮，要多摄取水分，分娩后 3 天内开始排便。
● 注意清洁恶露，经常坐浴。
● 为了产后恢复，最好慢慢走动。

产后第 4 天

保持适当的室内温度

母乳分泌变得活跃，食欲变得旺盛，为了哺乳要注意摄取营养。随着食物摄取量增加，开始出现便秘。如果分娩 4 天后还不能排便，就要给医生打电话咨询。恶露的颜色慢慢淡化为褐色，量也在减少，开始出现酸味。所以要经常将恶露清理干净，经常坐浴，有助于减少细菌感染，预防并发症。注意保持室温在不冷不热的状态。

● 不能因为活动容易了，就过度干家务或长时间抱孩子。
● 会阴缝合部位现在还没恢复，因此排便时不要太用力。
● 因经常出冷汗，所以要勤换衣服，在室内也要穿袜子，维持体温。

小贴士 室内温度太低，不利于新生儿成长，因为能量都用来维持体温了，会延缓成长。

● 不要长时间开门，以免让冷风吹入，使用温度计和湿度计适当调节室内温度。
● 孩子睡眠时，自己也睡个午觉。
● 哺乳后用吸奶器将残留在乳房内的奶水吸出，才能预防乳腺炎。

产后第 5 天

摄取蛋白质丰富的食物

初乳分泌结束后，会出现乳白色的母乳，此时要常清洁乳头，勤做乳房按摩。为了母乳顺畅，最好多摄取蛋白质丰富的食物。子宫会缩小至拳头大小，小便量也恢复正常。褐色恶露明显减少。可能会出现产后抑郁症初期症状，要多注意。

● 多吃含蛋白质和铁丰富的食物。
● 检查恶露量，1 天坐浴 2 次以上。
● 让孩子吮吸乳头，坚持按摩乳房。
● 经常跟家人对话，能预防产后抑郁症。

产后第 6 天

确认哺乳量是否恰当

因分娩时出血较多，产后容易贫血。分娩后 5 周左右贫血才有所缓解，在此之前要持续服用补铁剂。感觉到轻微的贫血症状时，可以躺下或蜷坐，适度低头。洗澡时可能会感染，会阴部缝合部位也有开裂的危险，因此洗澡不要超过 10 分钟。经常坐浴，慢慢开始做产褥期体操，但不要勉强，累了就休息，然后再慢慢开始。此外，记得确认哺乳量和哺乳的节奏是否恰当。

产褥期生活守则

● 分娩后 24 小时内走动。
● 不要长时间吹冷风。
● 上午出汗最好。
● 房间的温度维持在 21 ～ 22 ℃，湿度维持在 60% ～ 65%。
● 硬床比软床好。
● 要保证充足的睡眠，不要疲劳。
● 用温热的水坐浴。
● 分娩 6 周后可以开始泡澡。
● 冬季外出要戴口罩，用围巾围住脖子。
● 分娩 1 周后开始做产褥期体操。
● 充分地接受家人的帮助。
● 多吃营养价值高的食物。
● 将恶露清理干净。
● 去医院做定期检查。
● 从分娩后第 2 周开始，可以到附近散步，转换心情。
● 不要干劳累的家务。
● 产后恶露停止后（约 6 周以后）可以开始过性生活。
● 性生活要注意避孕。
● 如果感到疲劳，要充分休息。
● 体重越下降越要小心。
● 用积极的心态生活。

● 身体刚有所好转就马上干家务，是比较危险的。切记不要沾凉水。
● 洗头发时不能弯腰，最好有家人帮助。
● 孕期吃的补铁剂，要继续服用。
● 如果睡眠不足，产后恢复会慢，容易发生各种问题。所以要保持充足睡眠。
● 向前辈请教，熟悉照顾孩子的要领。

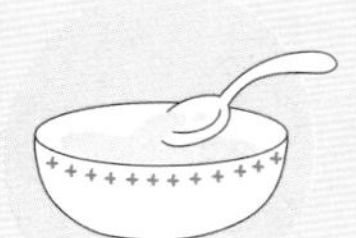
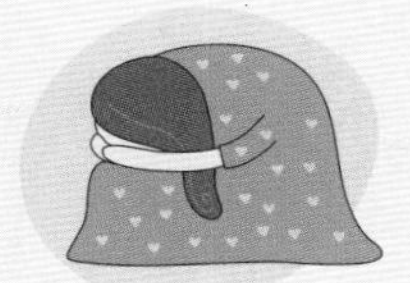
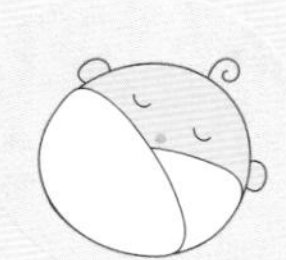
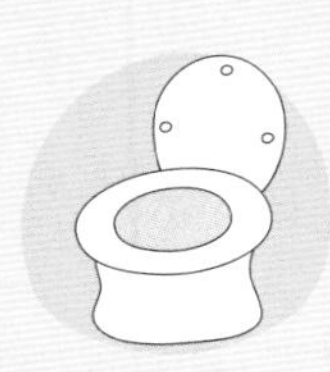
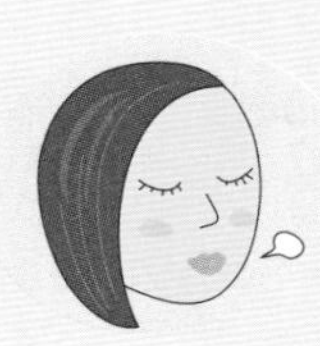
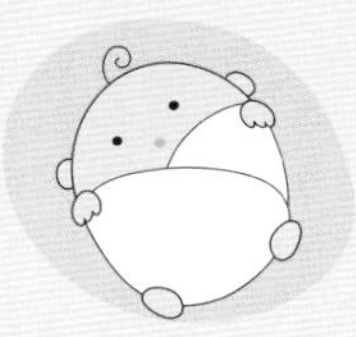

产后第 7 天

不要勉强，要静养

自然分娩的产妇进入恢复阶段。浮肿也有好转，妊娠纹变浅，恶露量在减少。即使这样也没有完全恢复，不要勉强自己，要多静养，努力保持充足睡眠。只能给孩子换换尿布和哺乳，要避免长时间抱孩子，也别做给身体造成负担的动作。有时半夜要起来喂奶，所以白天要充分地补充睡眠。剖宫产的产妇，在第 5 ~ 7 天要做好出院的准备。

- 开始给孩子换尿布，做简单的看护。注意不要长时间抱孩子。
- 从现在开始积极地做产褥期体操。
- 掌握孩子的哺乳量和哺乳节奏。为了半夜喂奶，可以事先用吸奶器将奶挤好。
- 不要因为身体变得舒适就放松警惕，不要过度活动。
- 因半夜需要喂奶，可能会导致睡眠不足，白天一有空就赶紧补觉。
- 确认恶露量和颜色的变化是否正常，保持会阴清洁。
- 剖宫产产妇在第 5 ~ 7 天可以出院。

产后第 2 周

可以吃保养餐和补药

身体变得更舒适，自由活动也不会觉得累或疼痛。皮肤干燥严重，乳头也可能变干燥，需要多加注意。洗完澡后在乳头上涂抹保湿乳霜。身体很容易缺乏营养，要多吃有营养的食物。最好多摄取蛋白质和无机物丰富的食物，还要吃有助于分泌乳汁的鱼、鸡肉、鸡蛋等动物性蛋白质。从分娩当天开始，最好多喝海带汤、芋头汤、牛肉汤等，海带汤要坚持喝到第 4 周。用大骨或扇贝、虾等多样的材料做成汤汁，用来煮海带汤不会腻。

- 沐浴后在妊娠纹和乳头上都擦上乳液或保湿乳霜，才能防止皮肤干燥开裂。
- 除了米饭和海带汤外，也可以吃营养食品和补药。
- 为了让身体尽快恢复，从这时开始正式做产褥期体操。只有坚持做体操才能帮助产后恢复，也可以预防产后肥胖。
- 从这时开始，产妇的房间要经常铺好被褥，保证随时可以休息。
- 奶水不足的原因可能是睡眠不足。
- 会阴部愈合，恶露量也减少。

产后第 3 周

慢慢可以做一些家务活

外表看起来像是完全恢复了，恶露也确实在减少。所以很多人开始做繁重的家务活或看孩子，但是身体其实没有完全恢复，此阶段可以适当活动，但不能勉强。禁止长时间弯曲身体或坐着。可以洗澡但还不能泡澡，可以给孩子换尿布，但给孩子洗澡等需要消耗大量体力的事，最好推迟一阵子再做。因为支撑着腹部的肌肉被拉长，小肚子会松弛，可以使用塑身衣，或通过轻轻走动来预防腹部肌肉下垂。

小贴士 家务活要交给家人，在分娩之前制定好育儿计划，现在才不会有负担。

- 慢慢增加坐着的时间。开始到附近散散步。
- 避免长时间保持同样的姿势，感到疲劳要马上躺下休息。
- 最好只做基础的皮肤护理。
- 为了保证母乳分泌旺盛，预防贫血，要多摄取高蛋白的食物。
- 可以做做饭、刷碗这一类简单的家务劳动。
- 随着时间推移，恶露量会减少，但是过于疲劳，恶露会再次增加，需要注意。
- 了解孩子的睡眠周期，跟随孩子的生活节奏一起睡午觉，才能保证充分休息。
- 剖宫产分娩容易得子宫内膜炎，要注意清理恶露，保持会阴清洁。
- 分娩后拉长的腹部肌肉很容易下垂。可以使用塑身衣塑形，或通过轻轻走动来预防。

产后第 4 周

开始产后初月经

如果不给孩子喂母乳，就会开始初月经。怀孕期间因为腹中有胎儿，身体重心前移，可能会发生椎间盘突出，分娩后大部分症状会缓和，但也有人会一直持续痛苦。分娩时经历的疼痛，看孩子造成的疲惫，都可能会导致肌肉疼痛，要小心对待。身体还没完全恢复，过度活动会导致疲劳，影响产后恢复。减肥现在还稍早，可以坚持做身体舒展运动或产褥期体操。

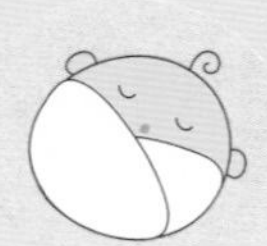
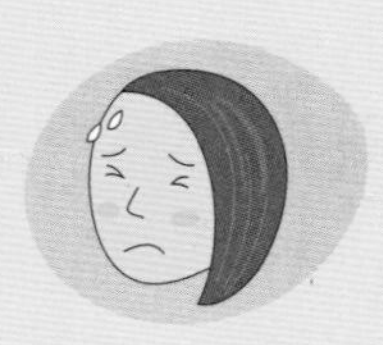
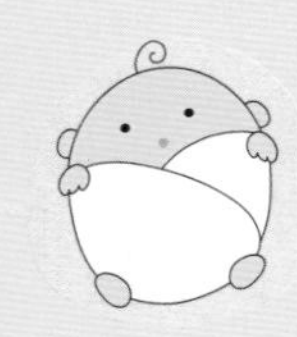
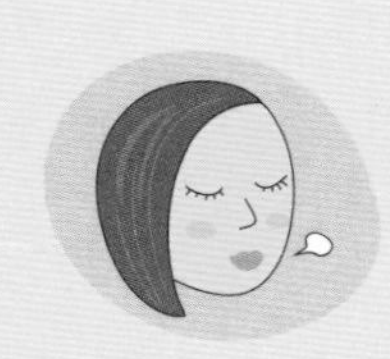
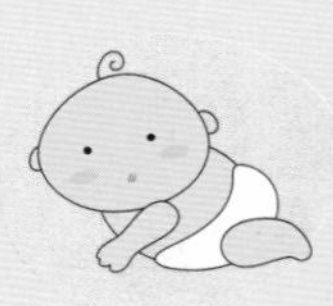
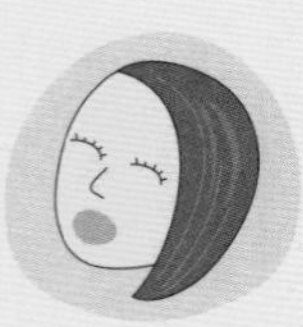

- 可以用吸尘器打扫卫生，或用洗衣机洗衣服，但不要承担全部家务活。
- 和孩子一起去医院接受定期检查。
- 可以增加运动量，但不能勉强。
- 如果没有给孩子喂母乳，就会开始初月经。
- 恢复顺利的话可以泡澡，但不要去大众浴池，有感染的危险。
- 要及时处理恶露，及时给会阴消毒。

产后第 5 周

如果恢复快，可以过性生活

出现白色的恶露，身体状态也跟孕前没有差异。产后检查时如果没有发现异常，子宫和性器官恢复较快，就可以开始过性生活了。但是会阴部切开的部位、分娩时过度撕裂的部位如果出现疼痛等状况，就要注意不要感染或造成开裂。可以开始购物，或独立完成一些家务活，但大部分时间都要用来照顾孩子。可以听取前辈们的意见，学习怎样育儿。

小贴士 不要做过度劳累的运动，可以躺着做舒缓身体的动作：平躺，一边呼气，一边把脚分开，反复让脚趾和脚踝弯曲、伸直。头稍微抬起再放下，两腿轮流抬高。

- 即使还没到检查时间，但感到有异常要马上去医院。
- 为了改善干燥、没有弹力的皮肤，要经常按摩、做面膜。
- 不仅可以照顾孩子，家务活也可以独立完成。
- 正式开始调节饮食，坚持产后体操。

产后第 6 周

做好避孕

恶露消失，子宫完全恢复。身体状态完全恢复，可以安全地过性生活。即使月经还没开始，也会有怀孕的可能性，要做好避孕。可以积极地照顾孩子，做一个妈妈该做的事。也可以带着孩子去附近公园散步。如果是职场妈妈，可以开始准备回到工作岗位了。

- 即使月经还没有开始，但可能已经开始排卵，因此过性生活时要做好避孕。
- 通过骑自行车等轻松简单的运动，缓解压力。
- 不仅可以开车，也可以短途旅行。
- 为了改善干燥的皮肤，要做好保湿。
- 1 天 1 次，跟孩子一起做外气浴。

给孩子做外气浴的方法

出生后 3 周前 在室内通过开窗，间接地进行外气浴就可以了。在温暖的上午 10 点 ~ 下午 1 点之间进行，每次 5 ~ 10 分钟最好。

出生后 1 个月 将孩子的房门打开，同时打开客厅和外部相通的窗子，间接地让孩子呼吸外面的空气。在上午 10 点 ~ 下午 3 点之间进行，每次 15 分钟最合适。

出生后 2 个月 在室内 1 天 30 分钟，分 2 ~ 3 次进行外气浴。如果阳光太强，可以给孩子戴上帽子。用毛巾遮住孩子的身体。

出生后 3 个月 抱着或用婴儿车推着孩子，到附近公园去散步。刚开始每隔 2 ~ 3 天进行 1 次，每次 5 分钟，然后慢慢增加到 10 分钟。孩子适应了外面的空气后，可以每周带孩子出去 2 ~ 3 次。

外气浴的效果 让出生后只待在室内的孩子呼吸外面的空气，可以刺激孩子的皮肤黏膜和呼吸器官，培养对外部环境的抵抗力，让皮肤变得健康。熟悉外气浴后可以开始日光浴。

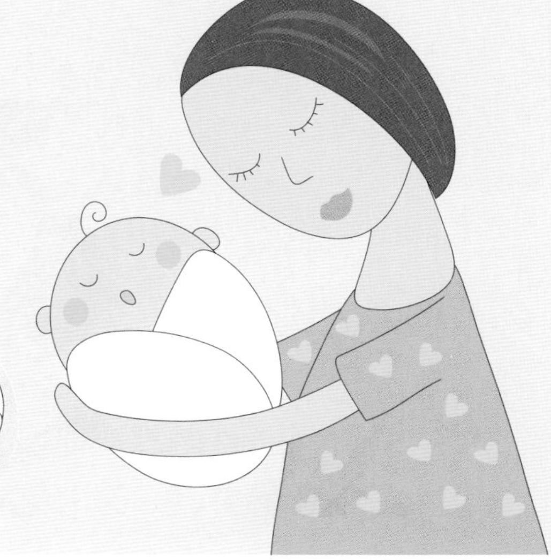

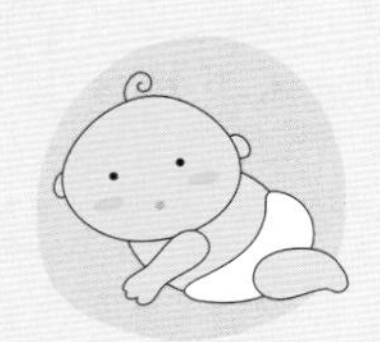
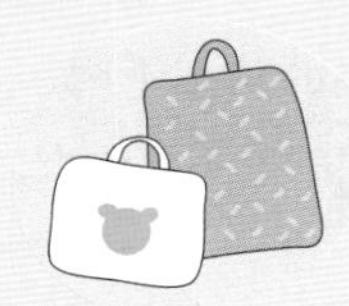
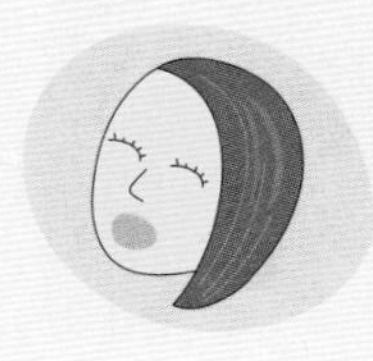
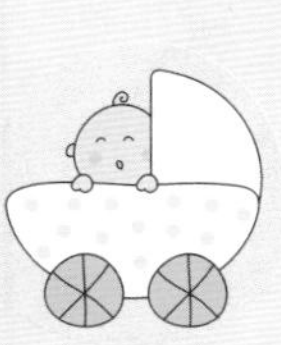

step 6

坐月子指南

在夏天坐月子

夏天生完孩子后也要穿长袖内衣吗？不仅不能开空调，还要让身体大量出汗吗？夏天生完孩子哪些事可以做，哪些事不可以，让我们来了解一下吧。

夏天坐月子基本原则

太热会使产后恢复慢

如果夏季也盖着厚厚的被子捂汗，产妇会有虚脱的危险。如果产妇虚脱，说明身体负担很重，产后恢复会变慢，也可能会长出痱子。所以要保持适当的室内温度，穿吸湿性好的衣服，让身体保持干爽。夏季坐月子的适宜温度为 24 ~ 25 ℃，湿度为 40% ~ 60%。

盖上被子，稍热即可

分娩后毛孔收缩能力减弱，会出很多冷汗，但裹着被子故意捂汗会让体内水分过度流失，很容易导致头晕、气喘和脸色苍白。所以只要盖上被子，稍微觉得热即可。另外要每隔 2 天把被子放在太阳底下晒，因出汗较多，最好在褥子上垫上一层薄护垫，及时更换。

热的时候间接吹风扇

原则上产妇不能吹凉风，但是在持续酷热的高温天气，最好适当开一下电风扇或空调，让室内温度适当下降。但是要避免直接吹冷风。可以在别的房间或客厅里，开着电风扇或空调，让产妇房间的温度慢慢下降，也可以让风扇对着墙吹。

穿长袖衣服，室内也要穿袜子

夏季家里不会开地暖，所以地板上的凉气很容易进入产妇体内。产褥期（产后 6 周）在屋里也一定要穿袜子。最好穿薄的贴身内衣，如果觉得闷热，可以穿长袖 T 恤或长裤，不要露出胳膊和腿。

小贴士 坐车外出时，在产妇上车前，事先打开空调，让车内温度下降，然后关掉空调再让产妇上车。

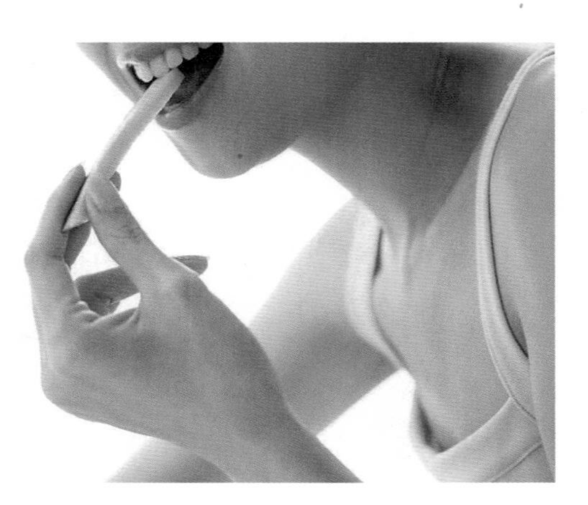

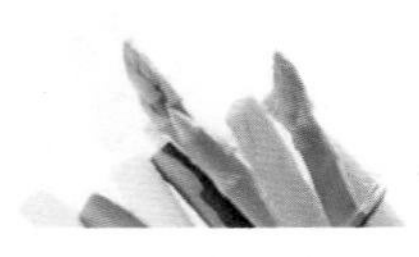

用淋浴代替坐浴

在温度和湿度较高的夏季，伤口部位很容易发炎，所以需要格外注意会阴部的清洁。在分娩 1 周后才能开始清洗，而且只是在排便后简单地清洗一下。天气太热时可以用淋浴喷头清洗会阴，但不要清洗太久，因为可能会刺激伤口。

用温水清洗，用干毛巾擦拭

即使是在盛夏时节，也要用热水洗澡。一定要事先在浴室里放好热水，让浴室变暖后再进去。从浴室出来之前，要擦净身上的水分，不要让凉气进入体内。无法洗澡时，要用干毛巾擦汗，不能用湿毛巾，防止得产后风。因为湿毛巾会导致体温突然下降。

水果要在室温状态下吃

分娩后牙齿会变脆弱，吃凉的容易得牙病。体内变凉，消化功能下降，会妨碍血液循环，让恢复延迟，因此要避开凉的食物。从冰箱里取出来的食物，在吃之前一定要先放一会儿再吃。因为出汗较多，需要摄取很多的水分，但无论是水或茶，都要在常温下放一会儿，在温热的状态下喝。水果基本上都是凉性的，不要吃太多。

step 6
坐月子指南

产后营养计划

经历了劳累的分娩后，产妇的身心都处于疲惫的状态。为了让身体尽快恢复，需要摄取营养丰富的食物，并通过补品补充营养。

摄取营养的原则

喝容易消化的粥

产后过度疲劳，胃肠机能下降，所有的关节和肌肉已经扩张。如果想让身体尽快恢复，首先要通过摄入品质较好的食品来补充体力。但是产后身体疲惫，容易没有食欲，所以最好熬一些营养丰富、吃起来也没负担的粥喝。最好多吃海鲜类、肉类、菌菇类、绿色蔬菜、豆类及种子类等。

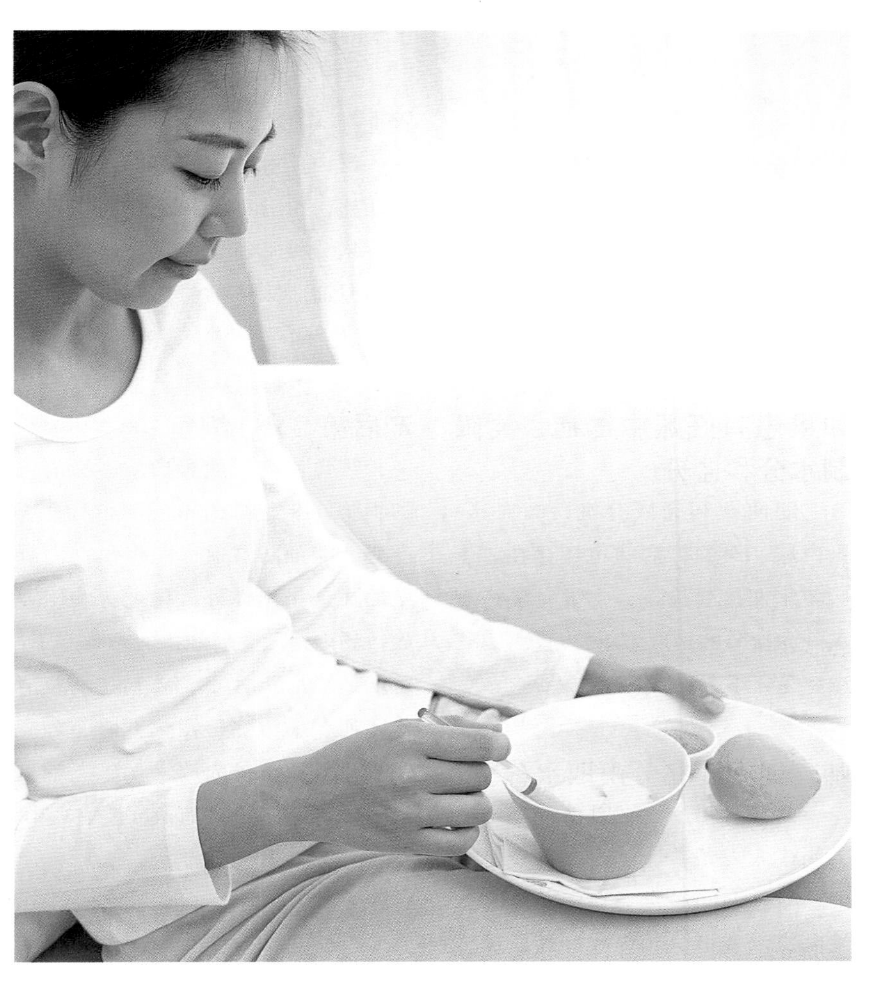

多摄取 300 kcal 的热量

跟是否哺乳无关，产妇要比平常多摄取 300 kcal 的热量。如果喂母乳，产妇就要连孩子成长所需的热量一起摄取，即使超过建议量也不用太担心肥胖的问题。如果不喂母乳，也要保证一日三餐，但需要调节好饮食，不要摄取过多热量。

通过高蛋白食品增强体力

有利于产妇的高蛋白食品有鲤鱼、黑鱼、黑豆、艾蒿、莲藕等。海带有利于降温，能让血液变清澈，有利于出奶。特别是含碘、钙和无机物丰富的食物，不仅能帮助子宫收缩，也能强健骨骼和牙齿。鲤鱼和黑鱼能帮助肠胃机能恢复，有利于消除产后浮肿。艾蒿能让血液变得清澈，有止血的作用，还能帮助子宫收缩。

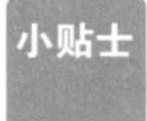

产妇几乎每天都要喝海带汤，所以很容易倒胃口。这时可以加入红蛤、小银鱼、排骨、牛肉等做成汤，变换一下口味。

避免硬的和凉的食物

又凉又硬的、难咀嚼的、油多的食物，会让体内产生大量热量，不利于恢复。特别是凉的食物，会妨碍血液循环和消化，也不利于各项生理机能恢复。坚硬的食物可能会伤害已经变得松弛的牙齿，容易诱发牙病。猪肉或面食是凉性食品，在坐月子期间要尽量避免。另外，产妇吃太多油腻的食物，奶水容易变得黏稠，所以要多吃清淡的食物，有利于保持母乳的质量。

不吃又凉又硬的水果

水果有助于补充维生素C和纤维素，但是又凉又硬的水果对产妇的牙齿不好。如果水果很凉，就要在常温下放一段时间，等凉气消失后再吃，同时切记不要吃太多。特别甜的水果热量较高，可能会导致产后肥胖。

剖宫产后多吃土豆、地瓜

手术后大多会出现便秘，肚子很胀，感觉充满了气体。这时要避免吃油腻的食物，最好多吃含糖质较多的谷类、面条、面包等。为了让伤口尽快恢复，要增加蛋白质和维生素C的摄取量。如果想让大肠运动活跃，就要多喝水，多吃富含纤维素的食物。紫菜、海带、海菜、土豆、地瓜和各类水果里都含有大量的纤维素。

通过补铁来预防贫血

分娩时大约会有500 ml的出血，为了补充血液，要充分地摄取铁。铁不足容易引起产后贫血，也会影响喝母乳的孩子的发育。谷类、肝脏、鸡蛋、肉类、鱼类等含有大量的铁，如果光吃食品补充不足，可以再摄入补铁剂。

特别提醒

产褥期内不要喝含咖啡因的饮料

红茶或咖啡等含咖啡因，会妨碍铁吸收，因此在产褥期内不要喝。咖啡因会通过母乳传给孩子，孩子摄取了咖啡因，很长时间才能排泄掉，可能会导致孩子不睡觉，处于兴奋状态，因此要特别注意。

哺乳期间多摄取高蛋白、高钙食品

孩子的骨头和脑细胞在持续成长，因此要注意提高奶水的质量。蛋白质是孩子的大脑和身体细胞构成时的重要营养元素，钙能促进骨骼生长，是孩子成长发育必需的元素。如果母乳中钙不足，母体骨头内的钙会流出补充，所以要经常吃海带、海藻、小银鱼等含钙丰富的食物。

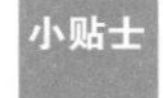

高蛋白的汤也会让奶水通畅，有助于产后恢复。可以经常喝一些牛尾汤、牛蹄汤、鲤鱼汤、海带汤等。

咸食会妨碍乳汁分泌

要吃得淡一些。盐分不仅能诱发浮肿，还能妨碍血液循环，妨碍乳汁分泌，哺乳期间要尽量控制盐的摄取。

如果患有妊娠中毒症，要限制水分和盐分

即使顺利完成分娩，高血压、蛋白尿、浮肿等症状也还存在。产后要定期接受检查，吃饭时要控制水分和盐分的摄取。不要过度劳累，避免受到压力，保证充足睡眠。

哺乳期间要充分摄取水分

要经常喝汤，平时也要经常喝牛奶或大麦茶，让体内保持充足水分。哺乳期间经常会口渴，这时如果喝凉水或糖分较多的冷饮，糖分就会稀释母乳的浓度。所以尽可能地喝热水或茶水，有助于母乳分泌。

快餐会导致产后肥胖

饼干、蛋糕、罐头等快餐食品，几乎没有产妇所需要的营养成分，含糖量又高，很容易导致肥胖。市场上卖的果汁和冷饮也要尽量避免，因为会降低母乳质量。

产后补养食品

整个产褥期 | 海带汤

有助于子宫收缩、止血，让精神安定。碘含量高，可以解瘀血，还能补充母体内被胎儿夺去的甲状腺激素。无机物和维生素丰富，热量较低，能有效预防肥胖。放入红蛤或大虾等蛋白质丰富的食材，煮出来的海带汤效果更好。

产后 | 牛肉汤

蛋白质和钙丰富，能让奶水分泌旺盛，也有助于补充体内缺乏的钙。从分娩后开始吃，坚持吃2个月。但油脂太多对身体不好，要将油脂完全撇净。

产后第2周 | 鲤鱼

鲤鱼富含优质蛋白质、易消化的脂肪、维生素B_1和钙等，有助于产奶，能预防贫血，能将子宫内凝结的血液排出体外。将大蒜和生姜放入汤内，炖烂后放入大米熬一下，这就是“龙凤粥”，对产后虚弱及消化障碍、关节痛、发热、怕冷等症状有疗效。鱼汤内放入大枣煮就是“龙凤汤”，坚持喝有利于身体尽快恢复。

产后第 3 周 | 老南瓜

南瓜有消除浮肿的效果。容易消化，不会给分娩后变得脆弱的肠胃带来负担。能缓解胸闷和口渴，安定大脑神经，帮助睡眠。但分娩之后即使不吃南瓜，体内也有大量热量，此时身体会通过适当排汗来排出体内垃圾，因此最好不要吃利尿的南瓜。分娩后过 3 周还有排尿异常，或腿部浮肿还没有消失，此时再吃才能发挥最大效果，同时也能预防产后肥胖。

产后第 4 周 | 黑山羊

黑山羊能让身体发热，增强体力，保护内脏，缓解疼痛。对于出冷汗、发冷、手脚冰凉的产妇效果最好。特别适合治疗产后小腹和腰部疼痛。由于油水较多，性热，产后不要立即吃。如果出现肚子胀、消化不良、大便变稀等症状，要停止食用。

不腻的海带汤制作法

大酱海带汤（2 人份）

大酱里含有膳食纤维，能促进大肠运动，预防便秘。不仅能抗癌，还能解毒。

材料 | 大酱 1 勺，干海带 10 g，黄蚬 200 g，海菜（小）3 块，水 6 杯，香油、盐少许。

1. 把海带放在水里泡 1 小时，用凉水洗净。沥干水分，切成适宜的大小，在烧热的锅内均匀滴入香油，炒至青绿色。
2. 将准备好的黄蚬和海菜放进锅里，倒入水煮。汤出味后，用漏勺捞出，留下汤汁。
3. 放入大酱、海带煮沸。
4. 煮沸后，将黄蚬剥开，把肉取出放入汤内，再煮 1 次。吃之前用盐调味。

香菇海带汤（2 人份）

香菇能强健骨骼和牙齿，还能降血压。热量较低，有助于调节体重，是较好的减肥食品。

材料 | 干香菇 4 ~ 5 个，干海带 10 g，水 5 杯，香油 2 小勺，酱油 1 小勺。

1. 把海带放在水里泡 1 小时，清洗干净，沥干水分，切成适宜的大小。
2. 香菇放在热水里泡 20 ~ 30 分钟，切成适宜的大小。
3. 海带和香菇的水分榨干后，放入烧热的锅内，滴入香油翻炒。
4. 锅内倒入水，文火慢煮，最后用酱油调味。

红蛤海带汤（2 人份）

蛋白质、钙、铁含量丰富，有利于骨头和牙齿健康。对出冷汗、贫血、眩晕的产妇效果更好。

材料 | 红蛤 200 g，干海带 10 g，萝卜 1/2 个，蒜泥 1/2 小勺，酱油适量。

1. 红蛤连壳一起清理干净，放入锅内，倒入水浸没红蛤为宜，然后煮开。红蛤张口后用漏勺捞出。
2. 干海带放入水中泡开，用凉水清洗后捞出，沥干水分，切成适宜的大小。
3. 取出 6 ~ 8 杯煮红蛤的水，放入锅内煮开；将萝卜切丝放入锅内，再放入海带煮沸；然后放入蒜泥，用酱油调味。
4. 将红蛤肉放入锅内，再次煮沸。

特别提醒

剖宫产产妇不能吃黑鱼

黑鱼不仅蛋白质丰富，而且脂肪也好消化，钙含量也丰富，属于碱性食品。但它是凉性食品，对剖宫产、身体有伤口或体力过度虚弱的产妇反而有害。在会阴部伤口愈合得差不多的时候（大约分娩 2 周后）开始吃比较好。

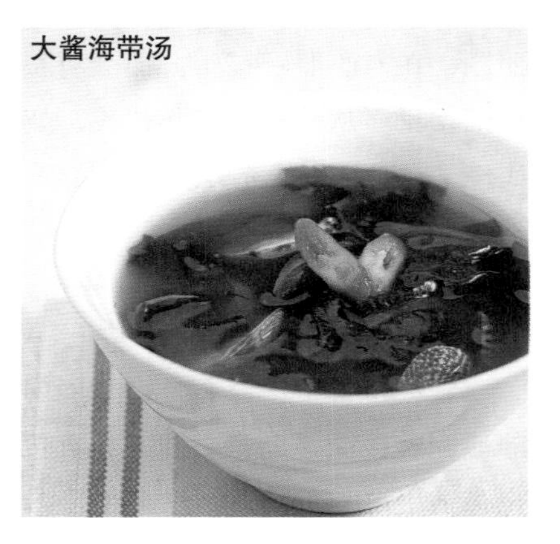
大酱海带汤

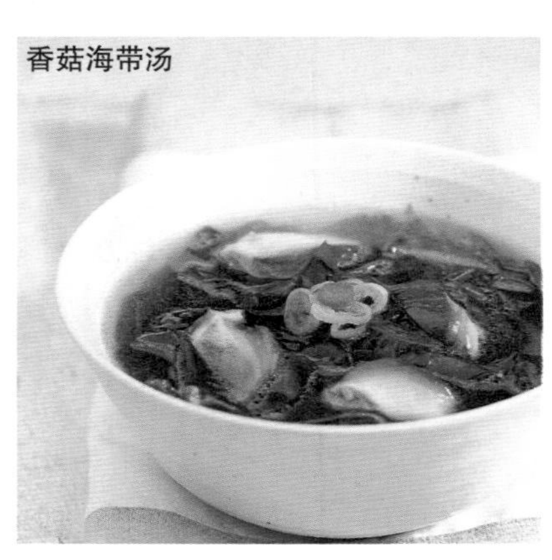
香菇海带汤

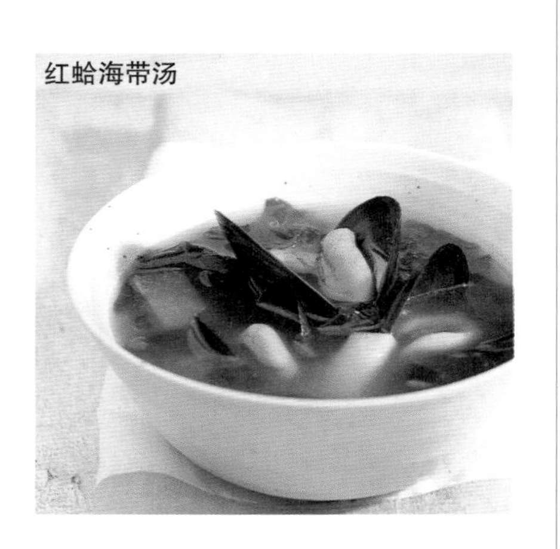
红蛤海带汤

step 6

坐月子指南

在哪里坐月子

新手妈妈坐月子，可以雇月嫂、保姆，也可以在娘家和婆家。各有各的优缺点，新手妈妈要根据自己的方便和喜好，做合适的选择。

在娘家、婆家坐月子

优点 1 | 有经验丰富的老人在身边，比较安心

有经验丰富的老人在身边，新手妈妈心理上会比较安定。初次当妈妈的产妇很可能连抱孩子的动作都很生疏，有老人陪伴，新手妈妈就可以向妈妈或婆婆多学习，也能掌握一些育儿的基础知识。

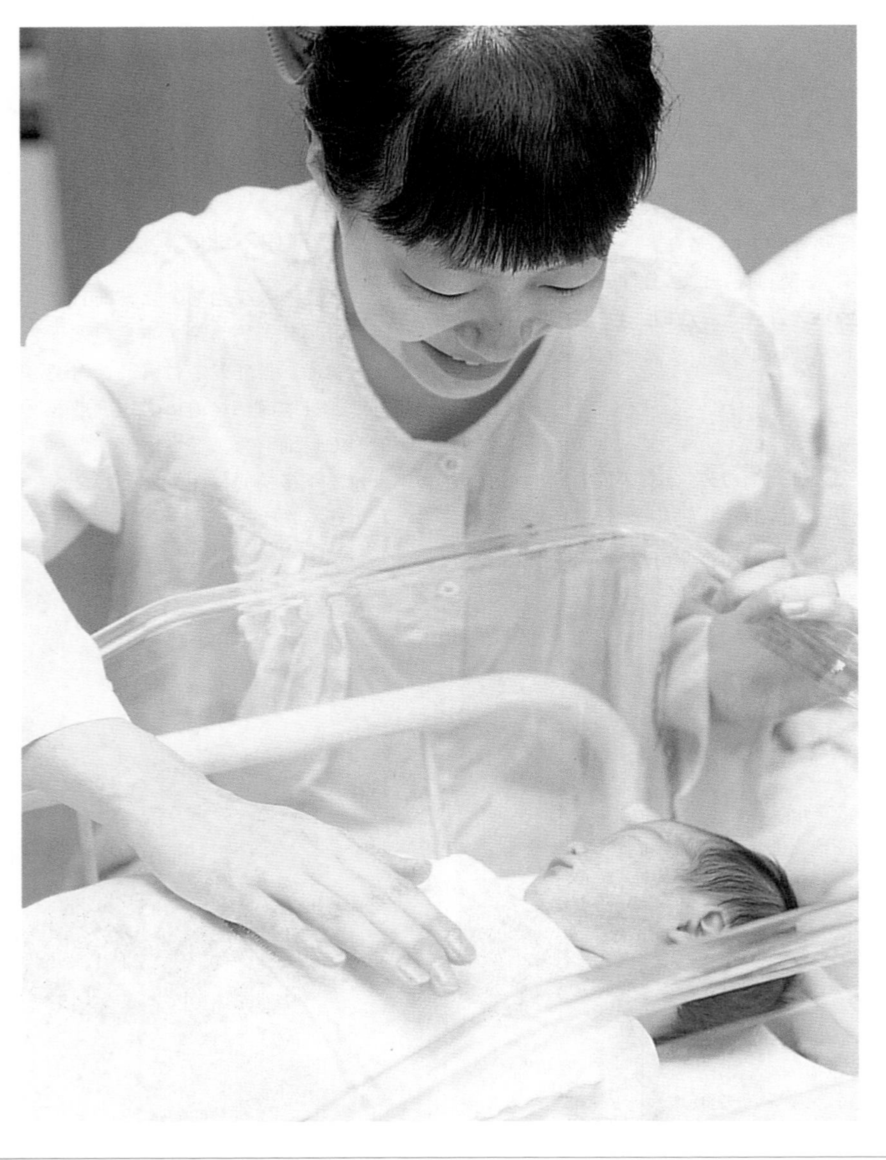

优点 2 | 省钱

现在雇月嫂很贵，但是在娘家或婆家坐月子，出于对孩子和孙子的爱，妈妈或婆婆会毫无保留地给予帮助。这样，就能省下一笔不小的开销。即使这样，坐月子最好也不要超过 3 周，结束后最好跟她们说说感谢的话，或通过写感谢信、送礼物、给零用钱等来表达谢意。

优点 3 | 能安心地吃月子餐

在这个食物污染严重的时代，妈妈或婆婆会挑选最好的食材，精心制作饮食，吃起来会很放心，可以帮助产妇很好地产奶。但是也会有饮食单调的缺点。

优点 4 | 人员出入少，能降低感染风险

如果请月嫂，她之前照顾过很多孩子，有感染的风险。但是在家里，外部人员出入较少，感染的风险较低。经产妇的其他子女也有人照顾，在专心照顾孩子方面会有很大的帮助。从孩子的立场出发，妈妈经常在身边，能充分地得到关爱，情绪上也会容易安定。

缺点 1 | 心理上过意不去

父母帮忙干活，而自己只能安静地躺着接受帮助，心理上会有负担，觉得过意不去。帮助产妇坐月

子很辛苦，父母往往也上了年纪，对他们来说看护和育儿更加不简单，所以最好提醒他们定期休息。

缺点 2 | 父母可能会坚持旧的坐月子方式

父母认为自己知道的秘诀和经验是最好的，因此可能会固执己见，很难协调。以前的经验不一定都是好的，随着环境变化，坐月子的方式也有变化，如果长辈不能接受，可能会发生不快。此时即使有见解上的差异，最好也先跟随老人的方式。如长辈很难接受，那就不要直说，可以引用书本或专家、医生的话来慢慢劝说。

缺点 3 | 丈夫很难参与育儿

丈夫跟妻子单独相处时，会积极帮助育儿，积极配合坐月子，但是妈妈或婆家的人在旁边时，丈夫很可能会撒手不管，妻子会容易对丈夫产生失望情绪。独自在婆家或娘家时，因跟丈夫分离，也会担心丈夫是否按时吃饭，是否回家太晚。要经常通过电话互相问安，下班后或周末尽量在一起度过。

需要事先准备的

- 即使老人在身边，也要事先掌握新生儿的护理要领。
- 不能阻止家人出入，要注意观察是否有感染疾病的人。
- 确保有一个安静、舒适、独立的空间来照顾孩子。这样即使外人经常出入也安心。
- 因新生儿抵抗力较弱，产妇和家人要常洗手，注意清洁新生儿用品。
- 为应对紧急状况做好准备，事先打听好离家较近的医疗机构的位置和电话。

请月嫂的注意事项

1. 在预产期 1 个月前预约，才有时间挑选自己满意的月嫂。
2. 选定值得信赖的派遣企业，确认月嫂教育课程是否过关。
3. 事先面试，观察月嫂是否诚实、经验是否丰富。参考其他雇主的评价。
4. 选择 30 ~ 40 岁的有分娩经验的女性，确认身份和健康状况。
5. 事先了解一下，如果不满意是否可以更换，是否能退款。
6. 说明月嫂能做的事及不能做的事，相互确认责任。

坐月子时请月嫂帮忙

优点 1 | 接受专业产后护理

在自己家里接受产后护理，而且还是专业的月嫂，心理上会比较安心。在产后体操、坐浴等事情上可能也有帮助。还能准备好饭菜，如果家里有大孩子，那么额外支付一些费用，连大孩子也能受到照顾，能够少操心，可以安心地休养。

优点 2 | 可以让丈夫协助

跟在娘家或婆家坐月子不同，在自己家坐月子，丈夫能积极地参与育儿。如果请的是上下班式的月嫂，丈夫可以在旁边观察月嫂如何操作，并掌握坐月子和照顾新生儿的要领，半夜或周末月嫂不在时，丈夫就可以替代，如半夜喂奶、给孩子洗澡、按摩乳房等都可以让丈夫积极参与。

坐月子期间，丈夫和大孩子可以一起度过，不仅能让产妇放心，还能减少孤独感，得产后抑郁症的概率也会降低。

优点 3 | 一对一地照顾孩子

月嫂在产妇身边照顾孩子，产妇会比较放心。孩子哭时，可以马上抱来喂奶，也会帮助纠正喂奶的姿势。有专业的月嫂进行一对一的服务，产妇就会被更细心地照顾，能安心调养身体，恢复更快，心理也会更加安定。

优点 4 | 能学到育儿知识

合格的月嫂就是一个育儿专家。她不仅会做，也会教给产妇给孩子洗澡的方法、沐浴后的按摩法、哺乳姿势、剪指甲的方法等细小的事情，所以坐月子结束后，产妇在孩子的养育上也能成长不少。

优点 5 | 积极帮助母乳喂养

如果产妇母乳量较少，有的月嫂会帮助按摩乳房，并告诉产妇多种利于产奶的方法，因奶水较少或乳房疼痛而在初期就放弃母乳喂养的产妇很多，如果有月嫂在旁边答疑、鼓励，会有很大的帮助。

优点 6 | 不满意可以换月嫂

不仅是产妇坐月子，照顾新生儿、家务活等都要全部托付给月嫂，因此月嫂跟产妇的沟通很重要。遇到不合心意的人，产妇很可能会心情不快，这时就要及时申请更换。

缺点 1 | 比较费钱

找月嫂，会给家庭增加照顾产妇的费用，另外，由于家里多了个人，所以暖气、空调等家庭设施的使用费、餐费等也会增加。负担可能会大。

缺点 2 | 可能会起冲突

将家务活交给别人做，有的产妇可能看不过眼。如果遇到上了年纪的月嫂，产妇逐一指点也很费心。如果跟月嫂性格不合，往往会产生不愉快和冲突。所以最好事先见面了解一下各种问题，比如，是否合心意，在育儿或家务活方面能做哪些不能做哪些，买菜的费用大约为多少，发生紧急状况时如何应对等，最好事先达成协议。

缺点 3 | 产妇不能完全摆脱家务活

即使想休息，也不可能对家务活完全不关心。很多月嫂干活，毕竟不如婆婆或自己的母亲那么上心。如果是上下班式的月嫂，那么晚上或周末无法提供服务，需要产妇和丈夫照顾孩子，准备饭菜。总之有些事还是需要自己去处理。

缺点 4 | 一起生活，丈夫或家人会感到不便

特别是丈夫，对于请月嫂照顾妻子和孩子、包揽家务活会很难适应。不仅是饭菜的味道发生了变化，在家的空间也会受到影响，私生活、穿衣、行为举止都不自在。

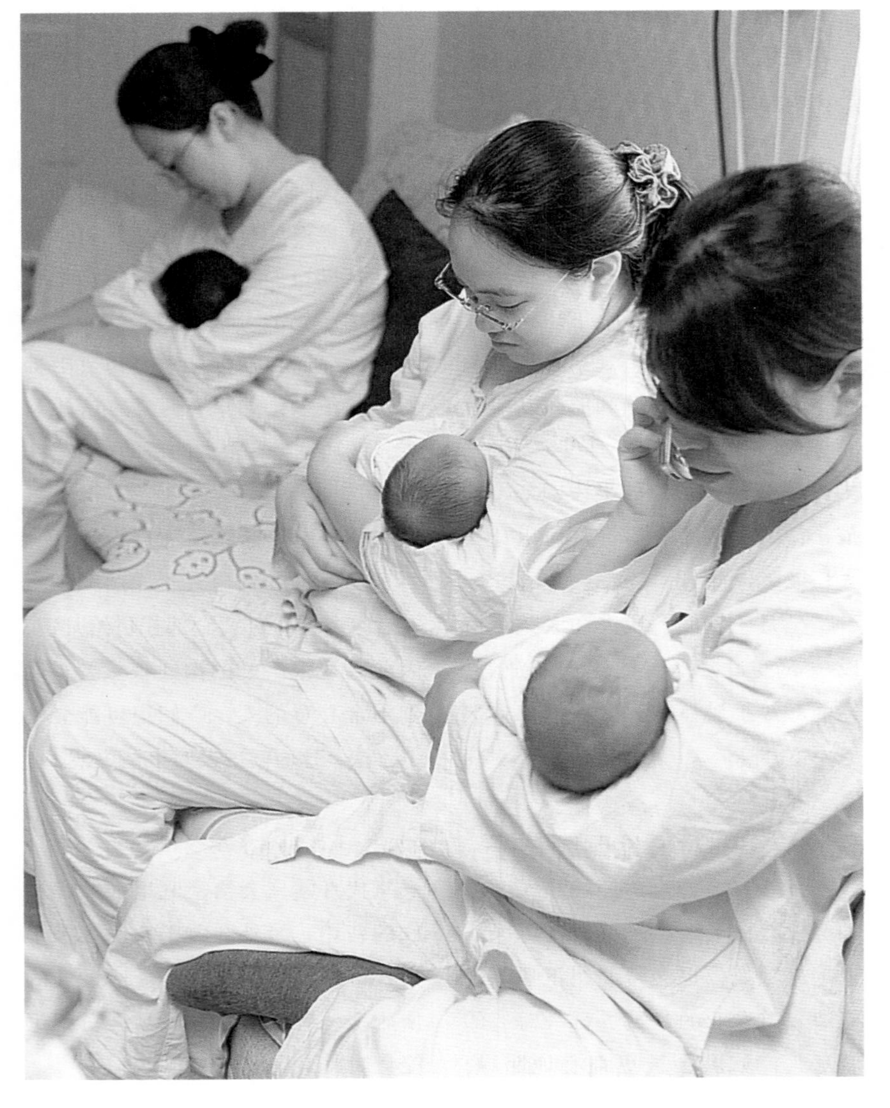

在月子中心坐月子

优点 1 | 可以专心坐月子

离开家去专业的产后调理机构坐月子，可以专心地照顾好自己的身体。因为有护士看护孩子，因此也不用太担心，可以安心调理。产妇的身体恢复较快，后遗症也少。

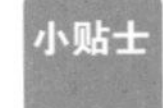
小贴士

新生儿不仅白天需要有人照顾，晚上也需要看护。在月子中心有专门的护士照顾孩子，因此一天的日程结束后可以放心睡个好觉。

优点 2 | 产后调理项目和设施齐全

月子中心内教授各种产后体操——瑜伽、按摩、伸展运动等，还会安排很多照顾孩子的讲座、玩具制作等活动，不仅有助于产后恢复，也能学到很多其他的知识。同时具备坐浴器、电动吸奶器等各种便利设施，坐月子更加方便。

优点 3 | 会提供多种营养的饮食

由专门营养师根据所需要的营养量制订多样的菜单，产妇能充分地摄取所需要的营养。每天在固定的时间内提供水果、牛奶、营养粥等各种营养零食，并且为了快速恢复，还提供南瓜汤、鲤鱼汤、黑鱼等产后营养食品。

优点 4 | 跟其他产妇在一起，可以交流经验

可以学到抱孩子的方法，还有哺乳、换尿布、让孩子打嗝等照顾孩子的基本技能。参加各种产后恢复项目，跟其他产妇们接触，产妇间也可以交流育儿经验，因此可以

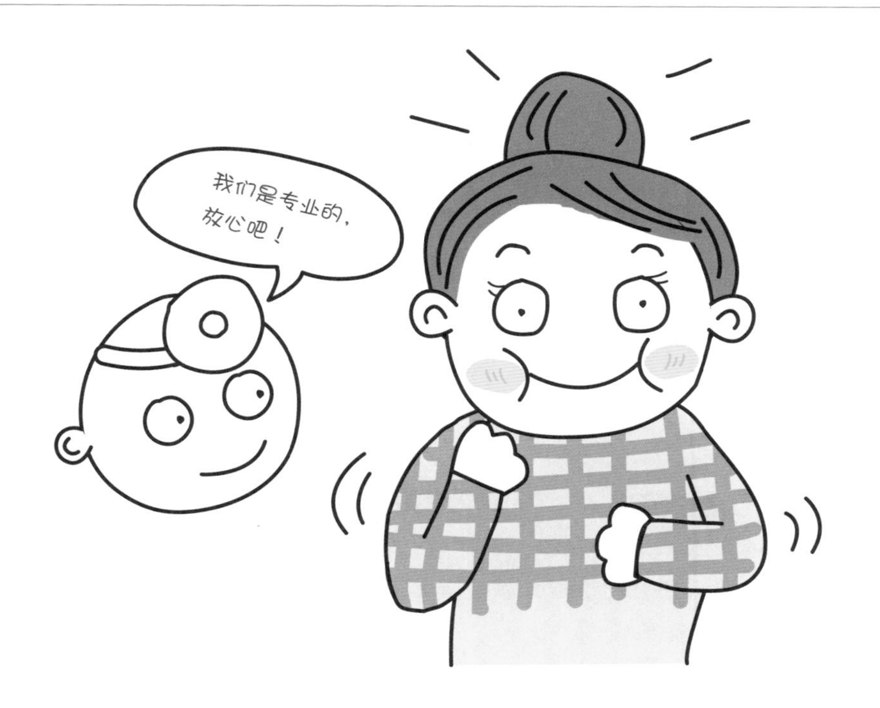

学到很多育儿知识。同期产妇们有着共同的分娩经历，可以交流身体和心理状态，互相安慰，共同预防产后抑郁症。

优点 5 | 专业的人员配置

规模大的月子中心有专业人员照顾产妇和孩子。新生儿室有护士照顾孩子，食堂有专业的营养师可以仔细地确认产妇的营养状态。产房有帮助产妇接生的接生员。为了应对紧急状况，也有很多月子中心设有妇产科与新生儿科，具备与医院妇产科、新生儿科连接的绿色通道。

缺点 1 | 设备公用不卫生

月子中心内都是公共设施，洗手间要跟其他产妇一起使用，很容易发生卫生问题。孩子们也聚集在一个地方看护，万一有一个孩子感染疾病，其他的孩子容易被传染。一名护士要看护多个孩子，即使孩子哭了也不能单独对待。所以，在选择月子中心之前，最好先打听一下一名护士要照顾几个孩子。

缺点 2 | 跟孩子交流少

在月子中心进行产后调理时，跟孩子交流的时间比较少。因为孩子在新生儿室，跟妈妈分开住。回家后，跟孩子待在一起的时间突然增加，产妇会难以适应。

缺点 3 | 费用较多

大部分都包括吸奶器使用费，尿布、按摩、孩子照相等费用。在申请之前，要仔细确认基本费用所包含的服务事项。

缺点 4 | 集体生活不方便

要跟很多产妇共同生活，可能会妨碍个人生活。因为体操时间、讲座时间、就餐时间等全部都要按既定的日程进行，有时会受时间的束缚，也会有想休息而无法休息的情况。恢复较慢或神经比较敏感的产妇，容易因集体生活而感到压力。

缺点 5 | 会客时间固定

月子中心内为了预防感染，会让产妇静养，大多会固定会客时间。即使老人们想看孩子，不在会客时间内拜访也看不到。有些严格的月子中心可能会禁止访客抱孩子。

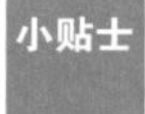

因为月子中心的设施和费用千差万别，最好事先访问，并咨询清楚。

什么样的月子中心好

1. 确认周边环境是否安静，能否给孩子和产妇带来安定感。
2. 因为月子中心不能自行进行医疗处理，所以要打听一下是否跟大医院的妇产科、小儿科有联系。
3. 了解一下是否有专业护士来应对突发情况。
4. 看看阳光是否能充分照射，杀菌和消毒是否彻底，仔细观察新生儿室的环境。
5. 确认产妇房间内的环境，仔细查看体操室、浴室、按摩室内的便利设施。
6. 仔细观察厕所、浴室、食堂等设施的卫生状态。
7. 产妇需要特殊的营养管理，因此要确认一下是否有专业营养师。
8. 签约之前一定要确认使用规定和条款。
9. 确认是否具备安全设施，是否有保险。

去月子中心需要准备什么?

需要准备内衣和贴身衣服、袜子、基础化妆品、牙刷和牙膏等。为孩子准备的奶粉和尿不湿等物件，有的月子中心会要求准备，也有的月子中心会连奶瓶、奶粉、尿不湿、包被等都提供。可以拜托月子中心代购妈妈喜欢的品牌奶粉和尿不湿。

step 6

坐月子指南

产后坐浴的方法

一直坐浴到恶露完全停止，才能加快子宫和伤口的恢复速度。虽然坐浴有点麻烦，但一定要坚持，产妇都需要了解一下正确的坐浴方法。

坐浴的 6 种效果

缓解疼痛和瘙痒

在热水里浸泡，能舒缓括约肌，减少肛门疼痛，让肛门的静脉血管扩张、消肿，瘙痒也能有所缓和。小便时刺痛、因部分残留恶露引发的血肿、感染发炎等症状，也能通过坐浴达到治疗效果。

小贴士 如果有痔疮、肛瘘等各种肛门疾病，通过坐浴可以缓解肛门周边的充血症状，减少疼痛。

清除肛门周围的异物

将会阴部浸入热水中，可以使肛门周边的异物脱落，起到杀菌、消毒的效果。还能减少疼痛，帮助恢复。

消除浮肿

热气可以使肛门周边的血管扩张，让血液循环顺畅，缓解因分娩而引发的各种浮肿。

让皮肤又白又嫩

如果子宫和卵巢发生异常，脸上就会出现黄褐斑等色素沉淀，容易发生皮肤问题。通过坐浴让下腹部的气血循环通畅，使子宫和卵巢强健，能改善皮肤。

分解脂肪，减去赘肉

使下腹部的血液循环顺畅，不仅可以清除废物，还有利于脂肪顺利分解，减去腹部赘肉。

缓解痛经、腰痛、关节痛

使下腹部血液循环和淋巴液循环顺畅，缓解瘀血，减轻痛经症状。坐浴对缓解腹痛、腰痛、关节痛都有效果。

剖宫产也要坐浴

剖宫产也跟自然分娩一样，会有恶露流出，因此必须保持会阴清洁。特别是预约剖宫产，因为没有经历阵痛，子宫口没有张开，恶露可能会持续很长时间。在剖宫产手术的伤口愈合 1 周后开始用热水坐浴，一天 2 ~ 3 次，每次 5 ~ 10 分钟，能预防便秘。

正确的坐浴法

1 天 2 ~ 3 次，每次 10 分钟

大约在分娩 4 周后就不再有恶露，坐浴最好一直坚持到恶露停止。虽然坐月子的不同时期会有所差异，但 1 天进行 2 ~ 3 次，每次 10 分钟比较合适。最好在睡前或便后进行。

使用烧开后放凉的水

坐浴的水温 40 ~ 42 ℃最合适，一般用手试探觉得热乎即可。要将水烧开后放凉再使用，在大盆里倒入适量的水，只需浸没臀部即可。坐浴时，如果水温下降，要持续补充热水，保持水温。

使用坐浴器或大盆

使用坐浴器虽好，但是如果没有准备专门的坐浴器，也可以用普

适合坐浴的好药材

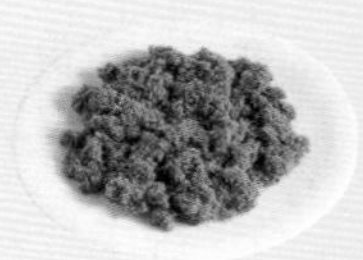

艾叶 药艾的中药名称。具有杀菌作用和温热效果，能促进血液循环。

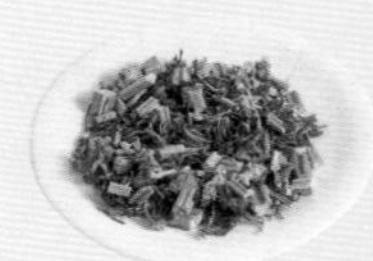

益母草 有助于治疗女性疾病。使下腹温暖，可清除瘀血，促进血液循环。

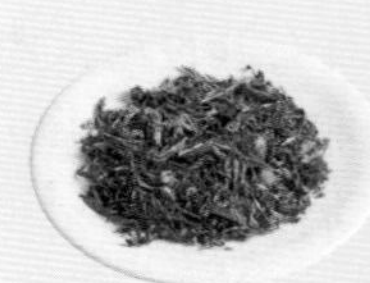

蒲公英 不仅杀菌效果好，也有利于血液循环。还能够缓解腹部肥胖。

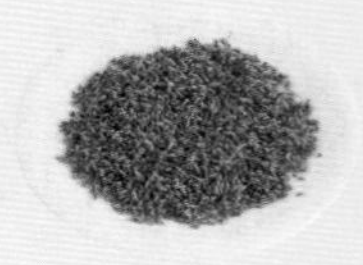

蛇床子 对治疗下腹发凉、子宫发凉、不孕等有效。也可以用来清洗阴部。

方便坐浴的便利用品

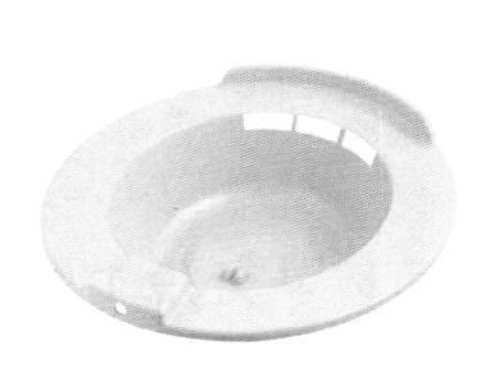

便携式塑料坐浴器｜在任何坐便器上都可使用，移动方便。

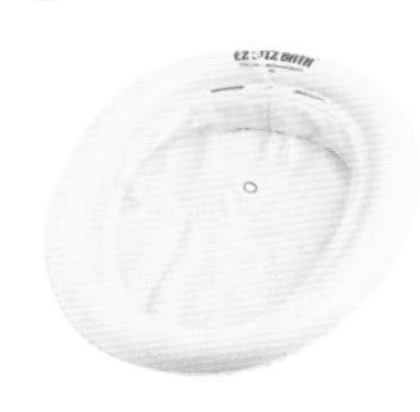

泳圈式坐浴器｜注入空气后使用，便于携带。

SPA坐浴器｜可以选择水温，有双重绝缘装置很安全。

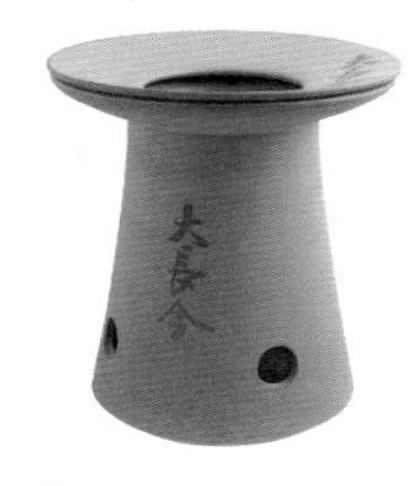

艾草坐浴器｜可熏蒸艾草。由坐熏器、艾草、艾草垫以及坐熏专用裙构成。

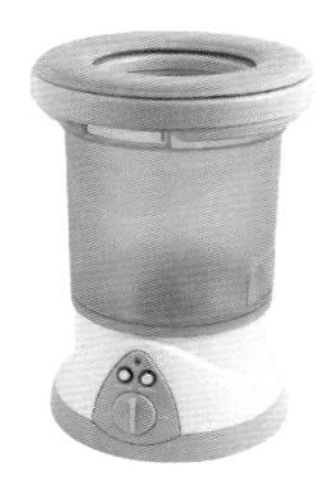

温热坐熏器｜具有远红外线，杀菌效果好。也可以用来按摩。

通的大盆，要选择合适的深度，最好是水能充分漫过整个臀部。要经常消毒，保持干净，多烧2～3倍的水。在消毒后再使用。

反复收缩、放松括约肌

只将臀部浸在水中，重复收缩、放松括约肌的动作。双手或双脚放在大盆外。使用大盆时，如果蜷坐着，会给肛门带来负担，所以最好将大盆固定在坐便器上，然后坐上去坐浴会更容易。

在颈部和后背披上一块小毯子，让全身都出汗，能让整个身体的气血循环通畅。

擦干时，用软毛巾或吹风机

坐浴后尽快擦干，才能防止伤口溃烂。因外阴部切开的部位大多使用可融化的缝合线，所以伤口附近不能残留水分，要用柔软的毛巾轻轻地按压擦干，或用吹风机吹干，伤口才不会开裂。使用吹风机时，要保持30 cm左右的距离，用微风吹。

使用掺了中药材的水

用艾叶、益母草、蒲公英、蛇床子等药材煎药，利用热气熏蒸会阴部，在子宫恢复方面能起到较好的效果。坐浴时也要煎好药水，将药渣过滤掉，把药水烧开，坐浴时掺入，效果更好。

坐浴的注意事项

不要在水中掺盐或消毒药

盐或消毒药会刺激敏感皮肤，反而会引起更严重的疼痛。但医生开的消毒药可以使用。

出血严重的人，禁止坐浴

坐浴会让血管扩张，使血液循环通畅，会增加出血量。如果出血严重，要等停止后再坐浴。

不要超过10分钟

坐浴太频繁或时间太久，会导致肛门溃烂，引起副作用。一般10分钟左右比较合适，如果皮肤敏感或有溃烂，坐2～3分钟即可。

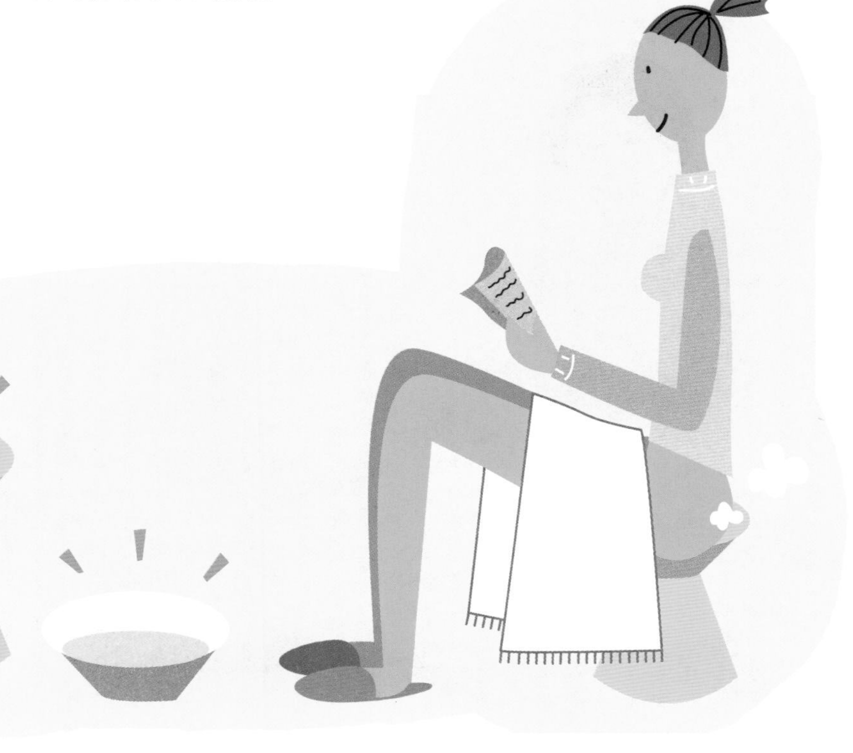

step 6
坐月子指南

产褥期体操

产褥期体操能矫正因分娩引起的耻骨联合分离和身材变形，可以从分娩 1 周后开始。产后 2 个月能决定产妇以后的身材，要坚持做体操才能见效。

为什么要做产褥期体操

恢复充满弹力的身材

分娩后如果对身体浮肿放任不管，那么怀孕期间增长的 10 ~ 20 kg 的肉会成为赘肉，身材变得完全不像样。在产褥期内，从产后第 5 周开始，要通过坚持不懈的运动，让多出来的肉减少，肌肤变得有弹力。恢复分娩前的身材，并不难。

恢复身材曲线，预防产后系列问题

如果分娩时分裂的骨盆不及时调理，不仅曲线会变得很难看，还可能会引发腿部疼痛、痛经、尿失禁等产后系列问题。分娩后要慢慢开始做一些躺着也能做的运动，比如躺在床上，将腿上下移动等动作。做这类动作活动量较少，不会给身体造成负担。

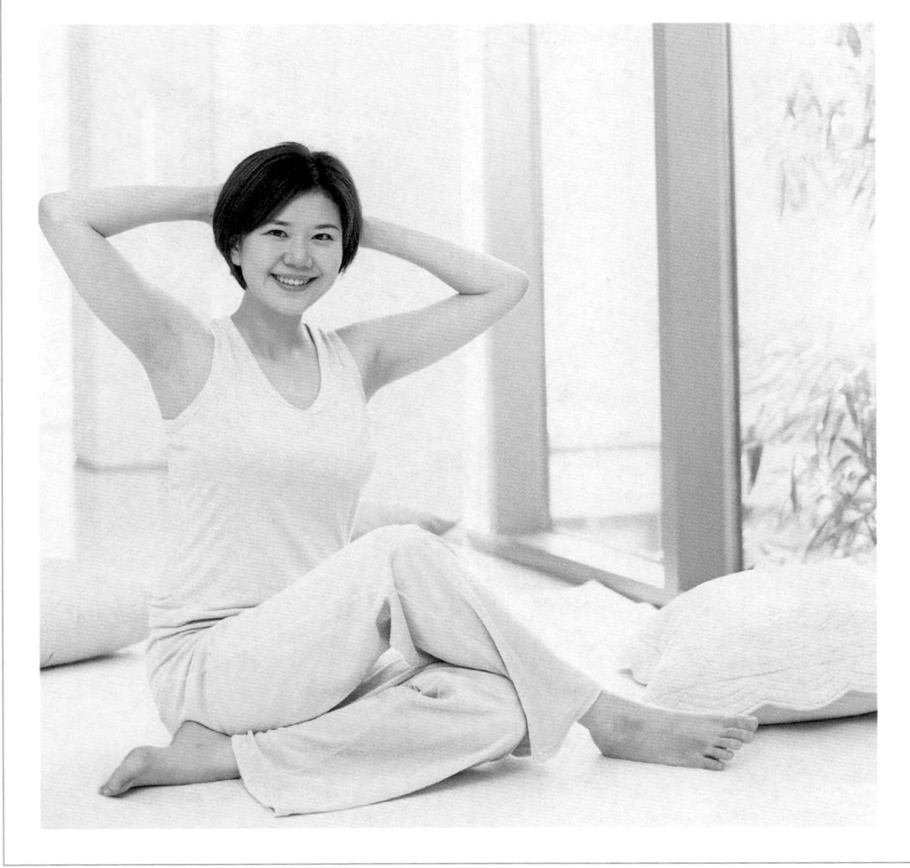

正确的体操方法

体操和休息交替进行

一种动作做 2 ~ 3 分钟后，一定要休息一下，缓解身体的紧张。即使稍微感到疲倦，也要马上停止，并注意休息。做完体操后要舒展一下身体，缓解肌肉紧张，慢慢地结束运动。

哺乳后、饭后 1 ~ 2 小时做

如果是母乳哺乳的产妇，在给孩子喂完奶、身体变得轻快后，再做体操效果更好。吃完饭后马上做体操，很容易给身体造成负担，一定要在吃完饭 1 ~ 2 小时后再开始运动。

慢慢增加运动量

刚开始不要勉强，从活动较少的动作开始，每次只做 20 分钟，熟悉整套动作，慢慢增加运动量。因为产后腹部肌肉较脆弱，勉强进行可能会导致疝气或肠破裂。

用鼻子吸气，用嘴呼气

为了使体脂肪燃烧，体内的氧气一定要充足，所以做体操时要特别注意呼吸方法。慢慢地用鼻子吸气，再用嘴巴将气体呼出，采用腹式呼吸。

产后 1 ~ 2 周 | 防止胸部下垂，矫正骨盆

特别提醒

出现恶露就停止做体操

运动过程中，已经停止的恶露可能会再次出现。这是身体疲惫的信号，所以不要持续运动，最好过一两天等恶露停止了再重新开始。

转动脚踝

1. 张开腿与肩同宽。右脚脚趾弯曲，抬高脚后跟，用力转动脚踝。

2. 按压另一只脚的脚趾，用力转动脚踝。两只脚交替进行，反复 10 次。

效果 | 脚踝变得柔软。

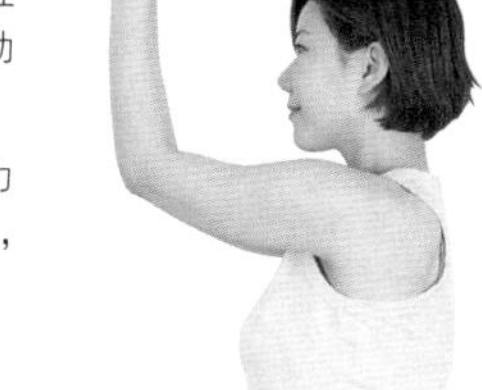

腹式呼吸

1. 鼻尖和肚脐尽量在一条垂线上，挺直腰部坐下。

2. 让肚子鼓出，吸气 5 秒，10 秒内通过嘴巴长长地呼出气。

效果 | 安定身心，清醒头脑。

恢复胸部弹力的运动

1. 挺直腰部站立，两臂贴合放在胸前，两个胳膊肘贴合，双手合十。

2. 在 10 秒内最大限度地将胳膊肘抬起后再放下。反复 10 次。

效果 | 恢复身材，防止胸部下垂。

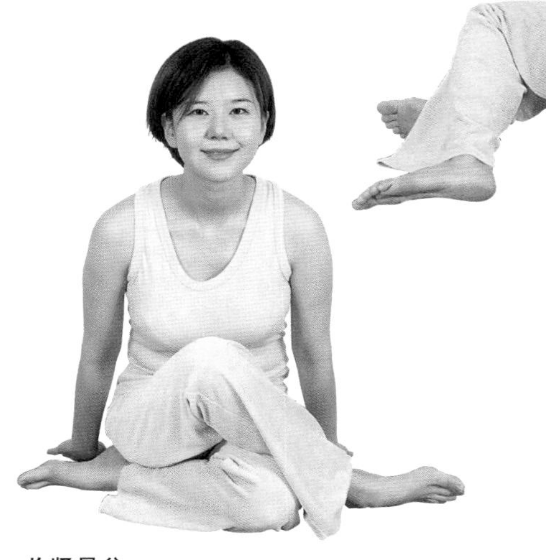

扭腰

1. 仰卧，竖起膝盖，注视上方，两臂向上伸直。

2. 两膝向右转动，贴近地面。此时脖子向左转动，让膝盖和视线交叉。另一侧也以相同的方法进行。

效果 | 矫正腰、骨盆、髋关节。

收紧骨盆

1. 左腿膝盖弯曲，并放在右腿下面。右膝弯曲，叠在左膝上面。

2. 两手放在脚踝后，一边吐气一边前倾上身，然后一边吸气一边抬起上身。交替进行，反复 8 次。

效果 | 矫正骨盆，恢复膀胱、尿道、阴道的弹性。

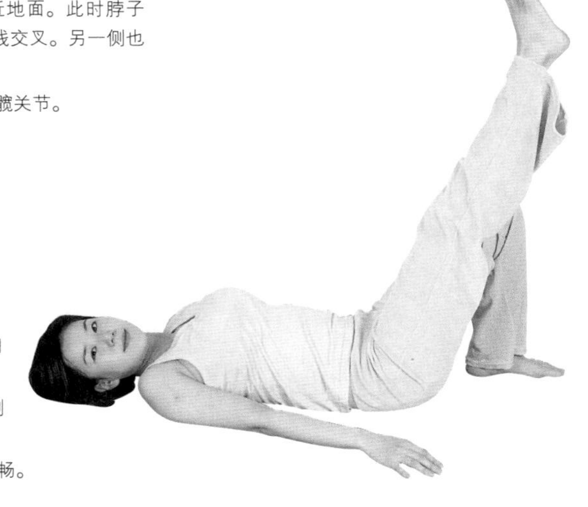

抖腿

1. 仰卧，竖起膝盖。两只胳膊自然贴近地面。

2. 右腿抬高，左右晃动。另一侧也以相同的方法进行。

效果 | 使血液循环和新陈代谢通畅。

产后 3 ~ 4 周 | 矫正腰和骨盆，消除赘肉

弯弓式

1. 仰卧，竖起膝盖。两手向下移动，放在脚后跟处。
2. 一边吐气，一边慢慢地抬起屁股、肚子、胸部。保持呼吸均匀，5 秒后一边吐气，一边按相反的顺序放下身体。

效果 | 减去大腿和小腹的赘肉。

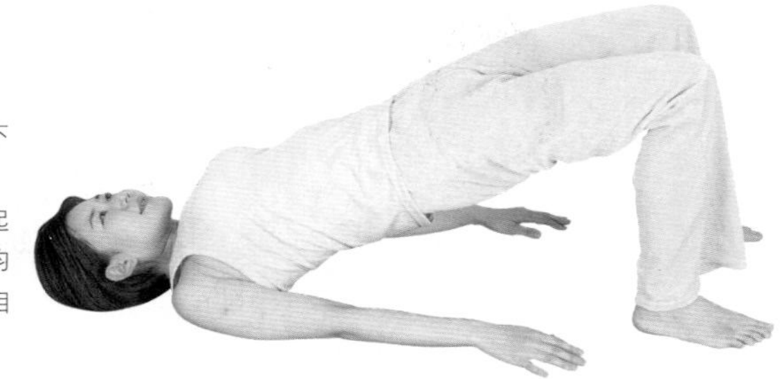

猫式

1. 膝盖打开，与两肩同宽。两手手指交叉，下巴放在手上。慢慢趴下。
2. 抬起屁股，胸部贴近地面。

效果 | 矫正子宫位置，排出肠内气体。

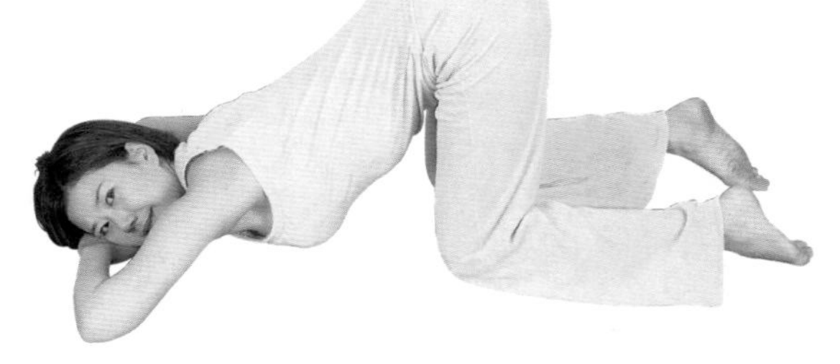

牛角式

1. 弯曲左膝，放在右腿下面，右膝弯曲，叠在左膝上面。
2. 两臂向上抬起，用左手抓住右肘。一边吸气，一边慢慢地向左侧稍微倾斜。另一侧也以相同的方法进行。

效果 | 促进乳汁分泌，塑造美好胸型。

胸部合拢

1. 站立，两只手掌在胸前贴紧。保持两臂平行。
2. 一边吐气，一边向前推似地慢慢用力，吸气时不要用力。

效果 | 促进乳汁分泌，塑造美好胸型。

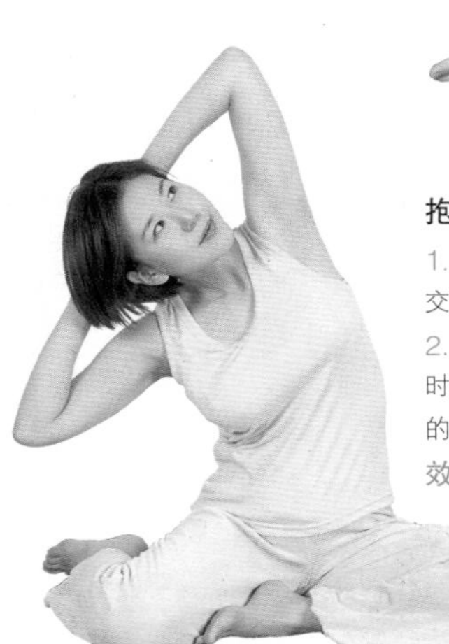

抱头式

1. 坐下后双腿向一侧弯曲并分开，双手十指交叉放在脑后。
2. 上身向右侧弯曲，胳膊肘贴地，坐直。此时眼睛望向相反的胳膊肘。另一侧也用相同的方法进行。

效果 | 矫正骨盆和姿势。

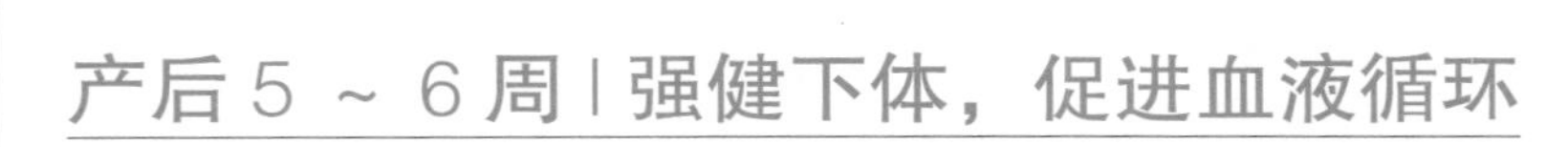

产后 5 ~ 6 周 | 强健下体，促进血液循环

前倾上体

1. 坐下，双腿向一侧弯曲并分开。一只手抓住外侧脚踝。
2. 另一只手向前伸直，上身慢慢地向前倾。另一侧也用相同的方法进行。

效果 | 矫正歪斜的骨盆，增强身体柔韧性。

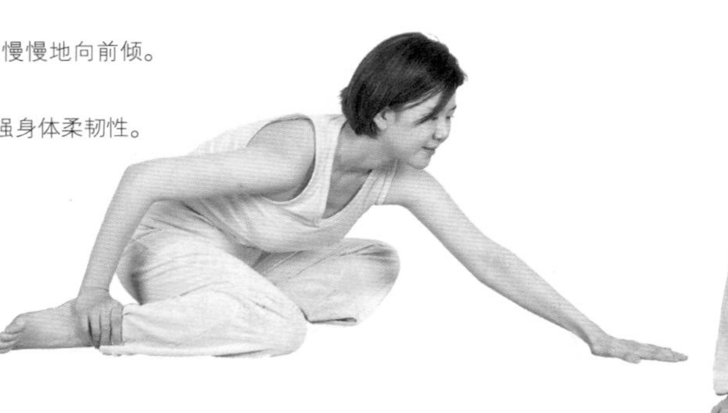

转动臂部

1. 站立后两腿张开，与肩同宽。
2. 两臂向两侧伸直，尽量成一条直线，手腕向身体方向弯曲，像画圆圈一样转动臂部。

效果 | 舒缓臂部肌肉，去除赘肉。

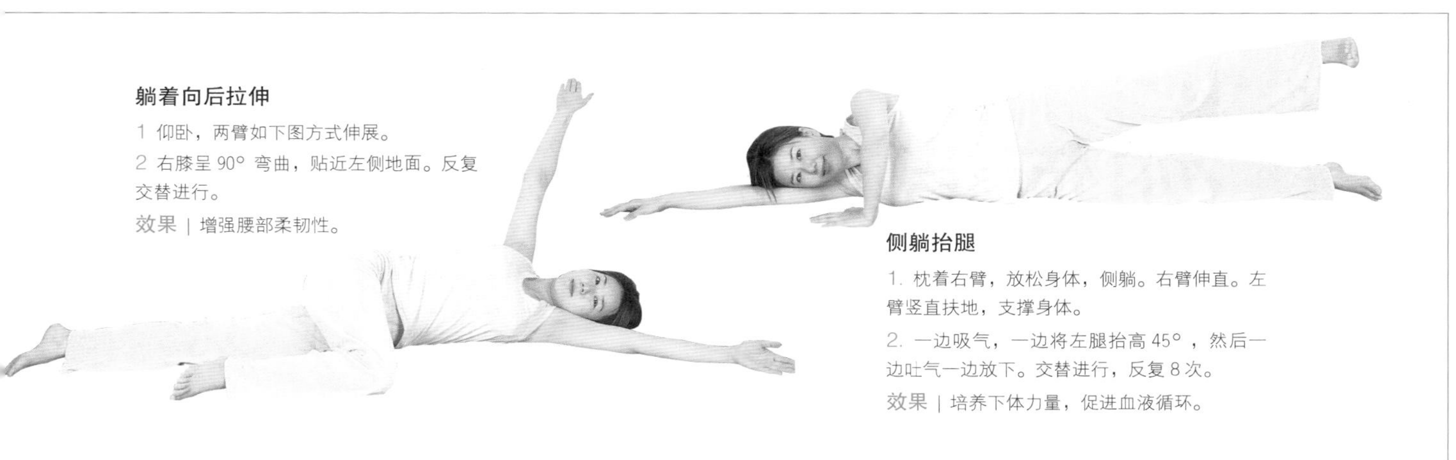

躺着向后拉伸

1 仰卧，两臂如下图方式伸展。

2 右膝呈 90° 弯曲，贴近左侧地面。反复交替进行。

效果 | 增强腰部柔韧性。

侧躺抬腿

1. 枕着右臂，放松身体，侧躺。右臂伸直。左臂竖直扶地，支撑身体。

2. 一边吸气，一边将左腿抬高 45° ，然后一边吐气一边放下。交替进行，反复 8 次。

效果 | 培养下体力量，促进血液循环。

产后 7 ~ 8 周 | 促进新陈代谢，增强柔韧性

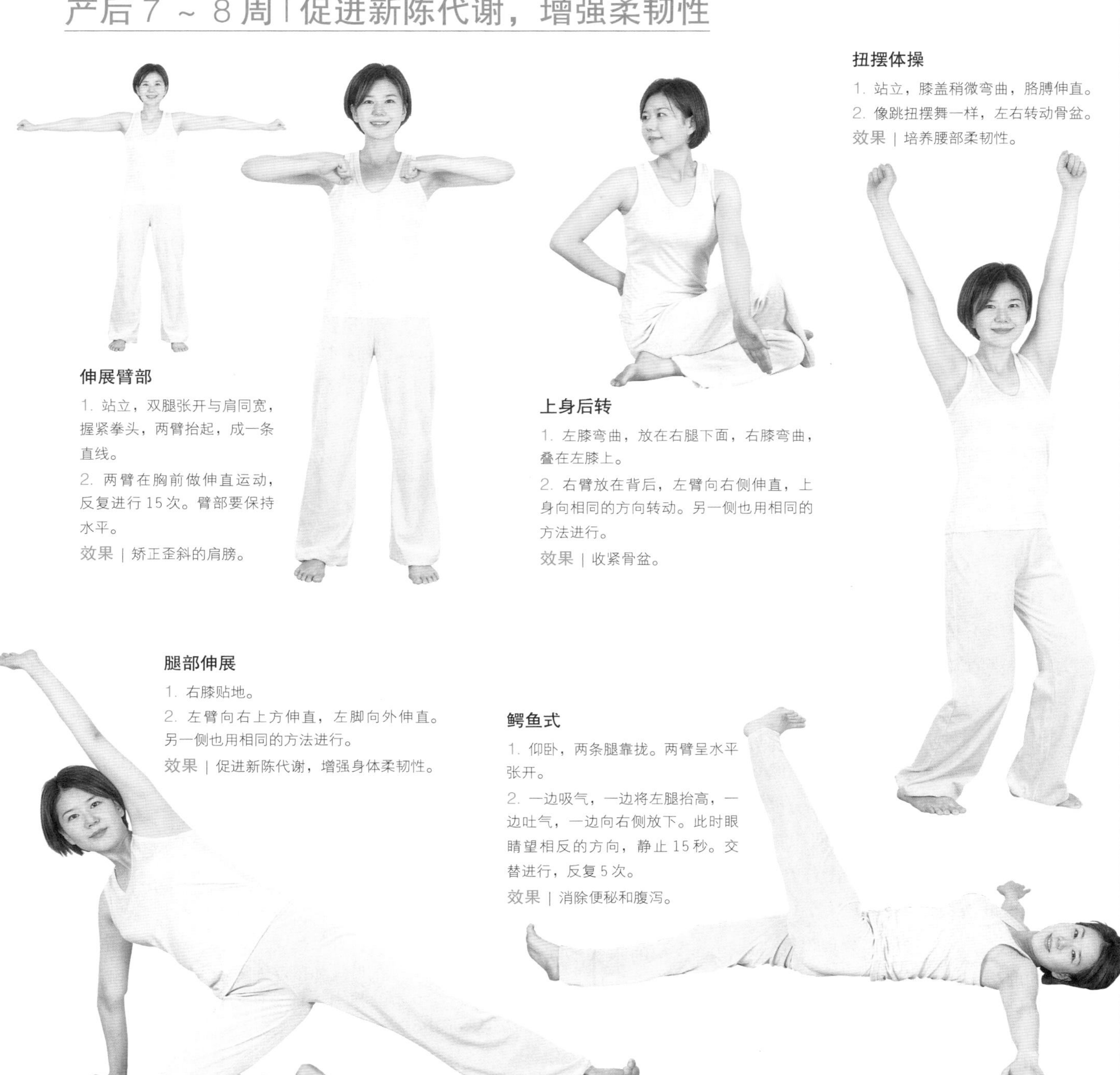

伸展臂部

1. 站立，双腿张开与肩同宽，握紧拳头，两臂抬起，成一条直线。

2. 两臂在胸前做伸直运动，反复进行 15 次。臂部要保持水平。

效果 | 矫正歪斜的肩膀。

上身后转

1. 左膝弯曲，放在右腿下面，右膝弯曲，叠在左膝上。

2. 右臂放在背后，左臂向右侧伸直，上身向相同的方向转动。另一侧也用相同的方法进行。

效果 | 收紧骨盆。

扭摆体操

1. 站立，膝盖稍微弯曲，胳膊伸直。

2. 像跳扭摆舞一样，左右转动骨盆。

效果 | 培养腰部柔韧性。

腿部伸展

1. 右膝贴地。

2. 左臂向右上方伸直，左脚向外伸直。另一侧也用相同的方法进行。

效果 | 促进新陈代谢，增强身体柔韧性。

鳄鱼式

1. 仰卧，两条腿靠拢。两臂呈水平张开。

2. 一边吸气，一边将左腿抬高，一边吐气，一边向右侧放下。此时眼睛望相反的方向，静止 15 秒。交替进行，反复 5 次。

效果 | 消除便秘和腹泻。

step 6
坐月子指南

如何消除产后浮肿

如果产后浮肿不及时消除，会慢慢僵硬变成赘肉，引起肥胖。产后 3 ~ 4 天开始的 1 个月内，是消除浮肿最好的时期。

产后 1 个月实战指南

以胳膊和腿为中心按摩

以浮肿最厉害的胳膊和腿为中心，从颈部开始到尾骨，用手指使劲按压、敲打。用手按压疼痛会减轻，浮肿也会缓解。通过按摩，打通堵塞的经络，帮助气血循环，也能有效缓解身体肿块。产后 2 周内，产妇身体还没有恢复，如果使用关节过多，手腕会疼痛，此时要接受丈夫或其他人的帮助。

跟孩子一起睡觉

通过充足的睡眠，也能消除浮肿。只有充分休息，才能使身体内因分娩而破坏的激素恢复机能。最少要在分娩后 2 ~ 3 周跟孩子一起睡觉。睡眠不足，身体恢复也会慢，浮肿也很难消失。

让身体均匀出汗

分娩后 2 ~ 3 天内，身体会像发烧一样一直出汗，衣服和被子也会被汗水浸湿。这是因为孕期积存在皮肤内的水分被排出，出汗多，浮肿自然也消失了。所以产后 3 周要注意盖被子，让身体充分地出汗。捂汗的时候，上衣要穿得薄，裤子要穿得厚。出汗时间最好从体力消耗较少的上午 10 点到中午为止。从 2 个月后开始，要通过一些合适的运动让身体出汗。

做伸展运动

消除产后浮肿最好的办法，就是做伸展运动，缓解全身肌肉和关节。身体浮肿有多种原因，但大部分都是由于体内气血不畅导致的。伸展运动是帮助气血循环最好的运动。坚持做产后伸展运动，可以帮助子宫恢复，让体内血液循环变好，浮肿消失得更快。早上醒来后先将胳膊和腿伸开，伸伸懒腰。在站立的状态下，俯下上身尽量将手掌贴近地面，然后再起来，从分娩第 2 天开始，慢慢增加运动量。

小贴士 因为现在子宫壁还很薄，如果给肚子施加压力，子宫内可能会积血，因此不能让小腹用力。

用细盐按摩

沐浴时用盐按摩，可以让身体出汗，有效地消除浮肿。使用细盐比粗盐更好。因为粗盐颗粒粗糙，一不小心可能会给皮肤造成刺激。在杯子里放入 1/2 左右的细盐，放入相同比例的水和酸奶、橄榄油、鸡蛋清等，搅拌均匀。将准备好的材料抹在浮肿严重的部位，按压式按摩，然后用水冲洗干净。

走动 30 分钟 ~ 1 小时

适当活动一下让身体出汗，可以帮助浮肿消失，而且毫无副作用。走动或轻快的散步都有助于身体恢复，能促进身体代谢。分娩后要在他人的帮助下小心走动，根据身体状态慢慢增加走动的距离和提高走动的速度。过了产褥期后可以出门，每次走动 30 分钟 ~ 1 小时，有助于消除浮肿。穿上轻快的运动鞋，先慢慢走动，然后逐渐加快步伐，达到稍微气喘的程度就可以了。

Q 为什么要消除产后浮肿？

A 产后浮肿是怀孕期间产生的水分和脂肪无法排出而引起的。身体内积存的水分从产后 3 ~ 4 天开始，会通过小便和汗液排出。大部分水分会在 1 个月内排出。为了分泌母乳，体内只留下 5 ~ 6 kg 左右的脂肪。所以在分娩后 3 ~ 4 天开始的 1 个月内，最容易消除浮肿。如果浮肿没有及时消除，就会原封不动残留在体内，形成赘肉，需要特别注意。

step 6
坐月子指南

如何预防产后肥胖

怀孕期间增加的体重，如果在产后 3 ~ 6 个月内还不减掉，体重就固定了。如果不想产后肥胖，就要从产褥期结束时，开始调节体重。

产后肥胖的原因

受激素的影响，皮下脂肪增加

分娩后，为了保护子宫和虚弱的身体，体内雌性激素会增加，皮下脂肪变多。分娩时因宫颈撕裂而发生的炎症，也会导致身体浮肿。研究结果显示，105 名产妇中，约 80% 在分娩后肥胖，体重比孕前增加 13.6 kg 左右。

体重调节点变动

体重调节点是指身体记忆的最高体重。我们的身体有维持体重调节点的特性。在孕期体重增加，体重调节点也会相应发生变化。

无论孕前有多苗条，如果孕期体重超过 60 kg，身体在分娩后也会维持这个体重。如果体重调节点没有下降，产妇就很难恢复回以前的身材。

孕期没有管理体重

为了预防产后肥胖，要从怀孕期间开始管理体重。把孕期体重增长维持在 11 ~ 13 kg 比较好。如果超过这个数值，肥胖的可能性会高出 5.4 倍。而且，即使孕期体重增加幅度适当，后面不注意，也可能会变胖。

小贴士 产后 3 个月内坚持管理体重的人，体重平均会减少 11.2 kg。如果只调理身体，不管理体重，体重平均只减少 5.2 kg。剩下的会一直留着。

吃高热量产后食品

长时间服用牛肉汤、黑鱼、鲤鱼等高热量补养食品，很容易造成肥胖。正确了解补养食品的效果，只服用身体所需要的量最好。因为觉得对身体好，就不加区别地服用，会造成身体营养过剩，进而变成赘肉，因此需要注意。

产后减肥的注意事项

从产褥期开始热身

如果因为想多休息，吃饱后就直接躺在床上，一动也不动，那样体重管理会很困难。为了从产后 6 周正式开始减肥，就应该从产褥期开始热身，这样更有效果。

从产后 6 周开始

为了早一天减去赘肉，有的产妇会在产后不到 1 个月就急于开始减肥，这样不仅身体恢复会慢，也很容易发生并发症和产后问题，妨碍哺乳。不哺乳的情况下，可以从产后 3 ~ 4 个月开始进行体重管理；哺乳的情况下，可以从产后 6 个月开始进行管理（接近孩子的断奶期）。哺乳时需要消耗很多热量，如果吃得太少，给身体带来负担，孩子的营养可能会发生问题，需要格外注意。

制作减肥手册

坚持记录自己的进食量、种类和热量，也会对减肥起到一定效果。这样做有助于降低热量，自动调节进食量。虽然在短期内不会减少体重，但是通过长期调节，减肥成功的可能性很高。在最后一页制作体重变化表，核对减肥的程度，找到暴食的原因，研究一下避免暴食的方法。如果坚持记录 1 周的饮食日记，调节进食量，能减去 1 ~ 2 kg。

给自己定 5 条“死规矩”

为了减肥，要制定几条自己必须要遵守的规则，贴在显眼的地方。

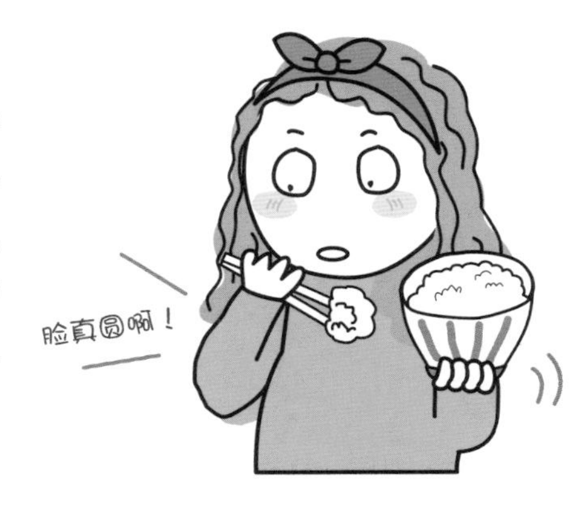

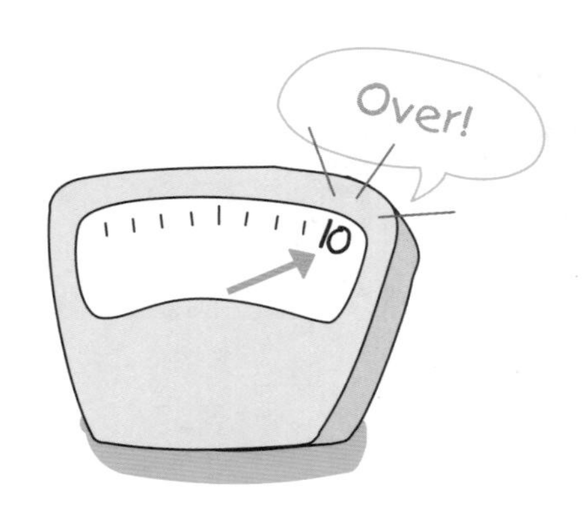

但是规则太多可能会有负担，反而很难遵守，因此不要超过5条。规则内要制定出减肥的目标、时间、运动、饮食生活等相关内容。

1周减 0.5 kg，慢慢减

目标体重以身高为比例的标准体重（（身高(cm) — 100）*0.9）为参考，但最重要的是设置的目标能实现，目标定得太高会危害健康，中途也容易放弃。把1周要减的体重定在0.5 ~ 1 kg，循序渐进地减肥，才是保持健康的秘诀。

不要偏重食疗

产后产妇的身体肌肉处于脆弱的状态。想要恢复健康，就要充分地补充矿物质，如果此时过度调节饮食，不仅脂肪流失，肌肉也会流失。这样不仅产后恢复困难，也很难避免各种产后问题。为了预防、治疗产后肥胖，适当地将食疗和运动相结合是最有效的。

不用少吃，但是要低热量

因为要减肥而突然减少进食，可能会有失落感，其结果就是胃酸分泌旺盛，从而引起胃肠障碍或胃溃疡。最好寻找一种既能产生饱腹感、又能减少热量的方法。应该少吃米饭或面包等富含碳水化合物的食物，增加摄取海带或海菜、蘑菇、蔬菜等膳食纤维较多的食物。

饭菜要慢慢咀嚼

吃饭太快，会在产生饱腹感之前就已经吃够了量，所以，如果产妇吃到感觉饱的时候，往往已经过量。应该慢慢地咀嚼食物，然后再咽下肚子，这样很快就会产生饱腹感，有助于减肥。

饿了可以吃蔬菜

饼干、面包、巧克力等高热量、高脂肪的零食最好坚决避免。有些人为了减肥而减少饮食量，会用零食来填补，这就是减肥失败最大的原因。

油腻的甜食会妨碍乳汁分泌，因此在哺乳期间最好避免。如果无法控制食欲，可以准备水果或蔬菜等含有膳食纤维的零食。晚上7点以后，除了水以外，任何东西都不要吃。

坚持哺乳 3 个月

怀孕期间身体储存的体脂肪，特别是腹部的体脂肪，大部分会通过哺乳排出。每次哺乳都会消耗400 ~ 500 kcal的热量。所以如果想减肥有效果，要坚持哺乳3个月以上。

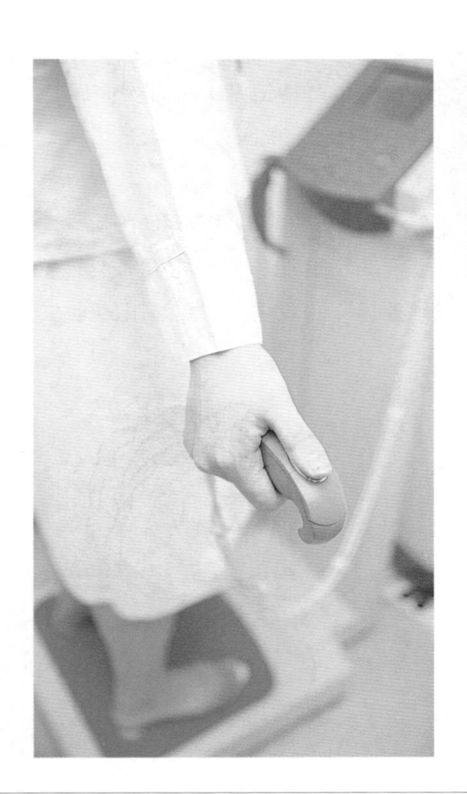

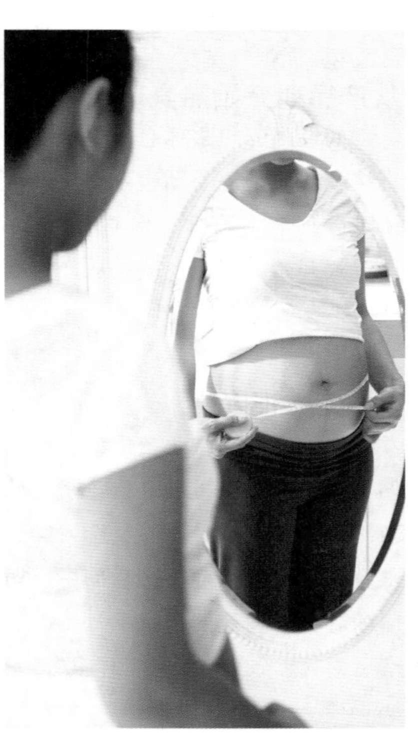

小贴士 产后开始减肥的最好时期是在产后6周。如果产妇要哺乳，则要延迟到产后4个月。

每天测量体重并记录

如果1天的体重变化在1 kg左右，那么就要好好调节第2天的饮食，如果因为只是1天而大意，很快就会导致肥胖，所以要每天测量，管理好体重。

有规律地生活

因为半夜喂奶而睡眠不足导致白天睡得太多，或觉得没有吃好而在睡前吃饭，这些都不对。为了减肥，白天不吃饭，半夜肚子饿时，很容易产生暴食，因为不规则的就餐很难调节饮食量，这也是肥胖的原因之一。所以，要保持规律的就餐和睡眠时间。就餐后过一段时间，脂肪才开始分解，因此就餐间隔最好固定在 3 ~ 5 小时。

走路是减肥的捷径

有氧运动最适合减肥，如走路、慢跑、游泳等运动。如果刚开始运动觉得困难，可以让走路变成习惯。走路是消耗能量最容易也最有效的运动。将背挺直，肩膀打开，让肚子处于紧张状态，步伐加快，稍微出汗即可，每天坚持走动 20 ~ 30 分钟。

在家也要穿紧身衣

有些产妇喜欢在家里穿得宽松舒适，所以常穿宽大的 T 恤或运动裤，但是这样做对身体没有刺激，很容易长胖。产后 4 ~ 5 个月如果体重没有下降，就最好在家穿贴身的紧身衣。衣服捆在身上，会比较容易紧张，能有意识地控制体重，自然容易减肥。

特别提醒

便秘不治疗，减肥会失败

有便秘症状的人，稍微吃一点儿肚子也会鼓出，不仅小腹突出，皮肤也会变粗糙，减肥效果也不好。治疗便秘最有效的方法就是多摄取膳食纤维丰富的食物和水分。另外，早上空腹喝水、牛奶、酸奶等，可以使大肠运动活跃，有治疗便秘的效果。特别要养成每天早上在固定时间上厕所的习惯。

压力要及时缓解

在有压力的时候，人们会偏好甜食。微量糖分会让心情变好，但是摄取过多，体重肯定会增加。一有压力时，最好及时缓解。为了转换心情，可以在浴缸内泡个澡。进行充分休息，也能让心情变得爽快，有助于克制食欲。

减肥食疗法

吃浅色鱼代替肉类

减肥期间要摄取热量低、蛋白质丰富的食物。而鱼类比肉类的热量低，所以吃鱼比吃肉好。同样是鱼类，浅色鱼类比青鱼等深色鱼类的脂肪要少。无胆固醇、热量较低的浅色鱼类有黄花鱼、鲢鱼、鳕鱼、鲽鱼等。想吃肉时，最好吃比猪肉热量低、营养又丰富的鸡肉。但最好去掉鸡皮，只吃瘦肉。

零食吃荞麦凉粉和米饼

虽然我们知道水果不会长肉，但水果里发出甜味的成分是碳水化合物，吃太多就会导致肥胖。想吃水果，最好吃热量相对较少的西红柿。海藻类热量低，能促进肠运动，也能分解脂肪，有助减肥。不用担心热量的零食有荞麦凉粉、魔芋、米饼等。

1 天喝 1.5 L 以上的水

减少饮食量，就容易便秘。最好 1 天喝 1.5 ~ 2 L 的水，因为充分摄取水分后，即使减少饮食量也不会便秘。

喝茶能消除浮肿

身体浮肿，减肥效果不佳，很容易僵硬成为赘肉。可以先通过简单的体操或食疗消除浮肿。玉米须茶不会给肾脏造成负担，利尿，有助于产后恢复。对小便不通畅或身体浮肿的人有效。

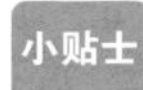

容器中放入玉米须茶（200 mg），倒入 700 ml 水，煮到水减少至 1/3 为止，1 天喝 1 杯。就餐间隔时间内不要吃零食，养成喝茶的习惯，可以防止饮食过度，有助于加快新陈代谢、分解脂肪。

哺乳期间禁止摄取过多热量

想要减少热量，就要减少饭量，多吃植物性菜肴。特别是在晚饭时减少饭量最有效。即使是在哺乳期间，每顿饭也只能摄取比平时多 1 杯牛奶的热量。

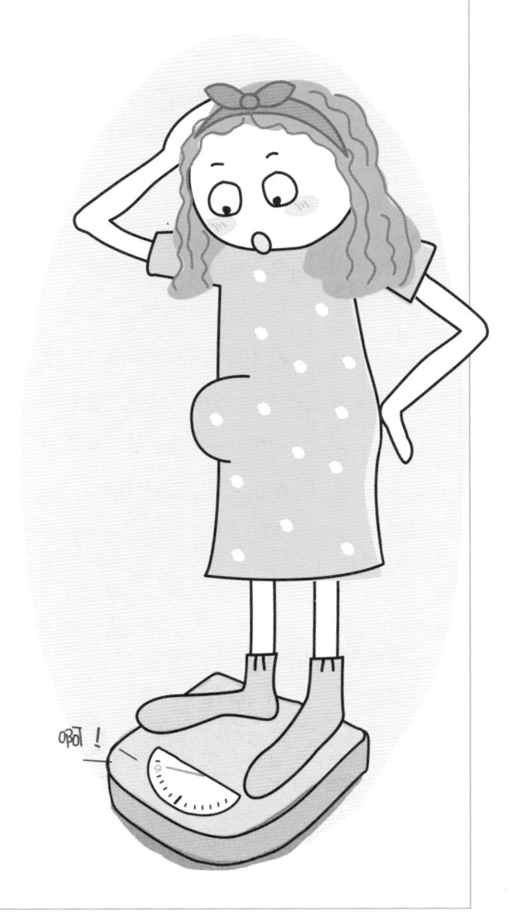

step 6

坐月子指南

如何改善胸部下垂

当了妈妈虽然很开心，但断奶后胸部会下垂，也会让新手妈妈很伤心。这里，我们会向新手妈妈介绍，不用做整形手术也能“美胸”的方法。

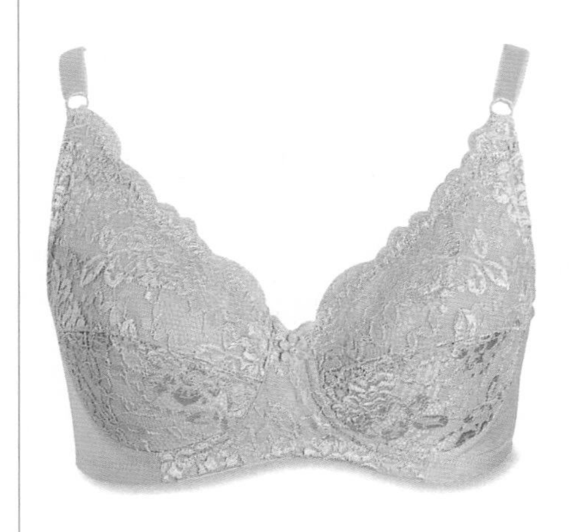

美胸的 7 个秘诀

用文胸矫正胸部形态

失去弹力的胸部很难恢复原来的状态。为了让胸部漂亮，最重要的就是在产前和产后挑选合适的胸罩，即使很闷，也要坚持穿戴。如果穿戴型号不合适的胸罩，胸部会很快变形。找到适合自身的型号后，选择胸罩肩带宽 2 cm 左右、罩杯和肩带呈垂直连接的产品，因为肩带的形状会对矫正起很大的作用。如果罩杯旁的钢丝是竖立型，也能有效地固定胸部。胸罩的挂钩为 3 ～ 4 段，才能提升胸部。

小贴士 在产褥期内，即使觉得闷也一定要戴胸罩，这样才能有效预防胸部下垂。断奶的药吃得太多，胸部会变扁，因此要服用医生开的处方药。

做胸部喜欢的运动

如果想改善胸形，就要锻炼靠近胸部的胸大肌。那样胸部不会下垂，会慢慢提升并充满弹力。游泳和骑自行车是有助于胸部发育的代表性运动。骑自行车或游泳，1 周至少 3 次以上，每次 30 分钟。慢跑一类的运动因受重力的影响，胸部会下垂，因此如果希望胸部充满弹力，最好避免此类运动。

桑拿容易破坏胸形

洗桑拿会长时间排汗，导致皮肤失去弹性，拉长的胸部会更下垂。用 37 ℃以上的热水洗澡，也是使胸部下垂的重要原因。要避免去桑拿或汗蒸房，洗澡时用温水即可，最后用凉水按摩胸部。用莲蓬头把水从下往上冲洗乳房，有助于增强血液循环和胸部弹力。

多吃高蛋白食品

胸部有乳腺，乳腺内堆积着很多脂肪组织。因为脂肪组织的大小不同，胸部的大小和乳腺的形态也会有所不同。脂肪组织太多，胸部会变大、下垂，相反如果太少，胸部会变小。为了胸部的美观，要多摄取有利于脂肪组织的食物。

蛋白质能促进雌性激素分泌，让胸部充满弹性，而维生素 B_1、维生素 B_2 能防止肌肉拉长。维生素 E 能让雌性激素活跃。每顿都吃蛋白质和维生素 B_1、维生素 B_2、维生素 E 含量丰富的食物，能让下垂的胸部恢复弹性。

提升胸部的运动

合掌用力

两手手掌在胸前相合，用力推，保持 10 秒。慢慢放松，反复 10 次。

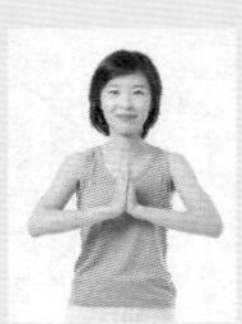

伸懒腰

手掌相合，向上抬高，伸伸懒腰。此时双臂向后伸展，让胸部充满力量。

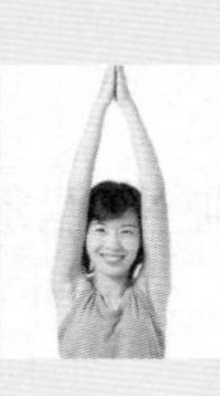

两臂聚拢抬高

肘部相对，尽量让胳膊肘和肩膀保持水平状态。抬高后再放下，反复 10 次。

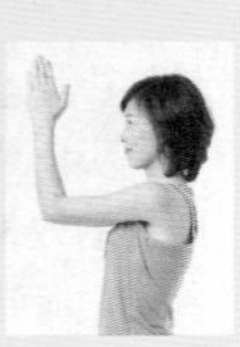

小贴士 增强胸部弹力的食品有金枪鱼、螃蟹、鸡胸肉、鸡蛋、豆浆、豆腐、低脂牛奶、酸奶、芦笋、玉米、扁豆、大豆、橄榄油、鳟鱼、鲢鱼、鲤鱼、牡蛎等。

端正姿势，塑造胸部线条

驼背会使支撑乳房的胸大肌失去紧张感，胸部会更加下垂。为了打造美丽的胸部线条，必须采取端正的姿势。坐下时后背和屁股尽量成直角，胸廓张开，挺起胸部。走路时上身稍微后倾，屁股稍微往外挺。如果行走时前倾上身，胸部的重心会下降。抱孩子时，尽量不要让孩子屁股搭在胸部，应该从下往上支撑着抱起，孩子和妈妈胸部之间要保持一定距离。

使用胸部专用产品

胸部按摩器可以刺激乳腺等部位，将产品放在胸部振动，每天2～3次，每次10～15分钟，坚持1个月。为了让胸部充满弹性，辅助食品也能促进分泌，影响胸部的形态和大小，促进雌性激素生成。哺乳期间如果过度接触乳头和乳晕，那么一旦有细菌侵入就会引起乳腺炎，所以擦乳液时最好避开乳头。妈妈的胸会和孩子的嘴直接接触，所以选择按摩产品时，一定要确认是否合格。

做胸部体操，1天1次

通过体操锻炼胸大肌，能改善下垂的胸部。持续6个月以上才能看到效果。跪坐在地上，两手张开比肩膀稍宽，手掌打开，贴地，然后将手掌向内，弯曲胳膊肘，做俯卧撑。此时膝盖要聚拢，不能分开，保持后背扁平。反复做10次“双手交叉，臂部向上伸直”等能够抬高双臂的动作，对改善胸型也有效。

Q 胸部为什么会下垂？

A 乳房是由乳腺和脂肪组织构成的。怀孕后为了制造母乳，体内会分泌雌性激素，乳腺组织会变得肥大，胸部随之变大。分娩或哺乳结束后，胸部会缩小至原来的状态。但是胸部周围的皮肤很纤细，膨胀后会向膨胀的方向拉长。因此即使胸部恢复原来的大小，样子也会逐渐凹陷，失去弹力，所以才会下垂。

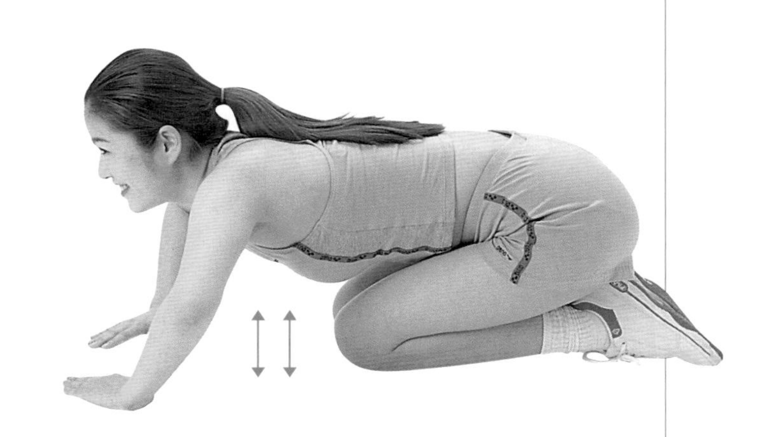

每天5步，保养胸部

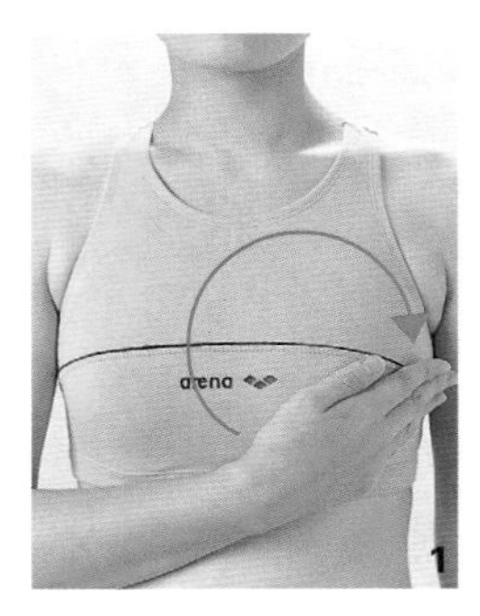

用手掌温热地刺激胸部
用右手掌慢慢按摩左胸。另一侧也以相同方法进行。各10次。

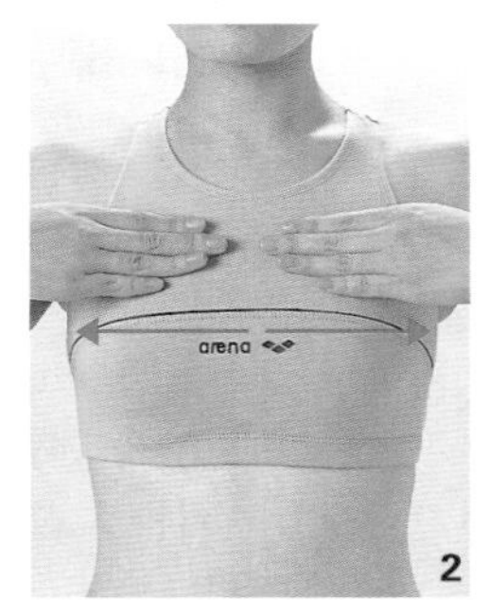

推胸部肌肉
将手放在胸上，用除拇指外的其他4个手指由内向外推出。10次。

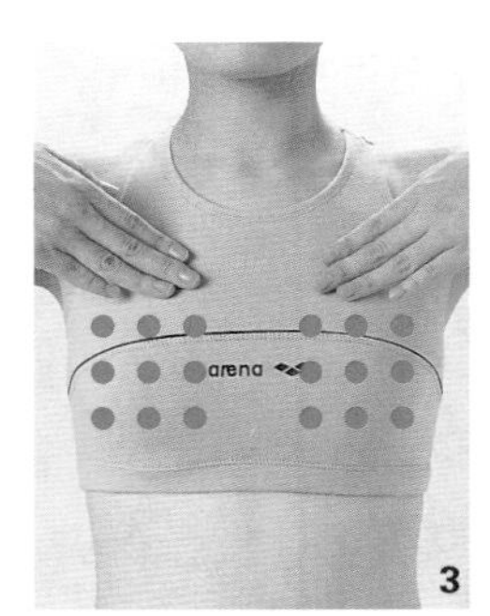

按压肋骨下方
手指并拢，手指末端用力使劲按压，从肋骨下方按到胸部下方。10次。

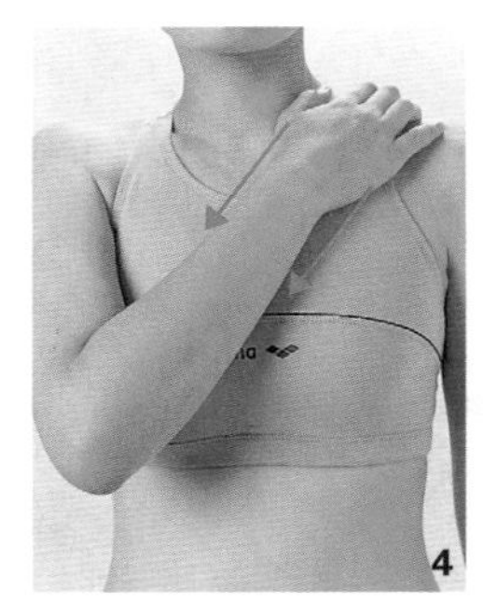

松弛肩膀
用右手抓住左肩，从肩膀向乳沟斜着按摩。另一侧也以相同方法进行。

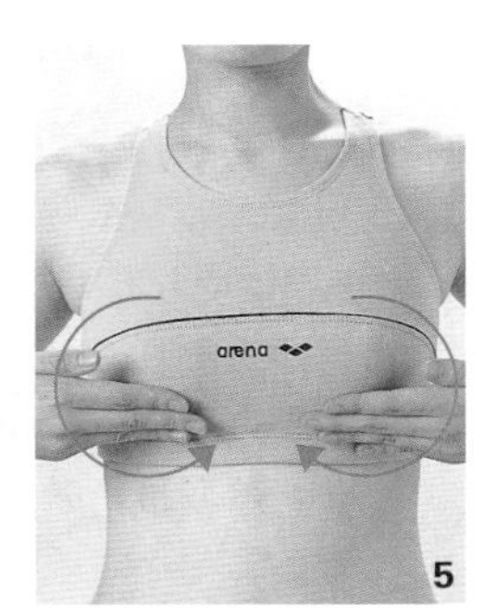

温柔地刺激胸部
手指并拢，贴在胸部一侧，用力由外向里慢慢按摩。10次。

step 6
坐月子指南

如何预防产后脱发

分娩后头发疏松，有可能大把大把地掉落，虽然大多是暂时的，但如果因此感到压力，那就可能会变得更严重。这里告诉你预防脱发的 7 个步骤。

第 1 步 | 用梳子敲打头部

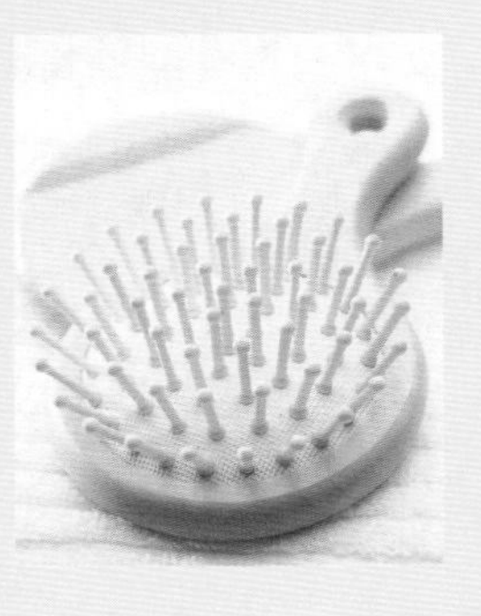

用木头材质的梳子敲打整个头部。清除头皮上累积的废物，刺激头皮，促使血液循环变得通畅。如果坚持均匀敲打头部，会让毛孔变得结实，也能防止头屑。

小贴士 梳头发的时候，要从发根梳到发尾，整体均匀地梳理。如果在湿发的状态下梳头，保护头发的表皮层会被损伤，所以一定要将头发吹干后再梳理。

头皮保健的按摩法

- 用双手指尖使劲按压太阳穴，然后像画圈一样，温柔地按摩。
- 用指尖均匀地按压整个头皮。注意不要让头皮受伤。
- 用指尖均匀地轻轻按压头部两边，然后再稍微用力敲打，刺激头皮。
- 用手指使劲按压头顶部位。
- 按压脖子后面的颈椎中心，画圈从下至上按压。

第 2 步 | 用手指按压头部

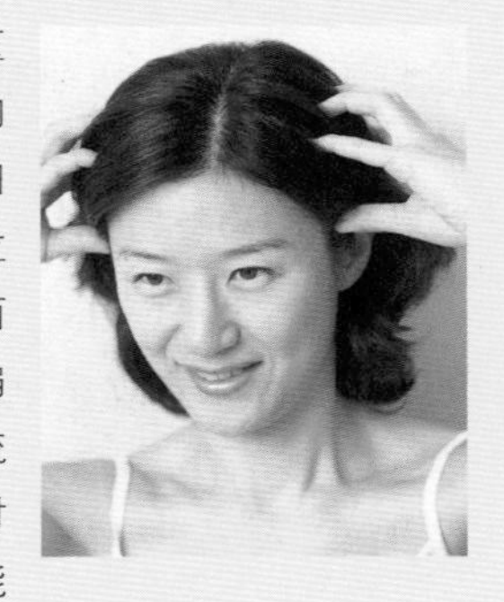

像做指压按摩一样，均匀地按压太阳穴、头顶部位及脖子后面等，手指呈扇子状打开，梳头。如果平时坚持梳理，能缓解头部疲劳，减少脱发。

第 4 步 | 用指尖按摩

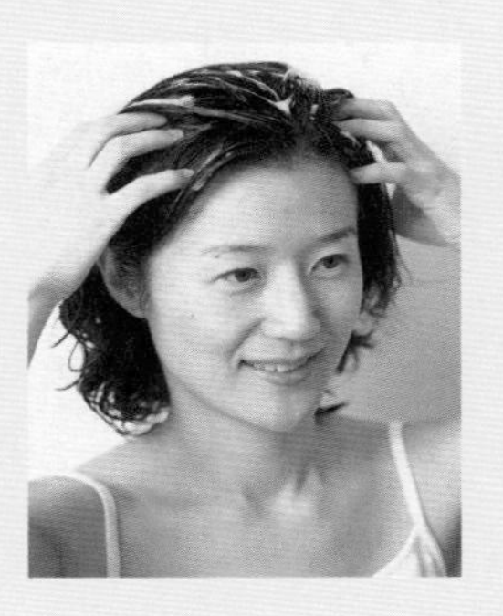

头发放在温热的水里浸湿，将洗发露放在手掌内，充分地打出泡沫，然后用手指尖在头皮上画圈，用指尖按压。

第 6 步 | 使用护发修护素

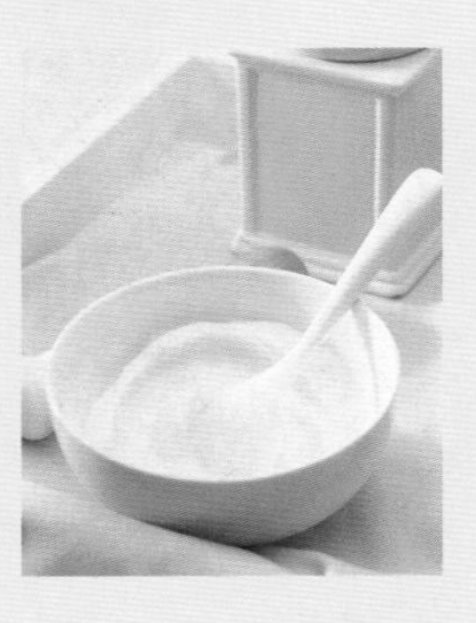

用完洗发露后，擦干头发，以被损伤的头发为中心，在头皮和头发上均匀地涂抹护发修护素。但如果是油性皮肤，这样做可能会引起头皮屑，因此请注意不要沾到头皮。

第 3 步 | 用两次洗发露

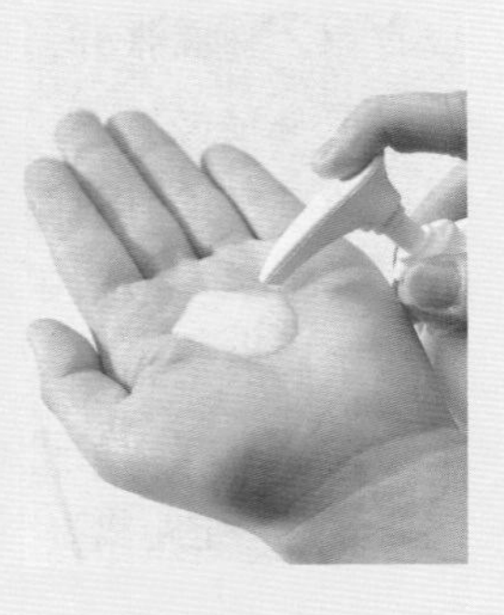

洗发露要适量，1 次用量跟 1 元硬币的大小差不多就行。1 周洗 3 ~ 4 次，每次用两次洗发露，第 1 次用洗发露洗去头发上的污垢，第 2 次洗去头皮上的污垢。

第 5 步 | 在发末涂护发素

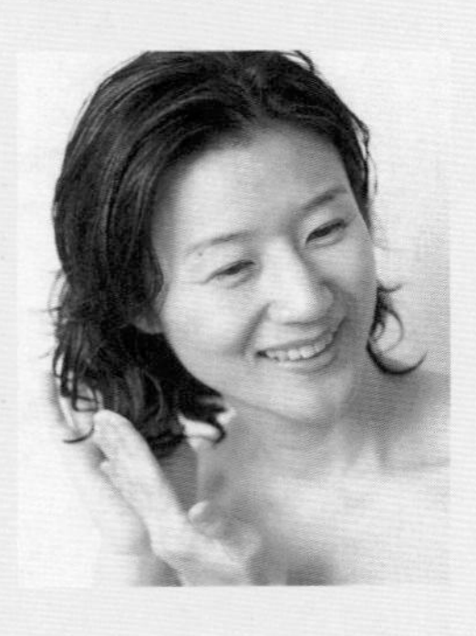

如果护发素直接沾在头皮上，会造成脱发。一定要清洗干净，不要留下泡沫。也可以将护发素兑在水里来清洗头发。

第 7 步 | 使用加热毛巾

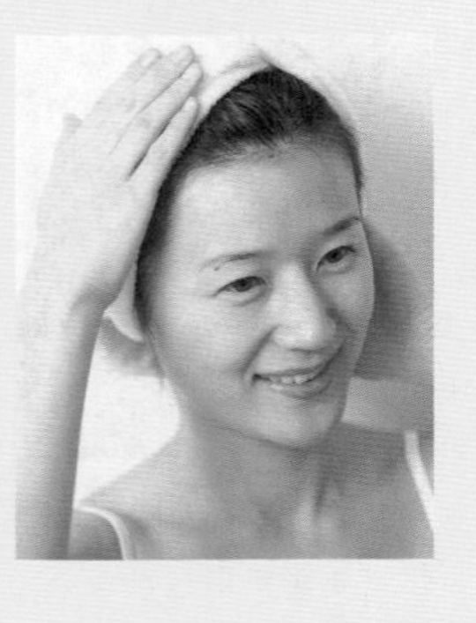

将护发修护素均匀地涂抹后，套上保鲜膜，再围上加热毛巾，等 15 分钟。这样能起到给头皮供给营养和水分的作用。最好 1 周做 1 次。

step 6

坐月子指南

产后可以做的事

怀孕前喜欢做的烫发、染色、涂指甲油等生活小事，产后什么时候可以做呢？如果你拿不定主意，就来了解一下做这些事的最佳时期吧。

什么时候可以做

桑拿 | 产后 6 周后

洗桑拿或在浴缸内泡澡，要等恶露完全结束（约产后 6 周）才行。因为在此之前恶露持续排出，再加上会阴部切开部位或剖宫产的伤口部位处于敏感状态，很容易感染，导致身体恢复较慢。

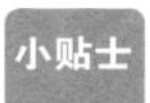

因为公共浴池是多人共用，所以感染的危险较高，在产后 3 个月再去才比较安全。

化妆 | 产后 6 周后

产后化妆其实没什么大碍。但是因为脸部浮肿，油性分泌物排出较多，即使化妆也不会有满意的效果，反而会给皮肤造成过度的刺激，比如起小疙瘩，很容易引发各种皮肤问题。

做面膜 | 产后 2 周后

产后皮肤很松弛，所以从身体恢复 2 周后开始，可以使用保湿效果出色的乳液和精华素，给变得粗糙的皮肤提供营养。也可以 1 周做 1 ~ 2 次酸奶面膜或蛋黄面膜。

美甲 | 产后 4 周后

很多产妇在分娩时会出现出血、妊娠性贫血等贫血症状，手指末端会龟裂或失去光泽，指甲状态也不好。所以从产后第 4 周开始，可以涂抹指甲油，但是贫血严重的产妇从 3 个月以后再开始使用比较好。

健身、有氧操 | 产后 6 周后

从产后 6 周后开始坚持运动的话，能帮助松弛的腹部恢复弹性。6 周前，因为怀孕而松弛的关节还处于没有完全恢复的状态，所以可能会给身体造成负担。从产褥期结束后的 6 周左右开始就可以做操了，但不要勉强，1 周坚持做 3 ~ 4 次，每次 30 ~ 40 分钟即可。

烫发、染色 | 产后 6 个月后

因激素的变化，产后 4 个月中，大部分产妇都会经历脱发，这时如果再烫发或染发，刺激性较强的药水会刺激头皮，加重脱发，很容易引发各种问题。所以烫发或染发要在产后 6 个月后再开始。

开车 | 产后 6 周后

在会阴部伤口没有完全愈合的状态下，长时间坐着开车会导致伤口疼痛，很危险。另外，产褥期内身体没有完全恢复，也很容易疲劳。应对紧急状况的能力也会下降，有发生事故的危险。

游泳 | 产后 4 周后

恶露结束后可以开始。游泳可以矫正因分娩而松垮的身材，防止腰痛，不会给脆弱的关节造成负担。跟散步一样，是帮助产后恢复最有效的运动。产褥期内 1 周 3 ~ 4 次，每次 40 分钟左右最合适。

慢跑 | 产后 6 周后

从产后 4 周开始散步，1 天 1 次，每次 15 分钟，这样做不会给身体造成负担。慢慢地增加次数和时间，从 6 周以后正式开始跑步。在会阴部伤口愈合后，可以开始慢跑。

减肥 | 产后 6 周后

如果从产后就开始减肥，那么分娩而留下的伤口会恶化，疲劳会加重，反而不利于身体健康。健康减肥的时期是从产后 6 周后开始。通过产褥期体操等简单的锻炼，可以观察身体的恢复状态，这样坚持做 6 个月。

购物 | 产后 4 周后

短暂的外出或购物有助于转换心情。但到产后 8 周为止，长时间的走动或坐车，都会给身体造成负担。所以最好在离家近的地方走动。

step 6
坐月子指南

产后性生活

终于要开始孕期后的第 1 次性生活了，夫妻间的性生活对比孕前会有一些大变化。下面这些有关性生活的信息，夫妻都应该了解一下。

产后性生活须知

第 1 次性生活最好在 4 周后

分娩后妻子的身体处于敏感状态，阴道黏膜很薄、很脆弱，会阴切开部位的伤口残留，如果勉强发生性关系，很容易感染细菌，引起出血。所以最快也要在产后 4 周后开始性生活才比较安全。产后第 1 次定期检查在第 4 周左右，如果经医生诊断可以过性生活，那么此时可以开始，或等恶露停止后再开始。

尽量避免使用给妻子的身体带来负担的体位

即使身体恢复了，也要避免从一开始就尝试像孕前一样的会增加身体负担的体位。应该采取结合较浅、没有负担的正常体位。妻子可能会因心理负担而感觉疼痛，因此丈夫要充分地做足前戏。首先用手温柔地爱抚对方的皮肤，再自然地移动到其他性敏感带。这样性渴望会加深。插入时从前戏开始，自然地过渡，疼痛会较少。为了减少阴道壁受伤，要慢慢地、温柔地进行。为了预防感染，性生活前后，要注意清洁。

第 1 次性生活就要避孕

虽说从产后到第 1 次月经开始前，不太可能怀孕，但是如果在月经开始前，卵巢机能已经恢复排卵，那也可能怀孕。哺乳时受乳汁激素的影响，有的产妇在产后 1 年都没有排卵，10% ~ 20% 的产妇在哺乳期间，会在 12 周内开始排卵，所以从分娩后发生第 1 次性关系开始，就要注意避孕。

小贴士 产后妻子变得很敏感，为了妻子的健康要使用避孕套。避孕套不仅不会对哺乳造成影响，也有防止感染细菌的效果。在妻子的哺乳期，丈夫要主动采取避孕措施。

要通过对话开始性生活

由于妻子的身体发生了变化，分娩后第 1 次发生性关系会觉得有负担，很多人因怀孕和分娩导致身材发生变化，阴道变得松弛，会失去女人的自信。相反，丈夫在经过孕期和产褥期后，都想尽快摆脱禁欲生活。在这种情况下，如果不经过任何对话直接发生性关系，那很可能就变成是单方面在享受性。为了能一起达到性高潮，最好理解和关怀对方，告诉对方自己的兴奋时刻，通过几句简单的对话，真实地描述自己当时的感觉。

常见的性生活问题

性生活时疼痛严重

产后阴道内的爱液不能正常分泌，再加上妻子无法适应身体的变化，发生关系时容易紧张，很难兴奋。因为没有分泌物流出，阴道壁很容易出现伤口。很多妻子都会经历严重的性交疼痛，分娩6个月后还感觉到性交疼痛，往往是因为产后心理压力太大。如果压力持续，那么夫妻关系会恶化，所以要努力通过身体接触和对话消除不安。

因为肥胖而逃避

如果说孕前戴胸罩是为了表现美，那产后胸部变大、变重，胸罩是用来支撑胸部的，成了必需品。生完孩子后，肚子失去了弹性，腰围增加了，孕期增加的体重也改变了体型。因为讨厌这些身体变化，产妇往往容易失去自信，所以日复一日地逃避性生活。

孩子哭闹打扰性生活

因为孩子半夜会醒来哭闹，往往导致性生活精神无法集中。在气氛正浓的时候，因为孩子的哭声而导致性生活被几次打断，肯定会让双方欲望大减，很容易慢慢疏远。

太疲惫导致无性欲

分娩后体力变弱，很多人会经常感冒。经期不正常、肌肉痛、肩膀酸痛、牙齿疼痛、手腕疼痛、便秘等是初次分娩的新手妈妈们都会经历的疾病，再加上一整天都要照顾孩子，晚上一到床上就累得不行。此时丈夫如果还在旁边不识趣地挑逗，妻子很有可能会发火、烦躁，排斥性生活。

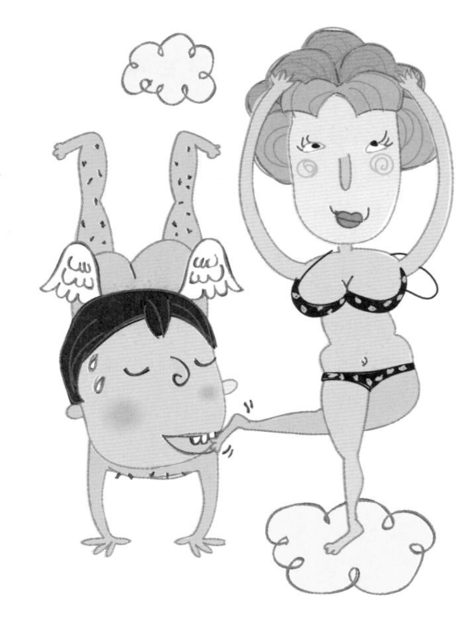

阴道变得松弛，分散注意力

自然分娩后，阴道肌肉变得松弛，很多人都说性生活时感觉跟以前不一样了。因为总是有松弛感，所以妻子经常会关注那里，过性生活时精神根本无法集中，结果跟丈夫的性生活变成了妻子的“义务卫冕赛”。

散漫的生活，感觉不到对方的魅力

整天跟孩子打交道，忘记了维护形象。因为整天在家，产妇总是穿着加长的裤子或松垮的T恤等，身上带着孩子的味道，有时还沾着脏东西。即使外出，也是以孩子为中心，因东西太多，很多时候根本无法打扮自己。所以，平时要多创造温馨的夫妻生活，才不至于让两人疏远。

增进性生活质量

记录孩子的睡眠时间

如果注意力都在孩子身上，不仅性生活变得困难，严重时（频繁地、长时间地处于紧张状态）性器官的血管和肌肉会收缩，可能会发生勃起障碍或兴奋障碍。如果掌握了孩子的睡眠时间，则能更加自由地享受性生活。可以留心观察孩子深度睡眠的时间，并且灵活利用。也可以偶尔将孩子托付给妈妈或婆婆，创造夫妻单独相处的时间。即使开始很困难，但坚持一下，夫妻关系就可以避免危机。

通过Kegel练习提高性敏感

阴道收缩3秒后再放松。小便时也用力憋住3秒再放松。不要活动腿和屁股上的肌肉，只收缩阴道。开始时1天50次，慢慢增加次数。坚持做1～2个月，就能看到效果。小便不要1次解决，分3次解决也会有效果。“Kegel”是1950年一位叫Kegel的医生开发的治疗尿失禁

Q 自然分娩会使阴道松弛吗?

A 事实上正确的说法是阴道变得更加成熟，而不是松弛。分娩前的阴道壁比分娩后坚硬，弹性也相对较少。阴道壁经过分娩后，会像充分发酵的面团一样，处于很柔软的成熟状态。伸缩性也变得很好，能很柔软地包住男性生殖器。不要因为觉得阴道松弛就不过性生活，就算有不安，也应该坚持，在性生活的过程中，慢慢恢复自信。

想让阴道肌肉恢复弹性，就要靠锻炼。随着年龄增长，肌肉减少，肥肉增加，阴道的肌肉也一样。最好经常做一下能锻炼阴道肌肉的Kegel运动。不仅能促进阴道肌肉收缩，也能预防尿失禁，加强性敏感度。

的方法，70年代人们发现，它在提高女性的性敏感方面有显著的效果。

产后性快感增加与减少的原因

1. 性快感增加 阴道括约肌和会阴部的肌肉在帮助女性达到性高潮方面起重要作用。性兴奋时，阴道内分泌黏液，阴道周围组织充血，入口能充分地膨胀。到达最高峰时，阴道括约肌和会阴部的肌肉会周期性地收缩。分娩前未成熟的子宫、阴道部位的血管和肌肉，会经过怀孕和分娩而得到充分的锻炼，通过在分娩时获得的自信，女性在性生活时也能更加主动，感受到新的性快感。
2. 性快感减少 分娩后因阴道的黏液分泌变少，而感觉到疼痛，或因分娩和育儿而感到有压力，或因对怀孕的恐惧而对性关系本身抗拒等，都会导致性敏感度降低。特别是哺乳时，随着乳汁激素增加，雌激素分泌比率相对减少，这样会导致阴道萎缩、干燥，性生活困难。

即使没有性欲，也要有身体接触

由于产后身体和生活的变化，产妇常常感觉压力很大，从而减少性生活的次数。哺乳期间性欲也会暂时下降。即便如此，也不能让夫妻关系疏远。在确认夫妻间的爱意上，性生活很重要，但是通过身体接触，也能确认彼此的存在感。看电视的时候，可以挽着胳膊；早上丈夫上班时，妻子也可以温柔地表达爱意。即使没有性欲，也应该持续地进行身体接触，这样才能尽快恢复性生活的正常。

把握性敏感带，多做前戏

如果感到疼痛严重，不一定非要进行“插入式性交”。通过相互爱抚，也能充分得到满足，这也是守护爱情的技术。一起洗澡或增加前戏时间，拜托丈夫不要性急地插入，可以在手和脚、舌头和嘴、腋下、后脖颈、膝盖内侧等部位，一个个地去寻找对方的性敏感区，使对方达到高潮。爱抚的基本原则是“由面到点”。用手掌温柔地抚摸全身（面），开始爱抚，慢慢减少范围，转向阴蒂部位（点）。妻子也一样，先抚摸全身，然后接近阴茎。一定要了解爱抚的原则，准确地知道对方和自身的性敏感带。越了解性生活中的情趣培养，两人才越享受。

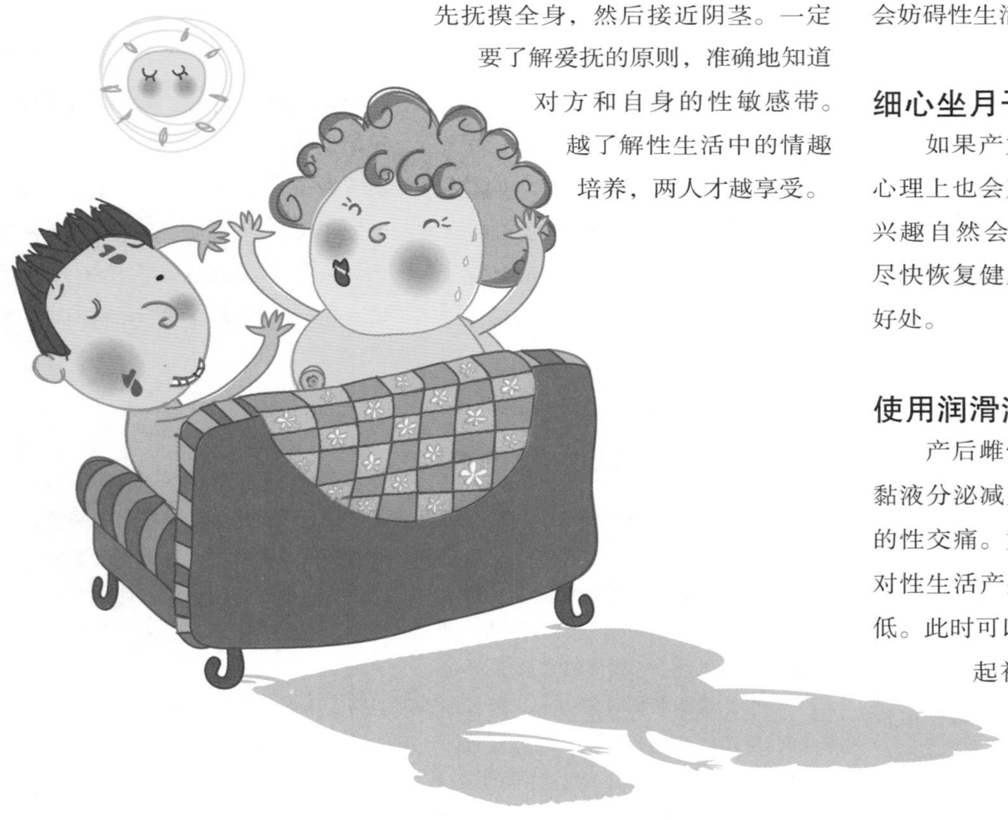

疲惫时，多对话

越拖延、逃避性生活，夫妻感情越容易恶化。因为疲劳而放弃，就等于放弃了婚姻生活中最重要的部分。如果很难单独抽出时间来享受性，至少也要创造一种对话的气氛，将双方的想法坦诚交流，像初恋那样。创造一种新的亲密感也是一种好的办法。如果形成一种跟新环境相协调的亲密感，疲惫感就不会妨碍性生活了。

细心坐月子

如果产妇身体恢复缓慢，那么心理上也会产生畏惧，对性生活的兴趣自然会降低。细心地坐月子，尽快恢复健康，对夫妻性生活很有好处。

使用润滑液等辅助用品

产后雌性激素分泌低下，阴道黏液分泌减少，会感到孕前没有过的性交痛。如果放任不管，可能会对性生活产生抗拒，导致性敏感降低。此时可以尝试使用乳液或凝胶。起初会不习惯，但是只要适应了，对恢复性生活会有很大的帮助。

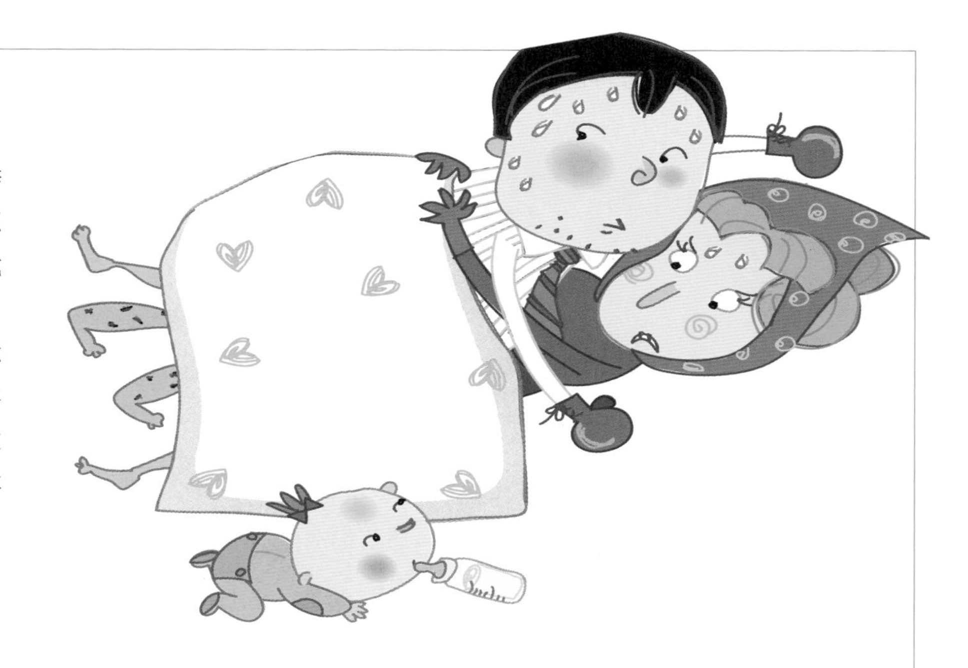

自信满满地开始自我管理

生孩子成了很多产妇为身材辩护的好借口。如果你已经很讨厌照镜子，讨厌梳妆打扮，不想去正式场合抛头露面，那从恢复自信的角度来说，也最好开始减肥。即便觉得很难，也要常常打扮自己，这样才能给生活注入活力。别总是站在孩子妈妈的立场为自己辩解，与其这样，还不如鼓励自己增强自信心，这样才能更自信地享受性生活。

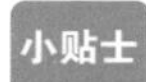

小贴士 从上床睡觉的姿势开始改变吧。猛一下趴在床上，还不如先做一些小的准备运动。为了夫妻生活更加协调，努力改变自己，这也是夫妻之间相处的礼仪。

拥有平和的心态

避孕的担心、养育第1个孩子的负担和责任感、过度的疲劳感，这些都是妨碍性生活的因素。怀孕不顺利、分娩过度痛苦的人，在开始正式的夫妻性生活时，都需要花费时间来适应。事先跟丈夫商量一下，定好合适的避孕方法，让自己以最轻松的心态开始性生活。

让夫妻性生活和谐的附加建议

妻子希望被爱抚

大部分的妻子对丈夫最不满意的、控诉最多的，就是没有爱抚直奔主题。女人心动了，身体才会跟随。热情的抚摸能让妻子满足，会自然地让妻子打开身体。女人在性生活时，最想要的肯定是爱抚。

阴蒂是第1性敏感带

阴蒂表面由黏膜组成，相当敏感。如果摩擦过度，不仅感觉不到快感，反而会很痛苦。开始时丈夫应该用手掌温柔地刺激妻子的性器官，整个手掌温柔地包住性器官，手指放在大阴唇上，向阴蒂部位转移，轻轻地按压、抚摸，来回活动，等到爱液分泌后，再尝试插入。

乳房是第2性敏感带

因为乳房的性敏感区主要集中在乳头部位，如果丈夫想通过爱抚乳房来提高妻子的性敏感，就需要集中刺激乳头周围的神经。但抓住整个乳房、胡乱揉捏的暴力行为，反而会给妻子带来痛苦。爱抚乳房的时候，应当用手掌从下面开始温柔地按压，并向上轻推，用手指轻轻地刺激乳头。

丈夫也希望被爱抚

虽然丈夫也希望被爱抚，但分娩后慵懒的妻子往往很容易疏于爱抚。即使是平时很擅长爱抚的妻子，在产后对爱抚也很难提起精神。所以妻子不能只关注自己的痛苦，只想让丈夫给自己爱抚，而要更加主动，积极地面对性。最重要的是，先要了解丈夫的性敏感带在哪儿。

男性希望性器官被爱抚

男性的阴茎和女性的阴蒂一样，是第1性敏感带。阴茎既是年轻男性的第1性敏感带，同时又是自尊心的象征。如果妻子很不情愿地去抚摸阴茎，那丈夫可能会感觉没有被爱。即使不口交也没关系，妻子可以用手温柔地握住，轻轻揉捏，向丈夫表达自己的爱。

男性的乳头也是性敏感带

很多女性并不知道，男性的乳头也是性敏感带。爱抚男性的乳头时，很多男性也会有敏感反应。虽然男性的乳房比女性的乳房小，激素分泌也少，但是跟女性一样，乳头也是性敏感带。用指尖抚摸并亲吻，或温柔地抓住、轻咬，能充分地让丈夫兴奋。

step 6
坐月子指南

克服产后抑郁症

有 85% 的产妇经历过产后抑郁，精神科经常称之为“情绪感冒”。如果无法找到合适的缓解方法，可能会持续 1 年以上，所以要多加注意。

为什么会得产后抑郁

受激素和环境变化的影响

雌性激素在孕期持续增加，产后 48 小时内会减少 90% ~ 95%，激素的变化会扰乱脑神经传达物质系统，易得抑郁症。甲状腺激素的减少也会影响情绪。

压力大，睡眠不足

育儿压力大，或持续睡眠不足，都很容易产生抑郁。产后产妇的身体还不正常，再加上孩子每 2 小时就要吃 1 次母乳，根本无法深度睡眠，因此会让产妇产生厌烦情绪。因为奶水不通畅而感到压力或育儿及家务活不顺心时，会产生绝望感，也会使产妇抑郁。

感觉自己被冷落

在生孩子之前，所有人的关心都在产妇身上，但生完孩子后，丈夫和公婆都只关心孩子，产妇常常感到被冷落。在所有人都高兴地给予祝福时，产妇是不好意思表达抑郁心态的。

对“妈妈角色”感到不安

有不少产妇很难适应“成为妈妈、要照顾孩子”的事实。性格比较细致、认真，做事干净利落的完美主义性格的女性，很容易得产后抑郁症。

找不到解决办法

有些妈妈心情抑郁，但找不到缓解的办法。有些是产后恢复不好，有些是身体不舒服、孩子又太小，还有些是要 24 小时待在家，因此产生了各种心理压力。

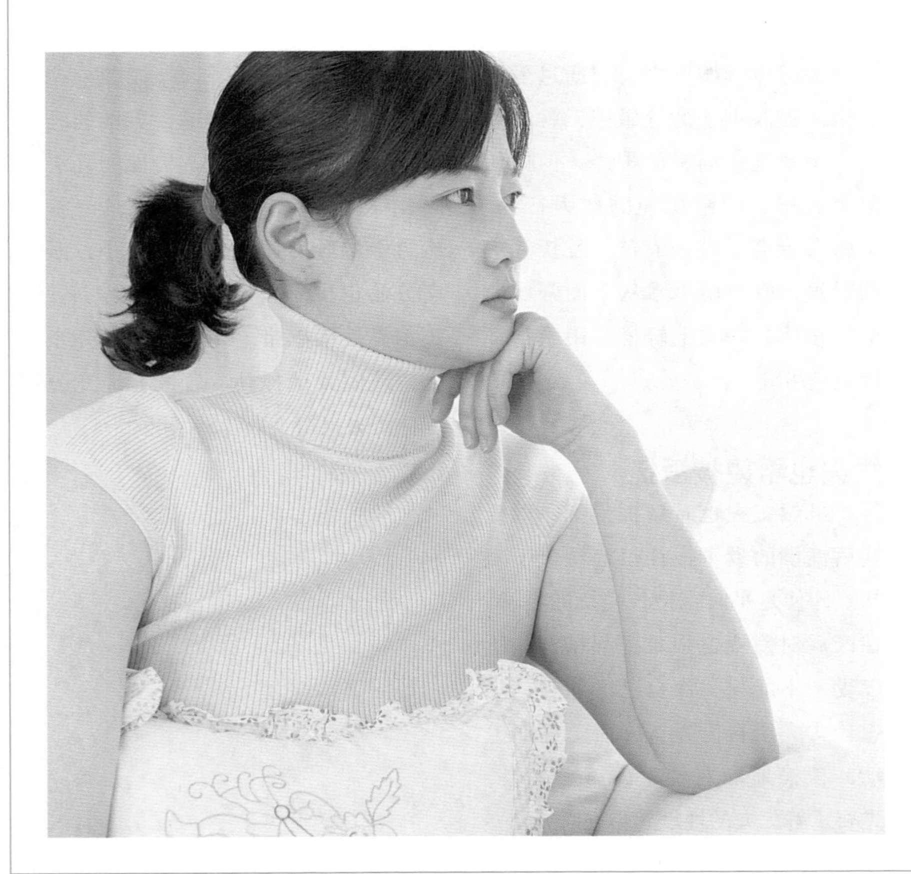

产后抑郁症的危险

85% 的产妇经历过

分娩后 2 ~ 4 天内总流泪，心情变化起伏较大，在一些小事上也变得计较，这些症状被称为产后抑郁症，这种被不安和恐怖折磨、失眠或只想睡觉的症状会持续 2 周以上，有的人还会发生记忆力减退或注意力下降，但大部分都会在 2 周内消失。但是，如果 4 周后的症状比产后还严重，说明已经正式发展为产后抑郁症，需要接受治疗。

症状严重要接受治疗

10% ~ 20%的产妇，在产后4周前后抑郁症会变得严重，最短3个月，最长1年会经历严重的抑郁症，这时需要治疗。孕前经历过经前综合征、怀孕时患过抑郁症、有抑郁症家族病史等情况，很容易出现产后抑郁。极少的产妇会在分娩几天后到2周内感到心理兴奋，过2周后又出现极度情绪不安、愤怒、睡眠障碍、被害妄想、夸大妄想等症状，这是产后精神疾病。

也能危害到孩子情绪

如果妈妈得了产后抑郁症，新生儿也会受到压力，血液中皮质醇比正常人高很多。孩子长大后，一旦受到压力，也会反应敏感。妈妈一旦发现自身出现抑郁症，最好马上采取措施，如果因为是精神方面的问题而放任，症状会持续更久，不仅可能会更严重，也会给孩子造成不良影响。

怎样克服产后抑郁

第1步 | 冷静地观察自己

回想一下1天内抑郁的时间是几小时，以及从什么时候开始抑郁。如果一整天都处于抑郁状态，且持续了1周以上，那这种抑郁就是很难独自克服的了。不要再拖延，向医生说出自己的状态，及时寻找解决办法。

第2步 | 坦诚告知亲近的人

将自己的心情真实地向他人倾诉，是克服抑郁症的第1阶段。向了解自己的人敞开心扉，诉说现在的心情。

第3步 | 每天吃一点巧克力或糖

吃甜食会让脑下垂体分泌一种内因性吗啡，能让心情变好。准备好零食，每当心情低落时，有意识地吃一点儿。

第4步 | 不要勉强自己保持和善

公婆盼望着生个孙子，但因为生了个孙女而觉得遗憾，往往会表现出对儿媳妇的不满，这会让产妇变得更加抑郁。这个时候要向丈夫说出真实心情，拜托丈夫在自己心情变好之前，不要让自己与公婆再碰面。要明确说明不是讨厌公婆，而是因为接触他们对情绪好转没有帮助。

第5步 | 为孩子着想，暂时将孩子托付亲人

产妇整天都要照顾刚出生的孩子，很难平复忧郁。为了孩子，应该将孩子暂时托付给自己爸妈或公婆照看几天。虽然会觉得不安，但他们比新手妈妈更会照顾孩子，不用担心。

第6步 | 离开家，散散心

将孩子托付给别人独自外出一两天，也会让自己的心情轻松不少。跟朋友见面，聊聊天、逛逛街、看场电影、买买东西，做一些让人轻松愉快的事。

第7步 | 想象孩子很快会长大成人

孩子从出生到走路只需要1年。产妇有时会想“什么时候才能从劳累的育儿生活中解脱出来”，但是孩子出生3个月后，脖子就能支撑了，晚上也不会总醒，照顾起来会更轻松。如果是年轻的产妇，可以积极地想象一下，同龄晚生的朋友还在怀孕，而自己的孩子已经可以送到托儿所了，自己可以更早地开始以前的生活。给自己暗示“很快”这个概念，会对心理产生积极影响。

自我检查 

产后抑郁症的常见症状

- □没有特别的理由却经常不安，日常生活中有时感到惊恐。
- □觉得自己很不幸，经常流泪。
- □睡不好或睡眠过多。
- □食欲明显降低。
- □经常过度自责，觉得自己成了孤家寡人。
- □无意识地对丈夫冷淡，讨厌性生活。
- □经常感到疲劳无力。

第8步 | 向精神科医生咨询

如果前面7个步骤都没有用，就要去看精神科医生。虽然所有的精神科都接受产后抑郁症的咨询，但去专业治疗女性抑郁症的精神科咨询和就诊更好。

第9步 | 为了自己和孩子，最好接受治疗

如果症状变得更加严重，就要将孩子托付给别人，自己尽快去接受治疗。这样做可能会产生内疚感，但治疗抑郁症是必要的，这不仅是为了妈妈自身，更是为了孩子着想。

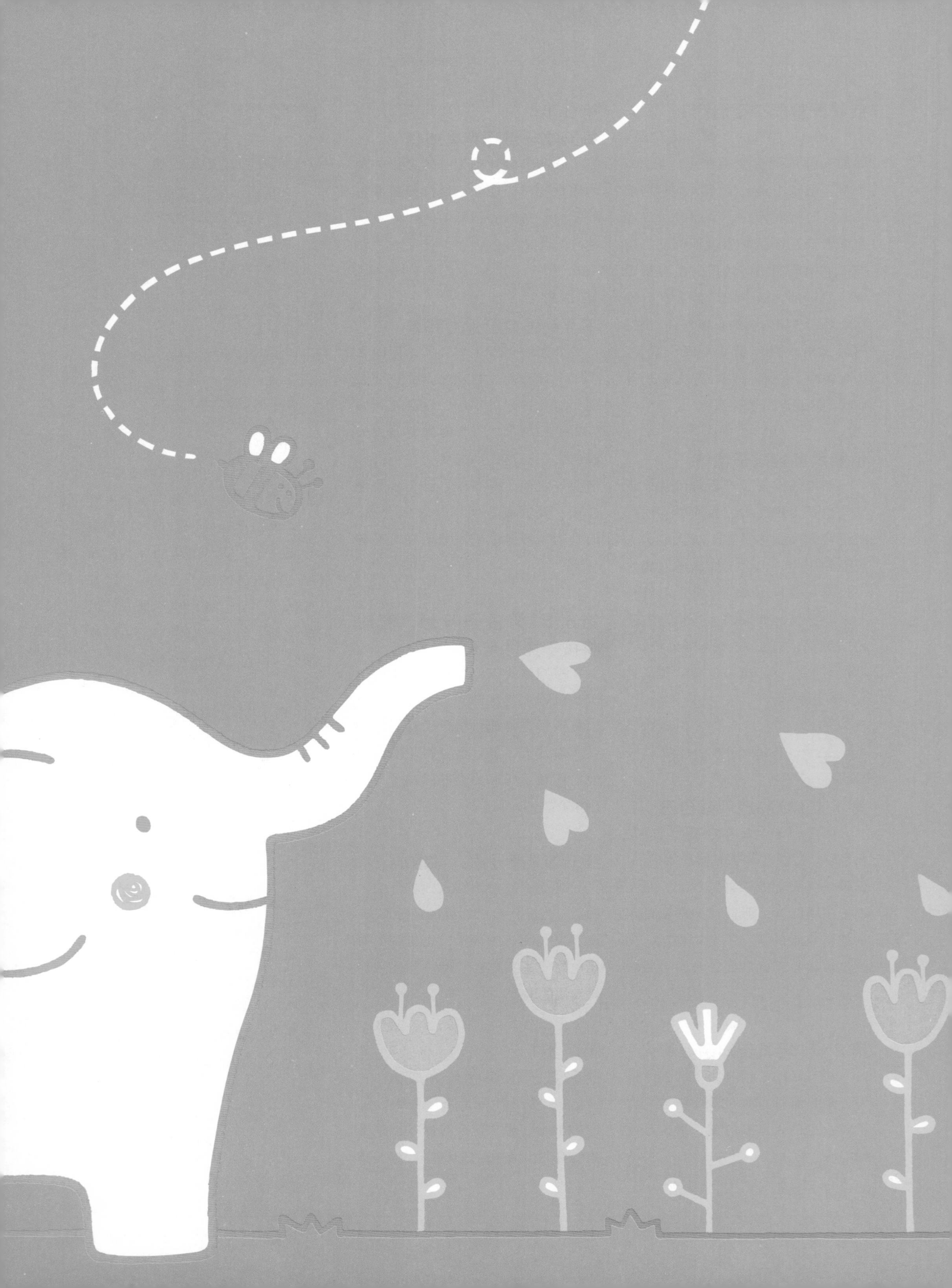

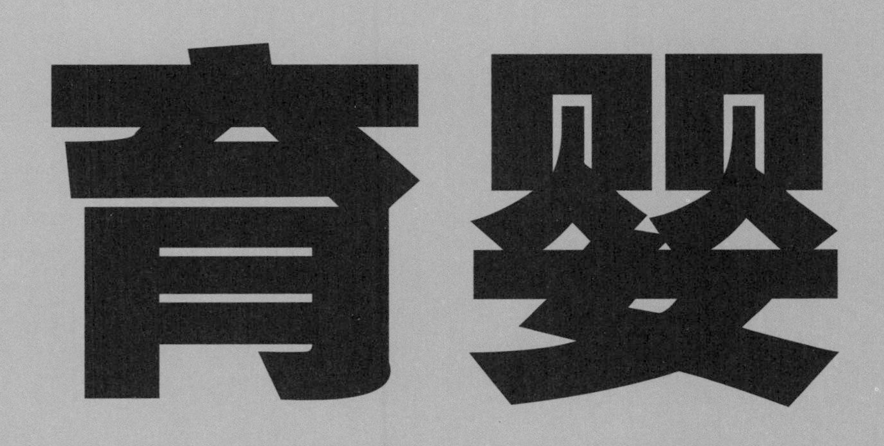

为成长中的宝宝加油

孩子开始一天天地长大。
他们的样子非常招人喜欢，
他们的成长让人感到惊奇。
妈妈希望孩子吃得好、睡得好、玩得好，
不生病……
妈妈在为孩子努力地做好每一件事。
在孩子健康成长的路上，
妈妈一步一步小心翼翼地陪伴着，为孩子加油。
转眼间，你就会看见你的孩子努力地踮起脚尖，
奋力地张开双臂，拥抱这个世界。

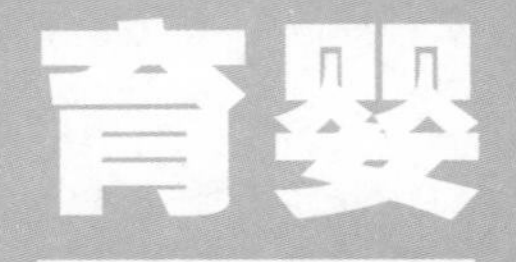

育婴

Step 7 护理新生儿

育婴室里的宝宝 / 认识新生儿的身体 / 新生儿的特征 / 新生儿的健康问题 / 如何给宝宝洗澡 / 如何清洁宝宝的性器官 / 洗澡后的护理要诀 / 如何给宝宝换尿布 / 如何给宝宝穿衣服 / 护理新生儿的疑问 / 安全抱宝宝的技巧

Step 8 母乳喂养

母乳喂养的好处 / 喂多少母乳最合适 / 母乳喂养的成功秘诀 / 喂母乳的正确姿势 / 职场妈妈如何喂母乳 / 母乳喂养的大小事 / 喂养前的乳房按摩法 / 哪些事会妨碍母乳喂养 / 断奶的方法 / 奶粉喂养的方法 / 奶粉喂养的疑问 / 断掉夜间喂奶

Step 9 照顾不同月份的宝宝

照顾1～2个月的宝宝 / 照顾3～4个月的宝宝 / 照顾5～6个月的宝宝 / 照顾7～8个月的宝宝 / 照顾9～10个月的宝宝 / 照顾11～12个月的宝宝 / 照顾13～15个月的宝宝 / 照顾16～18个月的宝宝 / 照顾19～24个月的宝宝 / 照顾早产儿、低体重儿、过熟儿 / 宝宝正常发育的标准 / 宝宝的大便与健康 / 宝宝的排便训练 / 宝宝睡觉习惯的养成 / 给宝宝按摩 / 保持乳牙健康的方法 / 带宝宝外出的准备 / 如何挑选适合宝宝的玩具 / 如何挑选适合宝宝的绘本 / 管教孩子的好方法 / 表扬孩子的好方法

Step 10 断乳食品喂养

断乳食品的基本知识 / 断乳食品的食材选择 / 不同食材的使用时期 / 教宝宝用餐具 / 初期断乳食品（出生后4～5个月）/ 中期断乳食品（出生后6～8个月）/ 后期断乳食品（出生后9～10个月）/ 结束期断乳食品（出生后11～12个月）/ 给宝宝喝的汤 / 周岁前的禁忌食品 / 教宝宝养成正确的饮食习惯 / 生病时吃的断乳食品

Step 11 新生儿常见病百科

预防接种的安排 / 正确地给孩子用药 / 0～3岁孩子的常见病 / 宝宝的安全与急救 / 照看患特应性皮炎的孩子 / 简单有效的民间疗法 / 汗疹和尿布疹 / 退烧的方法

step 7

护理新生儿

本章将集中分析新生儿的身体状况和发育特征，以及护理要点。让妈妈不再为黄疸、斜视等症状感到不安。本章还会介绍初为人母时最想知道的育儿常识，解决新手妈妈在护理新生儿时遇到的各类问题。

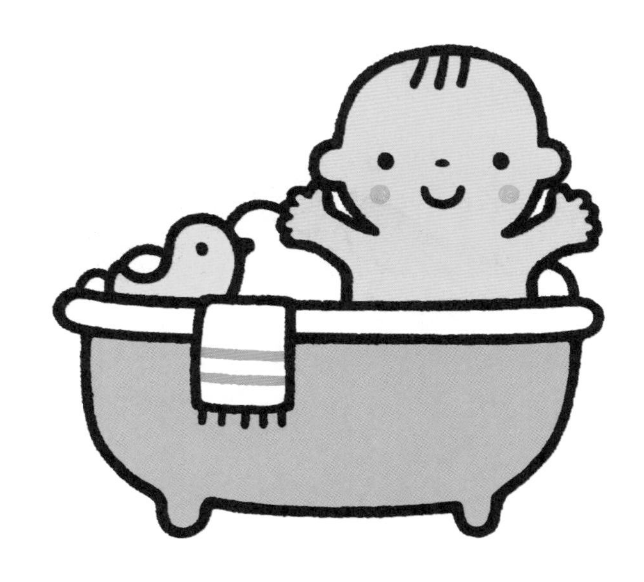

step 7

护理新生儿

育婴室里的宝宝

孩子出生后，首先要经历为期3天的医院生活。让我们了解一下，新生儿如何度过出院前的这段时光吧。

出生当天的分娩室

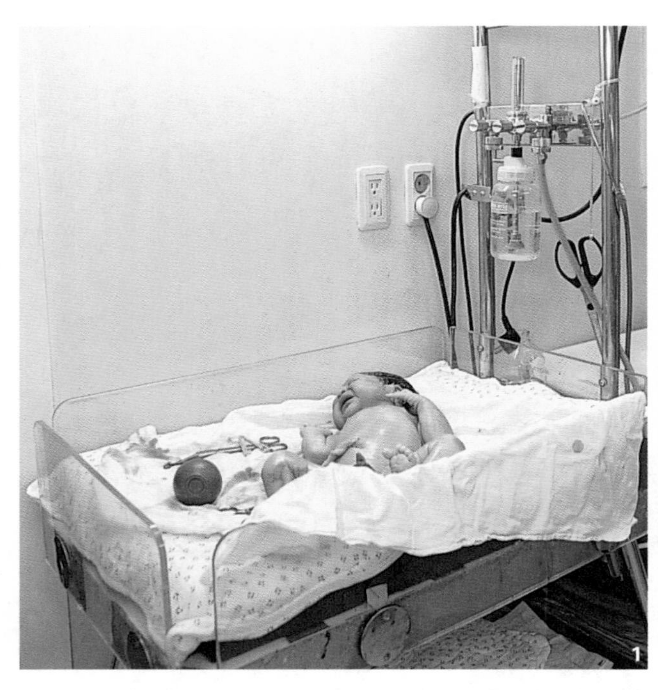

1

婴儿出生时，医生要为婴儿剪掉脐带，而护士则要确认婴儿出生的时间。新生儿体温如果急剧下降就有危险，所以要把新生儿用布裹好，送到辐射温热器（保温箱）里，提高体温。

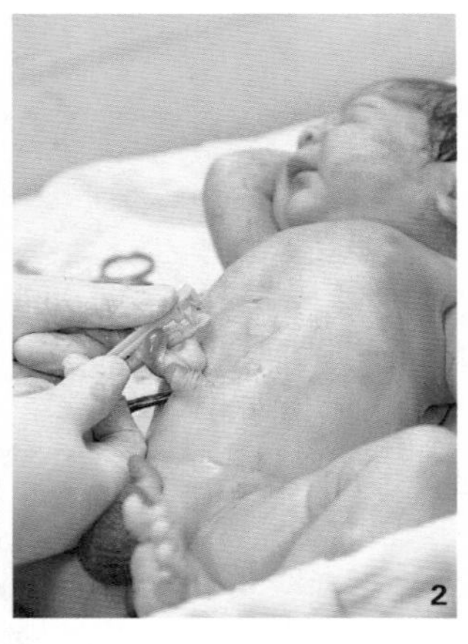

2 剪掉脐带后，剩余部分打好结，止血，把肚脐夹子夹在打好的结上，然后把余下部分剪短。

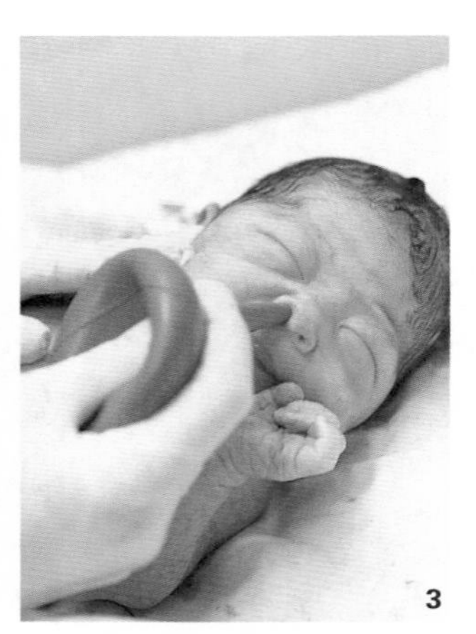

3 为了不堵塞呼吸道，利用吸引器清除羊水等排泄物。

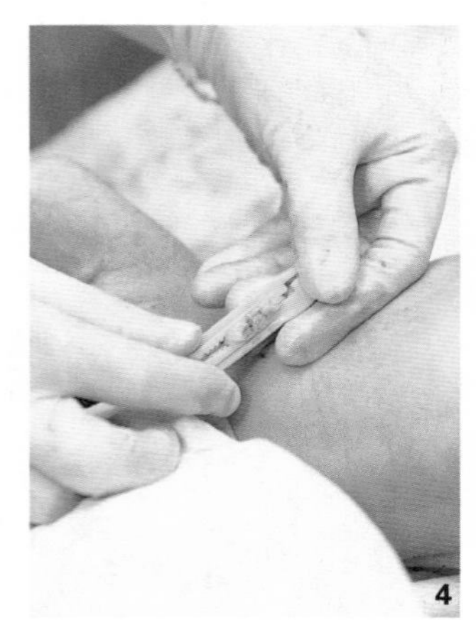

4 通过肚脐夹子外的脐带血管来确认新生儿血管是否正常。可以看到两根动脉和一根静脉。

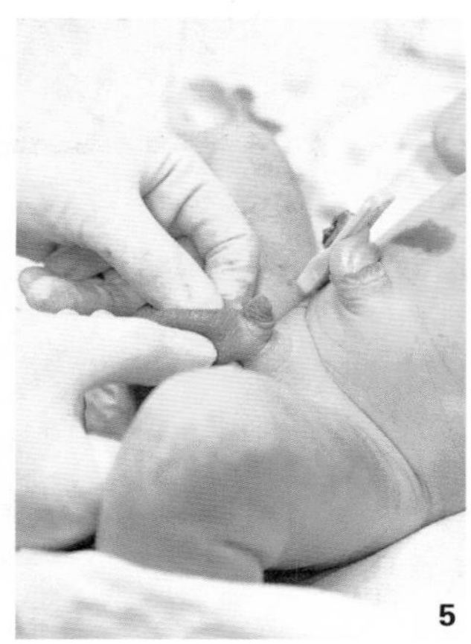

5 如果是男婴，睾丸会各自向两边下垂。摸摸阴囊，确认两个睾丸的位置是否正常。

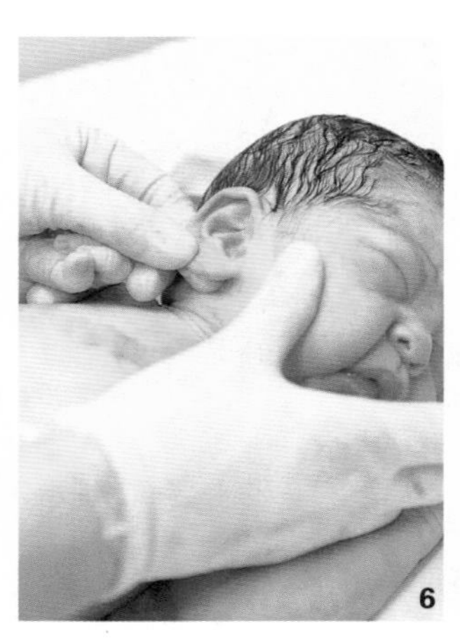

6 确认手指和脚趾的个数是否正常，耳朵等器官外形有无异常，确认是否畸形。

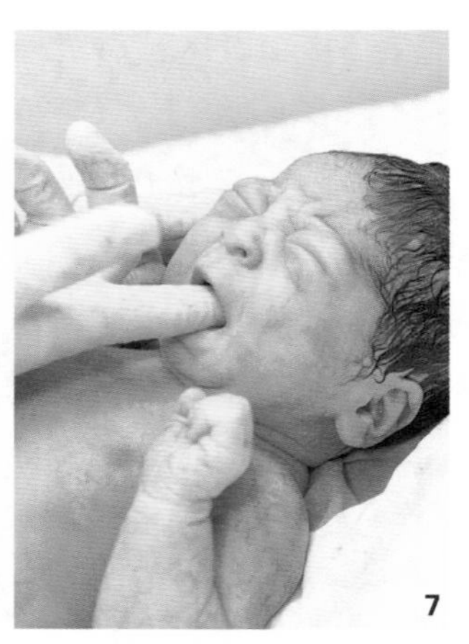

7 医生把手指放进新生儿嘴里，来确认是否有腭裂。

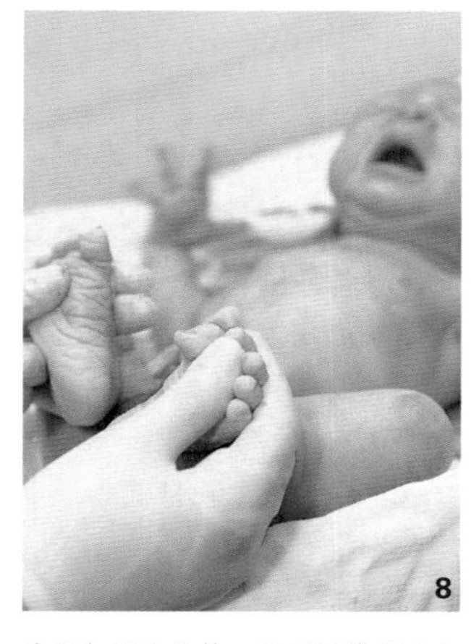

先举起婴儿上体，然后触摸婴儿脚掌，观察婴儿反应是否正常。这些简单的检查是在分娩室进行的。

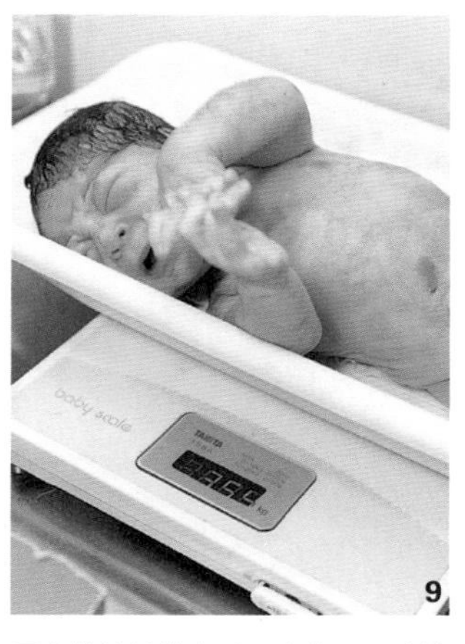

医生做简单检查后，会给婴儿称体重。称好后尽快用布把孩子包好，以防体温下降。

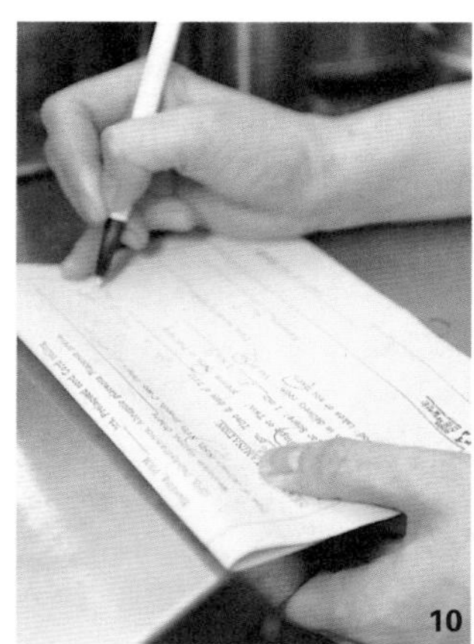

把婴儿出生的时间、性别、体重、状态、母亲姓名和分娩进行过程等都记录在表格上。

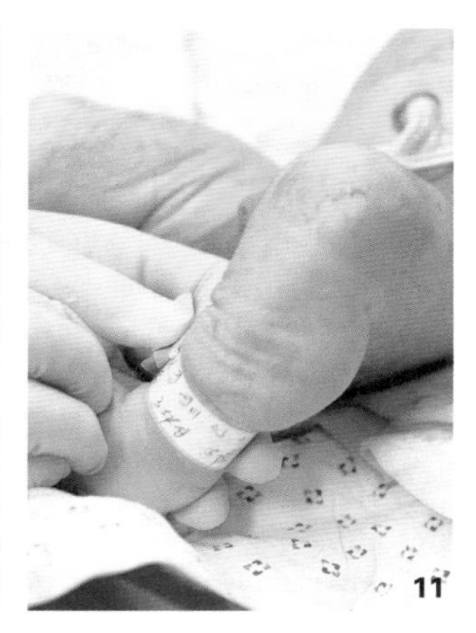

在婴儿脚踝上戴上记有出生日期、性别、母亲姓名、分娩形式等信息的脚环。

出生当天的新生儿室

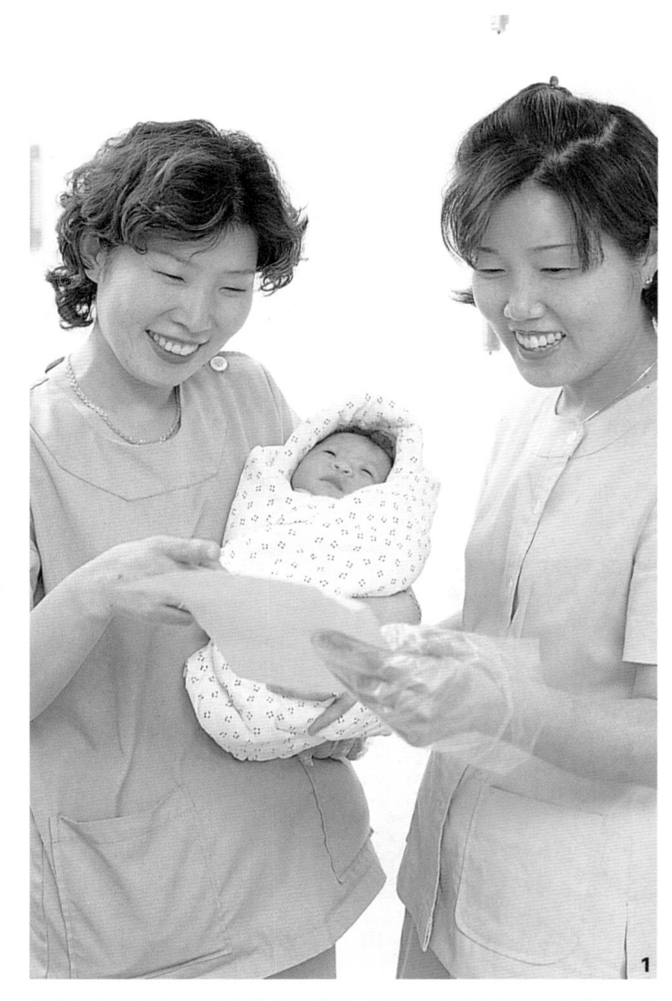

分娩室护士把婴儿交给新生儿室护士。同时也会转交记有母亲姓名、家庭住址、孩子的体重、妈妈和孩子的血型、妈妈生产的次数等信息的表格。

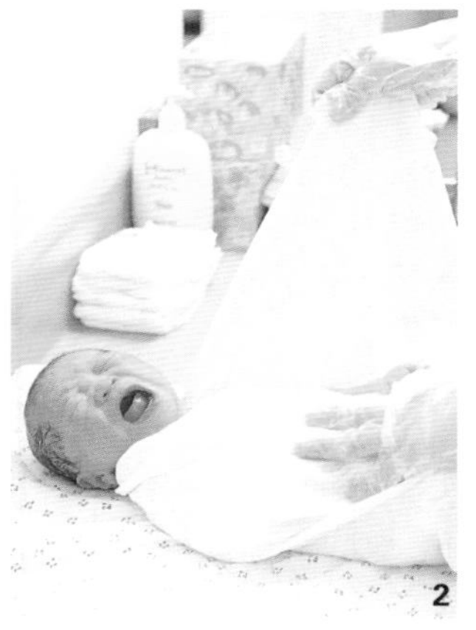

为了防止感染，新生儿室护士在触摸婴儿时，会戴上塑料卫生手套。婴儿用过一次的用品，就不可以再给其他婴儿用。

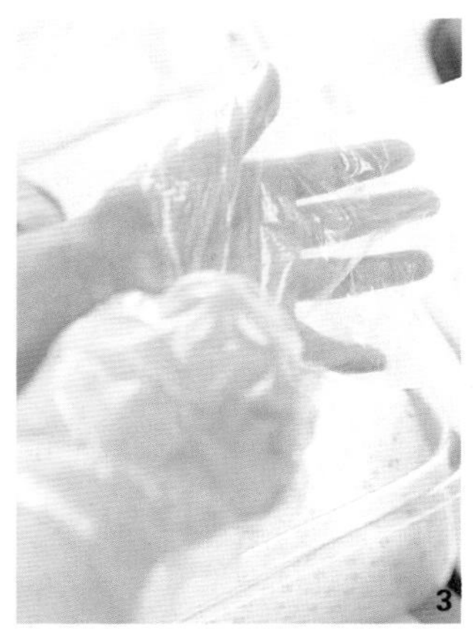

在分娩室包裹婴儿用的布，会沾染上血液和分泌物。为了给婴儿保温，交接后要马上给婴儿换上新布。

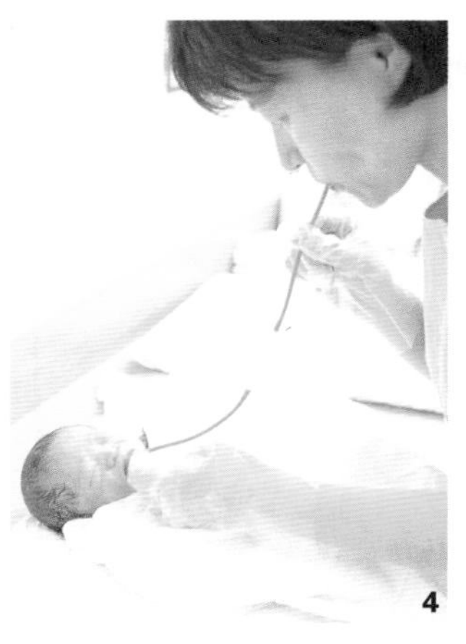

仔细清除在分娩室没有完全去除的婴儿身上的异物，以防婴儿窒息。

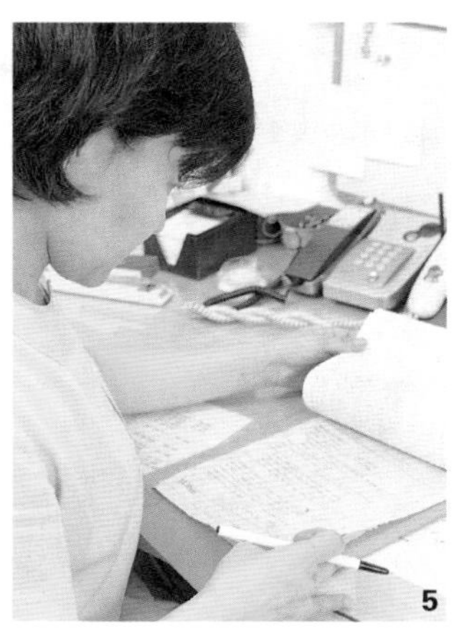

护士要随时观察婴儿状态，并记录在表上。发给家人会见孩子和妈妈的身份证件卡。

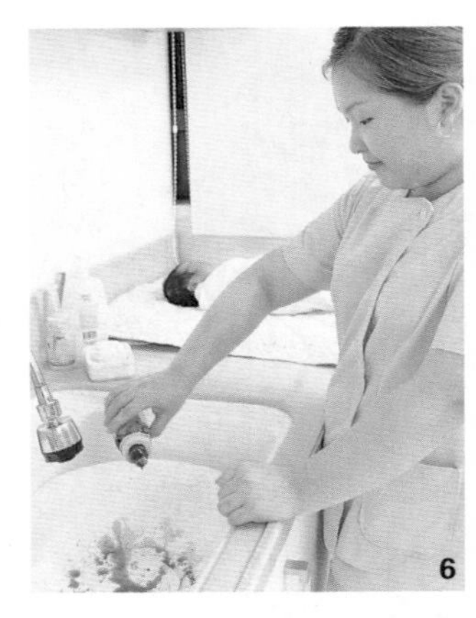

一般只清洗婴儿的局部，如果婴儿精神状况好，也可以洗全身。技术纯熟的护士会在极短时间内为婴儿洗个全身澡。

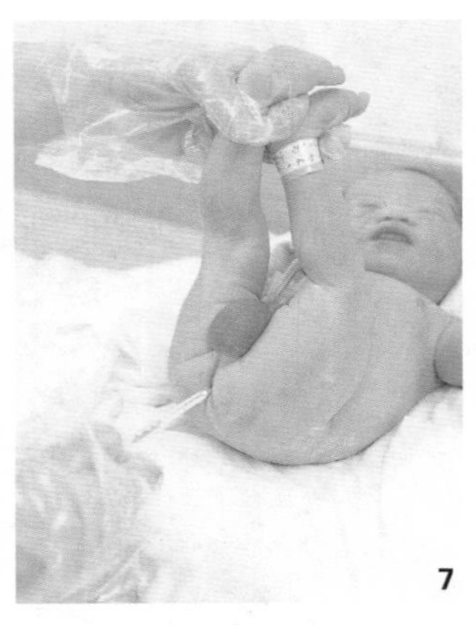

洗澡后为不让体温下降，要迅速擦干，再为婴儿做肛门检查。把肛门专用体温计轻轻塞进肛门约1.5 cm，检查是否堵塞。

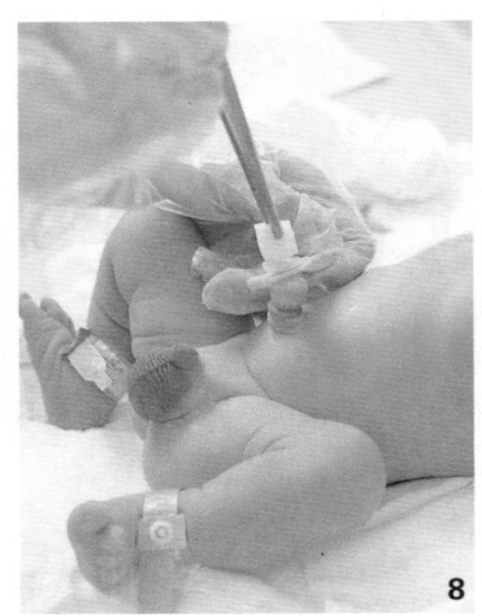

洗澡后一定要为肚脐消毒。用酒精棉球均匀地擦拭肚脐周围。再确认一下2根动脉和1根静脉是否正常。

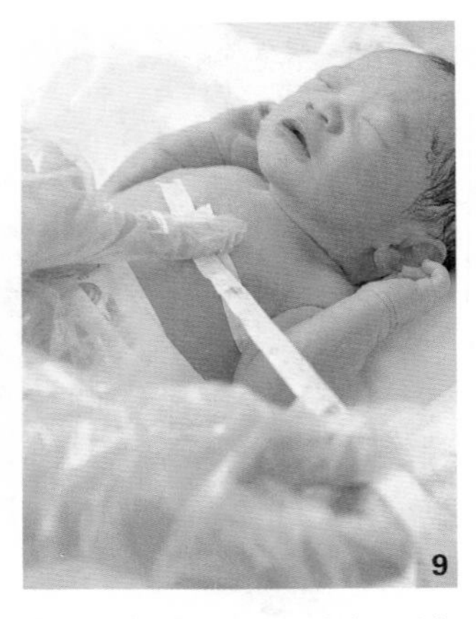

穿衣服前用卷尺量一下身长、头部周长和胸围。要每天记录与新生儿有关的体检信息和其他数值。

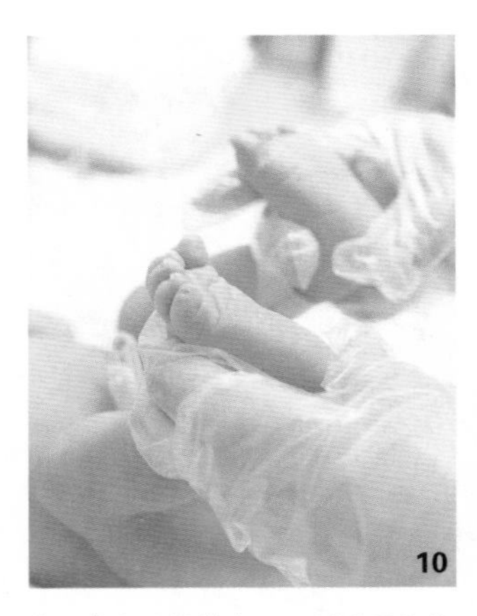

在不穿衣服的状态下，测验婴儿的反射作用，查看婴儿活动能力是否正常。

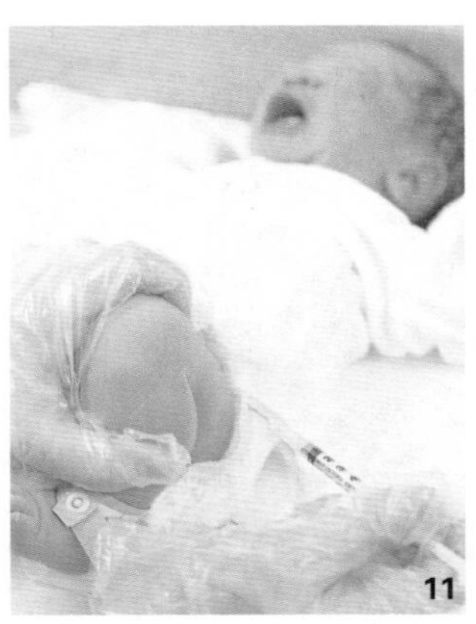

新生儿体内易因缺乏维生素 K 而出血，为防止出血，要给婴儿注射维生素 K。大部分医院同时会给婴儿接种乙肝预防疫苗。

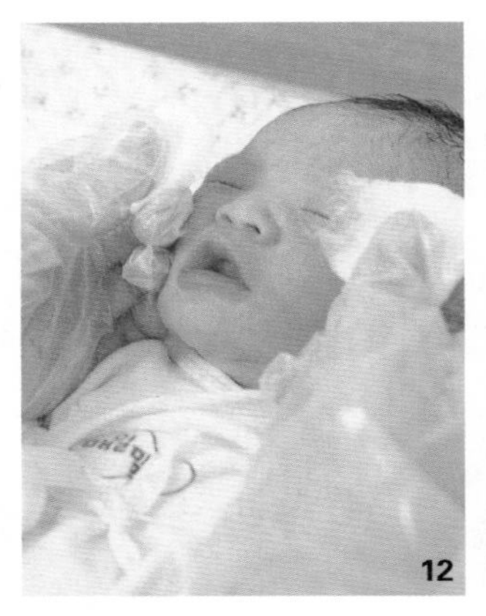

如果新生儿从妈妈那儿感染了淋菌，那么眼睛容易发炎。用海绵沾上生理盐水来擦眼睛，涂上土霉素抗菌眼膏。

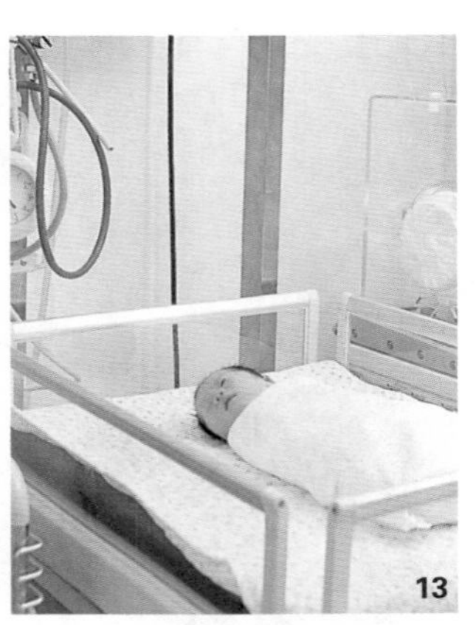

洗澡后的身体检查会使体温下降，为了提高体温，要用布把婴儿包好，然后平放到辐射保温箱内 1 ~ 2 小时。

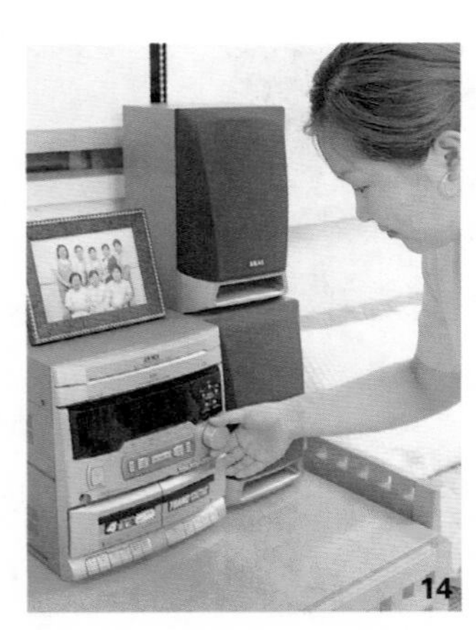

新生儿室常常给婴儿播放和心跳频率差不多的音乐，为婴儿提供安全、舒适的环境。

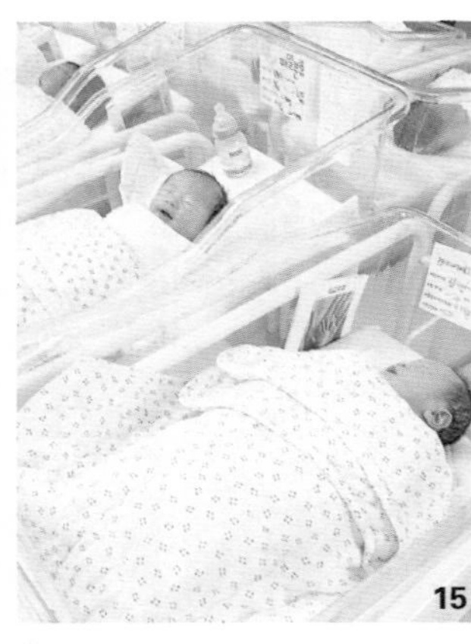

新生儿被放在塑料箱子内。出生后6小时内，为了能使孩子吐出在母亲肚子里吃的羊水，要让婴儿侧头躺着。

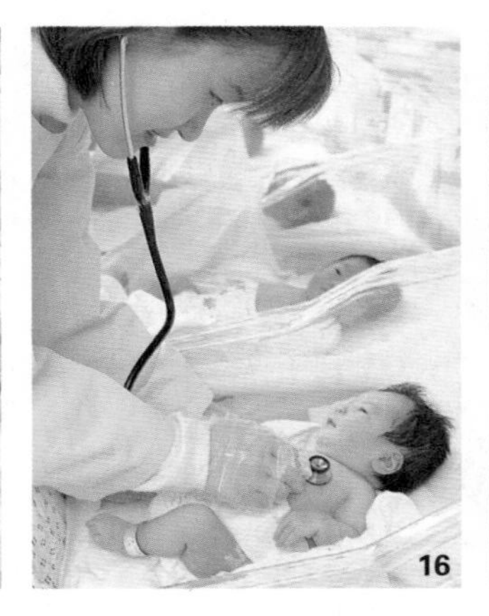

小儿科医生开始为婴儿做检查。检查呼吸是否正常、心脏有无杂音等。还会认真观察婴儿反射情况和身体是否对称。

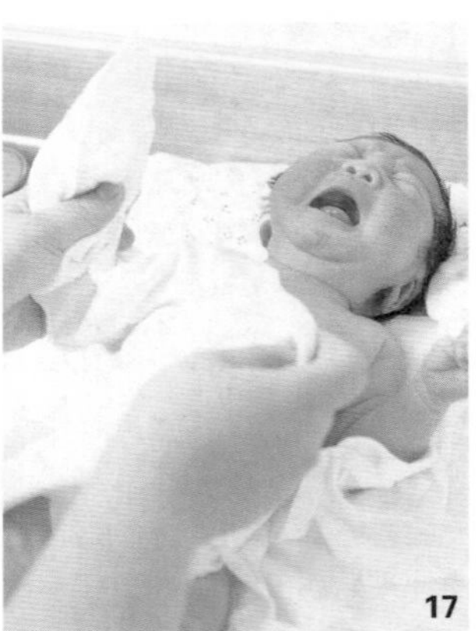

新生儿的胃肠功能还不成熟，经常会吐奶，要随时将其擦拭干净，再换上新的衣服。

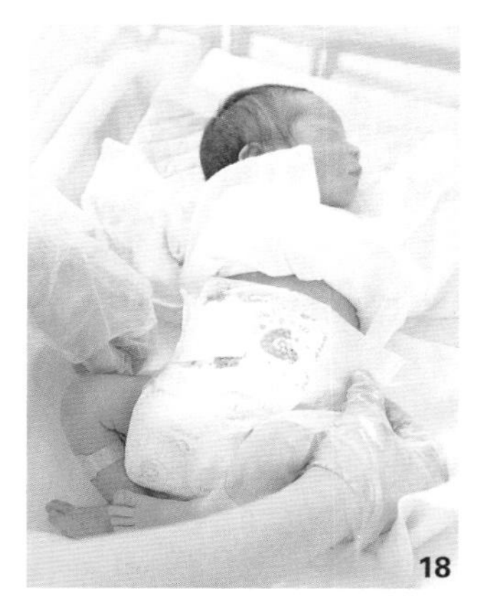

喂奶 30 分钟前，要给孩子换尿布。观察孩子第一次排的大小便，可以帮助确认肠和肾脏功能是否正常。

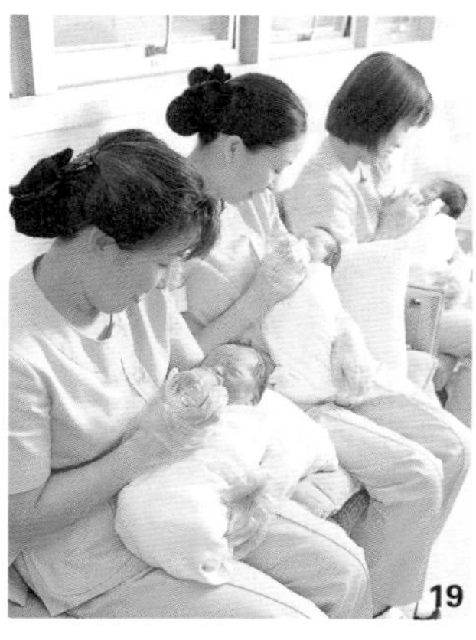

喂奶要每次间隔 3 小时，1 天喂 8 次左右。喂母乳时可以母子同屋，也可以直接去母乳喂奶室喂奶。

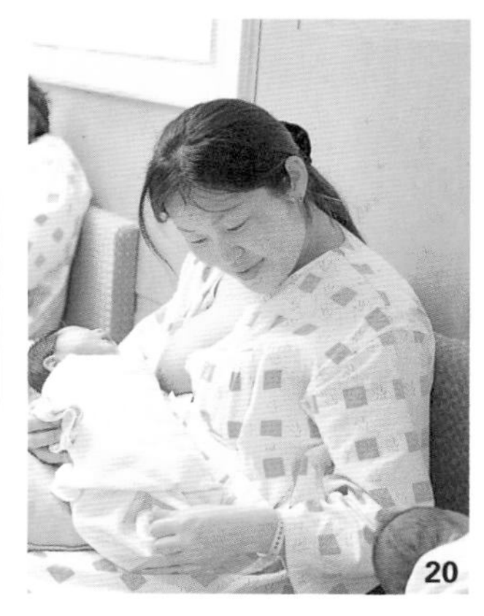

喂奶时间每个医院会有不同。有的医院，产妇可以用吸奶器挤出母乳，交给新生儿室护士代喂。

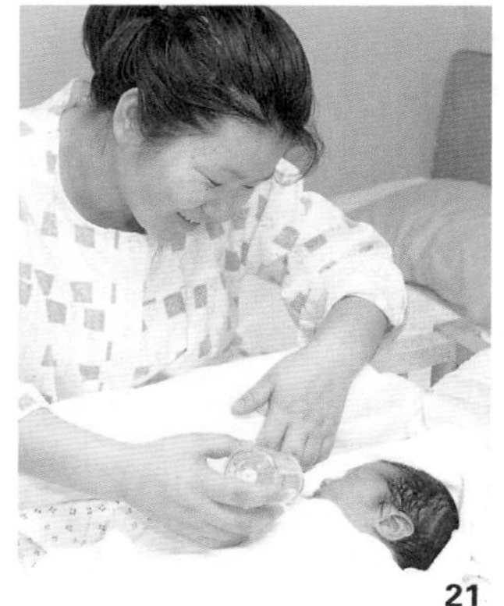

如果母子同室，那么从上午 10 点到晚上 8 点，妈妈可以随时给孩子喂奶。

出生后第 2 天

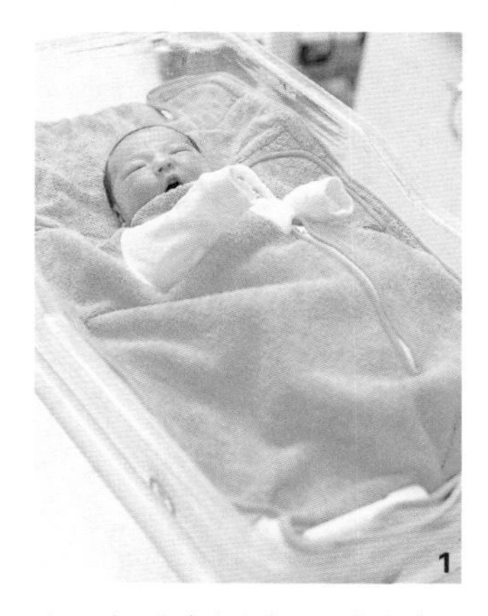

小儿科医生会在上午和下午各查一次房。上午会确认一下婴儿在夜间的健康状况。

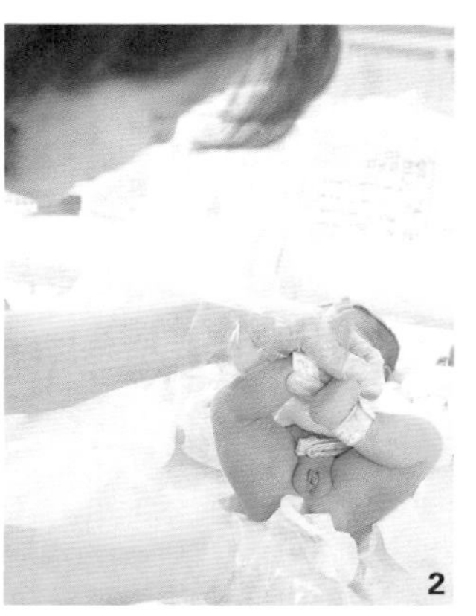

如果婴儿消化好，排便也比较稳定。哺乳 30 分钟前，在换尿布时，也可以检查婴儿的大小便。

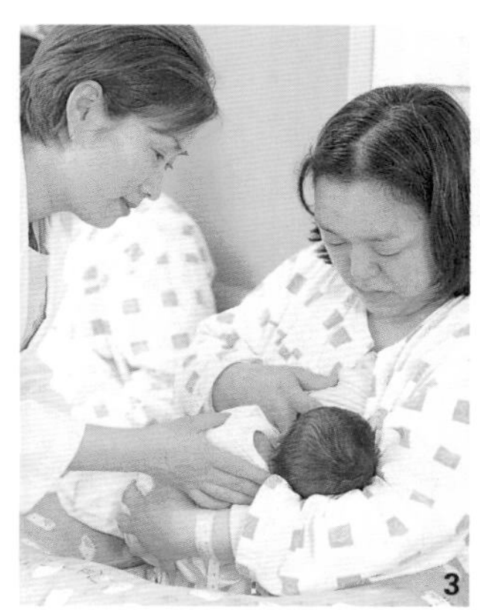

出院前一天，医院会对产妇就照顾新生儿和坐月子等常识进行培训。

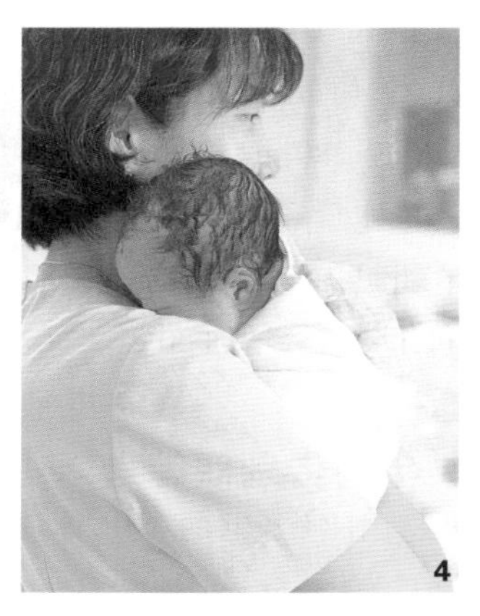

如果孩子哭，新生儿室护士会马上哄孩子。因为一个孩子哭，就会引起周围的孩子一起哭。

出生后第 3 天

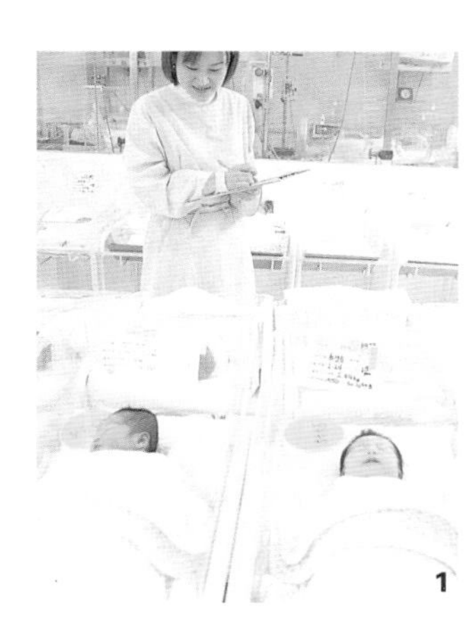

临出院前，小儿科医生会到新生儿室最后一次查房。如果那时发现婴儿异常，就要继续住院观察，接受治疗后才能出院。

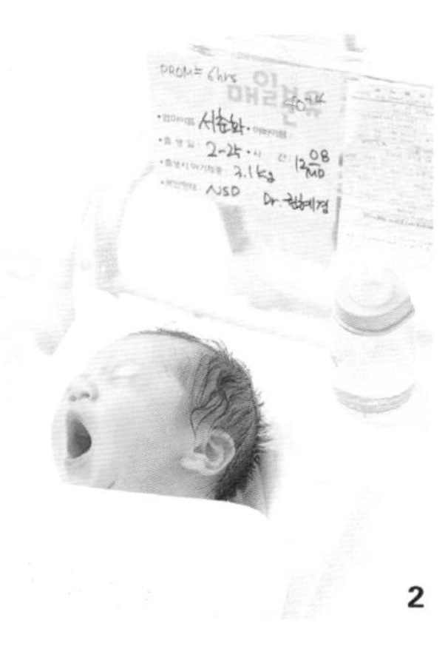

虽然每家医院不同，但出院时间大体都在上午 10 点到 11 点。为了使在家哺乳更容易，医院最后一次哺乳是在上午 9 点。

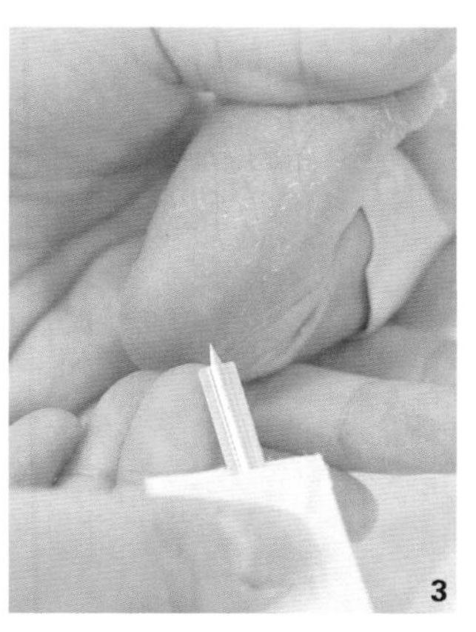

在婴儿脚后跟采血分析，判断有无先天性代谢异常。如果吸食的母乳或奶粉没消化，就会堆积在婴儿大脑，产生危险。

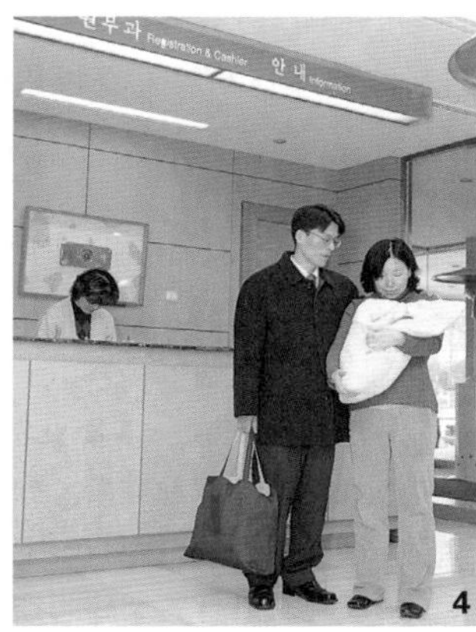

到收款处交住院费，把发票出示给新生儿室护士。护士在确认妈妈的手环和会面卡后，把婴儿交给监护人。

step 7

护理新生儿

认识新生儿的身体

从刚出生到出生后 4 周的婴儿叫作新生儿。大大的头，四等身身体，握着拳的小手，短小、蜷缩的四肢等，是新生儿的身体特征。

代表性特征

每天体重增长 30 g

刚出生的婴儿几乎一整天都在睡觉。除了吃就是睡，这是促进孩子成长发育的最大动力。新生儿在出生后的1周内，体重会减少 170 ~ 280 g，这是因为出生时身体里的水分和大便被慢慢排出体外了。在此之后，成长的速度明显变快，每天体重会增加 30 g。

1 年内告别四等身

刚刚出生的婴儿体重一般在 3.0 ~ 3.5 kg。平均来看，男婴重于女婴。平均身长为 50 cm。头部周长大于胸围，是四等身。随着躯干和四肢的发育，身体开始渐渐向匀称发展，身体和四肢都会变长，出生后 1 年内，身高会长 28 cm 左右，渐渐接近理想的成人身材比例。

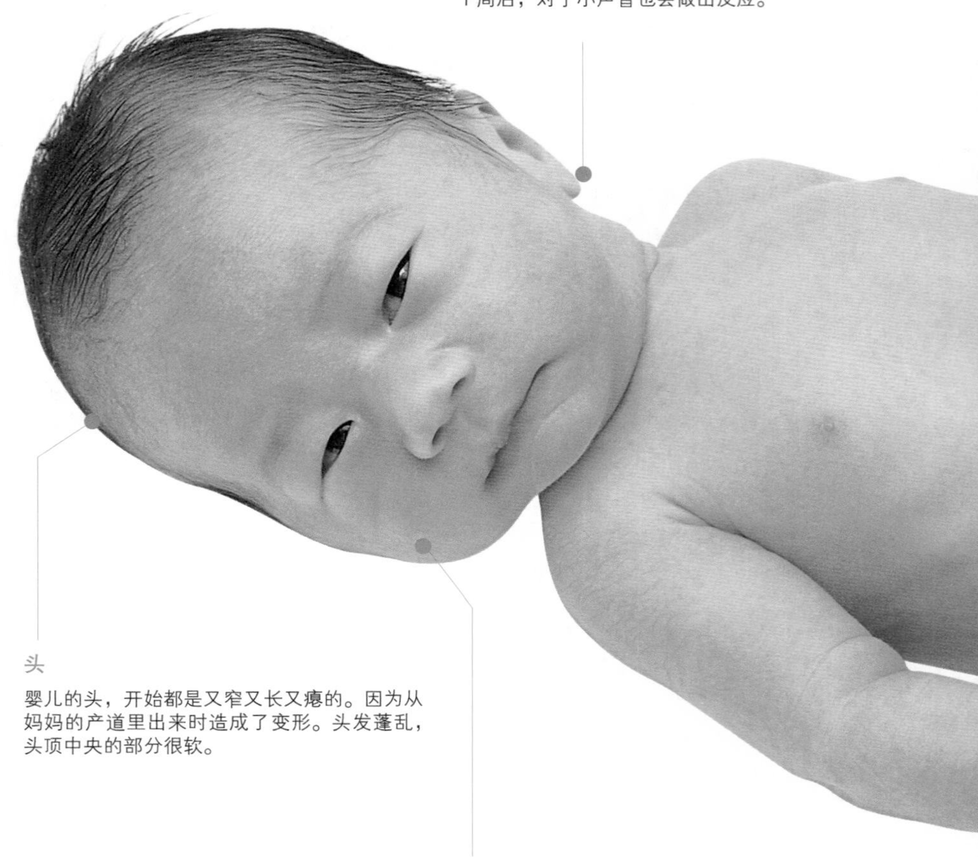

耳朵

刚出生的婴儿对大声音只有细微的反应，出生 1 周后，对于小声音也会做出反应。

头

婴儿的头，开始都是又窄又长又瘪的。因为从妈妈的产道里出来时造成了变形。头发蓬乱，头顶中央的部分很软。

脸

五官不清晰，扁平的鼻子和胖嘟嘟的脸蛋，眼睛看起来有些浮肿。额头和眼皮上可以看到红色斑点，皮肤颜色红润，但深浅不一。

新生儿的反射反应

轻微地刺激一下婴儿的手指，婴儿就会无意识地握拳。如果用手指在婴儿嘴边轻轻刺激一下，他就会嘟起嘴。这样的反应叫作“原始反射”。由于孩子的大脑正在发育，孩子会自己活动身体，这种现象会在出生后 5 ~ 8 个月消失。

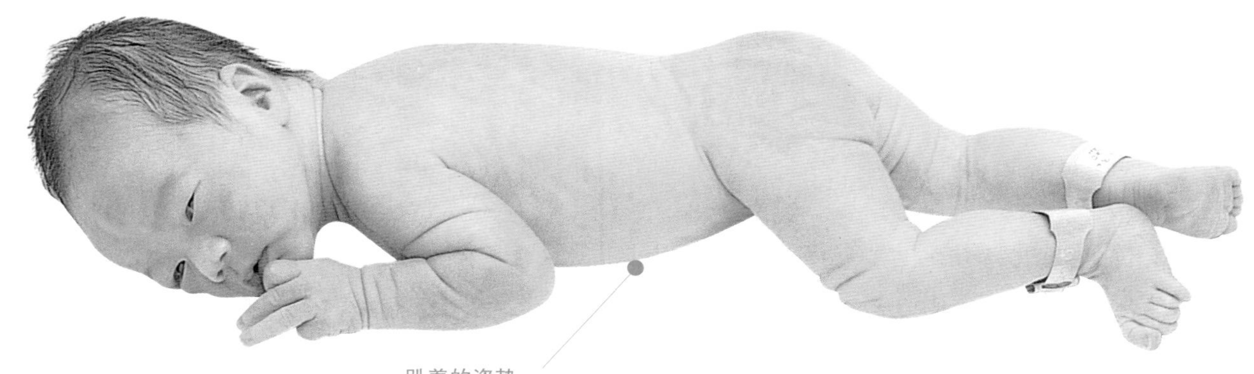

趴着的姿势

孩子趴在地上时，会弯着胳膊、弓着腿，和青蛙很像。从肩膀到后背都有细细的毛。

肚脐

剪断脐带后，用肚脐夹子夹住剩下的脐带。在腹部 4 ~ 5 cm 处剪掉脐带，2 ~ 3 cm 处用肚脐夹子夹住。出生后 1 周左右，脐带会脱落。

皮肤

附着一层白色的胎脂。全身呈微红色，手和脚因体温变化很大，呈青色。

脚

脚底皱纹很多，腿弯曲着，脚心向里。新生儿都是平足，如果像成年人的脚一样呈弓形，那么婴儿的神经或肌肉组织可能有问题。

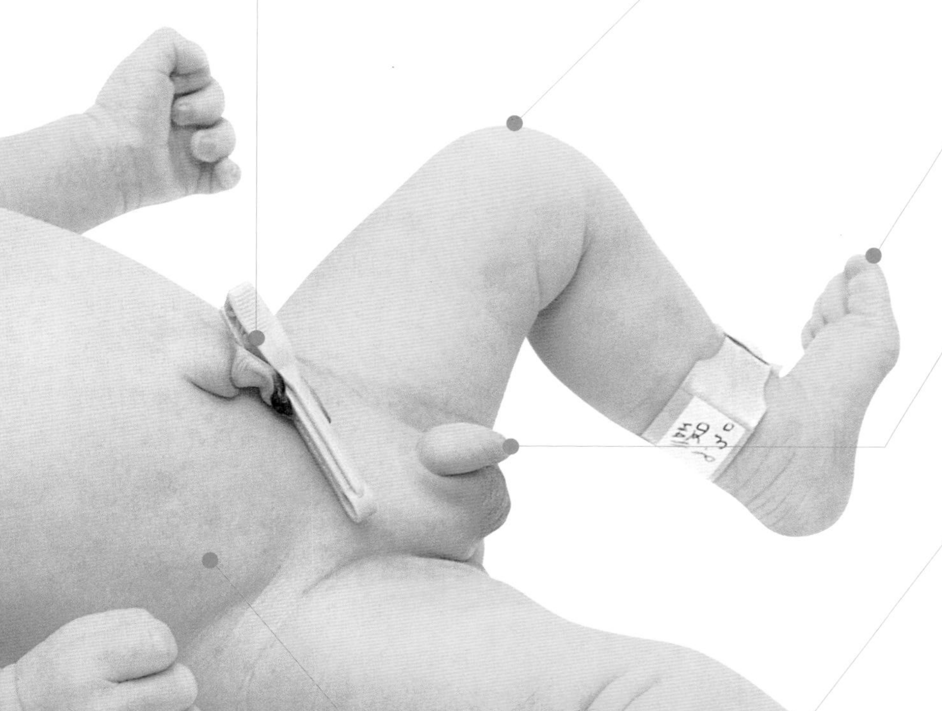

生殖器

睾丸和外阴有点肿，呈现膨胀的状态。因出生时分泌大量激素，所以生殖器会变大，但 1 周内就会恢复正常。

腿

因为膝盖弯曲，所以腿的样子有点儿像青蛙。除了睡觉的时候以外，把腿拉直，马上又会恢复弯曲。

胳膊

胳膊是用力的状态，向上握着拳头，如果用手指触摸，会握得更紧。但是如果睡着了，拳头会放开。

身体

肚子鼓鼓地膨胀着，做腹式呼吸。新生儿的胸围比头围小 1 cm，但是过了周岁，胸围会变大。

新生儿的各部位特征

前囟门

前额和头顶之间一块菱形的软软的部分，就是囟门，也叫“大天门”。因为新生儿的头骨组织没有长成，不像成年人的头骨组织那么紧闭。头顶那个软软的没有骨头的部位，会像呼吸一样跳动，如果孩子哭或紧张，那里的颜色还会发青。从出生到 18 个月左右，大脑容量会迅速变大，婴儿的头盖骨保持打开的状态，才能为增大的大脑容量准备足够的空间。出生后 12 ～ 18 个月后，这里才会完全闭合。

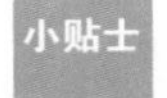

小贴士 在囟门彻底闭合之前，家长要注意不要按压这个部位。头部要保持凉爽。

头发

有些新生儿几乎没有头发，也有些头发乌黑而浓密。头发的颜色差异也大，有黑色，也有棕色。接近百日的时候，婴儿开始掉胎发，周岁时会长出真正的头发。有时会看到像头皮屑一样的东西，但这只是胎脂，很快就会消失。

眼睛

因为对光很敏感，新生儿常常眯着眼睛，大部分时间都在睡觉，所以很难观察到瞳孔。有的孩子常常看起来充满困意，眼皮沉沉的，也有的孩子只能睁一边的眼睛。这些症状有的过几天就好，有的可能会持续 2 周。眼珠一般是黑色或棕色，有的暂时会充血。新生儿还看不见蓝色系的颜色，只能看到黑白。看事物的清楚距离是 25 cm，和妈妈抱着孩子时，孩子到妈妈脸的距离差不多。出生后 2 ～ 4 周，眼睛开始能对准焦点，6 个月才能真正看清事物。

小贴士 刚出生时孩子的眼睛里有点充血，这是因为出生时受到压迫导致结膜的毛细血管破裂，叫作“结膜充血”，不会影响健康和视力。

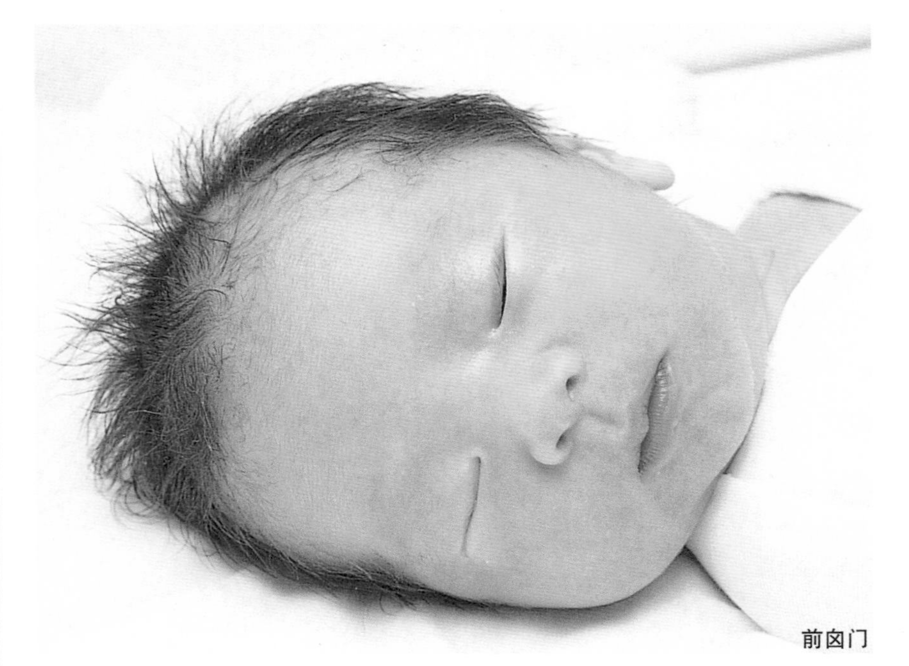

前囟门

鼻子

虽然婴儿的鼻子大部分比较扁平，但随着发育，鼻梁也会变高。因为鼻孔非常小，所以毯子或衣服的毛、灰尘很容易堵住鼻孔。只要有一点堵，孩子呼吸的声音就会变大，要万分注意这一点。孩子打喷嚏，也有可能是由于鼻孔堵塞。新生儿只会用鼻子呼吸，如果鼻孔被堵住了，呼吸就会困难。所以要尽量保证室内没有灰尘。婴儿对妈妈奶头的味道很敏感，能够自己找到并吸到嘴里。

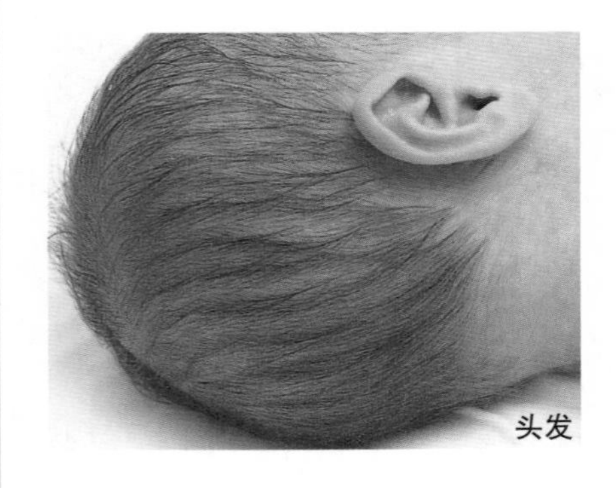

头发

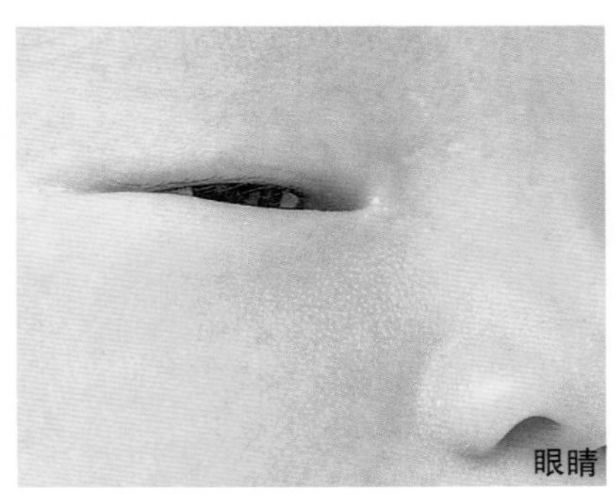

眼睛

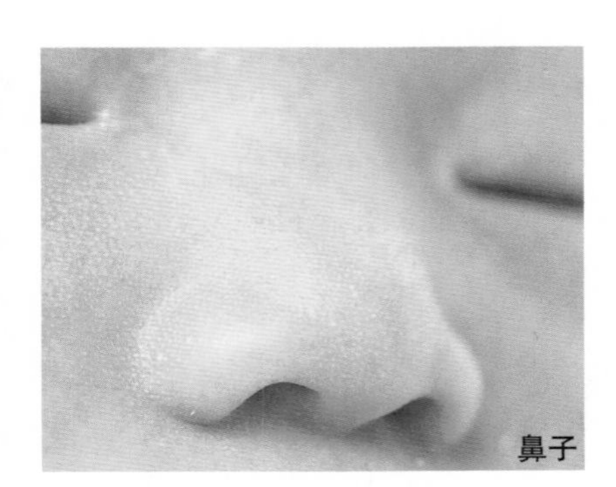

鼻子

耳朵

耳朵的样子起初有点奇怪，还可能左右不对称。这是因为在子宫内耳朵受到压迫造成的，很快就会恢复正常。另外，妈妈会看见孩子耳朵里有像耳屎一样的东西，这可不能用棉签随意去挖。洗澡后留在耳朵里的水，要用纱布毛巾细心擦干。出生1周后，婴儿对于很小的声音也会有反应。听到声音后，可以观察到孩子惊慌或眨眼等细微的反应。

嘴

嘴唇和舌头的感觉渐渐发达。如果妈妈把手指放到孩子嘴边，嘴会向手指靠近，并去吮吸。味觉会在孩子出生2周后迅速发育，新生儿也会有甜、苦、酸等味觉。新生儿喜欢奶粉或妈妈的奶那种甜丝丝的味道，不喜欢酸味或苦味。也许偶尔嘴里会起水泡，但不用特意治疗也会消失。

胸

如果妈妈把手放在孩子胸前，能感受到孩子心跳得很快，呼吸不是很有节奏。不论是男婴还是女婴，胸都会有一些膨胀。这是因为在妈妈子宫里的时候，妈妈分泌的激素会对孩子的乳房产生影响。即便感觉到变硬或结块，甚至有时流出像母乳一样的分泌物，也不必担心。有种错误的说法是，如果不挤出分泌物，孩子的乳头就会下陷，这是毫无根据的，所以千万不要动手挤。

指甲

在妈妈肚子里时，新生儿的手指甲也在长，所以有的新生儿指甲会相当长。虽然新生儿的手指甲像纸一样薄，但是非常尖锐，会划伤脸，要及时修剪。

皮肤

新生儿的皮肤上覆盖着一层白色膜的光润胎脂。在预定日出生的新生儿，皮肤光滑，肉也紧致；反之皱纹会多且缺乏弹力，有时血管也会显现。因为血液循环的机能还不成熟，所以会有一部分部位泛红，而像手脚这样离心脏比较远的部位，会有点儿发青。如果新生儿放声大哭，皮肤会突然变红，一些红色的斑点就会显现，不过很快会恢复到原来的肤色。

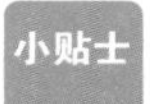

后背、耳垂和脸颊都附着柔软的毫毛，用手抚摸会感觉毛茸茸的。婴儿出生1年内，毫毛会像胎毛一样脱落。

蒙古斑

蒙古斑（青记）主要出现在臀部，颜色有深有浅，有的只能看到印痕。长度在2 ~ 10 cm，差异较大，也有的会从臀部一直扩散到后背。大部分出生后几个月就不见了，也有的会存在4 ~ 5年。

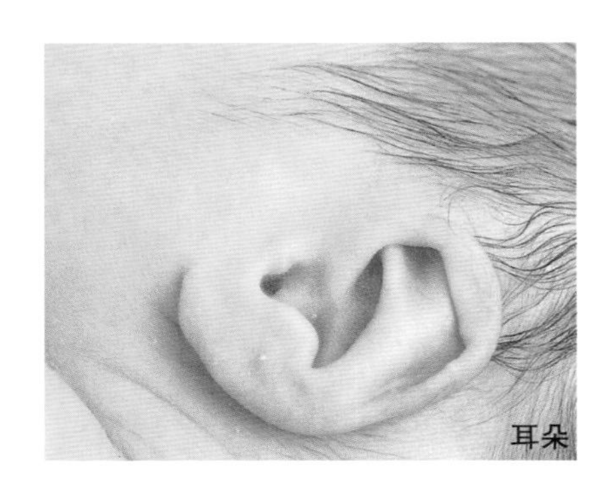
耳朵

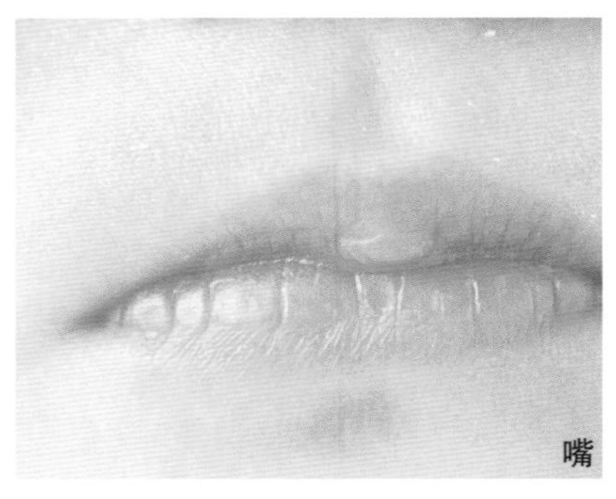
嘴

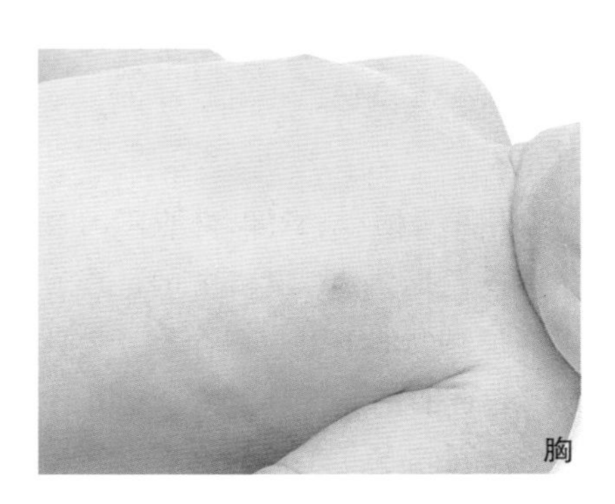
胸

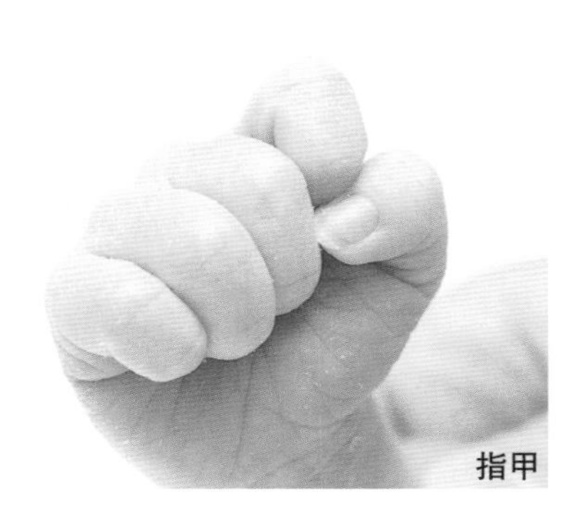
指甲

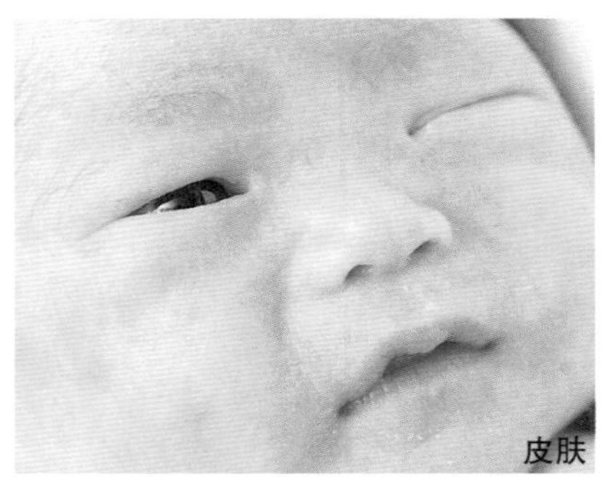
皮肤

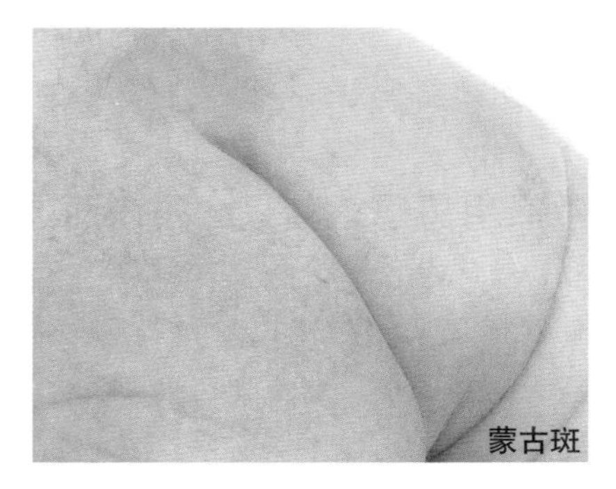
蒙古斑

step 7
护理新生儿

新生儿的特征

初为人母，会对孩子做出的各种动作和反应产生无数的疑问。在这里，我们会把这些小疑问一条一条清楚地解释给新手妈妈们听。

孩子身体的秘密

总是口渴

孩子新陈代谢的速度是成人的2～3倍，由于大量排水，身体水分总是不足，容易口渴。成人身体构成中，水的比率为52%～65%，而婴儿身体中，水的比率为75%～80%，虽然比率高，但孩子的排泄量相比还是很少，所以很容易脱水。孩子的肾脏器官还未发育成熟，不能像成人那样自主调节体内的水分。所以为孩子及时供应水分极其重要。

如果孩子水分不足，就会默默地把小手指头放到嘴里吮吸。手指比较湿润的没有关系，如果比较干燥就要给孩子喂水。

脸颊胖，是为了保护下巴

孩子脸颊长得胖嘟嘟的，是为了保护脆弱的下巴。不管孩子吮吸什么，胖胖的脸颊都能安全地托住下巴。在孩子的下巴、嘴、脸颊和舌头能够正常活动之前，颊脂垫（buccal pad）——这个新生儿的皮下脂肪组织都会很厚。

呼吸用鼻子，嘴只会吃东西

新生儿的喉头位置比较高，只有这样，吸奶时才比较容易呼吸。因为喉咙的位置很高，因此不能用嘴呼吸，要用鼻子来呼吸，而嘴只能用来吃东西。

所以，如果孩子鼻子堵住了，那就是大事。如果孩子看起来气喘吁吁或者总打喷嚏，就要及时给孩子清理一下鼻子。平时妈妈一定要细心留意，防止孩子鼻子干燥或堵塞，直到出生几个月后，孩子可以用嘴呼吸为止。

视力差

因为视网膜还未发育成熟，所以新生儿的视力都差。孩子正视妈妈时，妈妈往往认为孩子在凝视自己的眼睛，而实际上孩子只能看见妈妈的头。出生6个月之前，孩子的视力仅为0.1～0.25。出生后18～24个月，视力为1.0左右。

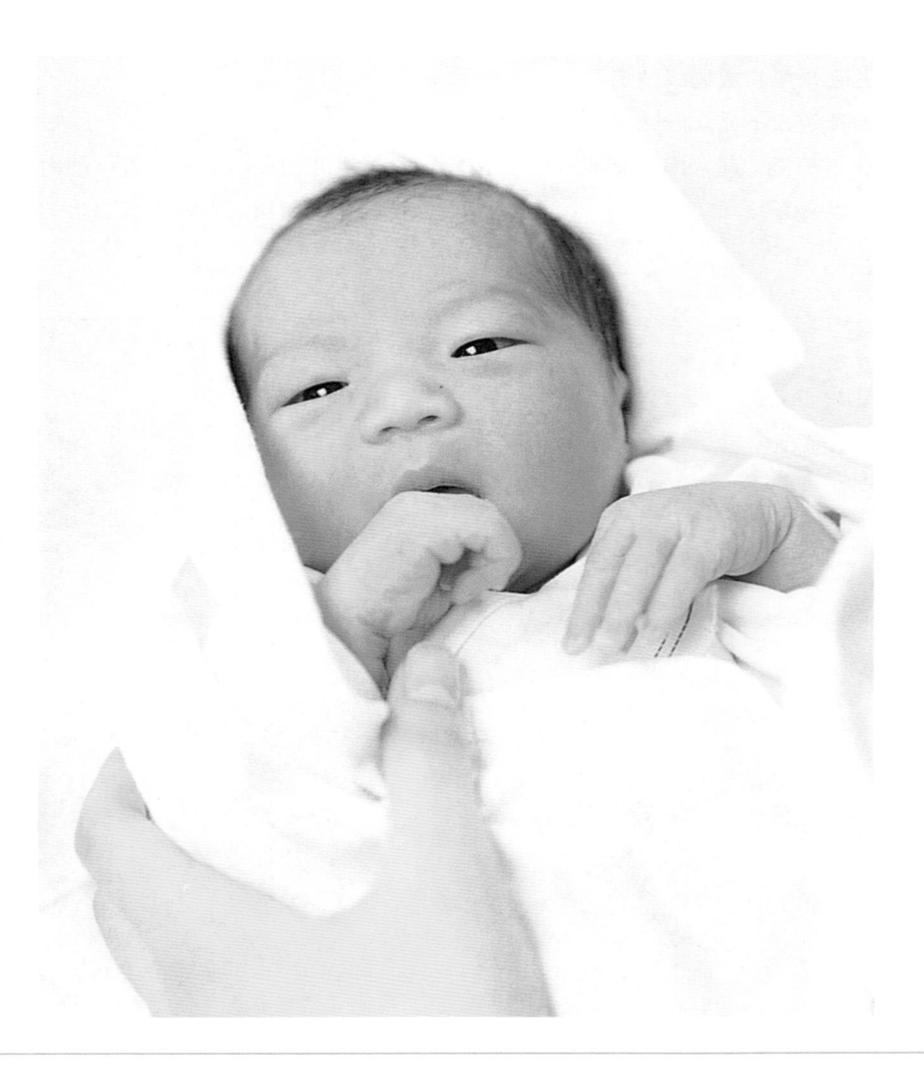

又怕冷，又怕热

新生儿不仅体内脂肪不足，体温调节能力也弱。如果周边环境或温度发生变化，即使是很微小的变化，都会使体温产生巨大变化。因为自动调节体内温度的脏器——甲状腺还未长成。热的时候汗腺不能起作用，不能自行把体温降下来。汗腺在出生8周后开始正常运作。所以，在这8周内，要注意保持室内温度别太高也别太低。

小贴士 新生儿脂肪主要集中在脖子、后背等几个特殊的部位。孩子冷的时候，给孩子盖上被子，然后轻轻摩擦有体脂肪的部位。这样体脂肪细胞就会活跃起来，可以防止受凉。

臀部的骨头脆弱

因为孩子臀部的肉非常丰满柔软，所以会让人误认为它可以充分地保护好臀部的骨头。其实此时臀部的骨头（大腿骨）也是软骨状态，所以很容易歪斜。不能被人猛烈地拍臀部或让孩子不小心摔跤。过一段时间，随着骨头里的钙和无机物的增加，会逐渐变结实。虽然股骨周围有髋关节包围着，但是新生儿时期大腿骨的位置如果稍微不对，髋关节就会长不好，严重的话还会跛腿。

特别提醒

抱着孩子摇晃，会影响孩子大脑

如果激烈地摇晃孩子，使大脑摇动，可能会引起脑出血，严重的话会造成死亡。这是因为婴儿的脑没有足够的髓鞘（神经纤维周围包围着的皮膜）。孩子出生6个月期间，髓鞘在控制感觉和运动机能的神经周围快速生长，过一段时间这些神经会被包含认知能力的神经所覆盖，这些神经对高度的精神思维（例如制订计划的能力）有帮助。如果在髓鞘长成之前经常晃动孩子，会影响大脑发育。

消化不好，会拉泡沫便

婴儿的消化器官还没有发育成熟，所以吃的东西不能完全转化成能量。消化器官剩下的奶，会在内脏里发酵，如果形成气和酸，就会拉出泡沫样的大便。这会刺激婴儿敏感的皮肤，所以要经常换尿布，并为孩子擦涂预防尿布疹的药膏。多给孩子喝水，不仅能促进消化，也能预防尿布疹的发生。

孩子行动的秘密

呼吸急促，常喘气

因为肺部很小，神经组织也缠绕着，所以婴儿每分钟呼吸60次左右，且非常没有规律（成年人每分钟有规律地呼吸12 ~ 20次），有时会10秒停止呼吸，让妈妈吓一跳。别担心，到了出生6个月后，婴儿就可以开始像成年人一样有规律地呼吸了。

动不动就打嗝

这是因为对心脏跳动起重要作用的横膈膜还没有长好。有的孩子在出生前，在妈妈肚子里就开始打嗝了。出生后3 ~ 4个月，横膈膜的机能基本形成，症状会减轻。

经常哭，但不会流很多眼泪

因为泪管封闭，而两眼外部的泪腺只有分泌使瞳孔湿润的水分，所以哭了大半天，也只能凝聚一两滴眼泪。过6个月以后，泪管打开，眼泪才会流出来。眼泪开始产生时，也容易感染炎症，所以要在眼睛和鼻子之间用食指经常给孩子按摩。

偶尔斜视

因为鼻梁还没有长好，比较塌陷，两眉之间的距离又分得太远，所以看起来像斜视，这叫假性斜视。出生3个月后会好，如果过了3个月还是继续出现斜视症状，就要去医院就诊。

总是肚子饿

因为胃太小，虽然活动很少，但是还是会消耗大量的热量。新生儿新陈代谢需要大量热量，所以只有经常吃才能不饿。大概每2 ~ 3小时就会哭着要吃奶。新生儿胃脏的大小大概是成人的1/15，过了周岁以后大概能长成成人的1/3。

身体有意无意地活动

从孩子出生开始，大脑就比其他器官发育得更好，但掌管运动的小脑发育缓慢。所以不能按照意志来运动，只能有意无意地扭动。即使这样也不必担心。过几个月，小脑充分发育成熟，孩子就能自己控制行动了。

排大便时脸会变红

这是因为婴儿使用腹部肌肉非常难。在子宫里的时候不排大便，基本不使用腹部肌肉。出生后，每个孩子都要经历排便困难的过程。因为是第一次经历，平时又总是躺着，腹部用力的确不容易。

step 7
护理新生儿

新生儿的健康问题

新生儿常常会出现这样或那样的症状，妈妈们有必要分清楚，哪些异常可以放宽心，而哪些症状必须马上治疗。

所有孩子都有的症状

吐奶

吃奶后呕吐是最常见的。连接食道和胃的地方叫作贲门，吃的食物通过食道到达贲门，贲门自然打开，然后才能让食道里的食物进入胃。在孩子周岁之前，大部分孩子贲门的括约肌还不够发达，贲门很容易打开，胃里的食物便容易涌出，一般1天会吐2 ~ 3次。如果孩子体重增长正常，那一般就没有什么问题，如果孩子不吃奶还一直呕吐或同时腹泻，就要去医院就诊。

深绿色的胎便

如果孩子拉出黏黏糊糊的深绿色大便，也不用惊慌，这就是胎便。孩子出生后24小时内会排胎便。出生后4 ~ 5天，可能会出现深绿色的大便。胎儿在妈妈肚子里的时候，细胞、胎脂或绒毛和羊水一起通过胎儿的嘴进入了肠道，堆积起来。开始吃奶以后，新生儿就会排出混着黏液的绿色大便。

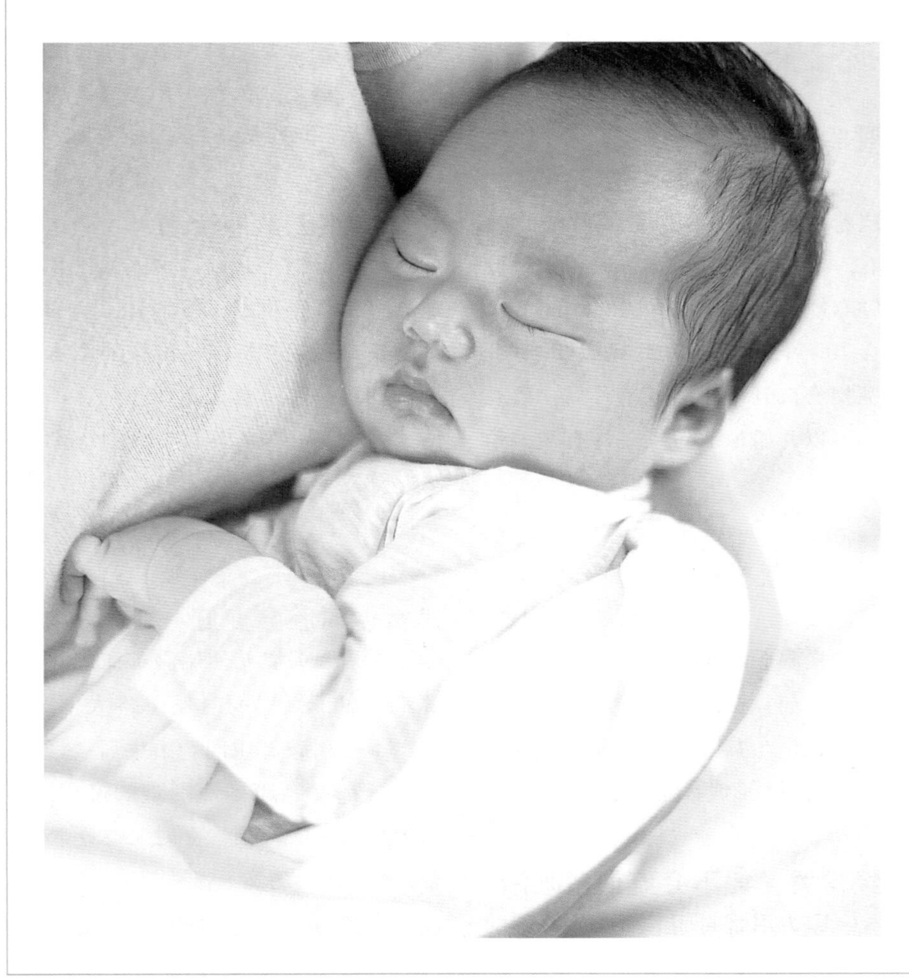

体重减轻

出生后2 ~ 4天，体重有点儿减轻，这是很正常的，不必担心。因为一方面婴儿进食量少，另一方面婴儿不但排大便和小便，而且皮肤和肺也会蒸发一部分水分。如果是低体重儿，体重减轻的情况会更严重。当婴儿顺利地开始吃奶，体重就会开始增加。过1周后，就会恢复到刚出生时的体重，之后每天会增加30 g以上。

皮肤角质

出生后2 ~ 3天，皮肤会出现白色的干巴巴的角质。孩子变胖后就会渐渐消失。角质看起来脏脏的，但是如果剥掉它，会对孩子的皮肤造成刺激，所以要等它自然脱落。

生殖器出血

女婴出生后3 ~ 4天，生殖器会出血。这是因为激素的影响，就像成年女人来月经一样，会出现少量出血或白色分泌物。看见血不用害怕，这

Q 吐奶时要怎样处理？

A ● 吃奶后要让婴儿打嗝。

● 吐奶会导致缺水，所以要给孩子喝温水。

● 为防止呕吐物再次进入呼吸道，要让孩子侧着脸。

● 呕吐的残留物留在嘴里，会发出呛人的味道。为了防止引起孩子再次呕吐，要用纱布轻轻把嘴里擦干净。

是正常现象。如果出血过多或持续时间过长，就要去医院就诊。

少数孩子出现的症状

肚脐发炎

分娩时剪掉的脐带，过一段时间会变硬、变黑，大部分7～10天就会自动脱落，如果超过10天还没有掉，那么脐带下容易产生炎症，肚脐下面会长出息肉，还可能流脓。严重的话还会出血或因二次细菌感染而发炎。如果放任不理，细菌会扩散到全身，可能引起败血症。

一般要在沐浴后认真给肚脐消毒，并保持室内卫生整洁，就可以治愈。肚脐部位流脓时，压迫肚子会使伤口加重，所以最好把尿布往下调整。

新生儿黄疸

新生儿的肝脏还不能充分发挥功能，无法除掉肝脏里形成的胆红素。因此胆红素会堆积在皮肤里，引起黄疸。3/4左右的新生儿在出生后几天里，都会出现黄疸症状，如果没有其他异常，1周后肝机能恢复，黄疸的症状会自然消失。但严重时胆红素会渗透到脑部，从而引起脑部受损。这种情况需要治疗，通过光线治疗，可以使胆红素融化，并经由肾脏随着小便排出。

小贴士 如果黄疸从出生后第1天起就出现或持续1周以上，且大便的颜色呈豆腐一样的灰白色，就需要去医院就诊。病理性黄疸严重时可能导致脑源性麻痹等残疾。

青便

孩子的大便会随肠道状态的变化而变化。大便呈黄色是因为胆汁的色素，如果胆汁色素和空气接触，大便会呈青色。青便是孩子吸进的空气与大便接触后排泄出来的。如果把带有孩子黄便的尿布放在空气中，黄便也会变成青色。虽然以前看见青便会认为是消化不良，如果只有青便没有其他异常，就不必担心。一般喝母乳的孩子大便呈棕黄色，味道不重，有点稀，排泄的次数也多，容易被误认为是腹泻。而喝奶粉的孩子，大便的颜色呈浅黄色，味道比较难闻。

赤尿

新生儿时期会看到砖红色的小便，这是在排出体内的尿酸盐成分，很正常。男婴比女婴出现赤色小便的情况更多。

婴儿腹绞痛

如果婴儿突然大声哭闹（特别是晚上），那么有可能是患了婴儿腹绞痛。婴儿腹绞痛又叫“百日肚子疼”。虽然造成婴儿腹绞痛的原因还不明确，但消化能力下降，或者奶粉里的蛋白质不能正常吸收，往往会引起肚子疼。在出生3个月后，会自然好转。

新生儿眼屎

眼屎多是新生儿非常普遍的症状。出生后1～2周，泪腺还没有充分发育好，所以会经常长眼屎、流眼泪。在出生后的几天内，很多孩子的眼睛一直粘着睁不开，这也是正常现象。如果过了两周还是眼屎多或眼白充血，有可能发展为角膜炎，需要去医院就诊。大人在摸孩子脸时，一定要保持手的清洁。孩子眼屎多的时候，要用生理盐水把它擦干净。

小贴士 弄湿纱布毛巾，使劲挤干，然后缠在食指上，从眼尾到眼角，轻轻擦拭。接触过眼睛的纱布面就不要重复使用。

胎热

一般视为特异性皮炎中的一种。症状为皮肤干燥、红肿或长出小米大小的斑疹，全身瘙痒，严重时还会起水泡，抓破了会结痂，对于温度和湿度非常敏感。在干燥的冬季或潮湿的夏季，症状会更加严重，在孩子情绪不安或受到压力时会恶化，洗澡太多或太少也会恶化。

为了清洁身体，最好1天轻柔地洗1次。要保持室内环境整洁，不要养猫、狗等小动物。

头血肿

头血肿是胎儿头部通过狭窄的产道时受到刺激，导致头盖骨和包围着它的骨膜之间出血，并由此而产生肿包的症状。大部分在出生后2周到3个月会消失，但也有的出生1个月后会出现肿包或肿包周围整体变硬的情况。表面的皮肤如果有伤，就可能引起感染，所以应该在症状部位涂上抗生素药膏，然后用消毒

特别提醒

发高烧，
是最常见也最危险的症状

如果孩子发热，要留心是不是衣服穿得过多，或室内温度太高。如果把衣服脱掉 20 ~ 30 分钟，孩子的体温恢复正常，那就是衣服穿多了。如果找不到发热的原因，孩子看起来浑身都疼，或者无精打采，就应该去医院检查一下。如果给孩子衣服穿得太少，让孩子的体温下降到正常以下，这种情况比过分保暖更危险。

纱布轻轻包住。头血肿会自然愈合，不会引起孩子头部模样改变，也不会有副作用。

腹泻

排出的大便有点儿稀，不一定是腹泻。稀到什么程度，有没有夹杂着血液和黏液，一天排几次等情况，家长应该细心核实。即使大便有一点儿稀，一天排 2 ~ 3 次，但是孩子状态很好，食欲也不错，那就不必担心。如果排的大便像水一样稀，并且伴有高烧或无精打采，又或黏液、血夹杂着一起出现，就需要去医院就诊。

便秘

排什么样的便比排便次数更重要。喝母乳的孩子中，有一喝母乳就排便的，也有几天不排便的。虽然这些都正常，但如果孩子排便时身体不舒服或者排的大便硬得过分，那么就是便秘。吃得不够或因为呕吐导致食物大量消耗时，常常出现便秘。吃奶粉的孩子比吃母乳的更容易便秘。

新生儿痤疮

痤疮是新生儿常见的皮肤病，症状和其他皮肤病很相似，主要集中在鼻子、脸颊、额头等位置。这种泛着黄色油光的皮脂痘痘，是妈妈体内的性激素传给孩子时产生的。不要随意挤按，也不要随便涂药膏。一定要经医生诊断后再涂药膏，涂后稍停片刻再用温水给孩子洗干净。

尿布疹

因为孩子一直穿着尿布，所以小屁股一直浸在小便或其他排泄物里。小便的主要成分是氨水，而氨水会诱发皮肤病。清洗尿布时，如果肥皂成分没有洗干净，也会对皮肤产生刺激，从而长出疹子。为了预防尿布疹，最好经常给孩子换尿布。偶尔应该摘掉尿布，让孩子的皮肤凉快凉快，保持皮肤干燥。也可以给孩子涂尿布疹乳霜。

很少见的危险疾病

鹅口疮

孩子的舌头、上颚及脸颊上出现硬硬的白色斑点，斑点下面的皮肤黏膜溃烂，这叫鹅口疮。孩子会因为疼痛而哭闹，斑点脱落时会出血，霉菌进入肠内还会引起腹泻。这种病是由白色念珠菌感染引起的，多出现在早产儿、身体虚弱的婴儿、免疫功能低下的婴儿身上。如果口腔或奶嘴、奶瓶不干净，也会诱发。

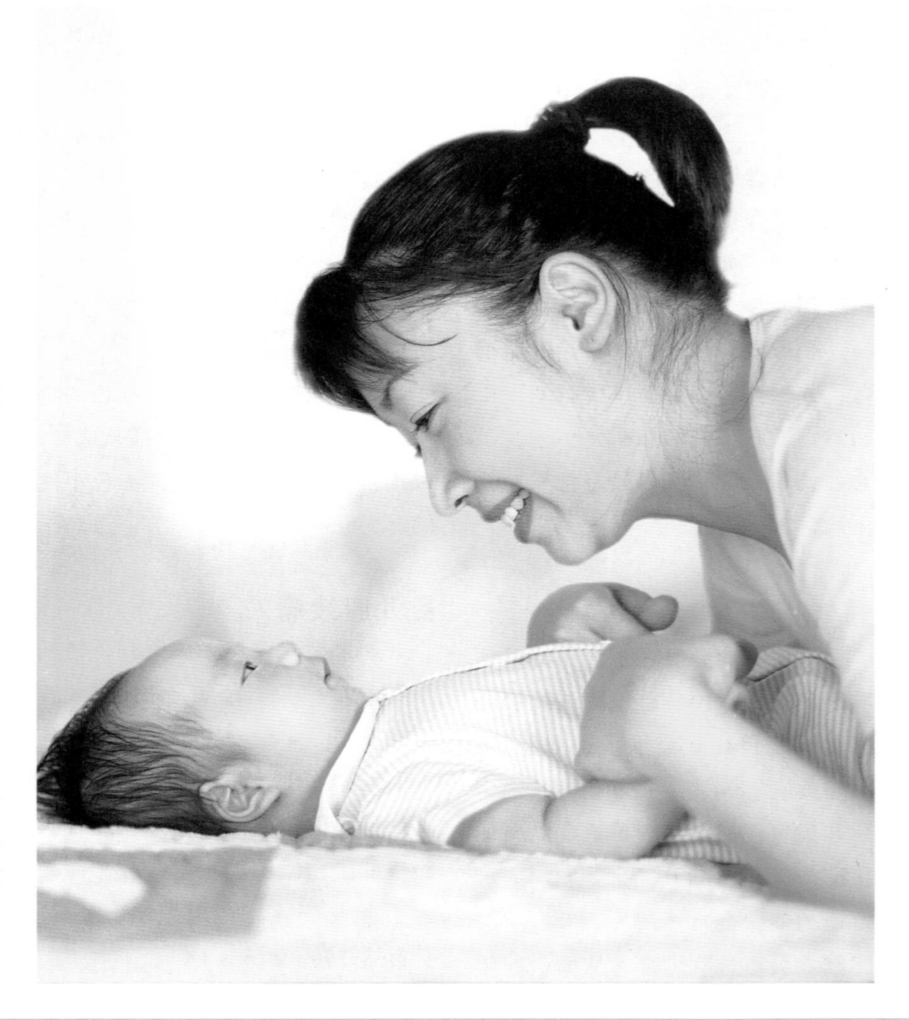

小贴士 给孩子洗澡时，用纱布沾水，轻轻清洁口腔，并把奶嘴、奶瓶彻底消毒，这样可以预防鹅口疮。如果母乳喂养的孩子患病，妈妈要和孩子一起接受治疗。

先天性胆道闭锁

症状是排灰白色的大便和棕色的小便，同时在白眼珠和皮肤出现黄疸。胆道是连接肝和十二指肠的管道，先天性胆道闭锁症是由于胆道没有形成，所以肝里形成的胆汁不能通过肠排除，反而再次被肝吸收，从而给肝造成了损伤，因此黄疸症状持续，大便呈白色。如果不及时治疗，会转化成肝硬化，严重时会死亡。发现后应该尽早就诊、尽早手术。

肥厚性幽门狭窄

喝母乳或奶粉 5 ~ 10 分钟后，出现喷水式的呕吐现象，就叫肥厚性幽门狭窄。男孩比女孩发病率高，一般出现在出生 2 ~ 3 周后。幽门是连接十二指肠和胃的出口，由于幽门部的肌肉先天厚而硬，喝的奶不能顺利通过，就会产生呕吐。呕吐严重时会发生脱水、营养不良、电解质异常等状况，要做幽门肌肉切开手术，术后几乎不会再发，后遗症也不严重。

先天性巨结肠

肠的神经层有一部分缺损，导致肠道扩张困难，这就是先天性巨结肠。这种病有便秘的症状，肚子会渐渐鼓胀，排便量特别少。因为肠胃运动不顺，在肠胃内消化的食物不能转化成大便排出。和一般便秘不同的是，因为肠本身有问题，即使提供充足的水分也不能解决，反而会使体内塞满食物，让孩子更加难受。灌肠时排气会伴有恶臭，大便会喷出。这种病需要做手术，如果刚出生的孩子便秘且一直持续不畅，要尽快去医院。

脐疝

肚脐部位的皮肤上出现铜钱大小的突起，持续 6 ~ 12 个月，之后慢慢恢复正常。因为新生儿肚脐肌肉较弱，没有完全闭合，在肚脐皮肤下的肌肉上会留有小孔，肠子会通过这个小孔突出。这种病大部分会随着肚脐成长形成膜后恢复，但严重时要实施手术。

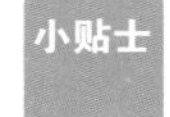

小贴士 有的孩子出生时，肠或肝脏的一部分会进入脐带内，这种情况要马上做手术把突出的部分盖住。

低钙血症

这种病的症状是孩子的皮肤发青、呼吸困难甚至痉挛。有时孩子玩得很好，忽然手脚抖动；有时孩子不好好喝奶，即便喝了也马上就吐，身体瘫软。这是孩子喝奶粉时体内的钙和磷酸比率不均衡而产生的，在出生后 3 ~ 5 天出现的概率较大。若不尽早治疗会营养不良，进而导致身体机能发育迟缓。

新生儿肺炎

症状是呼吸困难、腹部鼓胀、呕吐，还会出现发热、吐痰、呻吟、黄疸、皮肤斑疹等，就像患了重感冒和支气管炎一样。新生儿肺炎的特征是不咳嗽，如果是早产儿也不会发烧，很难诊断，但这种病的新生儿死亡率高达 20% ~ 30%。新生儿肺炎分为先天性和后天性两种，如果羊膜破裂到分娩之间的时间很

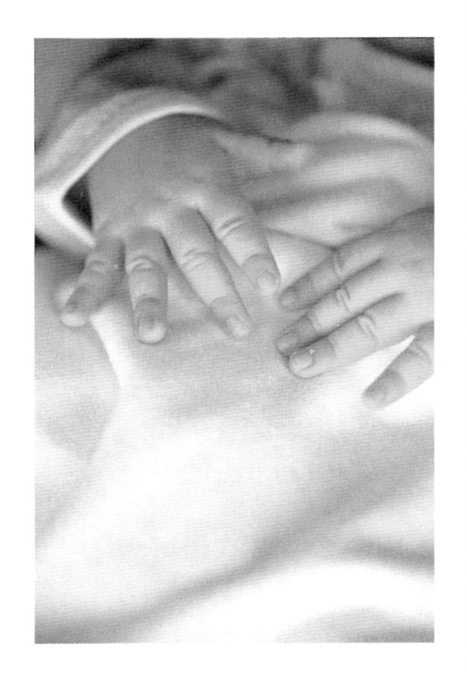

长，或胎儿喝了感染细菌的羊水，则易患先天性肺炎；后天性肺炎是通过空气受到感染或乳液等异物进入婴儿呼吸道引发的。可以把煮开的大麦茶放凉后喂孩子喝，医生诊治期间，要适量给孩子吃抗生素。

新生儿败血症

这种病会反复出现高烧 38 ~ 40 ℃又再次低烧的症状，也会出现痉挛。症状严重时体温反而下降，有的会出现“大天门”鼓胀（囟门突然突起）。新生儿败血症是因为血液被细菌侵入而引发的感染性疾病，免疫力弱的新生儿容易被感染，血液里会出现细菌或真菌。如果怀孕和分娩时母体被感染或前期破水，婴儿患病概率较高。治疗较晚、感染菌的类型较难治疗、对病菌的免疫力较弱时，会导致死亡或留有后遗症。

step 7

护理新生儿

如何给宝宝洗澡

洗澡不光能清洁孩子的身体，还能促进新陈代谢，有助于孩子的成长。下面我们就来了解一下给新生儿洗澡的要领吧。

洗澡的注意事项

1 周洗 2 ~ 3 次最好

新生儿除了吃和睡以外，没有别的活动，所以身体不太脏。经常给孩子擦脸和手，清洁与尿布接触的部位，1 周洗 2 ~ 3 次澡最好。出生 1 周时，脐带还没有脱落，有肚脐感染的危险，所以要上下身分开、逐个部位清洗。等到脐带脱落，才可以全身沐浴。

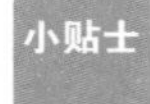

用体温计给孩子量一下体温。如果是 38℃以上，就尽可能不要给孩子洗澡。

冬天洗澡前，先给孩子涂润肤露

冬天洗澡后，为了防止干燥，妈妈会给孩子涂保湿霜或保湿油，但是这样做，会使洗澡时下降的体温变得更低，孩子很容易受凉。如果洗澡前一边给孩子按摩一边涂润肤霜，那么洗澡后也能维持保湿力，还会使宝宝的皮肤更细嫩。

在室内洗澡

刚出生的孩子大部分都是在房间内洗澡，过一段时间就会在浴室里洗澡。洗澡时体温可能会下降，所以换季或冬天时，最好在温暖的房间里给孩子洗澡。

把室内温度调高 2 ℃

夏天没有问题，但如果不是夏天，在洗澡前就要把室内温度调高 2 ℃。保持室内温度在 24 ~ 26 ℃，合适的洗澡水温在 38 ~ 40 ℃。家人可以把胳膊肘放在水里试试，以感到温暖为宜。

提前准备洗澡水

不让孩子的体温下降，这是洗澡要注意的关键。给孩子脱衣服之前，要把洗澡水提前准备好。洗澡水、冲洗水、肥皂和毛巾、体温计、肚脐消毒用品、纱布毛巾等，要提前放在容易拿到的地方。洗澡后婴儿要穿的上衣、尿布垫、尿布等，要按顺序整整齐齐地叠好。

10 分钟内洗完

如果洗澡时间比较长，孩子容易感冒和疲劳，因此洗澡时间应控制在 10 分钟以内。为了帮助孩子培养有规律的生活节奏，每天最好在固定的时间给孩子洗澡。室内温度比较稳定和温暖的时间是上午 10 点到下午 2 点。

不要用肥皂洗脸

稍不小心，肥皂水就会进入孩子的鼻子、眼睛、耳朵和嘴，所以脸只用清水洗即可。在冬季，因为室内温度高，如果用肥皂洗，会让皮肤更干燥。

穿好衣服后再保养肚脐

在脐带脱落之前，应该给孩子分部位洗澡，洗完一定要给肚脐消毒。这个时候要保证体温不再下降，所以最好穿好衣服后，再给肚脐消毒。消完毒后，把肚脐露出来，自然晾干。

洗澡后喂温水或奶

如果胃里暖和，就不容易受凉，所以洗澡后要马上给孩子喝温的大麦茶或奶。这样既能维持孩子的体温，又能使孩子安心。

简单而容易的局部清洗法

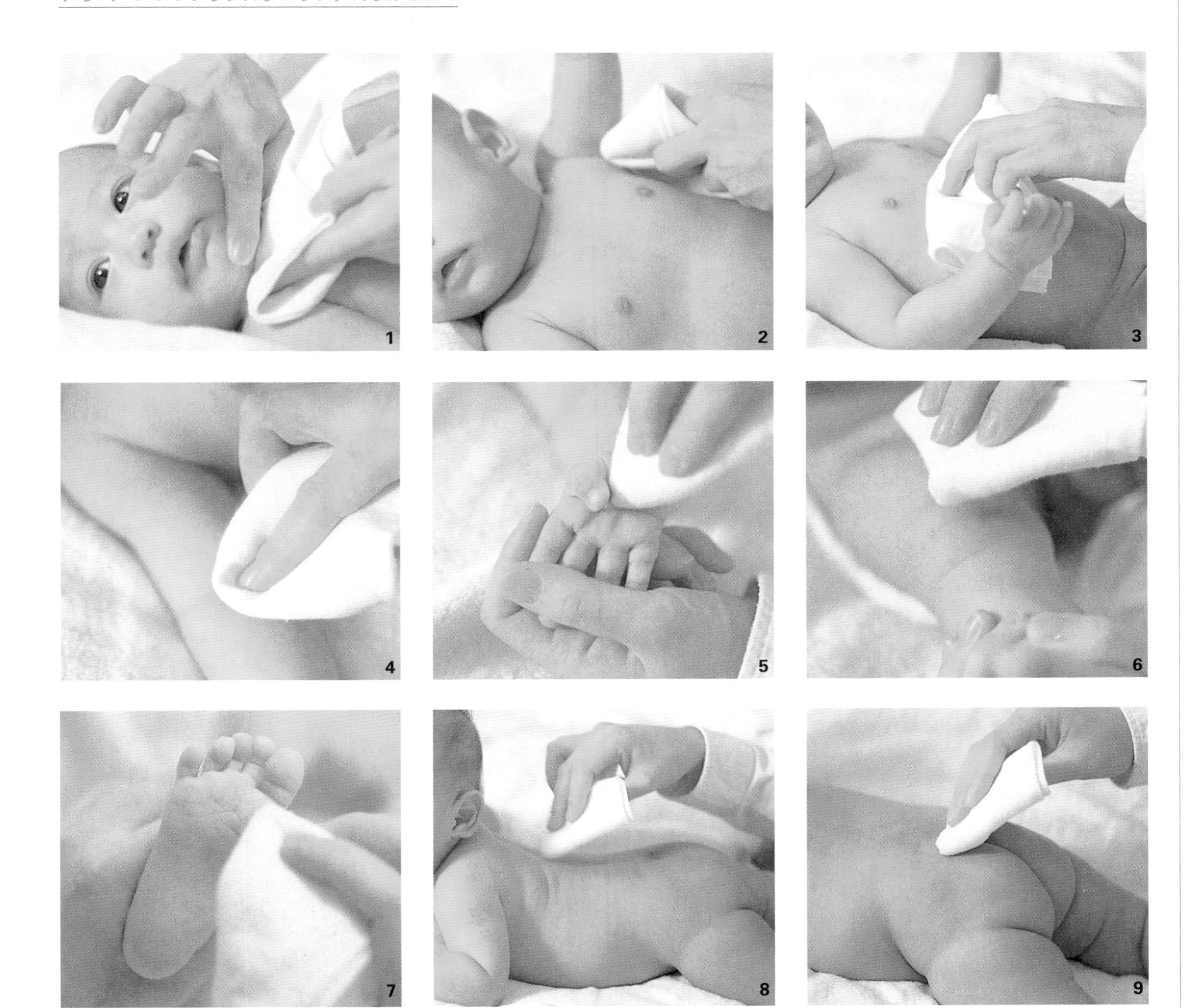

1. 孩子穿着衣服的时候，用温热的水弄湿纱布，用手合拢孩子的耳郭，擦脸。然后托住下巴，轻轻擦拭下巴下方的褶皱部位。
2. 妈妈微微用力，抬起孩子的胳膊，擦洗腋窝褶皱部位。
3. 把上衣和裤子脱掉，边脱边擦，从胸到腹。
4. 把孩子的胳膊伸展开，从上到下仔细擦干净。纱布要随时保持温热。
5. 擦干手掌，把手伸直，细心地擦拭手指的褶皱和指缝。
6. 腿伸直，把膝盖和膝盖后的褶皱部位擦净。
7. 擦拭脚趾下褶皱的部位和脚掌。
8. 把孩子翻转过来，从上到下擦拭背部。
9. 轻拍屁股，仔细擦拭缝隙。

给孩子洗澡的必需品

- 体温计 洗澡前测量孩子的体温。
- 婴儿专用肥皂 无刺激、无香味的肥皂最好。出生 2 个月后可以使用。
- 纱布毛巾 用纯棉的纱布代替普通的洗澡毛巾。
- 浴缸 大而宽的最好。有靠背更方便。
- 棉签 吸鼻子、眼睛、耳朵里进入的水。
- 婴儿专用洗发水 使用低刺激的婴儿专用洗发水。
- 保湿霜 洗澡后给孩子涂保湿油或保湿霜，保护皮肤不受外部刺激。
- 指甲刀 选择前端是圆形的指甲刀，这样比较安全。2 ~ 3 天剪 1 次。

全身洗澡的方法

洗澡的准备

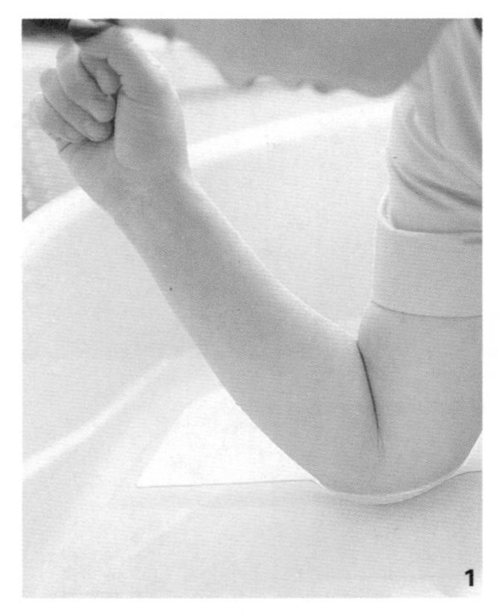

1. 测试洗澡水的温度 浴缸里准备好洗澡水，脸盆里准备好冲洗的水。孩子坐下时，水最好高度及胸，妈妈要用胳膊肘测试水温。

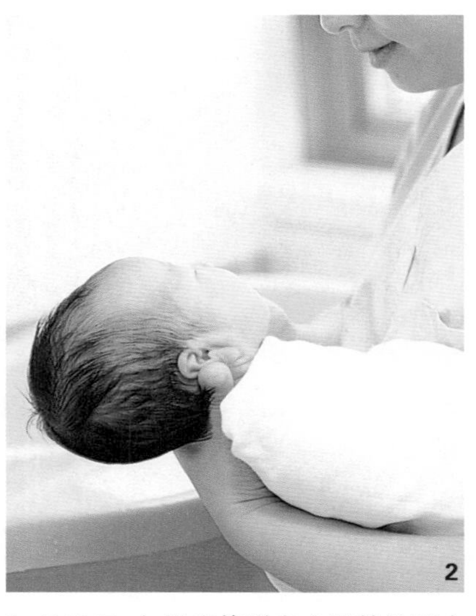

2. 抱孩子 如果直接脱完衣服就放到水里，孩子会受惊。所以应该用浴巾将孩子包住，一只手托住脖子，另一只手托住小屁股。

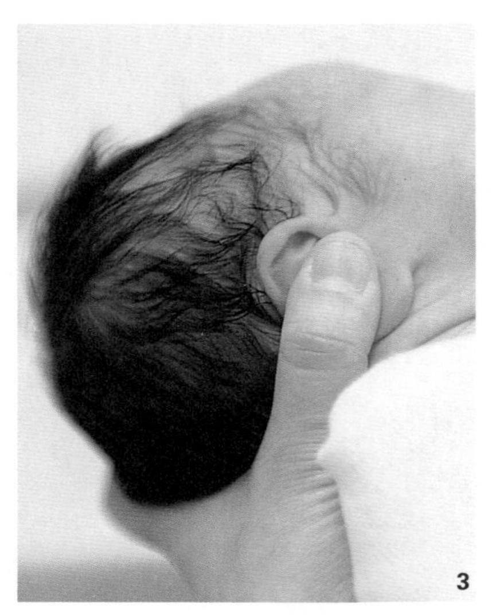

3. 堵住耳朵 如果耳朵进水，会引起中耳炎。应该用托住脖子那只手的大拇指遮挡耳朵，防止水进入耳洞。

擦脸、洗头

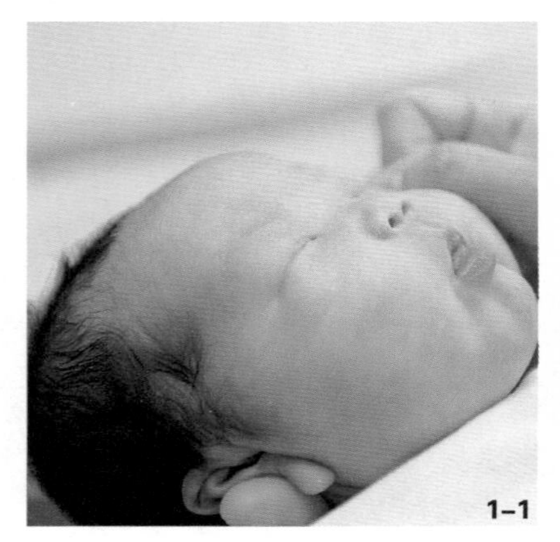

1-1

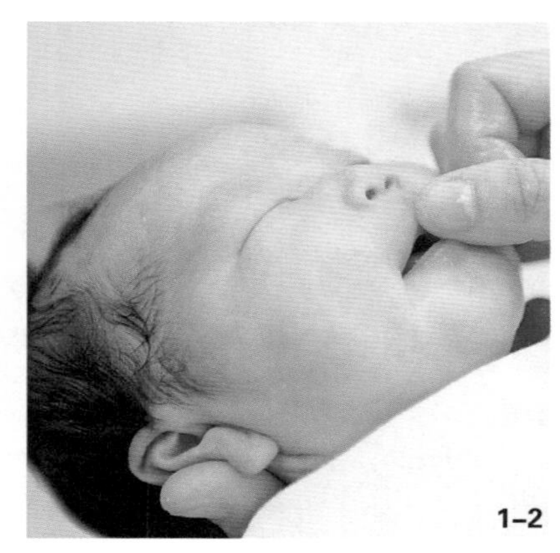

1-2

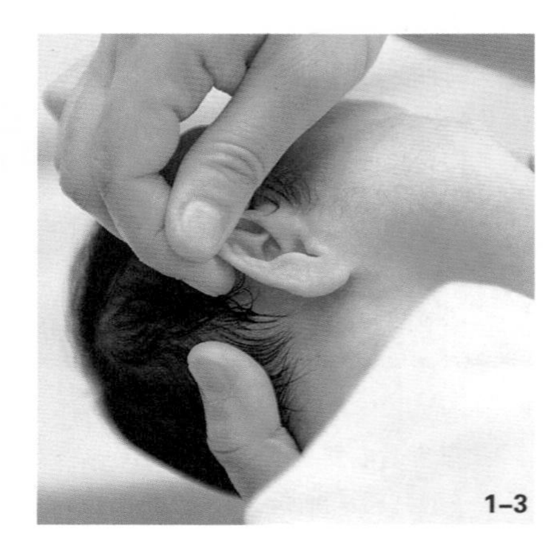

1-3

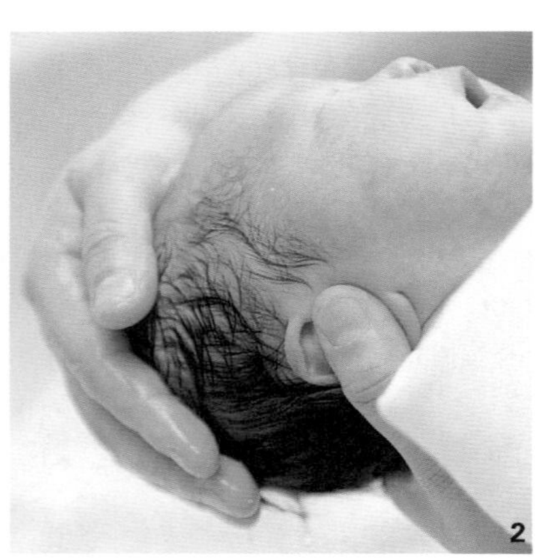

2

1. 擦脸 按照眼睛、鼻子、嘴、耳朵的顺序给孩子擦脸。在闭眼的状态下，从内到外擦掉眼屎，耳朵只擦拭外耳部分。

2. 洗头 弄湿头发，在手上把肥皂打成泡泡，然后把头发往后捋，从前往后抚摸着洗，还可以用手温柔地按摩一下头皮。

洗全身

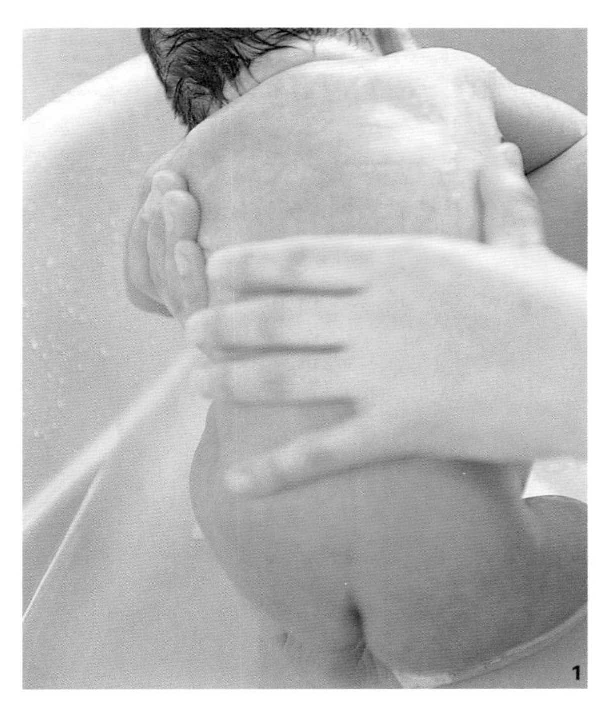

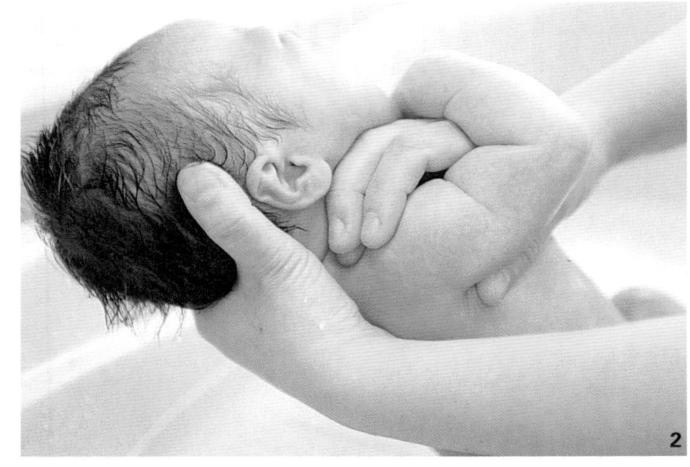

1. 让孩子坐在浴缸里　把包在孩子身上的浴巾拿掉，从脚开始慢慢地浸入水中，让孩子靠边坐下。
2. 给孩子洗澡　如果家长是右撇子，就用左手托住孩子的背和颈部（左撇子就用右手托），按颈部、腋窝、腹部、胳膊、手、腿、背的顺序洗。

冲洗、擦干

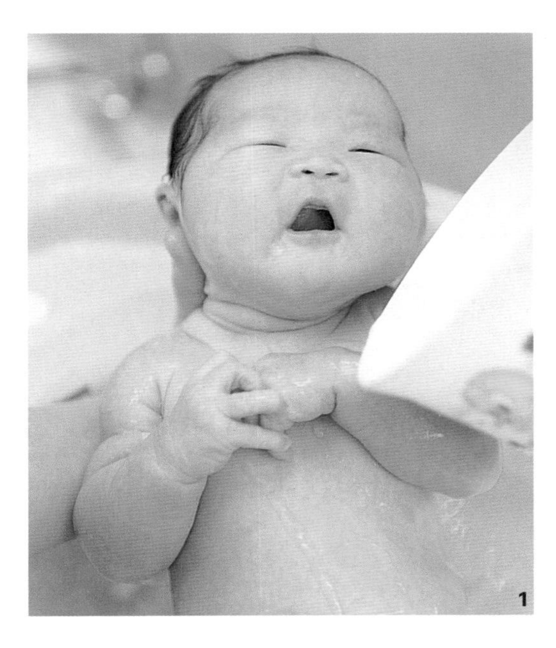

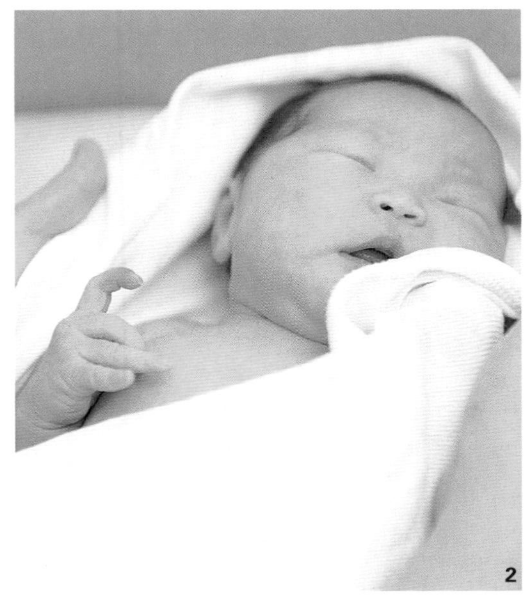

1. 冲洗　沐浴后把冲洗的水轻轻洒到孩子腹部，在干净的水里全身浸泡 10 秒，抱出。
2. 擦干　把孩子放在浴巾上，用浴巾裹住全身，轻拍，擦干。胳膊和大腿要按摩着擦，手指头要一个个展开擦。

● 拇指和食指指头顺着孩子颈部皱褶部分左右滑动，仔细擦洗。

● 因为腋窝有褶皱，容易产生污垢，可以像洗脖子一样，用拇指和食指把腋窝洗净。

● 把手指放在胸部温柔地画圈清洗。按照从胸到腹的方向，一边画圈一边向下轻轻洗。

● 胳膊和手褶皱的部位，容易生污垢。可以把胳膊和巴掌展开，上下清洗干净。手指头也一个一个地打开清洗。

● 为了把大腿折叠部分的污垢洗净，妈妈要用手指擦洗。在水里让孩子身体舒展开，给孩子按摩。

● 把孩子翻转过来，用一只手托住胸，用另一只手的手掌擦洗背和小屁股。

step 7
护理新生儿

如何清洁宝宝的性器官

男婴和女婴的性器官该怎么洗？这么细节的问题，很多新手妈妈都不懂。这里我们将分别介绍男婴和女婴各自的生殖器构造、护理方法及清洗方法。

男婴

清洗的顺序

1. 从上到下，轻轻地擦阴茎正面。
2. 抬起睾丸，轻擦背面。
3. 大腿内侧和大腿间的褶皱部分容易有异物，要用手指小心地擦。
4. 从上到下，浇水冲洗。
5. 把阴茎抬起，擦干睾丸和下边的部分，擦完后再擦阴茎。分开大腿，用手指擦拭腹股沟。

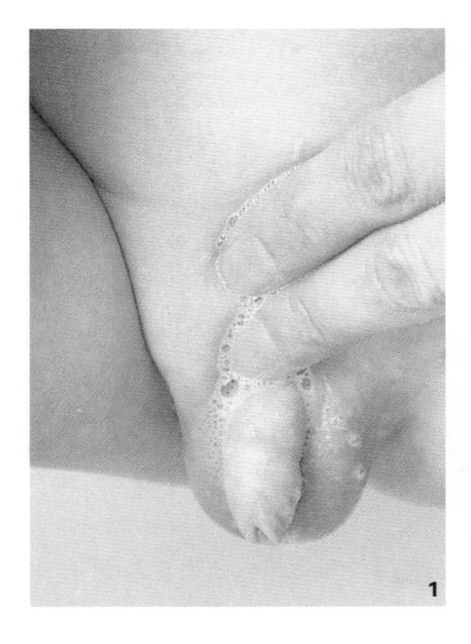
1

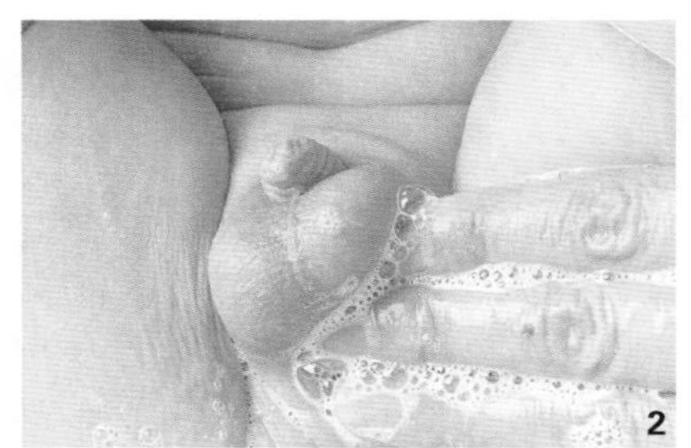
2

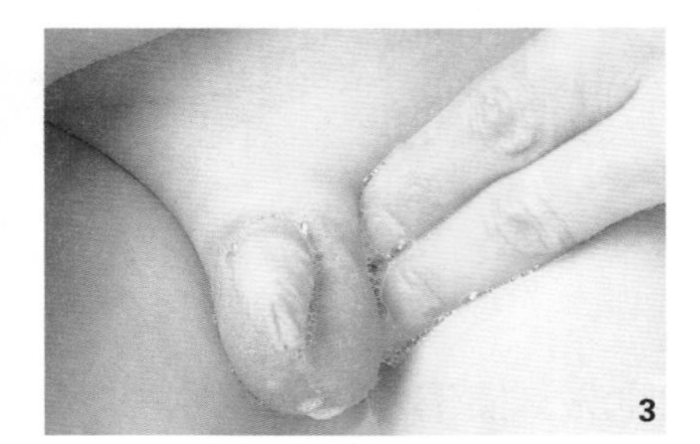
3

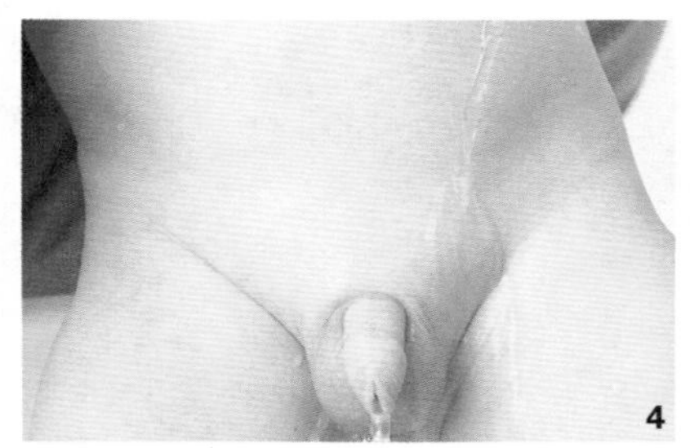
4

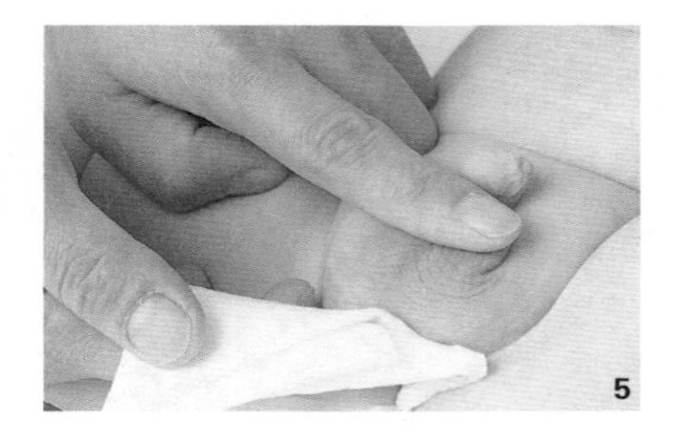
5

性器官的构造

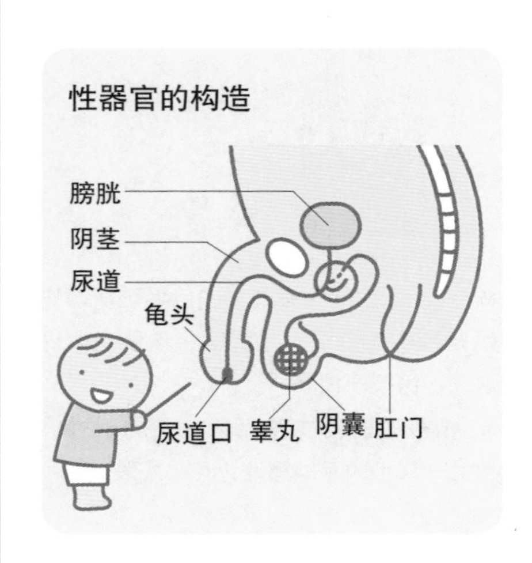

护理要领

阴茎被一层软软的包皮覆盖，抓住包皮向下拉伸，龟头就会显露。在包皮和龟头之间，有一种齿垢菌（奶酪状，小便或龟头产生的分泌物）的脏污很容易集聚，有可能引起炎症，所以要把包皮稍微剥开，用温水反复冲洗龟头。阴囊的褶皱部分可以用手指轻轻拉伸，在皱纹展开时用水清洗。

让龟头露出的方法

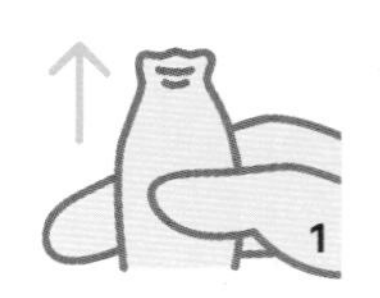

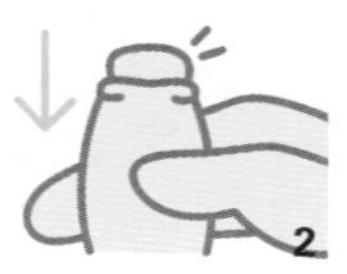

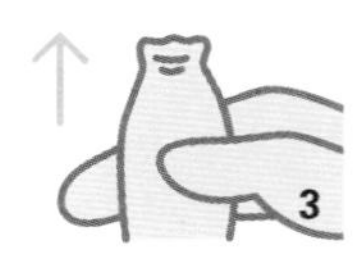

1. 轻轻握住，把包皮稍稍向上拉。
2. 然后慢慢向下拉，反复 2 ~ 3次。
3. 握住龟头的反方向（根部位置），往上拉。

女婴

清洗的顺序

1. 右手托住孩子的屁股，左手拇指从上到下轻轻地擦洗外阴。要注意不要把两腿分开过大，也不要清洗外阴的内侧。

2. 把大腿内侧褶皱的部分和屁股擦洗干净，才不会出现皮肤问题。最好使用婴儿专用的无刺激香皂。

3. 从上到下用水反复冲洗，不要残留肥皂沫。在外阴部有可能会积蓄水分，所以洗澡后一定要擦干。

4. 把湿巾折成三角形（这样能擦拭皮肤褶皱的部分），放在外阴部，用两根手指从上到下顺着轻擦。

5. 把纱布缠在手指上，轻轻地擦外阴部。可以擦净残留的水，性器官和大腿内侧也要仔细擦。

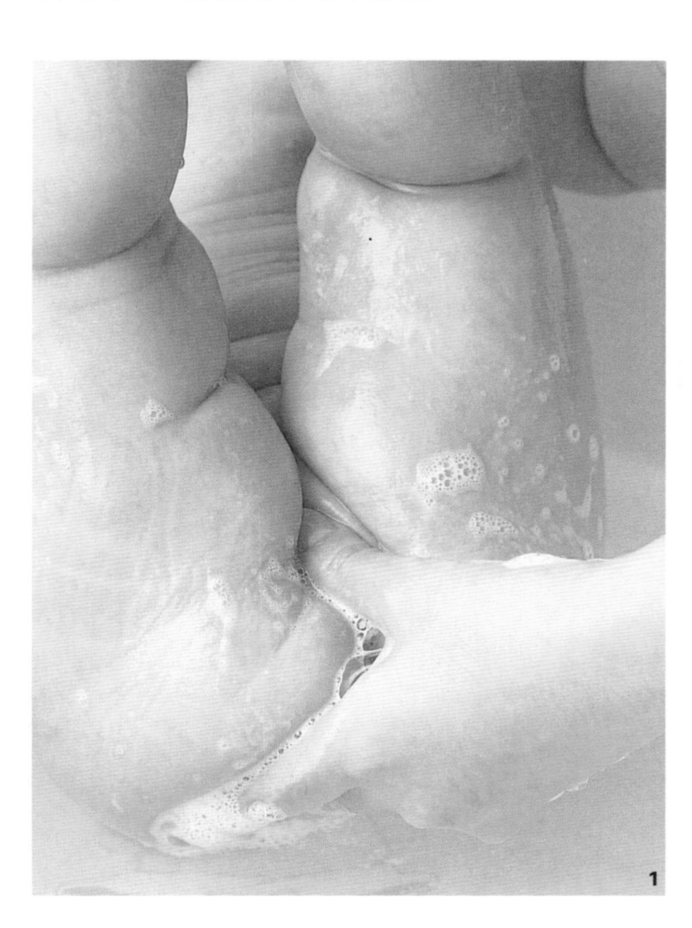

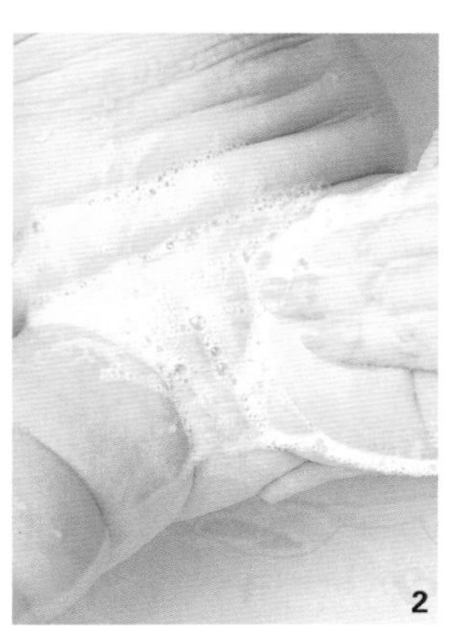

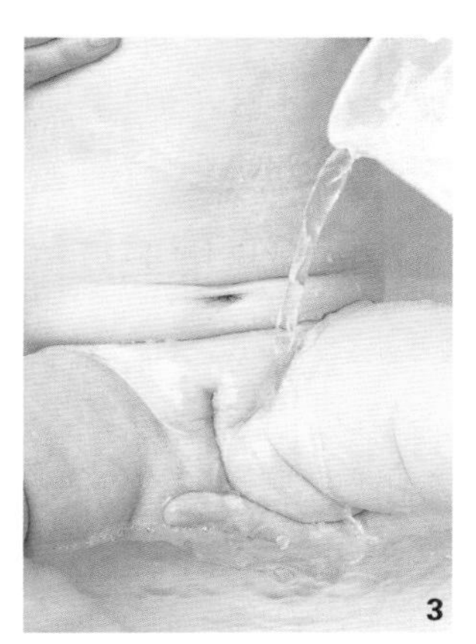

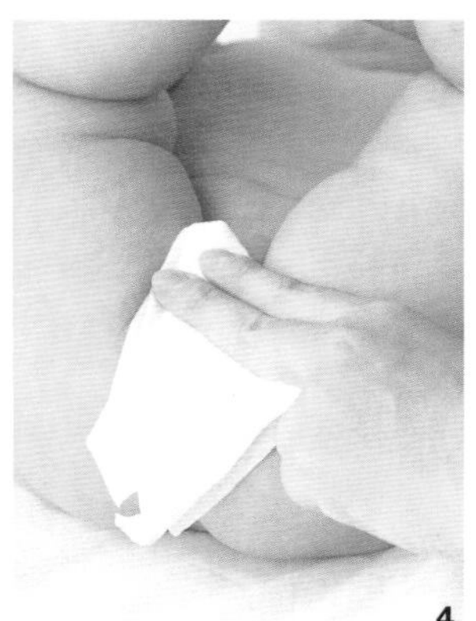

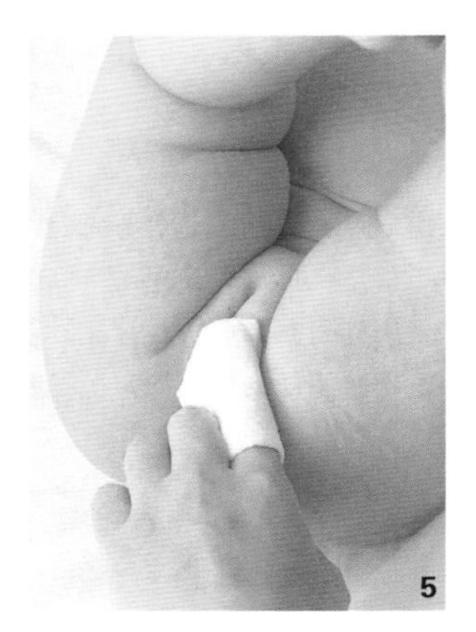

性器官的构造

尿道口
阴道
内阴部
外阴部
肛门

护理要领

外阴部距肛门较近，容易感染大肠杆菌等细菌，所以一定要保持外阴清洁。把生殖器裂开的缝隙稍微分开，用水轻轻冲洗。也可以用淋浴器从上到下冲洗。不能把外阴部过分拉开，也不能洗外阴部内侧。妈妈们要牢记，只能洗外阴部。为了防止细菌感染，重点是“从前往后”擦洗。

Q 可以看到生殖器的内部，这正常吗?

A 2周岁前，妈妈偶尔可以看到女婴性器官的内部，随着成长发育，性器官长大，会长出周围的肉及皮下脂肪，慢慢就看不见内部了。即使能看见内部，也不要用手触摸，女婴需要护理的只是外阴部。

step 7

护理新生儿

洗澡后的护理要诀

洗完澡穿上衣服后，要给脐带、耳朵、鼻子消毒，防止细菌感染。妈妈稍不小心就会使孩子受伤，因此要细致地了解洗澡后的护理方法。一定要小心谨慎地为孩子做护理哦！

给肚脐消毒的方法

脐带脱落前的消毒法

1. 棉签蘸上酒精，拿起脐带钳轻轻地擦脐带下方。
2. 用食指和中指分开按住孩子的小腹，就不用提起脐带也可以擦脐带下方的皮肤了。消毒后不要立即盖上肚子，要稍等片刻，等酒精挥发后，再戴上尿布。

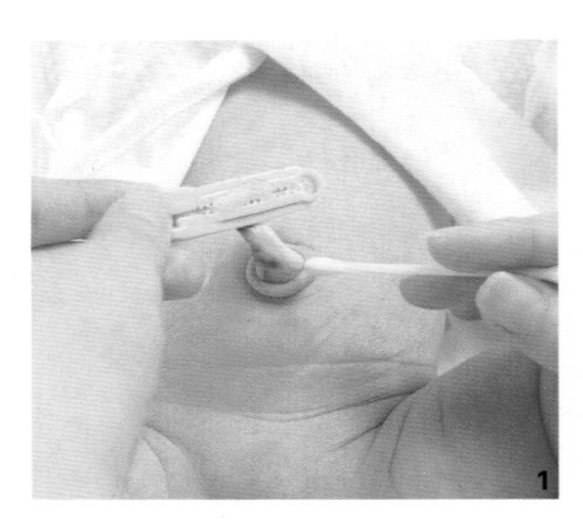

1

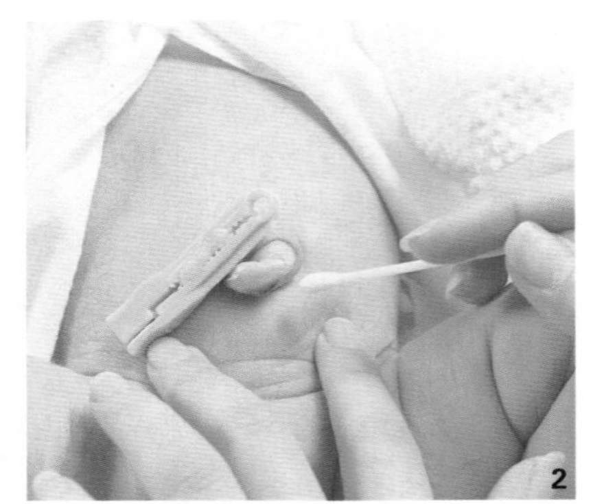

2

脐带脱落后的消毒法

1. 用棉签蘸上酒精，擦拭肚脐内部。
2. 用蘸酒精的纱布均匀擦拭肚脐周围。

小贴士 缠着纱布会不通风，脐带脱落的时间会延长。如果没有炎症，就尽量不要罩纱布。

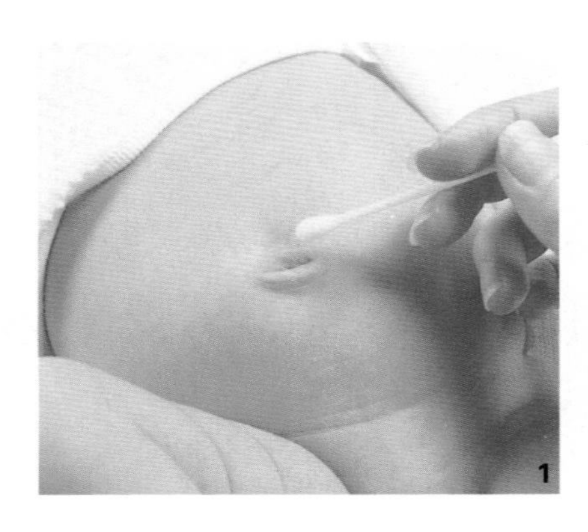

1

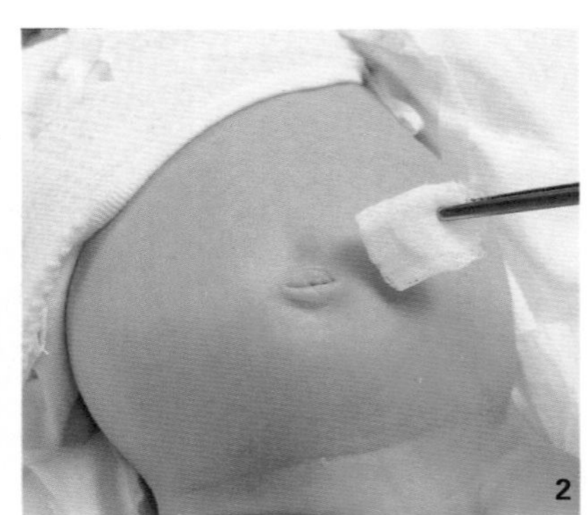

2

新生儿护理必需品

棉签、纱布、湿巾、毛巾、消毒用酒精、食盐水、幼儿专用指甲刀

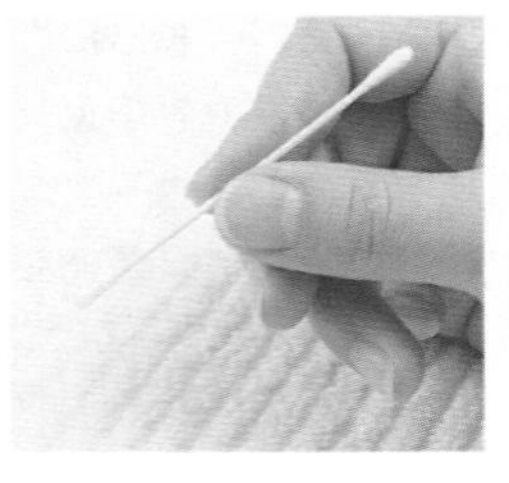

棉签 像拿笔一样，用拇指、食指、中指3根手指轻轻地握住。

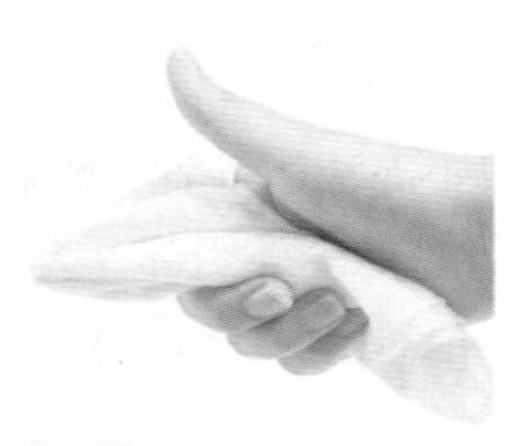

纱布 套在食指上，用手握好，确保不会脱落。

Q 肚脐应多久消1次毒？

A 1天2次，上午、下午各消1次毒，在脐带脱落后的3～4天里，也要1天消2次毒。消毒时用浓度为70%的酒精。这样消毒效果好，消毒后也容易干。这种酒精在药店里就可以买到。

清洁耳朵的方法

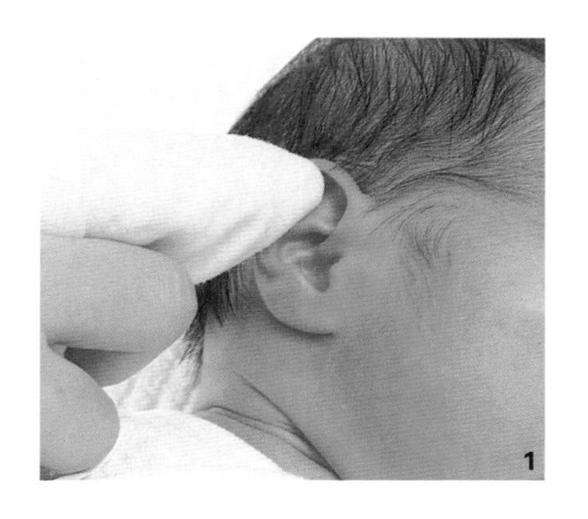

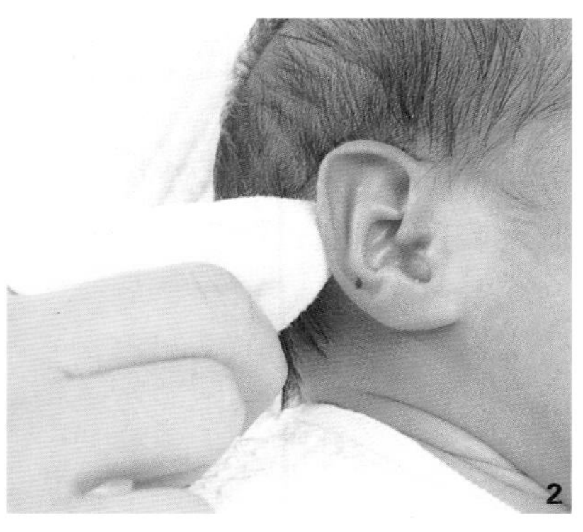

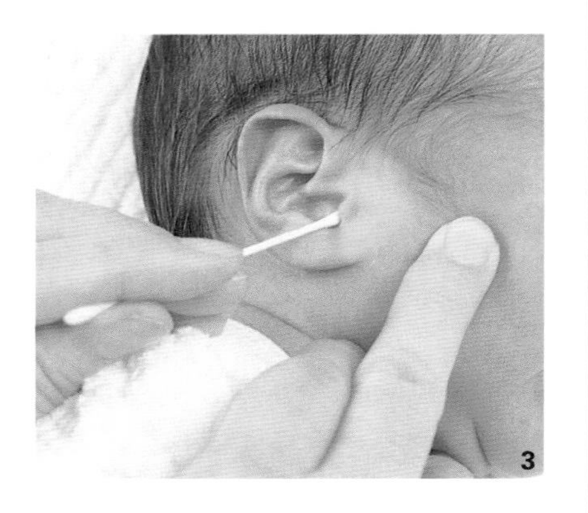

1. 把纱布套在食指上，蘸上温水，从耳郭到外耳道，以画圈的方式轻轻擦。
2. 喝母乳或奶粉淌下的奶，很容易弄脏耳郭，所以要从上到下擦干净。
3. 把孩子的脸转到侧面，按住脸颊，确保看清耳孔后，用棉签擦外耳。如果不是耳朵进水或特别脏的情况，最好不要擦耳朵里面。

Q 什么时候擦耳朵？

A 如果新生儿常吐，或习惯往一个方向侧卧，耳朵后面和耳郭就容易脏。洗澡后每天擦 1 次耳朵最好。因为耳朵有自净功能，耳屎会自动掉出，所以不必特意挖。一般用纱布来擦，如果有水或特别脏，就用棉签擦一下外耳。

剪指甲的方法

1. 用蘸上消毒药水的纱布，清洁指甲刀的刀刃。在给孩子剪指甲之前，也要先消毒。
2. 用拇指和食指握住要剪的指甲末端，从边角开始，一点点地剪。剪完后，再稍稍修一下两端。注意，手指甲的边角不要剪得过深，那样容易感染。

小贴士 手指甲 1 周剪 1 ~ 2 次，脚趾甲 1 个月剪 1 ~ 2 次。最好在洗澡后指甲变软时剪，或在孩子睡觉时剪。

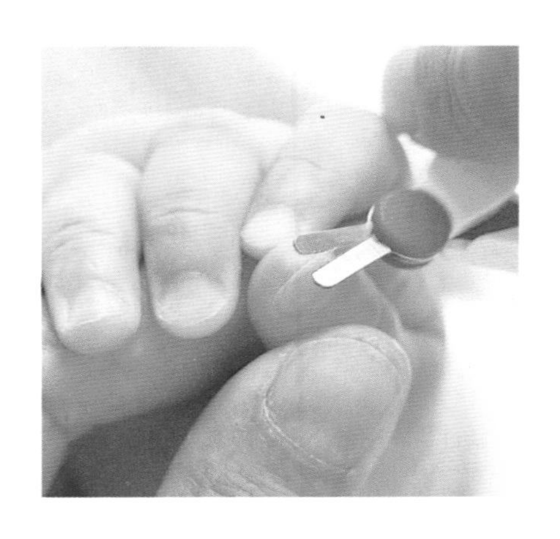

婴儿专用指甲刀

指甲刀上配有能把指甲放大 3 倍的放大镜。

长度短、前端刀刃圆的婴儿专用剪。

清理鼻屎的方法

1. 用棉签蘸上食盐水轻轻地擦鼻孔，鼻屎就会融化流出。为避免刺激鼻黏膜，只能擦鼻孔。
2. 用蘸上温水的纱布清理流出的鼻屎。不要用普通卫生纸，那样可能会引起鼻尖溃烂。

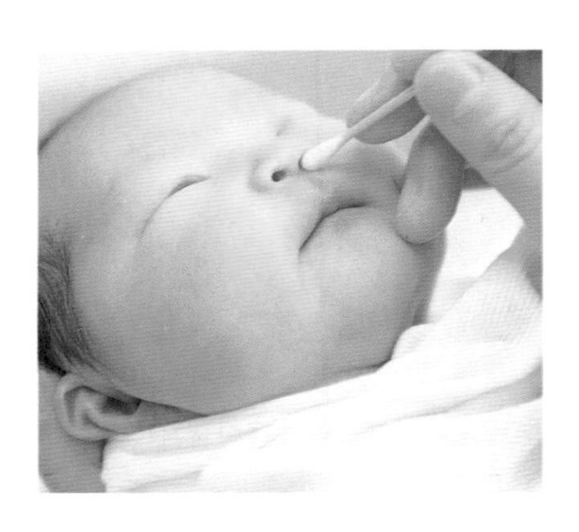

小贴士 孩子的鼻屎在洗澡时泡胀，会自然掉出来，所以不必刻意去挖。

step 7
护理新生儿

如何给宝宝换尿布

孩子出生24小时后，就开始排小便。1周内每天排10次，2周后每天排15～20次。妈妈1天要换很多次尿布，怎样换尿布，才能让孩子更舒服呢？

换纸尿布的方法

1. 手放在孩子屁股下方，托住孩子的腰，把屁股稍稍向上抬起，把打开的新尿布铺在屁股下方。屁股应落在尿布中央稍靠前的位置。

2. 尿布末端不要盖住肚脐。调整尿布的高度，使其尾端位于肚脐下方。不要太紧，稍留空间，左右对称地贴。男婴的阴囊下面容易潮湿，需要先把阴囊向上推，然后再戴上尿布。

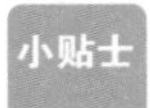

注意，如果用力抓住孩子的大腿抬起，可能会造成脱臼。尽可能用手托住屁股，这样更安全。

3. 肚子部分要稍留空间，后面背部对准，这样穿上尿布，孩子最舒服。

4. 如果大腿内侧的尿布褶皱、堆积，或者尿布护翼没有平整地展开，那么大便和小便很容易泄漏。所以最后要检查一下尿布是否太松或太紧。

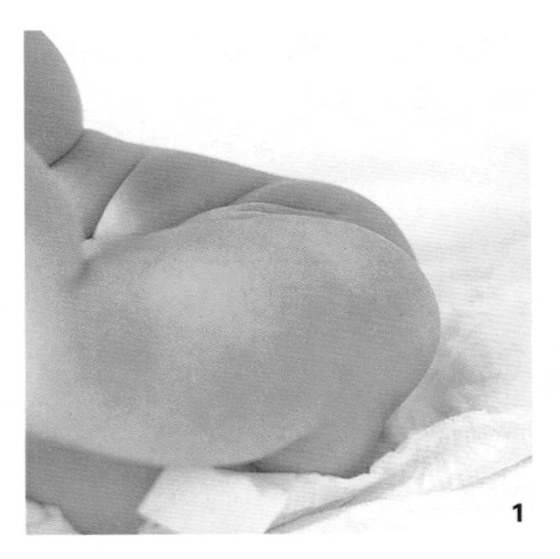
1

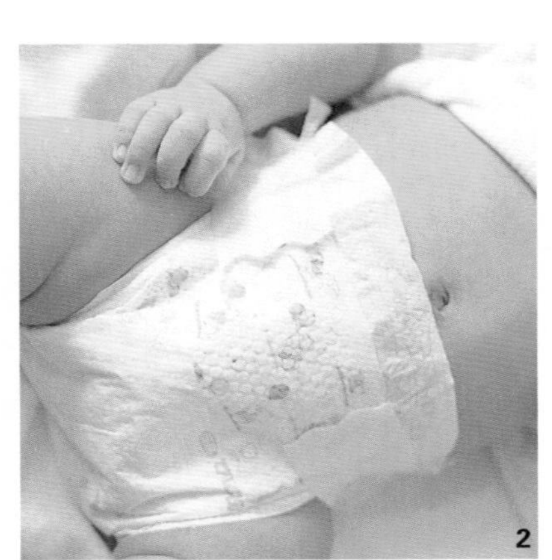
2

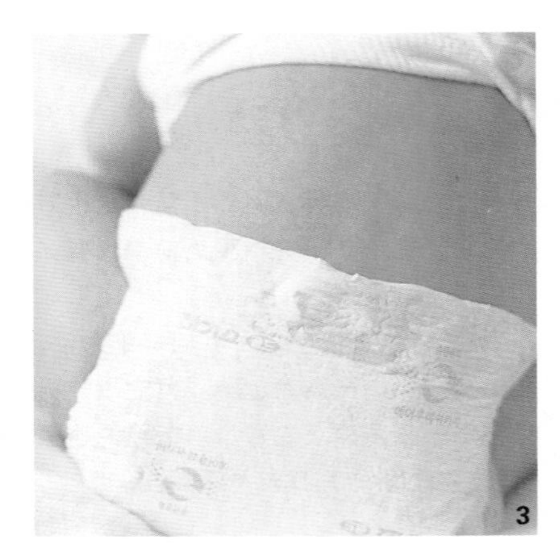
3

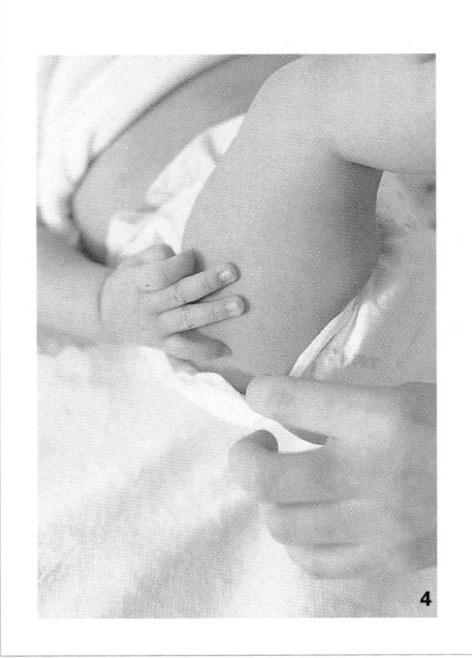
4

换尿布时，清洁性器官的方法

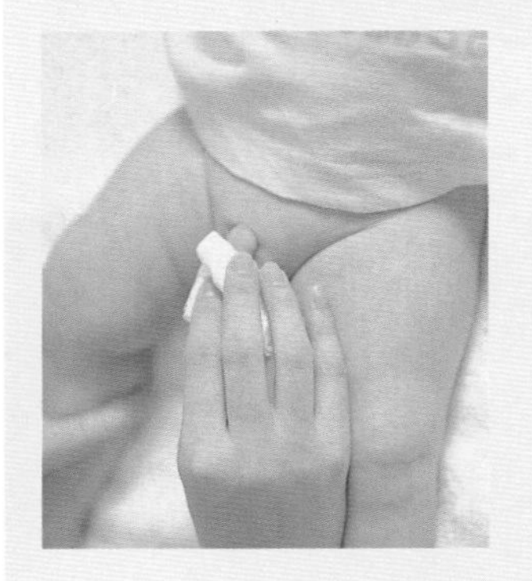

● 男婴 把湿巾卷在手指上，轻轻地擦阴茎正面。然后擦阴茎背面、阴茎和阴囊之间、龟头等位置。

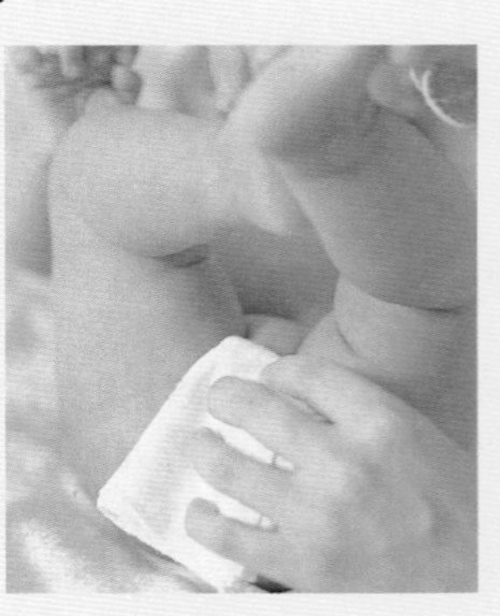

● 女婴 用湿润的纱布或湿巾从前往后轻柔地擦。注意不能让细菌进入尿道，容易感染。

换布制尿布的方法

1. 铺上尿布兜，把尿布摆在合适的位置，放到孩子屁股下边。

2. 尿布的中心线和肚脐对齐，把尿布的末端折一下，使其不会盖住肚脐。

3. 把尿布兜的粘扣带松松地贴好，尿布套和尿布之间留有两个手指的空间为宜。因尿布较厚，如果太紧，孩子会憋闷。

4. 把大腿内侧和屁股之间露出的尿布，整齐地叠好塞到尿布兜里。

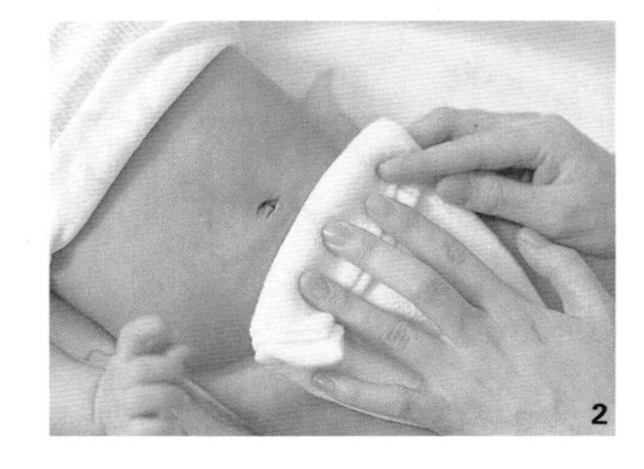

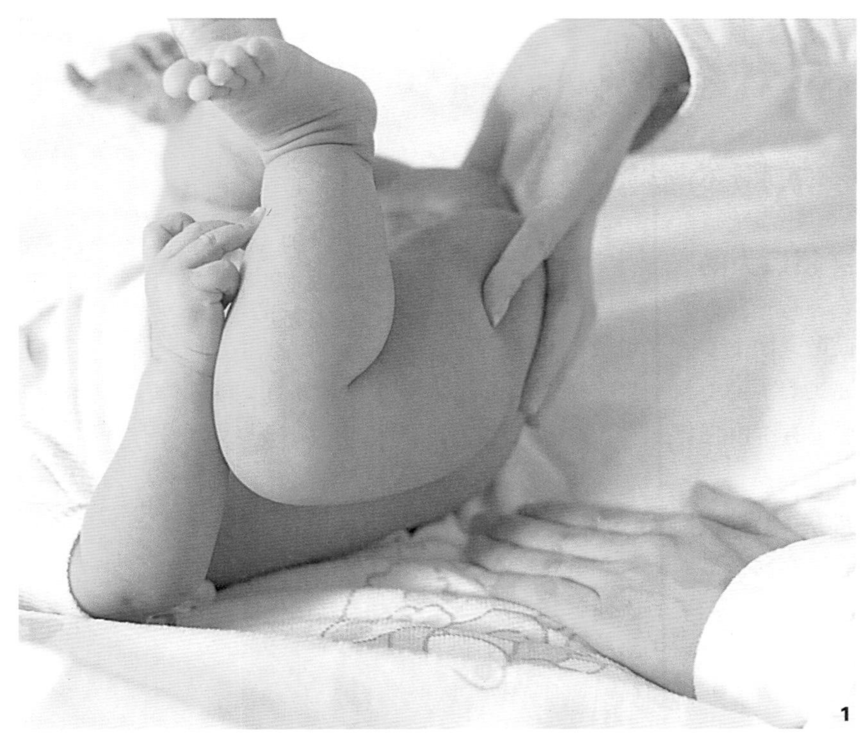

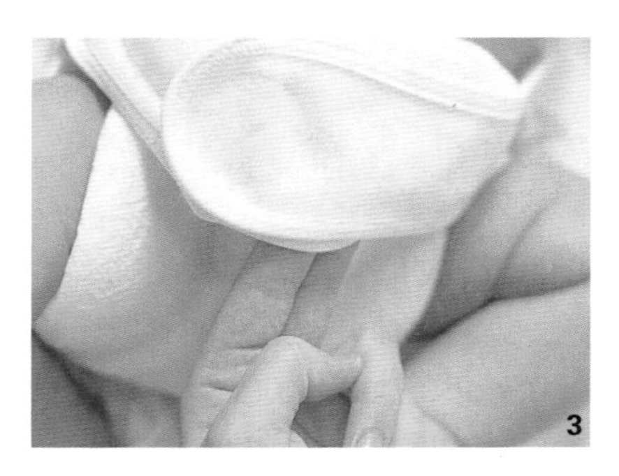

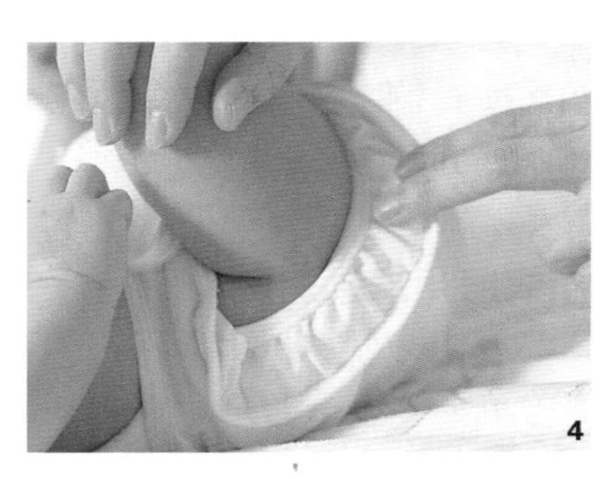

折叠布制尿布的方法

● 基本方法 新生儿尿布的面儿折得太宽，大腿会不舒服，折成 10 ~ 12 cm 的宽度最合适。先把长的一面对折，然后分成三等份，整整齐齐地折好。

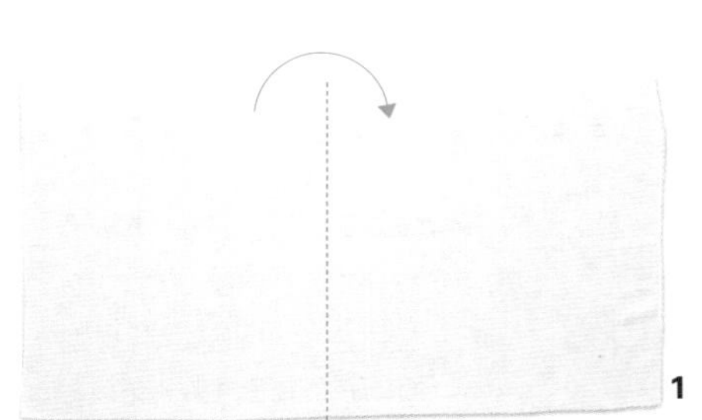

● 男婴用 把长的一面对折后，前面部分先折出 10 cm 左右，然后再分成三等份。

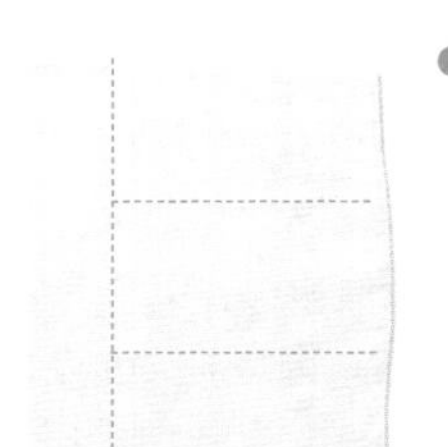

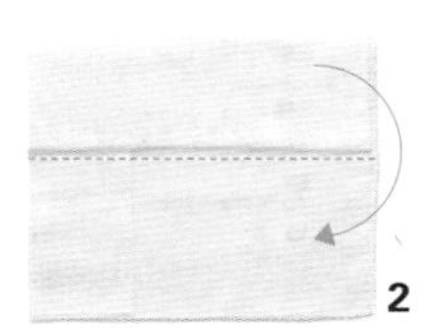

● 女婴用 把长的一面对折后，后面部分先折出 10 cm 左右，然后再分成三等份。

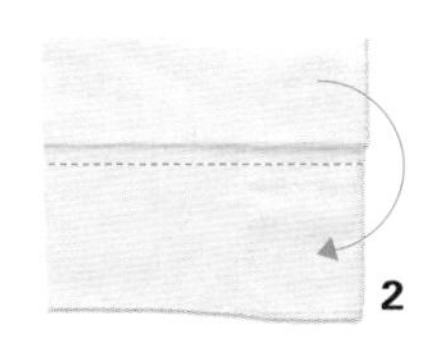

step 7
护理新生儿

如何给宝宝穿衣服

不要小看这件事，能快速地给宝宝穿衣服、脱衣服，可是妈妈很重要的护理技能哦！换衣服的时候，要托住孩子的颈部和臀部，给孩子摆出舒适的姿势。

穿衣服之前

剪掉新衣服的标签

虽然大部分新生儿的衣服标签贴在外边，但是也有少数会贴在衣服里面。标签直接接触孩子皮肤是不好的，即使是棉质的商标，也会引起孩子皮肤红肿，所以一定要剪干净。剪的时候要沿着针线边剪。

新衣服用清水漂洗

新的内衣不要马上就穿，一定要在清水里过一遍，晒干后再穿。因为内衣很可能沾上灰或其他异物，还可能本身就有纤维柔软剂或胶水等。别用洗衣粉，直接用清水漂洗，孩子穿着会感觉清爽、舒服，而且也更吸汗。

升高室温后再脱衣

给孩子换衣服前，要先确认室内温度不低。衣服脱掉后，要以最快的速度换上事先准备好的衣服，或者用浴巾先把孩子包住。妈妈可以用温暖的手轻抚孩子的身体。脱衣服可能会让孩子惊恐，这是新生儿正常的反射反应，不必担心。妈妈握住孩子的手或脚，就可以使孩子安心。

穿衣服的要领

穿领口大的

新生儿的头比身体大，所以前面敞开的上衣，穿和脱才方便。不要买套头的上衣，要选择前胸或肩膀上有纽扣的上衣，穿起来更省力。

前开襟的衣服翻过来穿

穿前开襟衣服，要事先把衣服翻过来。把孩子的手插到翻过来的衣袖里，使衣袖从妈妈的胳膊移动到孩子的胳膊上。

内衣和外衣套到一起穿

前开襟的内衣和外衣没有必要分开穿，可以重叠起来，一次性地穿好。把内衣的衣袖套到外衣里，尽量方便胳膊通过。

妈妈的手放在纽扣下面扣

孩子的衣服大多是子母扣，解和扣都很容易。给孩子穿衣服扣纽扣时，因为纽扣会压迫孩子脆弱的皮肤，所以妈妈应该把手放在纽扣下面扣，或者使孩子身体和衣服间隔一定的距离。

不同月份穿不同的衣服

- 0 ~ 3个月 孩子一整天都在温暖房间的被子里，所以只穿产衣或产袍就足够了。夏天只穿产衣，或者用浴巾包上也可以。
- 4 ~ 6个月 孩子一刻也不休息，一直活动，睡觉时也常翻动，因此要给孩子穿不管怎么动肚子都不会露出来的衣服。连体衣比较合适。
- 7 ~ 12个月 呼吸和行走等动作明显活跃，这个时期孩子汗流得很多，要经常给孩子换衣服。可以穿上下分开的衣服，这样上衣和下装可以分开换。

煮衣服时需要的材料

- 蛋壳 1 个 石灰质成分能融化顽固污渍，使衣服变白。把 1 个蛋壳打碎，放进水里洗净，用纱布包上，放进煮衣服的桶里煮。
- 柠檬汁 1 ~ 2 大勺 因为有碱性成分，对于去除像果汁这样的酸性污渍比较有效。
- 淘米水 1/2 杯 可以使衣物发出光泽、颜色加深。煮白色衣服放入淘米水，会增加衣服光泽，看起来更白。
- 食醋 1 小勺 因为有酸性成分，可以干净地去除污渍。但如果放入过多，会使衣服褪色。
- 盐 1 大勺 使白色的衣服更白，彩色的衣服更鲜艳。

不同种类的衣服怎么穿

● 内衣

1. 双手抓住衣角卷成圆，把领口撑到最大，从孩子的头套入，向下放到颈部。
2. 把手放入衣袖撑开，把孩子的胳膊放进衣袖，妈妈拉住胳膊，给孩子套上。
3. 保证后背不会硌到，把手伸到衣服里向下拉，然后整理平整。
4. 把翻过来的裤子套在手上，抓住孩子的脚，把裤子再翻过来向上拉。
5. 裤子前面提到肚脐上方，轻柔地抓住腰部分向上提，不要太紧，别让孩子有压迫感。

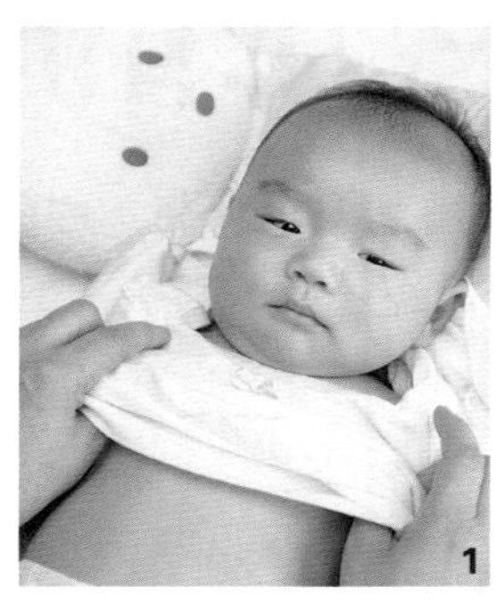

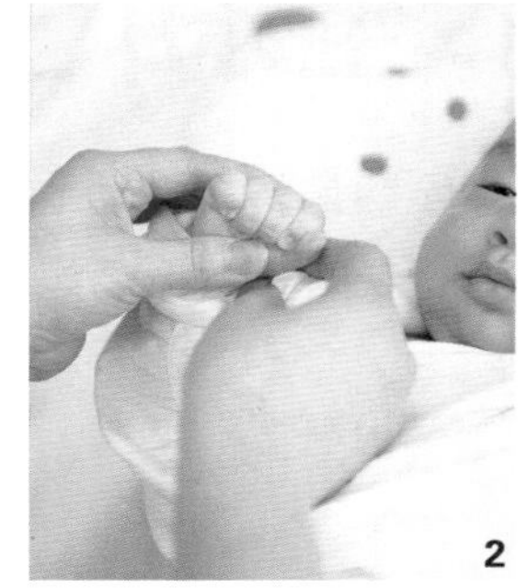

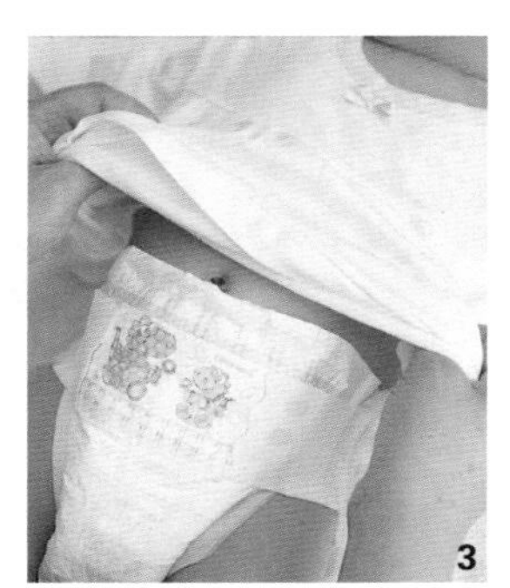

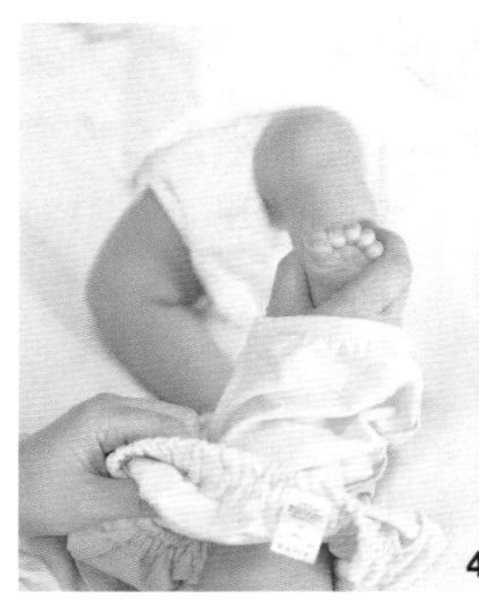

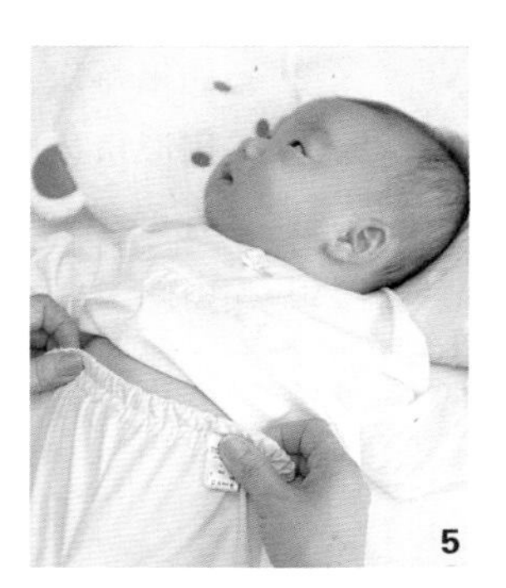

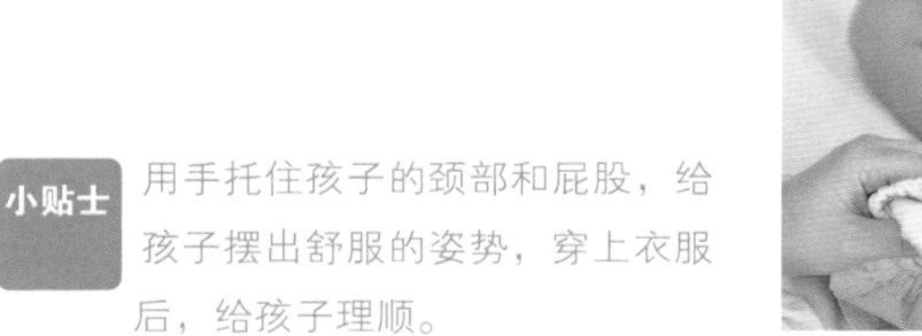
小贴士 用手托住孩子的颈部和屁股，给孩子摆出舒服的姿势，穿上衣服后，给孩子理顺。

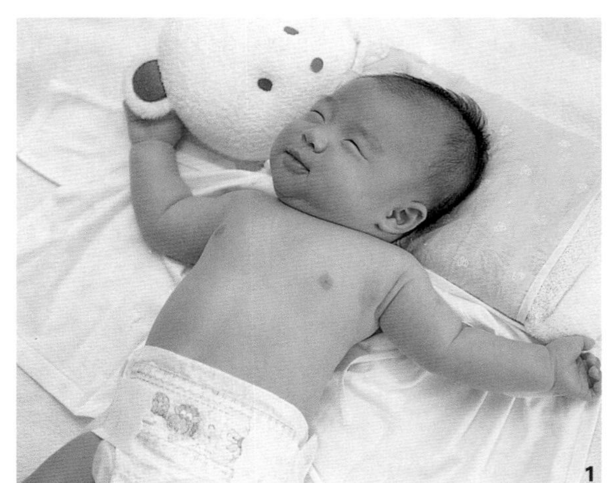

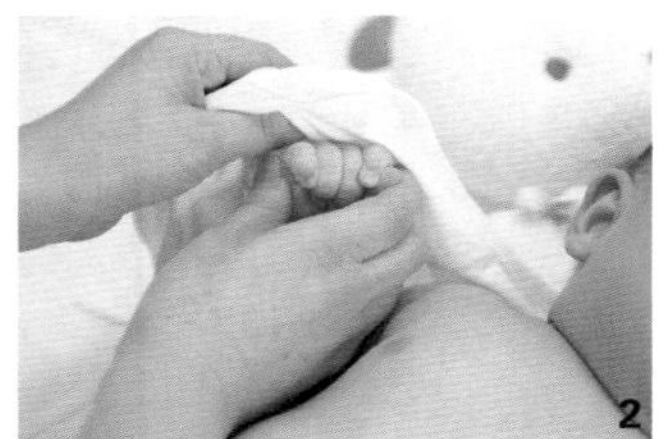

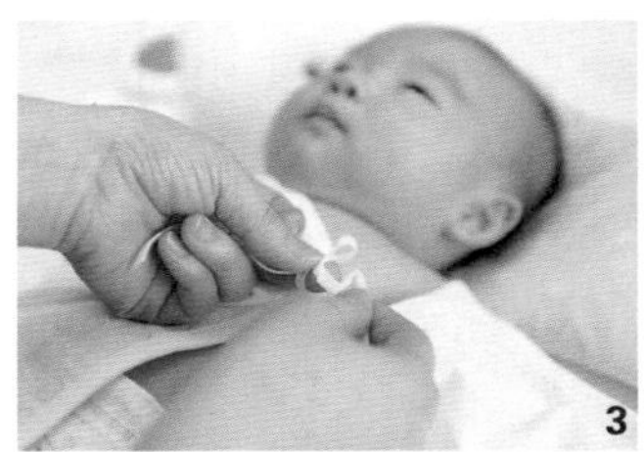

● 前开襟的衣服（产衣）

1. 把衣服展开铺在床上，让孩子躺在衣服上面。让孩子的颈部和衣服的领口部分对齐。
2. 把翻过来的衣袖套到妈妈手上，抓住孩子的手，翻衣袖的同时把衣袖套在孩子的胳膊上。
3. 不要挤压到宝宝的肉，衣服抚平后，留有伸缩的空间，然后系上带子。为了容易解开，可以打个蝴蝶结。

●连体衣

1. 把前胸、后背、胯部上的子母扣都打开。抓住衣角卷成圆形，
2. 把领口撑大，把孩子套进去，然后把胯部以上的扣子扣上。
3. 托住后背和颈部，把其他的扣子扣上。

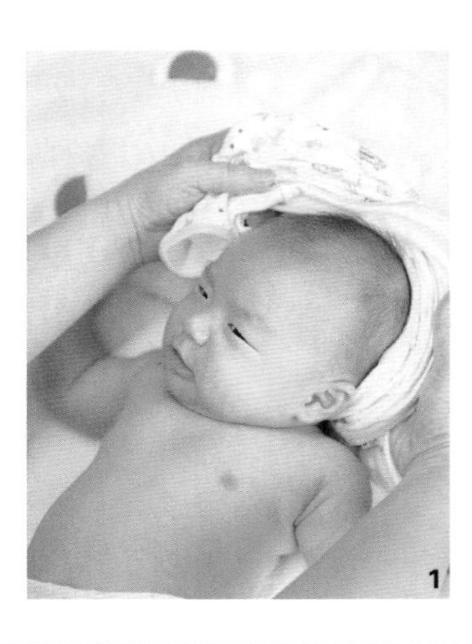

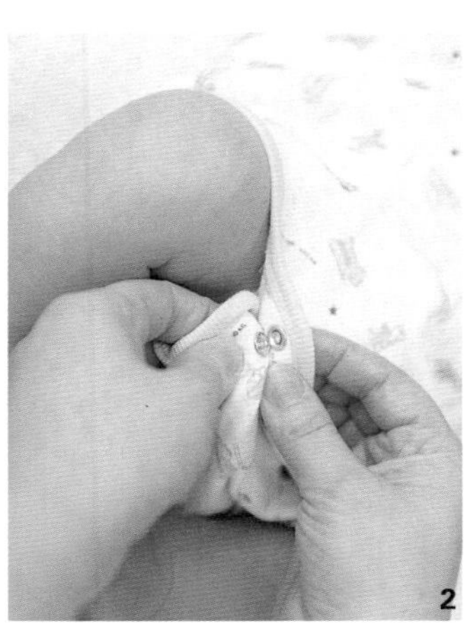

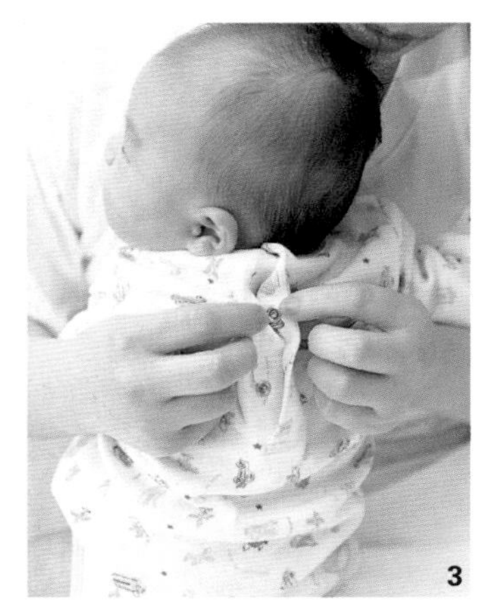

step 7

护理新生儿

护理新生儿的疑问

有时候翻遍很多书，也找不到一个很简单的新生儿卫生问题的解决办法。在这里，我们会专门针对新手妈妈，逐一解答新生儿卫生的常见疑问。

性器官的保养法

小便也要擦屁股吗?

因为有尿布，就连屁股也会被浸湿。尤其是女婴，后面会弄湿很多，所以每次排小便后都要擦一下。如果每次都用水洗比较麻烦，可以用湿巾或纱布擦。擦完要等到晾干后再穿上尿布。女婴张开的外阴部内侧，也要擦洗干净。

能用含有洗液的湿巾擦吗?

最好用纱布代替湿巾擦洗。如果在外出时比较麻烦的情况下，也可以用不含洗液成分的一般湿巾擦，擦完再涂润肤露。

用完湿巾后还要用水洗吗?

湿巾里含有皮肤保护剂，使用后会出现泡沫，产生黏黏的感觉。如果是排小便，用湿巾轻轻地擦一下即可。如果是排大便，要用湿巾把残留的大便擦掉，再用水轻轻地洗一下。不要使用肥皂。

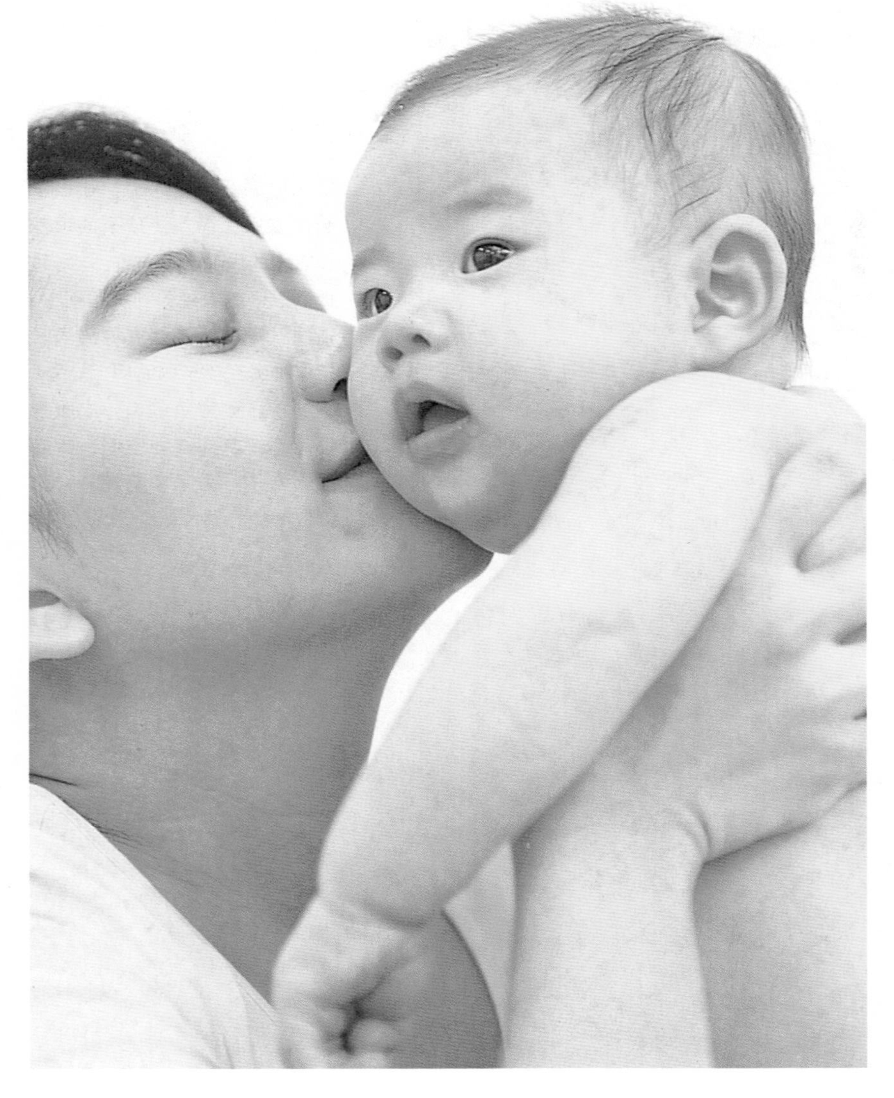

口腔和奶瓶的处理法

喂奶后口腔内要擦吗?

喝母乳的孩子，不擦更好。吸奶后喝几口大麦茶即可。喝奶粉的孩子，因为舌头上会出现白苔，所以要稍稍擦一下。因为口腔内的黏膜特别脆弱，擦的时候一定要万分小心。口腔卫生状况不好时（严重时），把消毒纱布包在手指上，从内到外，1 天擦 1 次。

每次母乳喂奶后，都要擦乳头吗?

孩子喝完母乳后，妈妈的乳头上会留有孩子的口水及残留的奶水，容易滋生细菌，所以要经常擦洗。

每天喂母乳后，用手蘸上温水轻轻地擦洗，不要用肥皂。乳晕上发黑的突起部分，会分泌孩子喜欢的油脂，喝母乳的同时最好能连同油脂一起吃，所以不要用力擦乳头。

只用清洁剂洗奶瓶可以吗？

新生儿的免疫力低下，即使是少量细菌，也容易被感染。虽然奶瓶清洁剂有消除大部分细菌的效果，但是即使是少量细菌，都有感染危险，所以用过奶瓶清洁剂后，一定要用开水消毒。出生3个月后，只用奶瓶清洁剂就可以。用微波炉消毒不能完全灭菌，所以新生儿时期不能用。

消毒后晾干，细菌不会进入奶瓶吗？

如果奶瓶不是放在奶瓶干燥机中，而是放在四处开阔的地方，会出现细菌。如果用开水消毒奶瓶，因为本身很热，蒸发后很快就会干燥。干燥后的奶瓶不要扣着放，最好把盖盖上，室温下保管。上午和下午各给奶瓶消1次毒，如果上午消毒后半天没有用，那么晚上要再消1次毒。

皮肤和环境的处理法

脸上和头上的胎脂，要不要洗掉？

出生1周后，胎脂一部分会渗入皮肤，剩下的部分在每次洗澡时会一点点脱落。如果用肥皂搓洗，皮肤会变红，可能感染细菌。脐带脱落后，可以用婴儿油轻轻给宝宝按摩。过30分钟胎脂会软化，洗澡时一擦自然就会掉。

用手清除眼屎可以吗？

因为新生儿眼部十分敏感，所以不可以用手清除眼屎。应该用消毒棉或纱布蘸上生理盐水，从内到外擦拭。因为不能刺激孩子，所以不要反复擦，尽量只擦1遍。

每次抱孩子前都要洗手吗？

每次抱新生儿时都要洗手。母乳喂奶前、沏奶粉前、洗碗后、做家务后，产妇都要洗手再抱孩子。外人来拜访，也一定要洗手后再接触孩子。

肚脐消毒法

消毒后晾干时要脱衣服吗？

不要脱下所有的衣服，而应该把产衣稍稍向上拉，使肚脐露出，并把尿布放到肚脐下方。给孩子用酒精仔细地擦拭几秒钟，用手扇风，让酒精很快挥发。但是不要用嘴吹，因为可能会造成细菌感染。

衣物的处理法

应该隔多久换1次衣服？

新生儿经常排小便、出汗，所以要经常换衣服。每天最少也要换2 ~ 3次。呕吐后要马上换衣服，洗澡后也要换上新衣服。

新衣服要洗后再穿吗？

新生儿的衣服尽可能洗后再穿，否则皮肤可能会出现斑疹。这是因为新衣服在生产流通过程中可能会沾上细菌，会刺激孩子的敏感皮肤。如果不方便的话，就用清水冲洗一遍，晒干再穿。

纱布和尿布每次都要洗吗？

每次都要洗，并且要在太阳下晒干后再使用。擦屁股的纱布和擦脸、擦嘴的纱布要分开使用。用在眼睛、鼻子、嘴等容易感染部位的毛巾和纱布，每用1次就要洗1次。被子和枕头每隔10天也要用热水洗1次，然后在太阳下晒干。

产衣能用杀菌漂白剂洗吗？

洗孩子的衣服时，使用宝宝专用的软性洗衣粉为宜。如果没有洗干净，会对孩子的皮肤产生刺激。煮衣服就可以杀菌，没有必要用杀菌漂白剂。把孩子和大人的衣服分离，先洗再煮。

特别提醒

妈妈也要经常换衣服，才能防止感染

因为新生儿皮肤敏感，所以和孩子接触频繁的妈妈的衣服，也要清洗干净。妈妈尽量穿棉质的衣服，每天最少换1次衣服。为了带给孩子安全感，妈妈最好穿亮色的衣服。

step 7

护理新生儿

安全抱宝宝的技巧

对于很多新手妈妈来说，连抱孩子都会感到无从下手。其实，只要熟悉基本的要领就好办了。

从床上抱起孩子时

1. **托住孩子的颈部和屁股** 把一只手放在孩子颈部下方，用整个手掌托住孩子的颈部。另一只手托住孩子的屁股。

2. **弯腰抱住孩子** 把孩子向上抬起，抱到靠近妈妈的位置，维持弯腰的姿势。

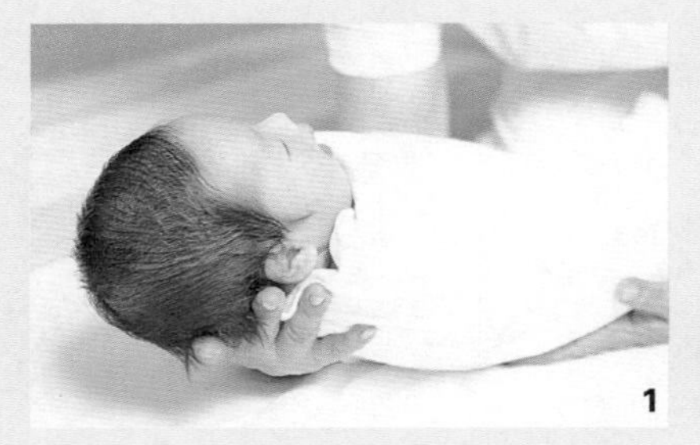
1

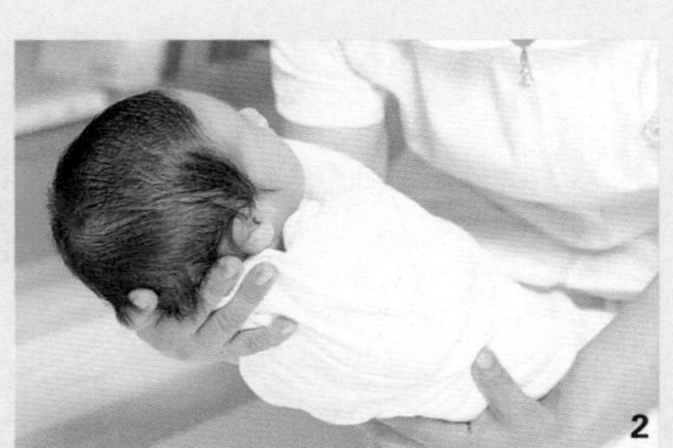
2

喂母乳时

1. **摇篮式横抱** 这是哺乳的基本姿势。把孩子放在大腿上抱着，用胳膊肘内侧托住孩子的头，让孩子侧卧。

2. **侧抱** 这个姿势适合奶水比较多的妈妈。用喂奶一侧的手托住孩子屁股，另一只手托住颈部和头。

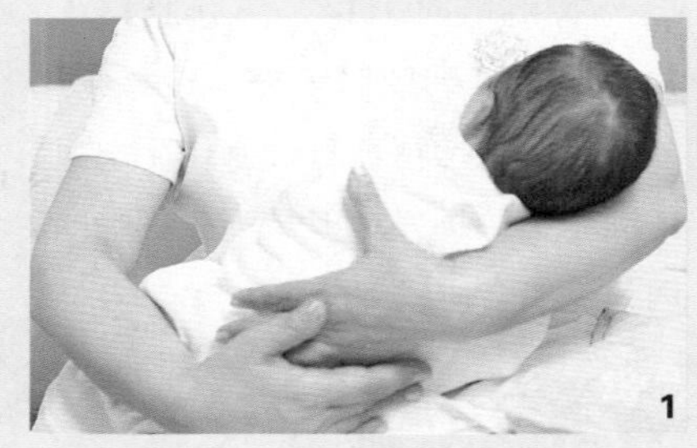
1

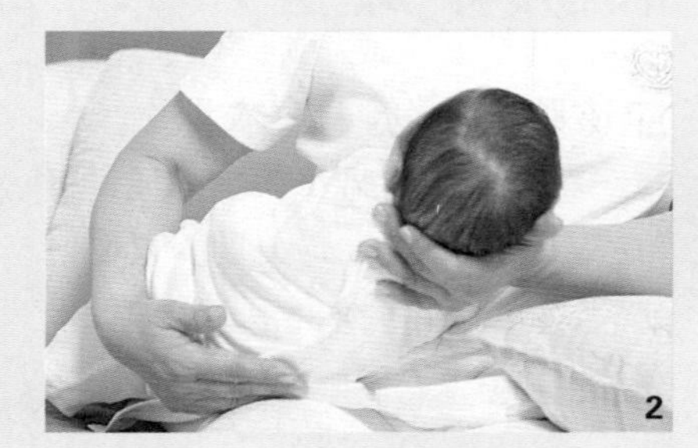
2

把睡着的孩子放下时

1. **抱着孩子坐** 别弄醒孩子，抱着孩子，膝盖弯曲跪下。

2. **放孩子躺下** 身体前倾，把孩子屁股放在床上，手仍放在屁股位置，然后再把头部放在枕头上。

3. **整理** 把孩子放下后，理顺孩子的衣服，不要硌到孩子的后背，把后背的衣服轻轻向下拉。

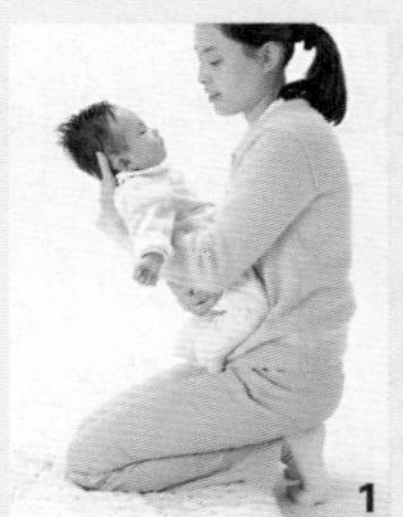
1

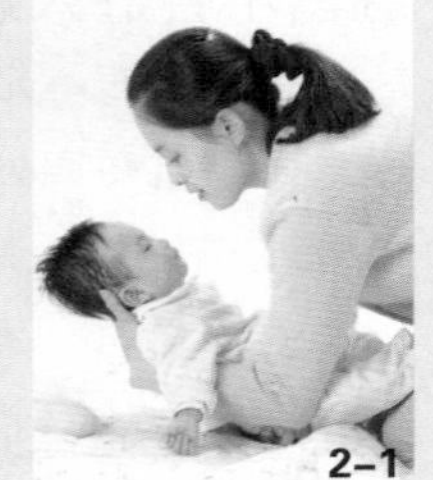
2–1

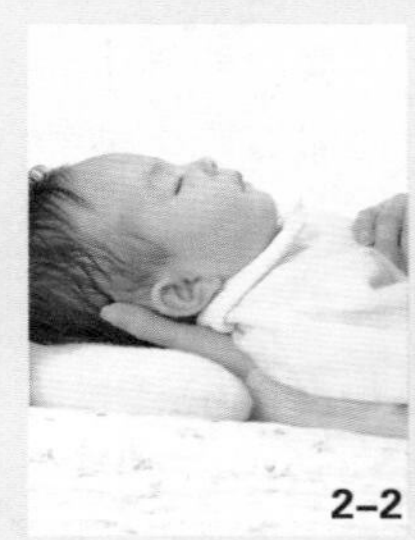
2–2

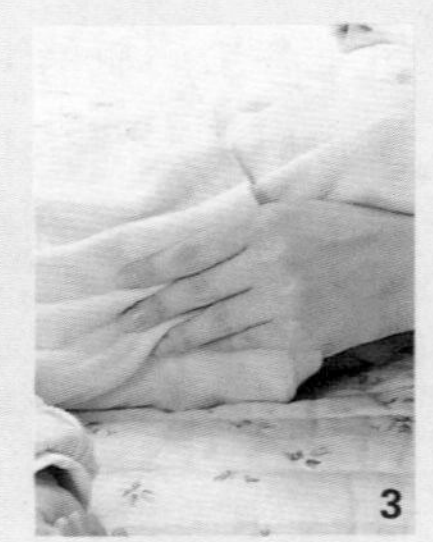
3

把孩子递给别人时

把一只手放到孩子大腿附近，另一只手托住孩子的颈部和头部。从头开始小心地把孩子递到对方手上。

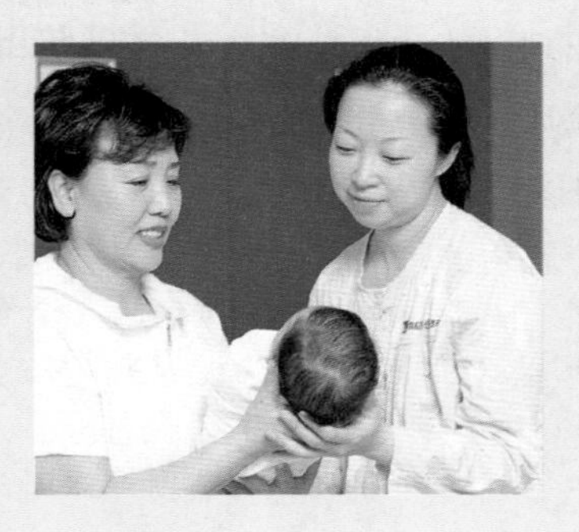

哄孩子或让孩子睡觉时

用一只手托住孩子颈部，另一只手托住孩子屁股，竖着抱。和孩子四目相对，轻柔地拍拍小屁股，使孩子的身子侧着，轻轻摇晃。

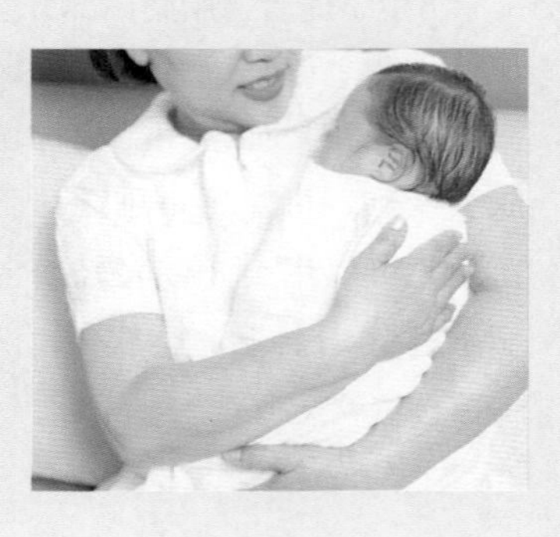

step 8

母乳喂养

母乳喂养，任何妈妈都应该做，但并不是所有妈妈都会做。因为错误的方法而草率放弃或喂养失败的情况很多。新手妈妈一定要了解母乳喂养的好处，遵循按月份喂养的原则，了解喂养中出现的各种问题的正确对策。

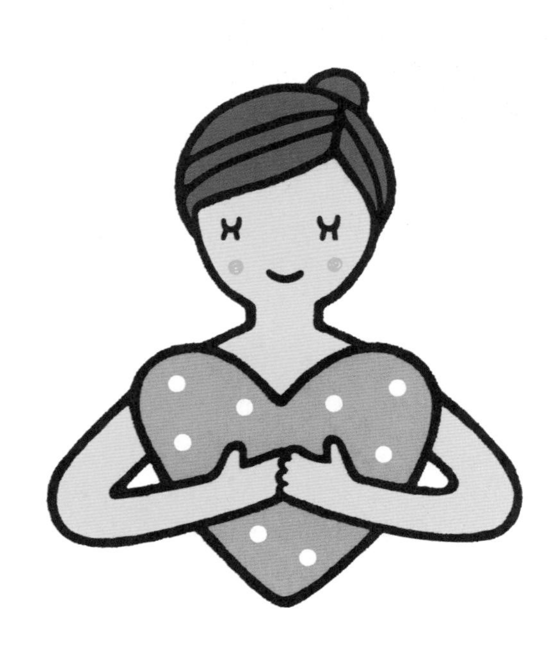

step 8

母乳喂养

母乳喂养的好处

母乳是孩子的最佳食物，是妈妈的产后恢复剂。即便是生病、吃药甚至抽烟的妈妈，母乳喂养也比奶粉喂养要好得多。这不是选择，而是必须。

孩子为什么要喝母乳

喝初乳能促进孩子排泄胎便

当孩子在妈妈肚子里时，和羊水一起进入孩子嘴里的细胞、胎质、绒毛等，会聚集在肠内形成胎便，出生后会排出来。产后1周分泌的初乳（黏、浓，呈深黄色）含有免疫球蛋白、乳铁传递蛋白等免疫成分，蛋白质、矿物质及维生素A的含量比成乳更丰富，其中包含的氨基酸和抗体含量，比一般的奶高出4倍。所以能促进胃肠运动，帮助胎便排泄，还可以预防孩子得黄疸。即便不能母乳喂养，也一定要给孩子喝初乳。

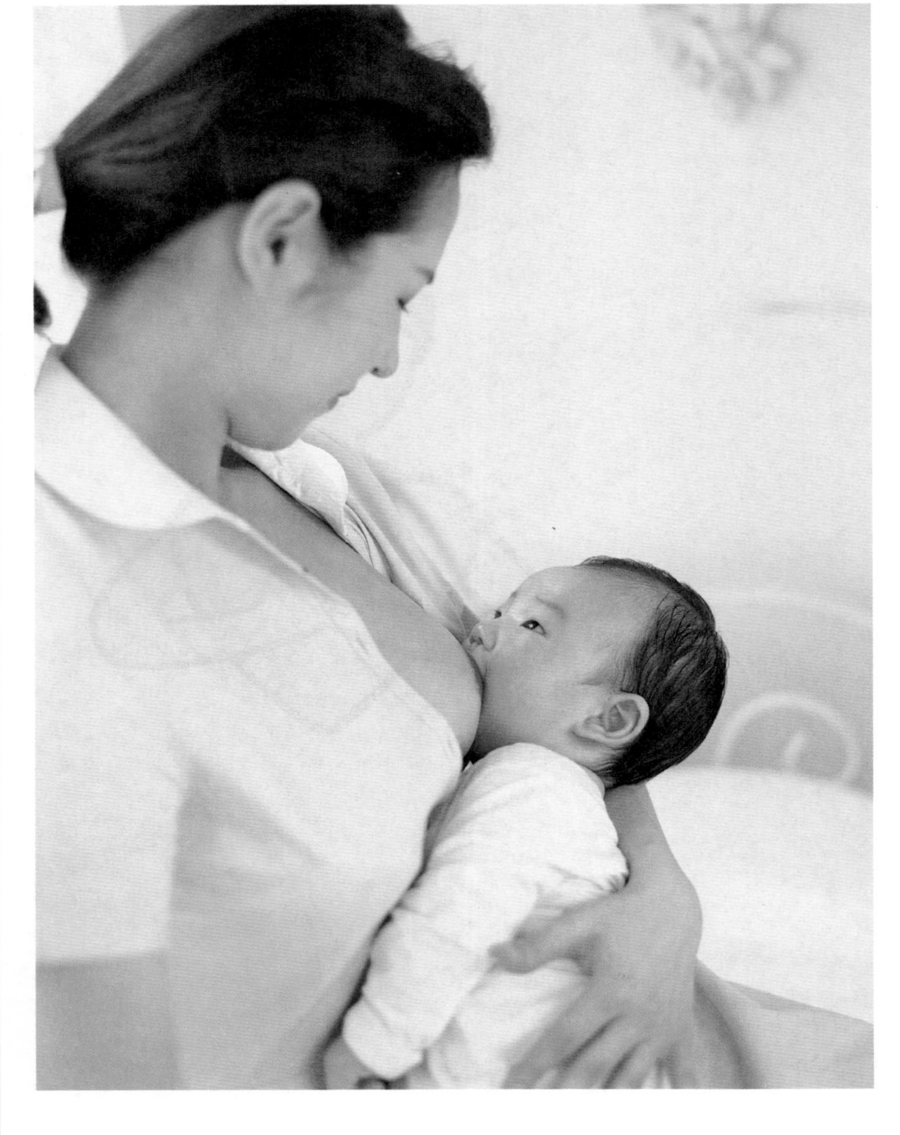

提高免疫力，预防疾病

妈妈体内细胞会记忆遇到过哪些细菌以及可以防御哪些细菌。通过母乳喂养，妈妈把和自己一样的免疫力传递给孩子。坚持吃母乳的孩子，更少出现胃肠障碍、呼吸器官感染等问题，也不容易患其他的疾病。

母乳含丰富营养，易消化

母乳中含有宝宝所必需的水分、脂肪、蛋白质、乳糖、维生素、无机物等成分，并以一种易消化的形式混合在一起。能自动调节其浓度，既不太稀也不太浓。喝母乳的孩子比喝奶粉的孩子打嗝少，消化也更好，大便的味道也淡且形态稳定。

可以防止孩子遗传父母的过敏症状

研究结果显示，喝母乳的孩子不易患哮喘、特应性皮炎等过敏性疾病，以及呼吸疾病、中耳炎、胃肠疾病和尿道感染等。父母中不论是谁，如果由于得哮喘或湿疹而对食物过敏，孩子也容易出现同样的症状。

如果坚持喝母乳，孩子体内可以产生抗性，从而不易引起过敏反应。但是一定要持续6个月以上才有效。

不用刷牙，牙齿也健康

喝奶粉后睡着的孩子，容易得蛀牙。因为奶粉中的乳糖会攻击孩子的牙齿。虽然母乳中也含乳糖，但母乳中含有酵素，可以防止龋齿的细菌活动。

得糖尿病的概率低

90%的糖尿病，都是胰岛素抵抗性弱而出现的非胰岛素依存型糖尿病。研究结果发现，如果孩子出生后喝2个月的母乳，非胰岛素依存型糖尿病的发病率会降低50%。喝2个月以上的母乳，在30～39岁患糖尿病的发病率为15%，而奶粉喂养的孩子发病率为30%。

可以预防肥胖症，形成健康的饮食习惯

母乳中含有一种叫脂联素的蛋白质成分，有助于脂肪分解。母乳喂养的孩子，成年后患肥胖症的概率低。如果喂奶粉，孩子常常会喝到奶瓶空，容易诱发暴食。吮吸母乳本身就是运动，可以调节孩子的食量，使孩子养成健康的饮食习惯。

能促进神经和大脑发育

3个月以上只吃母乳的孩子，比吃奶粉的孩子智商高。因为母乳里含有丰富的DHA和花生四烯酸（AA），可以促进大脑、视网膜、神经组织的发育。孩子吮吸母乳所用的力气是吮吸奶瓶的60倍，促使孩子脸部肌肉和下巴不停地运动，下巴和牙齿变得更发达，大脑血流量增多，能促进大脑的发育。

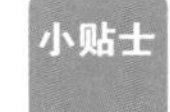

虽然奶粉也含上述成分，但是添加的人工成分并不容易被吸收，无法达到一样的功效。

医疗费少

母乳喂养会影响孩子的一生。断奶后孩子不易患感冒、肠炎等病，所以不只是省了奶粉钱，更省了此后的很多医疗费。

利于孩子情绪发育，能培养良好的亲子关系

在妈妈的怀抱里，听着妈妈的心跳，喝母乳时和妈妈充分地亲密接触，孩子会感觉就像在妈妈肚子里一样舒适，情感上会产生安全感。妈妈对于孩子来说，是任何人都不可取代的。母乳喂养能使妈妈产生自信，对母子间亲密关系的形成，有着很大的帮助。

妈妈为什么要喂母乳

能预防产后抑郁症，加速产后恢复

孩子吸奶时，妈妈体内会分泌催产素，可以促进子宫收缩。不仅能减少产后出血，使子宫收缩到以前的大小，还会降低恶露量。

此外，在哺乳时分泌的催乳素，可以让母亲和孩子之间的情感连接更密切，同时也可以调节妈妈在分娩过程中所受的压力，对于预防产后抑郁症也有很好的效果。

对产后减肥有效

怀孕中、分娩后为了有充足的奶水，产妇的身体会努力积蓄脂肪，如果产后不采用母乳喂养，脂肪很容易在肚子和腰上积聚。母乳喂养会消耗相当多的能量，可以燃烧积蓄的脂肪，从而帮助体重恢复到孕前状态，预防产后肥胖症。

能预防乳腺癌、卵巢癌等女性疾病

如果坚持2年以上的母乳喂养，患乳腺癌的概率会降低50%左右。因为哺乳有生理调节期，可以调节激素的异常分泌，清除残留在乳房里的毒素。排卵越多，患卵巢癌的概率越高。哺乳可以抑制排卵，所以患卵巢癌的概率就降低了。

卫生、方便、省时

用奶粉喂奶，要做很多附加工作，包括烧水、放凉、调兑奶粉、确认温度是否合适，以及清洗奶瓶、消毒等后续工作。即便这样，也总要担心卫生、消化不良、蛀牙等问题。但母乳喂养不用担心这些。

母乳的营养不会随时间流逝而降低

早产儿妈妈的母乳比足月儿妈妈的母乳预防感染的效能高，母乳的营养会变成孩子生长发育中必需的成分。初期母乳中含有的抗体，可以保护孩子免受疾病侵害。过一段时间脂肪浓度加深，有助于骨骼和肌肉长得更结实。有一种说法认为，孩子越大，母乳越不能给孩子提供充分营养，这是错误的。

step 8

母乳喂养

喂多少母乳最合适

母乳和奶粉不同，用量很难衡量。每天吃几次，每次吃几分钟，新手妈妈们很容易糊涂。下面我们会向妈妈们介绍，每个月该喂多少母乳，要注意哪些事项。

不同月份的母乳喂养原则

出生后0 ~ 2个月

新生儿的胃只能装下几克奶水。孩子如果饿了，就应该不管哺乳间隔的时间，随时给孩子喂奶。新生儿一般1天喂8 ~ 12次奶（不同的孩子次数有差异）。出生后前2周，可以1天喂15次，每次喂奶时间在10分钟左右。过了20分钟以后，孩子虽然在吸奶，但是乳头会变硬，这是孩子没有顺利吮吸的信号，所以要检查一下喂奶姿势有没有问题。如果只喝一边的奶水，那么另一边的量会减少，所以要轮换着喂。

出生后3 ~ 6个月

出生后3个月，哺乳间隔的时间会延长，可以在既定的时间有规律地哺乳。虽然孩子之间会有差异，但大体上一边的哺乳时间在10 ~ 15分钟、两边合计20 ~ 30分钟最好。哺乳的频率为3小时1次。如果每次哺乳喂足，孩子满意，那么哺乳的间隔时间也会自然延长。深夜哺乳会影响孩子的睡眠，出生后6个月之前持续深夜哺乳，对孩子的牙齿也有害。因此在出生后6个月前，一定要戒掉深夜哺乳。出生后4 ~ 6个月时，哺乳的频率会变成4小时1次。初期可以通过断奶食品，渐渐使孩子习惯固体食物。

小贴士 喝奶粉的孩子容易蛀牙，母乳喂养的孩子牙齿不容易蛀，所以没有必要刷牙。如果担心，可以在哺乳后喂孩子喝几口大麦茶。

出生后7 ~ 15个月

出生后6个月，孩子开始长牙，吮吸的本能变弱。之前只会集中精力吮吸，现在会用舌头、嘴唇、牙龈等来咬着妈妈的乳头玩耍。如果乳头被咬伤，母乳喂养就会很困难。所以要马上把手指伸进孩子的嘴里，把乳头拔出，中断喂奶。

在喂奶的空隙，开始给孩子吃一点断奶食品。初期如果在哺乳前给孩子吃断奶食品，会导致孩子吃饱后不能充分喝奶，所以应该在哺乳2小时后再给孩子吃断奶食品。出生后8个月开始，营养摄取以断奶食品为主，断奶食品和哺乳分别进行。开始吃粥或米饭后，随着哺乳次数的减少，奶水量也会随之减少。出生后10个月左右，1天3顿断奶食品就可满足孩子的摄取量，这时，如果白天孩子想喝奶，可以喂孩子一两次。

母乳的成分和不同阶段的特征

- 成分 和血液成分差不多，没有红细胞，但有保护孩子不得疾病的白细胞。此外还含有免疫保护成分、酶、激素和促进孩子健康发育的其他活性物质。母乳的成分并不固定，是按照孩子的需求一点点改变的。

1. 最初几天分泌的初乳 乳状略稠，呈淡黄色。含有很丰富的蛋白质和抗体，维生素A、维生素B、维生素E含量也多，脂肪和乳糖的含量较少。可以帮助孩子迅速排出胎便，清理消化系统。虽然最初只能吃到1茶匙的量，但它可以填满孩子的内脏，保护孩子免受有害菌侵蚀。渐渐量会减少，3 ~ 5天后开始正式分泌母乳。
2. 过渡阶段的母乳 妈妈的乳房持续地分泌母乳，初乳开始变稀，这一时期的母乳不那么稠，蛋白质和抗体的含量也稍稍降低。
3. 哺育孩子的成乳 产后2周，妈妈开始分泌成乳。水分多，混合了脂肪、蛋白质、乳糖、维生素和无机物。成乳又分前乳和后乳，孩子一吮吸乳头就马上流出的是前乳。热量低，水分丰富，可以解渴。过几分钟会分泌热量提升2倍的后乳，可以填饱孩子的肚子。

step 8
母乳喂养

母乳喂养的成功秘诀

新手妈妈们下决心进行母乳喂养，并不代表可以顺利地喂到2岁。为了成功地进行母乳喂养，要了解一些基本原则和秘诀。

成功喂奶的基本原则

孩子出生后尽快给孩子喂奶

孩子出生后30分钟～1小时内，就要喂奶。因为这时孩子没有睡意、精神抖擞，所以容易喂。短暂时间过后，孩子就会有睡意，所以不要错过机会。孩子吸奶会增加奶水分泌，促进子宫收缩，也会减少产后出血及各种产后综合征。

孩子一饿就要喂

新生儿一觉得饿，妈妈就应该及时喂。睡着的孩子苏醒后，常常手脚活跃，边转头边吮吸手，这就是饥饿的信号。等孩子一哭就已经晚了。为了让妈妈能尽快给饥饿的孩子喂奶，最好母子同室，让妈妈24小时都和孩子在一起。

除了母乳，其他的都别喂

母乳是喂多少，分泌多少。起初一整天喂不到30～40 ml，因为是少量的初乳，所以看起来好像不出奶，但这个量对孩子是足够的。只要坚持喂，奶水在孩子出生后的5～7天会急速分泌出10倍多的量（500～750 ml）。这并不是说，产后等几天母乳就会自动增加，因为母乳量的增加是和孩子的吮吸时间成正比的。假如误认为母乳量分泌不够而给孩子喂奶粉，会使母乳更加减少，母乳喂养就会失败。如果妈妈和孩子都健康，没有任何问题，那就什么也不要喂，只让孩子喝母乳。奶粉、大麦茶或水、糖水等也不要喂。

小贴士 如果觉得奶水少而给孩子喂奶粉，会撑大孩子的胃。这样母乳喂养就喂不饱孩子了。

每天喂8～12次

如果喂奶低于8次，会使分泌量减少，母乳喂养就会变困难。为了喂到这个次数，即使把睡着的孩子唤醒也值得。孩子睡4个小时以上，家长常常很高兴，觉得孩子很温顺、睡得好，然而这并不好。因为新生儿通常间隔1～3小时就应该喂1次奶，如果睡4个小时以上，即使把孩子唤醒也一定要给孩子喂

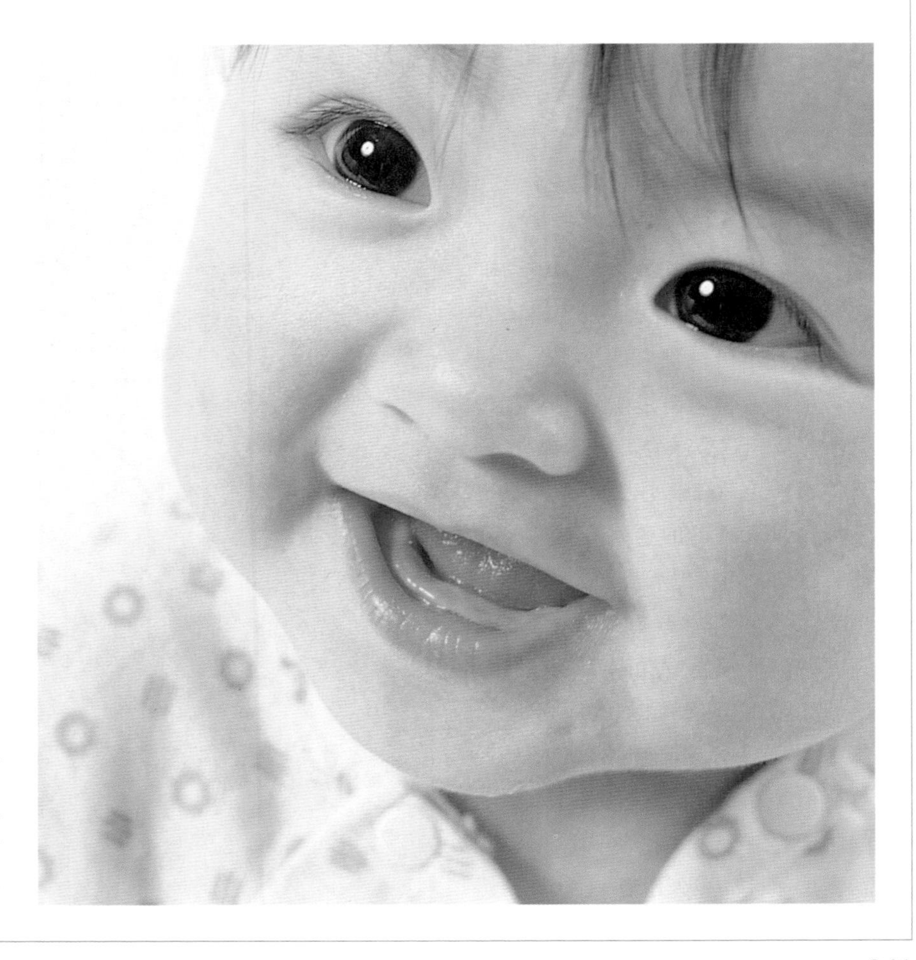

奶。这样一方面有助于分泌奶水，另一方面孩子也需要补充营养。

两边各喂 10 ～ 15 分钟

一边喂 10 ～ 15 分钟，充分吮吸完后，再换另一边。下一次哺乳时，优先喂上一次后喂的那一边。像这样同时给孩子吃两边的奶水，母乳量才会增加。如果吃完一边孩子有了睡意，妈妈可以哄孩子玩，把孩子唤醒后，再喂另一边。时间间隔越短，哺乳越方便，所以注意不要哄孩子玩太久。

小贴士 唤醒熟睡的孩子时，要给孩子换尿布或用凉手巾给孩子脸部按摩。喂奶过程中，也可以轻轻从上到下按摩孩子的后背或大腿，或抚摸孩子的脸颊和嘴唇。

再辛苦，也要在第 1 个月亲自哺乳

坐月子期间，妈妈和孩子一定要在一个房间吃和睡。就算在产后调理院坐月子，妈妈也应该亲自照顾孩子喂奶。如果觉得照顾孩子太辛苦，可以交给其他人去做，但喂奶尽量要妈妈亲自做。因为最能发现孩子发出饥饿信号的人，就是妈妈。虽然辛苦，但过了这个月，母乳喂养就会容易得多。1 个月后产妇身体在一定程度上恢复了，并且也掌握了母乳喂养的要领。到那时反而会感到喂奶粉更辛苦、更麻烦。

不要使用奶嘴或奶瓶

如果由于医学上的原因不能给孩子喂奶，或者不得不给孩子喂奶粉等补充食品的话，应使用杯子、喂药的瓶子、勺子、注射器等代替奶瓶。新生儿时期如果孩子吮吸过奶瓶、奶嘴，就不爱吮吸妈妈的乳头了。这叫“乳头混淆”（因为奶嘴和妈妈的乳头构造不同）。因此出生后 4 ～ 6 周，尽量不要使用奶瓶或奶嘴。

要始终保持乳房清洁

给孩子喂奶前，妈妈的手和乳房要保持干净，喂奶后乳头要用水冲洗。胸罩要一直保持卫生，溢出奶水的哺乳垫要经常换。

平时要留心检查乳头是否受伤、起水泡。如果细菌侵入乳头上的伤口，可能会发展成乳腺炎，产妇也会因为疼痛被迫放弃母乳喂养。

混合喂养或妈妈服药期间，也可以母乳喂养

如果产后在医院给孩子喂过奶粉，或者妈妈之前服用了药物，只

母乳保存法、解冻法

保存法

如果奶水很多吃不完，可以用吸奶器或手把剩下的奶挤出来保管。把挤出的奶装入母乳保存袋，写上日期和时间后放到冰箱冷藏，尽量在 24 小时内喂完。挤出来后在 24 小时内没有喂的奶，应该冷冻保存，最好在 1 个月内喂完。冷冻会使体积增加，所以装在袋里的母乳不要装得太满。

解冻法

1. 把冷冻的母乳袋放在凉水或温水里解冻。加热会破坏免疫物质，要自然解冻。
2. 把解冻的母乳倒进奶瓶。母乳脂肪分解后会附着在奶瓶上，所以要充分地摇晃奶瓶，使之均匀。
3. 给孩子喂之前要测试温度，适宜才能喂。解冻的母乳要在 24 小时内喂完，喝不完的一定要扔掉。

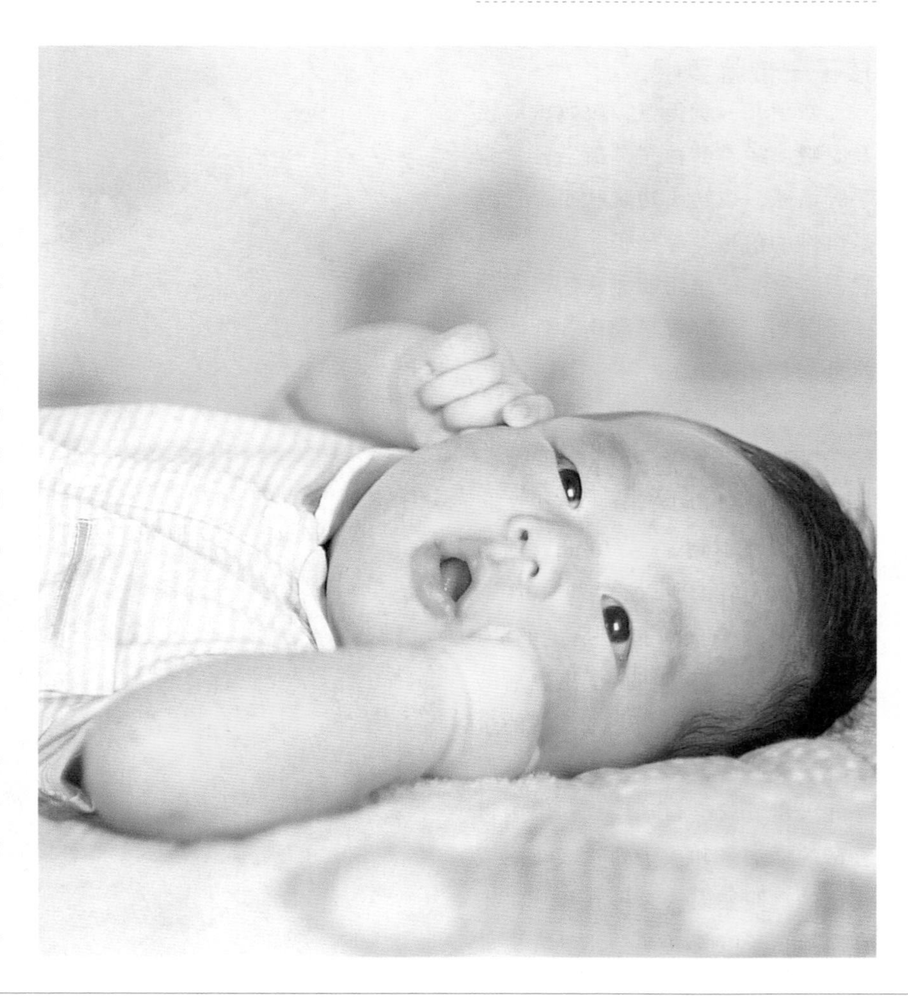

要不是特殊情况，都可以进行母乳喂养。就算产妇吸烟，喂母乳也比喂奶粉好。如果不能判断能否母乳喂养，产妇应该咨询医生。总之，不要轻易放弃母乳喂养。

母乳喂养的成功秘诀

初乳可以冷冻保存后再喂

初乳最长会分泌1周。初乳含有大量蛋白质，脂肪和糖分的含量较低，新生儿易消化。因含有丰富的营养素和免疫物质，能有效预防疾病。出生后第一时间能喂初乳最好，如果不行的话，可以用吸奶器把初乳挤出，装在灭菌容器里冷冻或冷藏。初乳晚喂也一定要喂。

心情舒畅，母乳量会增多

哺乳过程中要保持舒缓和放松的心情。如果妈妈心情舒畅不紧张，乳房的血液循环会更畅通，可以促进母乳分泌。反之，如果心情紧张，会减少母乳分泌。

变换姿势，可促进母乳分泌

如果新手妈妈已经熟悉了抱孩子喂奶的方法，就可以练习用多角度的姿势喂奶。多角度喂奶可以让乳房受到均匀的刺激，更有益于分泌母乳。同时也可以预防母乳喂养中可能出现的各种问题。

产后1周，到医院检查母乳喂养的状况

母乳喂养不成功导致放弃，大多出现在产后1个月以内。如果产后1个月才做第一次检查，那很多产妇会来不及尝试解决方法，只能放弃母乳喂养。如果决定了要母乳喂养，在产后1周内，就要接受专业的小儿科医生或医疗人员的问诊，在出生后1周内，确认有没有顺利哺乳是非常重要的，见医生之前，家人要做好从出生当天到现在，孩子1天中吃奶的时间和次数、大小便的次数及状态的记录。

有助于母乳喂养的食物

产后坚持喝海带汤和排骨汤，对母乳喂养很有帮助。还要多吃黄绿色蔬菜和根茎蔬菜（含有维生素、矿物质、钙，可以改善母乳味道和浓度）。特别是铁含量丰富、易吸收的菠菜，对产妇来说非常合适。浅色鱼能促进母乳分泌，蛋白质丰富的黄花鱼和大口鱼是最佳食物。要充分摄取金枪鱼、秋刀鱼等深色鱼和鸡肉、猪肉、牛肉等肉类，还有肝脏、鸡蛋、豆类等（高蛋白、低脂肪）；还要多吃海带等海藻类和虾、贝类。海藻类含丰富的钙，对母乳分泌和产后恢复都有好处。

小贴士 出生后5～7天，如果孩子每天排出6次颜色不深的小便，排出3～4次以上的大便，就说明母乳喂养充分。

哺乳前先挤掉一部分奶

如果乳房硬，孩子会吮吸困难；母乳量非常多，也会呛到孩子。因此喂奶之前，最好先挤出1小杯母乳，这样分泌会更通畅。每次都把哺乳后残留的母乳挤干净，母乳会更容易分泌，由于母乳喂养引起的问题也会减少。

奶水不足时给乳房做按摩

如果觉得母乳量不足，先把手洗干净，用蘸热水的毛巾擦乳房，再做按摩。也可以把毛巾放在乳房上热敷5分钟，这样会使血液循环通畅、乳腺扩张，从而使奶水加速流动。但要注意，如果产妇因乳房太胀而苦恼，按摩反而会起反效果。这时要敷上冷毛巾，可以减弱疼痛，抑制母乳分泌。

家务少、睡眠足，才能确保母乳正常

产后2～3个月，产妇会感到异常疲劳，这样会抑制乳房的催乳素分泌，从而使乳房不能正常分泌母乳。所以一感到疲劳，就要马上休息，白天悠闲地睡睡觉最好。另外，过度吸烟或喝酒，也会阻碍催乳素的分泌。

Q 哺乳中的妈妈应怎么吃?

A 母乳喂养的产妇，没有必要特别摄取某种营养。每天只要多摄取500 cal就可以，大概要多吃1/3碗米饭，或者1/3碗牛肉海带汤。重要的不是量，而是摄取均衡的营养。母乳喂养时，母亲常常会感到口渴，所以可以在喂养之前，先喝1杯水。新陈代谢通畅会促进母乳分泌，但要注意，如果喝了太多的水，反而会使母乳量减少，导致腿肿、身体乏力。咖啡和碳酸饮料有利尿的作用，尽量不要饮用。

喂母乳的正确姿势

找到妈妈的乳头吸奶，这是新生儿最令人惊叹的能力。但如果妈妈采取了不良姿势，就会让孩子吮吸得很累。每个新手妈妈，都应该学习让奶水顺利分泌、让孩子容易吮吸的正确哺乳姿势。

喂奶的正确顺序

1. 把纱布或毛巾垫在胳膊上　在接触孩子头部的地方，垫上纱布或薄毛巾。可以防止妈妈胳膊产生的辐射热。

2. 滴下 1 滴乳汁　如果把乳头放在孩子嘴边，孩子会主动用嘴吮吸。这时，如果在孩子的嘴唇上滴 1 滴乳汁，孩子闻到味道，可以更容易找到乳头。

3. 含住乳头　让孩子的舌头充分包住妈妈的乳晕，喂奶时，让孩子的鼻子稍稍接触到妈妈的乳房。一边喂 10 ~ 15 分钟，因为刺激乳腺 10 分钟以上，有助于分泌催乳素。

4. 离开乳头　孩子喝奶时，嘴里基本接近真空状态，乳头取出不容易。应该先把手指头塞进孩子的嘴角，然后把孩子的头稍稍侧移。

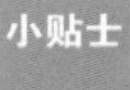
小贴士　如果孩子在吃奶时，妈妈要强行拿出乳头，孩子会条件反射地使劲咬紧，这样会导致乳头受伤。

5. 让孩子打嗝　孩子喝奶的同时，也会吞下一部分空气。要把吞下的空气通过打嗝排出，这样孩子的肠胃会舒服，也有助消化。因此喂完奶后，最好让孩子打打嗝。可以把孩子端正地抱在怀里，轻轻拍打孩子的后背。母乳喂养的孩子比奶粉喂养的打嗝少，深夜喂母乳时，可以不用让孩子打嗝，但要让孩子侧躺。

6. 挤掉剩余奶水　在孩子喝饱后，如果还有多余的奶水，就要全部挤掉。奶水残留在乳房里，会使新生的奶水量减少，还会引起乳腺炎。

7. 让乳房晾干　喂完奶后，不要马上戴胸罩，要把乳房晾一会儿。用温水轻轻地冲洗后，也要晾一会儿，等残留的水蒸发。晾干后，再贴上哺乳垫。这样可以防止乳汁流出，弄脏衣服和胸罩。

喂奶的正确姿势

摇篮式

大部分妈妈都容易做到的最舒适的姿势。

1. 妈妈背靠垫子，膝盖上也放一个垫子。胳膊肘向内抬起孩子的头部，使乳头和孩子的嘴相对。

2. 用托住孩子头部的手，托住孩子的后

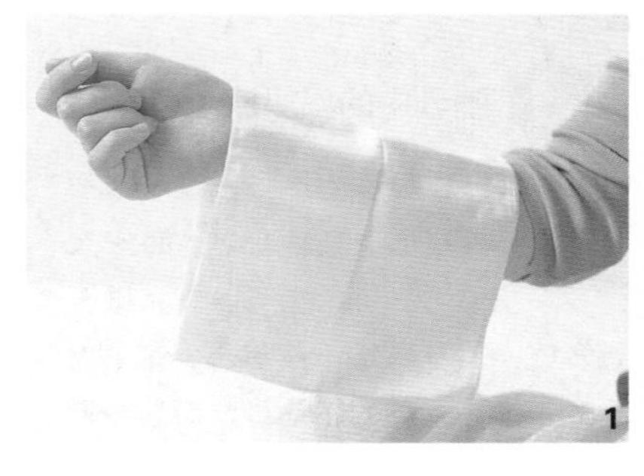

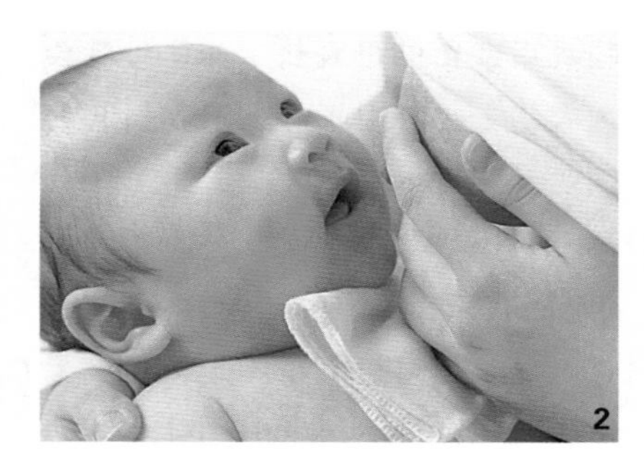

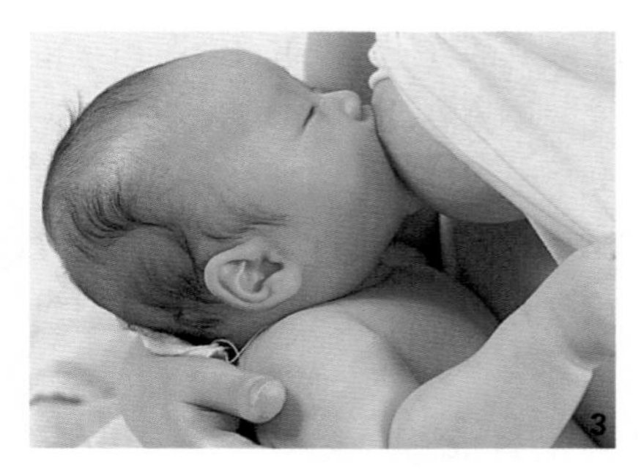

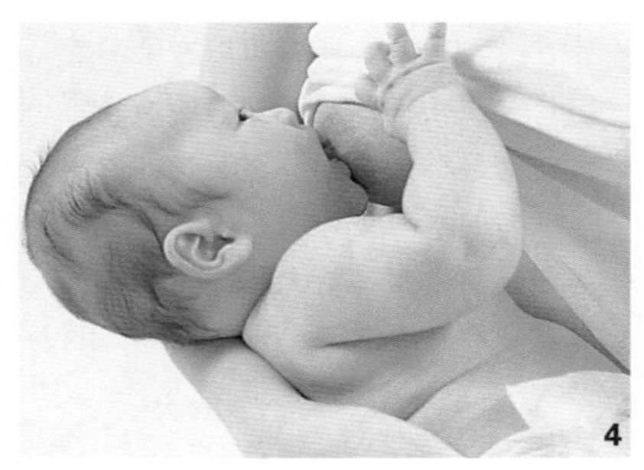

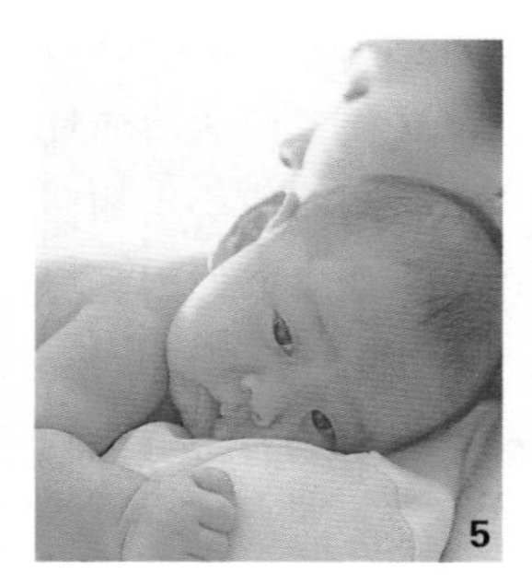

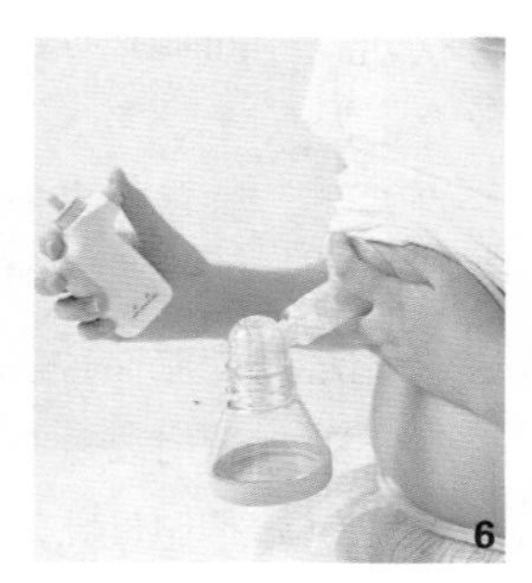

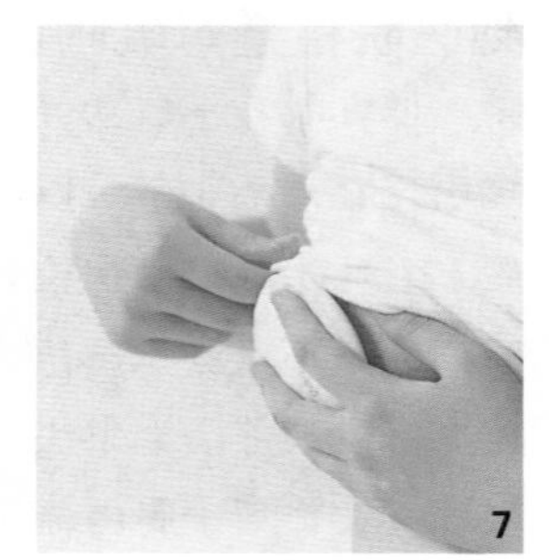

背，另一只手抱住孩子的屁股和腰部。

3. 把孩子的耳朵、肩膀、屁股放成一条直线，孩子才会舒服。这时孩子的肚脐要贴住妈妈的乳房，不能露出来。

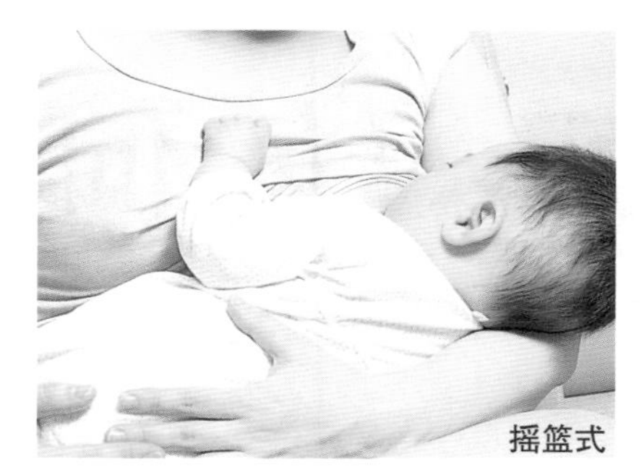
摇篮式

肋夹式

剖宫产产妇抱孩子比较困难，或者乳房很大、乳头扁平，就适合用这种姿势。

1. 顺着妈妈的两肋，使孩子卧倒在妈妈胳膊下，在妈妈胳膊下放上靠垫。孩子的身体要朝向妈妈。
2. 用拇指、中指、手掌托住孩子的头和颈以及肩膀。
3. 让孩子贴在腹部，用胳膊肘托住孩子的身体，让孩子的身体成一条直线，孩子才会舒服。

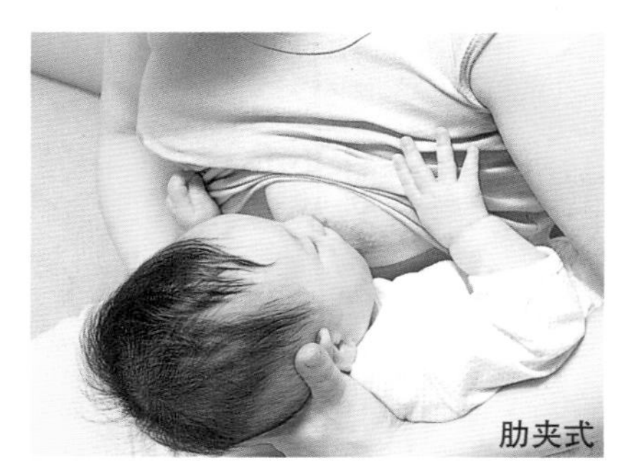
肋夹式

躺在沙发上喂的姿势

因为长时间哺乳，抱孩子很吃力，这时适合采取这种姿势，有助于减轻疼痛。

1. 让孩子躺在沙发上，妈妈和孩子相对坐在地板上。
2. 用一只胳膊拉住孩子，使孩子从屁股到头部成一条直线，然后托住孩子。
3. 用拇指和中指扶住孩子头部下面、颈部和肩部，帮助孩子顺利、舒服地吸奶。

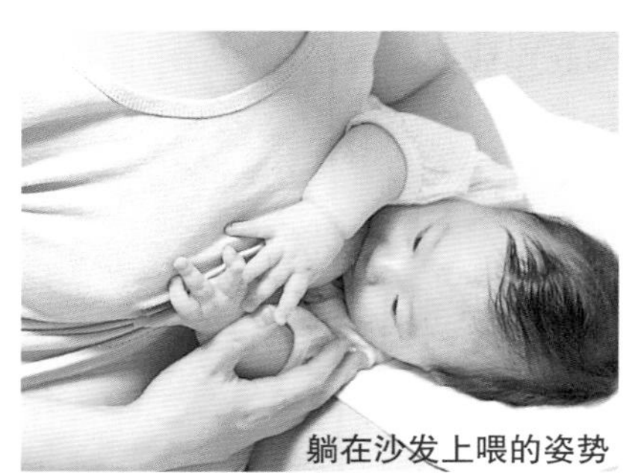
躺在沙发上喂的姿势

侧卧式

产后恢复得不够好、哺乳期间想休息、凌晨睡觉时，用这个姿势比较合适。

1. 妈妈侧卧。可以在妈妈的头下方、肩后、腿间垫上枕头，比较舒适。
2. 用和哺乳的乳房同侧的胳膊垫在孩子的头下，让孩子和乳头相对躺下。剖宫产产妇要用毛巾盖住手术刀口，以防孩子脚踢。
3. 为了使孩子朝向妈妈，可以在孩子的后背放枕头或毛巾托住，这样孩子会更舒服。

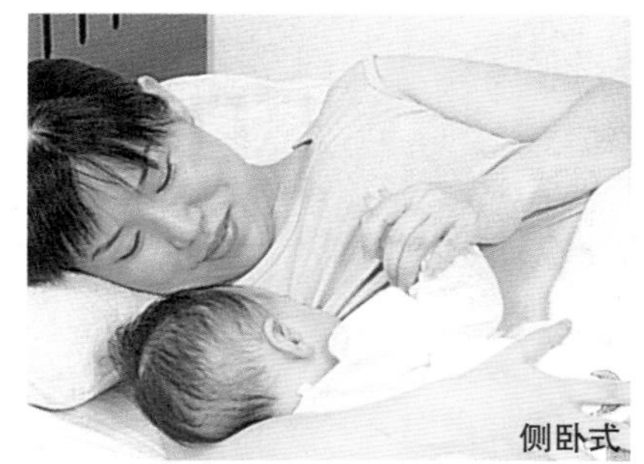
侧卧式

交叉摇篮式

孩子的颈部支撑不住或妈妈还不能熟练地托住孩子的头部时，用这种姿势最合适。

1. 在妈妈的后背放一个枕头，用右胳膊托住孩子坐直。在膝盖上放一个枕头，使孩子的脸和左乳头相对。
2. 使孩子的脸和妈妈的乳房贴近，确认一下孩子的身体是不是舒适地保持一条直线。
3. 用右手拇指和中指托住孩子头部、颈部及肩膀。另一只手托住乳房。

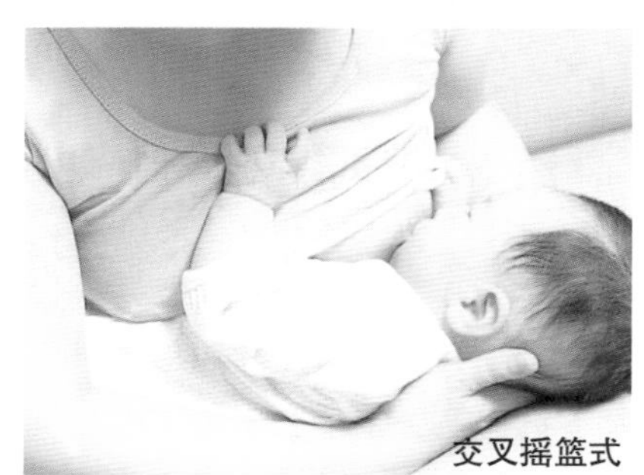
交叉摇篮式

小贴士 如果常常更换哺乳的姿势，会使乳腺均匀受到刺激，从而使母乳分泌更活跃。

挤掉剩余奶水的方法

挤奶水之前，要把手洗净。把拇指放在乳头上方 3 cm 处，其余手指放在乳头下方，成 C 形（图 1）。向内推乳房（图 2）。然后小心翼翼地转圈挤乳汁（图 3）。几分钟后，乳汁开始一滴一滴地流出。不久就会大量涌出（图 4）。

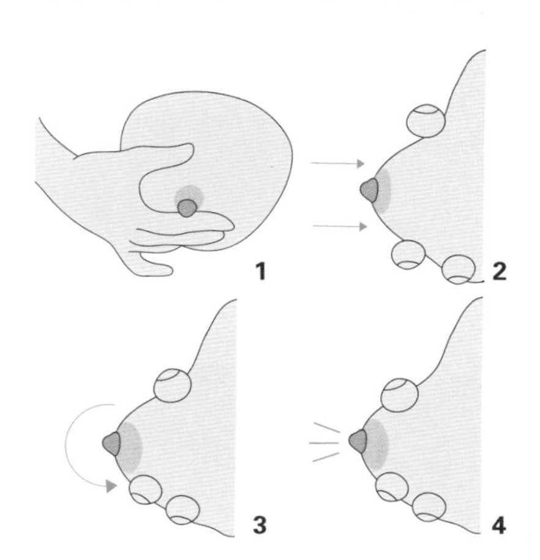

step 8
母乳喂养

职场妈妈如何喂母乳

很多职场妈妈因为上班，不方便母乳喂养。下面我们会讲解一边工作、一边进行母乳喂养的成功方法。上班前 1 个月，妈妈们就可以准备母乳喂养的计划了。

制订母乳喂养的计划

怀孕中和上司商量

首先和上司表明复职后要母乳喂养的想法，了解公司关于喂奶女性的政策和惯例。和上司商量在公司里挤奶的场所和时间。

如果公司条件不允许，自己要提前准备

最好可以有吸奶器、洗脸池、插座、桌椅以及保管个人用品的壁橱和空间，还有门锁。假设公司里条件不具备，那么可以在平时不用的仓库或办公室的角落，用折叠屏风营造一个小空间。记得要提前准备用于储存母乳的母乳保存袋和小型冰箱。

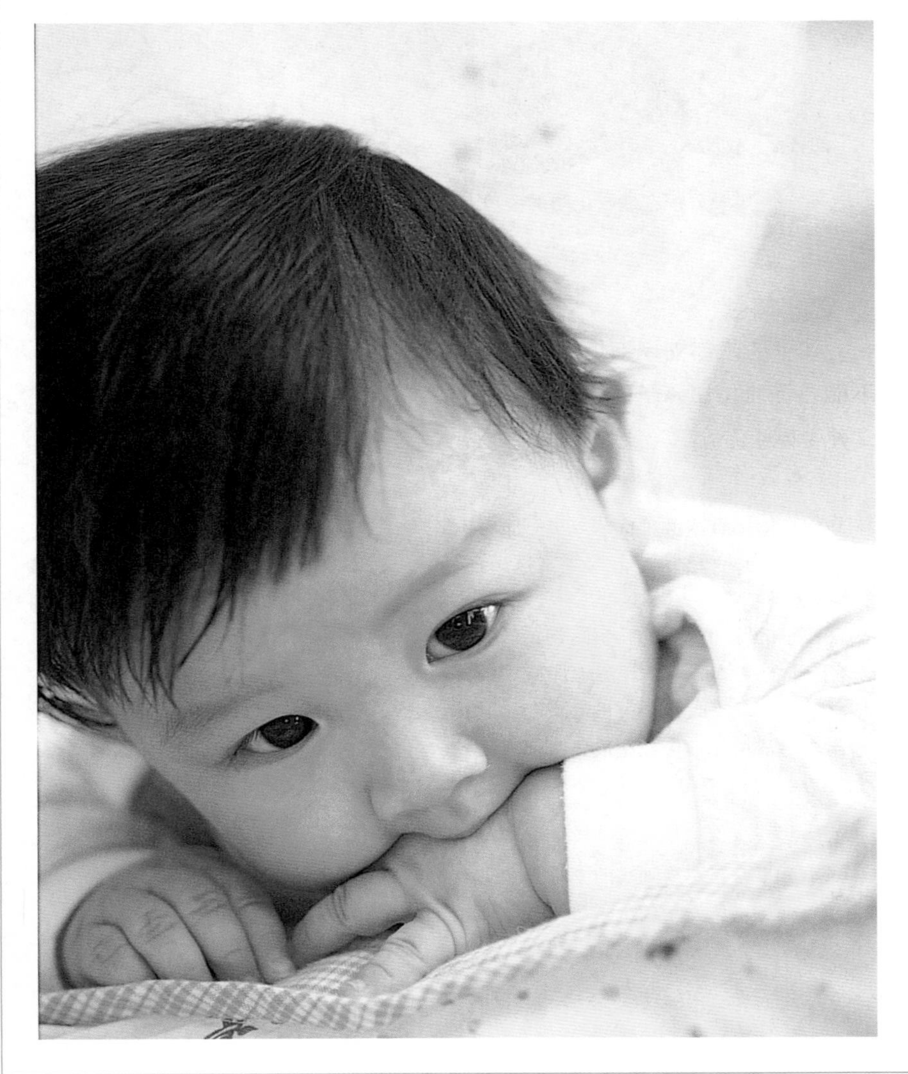

提前计划挤奶时间

每隔 3 ~ 4 个小时要挤 15 ~ 20 分钟的奶水，上班时挤奶，时间要计划得更充裕。如果很难抽出时间，就利用午餐和休息时间。最好事先和同事商量，求得大家的谅解。

母乳喂养技巧

出生后 4 周只喂母乳

去上班之前，妈妈一定要让孩子完全适应母乳，这样即使分开，孩子也会想着要吃母乳。产后 4 周让孩子每天 24 小时和妈妈在一起，不要让孩子吮吸奶瓶或奶嘴。只要孩子想吃母乳就喂。

买吸奶器练习挤奶

如果是 1 周工作 20 小时以上的妈妈，就要准备性能好的电动吸奶器。在上班 2 周前，先从早上第 1 次的喂奶开始，用吸奶器练习挤奶，然后再慢慢增加次数，为复职后储备第 1 阶段要喂的母乳。从上班前几天开始，要使平时挤奶的时间和上班挤奶的时间保持一致，并尝试在上班前、下班后的时间喂奶。如果使用吸奶器感到疼痛，可能是吸

奶器的性能不好，或吸奶器压力调得太大，吸奶器漏斗的大小和乳房的大小不一致，还可能是挤的时间过长。如果妈妈特别疲惫，乳头会疼痛，上班2 ~ 3周后会渐渐适应，疼痛也会慢慢消失。

事先雇好合适的保姆

照顾孩子的人对于母乳喂养也很重要。合格的保姆，能够卫生地操作吸奶器挤出奶，在孩子拒绝吮吸奶瓶、大哭大闹时，能哄好孩子。从上班10天前开始，妈妈就应该抽出时间和保姆一起照顾孩子，这样可以先观察一下保姆喂母乳、换尿布和哄孩子的水平。去上班之前，至少给保姆留出1次单独照顾孩子的机会。

专为职场妈妈制造的吸奶器

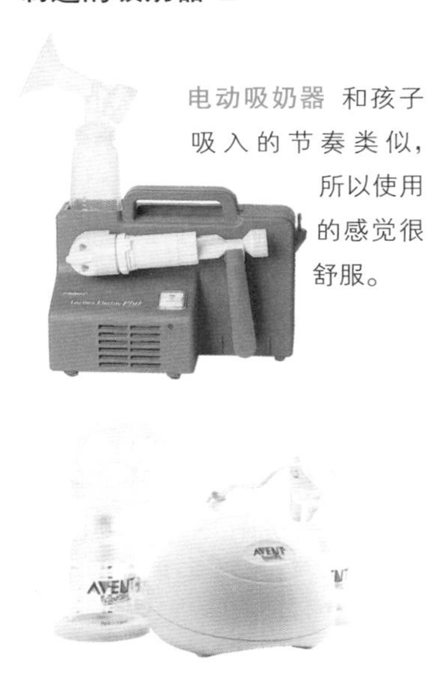

电动吸奶器 和孩子吸入的节奏类似，所以使用的感觉很舒服。

按摩吸奶器 为了更好地使母乳分泌，该机器具有轻柔按摩的功能，还可以存储吸奶的节奏和速度。

练习喂孩子挤出的奶水

上班前2周开始，留出充足时间，把挤出的奶装进奶瓶，练习喂给孩子。也许吃惯母乳喂养的孩子会拒绝奶瓶。这个时候作为缓冲，妈妈可以再喂1 ~ 2小时的奶。等到孩子心情好了，由爸爸或其他人在奶瓶中装进30 ml的奶水，然后喂孩子。不可强硬地尝试超过10分钟。慢慢地增加次数和奶量，并练习在与妈妈上班时间一致的时段，用奶瓶喂奶。

复职2周前开始囤积母乳

只有提前囤积，才能保证在奶水突然减少或出差等“紧急情况”发生时，也能持续母乳喂养。母乳放到冷冻室能保存1个月，放到冷藏室能保存24小时，在室内常温下能保存8 ~ 10小时。从冰箱里取出母乳时，要浸泡到温水中。不要反复加热，热过1次没喝完，就不能再喝。母乳解冻时，脂肪成分会分离，看起来好像坏了一样。但摇晃容器后，分离的脂肪会再融合。

早晚给孩子含乳头喂奶

上班以后，不直接给孩子喂奶，而只喂挤出的奶水，这种做法并不好。只有让孩子直接吮吸乳头，妈妈的母乳产量才不会减少。早上上班前和晚上下班后，一定要直接给孩子喂奶。在公司，每天至少上午和下午各挤出1次两侧乳房的奶水。重点是完全地挤净，乳房内要有空的感觉。把奶水装进事前准备好的奶瓶或母乳保存袋，放到冰箱里保存。如果公司没有大冰箱，可以准备冷藏奶水的吸奶器套装，或者自带小冰箱。

活用吸奶器的方法

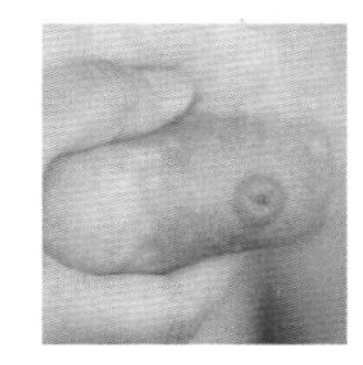

用手直接挤时 拇指和食指分开，抓住乳晕，拇指向下捋，食指向上捋，挤压乳头。

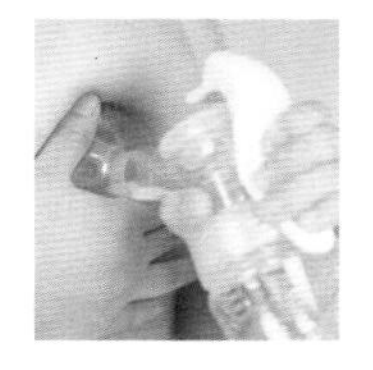

用手动吸奶器挤时 使乳头靠近吸奶器口的中间，用力按压吸奶器口，让其和胸部贴合成真空状态，再按手柄。

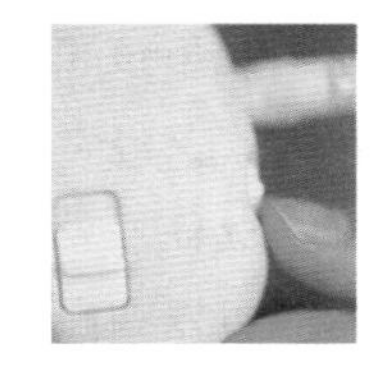

用电动吸奶器挤时 把强度按钮调到中间，把乳头和吸奶器口固定成一条线后，按“开始”按钮。

正确使用吸奶器的方法

- 丝毫不剩，挤到最后为止 只有这样，母乳产量才不会减少。用吸奶器挤完奶后，为了保证丝毫不残留，最好再用手挤一遍。
- 同时挤两边的奶 用吸奶器不管怎么挤，也不能像孩子吮吸那样对乳腺造成充分的刺激。如果准备两个吸奶器，两边同时吸，对乳腺刺激更大，母乳可以更好地分泌。用2个吸奶器一起吸，只用吸10分钟；但是用1个吸奶器，两边要各吸15分钟。即使这样，在母乳量减少时，还是要用手去捏挤，使乳腺受刺激，母乳才能健康分泌。如果量渐渐减少，1次挤的量不够350 ml，最好接受医生检查，找一下原因。

step 8

母乳喂养

母乳喂养的大小事

喂奶过程中，会出现一些意料之外的问题，虽然新手妈妈之前已经很周密地准备了，但还是会因为一些琐碎的问题而紧张。一起来了解一下都会出现哪些问题，以及它们的解决方法吧！

妈妈出现的问题

母乳量大 | 喂奶前挤掉一些

母乳量非常大，如果一次性把这么多的量都喂给孩子，孩子很容易呛着，反而不能喝饱。如果孩子一边吮吸一边发出吞咽声，又经常呛着，气喘吁吁，这种情况往往就是母乳量大造成的。妈妈可以在喂奶前，先挤出一些。喂奶时如果只喂一边，那么孩子没有吮吸的另外一边，母乳量会渐渐减少，等减到喂给孩子的量刚好合适时，再换另一边喂。

母乳量少 | 检查喂奶姿势

小儿科专家说，几乎没有哪个妈妈的母乳量会少到喂不饱孩子的程度。只通过用手挤奶水时流出的量较少，就判断母乳量少，这是没有说服力的。孩子喝母乳超过30分钟，但还是好像饿着似的，一直吸着不放；喝完奶也不睡觉，即便睡了却经常醒来继续闹；体重不太增加；没有其他症状而小便量比较少……这些情况的出现，可能是因为孩子摄取母乳量不足。这时妈妈就要检查自己的喂奶姿势是否正确，导致孩子只是吮吸乳头而没有吸奶。如果不是喂奶姿势的原因，可以尝试给乳房按摩，来帮助增加母乳量。

小贴士 孩子吸奶时，拉孩子的下嘴唇，检查舌头能不能看见。如果看不见，那么说明孩子没有在吮吸奶水，而是在吮吸舌头。因此要把乳晕更深地塞到孩子嘴里。

乳头平，孩子吮吸不到 | 改变喂奶姿势

既平坦又内陷的乳头，孩子吮吸起来很困难，如果孩子吸奶时乳头没有凸出，那么孩子可能会拒绝吮吸。平坦的乳头孩子不容易含到，也很容易含掉，但只要坚持让孩子吮吸，乳头的模样就会改变，所以要选择更正确的喂奶姿势，坚持给孩子喂奶。

乳房变硬 | 要更经常地喂

如果母乳量增加时，孩子没有好好吃，乳房里的奶水就会聚在一起，乳房产生被充满的感觉，甚至会变硬，非常疼。这叫乳房瘀血。严重时，乳晕会变得紧绷，造成孩子吸奶困难，也导致奶水无法顺利分泌。如果忍痛继续喂，乳腺炎会消失，母乳量会慢慢回升。用手把残留在乳房中的奶挤掉，会对治疗瘀血有帮助，但最好的办法是经常让孩子含奶头，让孩子充分吸奶。

乳头受伤 | 使用乳头保护器

乳头的皮肤很脆弱，加上喂奶姿势不正确，孩子吮吸时可能会使乳头受伤。所以需要查看一下喂奶姿势是否正确。如果乳头的伤口出血，也不要中断喂奶，因为孩子吞下血是没事的。如果乱用肥皂或药膏，反而会引起伤口红肿。除了使用乳头保护器外，也可以用母乳治疗，母乳本身就含有治疗皮肤伤口的成分。喂奶后把母乳挤出一些，涂在受伤的部位，然后在脱掉胸罩的状态下晾干就行了。乳头表面变光润，对伤口愈合有帮助。

乳腺炎严重 | 吃对乙酰氨基酚或布洛芬

乳房瘀血时，妈妈很不愿意乳

Q 乳腺炎严重怎么办？

A 用蒸汽毛巾把乳房包上热敷，疼痛和肿胀会得到缓解。从产后第2天到1周之间每天做1次，每次30分钟左右。把毛巾浸在热水里，然后把水气挤掉，在温热状态下把乳房包住热敷，再给乳房按摩，效果会更好。但在乳房硬的状态下，按摩会非常疼，有时反而会加重乳腺炎的症状。如果乳房发热，或者妈妈感觉非常疲惫，就不要做。

头被孩子咬。在和医生商议后，服用对乙酰氨基酚或布洛芬来缓解疼痛也是可以的。

在医院喂了奶粉 | 先从混合喂养开始

即使在医院里孩子被喂了奶粉，也可以母乳喂养，只要时间在出生后3个月之前，都可以矫正过来。应该先从混合喂养开始，再转成完全的母乳喂养。当然，妈妈在产前接受诊断时，就应该提前对主治医生表明母乳喂养的想法。拜托医生在孩子出生后30分钟到1小时之间，让孩子吮吸1次奶。

肝炎病毒携带者如何喂奶 | 接受治疗，防止传染

即使妈妈是乙型肝炎病毒携带者，如果在产后采取恰当的措施，也可以母乳喂养，并且孩子患乙型肝炎的概率不高。妈妈的乳头如果破口出血，导致孩子喝了混着血液的母乳，这种情况也不会传染。乙型肝炎携带者的产妇所生的孩子，在出生后12小时内，要接种乙型肝炎免疫球蛋白和乙型肝炎疫苗。满1个月接种2次，满6个月接种3次。出生后9～15个月之内，要做抗体检查。

孩子出现的问题

孩子的体重不增加 | 先检查生活习惯

出生2～3周后，如果孩子跟不上平均体重增长的速度，或本来很正常地增长但突然不增长了，那么妈妈就要检查母乳品质和产量。不要急着中断母乳喂养或决定混合喂养，应先到小儿科请医生诊断。

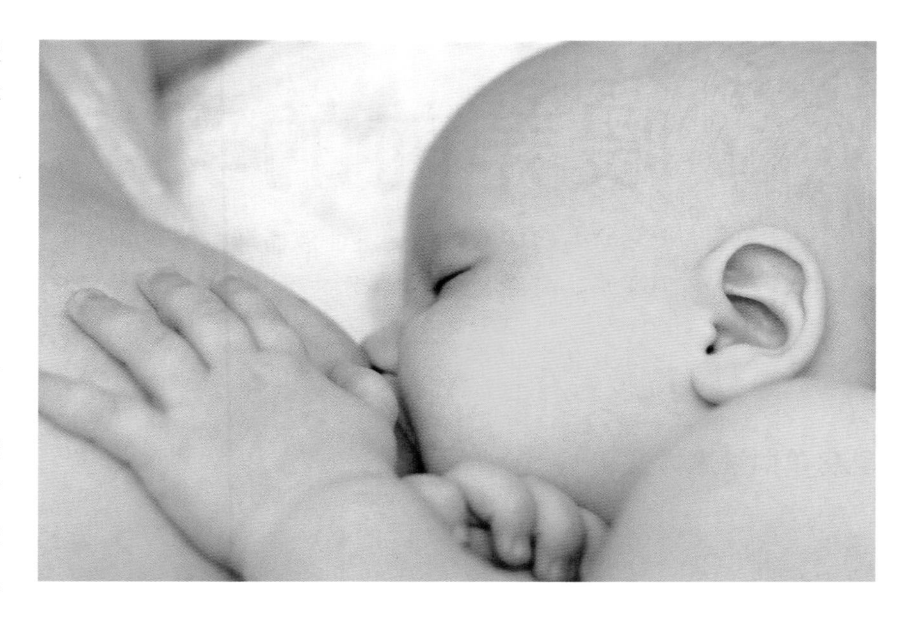

因为这种情况也可能是孩子身体不舒服造成的。如果医生的诊断结果证明孩子的健康没有任何问题，那么妈妈就要查看一下自己的生活和饮食习惯：是否有充分的休息、营养摄取得是否充分、有没有受到压力等。

不好好喝奶总是哭闹 | 检查一下实际吃奶量

孩子不能好好吃奶，不想喝奶，往往是妈妈放弃母乳喂养的原因。新生儿从第1天开始就没有吃好奶的话，可以试着检查一下孩子真正的吃奶量。把大小便的次数和量记录下来，以便核对。为了估测孩子吃的母乳量，可以把50 ml程度的水倒在尿布上，用手拿起尿布感受一下重量，孩子小便1次的正常量是30～60 ml，凭感觉就可以知道小便量是否正常。小便量如果正常，才证明母乳量正常。

似乎营养不足 | 母乳会越来越好

孩子过完周岁，和成人吃相同种类的食物后，奶粉就要渐渐停止。因为如果在孩子周岁后继续喂高热量的奶粉，孩子可能会拒绝米饭，还可能得小儿肥胖症。但母乳就没事。周岁后，孩子的主食是米饭，零食可以是母乳。因为随着孩子状态的变化，母乳的成分也会变化，热量会变低。

世界卫生组织建议，母乳喂养到孩子两岁，甚至可以让孩子来决定什么时候断奶——直到孩子拒绝母乳为止。（日本很多孩子到3周岁还在吃母乳。）还有研究结果显示，在孩子1岁后，母乳中的免疫成分反而更多。

喂养前的乳房按摩法

给乳房按摩，能促进血液循环，使母乳量增加，最好从产后马上开始做。给孩子喂奶前，每次按摩 10 分钟。

乳房单向按摩方法 1

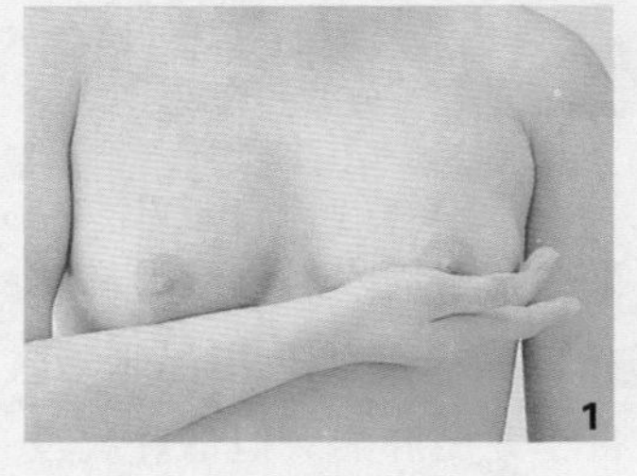

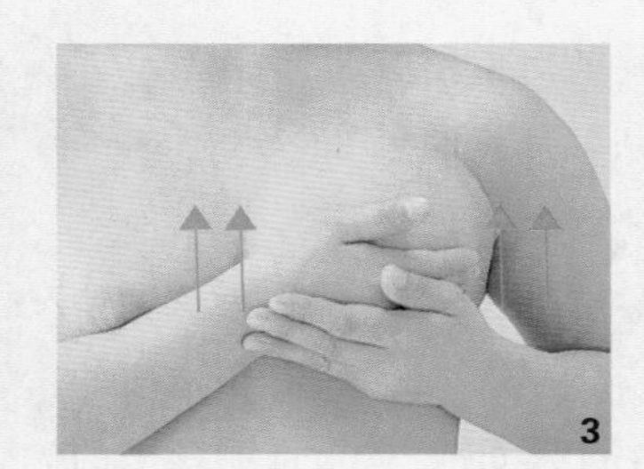

1. 手掌托住乳房。
2. 另一只手放在步骤 1 的手下方。小拇指紧贴乳房下方。
3. 从胳膊肘开始用力，把乳房整体向上提拉。反复多次。

乳房单向按摩方法 2

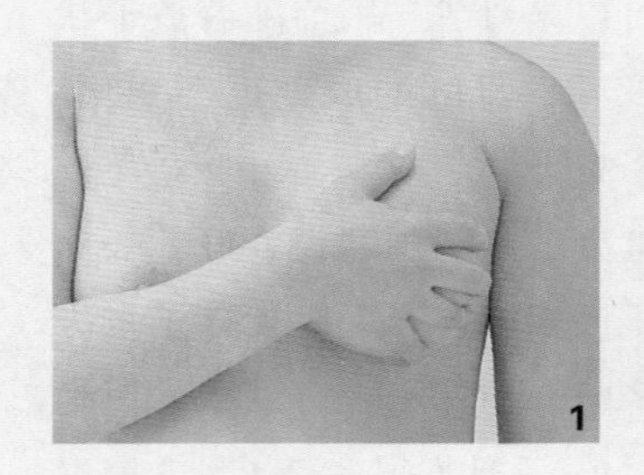

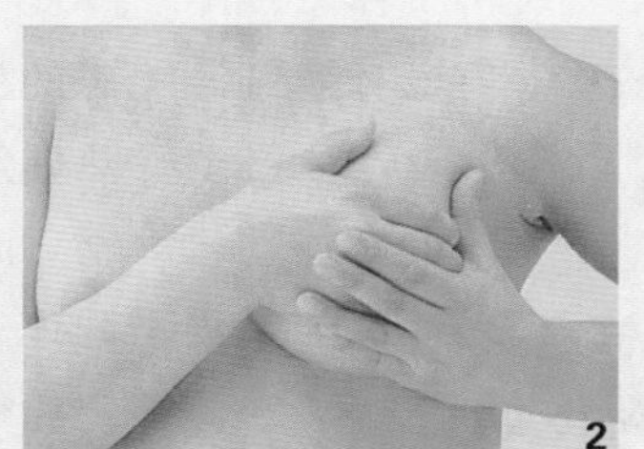

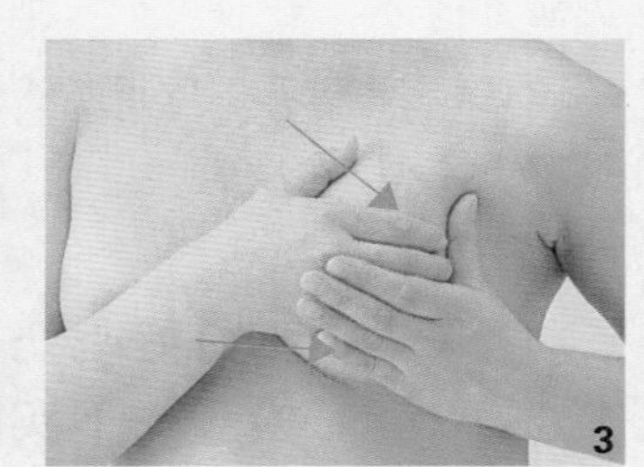

1. 用乳房另一侧的手，张开包住乳房。
2. 用乳房同一侧的手，放在步骤 1 的手上。两手拇指紧紧地抓乳房的周围。
3. 拇指用力使乳房向侧面移动。反复多次。

乳房双向按摩方法 1

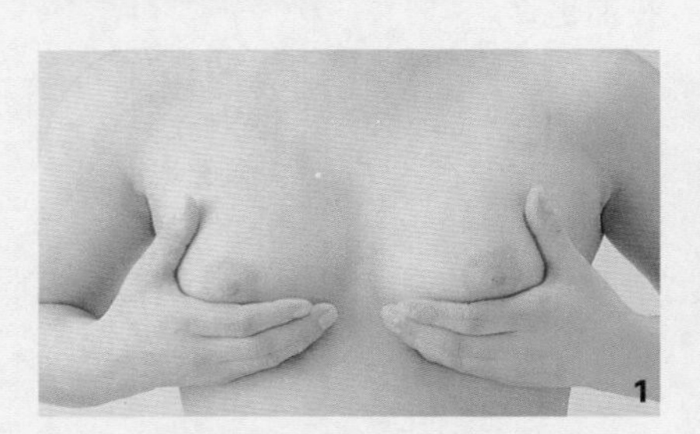

1. 把两只手放在乳房下，温柔地围住。

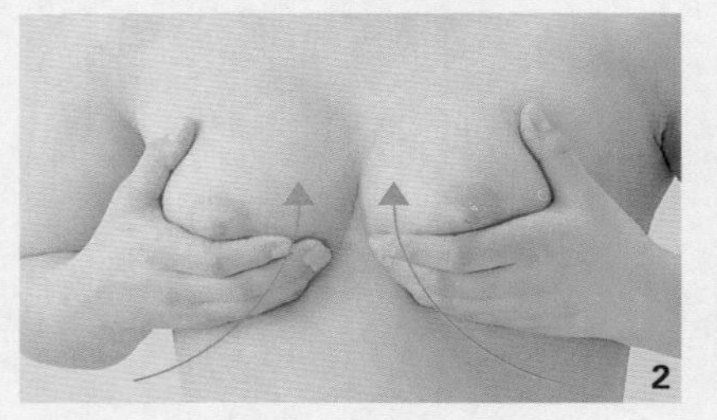

2. 用力使两个乳房向内聚拢，向上推。

乳房双向按摩方法 2

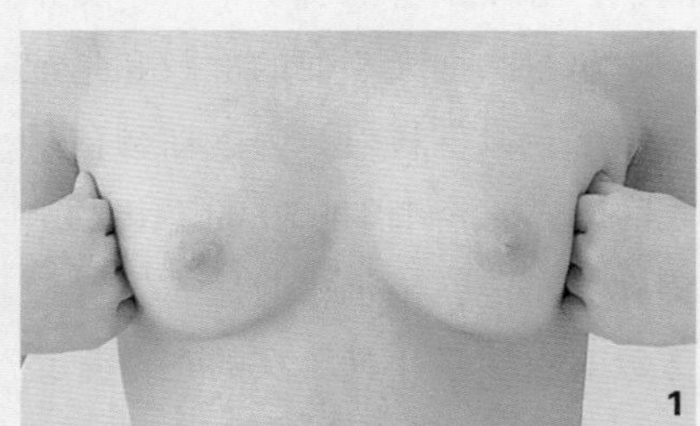

1. 两手的手背并排放在乳房外侧。

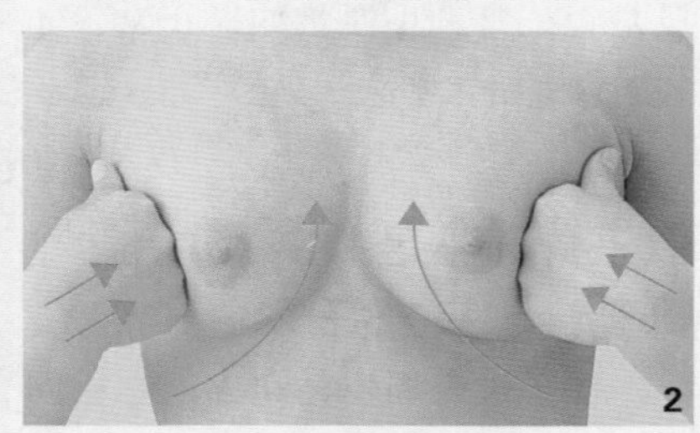

2. 手背用力向内、向上推。

乳房双向按摩方法 3

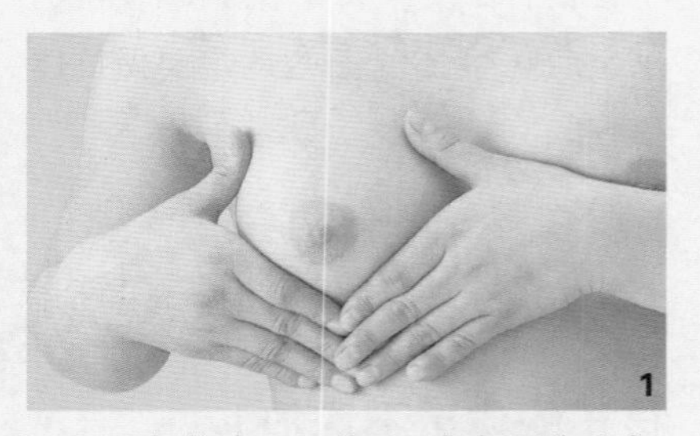

1. 两手拇指张开呈菱形，轻轻围住乳房。

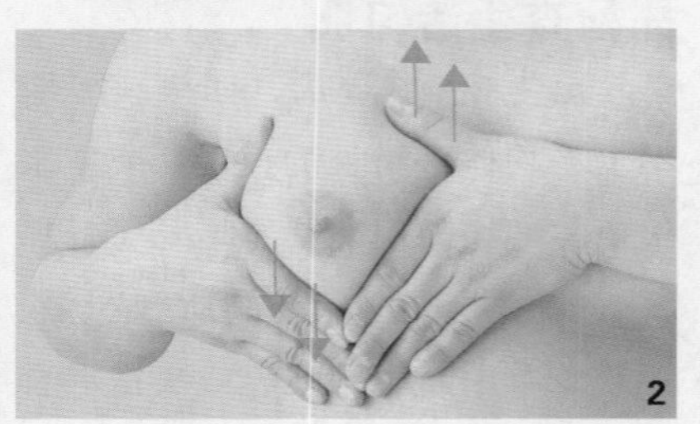

2. 让乳房上、下、左、右一点点地移动。

step 8

母乳喂养

哪些事会妨碍母乳喂养

出生后 3 个月内，有 50% 的妈妈会放弃母乳喂养。让我们一起了解一下，妨碍母乳喂养的问题都有哪些吧。

乳房瘀血

奶水没完全吸空造成的

产后奶水量较少，哺乳一两天后，奶量会突然增加。这时如果孩子不能充分吮吸，乳房里的奶水会囤积、胀满。严重时乳房变硬，引起剧烈疼痛，乳房会像球一样鼓起（乳头扁平的症状就是因为乳房瘀血）。如果乳房瘀血加重，不能顺利喂奶，聚集的奶水很容易感染细菌。长时间放任不管的话，会发展成乳腺炎，所以在乳房瘀血初期要想办法化解。一般来说，坚持给孩子喂足量的奶，很容易就可以解决。

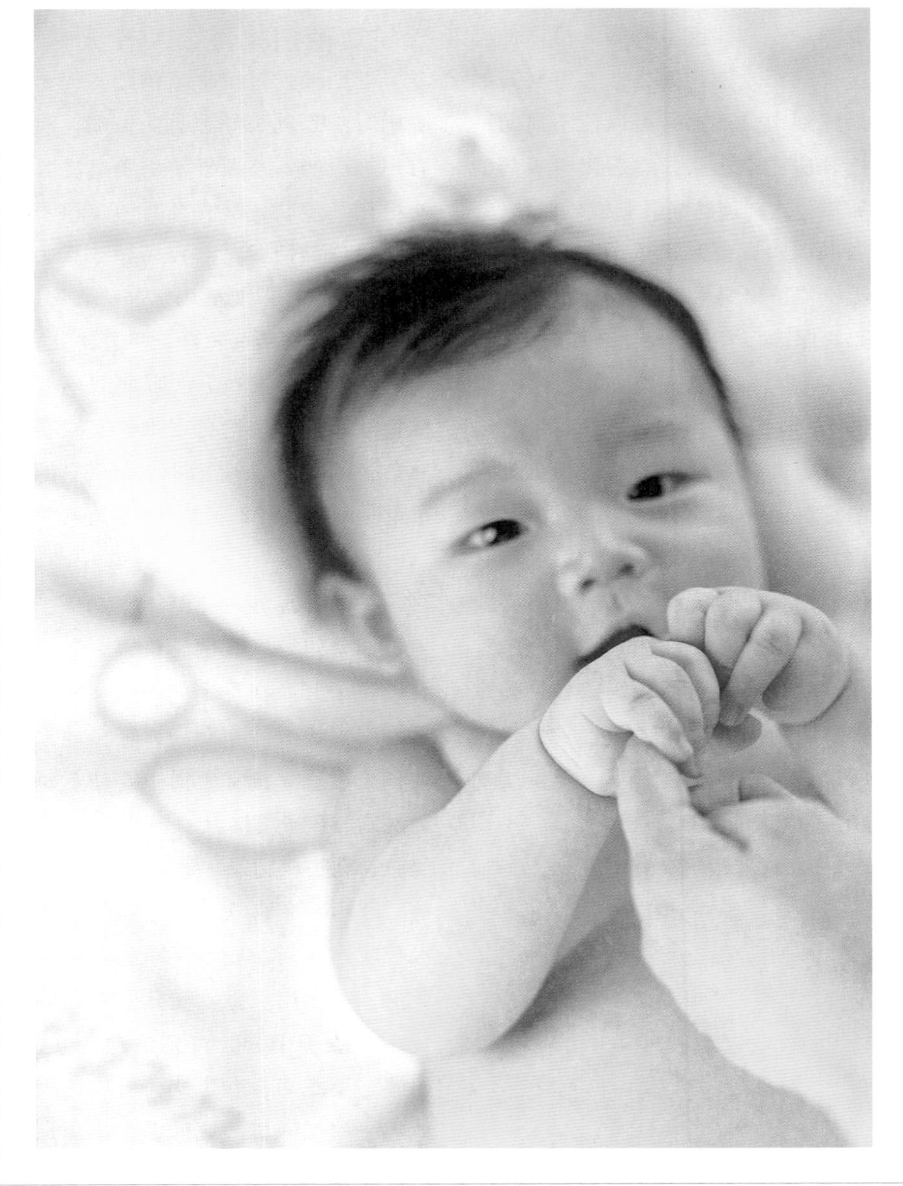

为了预防，要经常喂奶，充分让孩子吮吸

因为奶水涨得满满的，孩子吮吸起来很困难，可以用手或吸奶器挤出一点奶，使乳房的压力变小再喂。用手轻轻压乳晕周围，把乳头送到孩子嘴里，帮助孩子更轻松地吮吸。另外，用冷毛巾或凉的卷心菜叶冷敷，可以缓解症状。

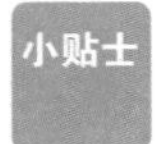

卷心菜叶子使用的时间太久，也会造成母乳量减少，要慎用。

乳腺炎

乳房被细菌感染造成的

乳腺炎是由于奶水没有完全排空，感染细菌或霉菌造成的。不正确的喂奶方法导致乳头破口、二次细菌感染；胸罩或衣服太小，压迫了乳腺，使母乳流通不畅、乳腺堵塞，也会造成乳腺炎；睡觉时采取俯卧的姿势，也可能导致乳腺堵塞，要多加注意。奶水应吮吸到没有为止，否则奶水溢出产生乳房瘀血，也有可能造成二次细菌感染。所以在喂奶前后，应当用温水冲洗乳房，以防感染。平时要注意情绪，如果妈妈压力很大或非常疲惫，也容易患乳腺炎。

乳腺炎不治疗，孩子会拒绝吃奶

得了乳腺炎不仅会剧痛，在乳房泛红的同时，还伴有38.4℃以上的高热，或出现流感、浑身疼痛的症状。乳腺炎主要在产后2 ~ 3周容易发生。因乳房的淋巴管发炎，乳房的皮肤表面可以看到红色的道道。如果孩子平时母乳一直吃得很好，突然拒绝母乳喂养，就要去妇产科或儿科接受诊断。患了乳腺炎的乳房，分泌的母乳会有咸味，这可能是孩子拒绝的原因。初期如果没有接受适当治疗，后期就会造成母乳喂养失败，放任不管的话，会引起慢性乳腺炎或化脓，因此一定要提前预防。

小贴士 如果中断喂奶，奶水积聚，状况反而会恶化，很容易转化成乳房脓肿。乳房脓肿时，非常疼痛，要做手术才能好转。

得了乳腺炎，更应该让孩子多吮吸

得了乳腺炎，更不能中断母乳喂养。经常让宝宝吮吸，可以使乳房里的奶水空出来，才会好转。如果感到十分疼痛，可以使不痛的一边乳房先空出来，然后再吮吸痛的那边，这样能防止乳管或乳腺堵塞。痛的那边，也要让孩子吮吸，或用吸奶器挤出奶水，尽量让乳房空出。妈妈保持心情安定比什么都重要。

吃抗生素，也要继续喂奶

患乳腺炎时，必须接受抗生素治疗，但一定要有医生的处方。医生开的抗生素不仅能有效治疗细菌，传递给孩子也安全。妈妈没有必要因为服用抗生素而中断喂奶。注意，在症状稍有缓解后，妈妈如果随意中断服用抗生素，有可能再次复发。所以必须在医生指示下，至少接受10 ~ 14天的治疗。

小贴士 喂奶前，用温热的毛巾热敷。平时用热毛巾和冷毛巾交替敷，可以减轻疼痛。

喂奶中的乳房问题

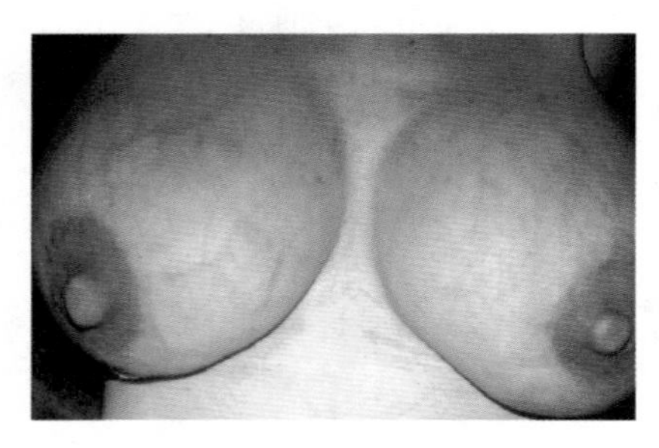

乳房瘀血 如果不坚持让孩子吸奶，乳房会肿得像球一样，乳头也会变扁平。

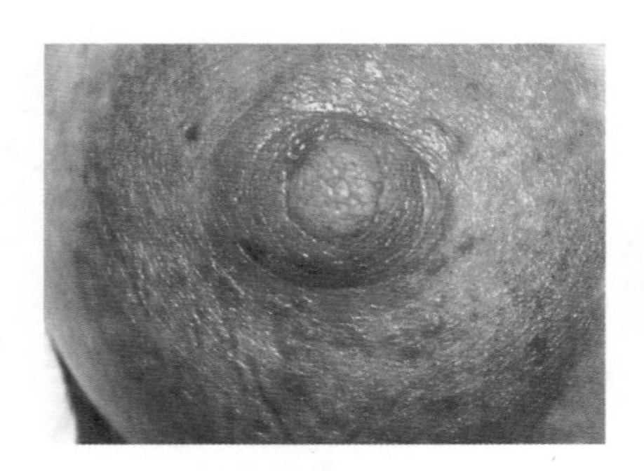

真菌感染 乳房被霉菌感染，乳头颜色变红，乳头皲裂。

真菌感染

喂完奶后疼痛，可能是真菌感染

真菌感染是妈妈的乳房感染霉菌造成的，看起来不严重，但妈妈会感到十分疼痛，喂完奶后更痛。喂奶后几分钟到几小时之间，乳头会像被扎、被烧似的痛，还可能扩散到后背、肩膀，到了深夜会愈发严重。患真菌感染的乳头一般表面没有什么异常，但也可能出现乳头皲裂，乳头变白色、粉红色、红色或紫色的情况，严重时会脱皮。

涂抗真菌剂软膏3 ~ 5天

近期接受过抗生素治疗，孩子吃奶时咬到乳头导致乳头破裂，没有用好吸奶器，频繁使用肥皂洗乳头损伤了皮肤，没有及时治疗孩子的鹅口疮等情况，都容易导致真菌感染。可以在喂奶后用水冲洗乳房，晾干后涂抗真菌剂软膏，两边乳房1天各涂4次以上。下次喂奶时不要擦掉软膏，直接给孩子喂奶。涂药后24 ~ 48小时后，症状会好转；但严重时可能需要3 ~ 5天才会好转。

孩子要和妈妈一起治疗

如果妈妈患真菌感染，医生也会给孩子开涂在嘴上的药水。喂奶后，用棉签或纱布蘸药，轻轻地涂在孩子嘴里。日常生活中要注意每天洗刷与孩子嘴接触的奶嘴、玩具、奶瓶、乳头或胸罩，每次要煮20分钟。因为霉菌喜欢乳房和湿气，所以每次喂奶后，要用干净的水冲洗乳房，不要用手擦，使其暴露在空气中，便于干燥。直到治愈为止，妈妈不要吃甜食和牛奶，可以适当地喝一些纯酸奶或乳酸菌食品。患

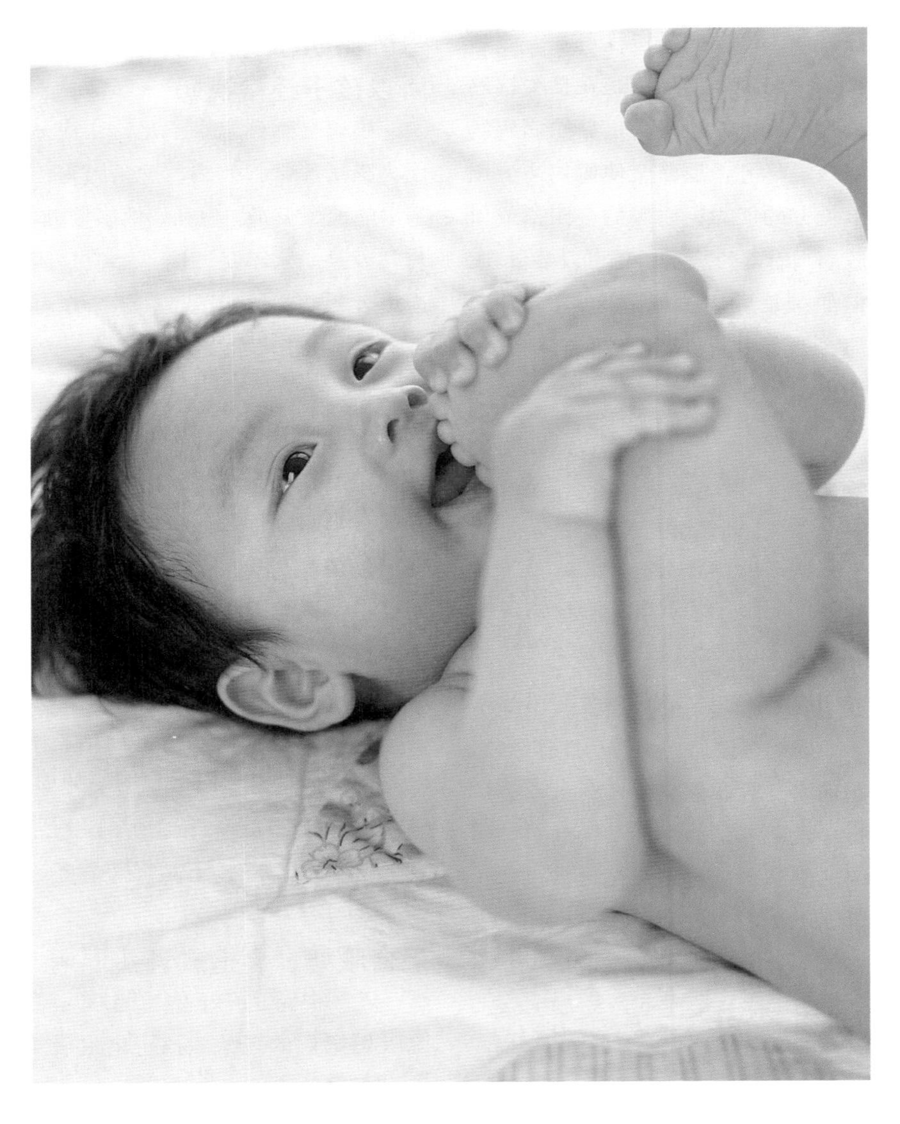

真菌感染非常疼痛，如果妈妈苦闷地决定断奶的话，也会产生问题。如果怀疑是真菌感染，就要接受医生的治疗，治疗过程中应该坚持母乳喂养。因为真菌冷冻也不会被杀死，所以不能把挤出的奶放到冰箱保存。

孩子贫血

出生后6个月，喂孩子含铁的断奶食品

孩子出生后6个月之前，所需的铁已经提前从妈妈那儿获得了。虽然母乳里的铁含量比奶粉低，但是这少量的铁，很利于孩子吸收，所以吃母乳的孩子贫血情况并不多。随着时间推移，母乳里铁的含量会减少。因此从出生后4 ~ 6个月开始，要通过铁含量较高的断奶食品或铁强化营养食品给孩子补充铁。

孩子不吃断奶食品，就给孩子吃铁剂

出生3个月以后，有些母乳喂奶的孩子比奶粉喂奶的孩子，无论身高和体重都长得慢，这是正常现象，但是如果是因为缺铁性贫血造成的，就要注意。缺铁性贫血的孩子脸色苍白，有的孩子反应敏感。严重时食欲降低，不好好吃东西。有报告显示，因为不能提供足够的铁，认知能力也会受影响。因此，如果孩子成长明显缓慢，一定要去小儿科就诊，服用铁剂或接受适当治疗。

妈妈的药物服用

妈妈吃的药，大部分对孩子都安全

妈妈因不舒服需要服用处方药时，因为担心副作用，常常不吃药，或中断母乳喂奶。其实，妈妈服用的药中，只有1%会通过母乳传给孩子。除了几种成分以外，妈妈服用的药对孩子几乎没有影响。妈妈在开药前，必须告知医生自己正在母乳喂养，请医生开对母乳喂养绝对没有危害的药。让奶水变干的药或口服避孕药不会对母乳造成影响。因为这些药都含激素，不会使母乳成分发生变化，只会使母乳量减少。母乳喂养时不能服用的药物有：抗癌剂、和放射性有关的药物、毒品、会导致药物中毒性的药物、含碘的药物等。

Q 妈妈吃得辣，宝宝也会觉得辣吗？

A 常常有妈妈说自己吃了辣椒后给孩子喂奶，孩子的大便是红色的。妈妈吃的食物中0.1% ~ 0.2%会原封不动地被孩子吸收，过辣的食物、香辛料、大蒜等刺激性食物，如果妈妈吃得太多，这些成分会流入孩子的身体，会刺激孩子脆弱的胃。

即使妈妈吸烟，也可以母乳喂养

母乳喂奶的妈妈如果吸烟，会导致奶水分泌不畅，母乳量减少，喝这种母乳的孩子，心理上可能会不安。如果妈妈每天抽1包以下的烟，母乳里的尼古丁对孩子基本不会造成危险。但最好还是戒烟，实在戒不掉，就尽量少抽。因为抽烟后体内尼古丁的含量过96分钟后会减少一半，如果戒烟很难，不如在喂奶后再吸。即使产妇吸烟，母乳喂养也比奶粉喂养好。但不论什么情况，妈妈绝对不能在孩子旁边吸烟。

酒、咖啡能喝，但要控制量

啤酒、白酒、红酒或洋酒，不管什么种类，喂奶中1天可以喝一两杯，但要在喝完2小时后才可以喂奶。如果摄取过多，会使母乳不能顺利分泌或孩子不易吸收，还会给孩子运动能力的发育带来影响，导致发育缓慢。如果咖啡因摄取过多，孩子会不好好睡觉，表现出对咖啡因过敏的症状。咖啡含有60 ~ 140 mg的咖啡因，应在喂奶后饮用，1天只可以喝一两杯。

妈妈的其他疾病

感冒也可以喂母乳

通过胎盘从妈妈身上获得的免疫球蛋白，和通过母乳获得的免疫因子，共同构成了孩子体内的免疫性防御系统，所以即使妈妈生病也要继续给孩子喂奶。

妈妈患了感冒，可以给孩子喂母乳；妈妈是乙型肝炎携带者，产后如果采取了正确的医疗措施，可以喂母乳；患了性病，如果病变的部位不是乳房，可以喂母乳；患了高血压、气喘病、慢性肝炎、癫痫甚至是癌症，如果不是在接受抗癌治疗，也可以喂母乳；糖尿病妈妈喂孩子母乳，反而会使妈妈产生调节糖分的能力；妈妈的会阴部或口腔周围有疱疹病变，也可以喂母乳，但如果是乳房出现了这样的症状，那么就要中断母乳喂养，直到好转为止。

小贴士 因为手或嘴会把感冒传染给孩子，所以如果要摸孩子，一定要洗手，喂奶时要戴口罩。如果要吃药，一定要找医生开处方药。

禁止母乳喂养的疾病

妈妈有败血症、活动性肺结核、肠伤寒、乳腺癌、疟疾时，不能进行母乳喂养。如果怀孕中的妈妈体内艾滋病毒的抗体呈阳性，也禁止母乳喂养。

母乳不足、乳头混淆

体重增加时，孩子会经常找奶喝

出生后一直睡觉的孩子，在2 ~ 3周后，醒着的时间慢慢增多，活动量也随之增加，会比之前更频繁地想找奶喝。出生后2周、6周、3个月是体重急速增长期，这段时间孩子也会更频繁地找奶喝，孩子突然长时间吃奶，不一定是因为母乳不足，可以放心。孩子经常闹，也不一定是因为肚子饿，可以找找其他原因，可能是身体不舒服，也可能是尿布里有大小便，导致孩子心情不好。

母乳比奶粉易消化，所以孩子经常找奶

妈妈会感到奶水不足，往往是因为孩子经常找奶喝，这是因为孩子本能地想吸奶、想和妈妈多接触。与其说是奶水不足，倒不如说是因为母乳比奶粉更容易消化，所以母乳喂养的孩子经常找奶喝。

只给宝宝用1次奶瓶，妈妈的奶水也会减少

有妈妈倾诉说，自己挤奶，发现奶量很少。其实，挤奶要有熟练的技术，不能因为挤得少，就判定母乳量少。因为孩子吮吸时，会刺激乳腺分泌催乳素，导致母乳量变多。如果让宝宝用奶瓶，哪怕就1次，也会使催乳素分泌减少，母乳量减少。让母乳量持续增加的办法，就是经常、充分地让孩子吮吸。

混合喂奶，会造成乳头混淆

乳头混淆是孩子熟悉奶瓶后不吮吸妈妈奶的现象。孩子出生后4周内，如果使用奶瓶或奶嘴，会引起乳头混淆。吮吸妈妈的奶和吮吸奶瓶奶的方法完全不同，吮吸妈妈的奶用的力气是吮吸奶瓶奶的60倍

Q 母乳喂养时，可以减肥吗？

A 产后6周开始，可以做一些轻微的运动。6周之前喂奶的同时减肥的话，脂肪里的毒素会通过血管流出，进入母乳，比较危险。所以产后6周前，尽量不要减肥。6周以后可以开始做一些轻微运动，如游泳、散步、骑自行车、有氧操、慢跑等。但突然扭转方向的激烈的弹性运动，即使6周后也最好不要做。

左右。吮吸妈妈的奶时，乳头就在孩子的舌头和上颚之间，孩子能顺利吮吸到奶水；相反，奶嘴会持续流出牛奶，孩子调整成用奶嘴吃后，省了不少力气。因此如果吮吸了奶瓶后，再让孩子吮吸妈妈的奶，孩子会用舌头把乳头挤出。为了防止乳头混淆，一开始就应该给孩子喂妈妈的奶，不要兼用奶瓶。

新生儿黄疸

得了黄疸，也不要中断喂奶

孩子出生1周内，脸或身体呈现黄色的情况叫作新生儿黄疸。是没有好好地喂母乳而在出生后1周出现的现象，与病理性黄疸明显不同。如果是足月正常体重出生的孩子，出生3～5天间，即使黄疸数值是20，也没有必要中断母乳。出生5天后，如果黄疸数值不超过16，也不要中断母乳。只要不是病理性黄疸，而是因为母乳不足导致黄疸的，反而鼓励多喂母乳。

如果需要中断母乳，也要把母乳挤出

如果推断是黄疸，需要中断母乳喂养，这只是暂时中断，没有特别情况的话，48小时内要再次进行母乳喂养。母乳中断期间也要挤奶，因为就算只有一天不挤，母乳量也会减少。建议用手或吸奶器1天挤6～8次，每次10～15分钟，将挤出的奶冷冻保存。如果母乳要暂时中断，转而喂奶粉，那么要用杯子代替奶瓶，以免产生乳头混淆。

孩子频繁腹泻

把沾有大便的尿布给医生看，确认是否腹泻

母乳喂奶的孩子的大便比奶粉喂养的更稀，尽管这是正常的，妈妈们也常以为是腹泻而中断喂奶。如果怀疑孩子腹泻，可以带上沾有孩子大便的尿布，到小儿科给医生看，接受医生的诊断。即使医生给出腹泻的诊断结果，也没有必要中断喂奶。只有几周内持续腹泻且出现体重减轻等严重症状，才需要中断喂奶。因腹泻而中断喂奶的情况是很少的。

让孩子含一边的乳房，能改善稀便

经常一点点吃奶的孩子，容易排稀便。这种情况是因为前乳、后乳不均衡而引起的。一次喂奶过程中，最初的奶和后流出的奶，母乳成分不同。越是后面的奶，脂肪含量越高。因此经常一点点吃奶的孩子，摄入富含脂肪的后奶较少，摄入富含乳糖的前奶较多，这个时候肠道受到刺激，就会经常排稀便。这种症状叫作前乳后乳不均衡，和腹泻不一样。如果让孩子一直含住一边的奶喝，症状会改善。

小贴士 为预防前乳后乳不均衡，喂奶时不要急着换乳房，一边喂10～15分钟，充分喂完后，再换另一边。

母乳喂养的孩子的大便

图中这几种全部都是正常大便。次数少、有点稀，很容易被妈妈误以为是腹泻。

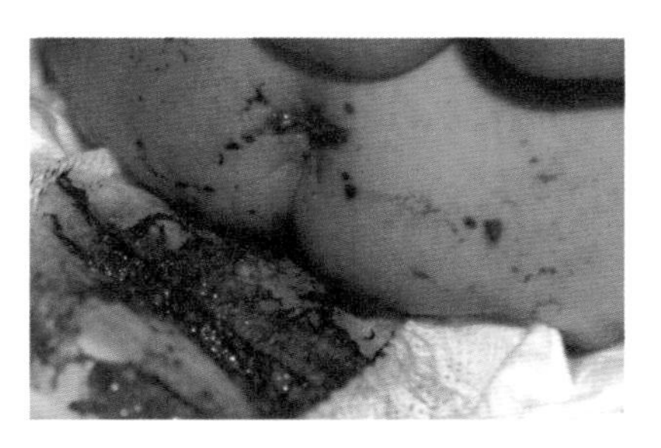

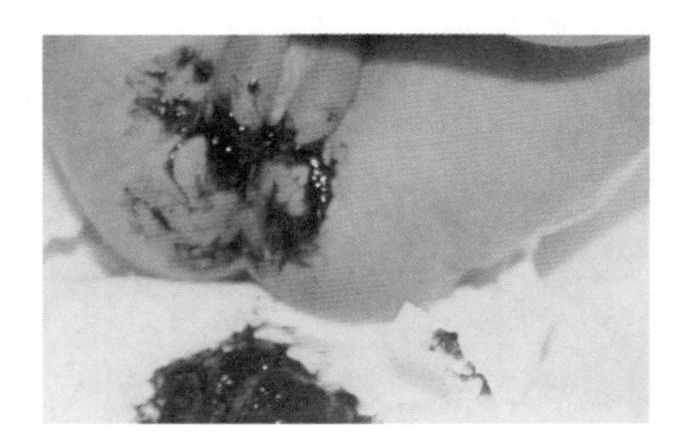

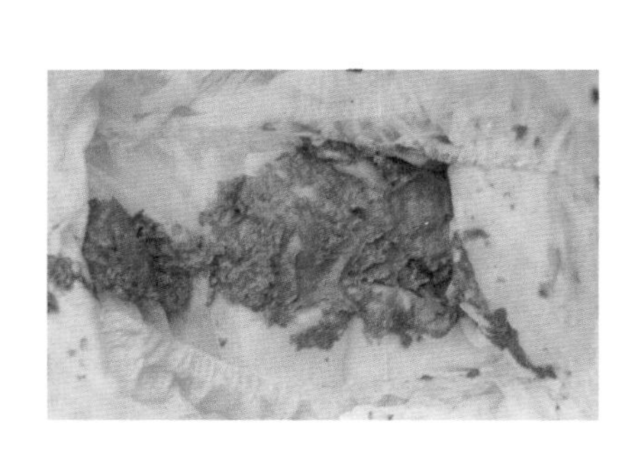

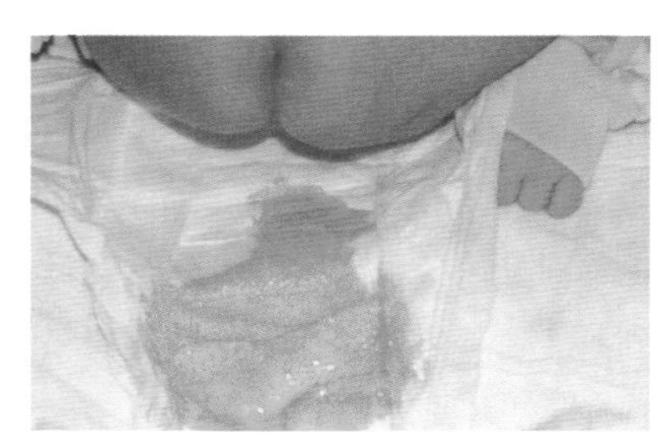

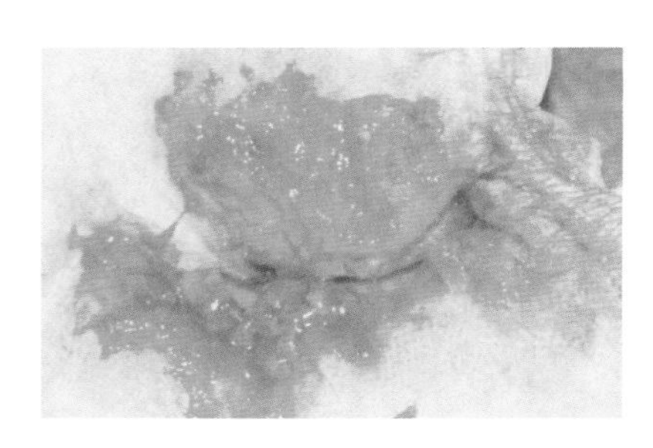

step 8

母乳喂养

断奶的方法

喂奶需要掌握方法，断奶也一样。断奶的方法不对，会给孩子情绪造成不良影响，还会加大母亲的疼痛。让我们了解一下，怎么样断奶才最好。

断奶，减少乳汁分泌

留出 1 个月时间断奶

断奶最好经历几周，逐步进行，一方面不让孩子感到欲求不满和分离不安，另一方面妈妈也可以避免因乳房肿胀而产生的痛苦。如果慢慢减少喂奶量，可以防止乳房皮肤松弛。从断奶 6 个月前开始，逐渐减少深夜喂奶。到断奶前 2 个月为止，如果完全中止深夜喂奶，那么断奶也会变得轻而易举。方法是第 1 周每天用断奶食品代替喂奶 1 次，第 2 周每天 2 次，第 3 周每天 3 次。随着喂奶间隔时间越来越长，最后 1 周就可以完全断奶，只吃饭。

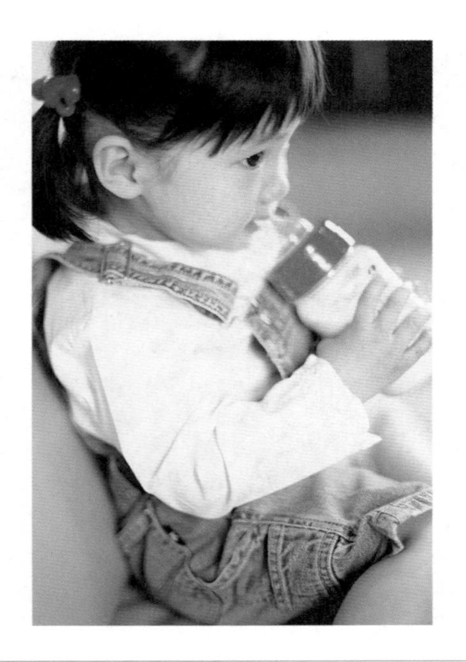

小贴士 断奶后也会有奶水流出，妈妈的乳房几个月或几年内残留奶水都是正常的，不用担心。

多与孩子亲密接触

母乳喂奶的一个好处，就是在喂奶时能自然地和孩子亲密接触。但是断奶后，这种自然的肢体接触的机会就会减少，孩子会有情绪上的被剥夺感。为了不让孩子感觉缺乏关爱，妈妈在断奶期间和断奶后，要和孩子更频繁地进行亲密接触，给予更多关爱。

尽量不刺激乳头，减少水分摄取

要注意不能刺激乳头，也不能用手触摸乳房。减少水分摄取量是减少乳汁分泌的基础。尽量少喝汤，之前因喂奶而增加的饭量，现在也要减少。

胸部戴上压迫绷带，冰敷

如果孩子不吃奶，乳房会肿胀，这时要把乳房内的奶水全部挤掉。如果挤完奶后，用绷带扎住乳房，让乳腺受到强烈压迫，奶水就不会再分泌了。围上绷带前，先在乳头上涂凡士林，再垫纱布时就不会伤到乳头。如果奶水积聚使胸部发热、疼痛，可以用冰敷。

把冰放在塑料袋里，用毛巾包住，放在胸部，不仅能镇静止痛，还能防止乳腺增生。也可以用冷冻后的卷心菜叶给胸部冰敷，但不要用卷心菜揉搓或刺激胸部，那样反而可能会刺激乳腺。

服用医生开的断奶药

如果要在短时间内尽快止奶，可以去妇产科开断奶药。早晚服用，最快 2 ~ 3 天，最慢 1 周左右就会见效。服药后可能会有恶心、头痛的副作用。

减少母乳分泌的食物

脂肪摄取多，会使奶水变得黏稠，母乳分泌也会减少。干麦芽是断奶的特效药，可以把麦芽融化到冷水里饮用。如果不喜欢单喝麦芽水，也可以做成米酿后再喝。如果妈妈不是内热体质，可以喝人参茶止奶。

step 8

母乳喂养

奶粉喂养的方法

如果孩子体虚、没有吸奶的力气或出现裂唇、上颚破裂等口腔异常，或产妇有慢性疾病等情况，不能进行母乳喂养时，可以进行奶粉喂养。

奶粉喂养的基本常识

奶粉是由牛奶添加多种营养素制成

虽然奶粉的主要成分是牛奶，但因为添加了多种营养素，所以成分很接近母乳。虽然用奶粉喂养，不用吮吸妈妈乳房，但是妈妈也需要心情平静，给孩子传达充分的爱，可以一边喂孩子，一边花心思和孩子进行肢体的亲密接触。市场销售的合格奶粉，除了腹泻专用奶粉或早产儿奶粉等特殊婴幼儿配方奶粉外，成分上没有什么突出的差别。

每 1 kg 体重喂 180 ml 左右的奶粉

出生后 1 个月之前，新生儿每天需要的奶粉量是每 1 kg 体重喂 180 ml 左右，不同孩子的量会有所差别，所以，孩子想吃多少喂多少就好。过一段时间，妈妈就会渐渐掌握喂养的量和节奏，到百日为止，每隔 3 ~ 4 小时喂 1 次，1 天喂 6 ~ 7 次即可。每次喂奶粉都要现冲现喂，保持微热，38 ℃正合适。冲好的奶粉常温可以保存 20 分钟，但是冲好后长时间放在冰箱里保存，是喂奶大忌。

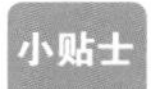

冲奶粉剩下的奶，容易繁殖细菌，不能再给孩子喝，一定要倒掉。孩子嘴里的细菌和唾液的消化酶，会一点点变性，容易使喝剩下的奶变质。

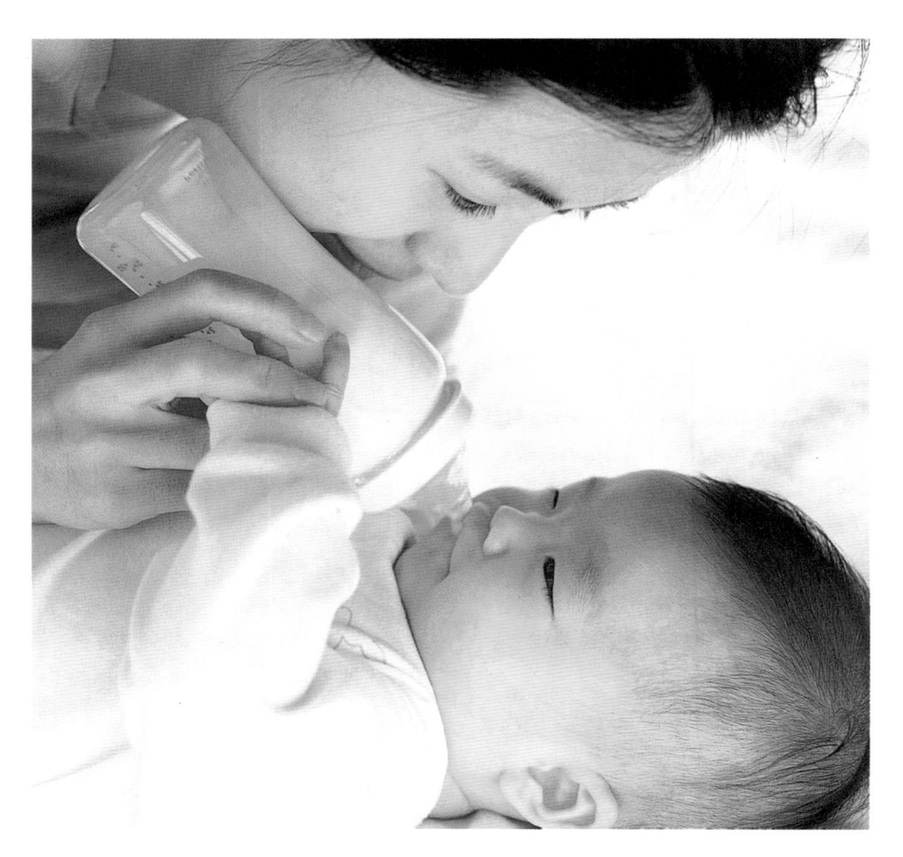

出生后 6 个月之前，奶瓶都要彻底消毒

出生后 6 个月之前，每次都要用消毒奶瓶给孩子喂奶。奶瓶倒提时，奶嘴流出的奶滴以间隔 5 ~ 6 cm 的程度滴落比较合适。如果奶嘴的尺寸过大，孩子会吮吸得急；突然大量流出，可能会引起孩子呼吸困难。如果奶嘴口太小，孩子吮吸起来很费力，可能导致孩子拒绝吸奶。

喂到出生后 10 个月或者 1 周岁为止

1 周岁后奶瓶也要断掉。母乳喂养会随着孩子的成长分泌合适的量，不会给孩子的消化造成负担，但是奶粉的热量比较高，如果和婴儿食品一起喂养，会诱发小儿肥胖症。出生 6 个月后，要练习用杯子喂奶粉冲泡的奶，这样对断奶也有帮助。长时间用奶瓶吸奶，换用杯子就更困难，也更难养成正确的饮食习惯。

混合喂养的方法

先喂母乳再喂奶粉

混合喂养时，要先喂母乳，后喂奶粉，先用营养优越的母乳把孩子的胃填上一部分，剩下不足的部分通过摄取奶粉来补充。如果孩子能很好地接受奶粉并感到满足，那么可以渐渐增加奶粉的摄入量。

熟悉奶瓶后，一饿就会本能地吮吸奶瓶

即使为了使孩子熟悉奶瓶、奶嘴的感觉，刚开始也不能过度，1 天吸 1 次奶瓶就可以了，然后再慢慢增加奶粉喂养的次数。白天喂比晚上更有效果，白天孩子醒来或肚子饿时最好。如果孩子不适应奶粉，可以先把母乳倒到奶瓶中喂。

特殊奶粉

特殊奶粉是什么？

特殊奶粉是孩子长时间腹泻、奶粉过敏等情况发生时喂的奶粉。这种奶粉成分中减少了乳糖，蛋白质也经过特殊处理，增加了维生素和矿物质等营养素。在网上或超市很容易购买，但一定要仔细研究后再买。在大部分过敏或腹泻的症状中，奶粉喂养的孩子比母乳喂养的孩子症状出现的概率更大。有些人认为孩子腹泻就喝腹泻奶粉、孩子过敏就喝过敏奶粉，这是不对的。特殊奶粉是根据特殊症状加工的奶粉，并不是药。作用是补充营养，使症状不再恶化。在迫不得已的情况下，要和小儿科医生商量后再喂。如果喂特殊奶粉后，孩子腹泻有好转，也要咨询医生何时可以转喂普通奶粉。

防止腹泻的特殊奶粉

这种奶粉糖分少，或含有分解糖分的物质，蛋白质也经过特殊处理，增加了电解质、维生素、矿物质等营养素。腹泻时，孩子大肠黏膜受损，乳糖分解酶不足，因此腹泻奶粉比一般奶粉所含的乳糖量少。虽然没有治疗效果，但是可以阻止情况恶化，并提供所需营养。腹泻时不能只喂孩子腹泻奶粉，尽可能还是要维持孩子的正常饮食习惯。

特别提醒

急性肠炎，不一定要换奶粉

如果孩子得了急性肠炎而腹泻，在咨询医生后，不换奶粉也可以。有的孩子肠炎好了之后还会腹泻，这是受伤的肠道不能顺利消化奶粉中含有的乳糖成分，或肠炎还没有彻底痊愈造成的。肠炎完全治愈后几个月内仍然腹泻不止，就要和医生商量，喂腹泻奶粉。

如果 1 天 3 次以上腹泻或吃药后也持续 2 周以上腹泻时，再喂特殊奶粉。因为长时间腹泻，喂新鲜牛奶或奶粉不好消化，会导致营养不良。腹泻停止 2 ～ 3 天后，可以把特殊奶粉和普通奶粉混合着喂，然后再逐渐转成只喂普通奶粉。如果 1 天腹泻 10 次以上，可以跟医生确认后，喂电解质溶液或米汤。

小贴士 母乳喂养时，孩子常常排稀便，母亲可能会误认为是腹泻。这一般是正常的，不必喂特殊奶粉。

Q 如何又快又简便地冲奶粉？

A ● 提前把水烧开，晾凉后放到冰箱里做冰水用。这样，喂奶时就可以把刚烧开的 50 ml 热水与 150 ml 冰水混合，达到合适的温度。

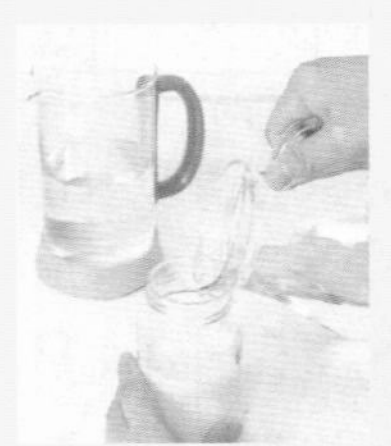

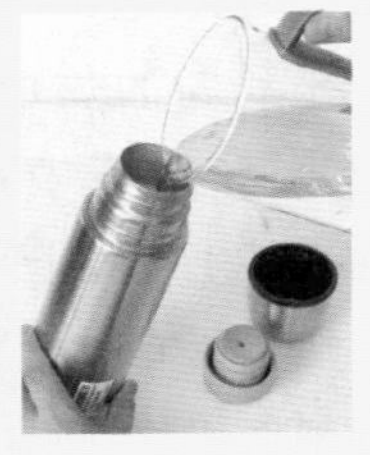

你也可以把煮开的水倒进保温瓶备用，保温瓶一般可以使热水在 70 ℃左右维持 8 小时。

● 夜间喂奶的情况下，先准备 2 ～ 3 个奶瓶，把奶粉冲好，放到冷藏室保存。要盖紧瓶盖，才不会感染细菌。喂孩子前，可把奶瓶放到烧开的水中烫一下，也可用加热器加热。

● 如果用太热的水冲了奶粉，可以把奶瓶放到流动的水里晃动冷却，也可以在冰容器里放置冷却。冷却不足的奶瓶，表面温度合适，内部温度高，所以最好在手腕上滴几滴奶，确认一下温度。

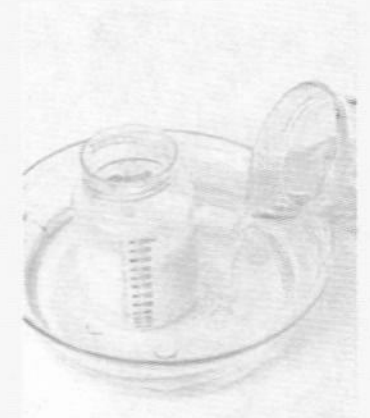

奶粉冲泡、喂养及奶瓶清洗的方式

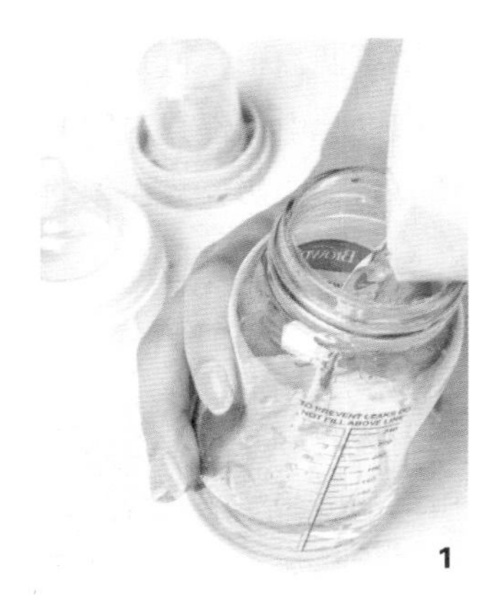

倒水 根据配方奶粉的冲泡说明，按照奶粉的冲泡比例向奶瓶中倒入适量水，然后再把烧开的水晾到适宜温度。

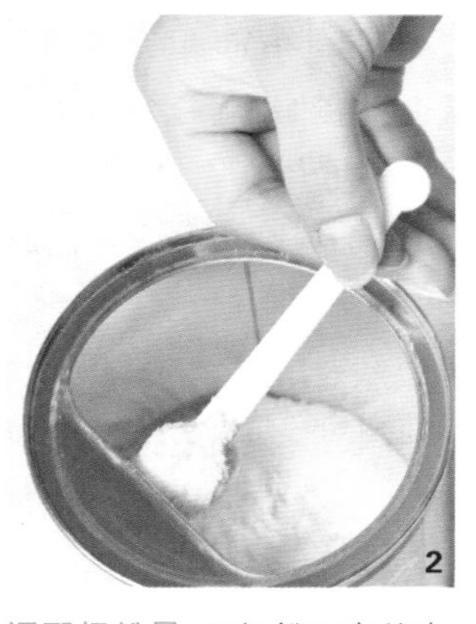

调配奶粉量 用奶粉配套的专用匙取奶粉，沿着奶粉罐刮平，去除多出的奶粉，测定正确的用量。

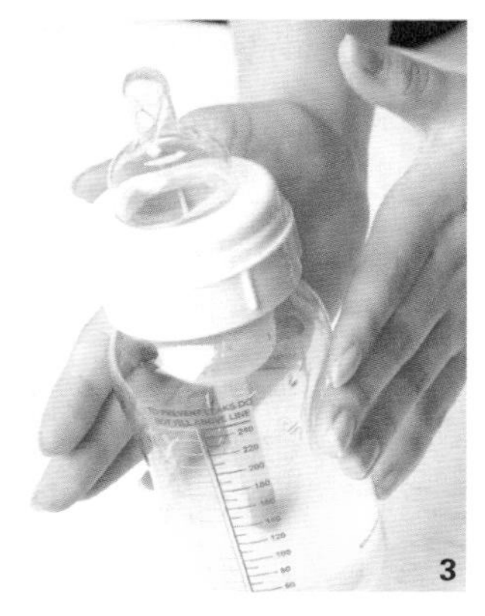

搅拌奶粉 如果上下摇晃奶瓶，里面会起气泡或结块，所以应该使奶瓶在手掌之间滚动。

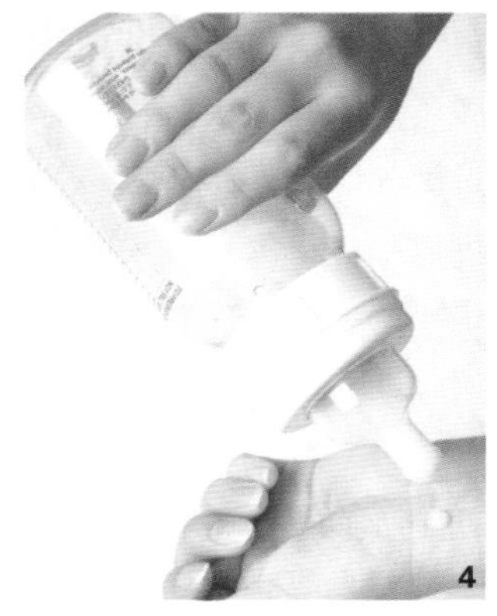

测试温度 滴几滴到手腕内侧，感觉温度适宜即可。如果感觉烫，就要再冷却一会儿。

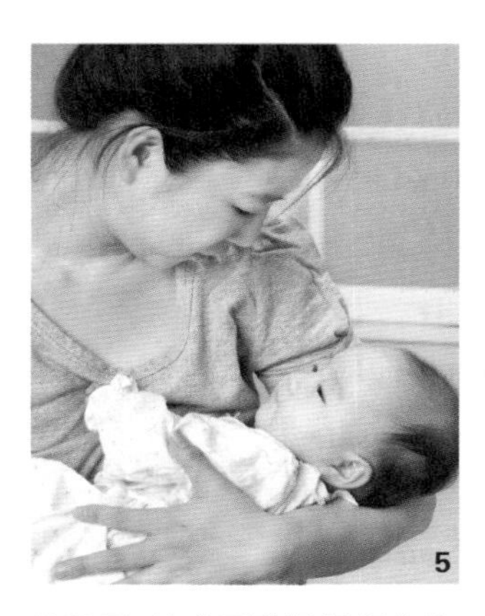

抱孩子 让孩子贴紧妈妈的胸部，听到妈妈的心跳，就能更安心地喝奶。

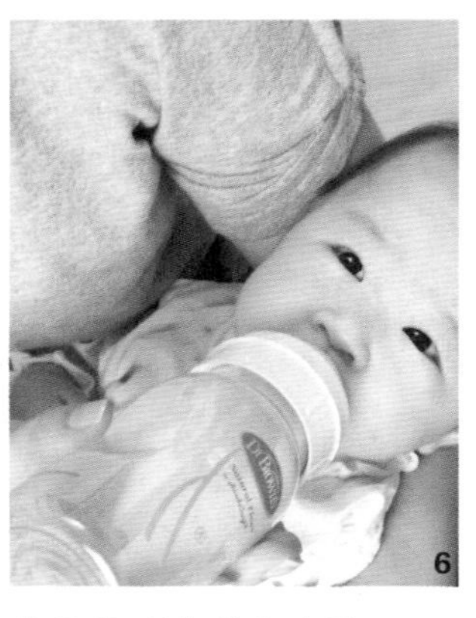

放奶嘴 吸奶的角度是45°，先在孩子的嘴唇上滴1滴奶，孩子的嘴张开后，再把奶嘴放到孩子舌头上。

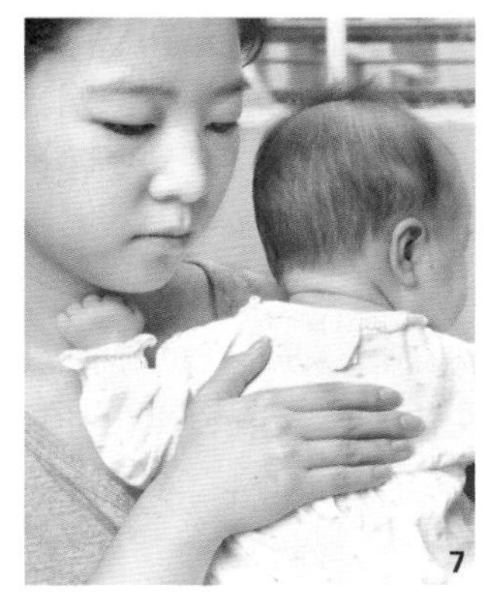

立起让孩子打嗝 把孩子的胸靠在妈妈的肩膀上，立起来抱着，轻轻抚摸孩子的背，让孩子打嗝。

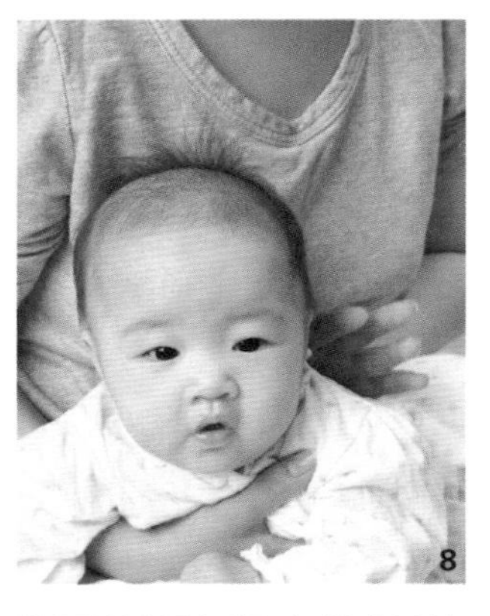

趴下让孩子打嗝 如果孩子的颈部无力，就可以让孩子趴在妈妈的膝盖上，然后向下轻捋后背。

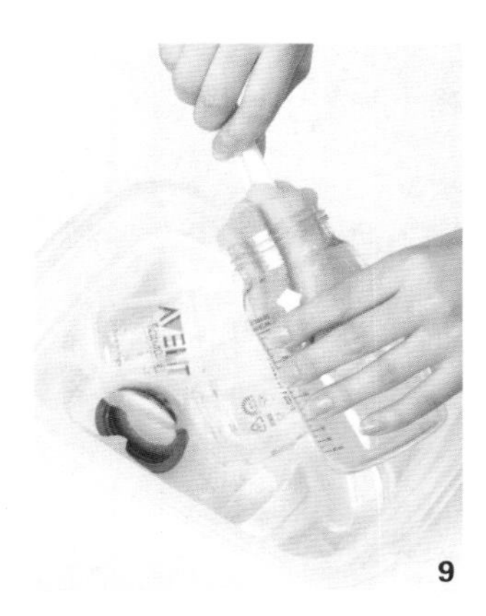

清洗奶瓶 喂完奶的奶瓶要马上冲洗，并用专用清洁剂和刷子刷净，不要残留奶粉渣。

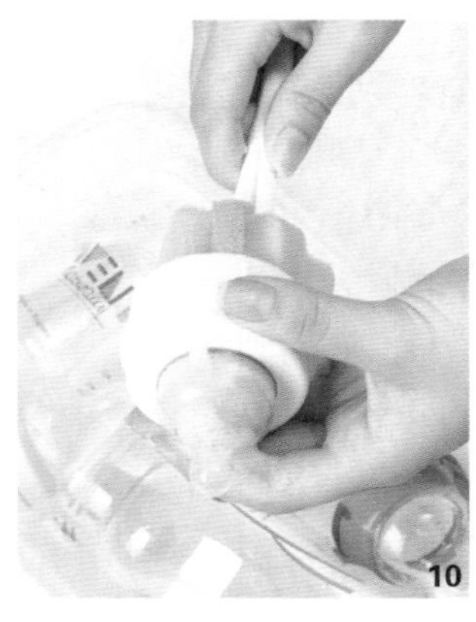

清洗奶嘴 在奶嘴专用刷上涂上清洁剂，在流动的水中，里里外外把角落刷洗干净。

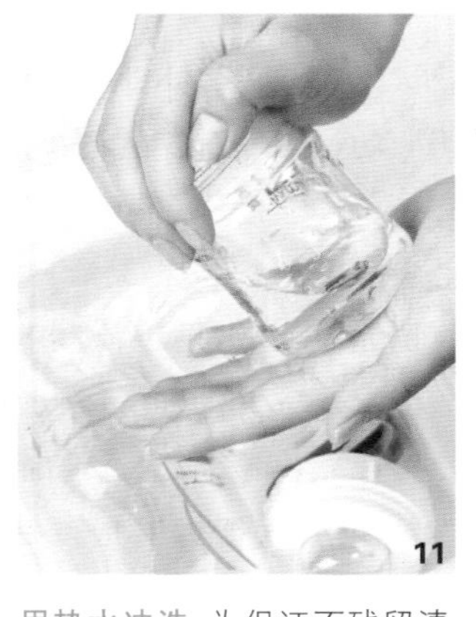

用热水冲洗 为保证不残留清洁剂，要用热水涮洗奶瓶和奶嘴，把残留的水汽弄干。

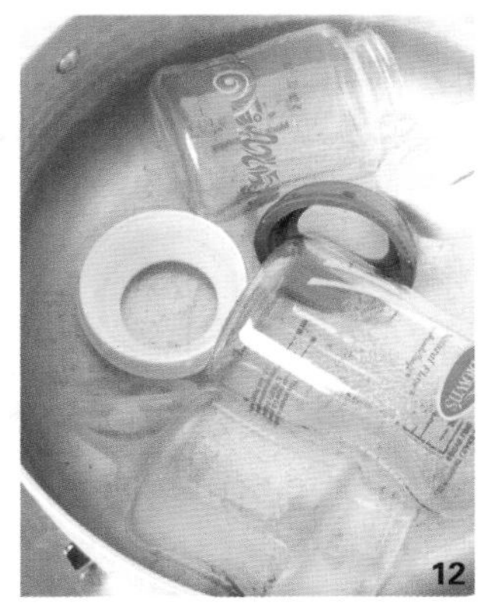

热水消毒 烧开一锅水，把奶瓶煮2～3分钟，奶嘴煮30秒。用专用夹捞出晾干。

大豆奶粉

使用大豆蛋白质代替牛奶蛋白质制成的奶粉，就是大豆奶粉。在孩子体内没有分解乳糖酶、严重的腹泻后大肠黏膜受损、对牛奶奶粉过敏等情况下，找医生开处方之后，可以喂孩子大豆奶粉。但是一般对牛奶奶粉过敏的孩子，也会对大豆奶粉过敏，所以要注意。

抗过敏奶粉

对牛奶、大豆或其他蛋白质过敏的孩子，可以吃这种奶粉，它是将牛奶的蛋白质加水分解调制而成的。适合皮肤湿疹、呕吐、腹泻、鼻炎、气喘等对牛奶过敏的症状，也可以给有消化吸收障碍的孩子食用（不过，有时呕吐和腹泻不一定由过敏引起，还可能是病毒感染）。

如果在医院诊断后确定为过敏，就要中断原来的奶粉，转喂特殊奶粉。如果喂特殊奶粉后，还是有呕吐等症状，那么最好也中断。特殊奶粉是针对特殊疾病而开发的产品，不能随意使用，一定要咨询医生。

为奶瓶、奶嘴消毒

热水消毒

喂完奶后，马上用蘸上清洁剂的刷子，把奶瓶的角落刷洗干净。在锅里放足够的水（能浸没奶瓶的程度）煮沸，把奶瓶放入煮 2 ~ 3 分钟，奶嘴煮 30 秒，即可完全杀菌。如果煮的时间太长，不仅奶瓶寿命会缩短，模样也会走形。消毒后一定要用夹子捞出并晾干。

蒸汽消毒

蒸汽消毒就是用热轧线圈把水煮开，用水和蒸汽给奶瓶消毒的方法。用水把奶瓶简单清洗后，把奶瓶瓶口向下插到消毒机里，倒入水后自动开始消毒。消毒时间以 5 ~ 7 分钟为宜。要注意，消毒机一定要保持清洁，否则奶瓶也会感染细菌。

清洁剂消毒

把奶瓶、奶嘴等沾上一点水，把适量的清洁剂滴在奶瓶专用刷上，刷洗奶瓶，然后用水冲洗 2 ~ 3 遍，直到听到专用刷与瓶壁摩擦发出咯吱咯吱的声音为止。出生后 3 个月之前，孩子使用的奶瓶即使用清洁剂消过毒，也一定要用热水再消 1 次毒。

挑选奶瓶

PES、玻璃、PPSU 材质较安全

PES（聚醚砜）奶瓶具有不透明、呈棕色的特征。用热水长时间消毒，没有检测出环境激素。重量较轻，使用起来很方便。玻璃奶瓶比 PES 奶瓶重，一不小心会弄碎，但完全不会受环境激素的危害。PPSU（聚苯砜）奶瓶耐热性突出，和 PES 奶瓶一样，热水消毒时也不会受环境激素的危害，且不容易变形、变色。

观察外观，选择容易清洗的

瓶盖和中间的塞子是保护奶嘴的必要部分，因此要确认打开及盖上时是否灵活、塞子和槽能否对准、牛奶是否易漏等。孩子月份不同，吃奶量也不同，所以要观察测量刻度标示是否准确。还有必要检查刻度是否清楚、用手剐是否会脱落。检查每一个角落是否都能清洗干净，瓶内是否能清楚看透。

挑选孩子握着方便的

挑选时要了解奶瓶是不是适合孩子用手抓握，是不是太大或太重。大部分奶瓶都是圆筒形，但是也有便于孩子手握的、中间部分内凹的花生形。还有模仿喂奶姿势而做的弯曲形。

找孩子所需的功能

奶瓶的功能有好几种：不用倾斜就可以吸奶的吸管奶瓶、为外出妈妈准备的一次性奶瓶、防止肚子疼的独特通气系统的奶瓶等，妈妈可根据需要来选购。

购买适合孩子容量的奶瓶

应该以一次喂奶量为基准，来决定奶瓶的容量。新生儿一般使用 120 ~ 150 ml 的小型奶瓶，出生 3 个月后，换成 240 ~ 260 ml 的中型奶瓶。有的孩子一次喂奶量多，可以用 300 ml 左右的大型奶瓶。一般情况下，125 ml 容量的奶瓶，要准备 2 ~ 3 个，250 ml 容量的奶瓶，要准备 5 ~ 6 个。

挑选奶嘴

分为新生儿用、喂奶用、断奶用 3 种

根据新生儿吃奶粉的浓度和量不同，可以分为 3 个阶段：0 ~ 3 个月的孩子是第 1 阶段，3 ~ 6 个月的孩子是第 2 阶段，6 ~ 18 个月的孩子是第 3 阶段，阶段不同，使用的奶嘴也不同，可以简单地区分为新生儿用、喂奶用、断奶用 3 种。

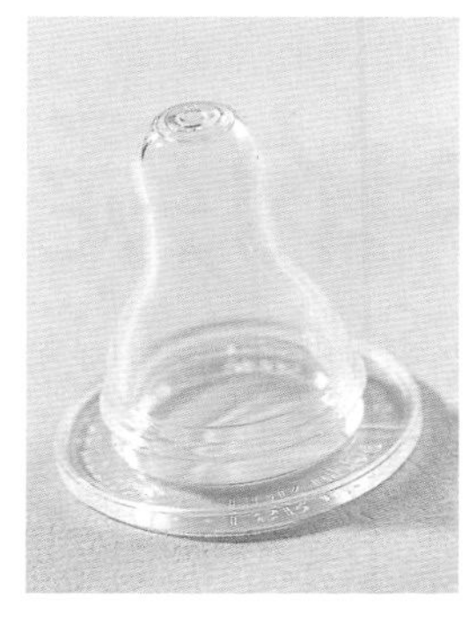
圆形

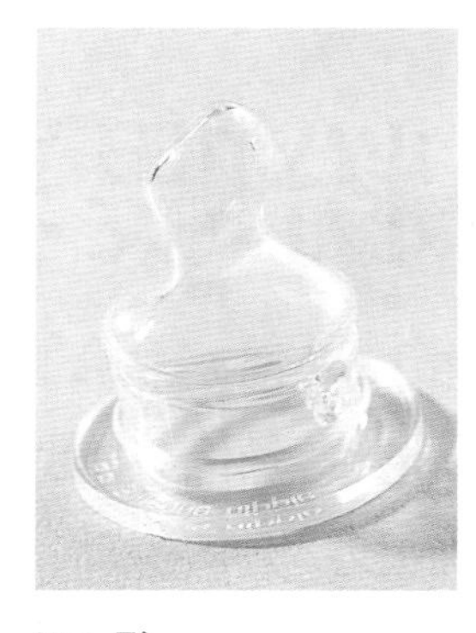
Nuk 形

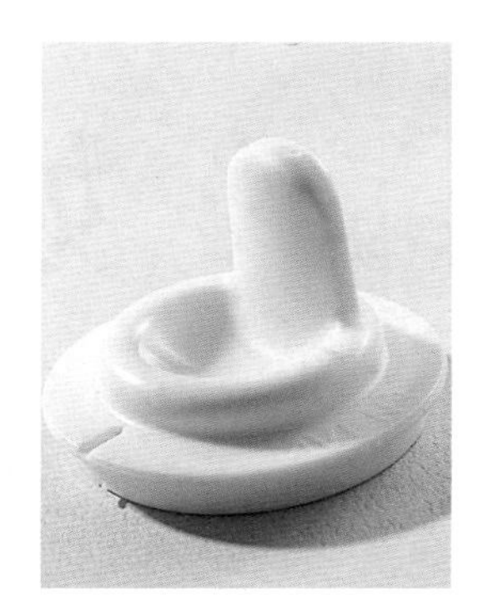
鸭嘴形

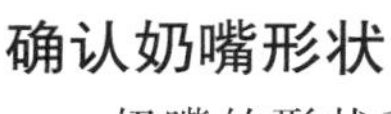

确认奶嘴形状

奶嘴的形状和妈妈的乳头比较相似，较小，孩子反感很小；Nuk 形奶嘴是通过模仿母亲乳头在婴儿口腔中变化的形状、从牙科学的角度开发而成的产品，奶嘴下端比较柔软，可以舒适地吮吸；鸭嘴形奶嘴（学饮杯）是三角锥模样，用来喝饮料和水，对断奶练习有很大的帮助。选奶嘴，前端吸奶的凹陷部位和大小一定要合适，这样孩子在喝奶时才会感到舒适、亲切。

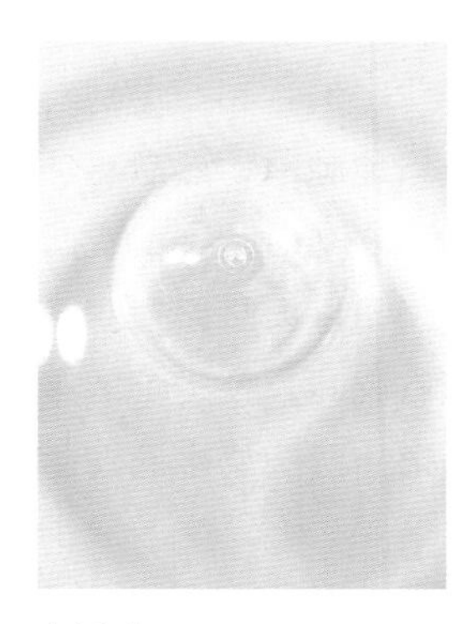
大圆孔

十字孔

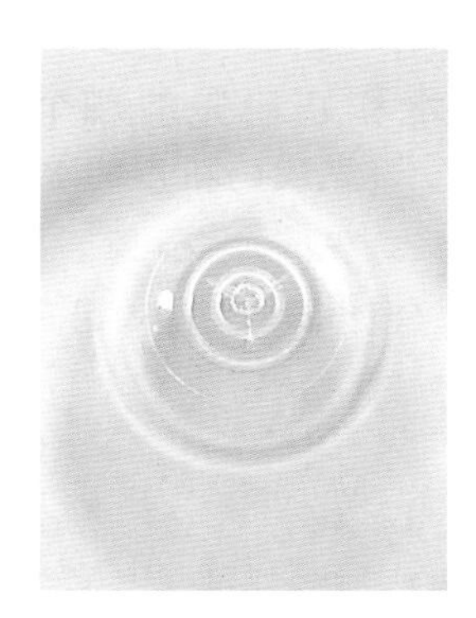
Y 字孔

选择奶嘴孔

大圆孔只在奶粉喂养时使用，应该根据孩子的月龄增长，更换孔的数量和大小；十字孔适合吸断奶食品，一字孔适合吸稍稠的果汁（根据奶嘴的方向和孩子的吸力不同，流出的速度和量也会不同）；Y 形奶嘴孔，在喂奶粉和断奶食品时都可以使用，更适合吮吸力强的孩子。十字形和 Y 字形容易破裂，在孩子长牙时要小心使用。

3 个月换 1 次

孩子长出乳牙后，喜欢咬奶嘴，而且奶嘴长时间使用，也很容易着色，所以每 3 个月左右要更换 1 次。塑料材质的奶瓶用热水消毒的话，会有少量的环境激素排出，因此 6 个月更换 1 次是比较安全的。

受妈妈欢迎的奶瓶性能

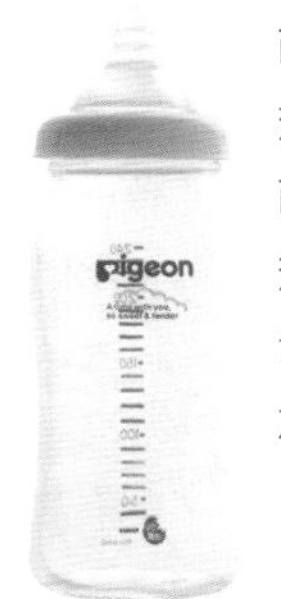

耐热性好 | 由耐热强化玻璃制成，耐热性强，易吸热，没有环境激素顾虑，令人放心。

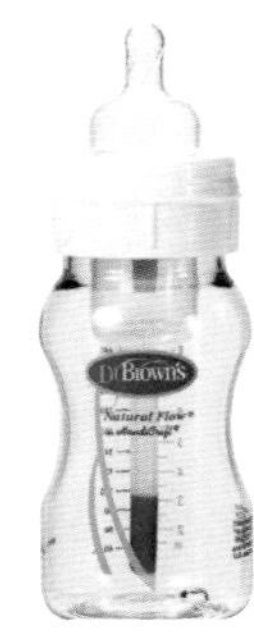

通气性好 | 通气系统设计独特，能减少孩子吸入的空气，避免造成孩子腹痛或导致因鼻涕倒流引发的中耳炎。

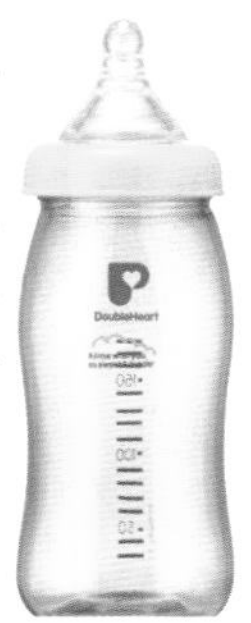

奶嘴仿真度高 | 使用和乳头质感类似的奶嘴，孩子可以很舒服地吮吸。瓶口很大，调剂奶粉更方便。

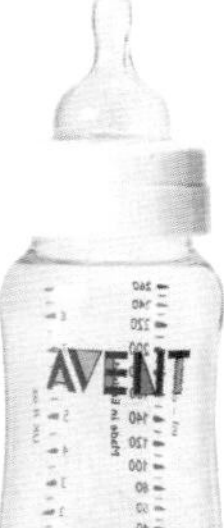

刻度大且清晰 | 可以准确地调剂奶粉量。

step 8

母乳喂养

奶粉喂养的疑问

很多人认为奶粉喂养很简单，就是用水冲奶粉喂孩子。但真要喂得合适，水温、奶粉量、喂奶次数的疑问就一个个都跑出来了。准备用奶粉喂养的妈妈，一定要提前了解这些细节。

冲奶粉的疑问

水和奶粉先放哪个比较好?

先放奶粉再冲水，就会结块。最好先倒入一半水，再放入奶粉轻轻搅拌，然后倒入剩下的水。

小贴士 水和奶粉不要一次性搅拌，应该先将一半水倒进奶瓶，和奶粉充分搅拌后，再倒入剩下的水继续搅拌，这样不容易产生气泡。

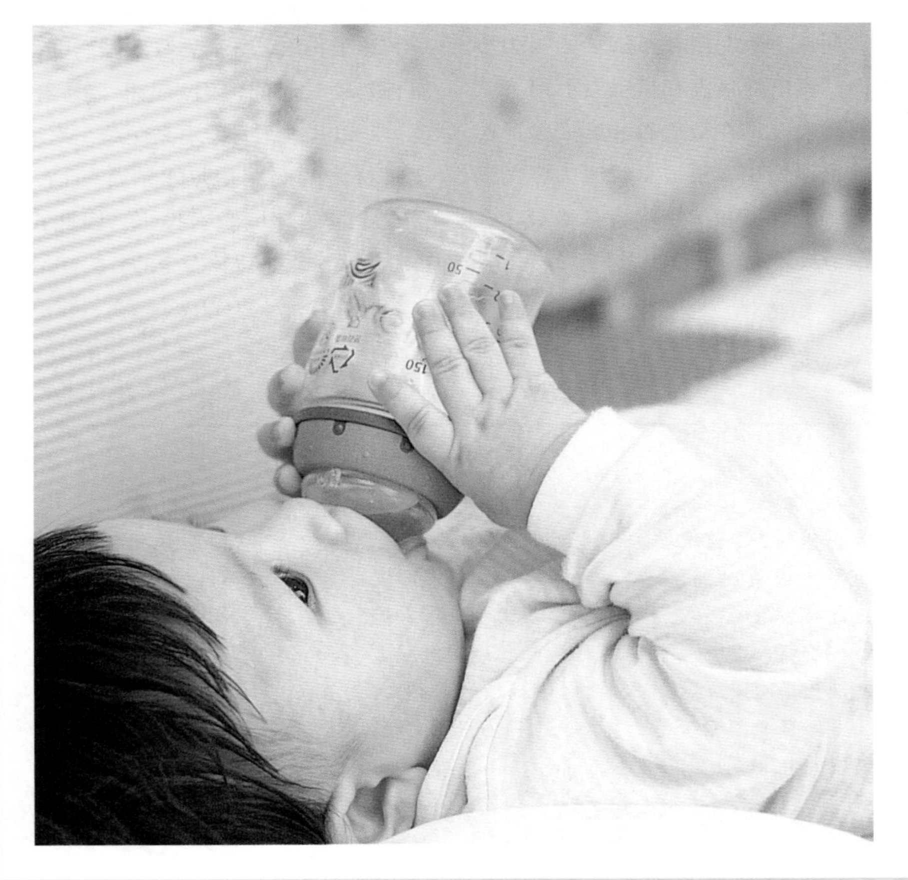

冲奶粉的水什么温度合适?

冲奶粉的水温最好是 70 ℃。孩子饮用的温度以 30 ~ 40 ℃为宜。把烧开的水适当地晾凉，然后再冲奶粉，再把冲好的奶适当地晾凉，然后再喂孩子。如果太热会烫到孩子，如果太凉有腥味，孩子可能不喝。喂前可以把一两滴奶水滴在手腕上测试温度。

奶里有气泡可以喂吗?

气泡的多少和卵磷脂有关。奶粉里如果含有大量的卵磷脂，到水里很快就会融化，并且气泡较少。如果担心奶里的气泡被孩子吃了会影响健康，喂完后就要帮助孩子打嗝。

奶粉和断奶食品可以一起搅拌了喂孩子吗?

不可以。断奶食品应该用勺子喂，让他咀嚼着吃。通过这样的过程让孩子练习咀嚼，可以感受到食物的味道。如果把奶粉和断奶食品搅拌在一起，用奶瓶喂给孩子，孩子就不能真正感受到食物的味道了。

特别提醒

这些水不可以用来冲奶粉

1. 用绿茶粉冲的水 咖啡因成分会使大脑清醒，孩子会不睡觉。另外它是凉性的，会对消化功能造成不好的影响。
2. 决明子茶 凉性成分，略有苦味，和奶粉一起冲不合适。
3. 刺五加冲泡的水 新生儿胃肠功能还不成熟，不能用中药泡水随意给孩子吃。
4. 小银鱼汤 有引起过敏的危险。汤里的钙含量并不高，从营养角度也没什么好处。

喂奶粉的疑问

可以频繁地喂孩子吗?

如果是百日前，随时喂孩子也没关系。但是百日后最好按照固定的时间间隔喂。因为喂奶次数和时间间隔对于孩子的生活节奏有很大的影响。从促进消化的角度考虑，也是按照既定的时间间隔喂比较好。

吃剩下的可以再吃吗?

原则上不能再吃，如果奶剩下1/2，可以在20分钟内喂给孩子。过1～2小时再喂的话，奶里的细菌就会繁殖，很可能会引起孩子腹泻。

可以提前冲好奶粉吗?

在冰箱里可以保存12小时，但是如果天气太热或湿度太高，就很容易腐坏。与其事先冲好，不如随喝随冲。另外，奶放久了成分也会流失。

孩子喝奶时肚子里有声音，正常吗?

奶粉是和水、果汁一样的流食，所以肚子里发出声音是极其正常的。成年人喝水，肚子里也会发出声音。肠道还没有成熟的孩子，肚子的脂肪和肌肉层都很薄，所以发出的声音更大。

母乳换成奶粉后，孩子便秘了，要紧吗?

母乳和奶粉不同，奶粉的主要成分是叫作酪蛋白的蛋白质。酪蛋白凝固力很强，不能很好地被胃酸融化，和母乳喂养的孩子相比，喂奶粉的孩子患便秘的比率更高。特别是出生6个月后，成长奶粉中蛋白质的成分更高，又添加了铁分等各种营养素，所以患便秘的可能性就更大。母乳换成奶粉时，肠道为了适应，可能会便秘，但过几天就会好。如果便秘严重且持续很长时间，就要去医院就诊。

喂不同奶粉，孩子反应不同，难道味道不一样吗?

不同的公司生产的奶粉，甜度会稍有差别。换奶粉时，可以把吃过的奶粉和新买的奶粉按照7:3或5:5的比率调在一起，然后逐渐调升新奶粉的比率。但如果是不同牌子的奶粉，不要随便调配，因为可能会引起孩子过敏。

奶粉要按阶段来喂吗?

具体的营养成分并没有太大的差别。可以根据孩子成长的不同阶段，调节孩子需要的营养成分。例如，骨骼和肌肉形成的出生后6个月时，喝增加钙和热量的奶粉比较合适。如果原来喝的奶粉还剩很多，也没有必要一定要换新的奶粉。

孩子生病时，可以用奶粉冲药喝吗?

不建议。因为和药一起服用，奶粉的味道会改变，一不小心可能会导致孩子不想再吃奶粉。另外，把药和奶粉搅拌在一起，药性可能会降低。

在冰箱保存的奶，可以用微波炉加热再喝吗?

如果不是给奶瓶消毒，就尽量不要使用微波炉。因为奶瓶里的环境激素很可能被释放。最好的办法是用蒸汽加热后再喂，把奶瓶在热水中放置5分钟再喂也可以。

奶瓶喝空了反而不好吗?

如果奶瓶喝到一滴都不剩，那么孩子可能会连空气也喝到肚子里。所以，奶嘴末端剩一点奶水时，要停止喂奶。

奶瓶里有疵点，可以继续用吗?

如果是用刷子刷而导致的疵点，就没关系。但如果是喂完奶剩下的奶渣，里面可能含有细菌，所以吃完奶后，要马上清洗奶瓶，用热水消毒。

患小儿疝气的孩子，应该怎么喂?

如果孩子患了小儿疝气，办法之一是给孩子换奶粉。有专门针对小儿疝气的配方奶粉，它会根据孩子的吸收能力来降低乳糖的含量，从而减少孩子的排气和腹胀感。

不同月份中，合适的喂奶次数（1天中）

出生后 0～2个月	出生后 3～5个月	出生后 5～7个月	出生后 7～9个月	出生后 9～12个月
8～10次	5～6次	4～5次	4次	2～3次

step 8

母乳喂养

断掉夜间喂奶

照顾孩子的每一件事都有结束的那一刻。如果该结束的时候不结束，就可能妨碍孩子的成长发育。让我们了解一下断掉夜间喂奶的方法吧！

断掉夜间喂奶的理由

腐蚀乳牙

睡觉时肠胃机能下降，在这样的状态下喂奶，会引起消化和吸收问题。嘴里残留的糖分，也可能引起蛀牙，严重时所有的乳牙都会被腐蚀。

过了周岁就更难

过了周岁后，就要停止用奶瓶，转而用杯子来喝鲜牛奶。夜间喂奶，孩子会对用杯子喝感到反感，导致戒奶瓶的时间延长。

影响断奶食品的推进

到出生后6～9个月的时候，孩子每天吃3次断奶食品、喝4次奶，如果夜间喂奶，就会使孩子很难维持这种节奏，进而影响断奶食品的推进。

使生长发育延迟

成长期孩子的生长激素，有2/3是在夜间睡觉时通过脑下垂体分泌的，所以晚上一定要睡好。熟睡有助于头脑发育，所以晚上要哄孩子睡好觉而不要随便弄醒孩子。另外，如果吸着奶瓶睡觉，下巴会咬合不正。

断掉夜间喂奶的方法

从出生后6个月开始

母乳和奶粉消化的时间不同，因此断掉夜间喂奶的时期也不一样。奶粉喂养的孩子有50%到了出生后3个月，就能整夜不醒一直睡。到了5个月大，部分的孩子能一觉睡到天明。因为母乳比奶粉更好消化，所以孩子经常会产生饥饿感。断掉夜间喂奶的时间在出生后6个月为宜，即使孩子哭闹，再晚也要在出生后7～8个月断掉。

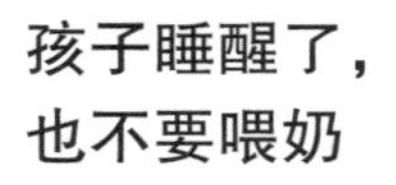

孩子睡醒了，也不要喂奶

在妈妈慢慢减少夜间喂奶时，不要将房间的灯开得太亮，不要因忙碌准备喂奶，而打破睡觉的气氛。睡觉前最后1次喂奶要喂充分，把尿布和睡床整理舒适，保证孩子不容易醒。孩子睡着又醒了的话，也不要开灯，保持原来的状态直到孩子再次睡着为宜。为了让孩子快些入睡，可以拍孩子的背10～20分钟。

用大麦茶代替奶

这个时期，孩子想喝奶也绝对不能喂。如果孩子又哭又闹，就给孩子喝烧开晾凉的大麦茶。这样孩子会认为“半夜睡醒吃的东西不好吃”，再睡醒时就不会再找吃的了。有时孩子适应了大麦茶或水，也会为此而醒，所以要注意水也不能常喂。

白天睡觉时，也不要喂

有些孩子有睡前喝奶的习惯，如果妈妈总是顺从孩子，给他含乳头，孩子会无意识地吸奶。填饱肚子睡觉的孩子，在醒后也不能顺利地吃奶，结果会导致睡前吃奶的恶性循环。即使在白天也要注意，不要让孩子养成在睡觉的地方吃奶的习惯。

小贴士 如果出生后9个月也没有断掉夜间喂奶，很可能已经养成了习惯，与其慢慢断掉，不如激烈地一次性中断。

step 9

照顾不同月份的宝宝

以下我们将按照月份来详细梳理育儿方法，介绍在每个月中照顾孩子的要点，以及符合孩子生长发育的育儿技巧。担忧孩子是不是发育得晚的妈妈们，可以详细查看本节中关于孩子成长发育的平均标准。不管是孩子大小便的秘密，还是陪孩子玩的诀窍，我们都将一一与你分享。

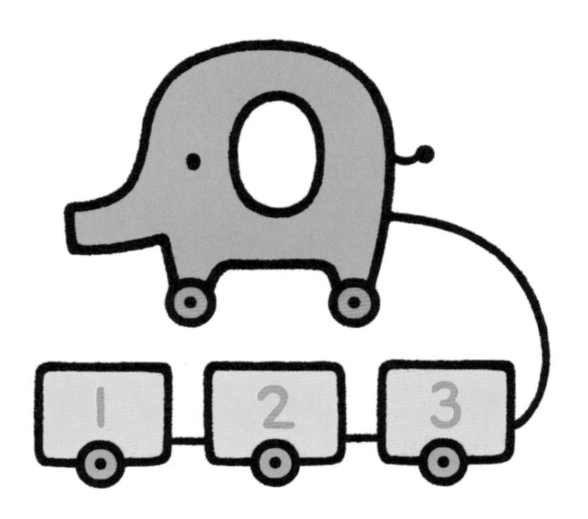

step 9
育儿技巧

照顾1～2个月的宝宝

出生1个月的孩子开始长肉了，脸蛋会变得胖嘟嘟的，身高和体重明显增长，眼睛和耳朵也开始发育了。

发育要点

快速成长期

出生后1个月时，体重会长1 kg以上，个子会长3～4 cm。顺利成长的孩子，每天体重会增加30 g以上。但这是平均数值，孩子的成长也会有个体差别，首先要确认孩子是不是健康成长。

与妈妈对视后会笑

勉强能区分黑暗和光明的眼睛，现在可以隐约看见东西了。孩子的瞳孔会随着移动的物体而转动，证明视力正在发育。孩子开始关心人脸的模样，看到熟悉的妈妈的脸，会嫣然一笑。这时可以给孩子挂上摇摆的玩具，但是孩子还不能区分颜色，也看不清楚物体的轮廓，所以简单的白色摇摆玩具比较合适。因为只能看见近物，所以要挂在孩子眼前。

听觉发育，对声音敏感

妈妈把哭着的孩子抱在怀里哄逗或抚慰时，孩子会变安静。如果身边突然发出很大的声音，孩子会被吓哭。因为能辨别妈妈的声音，所以听到妈妈说话会高兴得手舞足蹈，一边叫出声音，一边乱动。可以和孩子一起玩摇铃。

开始嘀咕

如果孩子感到不舒服或不满足，马上就会放声大哭。出生1个月后，如果孩子喝完奶感到很满足，就会露出微笑，偶尔还会发出“啊”“唔”等没有意义的声音。

照看要点

预防尿布疹和痱子

孩子毛孔发育了，一热就会流汗。很容易生痱子、尿布疹、湿疹等皮肤炎症，所以平时要穿得薄一些。如果感到凉，就再加一件。排小便后，用柔软的棉纱布蘸上温水，擦洗孩子的生殖器和小屁股。在换新尿布之前，先晾一会儿，让湿气挥发。出汗容易导致颈部、腋下、腹股沟等折叠的部位溃烂，所以要涂上爽身粉保持干爽。

让孩子呼吸新鲜空气

要经常打开孩子的房门，打开客厅和室外相通的窗户，间接换气。还可以抱孩子到阳台上透透气，刚开始是5分钟，以后可以慢慢延长。新鲜空气可以刺激皮肤和呼吸器官，增强抵抗力。

本阶段孩子发育特征

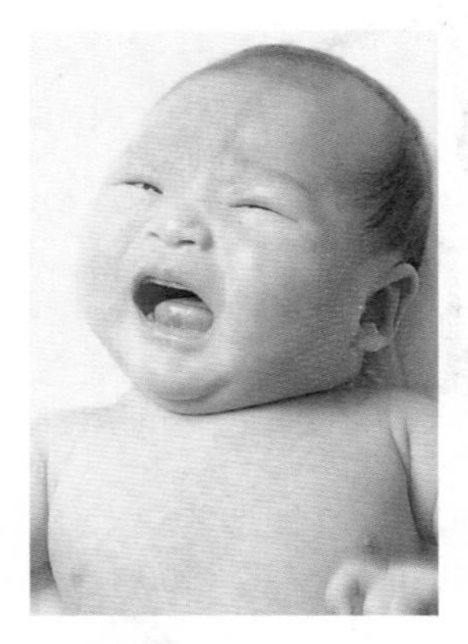

用哭声来表达意愿。

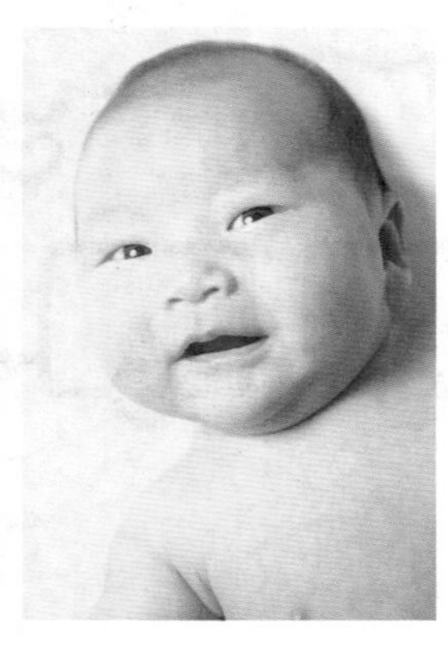

时常微笑，睡觉时一会儿哭一会儿笑。

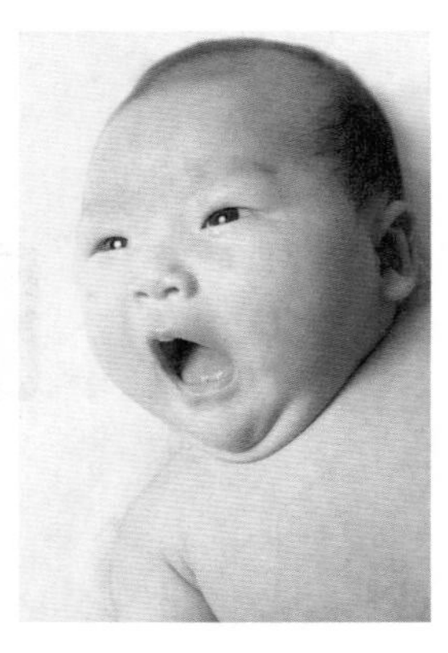

发出“啊”“唔”等声音。

小贴士 因为孩子还没有支撑颈部的力量，所以乘婴儿车时，最好把孩子放倒。还不能坐好的孩子，用豪华型婴儿车会比较安全。

Q 宝宝受到惊吓，怎么办？

A 这时期的孩子听觉器官比较敏感，听到很大的声音或陌生声音，会吓一跳，但是逐渐会适应。因为是正常现象，所以不用吃药，把孩子抱在妈妈温暖的怀里，拍拍孩子，稳定孩子的情绪就行。

衣服逐步减少

要避免给孩子穿太多衣服。衣服多，会妨碍手脚活动，可能会引起运动能力低下。如果衣服穿得薄一些，孩子会产生自我调节体温的能力。随时用手摸摸孩子的后背有没有出汗，然后再添、减衣服。

在孩子心情好时做做按摩

给宝宝按摩，可以促进血液循环，排出体内废物，强化肠胃的消化功能，从外部增强孩子的抵抗力和免疫力。对解除紧张感、肌肉发育、安定情绪和培养注意力等都有帮助。妈妈可以在宝宝沐浴后、换尿布时，在手上涂上婴儿油，然后给宝宝轻轻按摩。

时而转换孩子的视角

孩子躺着时，视线范围是有限的，把孩子放到床上或褥子上时，要偶尔换换头部的位置，坐在妈妈的膝盖上时，也要偶尔转换一下孩子的视角。

孩子哭闹时，不要立刻抱

孩子哭的时候，如果家长无条件地立刻抱，容易使孩子养成坏习惯。如果是没理由地哭，更不要经常抱。爱哭的孩子百日后会变乖，妈妈应学会在孩子躺着时哄逗他。

健康要点

出生后 1 个月，一定要做健康体检

定期体检可以帮助家长全面了解孩子的发育状况，也是检查先天性异常的好机会。家长可以把 1 个月照顾孩子时产生的疑问全部记录下来，定期体检时向医生咨询。大部分孩子的第 1 次体检会在生产医院的小儿科做，如果该医院没有小儿科，也可以到家附近的小儿科去做。可以把预防接种日定为健康体检日，乙型肝炎预防接种，出生时做 1 次，1 个月后做第 2 次。

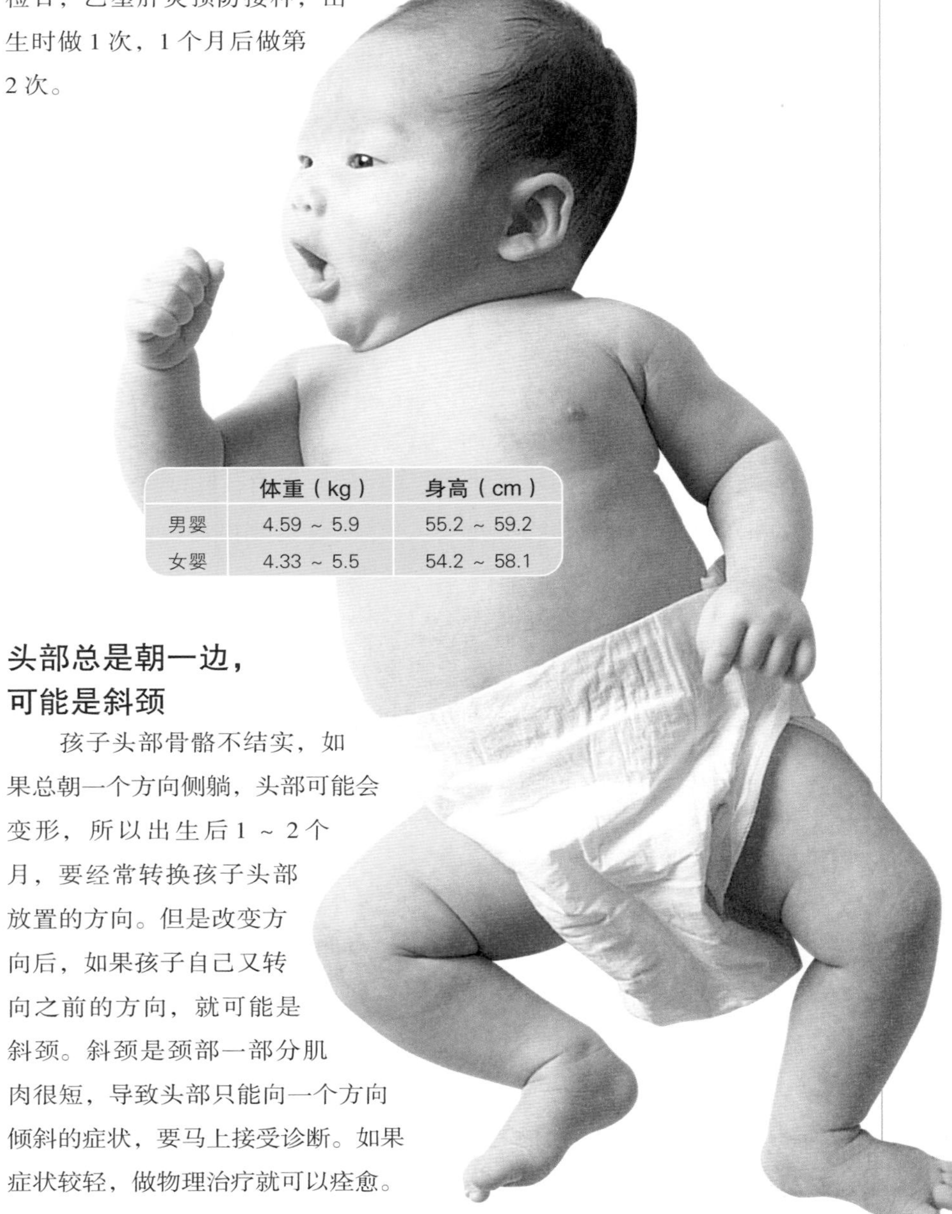

	体重（kg）	身高（cm）
男婴	4.59 ~ 5.9	55.2 ~ 59.2
女婴	4.33 ~ 5.5	54.2 ~ 58.1

头部总是朝一边，可能是斜颈

孩子头部骨骼不结实，如果总朝一个方向侧躺，头部可能会变形，所以出生后 1 ~ 2 个月，要经常转换孩子头部放置的方向。但是改变方向后，如果孩子自己又转向之前的方向，就可能是斜颈。斜颈是颈部一部分肌肉很短，导致头部只能向一个方向倾斜的症状，要马上接受诊断。如果症状较轻，做物理治疗就可以痊愈。

咳嗽会发展为肺炎

如果孩子不发烧但咳嗽不停，不能放置不管，因为咳嗽感冒会发展成为支气管肺炎。如果孩子一直咳嗽，就要带孩子去医院检查。

step 9
育儿技巧

照顾3～4个月的宝宝

脸部长相变得更清晰，和同龄孩子比，体型开始出现差异。宝宝开始对自己的身体产生兴趣，时不时玩玩自己的手，吮吸手指头。颈部也能支撑得住头部了。

发育要点

不同孩子出现差异

体重是出生时的2倍，身高大概以1个月2 cm的速度增长，比出生时高出10 cm以上。这以后体重和身高的增长会变缓慢，相同月龄的孩子，发育的差距会明显显现。只要孩子健康成长，就不用太在意平均值。

颈部能够支撑

孩子的颈部能够直立了，所以抱孩子时，即使不托后脑勺，孩子的颈部也不会垂下。因为头部可以自由移动，所以躺着时的视野变宽阔了。抱孩子时，孩子和妈妈可以对望，洗澡或背孩子时，更容易了。但要注意不要长时间背孩子。因为孩子的腹部和胸部容易受到压迫，血液循环会产生问题。

小贴士 猛然抱起孩子的行为是非常危险的。一不小心就会引起视网膜脱落，导致失明。因为颈部还不能完全支撑，所以会给骨骼带来冲击。

开始翻身

宝宝平躺时，会开始尝试向侧面扭转身体并翻身。这是颈部、肩膀、胳膊产生肌肉的证据。发育快的孩子，百日前就可以翻身，普通的孩子要等到出生6个月以后。从这时开始，睡觉时不再是静静的，而是身体动来动去的，还会开始滚动，所以要花心思为孩子打造一个安全的睡眠环境。

抬起孩子，孩子的腿会使劲

抓紧腋窝把孩子扶起，可以看到孩子大腿用力、伸展开的样子。臀部和膝盖的关节变得灵活，产生用脚踢的力气。然而现在还不能完全撑起脖子，所以不要经常为了培养孩子腿部的力气，而抬起孩子。

不论什么都往嘴里送

手脚的运动能力发达，孩子开始关心自己的手，经常喜欢两只手抓在一起玩或吮吸手指头。这并不是欲望没有满足的表现，而是在玩耍。不要因为吮吸手指就认为他会变成神经质的孩子。如果被吮吸的手指脏，会引起口腔炎症或腹泻，所以要把手指清洁干净。吮吸手指时嘴旁边会流下很多口水，所以要注意用棉纱布经常性地清洁嘴的周围。

本阶段孩子发育特征

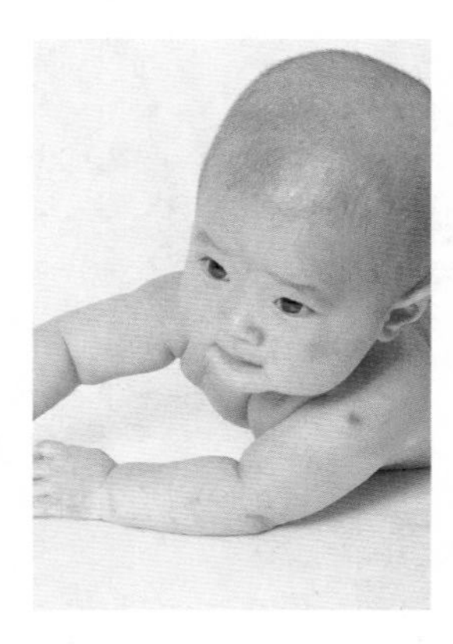

因为颈部能支撑，所以把孩子平放时，孩子会试图翻身。

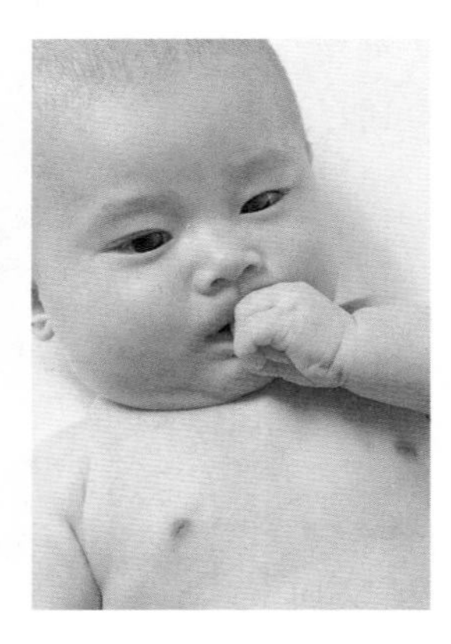

对自己的手指很好奇，开始吮吸手指。

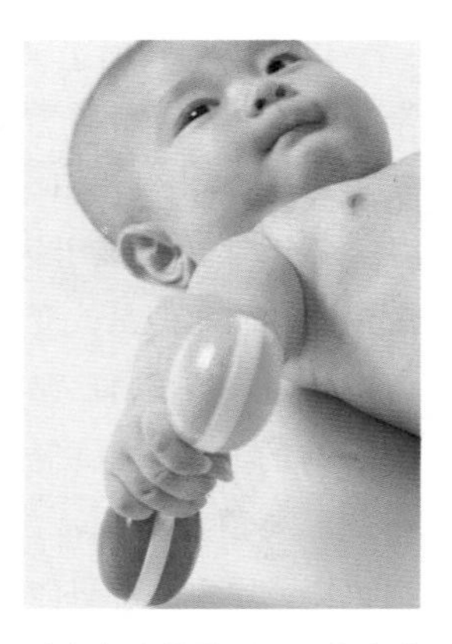

对声音更敏感，所以会喜欢给他的摇铃玩具。

照看要点

开始喂断奶食品

这个阶段喂孩子断奶食品，不是为了补充营养，而是要做勺子和筷子吃食物的练习，应该从不易过敏的大米汤开始。患有特应性皮炎等过敏疾病的孩子，断奶食品开始的时间和方法也一样。因为并不是对所有食物都过敏，所以有特应性皮炎的孩子，可以选择和孩子特性相适应的断奶食材，晚吃或不吃，并不能起到预防的效果。

口水变多，要戴围嘴

孩子的口水量变多，总是张着嘴，流口水，这样会引起皮肤问题，所以要给孩子戴围嘴。围嘴要选择100% 的纯棉材料，并且要经常更换，搭在脸上或颈部，注意不要围得太紧。

注意孩子的嘀咕，哄孩子玩

出生后 3 个月，孩子的表情变得更丰富。心情好时会甜甜地笑，心情不好也会哭。有人到身边会很高兴，和他搭话附和时，还会报以微笑。这个阶段孩子会注意妈妈的反应，如果妈妈一直跟孩子搭话或给孩子笑容，会对孩子语言发育产生好的刺激。

检查孩子为什么哭

出生 6 个月之前，孩子几乎不能表达自己的意愿，因此妈妈要从孩子的哭声来推测孩子的心情。孩子没有理由地哭，往往是什么地方不舒服。在孩子哭的时候，要把衣服和尿布都脱掉，然后检查一下哪里不对劲。幼儿期受到的压力会影响大脑，如果孩子大哭时放任不管，就会妨碍大脑的正常发育。孩子一哭，家长就尽快找原因，这是培养孩子好性格的秘诀。

	体重（kg）	身高（cm）
男婴	6.8 ~ 7.56	62.6 ~ 65.3
女婴	6.3 ~ 7.1	61.3 ~ 63.8

渐渐减少半夜喂奶

这时候孩子可以区分白天和晚上，晚上一旦入睡就不容易醒。凌晨偶尔会醒来要吃的。由于睡眠节奏已经慢慢固定，所以不要故意唤醒孩子夜间喂奶。最晚也要在出生后 6 个月中断夜间喂奶。而现在，可以开始慢慢减少夜间喂奶的次数。睡觉之前喂饱孩子，把喂奶间隔调整为 6 小时，孩子也可以睡足。

Q 宝宝食量突然减少，怎么办?

A 这个时候孩子食量在一定程度上会减少，这是肠道疲劳造成的，在这之前，孩子不知道肚子饱，现在知道肚子饱的感觉了，就会自动调整哺乳量。虽然食量减少了，但是如果心情很好，没有什么异常，也和平时一样玩得很好，即使体重较轻，也不必担心。

健康要点

要检查有没有先天性股关节脱臼

先天性股关节脱臼，是指孩子大腿不能向侧面展开，左腿和右腿长度、粗细不一致。出生后 3 个月之内发现的话，可以及时治疗。要注意，穿尿布的方法如果不正确，也会造成脱臼。

做小儿麻痹和 DTP 的第 1 次接种

出生后 2 个月，开始做小儿麻痹和 DTP 的第 1 次接种。小儿麻痹大部分使用口服疫苗，也有注射接种。这两项都是每 2 个月接种 1 次，连续接种 3 次。DTP 是在出生后 18 个月、小儿麻痹是在 4 ~ 6 岁时做附加接种。脑膜炎、肺球菌等选择性接种在出生 2 个月后可以做。

step 9

育儿技巧

照顾5～6个月的宝宝

这时期的宝宝，手脚变结实，活动能力也明显变强。可以更熟练地翻身，还会做喜欢或厌恶的表情。发育的速度会暂时放缓，这是正常现象。

发育要点

发育速度放缓

之前快速增长的体重开始缓慢增加。体重1个月最多增加10 g，身高1个月最多增加4 cm。1个月测量1～2次体重和身高，只要成长了就不必担心。

手脚变结实

可以用手支撑上半身，不论是什么，都喜欢抓在手里摇晃。虽然手指头还不能熟练使用，但是开始对物体产生兴趣，两只手变灵活。离得近的玩具都用手抓住，如果大人去抢，孩子不会轻易松手，如果硬抢，孩子就会哭。

开始尝试爬行

学会翻身后，这一阶段开始尝试爬行。在趴着的状态下，手或脚推着向前爬。刚开始并不如意，还常常向后退。开始爬行后，方向感变好了，视线变宽了，大小脑的活动变活跃了。为了能让孩子尽情地爬，最好把袜子脱掉，给孩子穿轻便的衣服。大腿力气也变大，如果用手扶孩子，孩子会开始用脚迈步。把手放在孩子腋下，从床上向上举，帮助孩子跳跃，可以锻炼孩子大腿的力量。

白天兴奋，晚上会醒来哭闹

如果白天长时间带孩子外出，或周围过分嘈杂，孩子晚上有可能醒来哭闹。相反，白天一点儿都没活动或睡得过多，孩子晚上也睡不好。因此如果晚上孩子常常不睡觉哭闹，就要改变白天的生活情况。睡觉前孩子特别容易兴奋，所以不要刺激孩子。

照看要点

喂黏稠的断奶食品

喂孩子断奶食品，可以为孩子提供成长所必需的营养，也可以让孩子尝试新的食物，练习咀嚼。在这个阶段断奶食品的黏稠度要更高，味道不要太重，温度也要注意，最好和体温差不多。黏稠的粥、弄碎的面条、蔬菜、浅色鱼肉、蛋黄等比较合适。

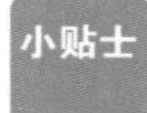

喂太多会引起腹泻，所以喂断奶食品时，不要过量，要慢慢喂。1天1次，喂奶后用勺喂，养成每天在固定时间喂的习惯。

胎毛脱落，要给孩子剃头

出生后3～4个月，宝宝开始掉胎毛，枕在枕头上的后脑勺最容易掉，6个月时，胎毛几乎掉完，开始长出新头发。这一阶段要小心，不要让脱落的头发进入孩子的嘴。最好给孩子剃个光头。

本阶段孩子发育特征

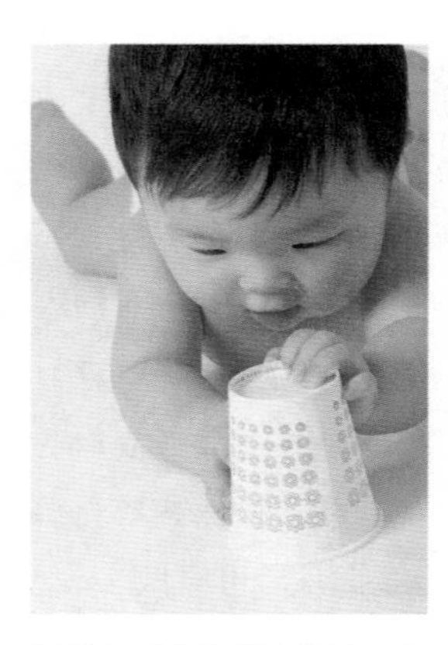

眼睛和手的协调力发达，开始摸周边的东西。

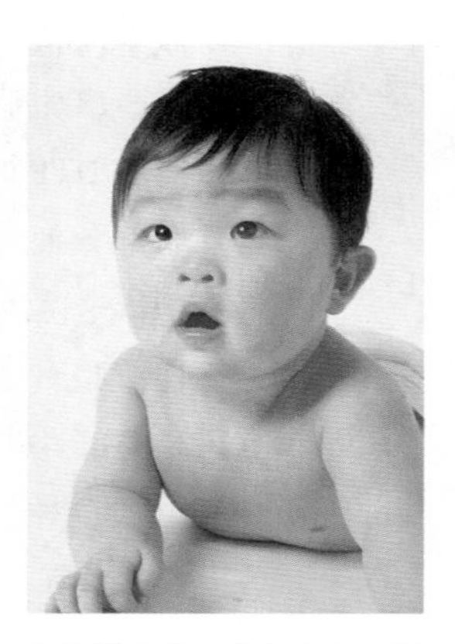

用胳膊支着，抬起上身。视线变宽，开始满屋爬。

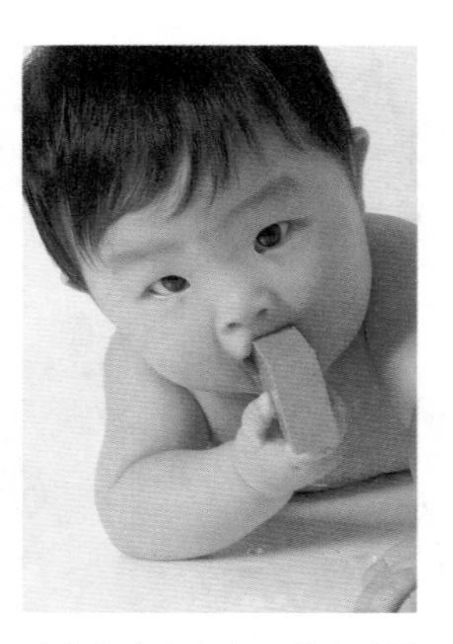

对事物产生兴趣，抓在手里的东西都往嘴里放。

安全事故多发期

由于孩子的活动能力变强，翻身时很容易从床上掉下来，或者撞到边边角角。爬行时，也可能会摸到危险的东西。所以孩子在床上时要系好“安全带”，孩子身边的不安全物品要全部清理掉，放到孩子够不着的地方。

和孩子一起玩捉迷藏

这个时候孩子会对一个对象在眼前消失又突然出现感兴趣。如果把孩子看着的东西放在被子下或移到背后，孩子会等待那个物体再出现。如果妈妈用手绢把脸挡住，问“妈妈在哪儿”，然后把手绢放下看孩子说“喵”，孩子会咯咯地笑出声，很开心。捉迷藏游戏有助于孩子感觉和认知能力的发育。

准备牙齿发育器

宝宝开始长牙，牙龈会发痒，所以常常用手揉牙龈，或者把可以看到的东西都塞到嘴里，嘎吱嘎吱地咬。这时如果咬牙齿发育器，可以缓解牙龈发痒，在孩子出生3个月后，可以使用牙齿发育器，3个月时用布制的，5～6个月时，可以按橡胶→塑料→木头的顺序，逐步换相对更硬的。

健康要点

检查孩子眼睛的焦点

出生4个月后，如果孩子总是抬头瞪眼，焦点对不上，就要怀疑是不是有肿瘤或大脑障碍。因为幼儿期是视力发育完成的时期，如果眼睛有异常症状，就要马上到眼科医院检查。

大便异常，也要按月份喂断奶食品

出生6个月后，团状、比较固态的粥，孩子吃起来会比较困难，容易反吐，或出现便秘和腹泻。这时孩子的肠胃还不熟悉母乳以外的食物，大便在胃肠停留的时间变长，吸收了大量的水分，可能导致便秘或腹泻。如果孩子的食欲和健康状况良好，且肚子不胀，就不用担心。

这个时期也有可能出现特应性皮炎的过敏症状，但不要因此而推迟孩子吃断奶食品的时间，那样会导致孩子越来越难适应断奶食品。即使出现轻微反应，也需要坚持喂断奶食品，如果孩子出现过敏症状，就要慎重选择食材。

平时要给孩子量体温

因为出生时具有一定的免疫力，所以孩子不容易感冒、发烧，但出生6个月后免疫力会下降，容易感染疾病。另外，外出时间增多也是患病的原因。如果不想在孩子突然发烧时手足无措，平时就要常给孩子量体温。每天记录体温数值，用于发热时和正常体温作比较。最好每次都在同一个部位测，这样才准确。

	体重（kg）	身高（cm）
男婴	7.9～8.5	67～69.1
女婴	7.5～8	65.8～67.7

受妈妈们欢迎的牙齿发育器

蜜蜂型牙齿发育器。有各种软硬质地，适用于不同时期的宝宝。

猫咪型牙齿发育器。可以兼做摇铃玩具。

step 9
育儿技巧

照顾7～8个月的宝宝

可以熟练地翻身和爬行，如果让宝宝坐，宝宝也可以安静地坐一会儿。喜欢发出声音的玩具，也能听懂一些大人的话。如果感觉不顺心，会表现出不耐烦、发脾气。

发育要点

可以自己坐

这期间通过爬行，宝宝的肌肉变强壮，如果叫宝宝的名字，宝宝会抬起上身回头看。躺着的时候还不能自己坐起来，如果妈妈帮孩子，孩子才可以安稳地坐住。

发出声音，可以听懂一些话

虽然不能说话，但是对于语言理解的速度变快了，而且会听懂一些话。妈妈说“胜利了”的同时把双手举起，孩子也会做出把双手举起的动作。如果问“妈妈去哪儿了？”，孩子会看着妈妈的脸笑。这一阶段，孩子渐渐了解了各种各样的音色和语调，也会发出多种多样的声音。

吵着要一起玩

因为有过和妈妈一起玩的经历，孩子开始喜欢纠缠妈妈，流露出希望多玩一会的意图。这是孩子记忆力发育的证据，孩子不仅可以记住玩的过程，还会根据记忆，预测到接下来将会发生的事。

开始长牙

每个孩子长乳牙的时间都不同，最快3个月，最慢10个月，普通情况是过了6个月就开始长乳牙了。乳牙不仅是长出整齐恒牙的基础，也是孩子正确发音的第一步，所以一定不能忽视。长牙时，牙龈会又痒又痛，会流很多口水，不管什么都往嘴里送。为了让牙龈结实，可以给孩子握牙齿发育器玩，或把棉纱布弄湿给牙龈按摩。

非常认生

从出生后6个月开始出现的认生现象，本阶段更加突出。只要看到陌生人就会哭，并缠着妈妈不让走。如果孩子看不到妈妈，会产生不安并放声大哭，这叫“分离焦虑”。分离焦虑是和妈妈形成亲密关系的孩子常常出现的正常现象，不必担心，长大了就会消失。这一阶段可以和孩子玩捉迷藏游戏，让孩子明白，即使看不见妈妈的脸，妈妈也在身边。

晚上耍性子

这阶段孩子会在晚上突然醒来，无理由地大哭。白天活动量明显增多，白天所经历的陌生刺激，晚上睡觉时会在梦里出现。如果轻拍孩子或给予孩子抚慰使其安心，孩子会马上又睡着。

如果每天晚上都睡不踏实、中途醒，可能是因为被褥太厚或湿尿布变凉。还可以查看一下，是不是有电视、音响等外部刺激或孩子有其他不舒服。

本阶段孩子发育特征

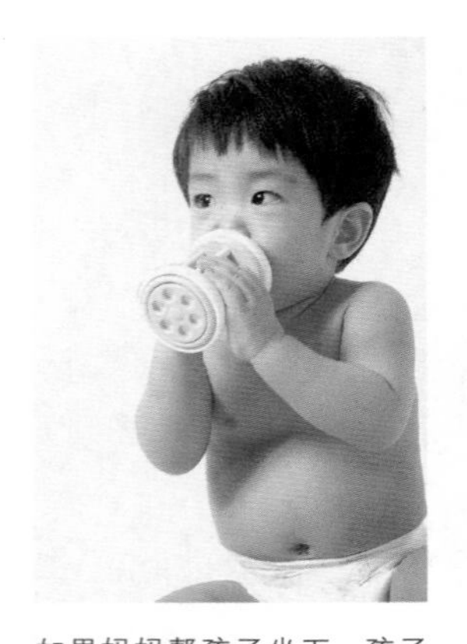

如果妈妈帮孩子坐下，孩子会手握玩具自己玩。

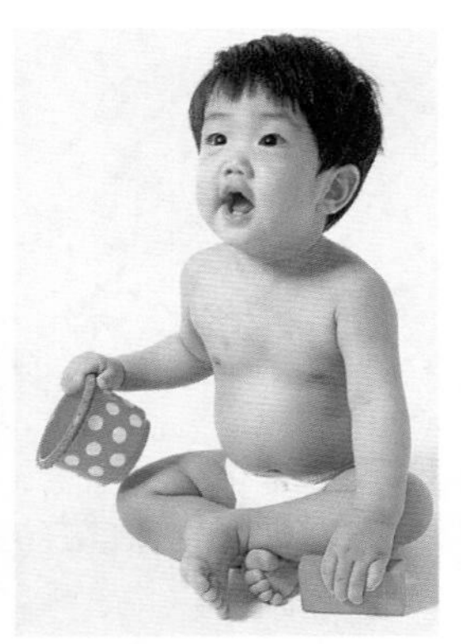

协调能力发达，可以两手拿不同的玩具玩。

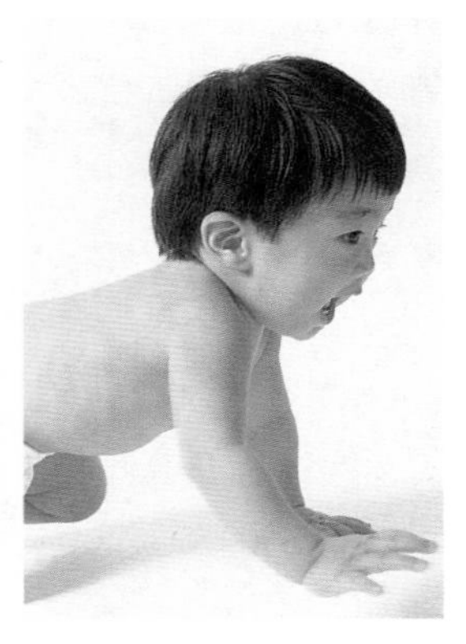

到8个月时，胳膊和大腿的力量增强，可以用膝盖向前爬。

照看要点

断奶食品中期，喂可以用舌头弄碎的食物

如果孩子吃了10勺左右的断奶食品后还要吃，这就表示进入了断奶食品的中期阶段。从现在开始，要诱导孩子练习用舌头、牙龈、乳牙把柔软的食物弄碎吞下。把像豆腐一样软的食物煮熟后喂孩子，训练孩子一点点地咀嚼。随着断奶食品的量和次数的增加，喂奶量要慢慢减少。喂断奶食品的时间是早上10点和下午2点，尽可能每天在相同的时间喂孩子，培养有规律的饮食习惯。让孩子体验各种味道也非常重要，不仅要喂他吃大米粥、面糊等谷类，还要喂煮软的大豆、豆腐、角瓜、胡萝卜等蔬菜类，以及软化处理的苹果、梨、草莓、香蕉等水果类。

	体重（kg）	身高（cm）
男婴	8.7 ~ 9	70.3 ~ 71.9
女婴	8.2 ~ 8.46	69 ~ 70.6

Q 宝宝不吃断奶食品，要硬让他吃吗？

A 出生后6 ~ 7个月，不勉强孩子去吃断奶食品，孩子的营养也跟得上。但如果断奶食品开始得比较晚，咀嚼运动就得不到锻炼。不仅下巴的肌肉发育缓慢，对智力发育也不好。孩子不爱吃，可能是因为不好吃，或者断奶食品里有他不爱吃的食材。

培养早睡早起的习惯

为了养成规律的生活习惯，白天睡觉限制1 ~ 2次，并要在固定时间哄孩子睡觉，让他养成早睡早起的习惯。出生后的1年是成长发育最活跃的时期，促进骨骼生长的激素在睡觉时分泌最多。在应该睡觉的时间睡觉，对长个子也有利。为了保证睡眠质量，睡前要给孩子洗个澡，再把卧室的光线调暗。

小心孩子过胖

如果和同月龄的孩子相比，孩子的运动能力低下，就有必要了解孩子是不是太胖。虽说孩子吃得好会长肉，但如果胖得已经活动困难了，就要调节体重。平时要把饭量适当下调，同时要通过有规律的运动增加活动量。

练习使用杯子

慢慢练习拿杯子喝东西。最初在杯子里放一点儿水或果汁，妈妈握着孩子的手，慢慢让孩子喝。最好用两边都有把手的杯子，为防止液体流下来，要给孩子围上围嘴。

爱护乳牙

如果乳牙出现蛀牙，就会影响恒牙的发育。乳牙掉得早，掉牙的部分会被牙龈覆盖，到了正常长恒牙的时候，就不能顺利穿透牙龈，恒牙就不能在正确的位置长出。长乳牙时，要注意牙龈护理，可以把棉纱布弄湿，仔细地为牙龈按摩。

大人一起陪玩

这个阶段的孩子，喜欢大人和他一起玩。孩子特别喜欢全身活动的游戏，力气大的爸爸陪孩子一起玩，效果最好。孩子可以从玩的过程中获得满足感，有利于身体健康和情绪发育。

健康要点

可能出现幼儿急疹

幼儿急疹，是出生后6个月 ~ 2周岁时孩子容易得的病毒性急疹。症状是突然高烧38 ℃以上，且持续2 ~ 3天。虽然除了发烧外没有别的症状，孩子也比较健康，食欲也好，但在退热时全身会出现小疹子，这时要注意孩子脸色的变化。

step 9
育儿技巧

照顾9～10个月的宝宝

宝宝又爱爬又爱站，还喜欢抓住东西，对很多事物产生好奇。这一阶段要让孩子熟悉有规律的生活，教会孩子哪些行为不能做。

发育要点

很多动作都能独自完成

颈部支撑一般在4～5个月发育完成。但是爬或站立这些动作的发育，孩子和孩子之间差别很大。有的孩子之前怎么爬都爬不好，但某一天抓住某件东西，突然就站起来了。这个阶段还不能完全翻身、不会坐的孩子，发育速度属于偏慢的，可以带孩子去小儿科接受发育异常的检查。

会模仿，熟练用手

向孩子反复做几次一些手指运动的手势，孩子也会跟着做，还会模仿挥手“拜拜”。这种模仿是观察行动后实践的，对智力发育很有好处。手的动作比之前熟练，能两手握住杯子喝水或单手把食物抓起。已经能用拇指和食指捏住小物体，还会拉抽屉或拧瓶盖，所以本阶段要特别注意预防危险事故。

能站了，有的还会走

熟悉坐姿后，孩子可以靠墙站立。如果扶着两只手，还会走上几步。因为这是开始阶段，不要勉强孩子走太多。体重增加不多，而身高一直在增加，所以会显瘦。活动量增加，喜欢玩。

可以理解熟悉的话语

如果叫孩子的名字，孩子的脸会转向发声的方向，可以理解简单的话语。可以听懂“妈妈”“爸爸”，而且还会说“亲亲”等简单的话。大人聊天，孩子还会安静地听。能掌握频繁出现的日常用语，智力和记忆力正在发育。

照看要点

好奇心变旺盛，要小心事故

因为孩子的好奇心变得旺盛，所以眼睛能看到的所有东西，孩子都会去摸、去研究。他会抓住书就撕，也会把卷筒卫生纸弄到满屋都是。要小心孩子无休止的捣乱，清除在地面上或高处的危险家具。要特别小心孩子为了起立，抓住台布和其他东西拽，如果被抓的东西脱落，孩子也会一起跌倒。插座要盖上安全盖，有棱角的地方要套上套。门或窗户要架设安全装置，确保即便门突然被关上，孩子的手也不会被夹到。

掉了也要让他自己吃

孩子学会用手抓食物，或拿勺子吃食物。起初是用手握着食物塞到嘴里，或拿着食物玩，但逐渐就会掌握用勺子吃饭的方法。自我行动意味着孩子自我意识的成长，这一阶段，妈妈不要总在一旁帮助，也不要阻止，而应观察孩子的动作，给孩子一定程度上的自由。这一阶段是培养孩子正确饮食习惯的时期。

本阶段孩子发育特征

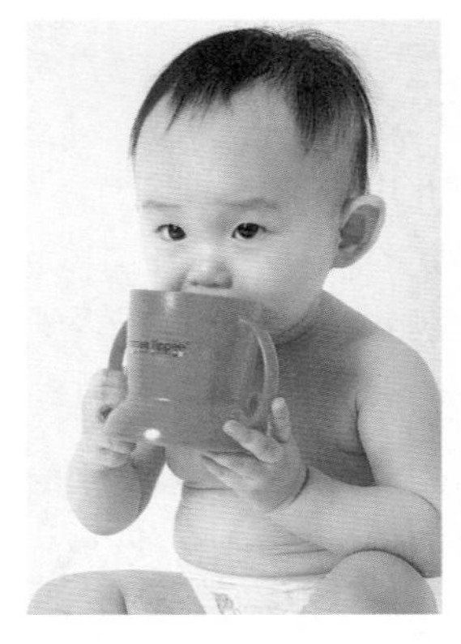

可以双手握住杯子的把手，自己喝水。

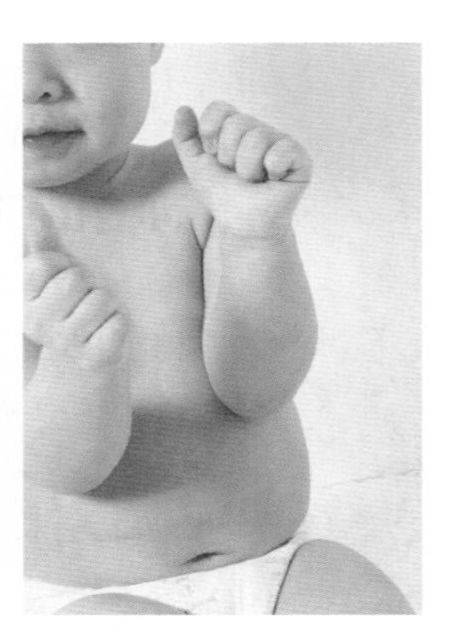

会模仿，可以跟着做一些简单的手势。

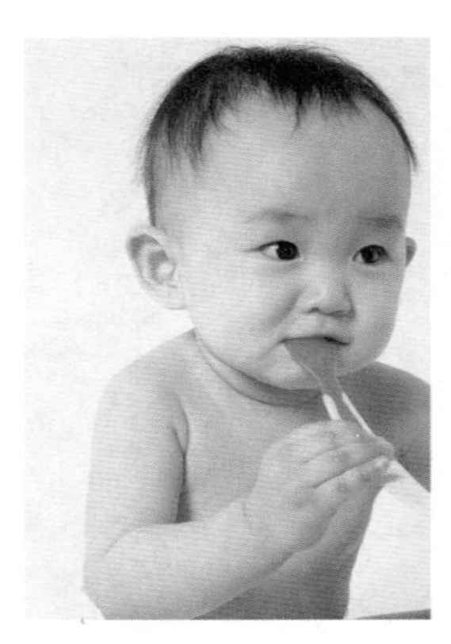

学会用手抓食物吃，或拿勺子吃。

这个时期孩子喜欢的玩具

表面有很多孔的玩具球。球滚动的时候，孩子会爬着去抓。

小贴士 如果孩子不吃断奶食品，总是在玩，妈妈可以先给一定的时间，然后把食物撤走。到下次开饭为止，尽量不给孩子吃东西。这样等孩子肚子再饿，就会好好吃饭。

告诉孩子哪些可以做，哪些不可以做

从这时开始，孩子一有不满意，就会扭着身子放声大哭。这是孩子喜欢捣乱的时期，家长有必要教会孩子区分可以做的和不可以做的事情。如果是会引起危险事故的胡闹，家长一定要看着孩子的眼睛，用严肃的态度说：“不行，不可以！”

1 天喂 3 次断奶食品

如果断奶食品的喂养进行得很顺利，那么现在大部分食物都可以给孩子吃了。断奶食品会成为营养提供的主体，1 天 3 顿，但吃饭时间没有必要和成人一样。每顿饭至少间隔 3 ~ 4 小时。虽然断奶食品吃得规律了，母乳的量也减少了，但还是要像以前一样早晚喂母乳。如果孩子 3 顿断奶食品都吃得很充分，那么母乳量可以渐渐减少，把母乳作为给孩子的加餐就好。本阶段的饮食可以比之前硬一些（手指可以轻松弄碎的程度），还不能吃成人的饭，但可以吃有饭粒的粥或稀饭。

穿活动方便的衣服

因为孩子会到处爬着玩，所以会比之前出汗多，衣服也更容易脏。妈妈要掌握孩子的情况，及时给孩子换衣服。孩子的衣服以易吸汗的棉质为宜，不要给孩子穿过紧、过松或扣子非常多的衣服。

健康要点

注意保护牙齿，小心蛀牙

长时间吮吸奶瓶或睡觉含奶嘴，容易患蛀牙。如果乳牙蚀坏，不仅会给恒牙造成不好的影响（因为食物不能完全咀嚼），也会导致营养吸收不均衡。因此要中断夜间喂奶，并在喝完奶后用弄湿的棉纱布给孩子擦干净牙齿。

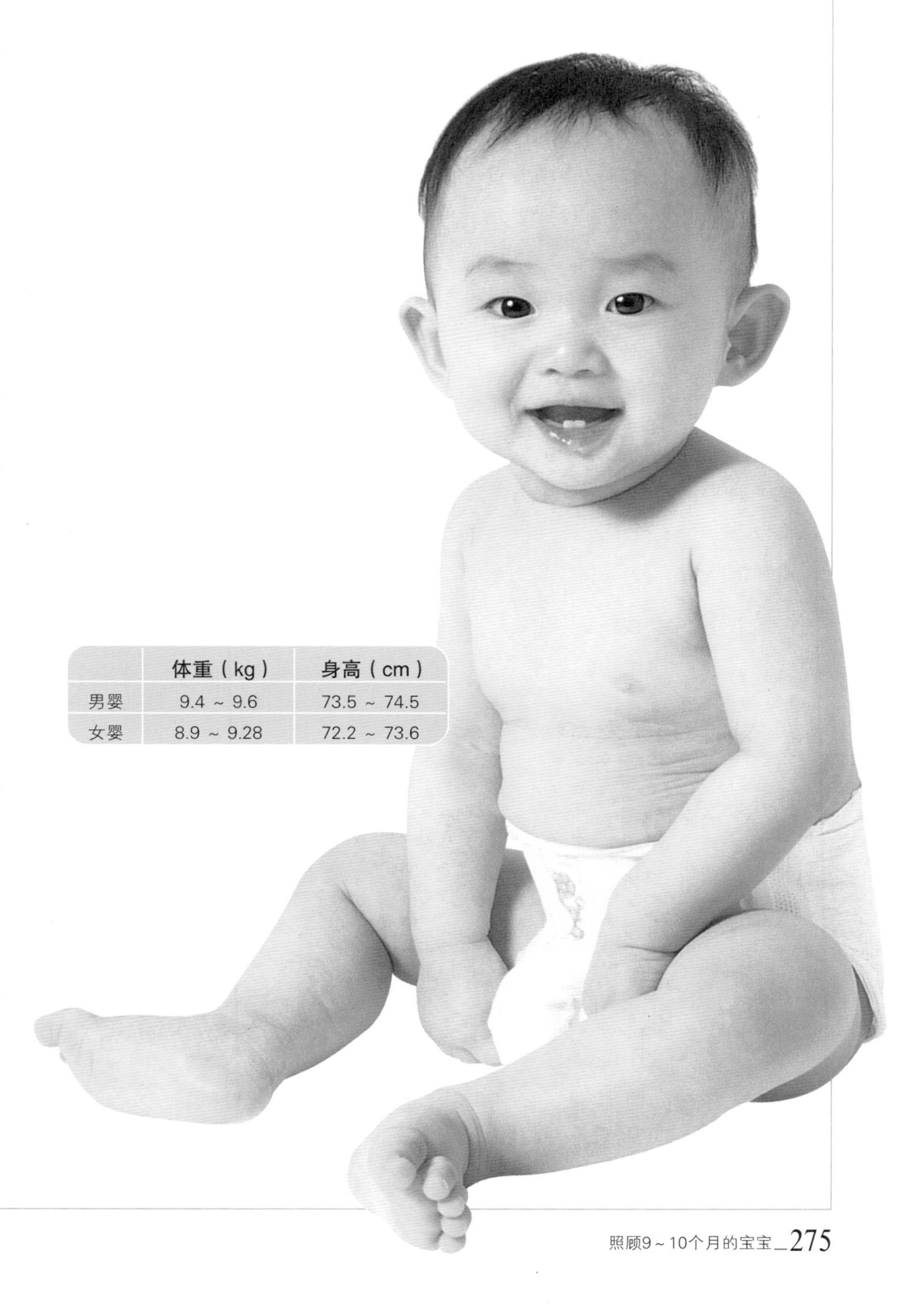

	体重（kg）	身高（cm）
男婴	9.4 ~ 9.6	73.5 ~ 74.5
女婴	8.9 ~ 9.28	72.2 ~ 73.6

step 9
育儿技巧

照顾11～12个月的宝宝

宝宝抓东西、走路的本领更熟练了，有的宝宝已经学会了不扶东西自己走。喜欢随意乱画，还会模仿大人，给妈妈惊喜。

发育要点

前囟门开始闭合

新生儿时期，头盖骨没有完全闭合，会有缝隙存在，这个位置叫囟门。囟门前部叫前囟门，囟门后部叫后囟门。前囟门会随着孩子的成长渐渐变大，出生 11 个月后，再一点点地闭合。

开始学走路

满 1 周岁时，孩子可以靠墙或扶着东西走路，自由地活动。有些孩子已经可以自己走，但大部分的孩子要等周岁后 2 ～ 3 个月，才开始会走。每个孩子的运动能力都有差别，妈妈不要因为自己的孩子学走路慢而着急。

能理解和模仿熟悉的话语

孩子会集中注意力听别人说话，理解话语的意思。妈妈说“咱们出去吧”，孩子会去大门那儿等着；说“饭饭”，孩子会去饭桌。妈妈和孩子之间的沟通渐渐顺畅，这一阶段妈妈要经常和孩子对话，如果孩子说什么，也要很注意地去听。

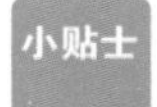

这一阶段有能说话的孩子，也有完全不会说话的孩子。不管会不会说话，只要孩子能听懂别人说话，就不必担心。

对同龄孩子产生兴趣

开始对同龄的孩子或比自己大的孩子产生兴趣。如果带宝宝去孩子比较多的室外转转，也是比较好的教育方法。虽然还不能和其他孩子们一起玩，但让孩子熟悉这种环境是好事。

照看要点

帮孩子形成良好的睡眠习惯

要尽早帮助孩子形成良好的睡眠习惯。随着孩子年龄的增长，不良的睡眠习惯会越来越难改。孩子和成人不一样，即使有一点儿睡眠不足，也会对生长发育产生不良影响。正确的睡眠习惯对孩子的成长有着重要的作用。

出生后 4 ～ 12 个月，要做睡前仪式，让孩子意识到什么时候应该睡觉。出生后 13 ～ 36 个月，妈妈要告诉孩子应该睡觉的时间，时间一过就不再和孩子对话，让孩子看到妈妈坚决的态度。

一直跟着妈妈

只要有一瞬间看不见妈妈，孩子就可能放声大哭。因为孩子还没有时间概念，会认为一瞬间就是全部，只要看不见，就会认为妈妈消失了。妈妈不要觉得麻烦而冷漠对待，别让孩子产生不安，应该大声告诉孩子“妈妈去卫生间，你等一下哦”或“妈妈在洗衣服，马上就好”。让孩子信任妈妈是很重要的。

本阶段孩子发育特征

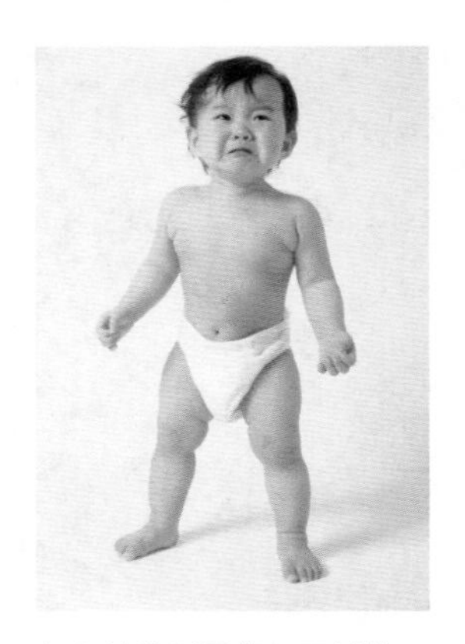
起立并找到平衡。可以站一小会儿。

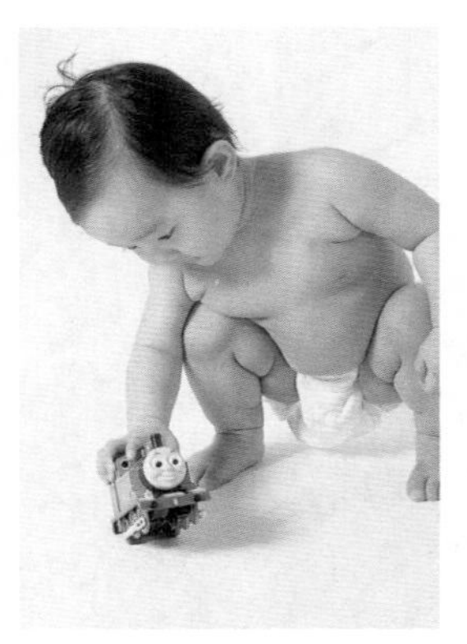
如果给孩子带轮子的玩具，孩子可以自己推着玩。

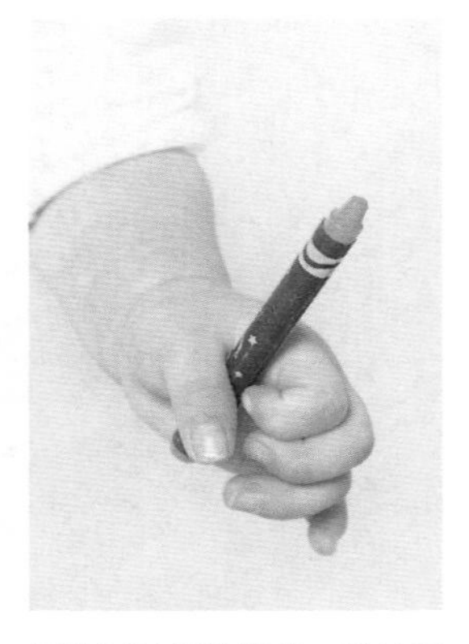
因为可以握住蜡笔，所以喜欢乱画。

提醒孩子注意危险

如果孩子开始走路，那么孩子的活动范围就会变大，会从家里延伸到室外。因为范围变大了，所以要更留心安全问题。对于不可以做的事，要明确地告诉孩子“不行，不要做”，让孩子充分注意。每次出现危险行为时都要说，才能帮助孩子领悟到危险性。最好在孩子正在做禁止做的事时，马上和孩子对视，用强硬的语气责备。只要说过一次不许做，就要贯彻到底。

Q 宝宝摔到屁股，会不会伤到骨头呢?

A 孩子的行动和身体发育的步调是一致的，在孩子试图站立的阶段，身体也会根据站立的需求采取适当的准备。这个阶段孩子的骨骼比较柔软，摔到屁股时对冲击吸收得好，受到的冲击比大人受到的小得多，所以不必担心。

结束断奶食品，开始喂幼儿食品

这个时候孩子几乎可以和成人吃一样的食物。之前吃的食物比较软，从现在开始，可以让孩子咀嚼着吃一些稍硬的食物了。喂孩子蒸得软的米饭、面条或馒头，意大利面条也可以。但生食、刺激食物，还有鱿鱼、贝类等难咀嚼的食物，还是要避免。这个时期如果不能均衡地摄取各类食物，很容易造成偏食。

别再使用奶瓶

过了周岁后要断奶粉，应该用杯子给孩子喝鲜奶。如果12个月后还给孩子喂高热量的奶粉，会造成孩子厌食，增加患肥胖症的危险。为了哄孩子偶尔给孩子喂奶是可以的，但如果孩子已经能走路，就要完全断奶。因为孩子手的操作能力已经发育，可以纯熟地用手握杯子，所以要把水、牛奶、豆奶等放到杯子里，让孩子练习用杯子喝。

	体重（kg）	身高（cm）
男婴	9.8 ~ 10.3	76.2 ~ 77.7
女婴	9.3 ~ 9.82	75.1 ~ 76.6

养成刷牙的习惯

这一阶段的孩子长了几颗乳牙，最少上下各2颗，多的话上下各4颗。为了不生蛀牙，饭后一定要用水漱口。爸爸妈妈经常给孩子示范刷牙的样子，孩子就会自然而然地对刷牙感兴趣。

少吃含糖的东西，每次吃饭后都要清理牙和牙龈。也可以给孩子养成饭后喝水的习惯，方便清除嘴里残留的食物残渣。

在家里让孩子光着脚

孩子爬、站立、走，都是脚尖用力。如果穿袜子，脚部用力困难，也很容易滑倒。因此在家里孩子可以不穿袜子光着脚玩。孩子脚底的天然脂肪软垫，可以保护脚部免受外部压力和冲击。

健康要点

小心孩子脱臼

这个阶段孩子的肘关节容易脱臼。因为连接骨骼和骨骼之间的韧带容易和骨骼岔开。大人如果突然用力拉孩子的胳膊，或孩子摔倒时拧了胳膊，让肘部受到冲击，就可能脱臼，所以不能过分用力拉孩子的胳膊，也要注意别让胳膊受到其他伤害。

经常腹泻，可以喂粥

孩子吃的食物和成人一样，偶尔会引起消化不良。如果孩子经常腹泻，可以喂孩子喝烧开的凉白开水或大麦茶，为孩子提供充足的水分。持续轻微的腹泻是消化好的表现，不必担心。可以做一些较软的食物，一点点地喂孩子吃。

step 9

育儿技巧

照顾13～15个月的宝宝

宝宝理解了更多的话语，可以区分称赞和批评了。运动能力也更强了，可能会吞下从地上捡的东西，也可能会从高处掉下来，因此家长要留心孩子，预防危险事故。

发育要点

能灵活地使用手指

孩子自己可以用勺子一点点地舀东西吃，但送到嘴里的食物，还有可能会掉下来。不管是什么只要能用手握，孩子就喜欢。所以他会用手堆积木，用手握勺子敲碗。这时的孩子还特别喜欢乱涂乱画，这种行为可以刺激大脑发育，所以要让孩子尽情画。活动手指的运动，都对孩子的大脑发育有帮助。

出现性格差别

这时期孩子的自我性格慢慢体现了，你的宝宝可能会出现各种性格，比如调皮、耍赖、神经质、腼腆等。学会走路以后，攻击性可能会变强。孩子的意识和情感表现得更突出，被称赞就会笑，被斥责就会哭，对他人的行为会做出准确的反应。

开始初步的语言表达

会叫周边的人，如“妈妈”“爸爸”等，会用一个单词表达各种意思。比如说拿着杯子叫“妈妈”，就是让妈妈给他（她）倒水；展开双手叫“妈妈”，就是让妈妈抱。孩子们使用的语言是以自我为中心的，非常独特，所以妈妈要努力尝试去理解孩子说的话。

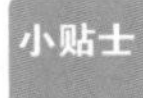

有的孩子还说不好话，但只要孩子能听懂妈妈的话，就不必过分担心。

本阶段孩子发育特征

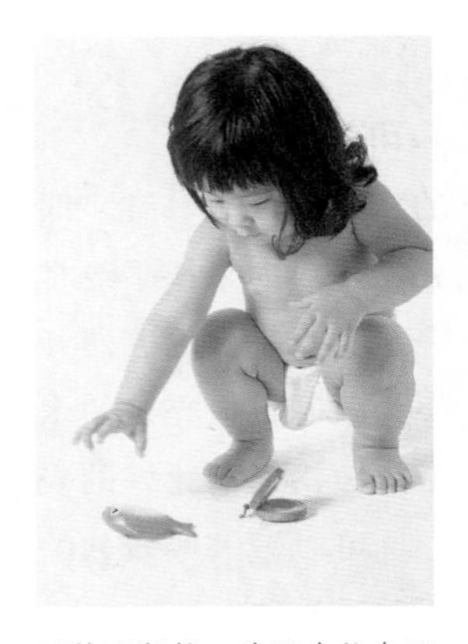

即使不帮忙，孩子也能自己站起来。

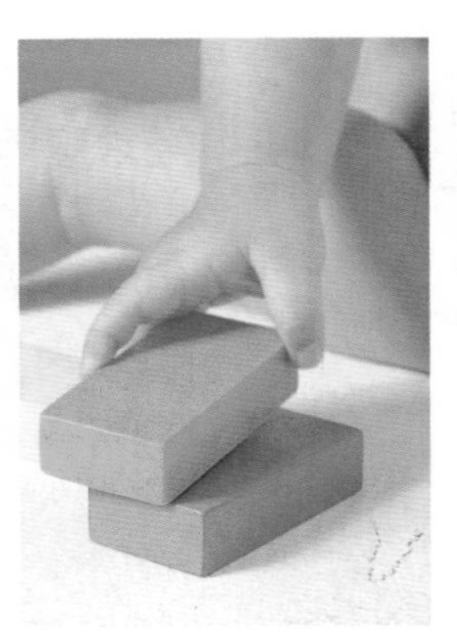

手指变得很灵活，可以玩堆积木的游戏。

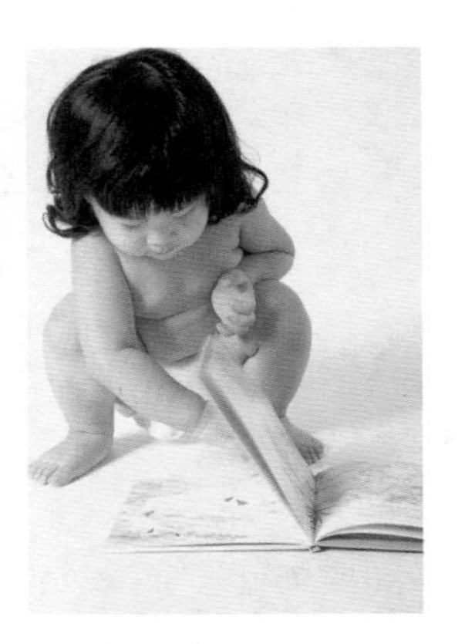

看绘本时，会试图用手翻页。

照看要点

陪他玩“藏东西”的游戏

记忆力变得发达。当孩子记住了打针很疼后，去医院看到医生就会放声大哭。如果把孩子玩的玩具藏起来，孩子会去找。和孩子玩“给孩子看玩具然后藏起来”的游戏，对提高记忆力和认知力，会有很大的帮助。

让孩子尽情地乱涂乱画

小肌肉变得发达，孩子喜欢握着蜡笔或彩笔到处画画。不要因为家里会变脏就不让孩子乱画，因为活动手指的运动对孩子的大脑发育有着重要的意义。可以在家里的一面墙上贴上一整张纸，让孩子尽情涂画。

喜欢玩刺激智力的游戏

为了提高孩子的创造力，可以给孩子玩堆积木、盖房子、堆沙子或黏土玩具，孩子会用小铲子把土舀到桶里，桶里都装满了，再把土都倒出来。这些动作反复进行，可以让孩子多用手指，有助于开发大脑。从这个时候开始，孩子也会看绘本，家长可以选择一些关于食物、动物、交通工具等日常生活知识的绘本，读给孩子听。

电话游戏可以培养社会性

孩子们对大人的东西比对自己的玩具更感兴趣。这时的孩子，对于能够发出声音的电话特别迷恋。看到大人拿着电话说话，孩子就能了解电话的功能，而且也想亲自拿着电话玩。如果电话铃声响了，孩子会拿起听筒接电话。家长可以为孩子准备玩具电话，在孩子拿着电话说话时，妈妈在一旁陪着玩，做出回答的反应，这样可以培养孩子的社会性。

每天喂 2 ~ 3 次的间食

从这个阶段开始，家长要让孩子学会明确地区分主食和间食。每天喂孩子 3 次主食，主食之间每天给孩子喂 2 ~ 3 次鲜牛奶、豆奶、芝士、水果、地瓜等间食。间食能补充每日三餐所不足的营养。孩子们喜欢的甜食，常常是引起蛀牙的原因，所以要尽量避免。为了营养均衡，要给孩子准备水果、牛奶、优酸乳、地瓜等多样化的间食。不能因为主食吃得少而增加间食的量，如果孩子主食不好好吃，那间食也应该减量。

小贴士 不要把零食放在孩子能看到的地方，也不要把零食当作哄孩子的工具。要让孩子认识到，零食不是经常吃的东西，1 天最好就喂 2 ~ 3 次，数量也要控制。

半夜醒来，不要哄孩子玩

有些孩子深夜醒来，会要求大人哄他玩，若大人陪玩，孩子就会形成夜间玩耍的习惯。所以，即使孩子夜间醒了，也不要把灯开亮或大声说话，家长可以在旁边唱催眠曲哄孩子睡觉。若父母很晚不睡，孩子也会受到影响。哄孩子睡觉时，妈妈、爸爸应该都躺在床上，给孩子提供一个良好的睡眠环境。

准备排便训练

为了让孩子分辨大小便，要让孩子自己培养排便的感觉，妈妈不能着急，要等待孩子自己的反应。在孩子排大便或小便时，会看到他（她）身体哆哆嗦嗦的，或者做了一番动作突然停下来，这时可以问孩子“出来了吗？”，也可以一边看孩子的尿布一边说“撒尿了呀？”，这种方式非常重要。了解孩子排大便的感觉，就能自然地对孩子进行排便训练。

要预防各种小危险

这个阶段孩子跌倒、头上撞个包的情况很容易发生。家长一松懈，孩子就可能从高处摔落，因此要注意预防危险事故。若孩子吞下异物，把异物塞进耳朵、鼻子，要马上去小儿科。平时要提前预防日常生活中容易发生的小危险、小隐患，熟悉简单的事故处理方法。

健康要点

	体重（kg）	身高（cm）
男婴	11	80.2
女婴	10.5	79

出生后 1 年，进行健康检查

孩子满 1 岁后，就算没有特别的异常，也要接受健康检查，这样才能及早发现可能存在的发育延迟或其他疾病。

可以去家附近的医院小儿科，为孩子的健康状态做检查。给孩子量体重和身高，了解孩子大体上的成长发育程度，做贫血检查、乙型肝炎抗体检查、小便检查等。

不要让孩子染上传染性疾病

因为孩子活动的空间扩大了，所以要小心各种感染。在外边玩完了回到家里，一定要洗手。因为孩子接触到脏东西，可能会感染中耳炎、感冒、过敏性鼻炎等，接触了尘螨、动物毛发和蟑螂尸体也会出现过敏反应。

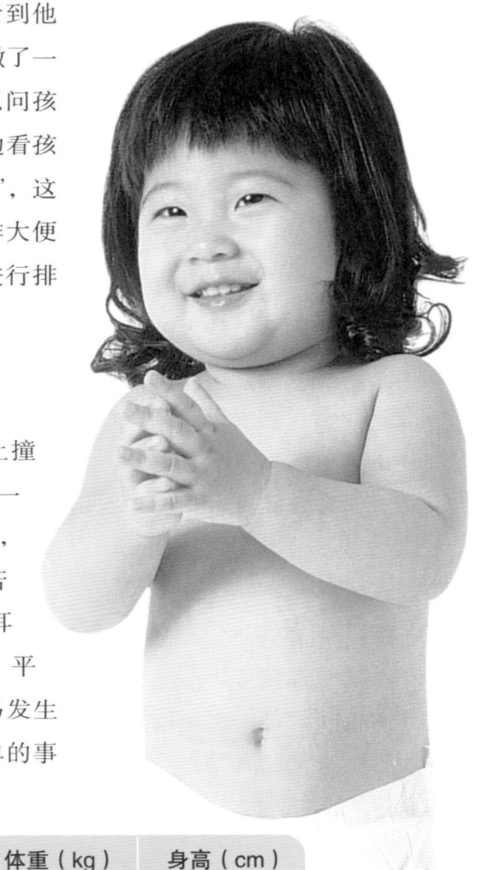

step 9

育儿技巧

照顾16～18个月的宝宝

现在宝宝已经可以自己走路，还会随着音乐扭动身体。勺子使用得也更加熟练了。虽然说话还不流畅，但是已经能表达自己的意见。

发育要点

熟练地走路

出生后12～15个月，学会走路的孩子最多，出生后18个月，大部分孩子都学会了走路。一旦开始走路，掌握身体平衡的能力就会变发达，出生后18个月，有些进展迅速的孩子还学会了跳。运动能力发达，身体的韵律感和节奏感也会变好。有的孩子会伴随着音乐开心地扭动身体。

使用没有把手的杯子

手指活动更加熟练，可以灵活使用勺子和叉子。杯子也用得非常熟练，虽然还会洒出来一些，但已可以用无把手的杯子喝水了。

开始长大牙

牙齿发育得很快，上颚和下颚的大牙开始冒出。长出大牙后，咀嚼能力变强，可以吃稍硬的食物，这样可以帮助下巴和大脑的发育。漱口时要仔细擦牙齿内外。

可以说一些句子

孩子学会的单词多了，可以说一两句完整的话，比如“我要牛奶”“我要玩具”等。家长平时要给孩子创造多说话的机会。

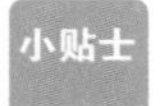

如果过了18个月，孩子还是不懂妈妈在说什么，那么有可能是语言发育迟缓，要去医院接受专家的诊断。

本阶段孩子发育特征

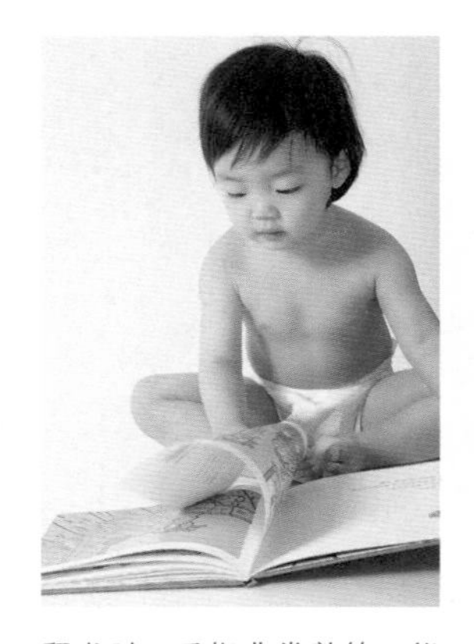

翻书时，手指非常熟练，能一张一张地翻页。

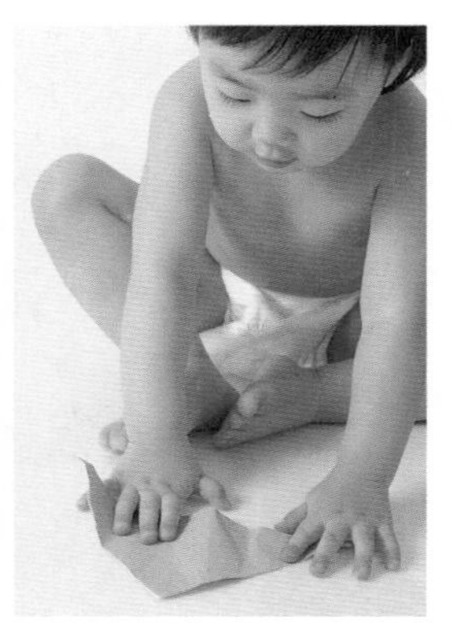

还不会折纸，但是可以模仿折纸的样子。

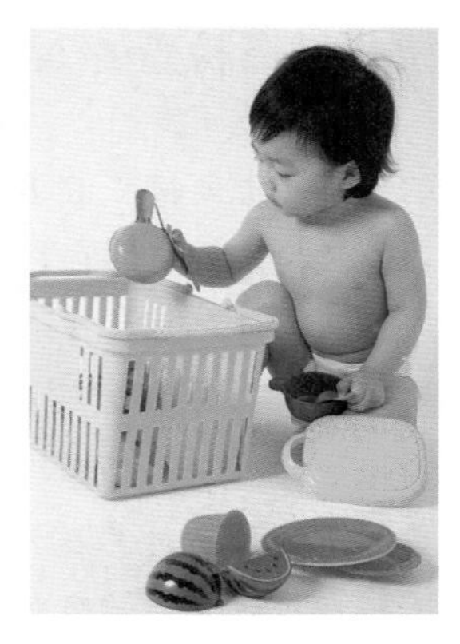

可以自己收拾玩具。

照看要点

留心理解孩子的表达

这个阶段的孩子会经常说“不要”“不是”。独立的自我意识表达是孩子常常表达的内容。妈妈要学会区分孩子说的“不喜欢”，到底是真的，还是只是说说而已，因为有时他（她）只是想引起爸爸妈妈的注意。妈妈问“妈妈给你读绘本好不”，如果孩子回答“不要”，那意思常常是“比起看绘本，现在我做的事更有意思”。如果孩子有想看绘本的想法，那么过一会儿妈妈再问的话，孩子就不会拒绝。

开始早期性教育

孩子意识到生殖器是自己身体的一部分，并开始关心它。就像最初孩子发现自己的脚一样，他（她）会感到很神奇，会搓搓脚、放到嘴里。不要因为孩子抚摸自己的生殖器就斥责孩子，妈妈应该向孩子说明，生殖器是什么，让孩子认识到经常揉搓生殖器的坏处，引导孩子把注意力转移到其他事物上。从这时开始，孩子会渐渐认识到自己的身体和异性的差别。

玩单词卡片游戏

孩子现在知道了世界上的万事万物都有自己的名字。在让孩子区分事物名称时，家长可以进行有趣的说明，然后让孩子猜事物的名字，通过游戏的方式，来进行单词卡片教育。

别让孩子看电视超过 2 小时

孩子开始对幼儿节目产生兴趣，如果坐在电视前面，他（她）会安静地一直看下去。电视不能进行双向沟通，所以会妨碍情感发育和社会性的培养。尽量别让孩子看电视超过 2 小时，在看电视的时候，妈妈也最好陪孩子一起看，还可以通过“哎呀，这个孩子因为疼而哭了呀？”之类的对话，加强和孩子的沟通。

准备蛋白质丰富的饭菜

幼儿食品要注意营养的均衡。肉、海鲜、鸡蛋、牛奶等是身体构成所需的营养素，所以要多吃蛋白质含量高的食物。这个阶段孩子的味觉和嗅觉很发达，所以菜要做得好吃，盛菜的容器也要可爱，才能激起孩子的食欲。

玩折纸游戏

如果给孩子演示折纸的过程，孩子就能按照折线来折纸。对孩子来说，这是比较吃力的游戏，所以妈妈要在旁边协助孩子。玩多了，就可以渐渐提高折纸的难度。折纸既培养注意力又开发创造力，对小肌肉的发育也有效果。

让孩子自己整理玩具

孩子玩起玩具来，很快就会把玩具扔得到处都是，家长不要每次都帮他整理，而应该教会孩子自己整理。家长可以为孩子准备一个容易收纳玩具的空间，比如玩具整理箱。在孩子玩完玩具后，妈妈可以诱导孩子玩“轮番把玩具放到抽屉里”的游戏，这样孩子自然就会养成整理玩具的习惯。

Q 宝宝就是喜欢看电视，怎么办？

A 单纯、反复的视觉和听觉的刺激，会使孩子陷入自己的世界。看电视久了，孩子不仅会丧失持续思考的能力，还可能出现自闭倾向。因为孩子喜欢，就让孩子长时间看电视，这样很不好。看电视时，妈妈最好能在一旁进行对话交流。

睡 2 ~ 3 小时午觉

孩子的生长激素的 2/3 是在晚上由脑下垂体分泌的。这会刺激孩子的肝脏发育，产生其他的激素，促进软骨的生长。如果想让孩子茁壮成长，就要保证充足的睡眠。白天睡觉可以制造活动性能量，因此是必需的。所以，中午最好睡 2 ~ 3 小时的午觉。

帮助孩子消除压力

如果家长流露出不快或痛苦的感情，孩子会受到压力，分泌出皮质醇（一种压力激素），这样会渐渐损害大脑表面，可能造成智能低下或敏感、散漫的性格。如果家长常常制止孩子的行为，孩子无意识中也会受到压力。在制止孩子行为时，一定要让孩子充分理解，保持严肃的态度，说明“为什么不可以”。

健康要点

出现愤怒痉挛，就抱抱

孩子如果哭得太凶，就会引起痉挛。这种突发的嘴唇苍白、手脚发紧、肌肉抽搐叫作愤怒痉挛，这是受到压力的一种症状，在比较神经质或容易兴奋的孩子身上偶尔会出现。如果孩子出现愤怒痉挛的症状，家长要马上把孩子抱在怀里，拍拍后背进行安慰。

	体重（kg）	身高（cm）
男婴	11.7	82.7
女婴	11.2	82

step 9
育儿技巧

照顾19～24个月的宝宝

虽然肌肉发育变缓，但骨骼更结实了，身体开始匀称发展。孩子开始在家里乱跑乱跳，弄乱东西。

发育要点

熟练地走和跳

孩子的骨骼和肌肉变得更结实，身体变得匀称。总是跳来跳去，能走非常远的距离。抓住楼梯的栏杆可以自己上楼，抓住妈妈的手也可以下楼梯。如果家长教孩子踢球，孩子可以把球踢走，但是方向不是那么准。

想法开始像大人

想做的事情实现了，孩子会感到欢喜。如果没有实现，也会发脾气。如果妈妈把别的孩子抱在怀里，孩子会表现出明显的嫉妒。如果当着外人的面受到斥责，心情会变得很不好。孩子从这个阶段开始，想法渐渐像大人了，虽然还不成熟，但是对于每种情绪都有相应的表现。这时家长要努力把孩子当成一个人格个体。

提问多，妈妈会很烦

因为孩子开始了解到每个事物都有自己的名字，所以会不断地问"这是什么？""那是什么？"，对事物的好奇心开始萌动。这不仅体现了思考力的发育，也体现了语言能力的发育，即使妈妈觉得烦，也要尽量回答孩子的提问。

出现了"我的"概念

接近2周岁时，孩子的情绪会更加细化，从而产生了清楚的自我意识。能够区分我和别人，"我的"的概念变得分明。孩子会产生对自己物品的热爱，如果别人碰自己的东西，会很生气。这样的情绪偶尔还会通过反抗的行动表现出来。孩子开始从以自我为中心的角度来思考，看到别人的东西，也会固执地说是自己的，还可能会把别人的东西偷偷地藏起来。这时家长不要发火，应该平静地劝孩子归还。

有时自言自语

自言自语，是孩子在仔细回想当天发生的事时的正常现象。家长不要被孩子的自言自语吓到。记住孩子自言自语时说出的句子和词语，在相似的状况下使用，有助于和孩子的感情交流。

什么都想自己做

自我意识变强后，不管是什么事孩子都想自己做。如果大人帮忙，孩子会不高兴，甚至会发火。即使孩子做起来不熟练，总是失误，也要让孩子尽量去做，这样可以让孩子获得成就感。如果家长不放心，可以在孩子自己做的时候，在旁边盯着。

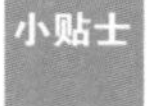
小贴士 虽然会失误，但是家长也不可以阻止或发火，那样会使孩子的意志变消沉，以后就不会尝试自己做事了。

本阶段孩子发育特征

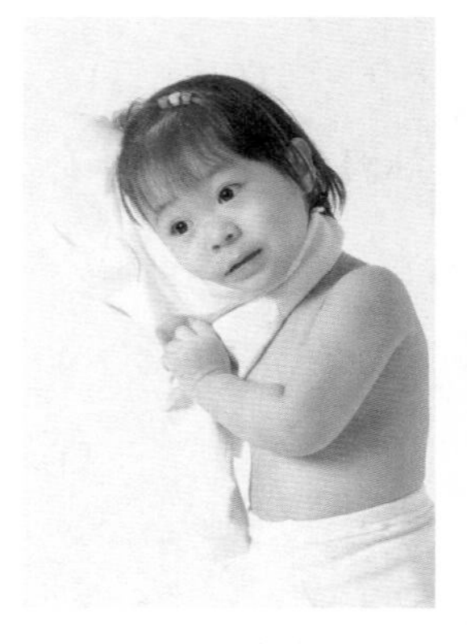
如果家长在旁边稍微帮忙，孩子就可以自己脱衣服。

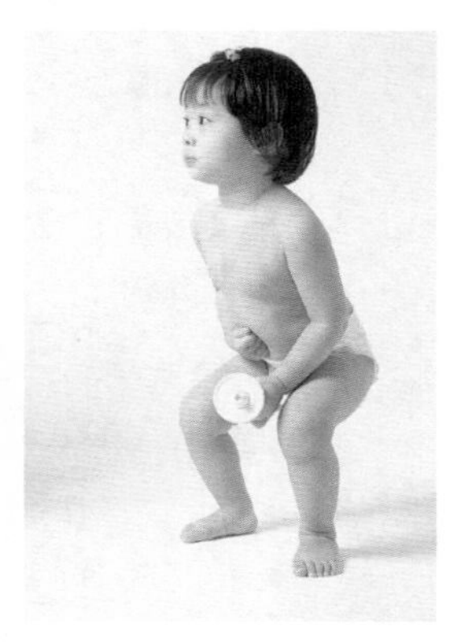
孩子会模仿自己感兴趣的行动或话语。

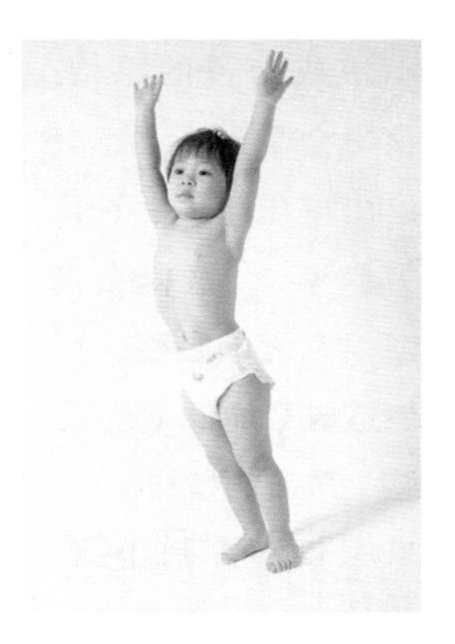
骨骼和肌肉的发育变得活跃，孩子会跳会跑。

照看要点

不要给孩子吃刺激性食物

这一时期给孩子吃的幼儿食品和成人吃的没什么太大区别，一不小心就容易让孩子吃到刺激性的食物。幼儿食品应该味道淡，在烹饪时应该保持最大程度的清淡。又浓又刺激的味道会妨碍味觉发育，也不利于形成健康的饮食习惯，还容易造成偏食。

准备营养丰富的间食

孩子增加体重所需的营养素比成人要多得多，既包含维持健康所需的量，也包含成长发育所需的量。正常生长发育的孩子，1 天需要摄取 1200 kcal 的热量、35 g 的蛋白质、600 mg 的钙和 10 ~ 15 mg 的铁。所以，父母不能只在一天三餐上下功夫，还需要注重间食的营养。要给孩子吃容易消化的不给胃造成负担的间食。

看照片让孩子说名字

能够认出并区分人脸的能力，是比认识事物更加细腻的能力。这个阶段孩子不仅能区分妈妈、爸爸的脸，也能区分熟人的脸。常常指着家庭照片让孩子指认，对于孩子的认知力发育很有帮助。如果还能诱导孩子描述照片中人的长相和对这个人的感觉，还能提高孩子的思考力和语言表达能力。

室外活动增多，要穿易于运动的衣服

去游乐园赤脚踩沙子、滑滑梯等运动性的室外活动增多。为了促进手脚感觉的发育，可以让孩子直接接触事物，不要因为室外游戏危险或不卫生，而一味回避。应该带孩子去山、大海、峡谷等地方玩，让孩子赤脚接触土地、沙子、石头，同时要记得给孩子穿比较轻便、易于运动的衣服。

让孩子和同龄人一起玩

这时孩子的社会性会增强，渐渐知道帮助朋友，抢朋友玩具的情况也减少了，还会把自己的玩具借给朋友玩。家长应该尽量为孩子多创造和同龄人一起玩的机会。虽然可能会出现孩子争执、打架的情况，但这也是一种表现对他人关心的方式，父母可以在旁边观察，帮助孩子找到正确解决问题的方法。

	体重（kg）	身高（cm）
男婴	12.9	88
女婴	12.5	87

喜欢玩模仿游戏和角色扮演游戏

模仿的要求变强，喜欢和其他孩子一起模仿周围亲近的人。喜欢模仿是孩子想象力变丰富的表现。家长一有空，就可以和孩子一起玩医院游戏、商店游戏、过家家等模仿游戏。

做孩子良好习惯的楷模

最容易刺激孩子模仿欲求的人，就是与孩子最亲近的父母。父母无意识的生活习惯、不规则的饮食习惯会原封不动地影响孩子，所以，父母要检查自己的生活习惯，如果有不对的地方要及时改正。

健康要点

小心传染病

孩子活动的场所相比之前变得更多样化，接触的人也更多，所以更容易感染病毒。在外边玩要后回到家里，一定要把手脚洗干净，帮助孩子养成清洁的生活习惯。形成习惯后，孩子自己慢慢就能学会区分干净的东西和脏的东西。

step 9
育儿常识

照顾早产儿、低体重儿、过熟儿

照顾早产儿、低体重儿、过熟儿，有些地方和同龄孩子一样，有些地方要更加注意。只有了解各类孩子的特征，才能养育出健健康康、结结实实的孩子。

照顾早产儿

出生时营养不足

在妈妈子宫里待的时间不足37周的孩子，叫早产儿。因为没有在妈妈子宫里待满足够的月数，所以大脑、肺、肝等身体器官还没有发育完全，汗腺也没有发育完全，很难调节自己的体温，用嘴吮吸、吞咽都不能顺利完成。这类孩子体重大都在2.5 kg以下，其中体重在1.5 kg以下的叫作超早产儿（极小低体重儿）。

怀孕的最后3个月（8、9、10月）的营养大部分都会被胎儿吸收，而早产儿却没有机会吸收，只能在体内铁、钙、磷、维生素等营养都不足的状态下出生。另外，因为身体成熟度差，不仅不会吮吸和吞咽食物，也不能很好地消化食物。喂养早产儿，起初是通过保育箱导管来强化吸收营养成分，或者喂特殊奶粉，或者把母乳挤出通过导管喂（根据处方还会混合母乳强化剂）。如果之后孩子有了吸奶的力气，就可以直接吮吸，或将奶倒入奶瓶让孩子吮吸。

出生时体重不足1 kg，也可以母乳喂养

含有免疫成分的初乳，一定要喂。从新生儿室开始，就可以喂刚刚挤出的母乳。体重在1 kg以上的孩子，医生认可后就可以直接喂奶。即使没满1 kg，如果呼吸没问题，也能喂母乳。早产儿产妇的乳汁中，含有帮助早产儿成长的丰富蛋白质和脂肪，也易于消化。

出院后喂一般奶粉

如果不做母乳喂养，可以在住院期间，喂早产儿专用奶粉，出院后喂一般奶粉。换奶粉要在出院后1～2周，可以一边喂在新生儿室喂的奶粉，培养孩子的适应能力，一边慢慢换着喂新奶粉。出院前可以到新生儿室问医生应该喂哪种奶粉。

一边吮吸一边呼吸、下咽的动作要从36周开始才能做到，如果这个动作不能自然完成，孩子就不能顺利地吸奶。喂奶过程中，如果孩子突然脸色苍白、气喘吁吁，就要马上中止喂奶。

要少量、慢慢喂奶

早产儿的胃容量很小，吸奶、咽奶的同时不能顺畅地呼吸，所以一次不能喂太多，还要分几次喂，至少隔3小时喂1次。因为孩子嘴很小，呼吸能力不足，所以喂奶的时间也很长，可以喂一喂歇一歇，给孩子充分的吸奶时间。如果是母乳喂奶，两边奶要各吸10～15分钟。可以根据孩子的体重来调整喂

本阶段孩子发育特征

以出生体重为标准

正常体重婴儿	出生时体重在2.5～4kg，占新生儿的大部分。
低体重儿	出生时体重在2.5kg以下，占新生儿的7%～8%。不足1kg的婴儿接受集中看护，生存率会变高。低体重儿的2/3是早产儿，剩下的1/3是足月儿或过熟儿。
巨大儿	出生时体重在4 kg以上。正常怀孕的状态下，体重很重的情况也会出现，但如果妈妈是糖尿病患者，生出巨大儿的可能性更高。

以怀孕时间为标准

足月儿	怀孕37～42周中出生的孩子，和出生时体重无关。
早产儿	怀孕时间不足37周就出生的孩子。
过熟儿	怀孕时间在42周以上才出生的孩子。虽然过熟儿怀孕的时间长，但也有的发育状况不好。

奶的量：体重在 1.8 ~ 2.7 kg 的孩子，每天奶粉摄取量在 330 ~ 420 ml 为宜，体重在 2.7 ~ 3.6 kg 的孩子，摄取量在 450 ~ 600 ml 为宜。

小贴士 喂奶时，竖姿比横姿更合适。喂奶中和喂奶后都不要晃动孩子，喂奶中最好让孩子打几次嗝。喂奶后 30 分钟，要让孩子保持竖姿，给他轻轻拍背，让孩子安定。

使用早产儿专用奶嘴

早产儿专用奶嘴，就是为了让吸奶不顺利的孩子能不费力地吮吸。它材质柔软，吸孔较大。出院时，可以到新生儿室确认一下，给孩子使用哪种奶嘴最好。等到孩子熟悉了吸奶和咽奶的动作，就可以给孩子换成一般奶嘴了。

要给奶瓶彻底消毒

胎儿在怀孕末期从妈妈那儿接受了免疫力，因为早产儿提前出生，所以免疫力比较低下。出院后几周，房间最好禁止外部人员出入，特别要注意不要让患感冒或其他疾病的人来看孩子。抚摸孩子之前，一定要把手洗干净，妈妈在喂奶前或清扫、洗碗后，也要记得洗手。奶瓶要用清洁剂清洗，再用热水消毒。婴儿用品和婴儿玩具要经常消毒，放到太阳下晒干。

断奶食品的矫正时间从 4 ~ 6 个月开始

孩子的体重到了 6 ~ 7 kg、能自己撑起脖子时，就可以开始喂断奶食品。矫正时间最好在 4 ~ 6 个月。因为早产儿的发育程度多少会有些晚，所以当孩子可以好好坐着，或看到大人吃饭自己嘴也会蠕动时，就差不多可以开始了。

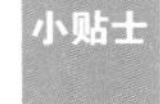
孩子实际出生的月数，减掉提前出生的月数，就是矫正时间。提前 3 个月出生的孩子是 5 个月早产儿，那么孩子现在的矫正时间就是出生后 2 个月。

呕吐次数慢慢减少

虽然一般的孩子也会出现呕吐的现象，但是早产儿更容易呕吐。这是导致食物倒流回食道的肌肉还不够发达、调节能力也不足造成的。随着孩子成长发育，呕吐的次数会减少，矫正时间 6 ~ 12 个月时，症状会好转。妈妈要尽可能竖着抱孩子喂奶，喂奶中及喂奶后不要摇晃孩子。喂奶 30 分钟后，拍拍孩子的后背。如果孩子把食物从鼻子和嘴里喷出来，就应该去医院检查一下。

长时间浅度睡眠不代表健康有问题

一般新生儿每天睡 15 ~ 22 小时，但早产儿的睡眠时间偏长。因为不能深度睡眠，所以早产儿经常睡觉。出院后几周，几乎一整天都在睡，这不是健康有问题，不必过分担心。但妈妈不要忘记在固定时间有规律地唤醒孩子喂奶。虽然每

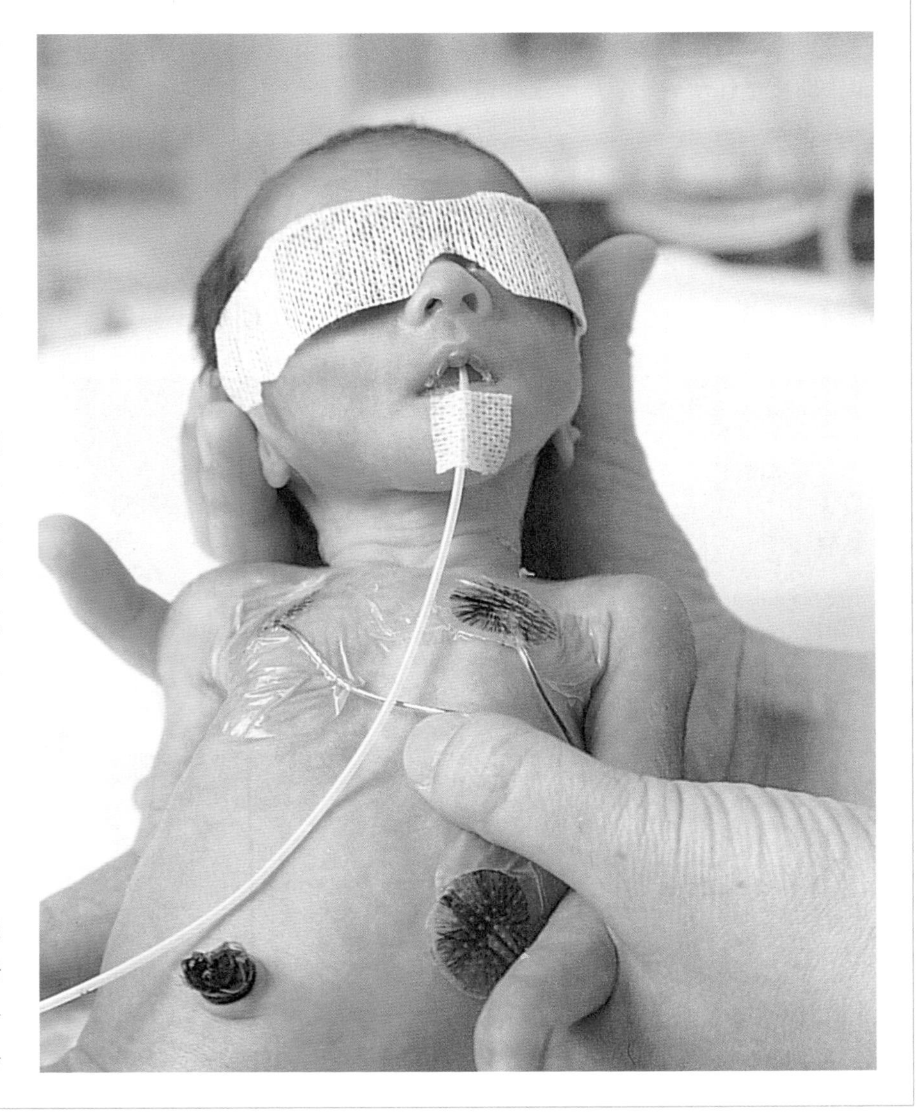

个早产儿会有不同，但一般都是到出生后6～8个月，才开始深度睡眠，那时睡眠的时间就和一般孩子相近了。

退热剂使用量是不同的

给早产儿测量体温的方法和一般孩子一样。在腋下测量比较好，正常体温范围在36.6～37.2 ℃。如果超过38 ℃，就有感染肺炎的危险，所以要留心观察。根据孩子的特点所使用的退热剂用量是不同的，如果孩子发热，不要随意用退热剂，一定要咨询医生。

预防接种
要以孩子的出生日为准

出生后2个月就要接种DTP疫苗，即使是怀孕满9个月出生的孩子，也不能在出生后3个月接种。预防接种不是以矫正时间为基准，而是以孩子的出生日为基准。如果早产儿出生满2个月还住院，那么小儿麻痹预防接种最好延迟到出院后。小儿麻痹预防疫苗是一种活病毒疫苗，传染的危险性很高。体重不到2 kg的孩子，乙型肝炎的抗体生存率很低，所以其接种的时间应该延迟到体重超过2 kg后。

每2个月接受1次健康检查

出院后1～2周，可以到医院检查孩子是否适应。如果是母乳喂养，1周后到医院检查为宜，这是为了确认孩子是不是在顺利吃奶。可以向医生询问关于孩子的行动、睡眠、排便、喂奶等情况或其他异常症状，医生会告诉你来医院做检查的准确时间。大概每2个月接受1次检查为好，周岁后如果没有什么异常，6个月接受1次就可以。

发育检查以预产期为基准

核对发育情况的时候，不是以出生日为基准，而是以预产期为基准来计算月数。比如，孩子在妈妈肚子里8个月左右就出生了，那么5个月的孩子，应该被看成3个月的。如果想知道更准确的结果，可以到医院去核对孩子的发育状况。早产儿矫正时间可以应用到2～3岁，大概在1～2年后发育程度能够赶上一般孩子。

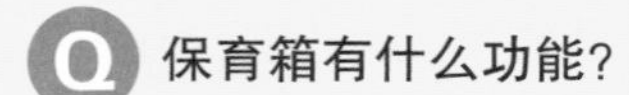

Q 保育箱有什么功能?

A 保育箱是给孩子提供和妈妈肚子里一样的环境的机器。它可以调节到适当的温度和湿度，还可以根据需要，给孩子提供氧气。一般情况下，保温箱里的温度维持在32～34 ℃，湿度维持在50%～60%，氧气含量维持在40%左右。因为配置了可以测量孩子体温的传感器，所以会根据孩子体温自动排放暖气。另外，保育箱还能为孩子提供身体所需的营养。

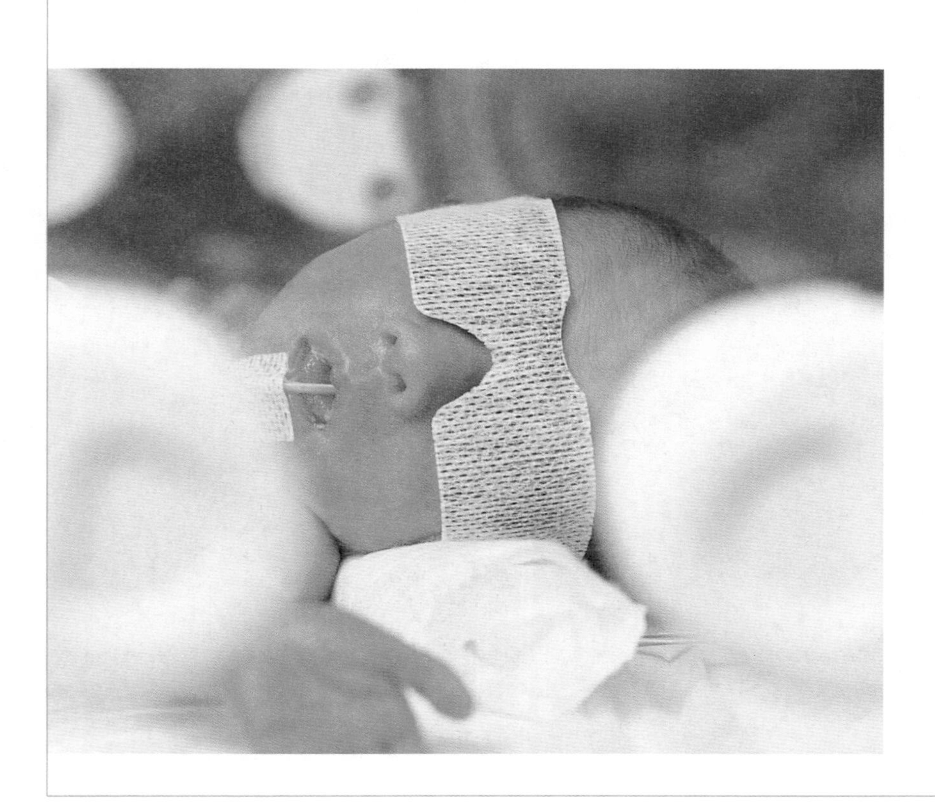

要小心的疾病

早产儿视网膜症

如果眼睛后方增生了非正常的血管，出现创伤组织，使由视神经细胞构成的视网膜不能正常形成，就会得早产儿视网膜症。正常出生的孩子，眼睛后方的血管是在妈妈肚子里发育的，足月出生时已经发育完全。早产儿在出生后血管还在发育，如果发育不正常，就会得早产儿视网膜症。严重时会失明。如果怀孕不足36周就出生，出生时体重不到2 kg，就要在出生后4～8周去眼科医院检查。以后根据需要，每隔2～3周去1次。出于稳妥考虑，直到出生后2～3个月为止，都要坚持到眼科医院接受检查。

贫血

因为孩子没有从妈妈体内获得充足的铁，所以容易患贫血。早产儿如果贫血，就应该一直给孩子吃补铁剂，直到体重达到出生体重的2倍时为止。出生时体重在2.5 kg以下的孩子，出生后8周开始服用补铁剂，每1 kg体重服用1 ~ 3 mg的铁，坚持服用3 ~ 4个月为宜。

颅内出血

这是早产儿易患的最严重的并发症之一。出生时体重越轻，怀孕周数越短，越容易出现。脑室（装满脑脊髓液，位于大脑中心部位）周围的血管因为周边支撑结构不够结实，很容易破裂，导致脑出血。脑室周边产生的血液，会流入脑室，大部分轻微的出血可以被大脑吸收并自动恢复，但是一部分会带来脑水肿、痉挛、脑源性麻痹等并发症。用超声波进行检查是最准确的诊断办法，可以根据出血位置和程度分成四阶段进行治疗。

慢性肺疾病

早产儿的肺，在出生时很多都没有完全发育成熟。在保育箱里使用人工呼吸机，持续地对肺产生压力，会增大肺部受损的可能性。慢性肺疾病使孩子容易气短，不能很好地吸食母乳或奶粉。应该在孩子产生吸奶的力气之前，少量、一点点地慢慢喂孩子，如果得了感冒，症状会恶化，要多加注意。

Q 早产儿要接受哪些检查?

A 和正常孩子没什么区别，在完全发育之前一定要接受的检查有大脑超声波检查、视网膜检查和听力检查。即使最初没出现问题，但在成长过程中，有时仍然会出现异常。特别是早产儿视网膜症，早前检查没有任何问题，被认为正常，但是以后还可能出现症状，因此一定要进行定期检查。如果错过时机，可能会造成孩子失明。

感染性疾病

如果妈妈的免疫力低下，那么孩子的免疫力也会比较低下。很容易患肺炎、脑髓膜感染、尿路感染等疾病。如果长期呼吸困难、肤色改变、长时间消化不良，就要怀疑是不是感染性疾病。尤其要留意败血症，因为会导致死亡。为了不让孩子感染细菌，要经常打扫，平时要保持家中清洁。

照顾低体重儿

什么是低体重儿?

怀孕37周以上，孩子在胎内生长非常缓慢，出生时体重在2.5 kg以下的孩子，叫低体重儿。低体重儿身材瘦小，体重较轻，但是外表和正常儿一样。低体重儿的产生，往往是因为孩子没有通过胎盘吸收到充分的营养，从妈妈方面的原因说，可能是因为妈妈患有内分泌失调、心脏病、妊娠中毒症、慢性肾盂肾炎、病毒性疾病、细菌感染疾病、药物中毒、营养失调或其他慢性病，也可能与产妇是双胎妊娠、体力劳动过度、饮酒、抽烟有关；从胎儿方面的原因说，可能是孩子先天性畸形，患有风疹、梅毒等胎内感染，或胎盘机能不全、血流障碍等。

通过产前检查可早期发现并治疗。如果怀孕期间持续治疗，孩子体重也不增加，就要进行诱导分娩。

照料的方法

早产儿呼吸障碍很少见，但是先天性畸形的可能性很高，血糖和钙数值很低的情况较多。根据情况可以注射葡萄糖浆，留心观察直到血糖值正常为止。和早产儿相比，低体重儿对外部的适应能力更好，成长的速度也偏快。

照顾过熟儿

什么是过熟儿?

怀孕超42周出生的孩子叫作过熟儿。虽然现在还不知道明确原因，但患有糖尿病的产妇更可能生出过熟儿。临盆后，胎盘内的血流减少，胎内缺氧，容易产生胎儿困难综合征等并发症，容易难产，自然分娩的危险性高。为避免胎儿在胎内窒息而死，可能要做诱导分娩或剖宫产手术。如果过了预产期，胎盘机能退化，胎儿的生长会放缓，所以过熟儿的体重会比足月儿略重（或者反而更轻）。育儿的方法和正常儿一样。

和足月儿的不同点

皮肤被胎脂覆盖，呈现银白色，且比较粗糙，但是2 ~ 3天内胎脂会自动脱落，长出新皮肤。虽然头周长和身长较大，但身体比较瘦。有点老成的样子，会睁眼睛观察周围。因为之前孩子在胎内缺氧的情况下排了胎便，所以会导致孩子的皮肤、指甲、脐带都染成黄色。出生后5 ~ 6天，开始正常生长。

step 9

育儿常识

宝宝正常发育的标准

每一位妈妈都很想知道，自家宝宝的成长到底是快还是慢。什么样的动作正常，什么样的动作异常？其实，孩子成长的速度都不一样，妈妈不必因发育缓慢而烦恼，可以自己核对下面的数据和常识，帮助宝宝健康成长。

基本发育情况

撑起脖子 | 出生后2 ~ 3个月

让孩子坐下时，他（她）可以自己撑住脖子。这个动作的出现，最快是在出生后1个月，平均是在出生后2 ~ 3个月。出生后3个月时，孩子趴着也可以把头部向上抬到90° 左右。出生后4个月时，孩子坐着可以把头后仰，出生5个月后，如果孩子还不能撑起脖子，就有必要接受一下检查。

嘀咕 | 出生后4个月

过了百日，宝宝开始和妈妈相视而笑。平均在4 ~ 5个月时就可以嘀咕。如果到了出生6个月后，还不能发出声音，或妈妈逗孩子也没有反应，那么可能是听觉或发声器官有问题。

翻身 | 出生后5 ~ 6个月

最快在出生4个月后就开始翻身，慢则到出生7个月后。为了能翻身，宝宝头部支撑的能力和掌握身体重心的腹部肌肉都要发达。也就是说，肌肉、韧带、中枢神经都已经发达，孩子才能够好好地翻身。如果过了7 ~ 8个月，孩子还是不会翻身，就要考虑孩子是不是发育迟缓。

伸手抓东西 | 出生后5个月

一般要等到出生后5个月，孩子的小肌肉才能发达到可以用手抓东西。这时如果在孩子面前放上奶瓶或吸引孩子的玩具，孩子会试图用手抓。出生后7个月时，孩子会用整个手掌抓东西。出生后9个月，孩子会利用拇指和食指抓东西。如果到了出生后6个月，孩子看见东西还不抓，或到了7 ~ 8个月，还不能用手掌抓东西，就要考虑是不是发育迟缓。

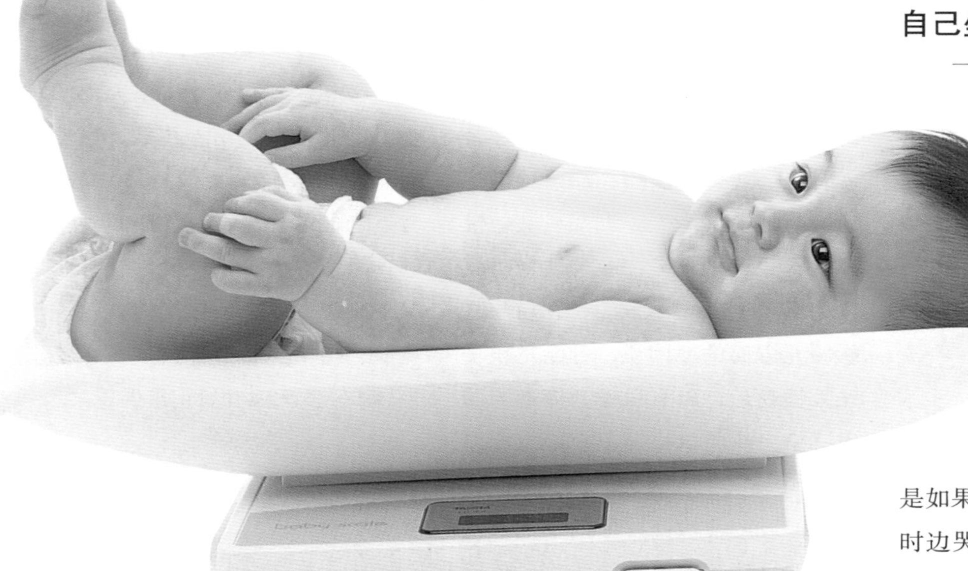

自己坐起来 | 出生后7个月

一般出生后9 ~ 10个月时，孩子可以自己坐。出生后6个月可以靠着墙或两手贴地支撑身体，自己坐一会儿。出生后8 ~ 9个月时，孩子可以坐得非常安稳，还能转头向后看。虽然会有个别差异，但是如果在10个月后还不能坐，或坐时边哭边闹，就可能是中枢神经有问题，最好接受一下专家诊断。

小贴士 孩子的成长跳过了某个过程，是十分常见的现象。一般从出生后6个月开始，孩子会用手和膝盖支撑着爬，但是也有的过了10个月才会爬，也有的完全不经历爬的过程，直接就开始站立了。所以就算孩子没有经历爬，只要没有其他异常，就不必担心。

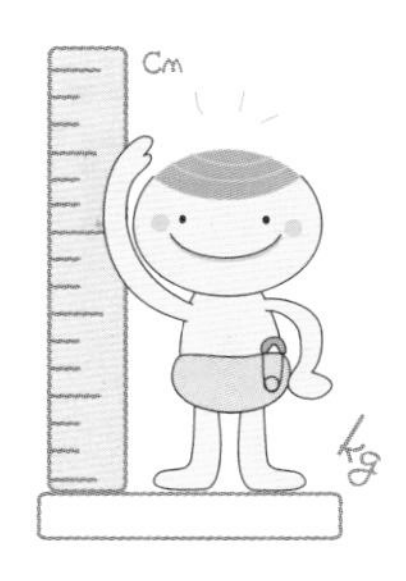

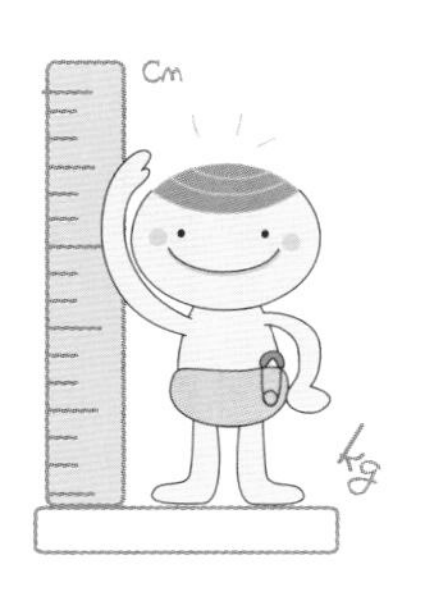

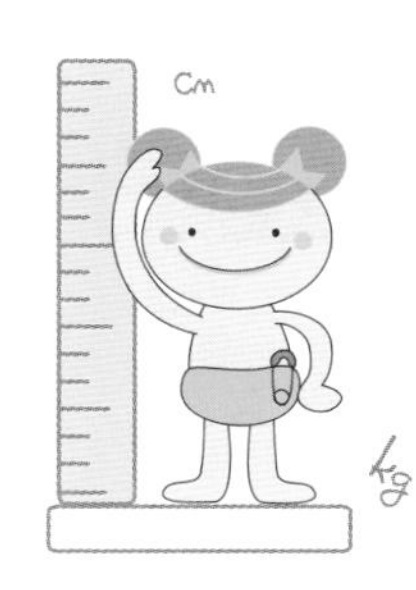

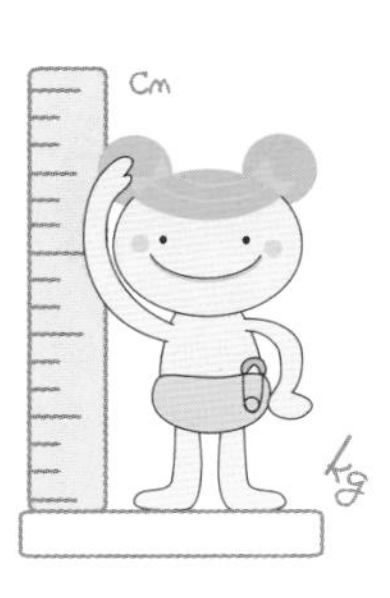

会说单个词语 | 出生后 10 ~ 12 个月

出生后7 ~ 9个月时，孩子开始会说出像“爸爸”“妈妈”这样单个的词语。但是这时孩子可能不管看到谁，都会叫“爸爸”“妈妈”。认出妈妈后再叫“妈妈”，要等到出生后10 ~ 12个月。每个孩子语言发育的进程差别很大，虽然也有开口说话很晚的孩子，但如果到出生后18个月还不能说出“爸爸”“妈妈”这样的单个词语，就有必要去做检查。

自己站立 | 出生后 11 ~ 12 个月

孩子的站立，分为扶着站和独立站两种。一般在出生后9个月时，可以扶着东西站起来（最快是在出生后6个月）。自己独立站起来的发育时机是出生后11 ~ 12个月。如果孩子在11个月后还不能扶着站，或14个月后还无法独立站，就需要接受检查。

Q 成长发育慢，也要去医院吗？

A 如果有成长发育障碍，在出生后24个月开始接受治疗的话，效果才会好。因此前期检查比什么都重要。但是不只是发育缓慢的孩子要接受检查，即使没有感觉特别的异常，也最好能在出生后1个月、4个月、7个月、12个月、18个月、24个月等重要月份接受检查。

开始走路 | 出生后 12 ~ 13 个月

出生后10 ~ 11个月时，如果妈妈抓住孩子的手，孩子可以一步一步迈着走。稍晚的孩子到出生后15个月时，也可以自己走路，有2%左右的孩子到出生后18个月时才开始会走。如果孩子总体发育较慢，且大腿没有力气，到出生后18个月还不能自己走路，那就最好接受检查。

连接词语，说出短句 | 出生后 18 个月

出生后9 ~ 12个月时，孩子可以说出“妈妈，香香”“我要水”等虽然不完整、但有明确含义的词组或短句。出生后13 ~ 15个月时，能说出5个以上有意义的生词。出生后18个月前后，语言能力会更加发达，能够说出句子。如果到出生后24个月，孩子还是不能说出短句，那么最好去语言治疗中心接受检查。

怀疑孩子发育迟缓时

怎样做发育检查？

要去有游戏治疗、语言治疗、父母教育等各相关领域专家的专门机构检查，才能得到适合孩子特性的治疗。如果妈妈是忙碌的上班族，或因为没有直接抚养孩子，所以对孩子的状况了解不准确，那么检查时，一定要带上孩子的直接养育者，比如奶奶或者保姆。

- **感知能力测定** 到出生7个月后，孩子应该能顺着发声的方向转头。
- **语言理解力测定** 到出生24个月后，孩子应该能认出眼睛、鼻子、嘴等身体部位，并能准确地用手指出。
- **手语、表现语测定** 到出生24个月后，孩子应该能指出眼前物体的位置，还能说出眼前图画的内容。
- **智力发育检查** 到出生24个月后，孩子能够区别横线和竖线，还能够自己画出来。
- **排列检查** 到出生30个月后，如果按照顺序展示给孩子看两个颜色以上的卡片，孩子能按照顺序进行排列。

step 9
育儿常识

宝宝的大便与健康

宝宝的大便包含了重要的健康信息。观察孩子排便顺不顺利，可以了解母乳或奶粉摄入是否充分。通过大便的颜色、次数、气味，可以知道孩子有没有生病。

孩子大便的颜色

大便的颜色由什么决定?

大便的颜色是由肝制造的胆汁色素——胆红素来决定的。喝酸奶大便就呈乳白色，因为食用的断奶食品的颜色不同，会导致大便色发生变化。另外，胃酸等消化液、食物在大肠里停留的时间、酶的分解力、肠内细菌的种类和活动性，饮食的种类等因素，也会导致大便颜色发生变化。

健康孩子的大便颜色

● **黄色** 肝脏里流出的胆汁，颜色基本是棕色。胆汁进入胆囊流出后呈深绿色，进入十二指肠后又变成黄色。这是天然而健康的大便颜色。

● **绿色** 胆汁色素在肠里停留的时间过长，氧化后会变绿色。直接被排出的话，就会呈现绿色。绿色大便也是自然的，不必担心。

● **绿褐色** 胆汁在肠里时间越长，颜色越会发生变化。开始喂断奶食品后，消化食物的时间变长，颜色会加深，因此就出现了绿褐色的大便。

生病孩子的大便颜色

● **红色** 这是因为孩子大便出血。家长需要了解血液是怎样沾到大便上的。如果大便整体呈红色，就要担心是不是小儿肠套叠或细菌性肠炎（食物中毒），一定要去医院接受检查。

● **白色** 可能是胆道闭锁症、病毒性胃肠炎、肠道腺病毒等。和胰腺关联的病，也会导致孩子排出白色脂肪便。不管是什么情况，只要排出白色便，就是生病的信号，一定要去医院检查。

● **黑色** 胃或小肠等消化器官的上侧出血，就会导致黑便。一定要去医院接受检查。但如果是孩子喝下了鼻血或妈妈乳头伤口流出的血而导致的，就不必过分担心。

孩子大便里的杂质

食物残渣

吃蔬菜后，膳食纤维不能被完全消化，就会排泄出来。如果大便的状态和平时一样，就没有什么问题。

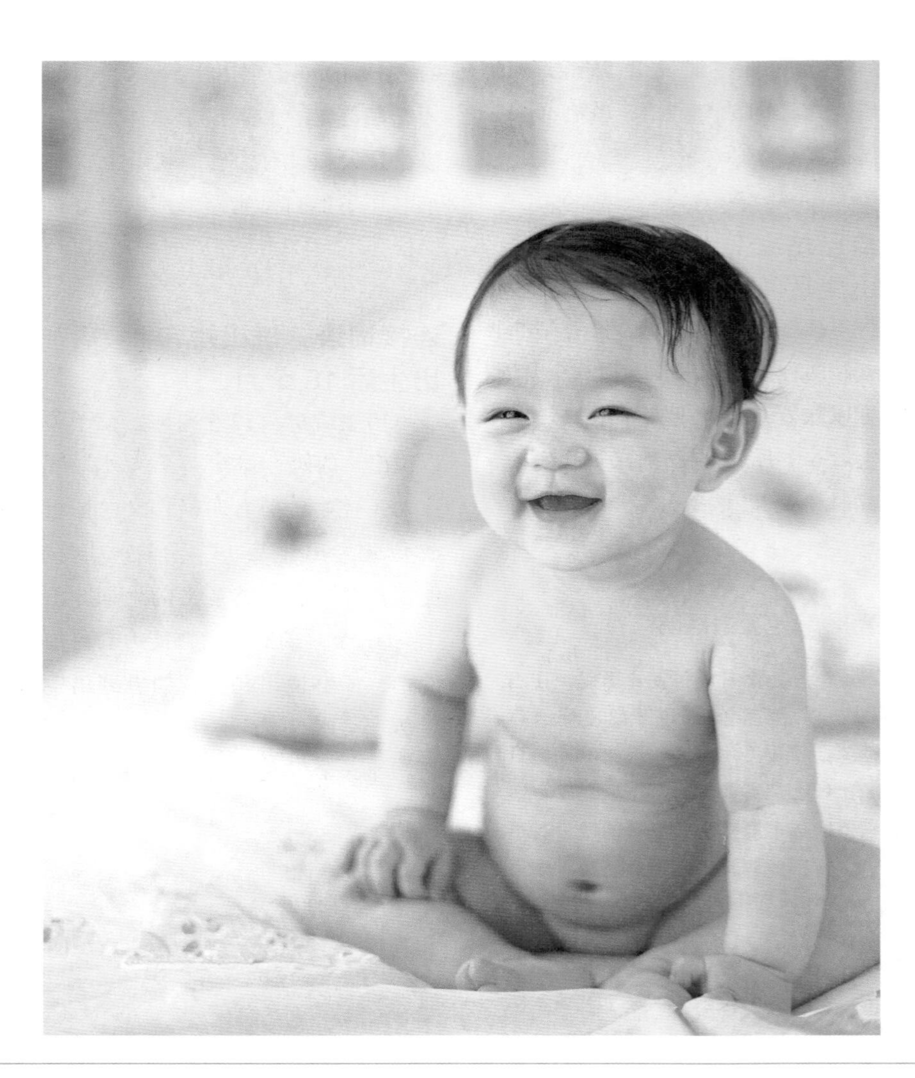

黏液质

消化器官的黏膜受到刺激后，黏液就会排出，不必特别担心。如果黏液排出量很大，可能是因为感染，要去医院检查。

黑色颗粒

白色的脂肪颗粒，再混合了被胆汁染色的膳食纤维，就会变为黑色颗粒。菠菜等绿黄色蔬菜吃得多，黑色就会变深。

白色颗粒

脂肪没有很好地被吸收，或者吃了脂肪含量很高的食物，大便里就可能会出现白色颗粒。这可能是母乳或牛奶的乳脂肪凝固而成的，不必担心。

混着血

如果大便的一部分混着血，可能是肛门附近的黏膜破裂，造成了肛裂。如果到处都沾着血，可能是大肠的免疫细胞集合体凸出，在大便通过时受到刺激，引发出血。

孩子大便的硬度

含水多的大便

当孩子开始吃固体食物时，大便会慢慢变硬。如果水分摄取太多，偶尔大便也会变得很稀，但在孩子流汗非常多的夏天，即使水分摄取量很多，孩子的大便也会很干。

排出的大便和成人的一样粗

如果孩子先天性就没有肠黏膜神经，肠就不能扩张，腹部紧绷，就会排出很粗的大便。这叫巨结肠症，是引起便秘的代表性疾病。

可以滚动的大便

孩子的大便一般很稀。但是如果看到像兔子便一样、可以骨碌骨碌滚动的硬硬的大便，那么孩子患便秘的可能性很高。发生肠痉挛时，也可能排出这种便。

小贴士 发烧后排出绿便，或排出番茄似的红便、淘米水似的白便时，是紧急情况，要马上去医院。

排大便的次数

次数少

如果孩子吃得好玩得好，即使长时间没有排便，也可以先观察一段时间再说。如果是奶粉喂养，就可以在奶粉中放一勺砂糖，给孩子喝比平时量多一些的水，促进消化和排便。

一吃就排便

如果孩子吃得好玩得好，就没有什么问题。但如果症状变严重，就要去医院接受检查，找到准确的原因。

什么时候次数开始减少?

开始喂断奶食品后，孩子大便的次数就开始减少。出生后12个月，1天会排2 ~ 3次。吃较硬的食物，消化的时间更长，也会导致大便次数减少。

如何解决腹泻和便秘

怎么判断是否腹泻?

不仅次数多，还出现形态比平时稀得多的大便，就是腹泻。如果仅仅是大便稀，但次数和平时差不多，气味弱，孩子也依然很有活力，就不是腹泻。如果伴有呕吐和发热，孩子不喝水也不吃东西，那就一定要去医院检查。

Q 能从大便的气味判断健康状况吗?

A 如果孩子感染了细菌，大便会发出腐坏的味道。发出酸味，就可能是病毒导致的细菌感染。被感染时，每次都会散发出恶臭。如果不是每次都发出这种味道，就不一定是感染。

腹泻的对策

尽量别让孩子脱水，要经常喂孩子大麦茶或婴儿专用的电解质饮料来补充能量，要给孩子吃容易消化的食物。为了不让孩子臀部糜烂，要让孩子坐浴，涂软膏。换尿布时，妈妈要把手洗干净，预防再次感染。

怎么判断是否便秘?

大便比平时的状态硬，且次数减少，并伴有疼痛，这就是便秘。即使2 ~ 3天不排便，但是孩子心情很好，也有食欲，那就没问题。如果腹部紧绷，孩子很痛苦，或者食欲下降、大便变硬且肛门破裂，就要去接受检查。

便秘的对策

糖分可以稀释大便，促进大肠蠕动，所以可以喂孩子橙汁或其他水果汁。还可以揉搓腹部周围，给腹部做按摩，引导孩子做让大腿伸展弯曲的体操，用拇指按肛门周围给予刺激，或者直接用蘸了橄榄油的棉签轻轻刺激肛门。

哺乳期孩子的大便

	母乳喂养时	奶粉喂养时	混合喂养时
	大便稀，次数多，因为母乳里含有的乳糖，抑制了大肠水分的吸收。偶尔吸收得很好，就会几天都不排便。孩子的大便颜色像鸡蛋黄一样，散发出酸溜溜的气味。1天排3～8次，也可能排10次以上或排出泡沫便。	排出淡黄色大便。和母乳喂养的孩子大便相比，水分较少，且呈泥巴状，也会排出深黄色或绿色的大便。1天排2～4次。有时大便带有小白粒，这是因为喝的奶粉没有被完全吸收，不必担心。	根据母乳和奶粉喂养的比率而呈现不同状态，如果母乳喂养比率高，大便会接近黄色的稀便；如果奶粉喂养的比率高，大便会带有颗粒。1天排4～5次，略微发出酸溜溜的气味。
0个月	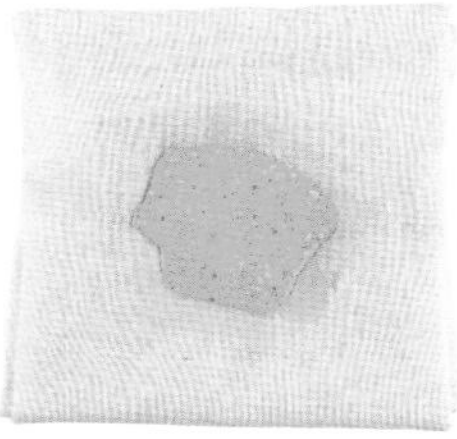 又软又稀的黄色便。喂奶后将一直持续。	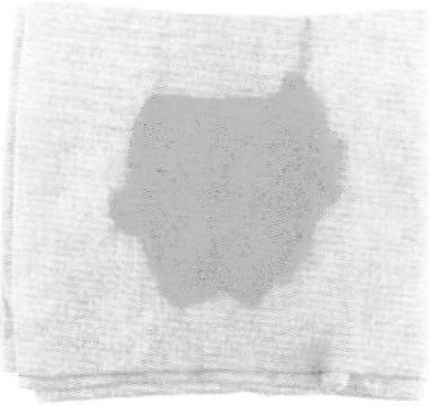 一喝奶粉就排黄色便，混着零星白色颗粒。水分多，会渗透尿布。	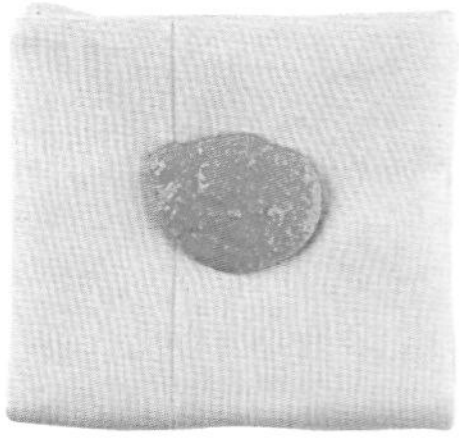 排出淡黄色夹杂着白色颗粒的稀便，水分很多。
1个月	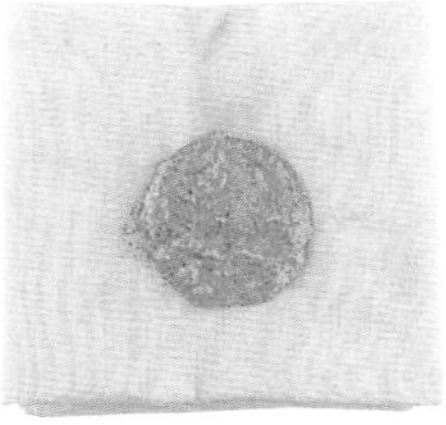 喝奶的同时常常会排便。接近橘黄色，偶尔夹杂着颗粒。	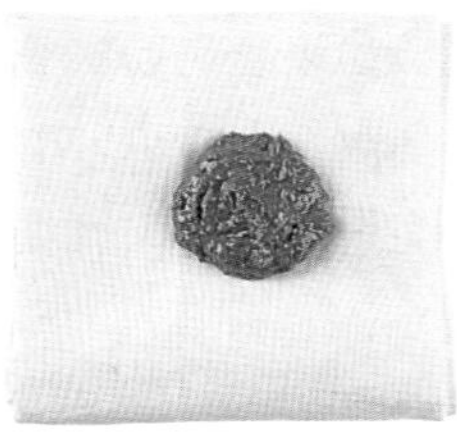 平时排较软的稀便，偶尔排较硬的大便。夜间喂奶后也会排便。	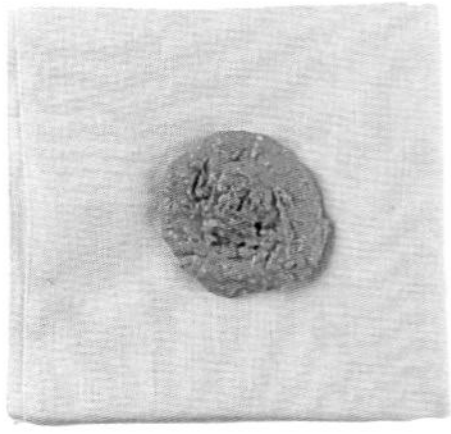 会出现便秘。3～4天排1次便，呈深土黄色，夹杂白色或绿色的颗粒。
2个月	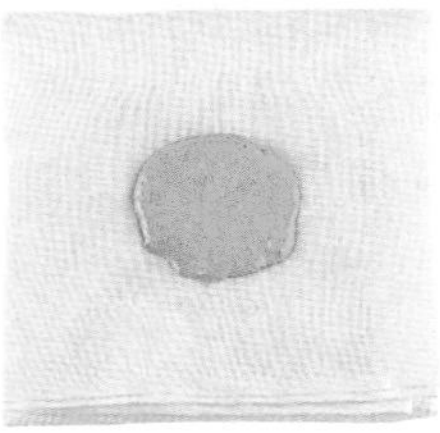 比最初的更黄。黏黏的、有时夹杂着白色颗粒。散发出酸奶气味。	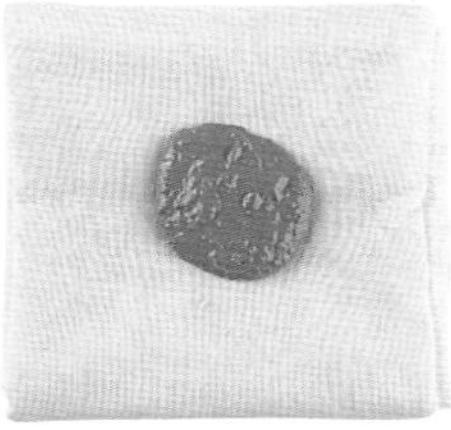 1天1次，排便次数稳定。呈黄绿混合色，也会夹杂和大便色一样的颗粒。	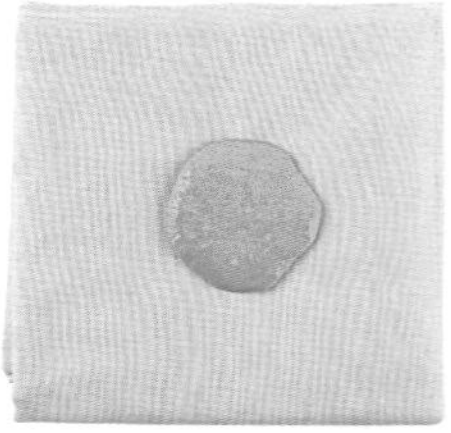 母乳喝得多，奶粉喝得少时，会排出水分较多的深黄色大便，还带有白色颗粒。
3个月	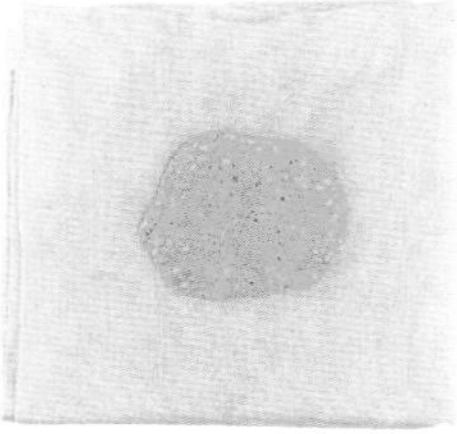 水分变多了，湿滑，颜色很黄，夹杂白色颗粒。	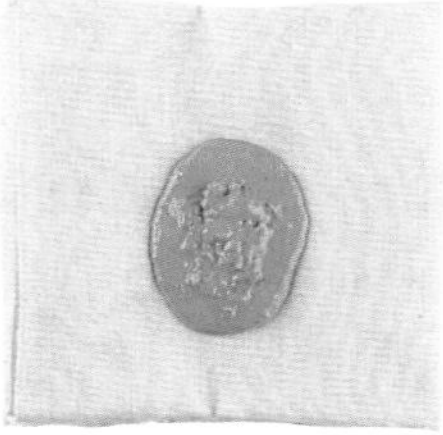 浅黄绿色，黏稠，水分比较少，有酸味。	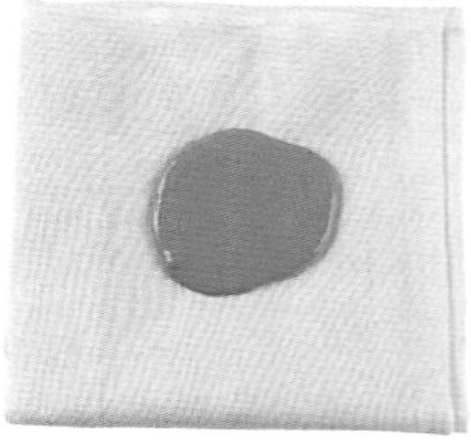 这是奶粉比母乳多吃100 ml时排出的大便，呈黄绿色。
4个月	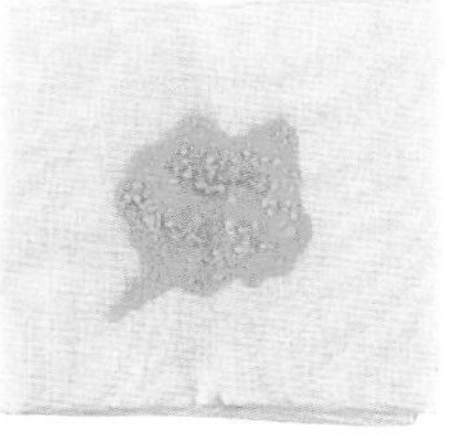 肠功能较弱，大便就会稀。2天排1次，或1周也不排1次，次数不固定。	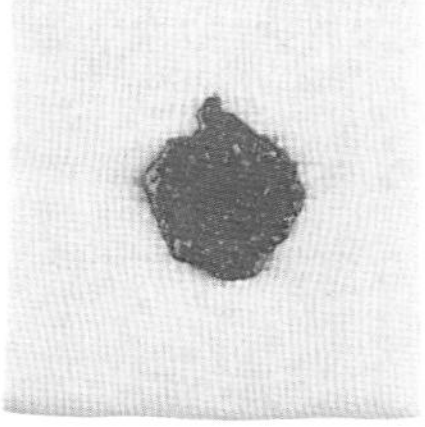 平均1天排1次。湿滑，呈深绿色。	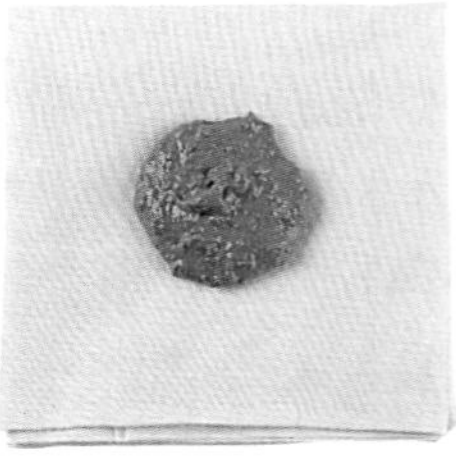 奶粉比母乳吃得多时排出的大便，呈深绿色。

断奶期孩子的大便

初期 | 4 ~ 5 个月

开始喂断奶食品后，大便会暂时变稀。这是因为孩子的肠道暂时还不适应，可能会腹泻，但过几天会变稠，次数也会减少。

出生后 4 个月

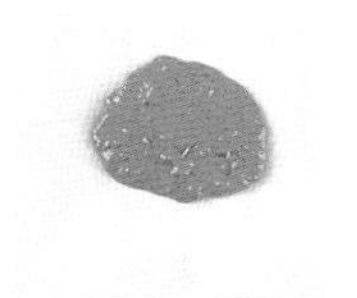

大便容易黏在屁股上，很有黏度，呈黄绿色。

出生后 5 个月

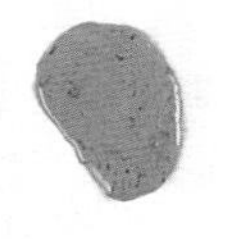

黏稠感很强。如果吃感冒药，就会排出深色大便。

中期 | 6 ~ 8 个月

每个孩子大便的模样和次数都不同。随着可以吃的食物种类的增多，会吃什么就排什么。

出生后 6 个月

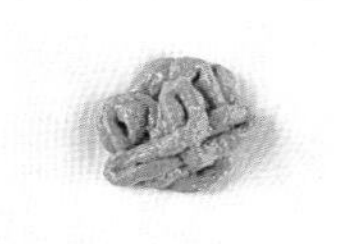

棕色便便。如果突然引起斑疹或抽风，孩子的大便就会变稀。大便的量会随着次数增多而降低。

出生后 8 个月

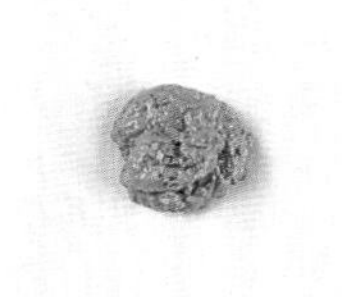

有规律地 1 天排 1 次便。吃的食物如 泡菜、金枪鱼、胡萝卜、萝卜等，可能会原封不动排出来。

后期 | 9 ~ 10 个月

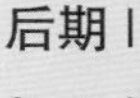

食量增大，容易排出硬便，但有个体差别。黄色的大便逐渐减少，变成绿色或茶褐色。

出生后 9 个月

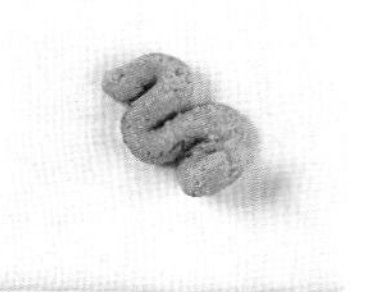

1 天排 3 ~ 4 次。颜色由黄转棕，气味和成人的差不多。

出生后 10 个月

吃捣碎的鸡蛋、蔬菜、水果后排出的大便。1 天排 1 次，呈深棕色。

完成期 | 11 ~ 12 个月

营养成分大部分由食物中摄取，大便的颜色、硬度、气味渐渐和成人的接近。

出生后 11 个月

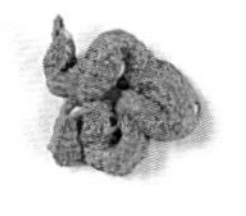

呈黑色光泽的大便。有时会夹杂所吃的食物一起排出。

出生后 12 个月

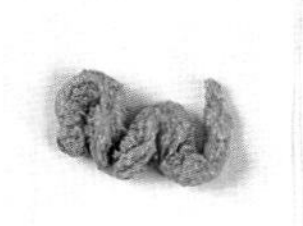

如果吃了烤鱼或者菠菜，大便的颜色会更黑。

患病孩子的大便

小儿肠套叠

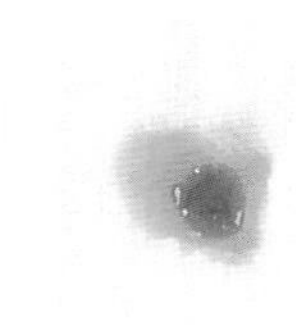

这是肠卷进肠子里的病。会引起内脏出血，大便呈草莓酱似的红色。排便时孩子脸色苍白，还会哭和呕吐。大哭 1 ~ 2 分钟，5 ~ 10 分钟后停止，会反复。

胃溃疡、十二指肠溃疡

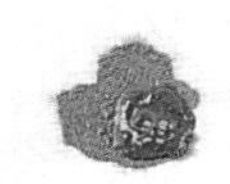

由于胃或十二指肠出血、维生素 K 缺乏导致内脏出血时，孩子会排出焦油状的大便或膨胀的黑便。

胆道闭锁症

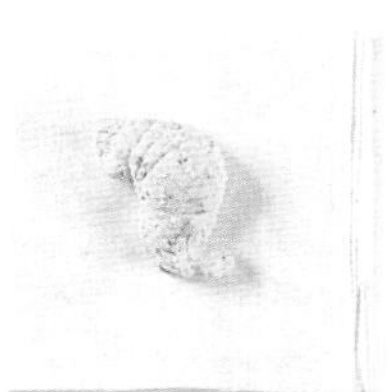

出生时胆汁通过的通道被堵塞，易患胆道闭锁症。由于胆红素不能混合到大便中，所以会排出白色大便。这会使黄疸变严重，一旦发现，马上治疗。

白色变异性腹泻

冬、春两季之间，流行病毒往往会引发腹泻。症状是先呕吐，后排出淘米水一样的乳白水便，并散发刺激的酸味。偶尔发烧。严重时脱水，要尽快就医。

宝宝的排便训练

排便训练要在合适的时间进行。如果操之过急，可能会引起便秘或夜尿症；但如果一直搁置，长时间给孩子穿着尿布，也可能会妨碍孩子的发育。

要从什么时候开始

可以自己走时

只有孩子的脑神经充分地发育成熟，孩子才能在感觉想排便时，自己坐到坐便器上排便。在孩子可以自己走路的时候，脑神经也做好了准备，可以自如地调控肌肉，这时，孩子就可以进行排便训练了。

小便间隔 2 个小时时

每 2 小时排 1 次小便，说明孩子的膀胱已经可以储存小便了，孩子在某种程度上可以忍住小便，从这时开始排便训练是稳妥的。

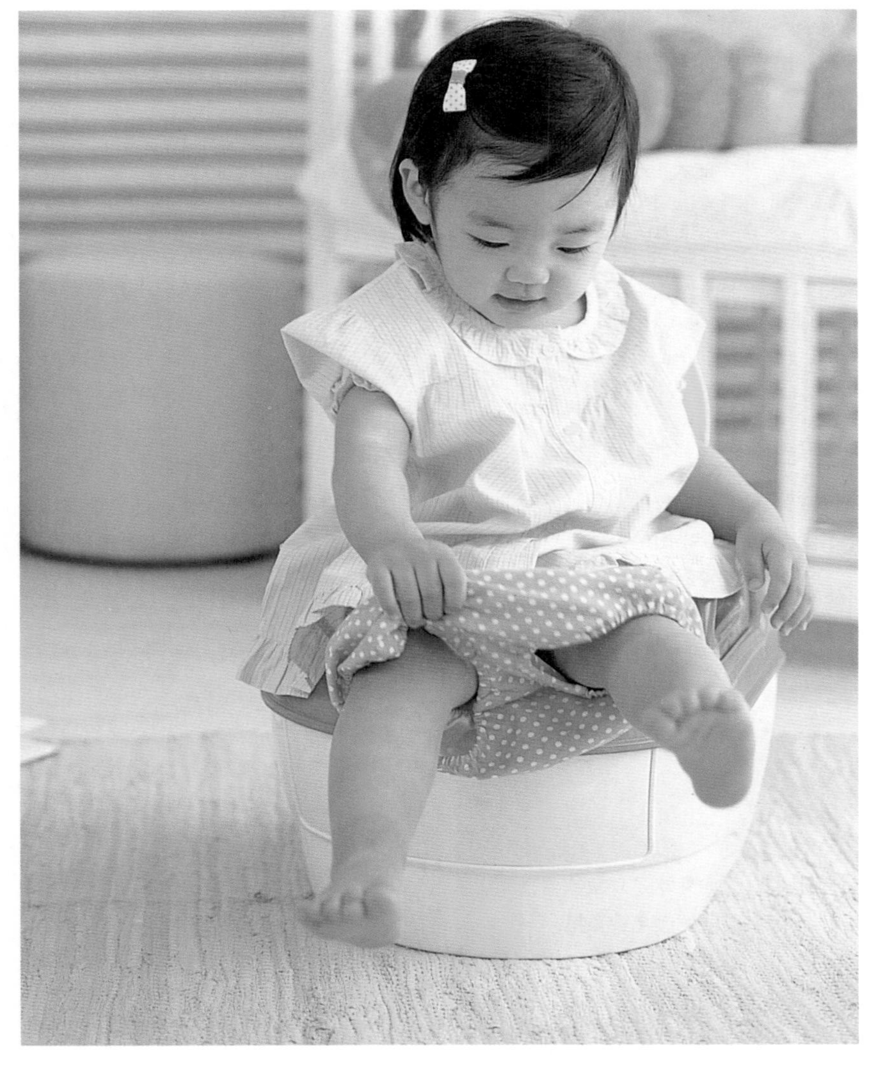

孩子表达排便的想法时

妈妈问“要尿尿吗？”，孩子能听得懂；想大小便时，孩子能准确地向妈妈传达“妈妈，小便”，这时才能训练孩子排便。

满 2 岁再开始也不晚

大部分专家把训练孩子排便的时机定在出生后 18 ～ 24 个月。不管妈妈怎么指导孩子，如果孩子的身体没有做好准备也是不行的。所以要为训练留足充裕的时间。如果希望减少孩子因排便训练带来的压力，让训练的过程完成得又容易又快，那么建议在 24 个月时再开始排便训练。

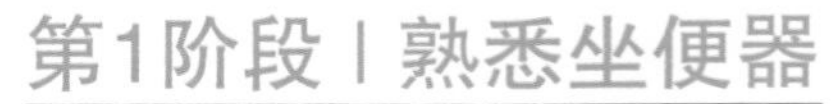

第1阶段 | 熟悉坐便器

准备孩子用的坐便器

如果只是单纯地让孩子坐在坐便器上，那么排便很可能失败。最好准备画有卡通人物或能发出旋律的宝宝专用坐便器。如果计划用成人坐便器来训练孩子排便，为了保证安全，要给坐便器套上坐便套。

把坐便器当成椅子一样使用

让孩子坐坐便器时，可以喂孩子零食，给孩子读书，并给孩子讲有趣的故事。可以用小贴纸写上孩子的名字，贴在坐便器上，给孩子暗示“坐便器是我的”的想法，会使孩子更喜欢坐便器。要让孩子觉得坐便器又有趣又愉快，那么孩子就容易适应坐便器。

洗澡前后让孩子坐坐便器

孩子在一定程度上熟悉坐便器后，为了尽量让孩子适应光着身子坐坐便器的感觉，可以利用洗澡前后的时间，把孩子的裤子脱掉，试着让孩子坐在坐便器上。绝对不要提及大小便的事，这个阶段只让孩子熟悉坐便器就行。

第2阶段|告诉孩子坐便器的用途

慢慢尝试脱掉尿布

“在坐便器上玩，很有意思吧？”“从现在开始，试试在坐便器上撒尿和拉屎，好不好？”通过这一类诱导式的句子，家长可以留心观察孩子是否有大小便的需求。

如果孩子发出了信号，就把孩子的尿布脱掉，让孩子坐在坐便器上。可以鼓励孩子说“来，试试看，尿吧”，如果孩子拒绝，也不要对孩子发火。如果孩子想下来，就让孩子下来，可以安慰孩子说“下次再试试吧”。反复重复这样的过程，直到孩子用坐便器大小便为止。

找可以模仿的对象

家长可以用玩具娃娃和孩子玩“在坐便器上排便”的游戏，或给孩子看排便训练的绘本和视频。如果让孩子看到姐姐或哥哥排便的样子，对刺激孩子模仿会起效果。如果没有姐姐或哥哥，父母也可以为孩子做榜样。榜样一定要是同性的，如果让孩子看异性范例，容易让孩子糊涂。

把坐便器放在固定位置

如果用宝宝专用坐便器，要把坐便器放在固定的地方。孩子每次想大小便时，父母不要抬着坐便器追着孩子走。孩子喜欢自己找到坐便器排便。

尽量把坐便器放在孩子很容易找到的开阔处。如果放在卫生间里，就不要关上卫生间的门，因为封闭的环境会让孩子不安。

孩子在坐便器上时不要冲水

注意，孩子坐在坐便器上时，不要冲水。因为孩子认为，排出的大便也是自己的一部分，如果孩子看到大便迅速地被冲走，心理可能会受到冲击，对坐便器产生恐惧感。

第 3 阶段 | 撤掉尿布

内裤一脏，马上更换

如果内裤尿湿了，孩子会产生小便的动机。但绝对不能因为这个，就不给孩子换内裤。排便训练重要的不是教会孩子记住大小便时湿湿、脏脏的感觉，而是引领孩子了解便后那种干净畅快的心情。因此，如果内裤脏了，就要马上给孩子换上干净的内裤。

小贴士 在排便训练的过程中，不要向孩子发火，否则孩子大小便意识的成长反而会推迟。

增加坐坐便器的次数

如果坐在坐便器上排便成功了1次，那么就可以渐渐增加孩子坐坐便器排便的次数。掌握了孩子排便的规律后，一到排便的时间，就把孩子的尿布脱掉，让孩子坐在坐便器上。

培养主动大小便的意识

如果孩子不拒绝坐在坐便器上排便，家长就应该培养孩子主动大小便的意识了。不要在感觉便意之前就让孩子排便，应该等到孩子感觉膀胱完全胀满、说想小便时，再让他（她）去排便。

暂时在睡觉时给孩子穿尿布

即便白天不用尿布，晚上睡觉时也可以给孩子继续用尿布。有些家长担心孩子尿在衣服上，所以会故意把睡着的孩子弄醒，带去卫生间，但这样做，不如帮助孩子养成在睡前排便的习惯。

睡觉前不要让孩子喝两杯以上的水，晚饭时不要吃得太咸。如果夜间孩子没有撒尿，直到早上尿布还是干爽的话，就要给孩子充分的表扬。在排便习惯渐渐形成后，可以慢慢把尿布撤掉，只给孩子穿内裤睡觉。绝对禁止因为孩子尿在床上而生气或惩罚孩子。

step 9

育儿常识

宝宝睡觉习惯的养成

有的孩子累得打盹了也不去睡；有的孩子睡前一直闹。哄这类孩子的最好办法，就是“抱”和“侧躺着陪睡”。新手妈妈，来学一下哄孩子睡觉的好办法吧！

为什么要好好睡觉

保证大脑发育

如果睡眠不足，孩子不仅会身体疲倦，大脑也会负担过重。成人睡眠不足就会思维迟钝，孩子睡眠不足，会影响正在成长期的大脑的发育。

大脑如果不能正常休息，孩子的火气会变大，脾气会变坏。熟睡能促使大脑发育，是最优质的大脑运动。

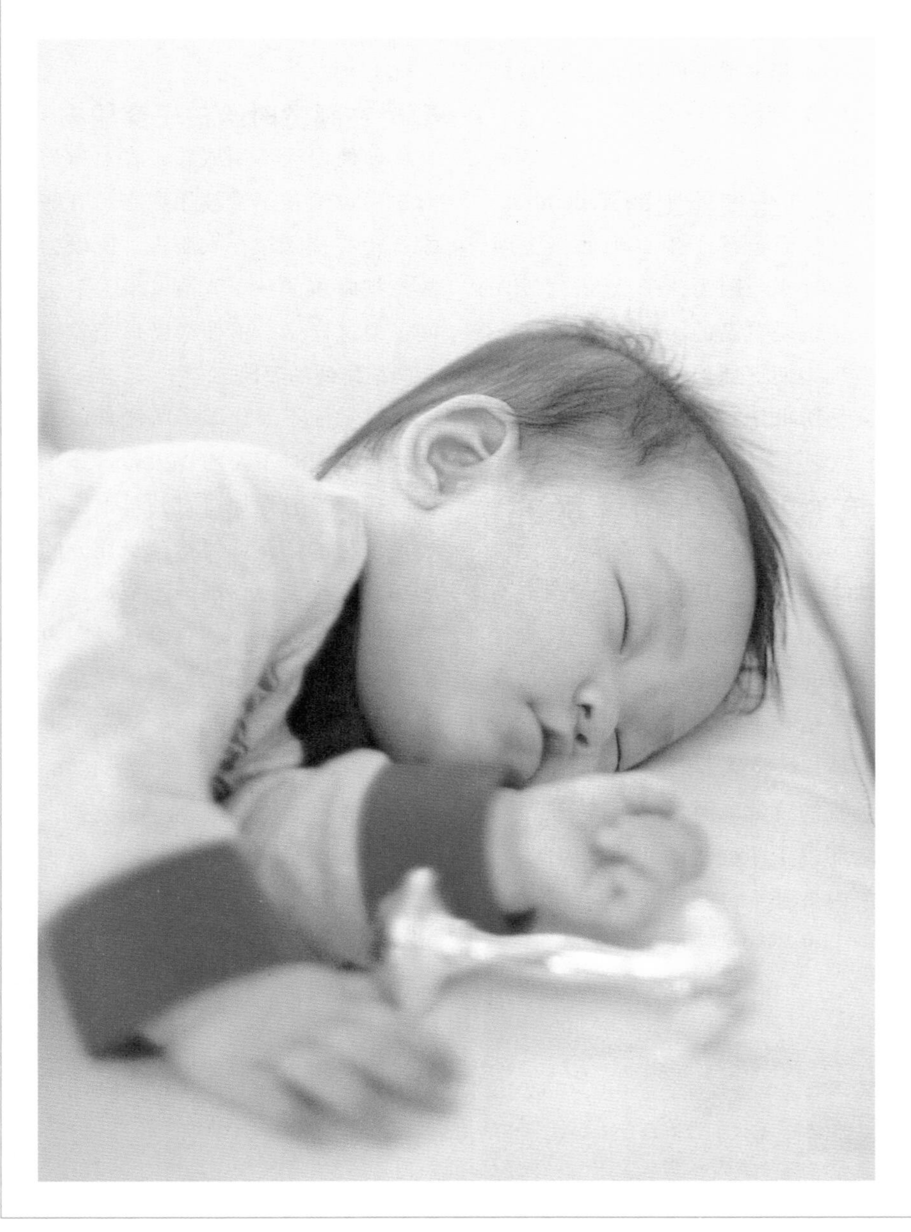

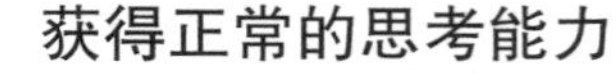

获得正常的思考能力

大人感受到适当的压力，会给日常生活带来活力，孩子也是。感觉到适当的疲劳感时，身体会分泌肾上腺素，让人兴奋。睡眠不足时，孩子比平时更活泼，就是因为这个原因。睡眠不足时，大脑还会分泌皮质醇，使孩子的运动量增加。这些是对抗压力的激素，持续分泌会造成压力慢性化等不良影响。

有的家长会认为，虽然孩子睡眠不足，但白天玩得很好就没事，这样的想法是不对的。凝视事物和思考的过程都需注意力，只有充分睡眠，才能让孩子获得充分的思考力和注意力。

让身体健康发育

如果大脑不能顺利生长，那么大脑分泌的生长激素也会受到影响。生长激素的作用是促进蛋白质的合成，指挥骨骼、软骨和肌肉等身体发育。从微小的头发生长，到宝宝开始学步，所有一切的发育都是从大脑开始的，孩子们只有通过健康的睡眠，才能让大脑获得成长

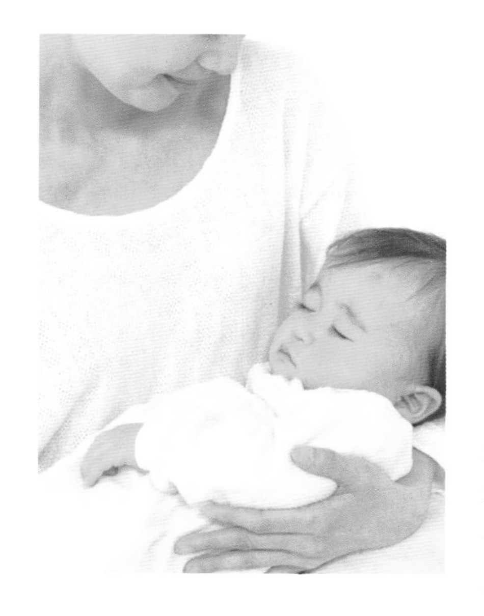

的养料。

生长激素的分泌产生问题后，身体不能健康发育，孩子以后很可能长不高，或者身体素质差。

哄孩子好好睡的秘诀

秘诀 1 | 抱着孩子慢慢摇

竖着抱孩子，让孩子和妈妈的身体紧紧贴在一起，会给孩子带来安全感。轻拍孩子的后背，通过有节奏的反复刺激，可以让孩子的心情渐渐平静。起初可以稍快地轻拍，再慢慢放慢，慢慢摇晃。这样孩子的紧张感会渐渐解除，产生睡意。

孩子入睡后，要把被子稍稍向下拉，慢慢把孩子放下，如果孩子又醒来要妈妈，可以握住孩子的手继续轻拍一阵子。

秘诀 2 | 和孩子肩并肩躺下

这个方法的原理叫作“引入现象”，比如两个人一起走路，刚开始各有各的步调，但在某一瞬间两个人的步调会变得一致。在哄孩子睡觉的过程中，妈妈往往先有困意，也是这个原因。根据心脏搏动间隔的变化分析实验，妈妈和孩子一起躺下后，首先是妈妈的心脏和呼吸放缓，孩子因为“引入现象”，心脏和呼吸也慢慢变缓。

哄孩子睡的具体方法是躺在孩子旁边，用孩子可以听见的声音夸张地用鼻子呼气、吸气，感觉孩子渐渐跟随妈妈的节奏后，再把呼吸的节奏慢慢放缓。在旁边和孩子一起装睡，也是一个好办法。虽然妈妈有可能先睡着，但妈妈睡觉的声音也会影响孩子，孩子就可以在舒服、安心的状态下慢慢入睡。

小贴士 在床上哄孩子睡觉时，因为无意识中会有“抱着哄孩子然后放下”的想法，妈妈心里容易不放松，孩子也不容易睡着。

改进不良睡眠的方法

帮助孩子确定睡眠节奏

出生 3 ~ 4 个月后，孩子也渐渐开始能区分白天和黑夜了，开始产生日常生活的节奏。这时如果让孩子形成有规律的睡眠，孩子睡前就不容易闹。睡前可以给孩子洗澡，晚饭后 1 小时（晚上 8 点钟左右）给孩子洗澡比较好，如果孩子洗得太晚，会赶走好不容易来的睡意。另外，给孩子定好起床时间，对晚上哄孩子睡觉也有帮助。如果起床时间到了孩子还不起床，就掀开帘子让阳光照进来，或给孩子手脚做做按摩。

白天让孩子学走路

如果孩子没到能走会爬的年龄，那么白天让孩子运动，晚上才能睡得好。如果孩子自己不能动，妈妈可以抱着孩子走路，在外面呼吸新鲜的空气，转换心情，使身体节奏变得活跃。天气不好时，可以抱着孩子到阳台吹吹风，或者把孩子放在婴儿车里，在门外来回走几步。

睡前哄孩子玩 1 次

即使白天玩得好，但睡觉之前再一次激起孩子的精神，让他的身体和心情都获得满足感，会很容易入睡。有的孩子身体越困精神越躁动，所以不要玩得过度。如果小孩哭闹不睡觉，不要硬逼孩子，可以再小小玩一下，喂孩子一些白开水，再哄孩子睡觉。

Q 宝宝睡醒了怎么哄他继续睡？

A 睡眠有快波睡眠（REM）和慢波睡眠（NON-REM）。快波睡眠是睡眠时眼球快速转动，脑电波和清醒时相似。孩子和成人相比，快波睡眠（浅睡）的比率偏高。如果说成人有 15% ~ 20% 是快波睡眠，那么孩子会有 50%。出生 3 ~ 15 个月的孩子中，40% 是快波睡眠，即使孩子中间醒了，如果能感受到安全感，就会比成人更容易入睡。孩子醒来四处张望时，可以握住孩子的手，抚摸孩子的后背，让孩子安心。

step 9

育儿常识

给宝宝按摩

学会给宝宝按摩，不仅有利于宝宝的健康，也能促进情绪发育、亲子关系的形成。方法非常简单，妈妈们都学一下吧！

为什么要给宝宝按摩

适当的肢体接触，能加深母子关系

刚刚出生的孩子，在接受外部刺激的同时，大脑也会发育。大部分的刺激是由皮肤接触引起的，孩子也会因为妈妈身体的味道、笑的表情、声音感觉到安心，获得满足感。肢体接触是最不费力地给孩子情绪带来安全感的方法。妈妈还可以通过和孩子的接触，提升母爱。最需要肢体接触的时期是2周岁之前，这个时期如果孩子和妈妈的亲子关系形成得好，之后无论从身体上还是心理上都可以健康成长。

可以提高免疫力

肢体接触时，会分泌血清素，能使心情舒适，更容易入睡，还能使消化和排泄能力变强，使循环和呼吸系统的机能提高。给孩子按摩时，母亲要和孩子温暖地对视，均匀而轻柔地抚摸孩子。研究结果显示，如果孩子熟悉了妈妈的声音和体味，还会提高对抗病毒的免疫力。

同时产生多种感觉，能促进大脑发育

皮肤接触，是整合各种感觉的学习法。刚刚出生的孩子对视觉、听觉、味觉的认知还很浅，看的时候，只是单纯地看图片，而不是觉悟到“原来我在看这个”。获得的各种感觉也都是单一的刺激，不能连贯。肢体接触可以帮助孩子建立“五感”的认知，使感受到的各种感觉相互统一。通过按摩，可以把孩子各自独立的感觉连接起来，有助于大脑的发育。

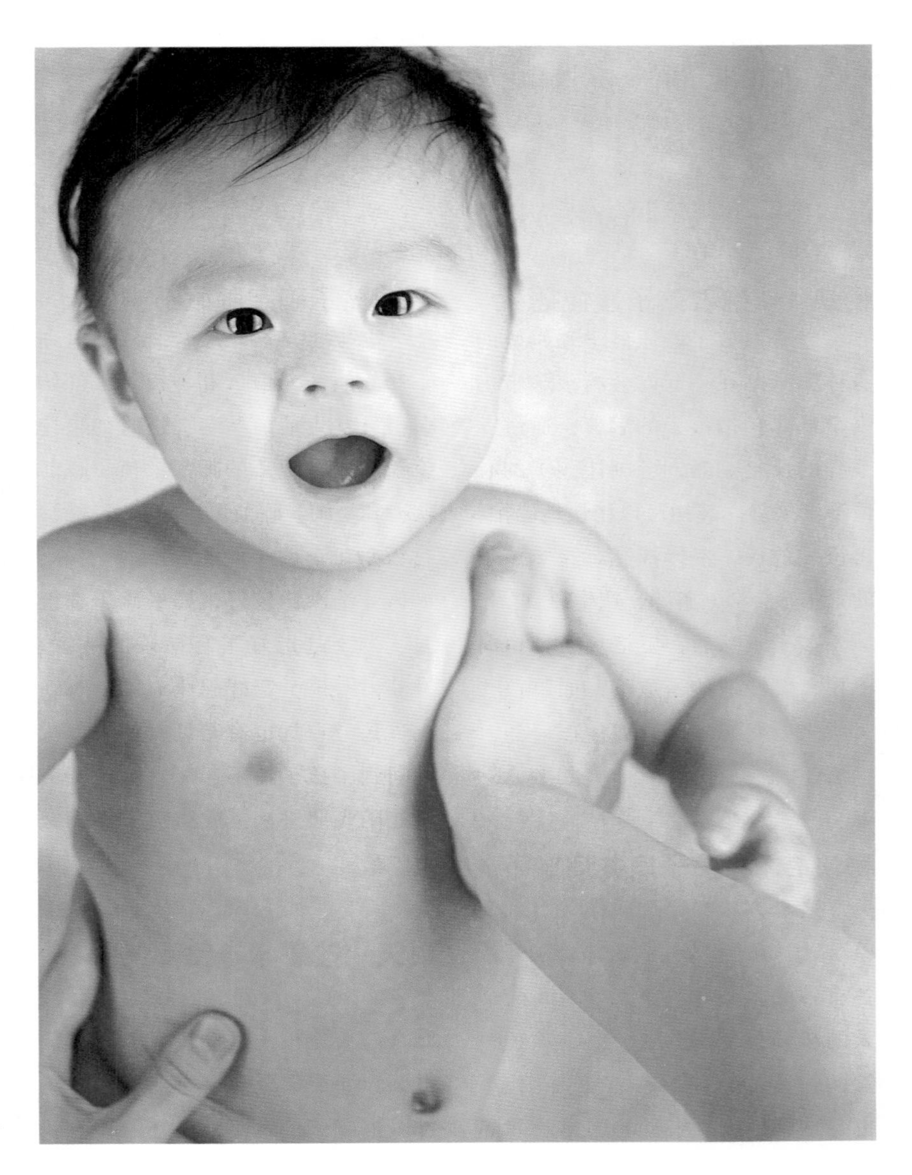

成功人际关系的基础

接受肢体接触充分的孩子，在人际关系上比较积极，感情表达也没有困难。通过和妈妈、爸爸的肢体接触而形成的亲子关系，是孩子第一次获得的成功的人际关系，可以使孩子形成自信的性格，积极开朗地成长。相反，肢体接触不足的孩子对别人有疑心，容易对亲密感到不安，情绪冷淡，抑制情绪的表达倾向比较强，所以社会性低下。

按摩的基础训练

强健内脏的手臂按摩

手掌内包含着连接脏器的神经，对手掌进行均匀按摩，会使孩子的脏器强健。手指上聚集的末梢神经是大脑各部位的反射神经。如果一个个地仔细按摩手指，能促进血液循环和大脑发育。孩子扶着站立时，会用到大腿肌肉，如果给手脚做按摩，能促进肌肉发育。

帮助消化的胸、腹部按摩

坚持给孩子做胸部按摩，可以强化孩子的心肺功能。腹部按摩，能促进消化和排泄器官的活动。按摩胸腹时，不要让孩子累着，要观察孩子的反应，用力一定要轻柔。

小贴士 如果孩子昼夜颠倒，睡觉常醒，可以做胸部按摩；如果孩子经常便秘或腹泻，可以做腹部按摩。

●胸、腹部按摩

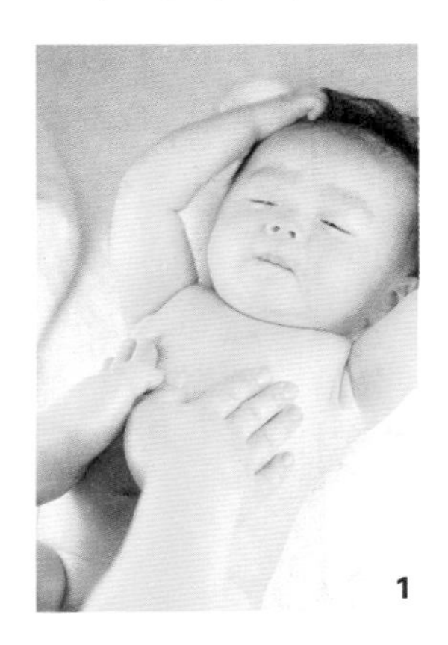

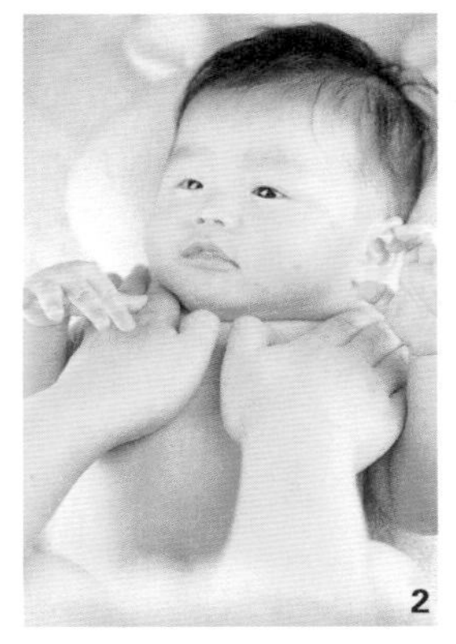

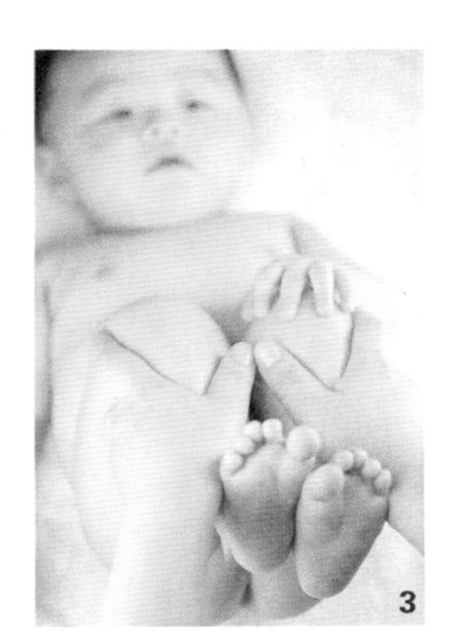

1. 把手掌放在孩子的胸上，轻轻下捋，画着心形，在胸部按摩。
2. 双手从胸部中央向肩膀后抚摸，然后再回到中央，反复此动作。
3. 温柔地抚摸孩子腹部，握住孩子的双腿，使膝盖弯曲后向胸部靠近。
4. 用指腹像弹键盘一样从孩子的右腹向左腹点着按摩，帮助排气。

●手臂按摩

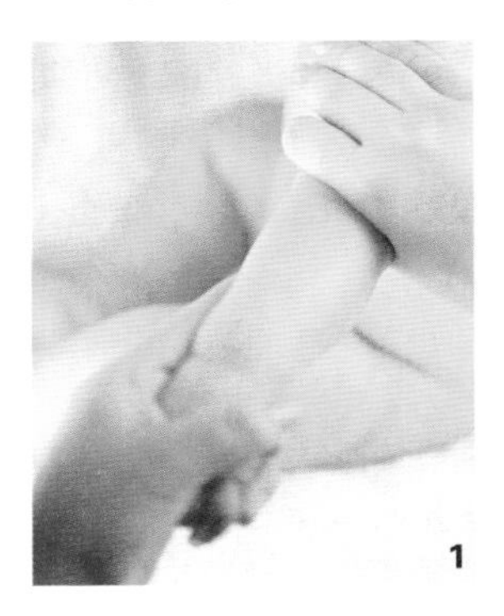

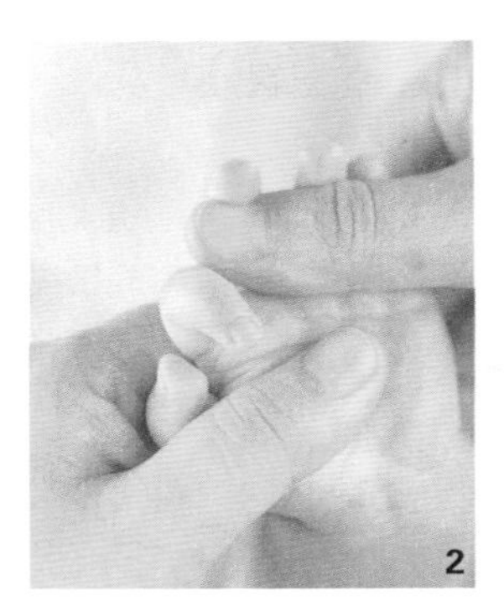

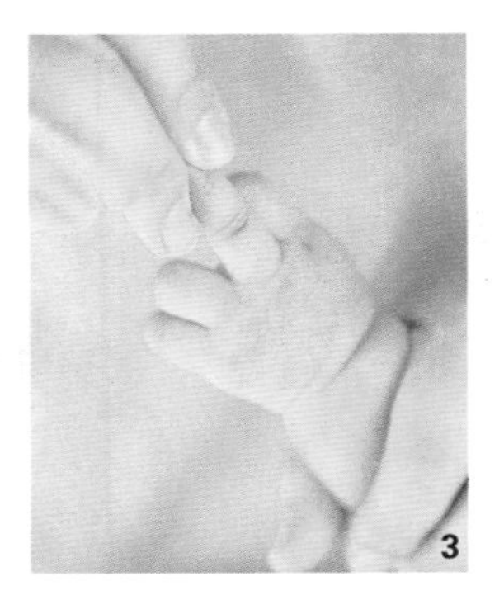

1. 握住孩子的胳膊，两只手交替贴紧，从腋下向手腕，慢慢抚摸。
2. 用双手拇指从手腕向手指方向轻轻地推。
3. 捏住一根手指，按照从拇指到小拇指的顺序，小心地一个个地抚摸、放开。

Q 特应性皮炎患者也可以做皮肤按摩吗？

A 如果孩子对触摸皮肤不敏感，就可以做皮肤按摩。在特应性皮炎严重时，应该先治疗伤口。因为伤口部位可能会引起二次感染，所以按摩时要避开。涂上婴儿油做按摩，有助于防止干燥和瘙痒。

提高注意力的腿、脚按摩

按摩脚部，孩子的头脑会清醒，会变聪明，也能提高注意力。脚掌和手掌一样，大范围分布着连接着内脏器官的神经，所以按摩脚部能促进全身的发育。在孩子开始走路时，可以给孩子做腿脚按摩，坚持做能预防大腿骨骼弯曲，促进肌肉和骨骼的成长。记住，要在孩子平躺的状态下给孩子按摩。

有助于发育的背部按摩

背部按摩，有助于成长期孩子的脊椎发育。孩子开始走路后，身体各部位都很紧张，这种紧张会在后背的脊椎聚集。坚持给孩子做背部按摩，可以缓解肌肉紧张，进而促进发育。按摩时孩子不一定要平躺着，可以把孩子的头转向侧面，让孩子趴在妈妈的膝盖上，或者安稳地抱着孩子，边拍后背边按摩。

美化脸型的脸部按摩

出生后 12 个月前，孩子的脸型还没有固定。这时轻轻地给孩子做脸部按摩，不但会使脸形变漂亮，而且还能使孩子脸部肌肉放松，消除喂奶导致的肌肉紧张。

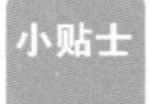

孩子晚上不睡觉一直哭闹时，可以按住太阳穴部位进行按摩，有助睡眠。

●腿、脚按摩

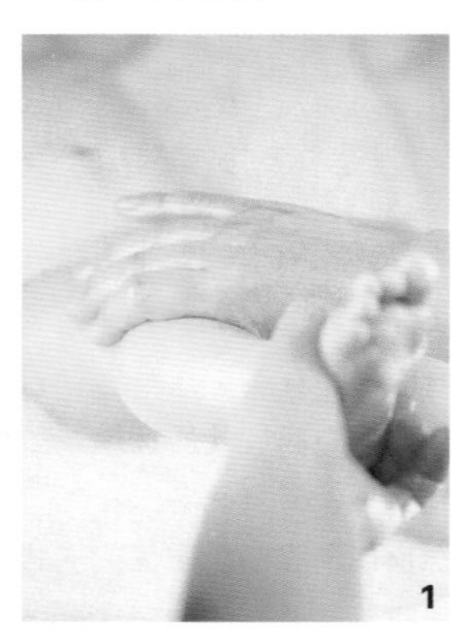

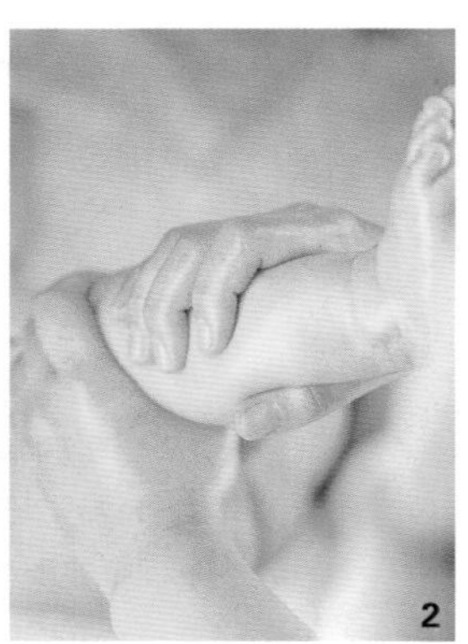

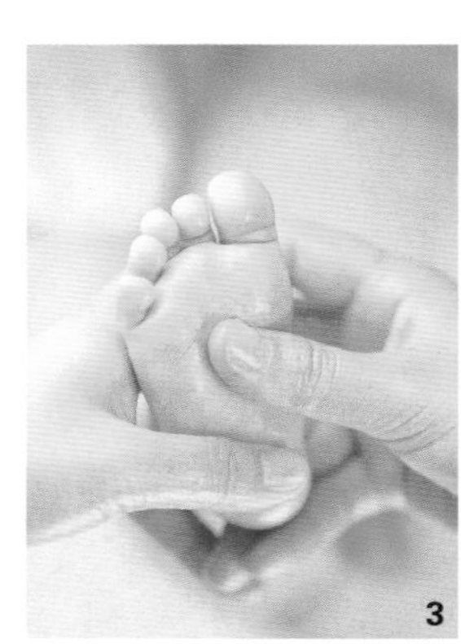

1. 抬起孩子大腿，用一只手抓住脚踝，从大腿内侧向脚踝方向轻轻按摩。
2. 保持大腿抬起，双手从臀部到脚踝轻轻按摩。
3. 用一只手抓住孩子的脚踝，从脚掌到脚趾，轻轻按摩。

●背部按摩

1. 抱着孩子，手轻轻搭在孩子后背，横向以锯齿形交错着轻轻按摩。
2. 从后背开始，经臀部到脚踝，全程轻轻按摩。
3. 用指腹在后背从上到下轻轻按摩。

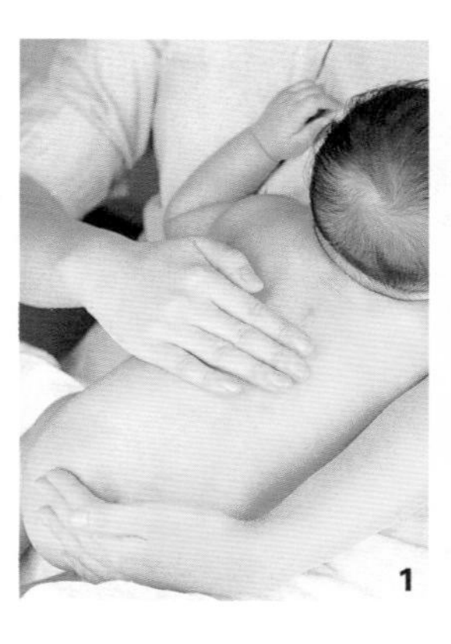

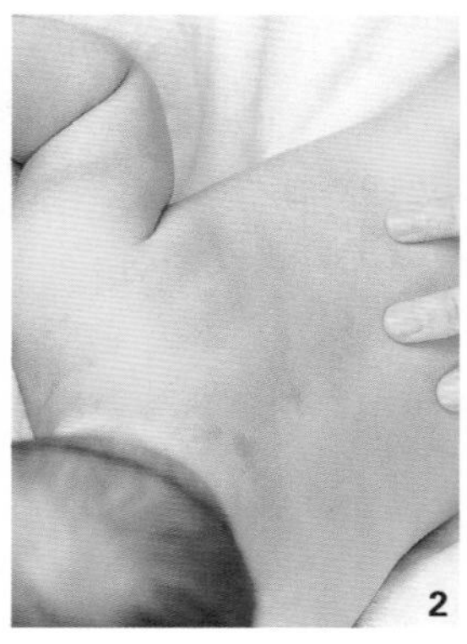

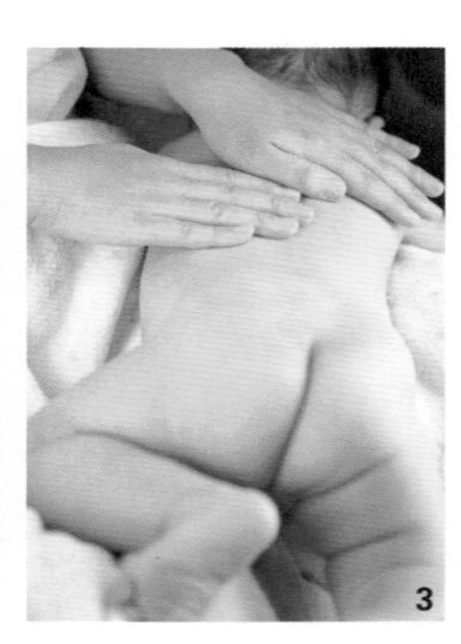

●脸部按摩

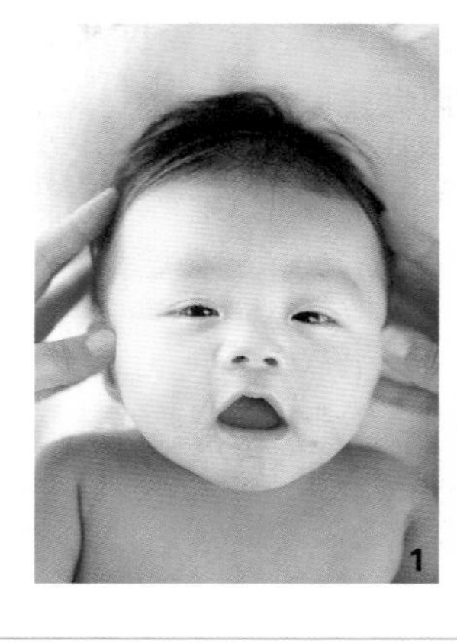

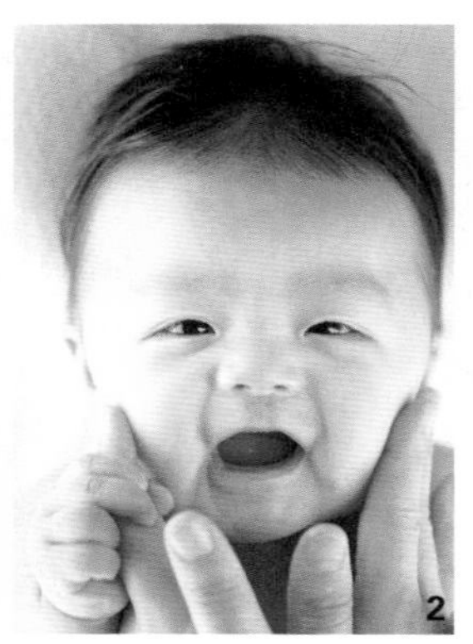

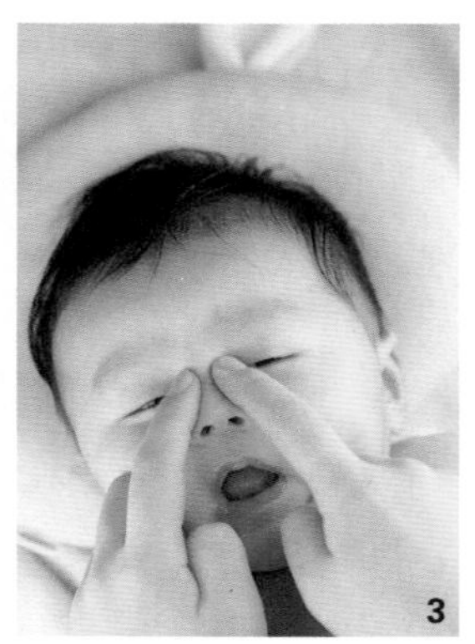

1. 用指腹抚摸孩子的脸，边画小圆边轻轻压按。
2. 双手顺着耳郭抚摸到下巴，像固定脸型一样轻轻按摩。
3. 用指腹沿着鼻梁两侧轻轻地按。接着给孩子嘴唇也做做按摩。

对症的经络按摩

夜间哭 | 按肝俞穴

按中医的说法，睡觉前很淘气的孩子，肝功能不够好。这个时候轻轻刺激肝俞穴，可以使症状缓解。容易烦躁、神经质的孩子，也可以轻轻按摩肝俞穴。

● 肝俞穴位于肩胛骨下，以脊椎为中心，左右隔出两个手指节的地方。轻轻按压此穴位能刺激肝部，使心情平静。

严重认生 | 按郄门穴

为了稳定严重认生、容易紧张、经常哭闹的孩子的心情，经常给孩子轻轻按郄门穴是有益的。对表情死板、不能适应陌生环境的孩子也比较好。

● 郄门穴在胳膊内侧中央，手肘和手腕之间的部位。用拇指轻轻挤按即可。

无食欲 | 按腰俞穴

如果轻轻刺激掌管消化和吸收机能的腰俞穴和与胃肠机能有关的中脘穴，可以刺激食欲，对于消化不良、嘴唇干、皮肤干、容易感到乏力的孩子也有效果。

● 腰俞穴位于肝俞穴下两个手指的位置。出现胃肠疼痛、食欲不振、浮肿等症状时，轻轻按腰俞穴可以缓解。给孩子按摩时，如果孩子感觉疼，就要暂停。

易感冒 | 按大椎穴和风门穴

通过经络按摩可以强化呼吸机能。轻轻按摩掌管呼吸系统的大椎穴和风门穴，不仅可以预防感冒，也对容易疲倦和皮肤较敏感的孩子有益。

● 头向下弯曲，颈部后第七颈椎棘突下凹陷处，就是大椎穴。风门穴在大椎穴下第 2 个凹洼左右各 2 cm 处。

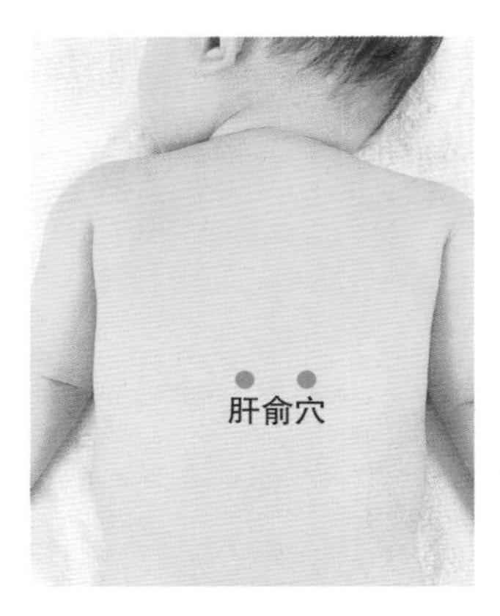

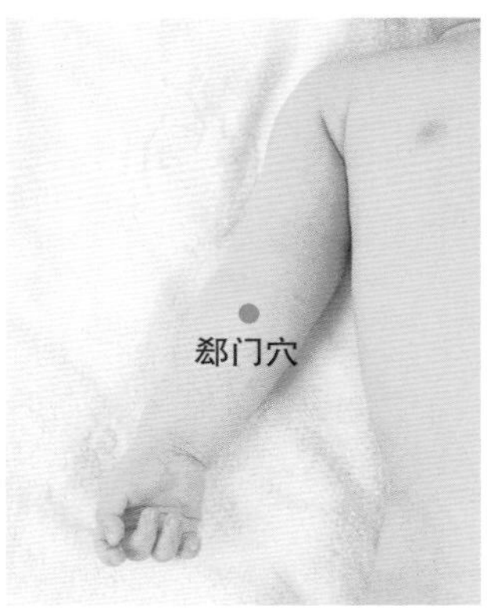

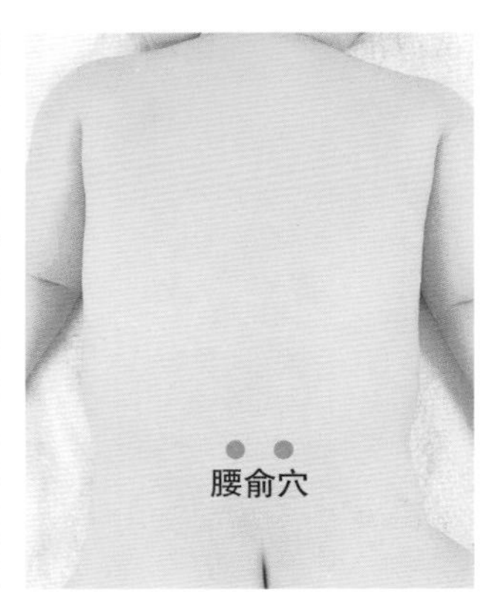

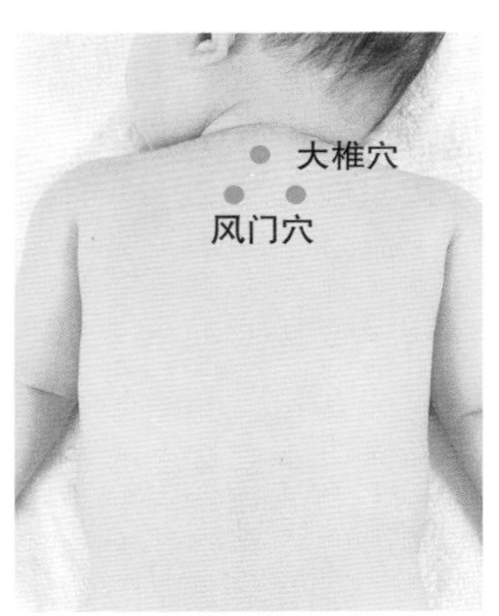

给孩子按摩的最佳时机

1. 在妈妈和孩子彼此熟悉的出生后 2 ~ 3 个月，比较合适。
2. 为了使按摩有效，最好选孩子心情好的时候。睡觉时不要做，因为会干扰睡眠。
3. 喂奶后、刚吃过食物后尽量不要做。因为按摩可能引起孩子呕吐，饭后最好等 30 分钟再按摩。
4. 先从轻轻敲打头或后背开始，慢慢扩大按摩的范围。
5. 因为没有固定的过程和方法，所以不用太教条。可以花几分钟先按摩一个部位，等到有自信了，再扩大到其他部位。
6. 如果孩子不喜欢，就不要勉强给孩子做。如果不顾孩子的反抗，反而会造成孩子肌肉紧张，起到反效果。为了使孩子喜欢按摩，可以轻柔地和孩子对话，努力使家长和孩子的关系更亲近。
7. 每天都可以按摩几分钟。
8. 按摩结束后，用热毛巾给孩子擦身，然后喂孩子喝点水。如果按摩后孩子心情很好地入睡，不要弄醒孩子。

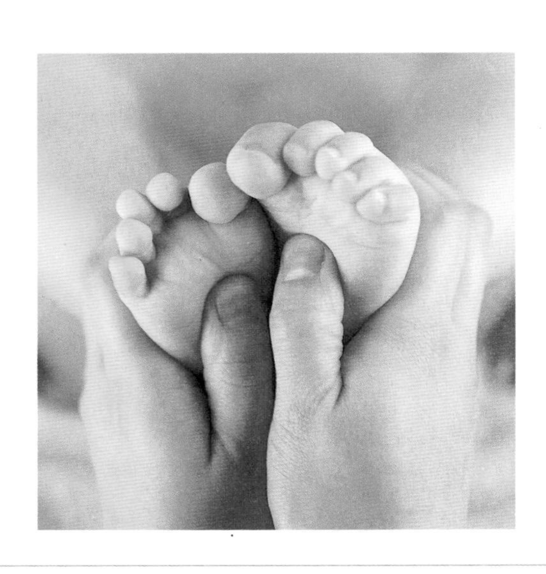

step 9
育儿常识

保持乳牙健康的方法

如果孩子长乳牙时没有好好保养，会影响到恒牙发育，在成长过程中还会一直出现牙齿疾患。维护宝宝牙齿的健康，要从乳牙时期做起。

乳牙保养不好的危害

导致恒牙出现蛀牙

孩子6～7岁时长恒牙，如果乳牙蛀牙严重，没有及时治疗，那么蛀牙产生的脓和细菌会进入牙龈内，感染已经长出的恒牙。严重时，会让恒牙在长出之前就成蛀牙。

恒牙长出得慢

一般情况下，乳牙一掉，牙龈就会覆盖，牙掉了之后的时间越长，牙龈就越饱满结实。如果蛀牙严重，不得不较早拔出，牙龈就会变得结实，使恒牙无法穿透长出，或者绕过结实的牙龈，从其他较软的部分长出，导致牙齿不齐。

脸部骨骼不对称

牙齿健康，才能均衡吸收多样化的食物。咀嚼食物的动作不仅有消化的作用，而且对脸部骨骼的健康发育也有很大的影响。孩子的下巴还没有完全长好之前，如果牙齿出现问题，导致孩子不能正常咀嚼，那么下巴就不能顺利发育，容易让脸部变形。

妨碍均衡的营养摄取

因为有蛀牙，孩子就不喜欢咀嚼硬的食物，只喜欢吃软的。这样就会偏食，家长就更难让孩子均衡地摄取营养。

发音不准确

如果孩子的牙齿不整齐，或蛀牙被拔掉导致漏风，发音也会受影响。如果前排牙齿脱落，发音会很不准确。为了培养准确的发音和语言能力，有必要做好牙齿的保养。

出现蛀牙的原因

细菌感染

蛀牙，专业术语叫作龋齿，是主要由变形链球菌引起的细菌性疾病。很多人看见蛀牙上有黑黑的牙

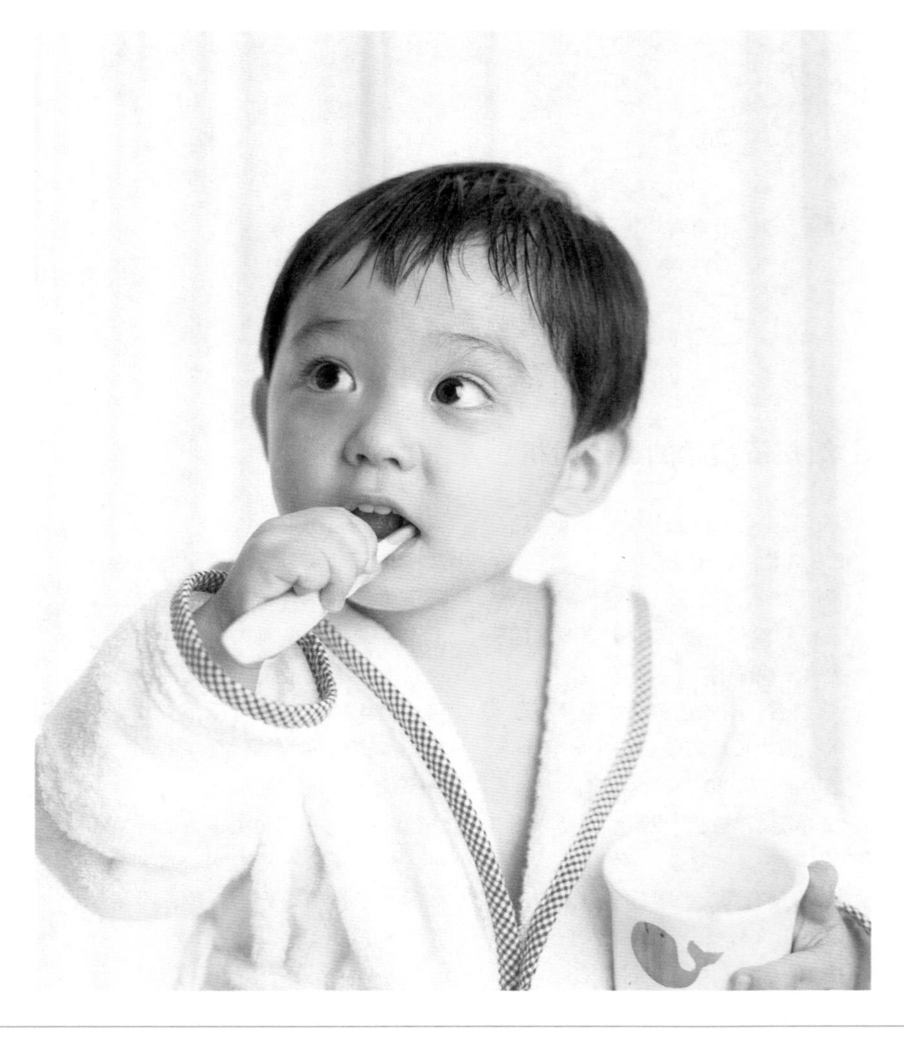

洞，就误以为蛀牙是细菌钻入牙齿造成的，实际上蛀牙是摄入糖分后产生的酸造成的。吃糖或碳水化合物后，食物在消化过程中转化为酸，酸成分长时间残留在牙齿里，牙齿就会慢慢腐化，从而引起蛀牙。

乳牙更容易感染细菌

虽然牙齿是人身上最坚硬的地方，但是对于酸的抵抗力却非常弱。特别是乳牙，它对酸的抵抗力要比恒牙差得多——因为珐琅质和象牙质的膜厚度还不及恒牙的一半，珐琅质到牙髓的距离也很短。所以乳牙阶段如果出现了蛀牙，很快牙齿就会全部腐坏。

亲吻容易传染细菌

亲吻时，口腔里的细菌会转移。当然，口腔里有细菌，并不一定就会产生蛀牙。刷牙可以除掉链球菌，可以预防蛀牙。

容易产生蛀牙的部位

出生后 6 ~ 12 个月

吮吸奶瓶的孩子特别容易出现蛀牙的位置，是和牙龈接触的前牙的上部分。要观察孩子的牙齿是不是有点褪色，如果有，那蛀牙的可能性很大。牙齿缝如果带有一点黄或棕色，也有可能是蛀牙。所以要经常检查孩子牙齿的颜色。

出生后 12 ~ 24 个月

脱落的牙齿间，会产生间隔，易堵塞食物。出现蛀牙时，牙齿表面粗糙，没有光泽，颜色发黄。仔细看还会看到白色或黑色的点点。如果刷牙后牙齿还没恢复原来的颜色，那么就是长了蛀牙。

长乳牙的顺序

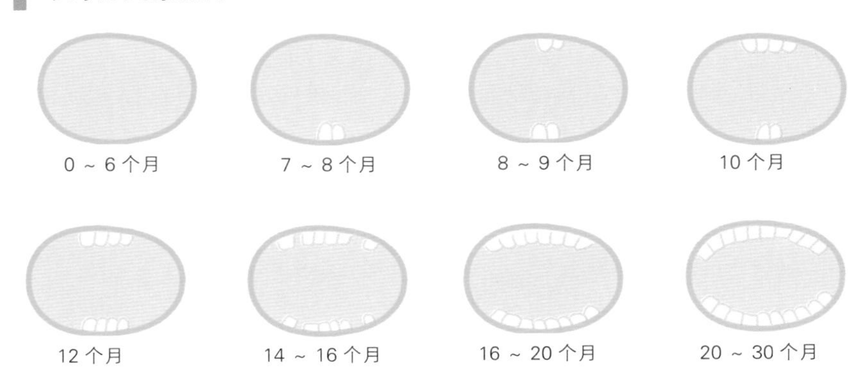

小贴士 健康牙齿的标准是牙齿表面光润，牙龈呈鲜明的粉珊瑚色，并且按起来很结实。

预防蛀牙的方法

长牙后就开始刷牙

这是预防蛀牙最基本也最重要的方法。牙齿表面残留的食物，为细菌提供了良好的生存环境，所以吃完东西后一定要刷牙。

妈妈仔细地给孩子刷牙

在孩子能熟练地刷牙之前，妈妈都要仔细地给孩子刷牙。妈妈可以从后面抱住孩子，看着镜子给孩子刷，这样效果最好。孩子吃完奶后要喝几口大麦茶，还可以用纱布蘸水，擦孩子的牙龈和舌头。

多吃富含膳食纤维的食品

富含膳食纤维的食品可以使链球菌产生的酸成分由酸性转向中性。长时间咀嚼富含膳食纤维的食品，不仅可以促进唾液的分泌，还有利于消除牙齿表面的牙结石。

自我检查

保养乳牙的生活方式

- □ 周岁前断掉夜间喂奶。
- □ 喝完果汁或优酸乳后，一定要让孩子刷牙。
- □ 吃完东西后漱口。
- □ 睡觉之前漱口或刷牙。
- □ 零食只在规定时间吃。
- □ 像冰激凌一样糖分很多的食品，1 天只能吃 1 次。
- □ 每天给孩子做菠菜等膳食纤维丰富的蔬菜。
- □ 多给孩子吃蔬菜和海鲜，少给孩子吃面包和肉。
- □ 饭后 3 分钟让孩子刷牙。
- □ 不能刷牙时，给孩子嚼木糖醇口香糖。
- □ 妈妈和孩子用各自的勺子吃饭。
- □ 妈妈给孩子刷牙。
- □ 不要亲孩子的嘴。

少吃酸性食品

多糖的蛋糕、可乐、冰激凌、拉面等酸性食品，对牙齿健康很不利。水果、蔬菜、海藻类食物是碱性食品，经常吃有利于牙齿健康。特别是海带、裙带菜、大豆和黄绿色蔬菜，如果坚持每天给孩子吃，可以使孩子的牙齿变结实。

不要给孩子多喝乳酸菌饮料

酸奶等乳酸菌饮料中几乎不含牛奶中含有的大量蛋白质和钙，因为含糖分所以很容易损害牙齿健康。有些家长还喜欢把酸奶倒进奶瓶喂孩子，这是非常不好的习惯。

不要嘴对嘴亲孩子

如果父母有蛀牙，和孩子嘴对嘴亲吻时，有可能把龋齿菌传染给孩子。妈妈把食物咀嚼碎后喂给孩子，或和孩子用同一个勺子吃饭，都对牙齿健康有害。

在牙上涂氟

刷牙可以清除牙齿表面残留的食物和龋齿菌，在牙齿上涂氟可以使牙齿表面变结实。表面覆盖了氟的牙齿，珐琅质会更坚固，可以抵抗龋齿菌产生的酸。如果乳牙的珐琅质又嫩又弱，涂氟后更能有效预防蛀牙。氟的效果一般可以维持3 ~ 4个月，所以应该每4个月就涂1次氟。

保持牙齿表面光滑

60%的蛀牙是臼齿蛀牙，牙齿上的缝常常会被食物或牙菌斑塞住，很容易产生蛀牙。用复合树脂成分的密封胶填入牙齿的漏缝，可以预防蛀牙。

不同月龄的刷牙方法

没长牙时

给牙龈做按摩可以促进血液循环，牙龈也会变健康，从而使牙齿更结实。按摩时把纱布用凉开水蘸湿，缠在手指上，擦孩子的牙龈、上颚和舌头等处。

长出2颗下牙时

用硅胶手指牙刷或用凉开水蘸湿的纱布，擦孩子牙齿的正面、后面、牙龈、上颚、舌头等处。孩子牙齿的纹理接近横向，所以要左右地擦。

上下各长出2 ~ 4颗牙时

出生后11个月时，会长出4颗下牙、2颗上牙。也有的孩子会长出2颗下牙、4颗上牙。妈妈可以用第一阶段的幼儿专用牙刷，蘸水后左右刷牙的前面和后面。没有长牙的部位，可以用蘸水棉布慢慢地擦。

上下各长出4颗牙，大牙各长出2颗时

长出大牙后，要好好地擦牙齿表面，所以要正式使用幼儿专用牙刷。犬牙与大牙接触的位置，牙齿之间的空位，都要仔细轻刷。如果孩子还没有含水、吐水的能力，就不要着急使用牙膏。让孩子的后背靠在妈妈的胸上，坐好后，把嘴张开到妈妈能看清楚的大小。按照下牙、上牙、大牙的顺序刷，先刷外面再刷里面。会长出尖牙的牙龈位置，用手指轻轻揉擦。

上下各长出8 ~ 10颗牙时

到了正式刷牙的时期，就使用含氟牙膏刷牙。左右刷牙法和回转法（像画小圆一样刷）比较合适。刷牙时在幼儿专用牙刷上放一点牙膏，妈妈坐在凳子上，让孩子靠在大腿内侧。刷完牙后漱口再吐出。

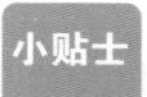

如果孩子不喜欢牙刷，就不要勉强孩子使用，可以使用硅胶材料的手指牙刷。如果孩子拒绝把牙刷放在嘴里，可以用纱布或直接用干净的手指给孩子擦。

为保养乳牙而设计的产品

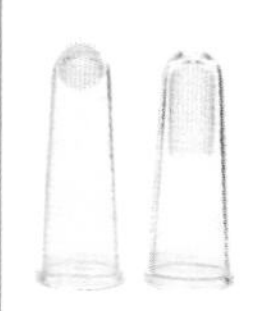

硅胶手指牙刷。牙刷毛贴在内侧，所以能擦洗到牙龈内侧。

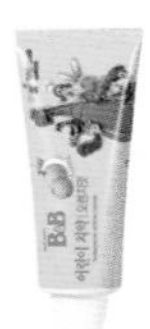

水果味儿童牙膏。含木糖醇、强化维生素等成分。

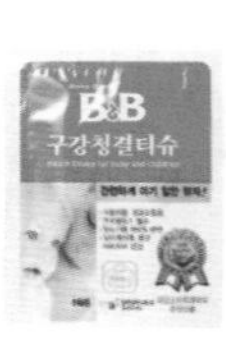

简便口腔清洁巾。外出时替代牙刷。

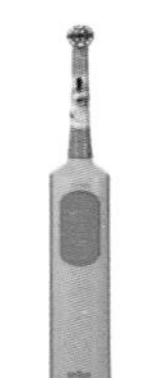

震动牙刷。可以清除牙龈和牙齿间的牙菌斑。

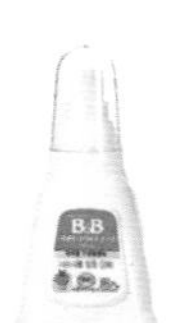

婴儿口腔清洁剂。可以清除食物残渣和牙菌斑。

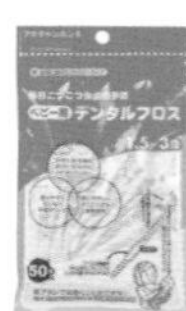

幼儿专用牙线。根据年龄的不同选择使用。

●没长牙时

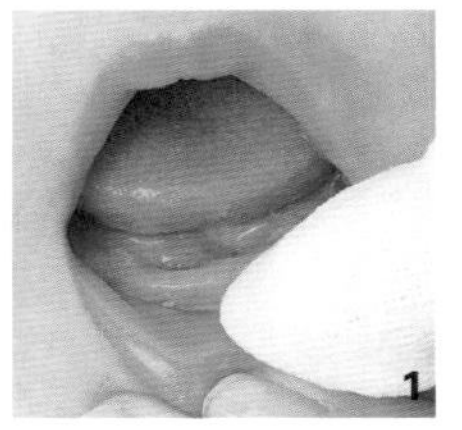
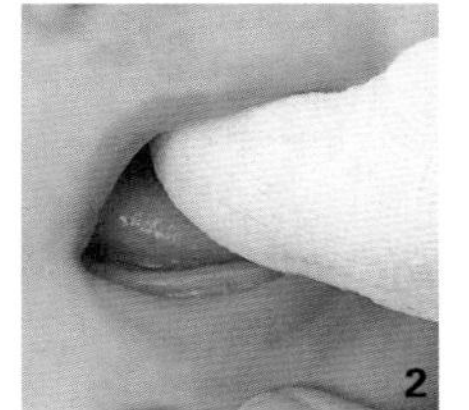

1. 左右擦下排牙的牙龈内侧，再左右擦大牙牙龈内侧。
2. 上颚从内向外擦完后，冲洗一下纱布，从内向外擦洗舌头。

●长出 2 颗下牙时

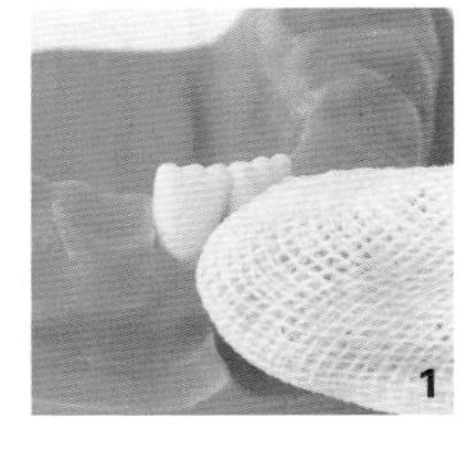
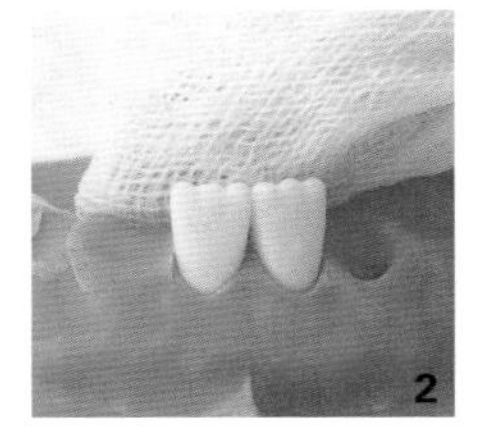

1. 下排前牙的外牙面，左右擦洗 5 次，内侧用手指左右擦洗 5 次。
2. 冲洗一下纱布，擦剩下的牙龈。

●上下各长出 8～10 颗牙时

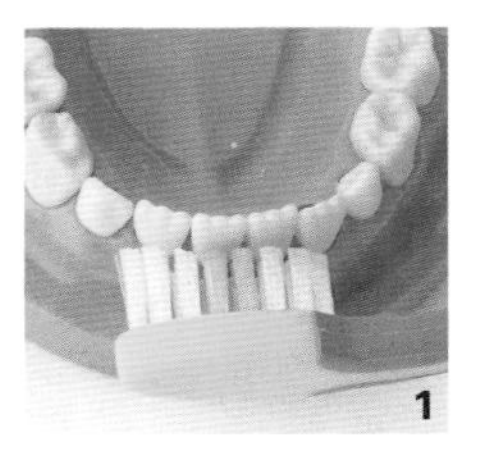
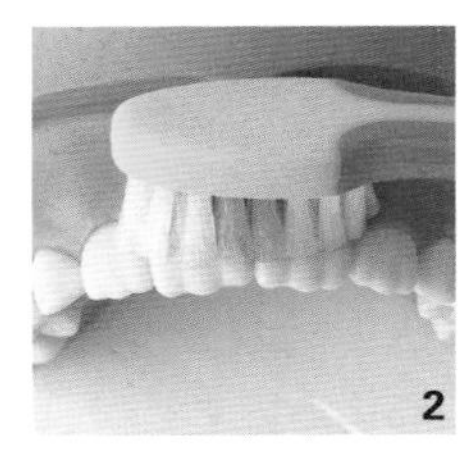
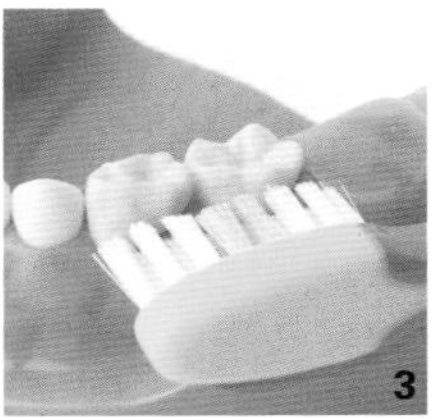
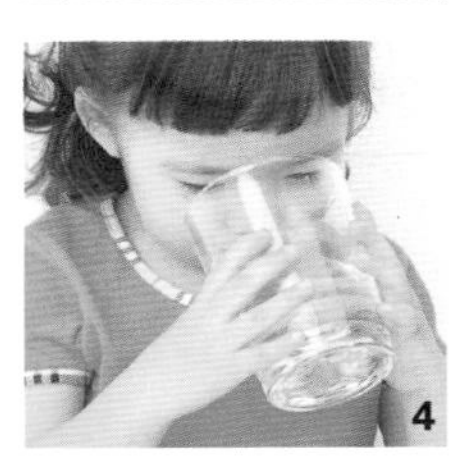

1. 把下唇翻开，看清楚下排的牙，从外向内左右擦 5 次。
2. 贴着上牙外侧，左右擦 5 次，抬起上唇，上牙内侧左右刷 5 次。
3. 下排的大牙表面左右擦 5 次，内侧不容易刷到，可以用牙刷前端的毛擦 5 次。
4. 出生 28 个月后，孩子才能自己漱口。

●上下各长出 2～4 颗牙时

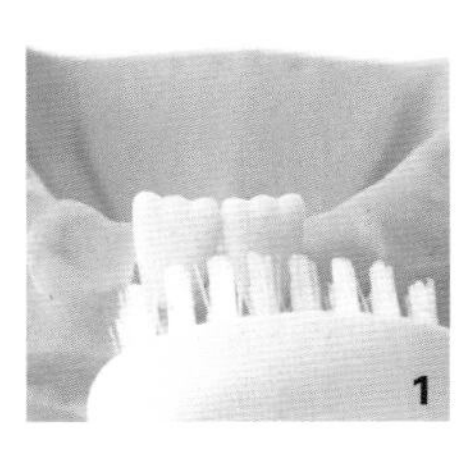
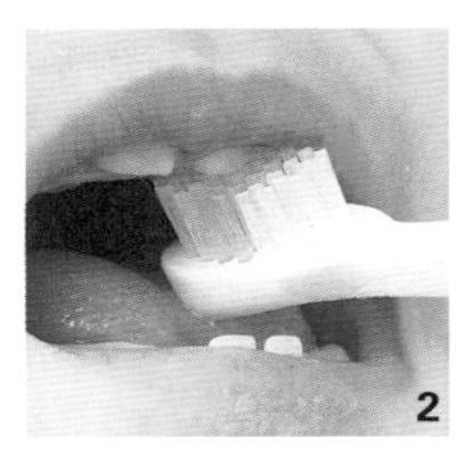
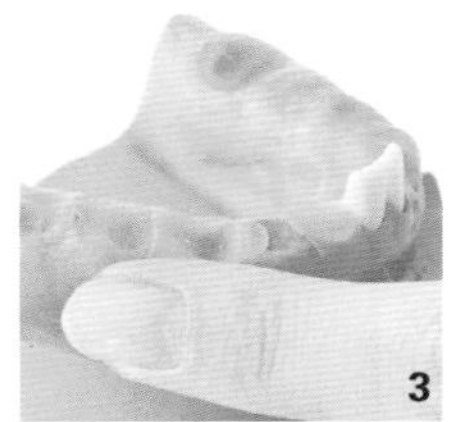

1. 把牙刷毛贴在下排牙的外侧，左右擦 5 次，内侧左右刷或从下往上刷 5 次。
2. 把牙刷毛贴在上排牙的外侧，左右擦 5 次，抬起上嘴唇，内侧左右刷 5 次。
3. 像抚摸一样用纱布或手指擦牙龈的表面、外侧和内侧。

●上下各长出 4 颗牙，大牙各长出 2 颗时

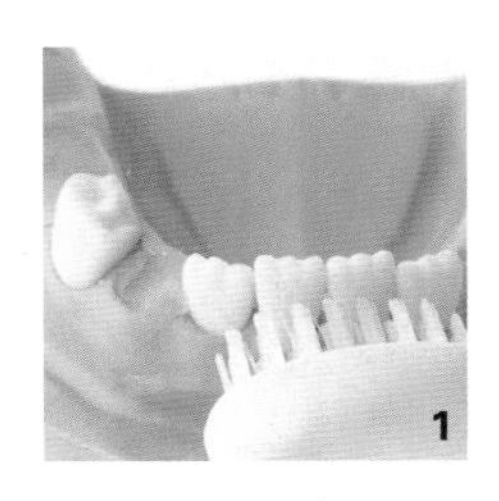
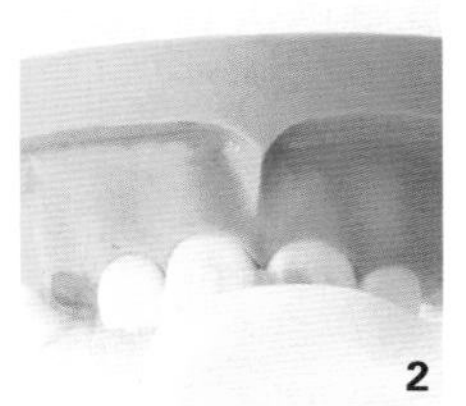
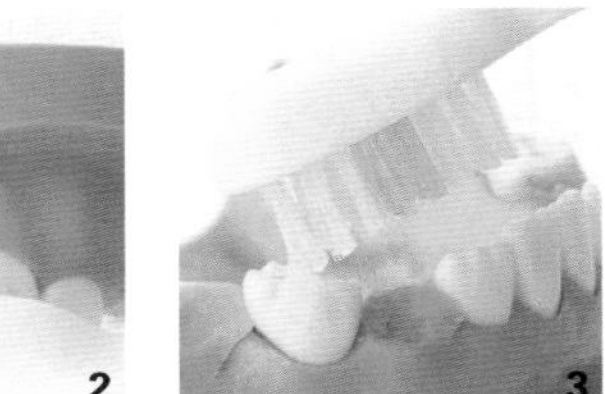
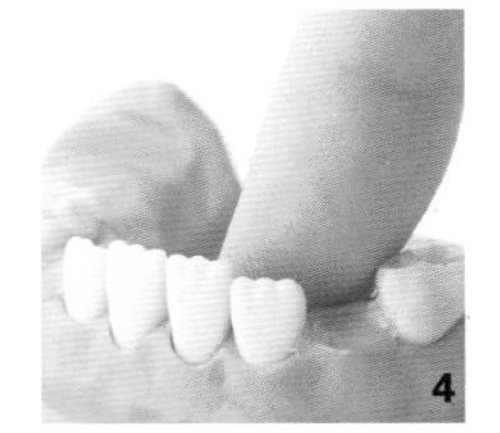

1. 把牙刷毛贴在下排牙的外侧左右擦 5 次，内侧左右刷或从下往上刷 5 次。
2. 把牙刷毛贴在上排牙的外侧左右擦 5 次，抬起上嘴唇，内侧左右刷 5 次。
3. 大牙左右刷 5 次，内侧用牙刷刷不到，可以用牙刷前端的毛擦 5 次。
4. 轻轻地擦将要长出尖牙的牙龈，均匀地擦其他牙龈。

牙齿的构造

- 珐琅质 牙齿最外面的坚硬部分。96% 由无机质构成。
- 象牙质 具有柔韧性的组织，在一定程度上吸收珐琅质受到的冲击。在象牙质内有微小的管道连接神经，如果象牙质外露就会倒牙。
- 牙髓 有感觉的神经部位。
- 牙冠 牙齿表面到牙龈的部分。
- 牙根 从牙龈部位开始到象牙质的末端结束。

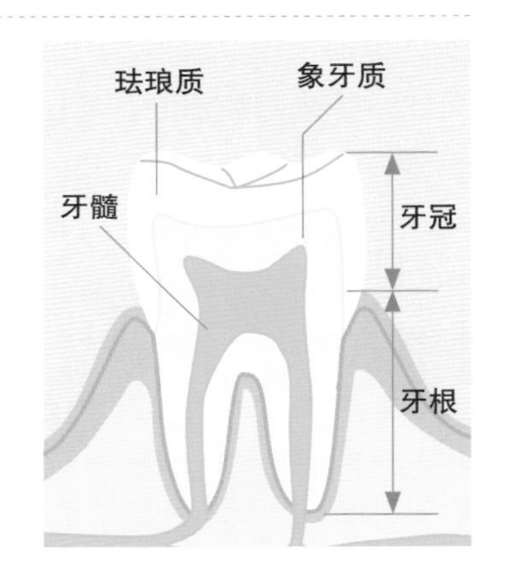

step 9

育儿常识

带宝宝外出的准备

产后 2 个月，经过坐月子的妈妈身体渐渐恢复，开始动外出的念头了。这时可以准备孩子的初次外出，让孩子感受温暖的阳光和外面的世界。

需要遵守的基本原则

计划外出时间

为了不让周岁前的孩子经受突然的体温变化，外出一定要利用温暖的午后时间。周岁前可以外出 3 ～ 4 小时，2 岁前可以外出 6 小时，3 岁时可以准备一整天的外出。

小贴士 何时吃饭，何时排便，要根据孩子的生活习惯。掌握孩子的排便频率，外出会更加方便。

观察孩子的状态

最好选择孩子状态好的时候外出。如果孩子不吃奶嘴、不睡觉，或出现了和平时不一样的状态，最好先延迟外出计划。

外出前 30 分钟哺乳

吃完奶后立即出发，可能会导致孩子呕吐或状态突然变差，所以在外出前至少要提前 30 分钟哺乳。外出后如果需要哺乳，最好找安静的地方，保持舒服的姿势。因为姿势不好或卫生状态不好，孩子容易吃坏肚子。还要准备好湿巾，哺乳前要清洁孩子的嘴和手。

不会走路也要给孩子穿鞋

如果孩子坐在婴儿车里不穿鞋，脚容易着凉而患感冒。应该穿上轻便的学步鞋。

戴上帽子，多穿几层衣服

在阳光强烈的天气外出，要准备好孩子的遮阳帽。天气突然变冷时，戴了帽子也有助于维持体温。给孩子戴有松紧的帽子，可以防止被风吹掉。孩子穿厚衣服活动不方便，穿薄了又容易患感冒，所以可以给孩子穿几层薄衣服，准备毛巾和开衫。

穿上开裆裤

在野外换尿布时，如果把孩子的裤子全脱掉，体温会有强烈的变化，容易患感冒。穿开裆裤出门就比较方便。

尿布包最好是挎包或背包

推着婴儿车时，妈妈的双手要自由为好，所以要准备挎包或背包。

开出必备物品的清单，减少行李体积

外出时如果准备了很多物品，往往用不上。妈妈总喜欢准备这个那个，不知不觉包就满了，所以要开出必备物品的清单，每次外出时都参考一下。

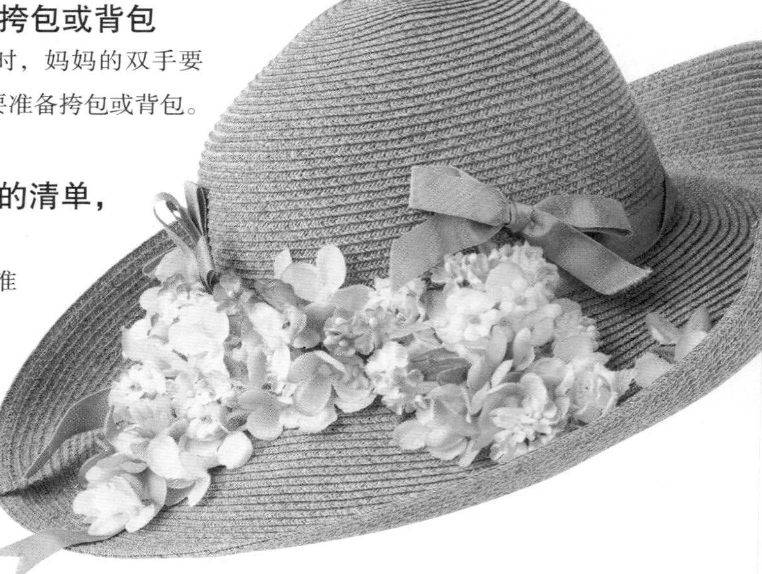

外出回来要清洗干净

外出回来后，要给孩子洗热水澡，防止细菌残留。如果孩子太累，也可以先不洗澡，用纱布浸湿后擦洗。给孩子擦洗之前，妈妈的手要先洗干净。补充水分后再睡午觉，对解除疲劳也有帮助。

不同月龄的外出技巧

0 ～ 2 个月

因为脖子的支撑还很困难，所以外出时应该把孩子侧身抱着。可以在阳台或家门前抱着孩子做空气

浴。出生1个月后去医院接受检查，也是一种外出。

3 ~ 5个月

因为外出时会睡觉，所以利用婴儿车带孩子比较方便。孩子外出时的好奇心旺盛，头喜欢来回转动，喜欢朝有声音的地方看，这个动作意味着孩子正在对周围的世界进行积极的探索。这时最好给孩子多样的刺激。可以跟孩子说“哇！真漂亮的花”。这一阶段比较适合去附近的公园或小区。

6 ~ 11个月

即使孩子状态好，外界的刺激多了也会让他（她）疲惫，所以要经常补充水分，在安静的地方充分休息。这一阶段比较适合去商场，也可以进行近距离的坐车旅行。

12 ~ 24个月

孩子可以自己走动的时候，要注意安全。不要一直抱着孩子，要让孩子自己活动，这对孩子的成长非常重要。不要硬让孩子待在婴儿车里，也不要事事都阻止孩子，家长保持密切的关注就可以了。这一阶段可以带孩子去公园、动物园、山上、海边等能引起孩子好奇心的地方。

自我检查 

0 ~ 2个月的外出准备

- □ 如果外出行李较多，可以和老公或父母等能帮忙的人一起同行。
- □ 外出前先给孩子喂奶、换尿布。
- □ 为了维持孩子的体温，要准备抱毯或抱被。
- □ 避开人多的上下班时间段。

3 ~ 5个月的外出准备

- □ 用婴儿抱带或婴儿车时，要准备可以盖在膝盖上的毛巾。
- □ 为了补充水分，可以携带装有大麦茶等饮品的保温瓶。
- □ 为了让妈妈的手自由活动，应该带上挎包或背包。
- □ 为避免孩子误食东西，要随时检查孩子眼前的东西。

6 ~ 11个月的外出准备

- □ 去商场或超市时，要先确认是否有换尿布和哺乳的地方。
- □ 外出时孩子容易紧张，所以要经常换尿布，按时哺乳。
- □ 给孩子穿容易穿、脱的衣服。
- □ 准备好玩具，可以在一个地方停留较长时间玩耍。

12 ~ 24个月的外出准备

- □ 可以长时间外出，要准备好充足的饮料和点心。
- □ 检查好周围是否安全，然后再让孩子自由玩耍。
- □ 注意气温的变化和阳光强烈程度。
- □ 旅行时不要游览很多地方，要注意休息。

为0 ~ 1岁的孩子准备的外出用品

这一阶段的孩子，适合被父母抱着移动或坐在婴儿车里移动。用婴儿抱带把孩子固定在胸前时，家长不容易观察到孩子，一旦孩子不舒服也不能随时确认。因为孩子经常会饿，所以要携带吃的东西和相关的行李（以外出3 ~ 4小时为标准）。

一次性尿布 3 ~ 6片

内衣1套

富余的衣服 1 ~ 2套

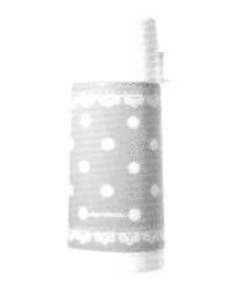
保温瓶（200 ~ 700 ml）

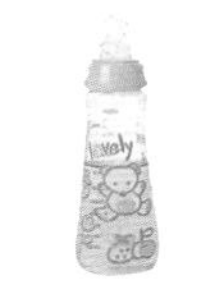
橙汁或其他果汁（200 ~ 300 ml）

纱布毛巾8 ~ 10条

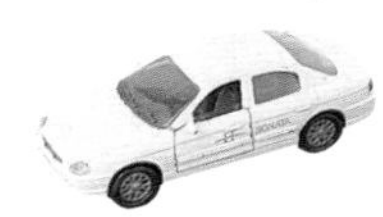
玩具1 ~ 2个

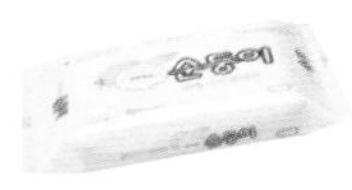
湿纸巾1包

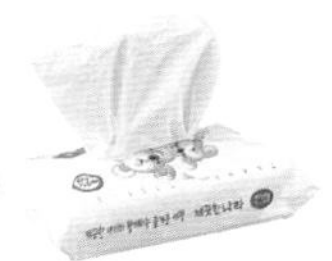
旅行用纸巾1包

● 奶粉喂养时 便携式奶粉桶1 ~ 3格、富余的奶瓶和奶嘴1 ~ 3个、一次性奶瓶和母乳保管器5个。

● 外出选择用品 断奶食品（1次的分量）、围嘴1 ~ 2个、饼干等零食、塑料袋1个、尿布套1个、婴儿抱带、吸奶器、防水用尿布、香粉一盒。

● 轻便打包的要领

1. 尽量选择一次性的围嘴、尿布、奶瓶等物品，用完就可以扔掉。
2. 衣服和娃娃玩具等体积大的物品，先去除空气减少体积。
3. 奶粉要分成1次的分量分装。
4. 尽量利用绝缘筒或保温包。
5. 携带宝宝乳霜，外出吹冷风时给孩子涂脸。
6. 帽子和毛巾要叠得小些，减少体积后放入小包。
7. 准备多格的行李包。
8. 把尿布叠小，整整齐齐地放在包里。

step 9
育儿常识

如何挑选适合宝宝的玩具

玩具不是单纯拿来玩的，而是对身体、头脑、感觉器官的发育很有帮助的学习道具。要根据孩子的发育水平，选择相对应的玩具。

要选什么样的玩具

可以刺激“五感”的玩具

视觉、听觉、触觉、味觉、嗅觉这“五感”，在孩子出生36个月后都发育成熟。因此，不要只选择侧重于视觉或听觉某一方面刺激的玩具，而应该选择可以刺激多种感觉的玩具。能发出声音的电话，不仅要有画面和音乐，最好还有说话声、动物的叫声等各种各样的声音。只有选择色彩多样、用手指摁钮之类的玩具，才能给孩子多样的感官刺激。

与发育阶段符合的玩具

出生后1个月，孩子只能区分黑白色。所以花花绿绿的挂件是无效的玩具。孩子刚刚会爬，给孩子买玩具车也是无效的，对正在爬行的孩子的行动发育没有帮助。仔细观察孩子的月龄和发达阶段，选择相符合的玩具，才能促进发育。孩子可以翻身时，家长可以在地上垫上有图画的垫子，让孩子翻动时可以看垫子上的画。开始学步时，让孩子推玩具车来回走动，有助于练习学步。

移动的玩具

孩子喜欢移动的东西。在孩子眼前悬挂上移动的玩具，孩子的眼睛会追随着移动。孩子喜欢在原地左右移动的不倒翁或转动的轮子一类的东西，可以为3个月以前不能自己动的孩子，选择可以移动的玩具。这样孩子会产生“为什么会移动”的疑问，可以刺激好奇心，也对提高孩子的运动能力有帮助。

容易理解的玩具

不能光把玩具给孩子，妈妈还要手把手地教孩子该怎么玩。可以与孩子互动，示范如何让玩具运转，让孩子在一边看着学。所以妈妈要充分掌握玩具的玩法，琢磨怎么样

特别提醒

玩具太多，孩子会变散漫

孩子的注意力不足，容易厌倦。摸摸这个摸摸那个，常常很快就失去了兴趣。给孩子玩具的时候，最好隔几天给1个。买了娃娃后，最少也要1周再让他（她）接触新的玩具。那样孩子就可以掌握娃娃的多种玩法，否则孩子会因为贪图新玩具而变得散漫。不要让孩子推翻玩具箱一下子玩很多，在玩之前可以让孩子选择，只拿出一两个给孩子玩。

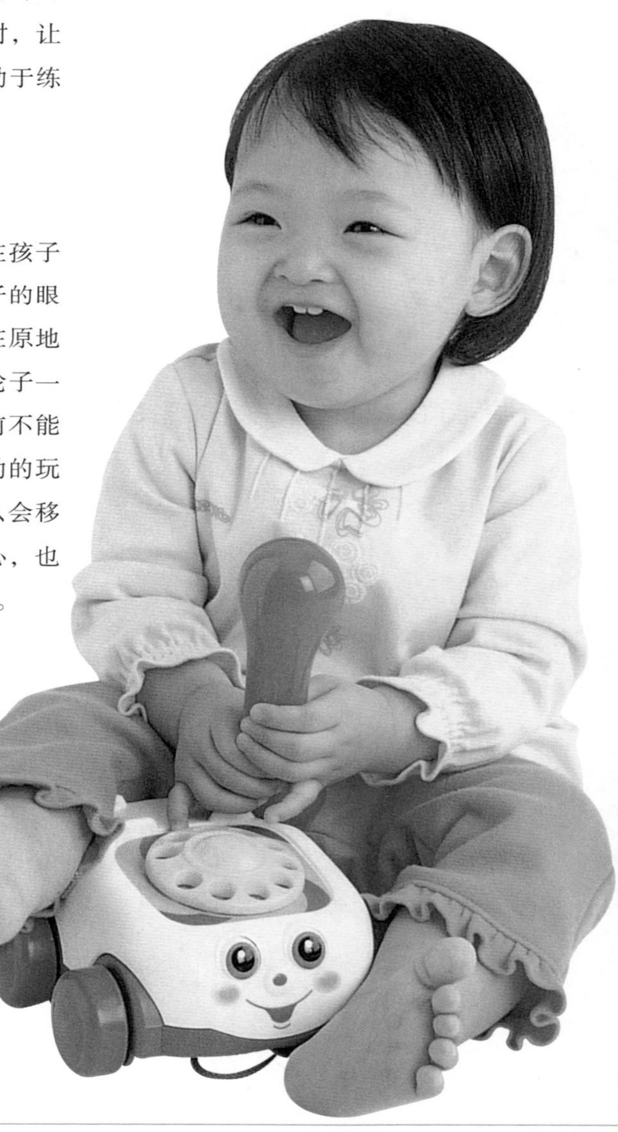

才能让孩子玩得有意思。比如钢琴玩具，妈妈可以用手指弹键盘，一边弹一边唱歌，刺激了孩子的好奇心之后，孩子的手也会放到键盘上去弹。只有让孩子充分理解玩具，玩具才能真正起到作用。

发挥想象力的玩具

玩飞行玩具时，孩子会想成为飞行员；看绘本时，孩子会想成为书中的主人公。孩子有了故事梦，就会跟着故事情节自然地投入感情。通过多样的故事，可以提高孩子的表现力和想象力。

能够变形的玩具

拼装特别复杂的玩具和完全拼装好的玩具，会限制孩子的想象力。能够简单变形的玩具，才能促进孩子的想象力和认知能力的发育。

安全坚固的玩具

容易碰伤、易碎的幼儿玩具，不适合孩子玩。孩子喜欢把玩具放在嘴里吮吸，所以要选择即使放在嘴里也不会造成危险的玩具。因为要随时擦拭消毒，所以不要选择清洗、消毒困难的材质。

有品质标签的玩具

确认幼儿玩具是否安全的最容易的方法，就是看品质标签。公司名称、公司地址、制造日期、注意事项等信息，标签上应该都有记录，要仔细查看。

不同月龄孩子的玩具

0~2 个月 | 颜色鲜明、简单的玩具

孩子喜欢看挂在眼前的东西或能发出声音的东西，所以最好选择能刺激视觉和听觉的玩具。有鲜明的颜色，棋盘状、靶子状的简单玩具最好。抚摸起来很柔软的触觉刺激玩具也可以。

●吊铃　出生后 2 个月之前，孩子只能区分黑白色，所以这时可以选用黑白吊铃；2 个月后可以区分鲜明的原色，这时可以悬挂颜色对比分明的吊铃。要挂在孩子不需要抬头就能轻松看到的角度，为了让孩子视线有变化，要偶尔换换位置。这样做对视觉、听觉有刺激效果。

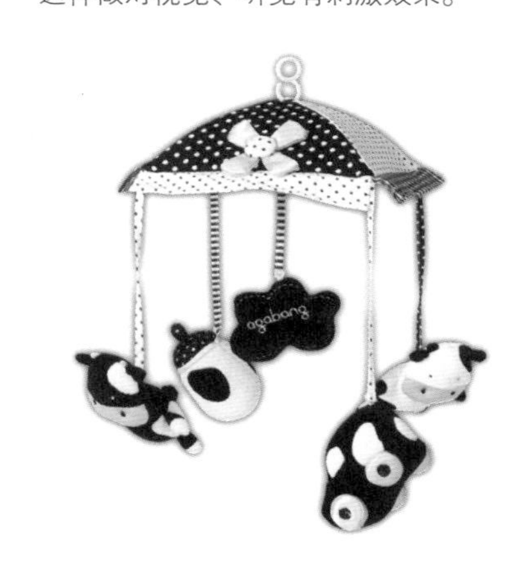

Q 哪些材质的玩具才安全?

A 木头　用手触摸时舒适，放在水里浸泡后擦拭不会掉色。要选择棱角圆、质地光滑的玩具。

塑料　仔细确认连接部位是否完整，要避开可以吞下的细小部件。要确定坚固性，别选容易破损的。

金属　处理不好，容易残留铅和水银等重金属，要确认金属材料是否合格。

布　棉质的产品最好，合成纤维要检查是否有灰尘，是否起毛毛。确认接口处的缝合是否坚固，里面的棉花等填塞物不能外漏。

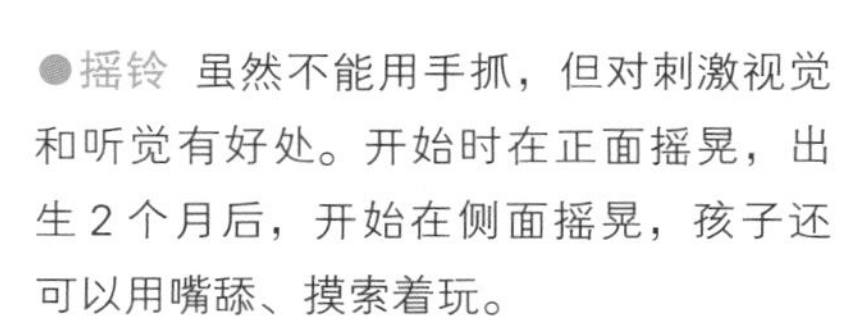

●摇铃　虽然不能用手抓，但对刺激视觉和听觉有好处。开始时在正面摇晃，出生 2 个月后，开始在侧面摇晃，孩子还可以用嘴舔、摸索着玩。

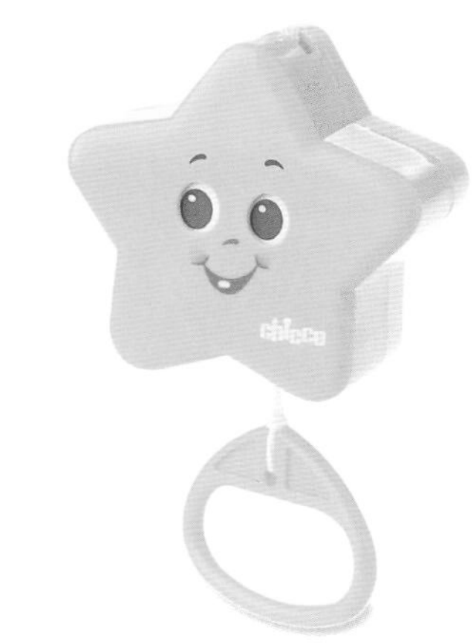

●音乐玩具　这一时期是孩子听觉和视觉发育的时期，应该选择能发出轻缓平静的音乐的玩具。如果玩具还能动，那么孩子的眼睛就可以追随玩具的动态，有利于刺激视觉、听觉和情绪发育。

3~6 个月 | 能用手摸的玩具

这个时期孩子的大肌肉快速发育，喜欢用脚踢、用手摇晃周边物体，还可以翻身。喜欢抓住眼前的物体往嘴里放，探索物体的形态和质感。这时可以选择能发出声音的玩具和触感玩具，为孩子带来多样的刺激。

●不倒翁　抓住不倒翁摇晃，孩子的身体也会向前低着倾斜，这样的姿势能够诱导孩子爬行。孩子的脸顶住玩具可能会有受伤的危险，所以不能给孩子特别大、特别重的玩具。玩不倒翁还可以锻炼视觉和运动能力。

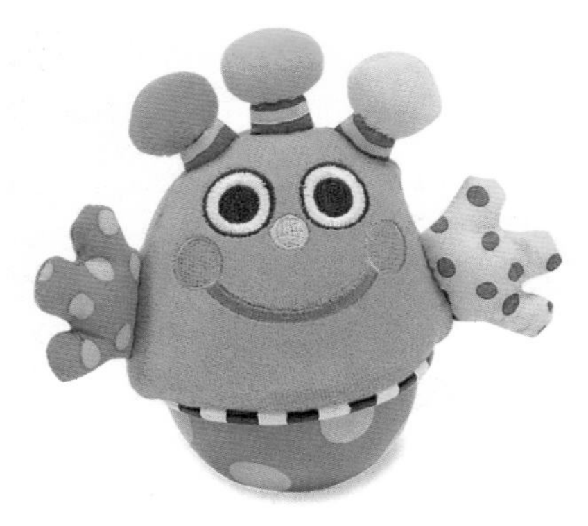

●乳牙发育器 牙齿长出前，孩子的牙龈会发痒，所以喜欢把东西放在嘴里咀嚼。在这个时期给孩子玩乳牙发育器，可以给牙龈柔和的刺激，放在嘴里咬和吮吸都没有害处。乳牙发育器能够刺激视觉和触觉，培养手的协调力。

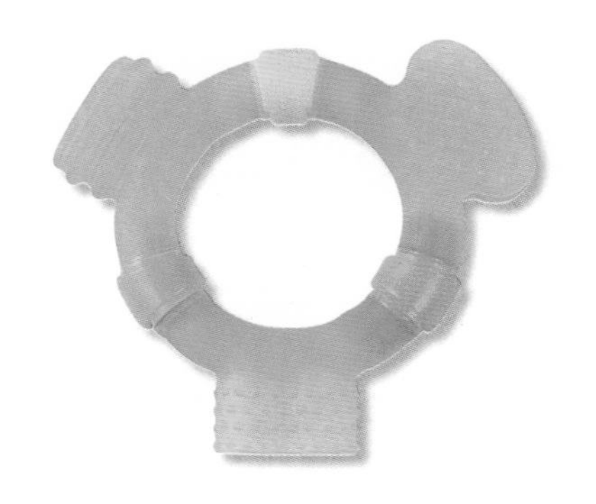

●触觉玩具 要选择柔软的布制成的触觉玩具，孩子才没有拒绝感。从柔软的玩偶开始，渐渐向硬一些的玩具转换。这样可以培养孩子的运动能力，促进认知发育。

出生 7~9 个月 | 能用手指抓的玩具

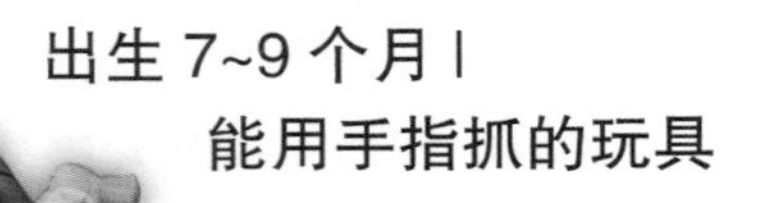

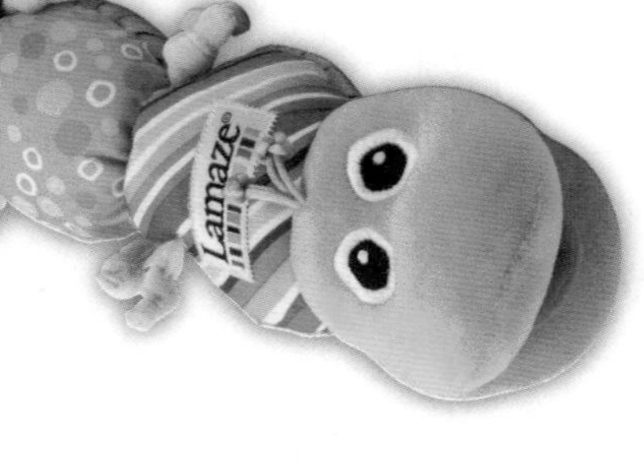

这一时期孩子能坐得稳，双手也变得自由，可以抓住玩具一边摇晃一边玩。应该选择手触摸时会发生变化、能促进孩子做动作的玩具。

●组装玩具 随着孩子手部协调力的发展，孩子可以一只手抓住玩具玩。这时可以给他（她）玩组装玩具，但由于抓的间隙很小，个数多的话很难集中，所以附属物不能超过 5 个。玩组装玩具能够刺激触觉，培养手的协调力。

●戏水玩具 这一时期的孩子一刻也不能安静待着，给他（她）洗澡可不容易。

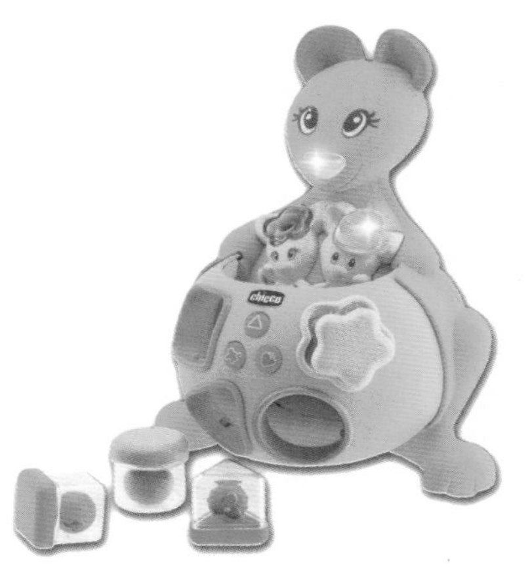

所以洗澡的时候，最好能给他（她）一个能够集中注意力的玩具，不仅能锻炼运动能力，还能促进认知发育。

●玩具电话 这个时期大部分孩子都喜欢玩玩具电话。因为玩具电话能发出多种多样的旋律和变换多种多样的画面，能够刺激孩子的好奇心。但是，不要给孩子选择特别大、抓在手里不方便的玩具电话。玩具电话可以刺激听觉，提高手和眼睛的协调力，培养语言能力。

●喇叭、鼓等乐器玩具 这时的孩子还不太会用嘴吹出声音，所以可以给他玩喇叭之类的、用嘴一接触就能发出声音的玩具。但要注意，接触嘴的部位不能尖锐，太长也有危险。玩具鼓也很好，可以用手握住鼓槌敲打，或者直接用手掌敲着玩。

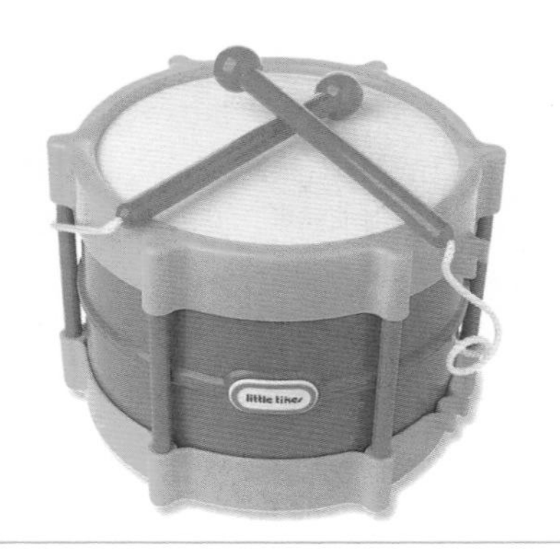

出生 10~12 个月 | 能帮助学步的玩具

能起立或走路的时候，孩子的行动范围也变广了，手和手指的运动技能也逐渐发育，可以在家里来来回回走动，也很想“冒险”。家长应该给孩子提供学步的基础玩具，让孩子做出“起身”“站立”“抓着走”等动作，还可以选择能够诱导孩子说话、促进语言发育的玩具。

●秋千 出生后 10 个月，孩子可以坐在摇摆的秋千上，保持身体平衡。秋千可以锻炼孩子的身体协调能力。

●玩具车 可以让孩子坐在车里，大人从后面推；也可以让孩子拉着走动，所以最好不要太重。玩具车能够刺激孩子的触觉、听觉，也可以培养手的协调力。

●玩具过山车 选择玩具过山车时，家长要注意观察木头珠子和木板之间的接缝是否平滑，不要选择构造太复杂的。玩具过山车能够刺激孩子的听觉、触觉，培养手的协调力。

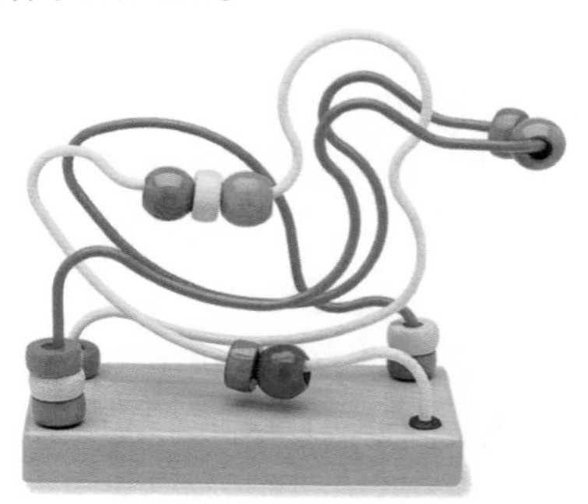

●幼儿学步车 在孩子独自学步之前，可以让孩子抓着学步车，挺直后背，做走路的练习。

出生 13~18 个月 | 诱导孩子说话的玩具

出生 12 个月前后，孩子开始自己走路，这时最好选择能诱导孩子活动的玩具。因为语言和认知力渐渐发达，所以也可以给孩子看情节简单的故事书、绘本，还可以选择能促进模仿、诱导说话的玩具。

●帐篷蹦蹦床 在房间里放个帐篷，孩子就有了属于自己的空间。要选择容易折叠、体积小的帐篷，方便保管。玩帐篷里的蹦蹦床和玩具球，可以锻炼孩子的运动能力。

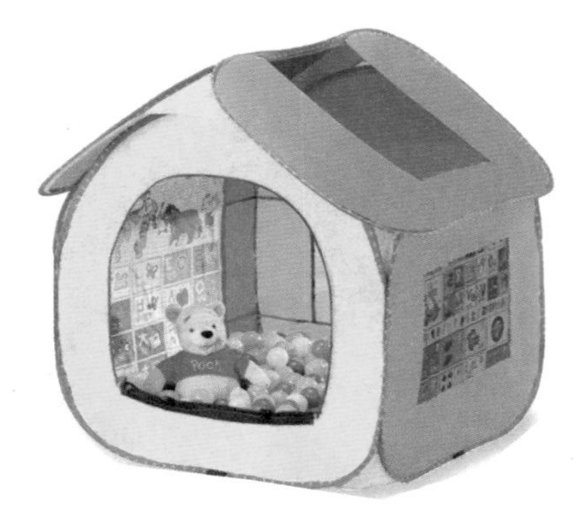

●音乐书 每次翻开书页，就能够发出多样的音乐，有利于孩子的听觉发育。妈妈可以和孩子一起，对各个声音做出反应，这样也能诱导语言发育。每个按钮有不同的声音，能够培养认知力。

●牵引玩具 孩子拉着它，可以四处走动，能够培养运动能力。线要放长一点，孩子不容易脱手。轮子滚动时会发出轻微的声音，可以培养孩子对运动的兴趣。

●娃娃 出生15个月以后，宝宝的想象力和表情都变得丰富起来。通过注入了感情的角色扮演游戏，娃娃可以变成孩子很好的玩伴。

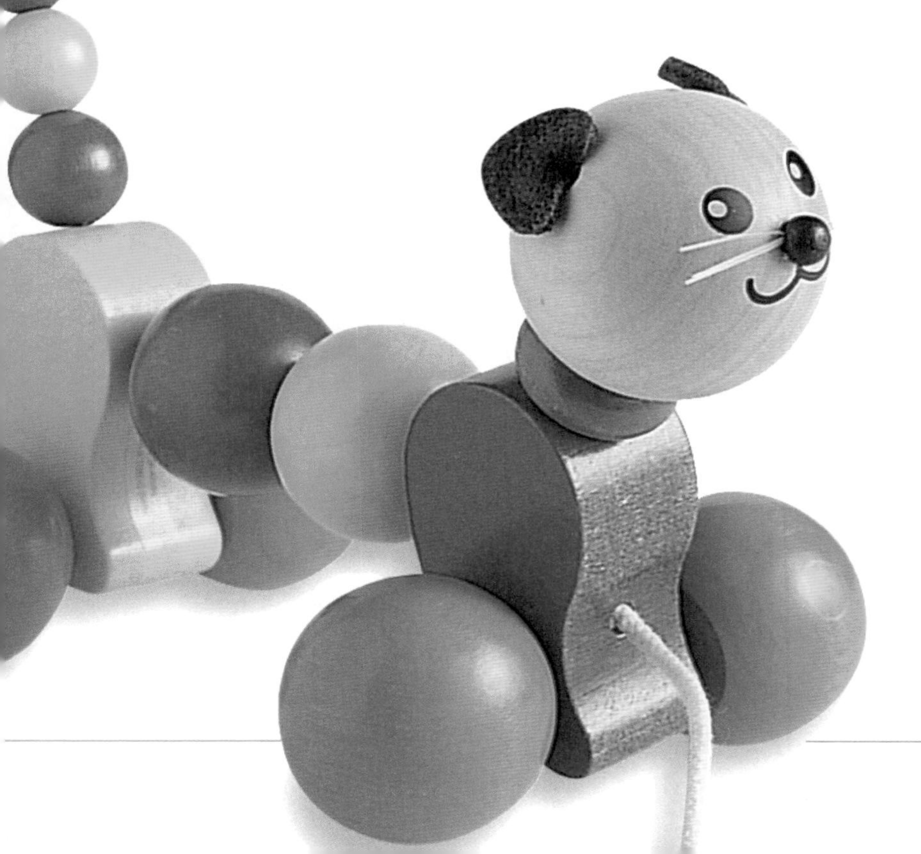

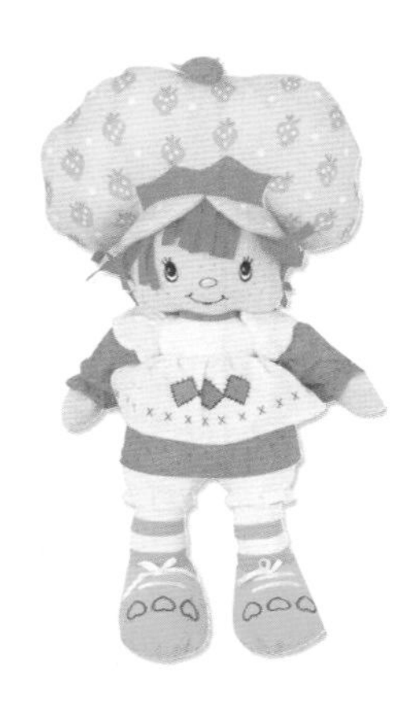

出生19~24个月丨能思考、想象的游戏

此时孩子独自玩耍的时间变多，家长尽量不要打扰孩子独处的时间。但也别让孩子一整天都自己玩，为了培养记忆力，可以选择能对话的玩具。

●沙子游戏 此时孩子的外出时间变长，在外面玩耍很好。家长可以给孩子准备挖掘玩具。沙子游戏的套装就很合适。桶、铲、筐等附属物种类多样，装在篮子里保管也很方便。这种游戏能够刺激孩子的触觉，培养手和眼的协调力。

●积木 由于积木可以自由地组成多种形状，所以能够培养孩子的创意力、构造力和想象力。第一次买积木要选择体积大、个数少的，孩子才不会厌烦。塑料积木的棱角要平滑。

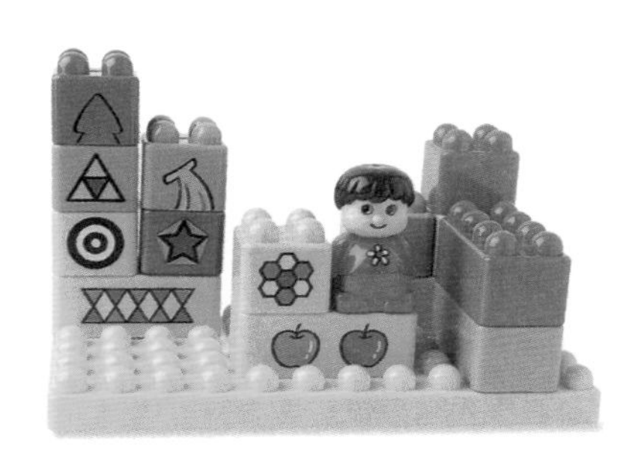

●角色玩具 妈妈和孩子可以玩角色扮演游戏（比如扮演医生和患者），这样能帮助孩子更好地理解社会。玩具种类最好多样化，这样玩的游戏也会比较多变。器材不要太小才安全。

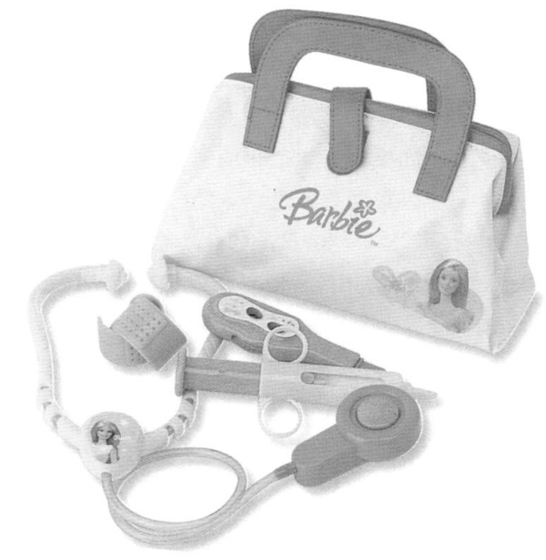

●彩色胶泥 孩子喜欢安心地在手里揉捏胶泥，把各个颜色混合在一起。所以要

选择颜色多样的、色素不会沾到手上的、不坚硬的以及可以重复使用多次的。

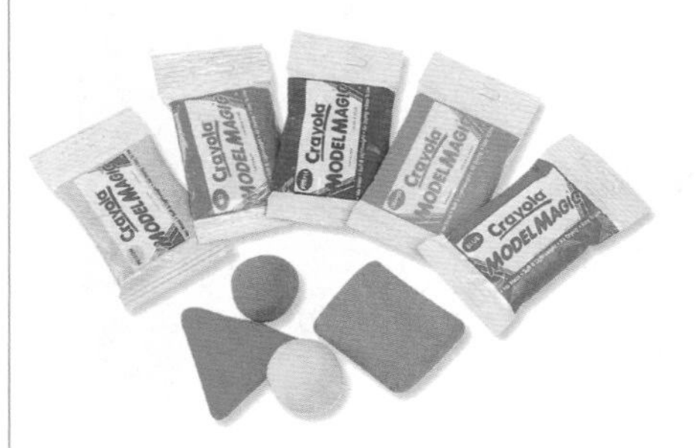

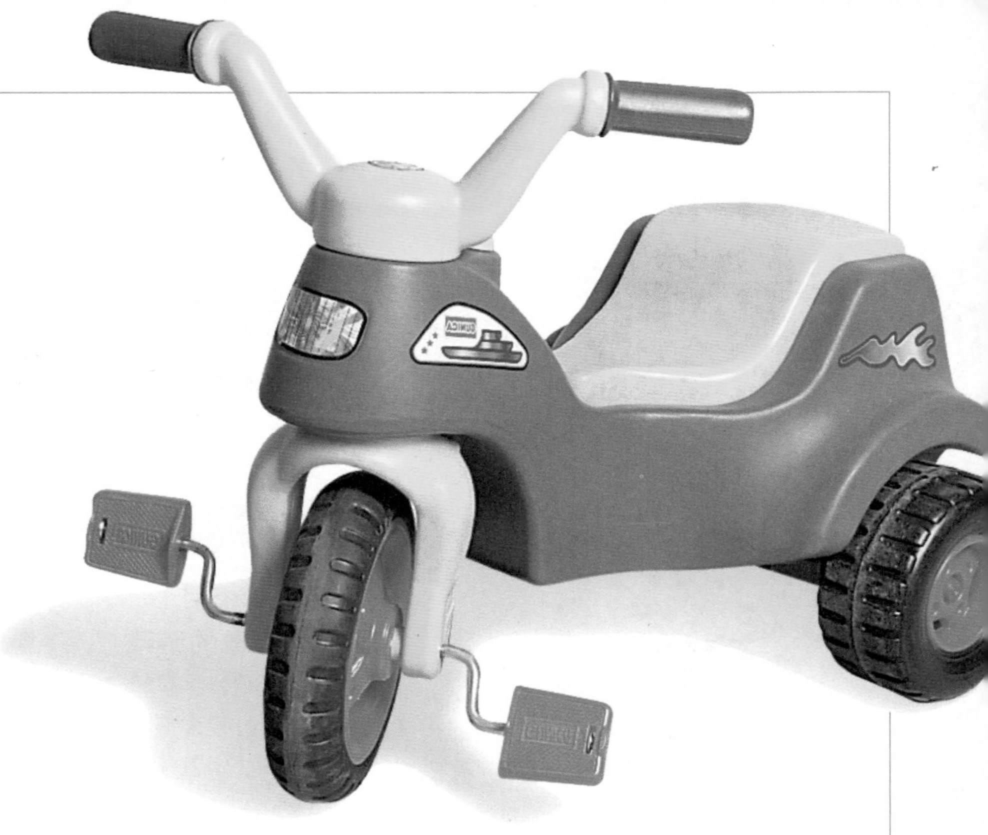

出生 25~36 个月 | 能培养想象力的玩具

每个孩子都能区分喜欢的玩具和不喜欢的玩具，这一点凸显了每个孩子不同的个性。这一阶段的孩子开始有了想象力，他们会在想象的世界中玩耍，与想象出来的人或动物们相遇。所以家长要选择能够刺激孩子想象力的玩具。

●**动画片** 画面不要太刺眼，要选择信息清晰的故事。放映时间要在 30 分钟以内，妈妈先看后再让孩子看，这样可以方便讲解。

●**拼图** 开始先给孩子玩个数少的拼图，然后渐渐增加个数。纸质材料的拼图要选择稍硬的纸板，这样才能玩得久。木质材料的拼图，表面要平滑。

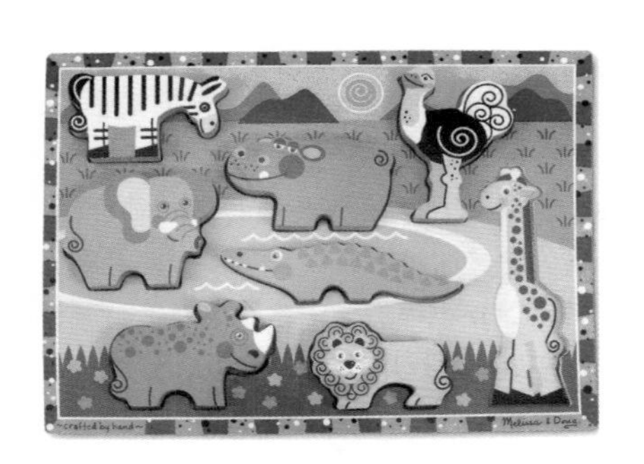

●**三轮自行车** 这一阶段孩子的活动能力更强，为了促进孩子的大肌肉发育，可以给他玩三轮自行车。骑乘玩具车一定要注意安全，家长要检查棱角是否平滑，轮子是否容易转动，坐垫是否安稳。

●**黑板** 孩子在家里喜欢到处涂画，与其跟在屁股后面擦，还不如让孩子尽情地画。所以要给孩子准备一个大黑板。

孩子为什么需要玩具？

1. 孩子会向发出声音的地方转头，会用嘴确认散发着气味的东西。所以玩具多了，能够促进孩子的“五感”发育。
2. 开始爬行时，能够引起好奇心的玩具，可以吸引孩子往前爬。如果在开始学步的时期，给孩子能够拉着走的玩具，可以帮助练习走路。给孩子符合身体发育阶段的各类玩具，能够培养孩子的运动能力。
3. 孩子拿着玩具玩，他喜欢或不喜欢一眼就能看出来，因为孩子在玩具中注入了情感。当孩子感觉高兴、有趣时，给他玩能够流露出积极感情的玩具，孩子的情感也会变得积极。
4. 孩子玩积木，喜欢把颜色一样的积木块聚集到一起，把颜色不一样的分开来，有时还会根据自己的想法来给积木分类。孩子有多样的想法，玩积木是很好的智力锻炼。
5. 孩子玩娃娃，也会赋予娃娃感情。和娃娃一起过家家，也可以了解社会。和同龄人协作玩耍时，会表现自己的主张，制定玩耍的规则。这些都可以培养孩子的社会性。

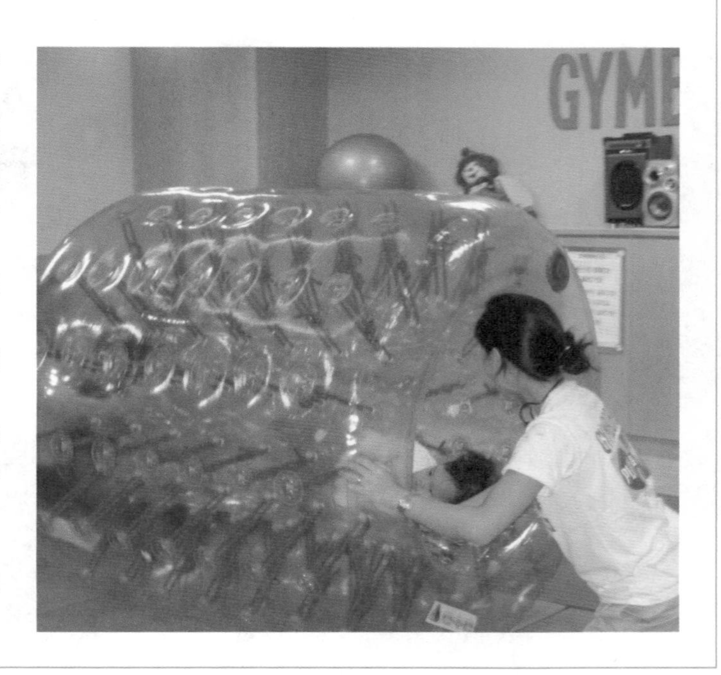

step 9

育儿常识

如何挑选适合宝宝的绘本

绘本看得多，能促进孩子头脑的发育，增强孩子的创造力。孩子第一次接触的绘本一定要慎重选择。

如何进行绘本教育

出生 3 个月后可以给孩子看

这个时候孩子的脖子可以支撑，可以抬头凝视激发好奇心的物体，也有了和成人差不多水准的色彩辨识感。虽然还不能清晰地看到物体的轮廓，但线条粗、轮廓简单的人脸、几何图形等，孩子都可以集中地看一会儿。即使视力、注意力、理解力、语言能力不足，但对绘本的认知没有障碍。

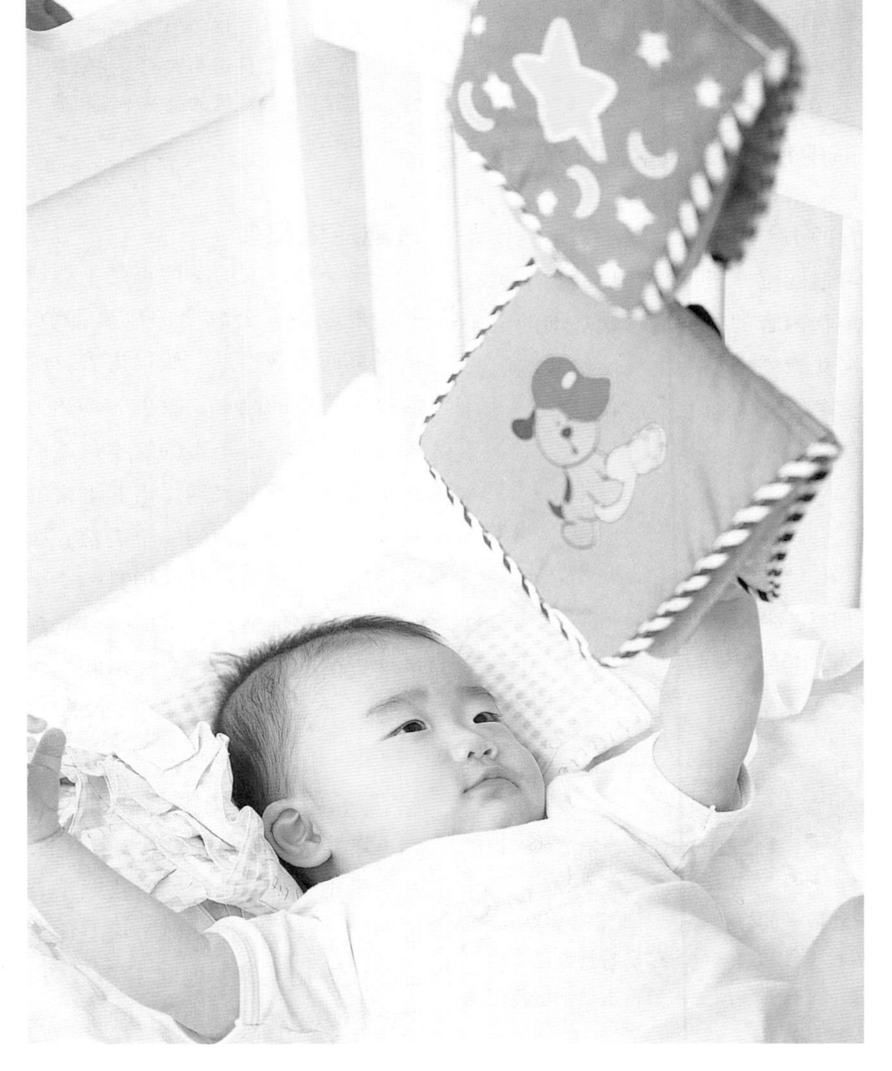

选择真正的书

一按就会发出声音的书，可以产生各种触感的书，打开后就跳出很多有趣图画的书，这些都能刺激孩子的好奇心，促进视觉和其他感觉的发育。这样的书买一两本就足够了。如果想培养孩子爱读书的习惯，还是应该买真正的纸质绘本。

周岁前只给孩子买 10 本

这个时期的孩子，给他反复读一本绘本，好过给他读很多本。孩子喜欢重复，同样的动作重复很多次，反而能使孩子熟悉知识。家长要给孩子选择结构不单调、看了不会厌烦的绘本。第一次看的时候，一定要选择简单易懂、独特有趣的书，这样孩子在阅读的过程中才能轻松理解，并且经常找到新的趣味。

妈妈的独角戏让孩子养成最初的读书习惯

孩子注意力集中的时间非常短。未满 3 岁的孩子，注意力最长只能保持 3 分钟左右。这时候妈妈需要掌握“带孩子看书的技术”。绘本上画着轿车、自行车，那妈妈就要编个简单的故事给孩子听，比如“这是嘀嘀轿车，昨天我们是乘坐这个去的爷爷家；这是溜溜自行车，看见隔壁哥哥骑了吗？”用孩子喜欢的拟声词、拟态词，结合孩子的经历来讲故事。

母子一起完成情感体验

通过情绪化路径接受的知识，能更强烈地刺激大脑神经。孩子在肚子里时，就对妈妈的声音最敏感，所以孩子的词汇量和语言组织能力是从妈妈说话的声音开始的。读书的时间，就是妈妈和孩子都产生情感体验的幸福时间。

小贴士 如果孩子不喜欢，就不要勉强孩子听故事。给孩子读书时，妈妈的声音要高低起伏，语调要生动有趣，才会引起孩子的兴趣。为了让孩子注意到，书要放在明显的位置。

怎样选择好的绘本

能让妈妈微笑的书最好

读书时妈妈的心情会传递给孩子。妈妈感觉很有趣的书，孩子也会有一样的感觉。买书前，妈妈可以一口气读到尾，如果能不由自主地微笑，那就是应该买的书。

不同月龄的孩子爱好不一样

周岁前，最好选择简单的绘本，2 岁时，孩子就可以看画面精美的绘本了。每个孩子读书的年龄都不同，所以不要选择市面上那些根据年龄分类的图书。月龄越高，孩子可以看的书的内容可以更复杂。另外，家长还要先阅读一遍，注意书中的词语和句子，是否便于孩子理解。

图画和文字要一致

孩子会一边听妈妈讲故事一边看图，所以如果故事和图画不一致，就会影响理解。比如，文字在说肥胖的狐狸，但是画上的狐狸却有点瘦，或者文字在说小狗掉水里了，但是画面上小狗的毛发却很蓬松。购买前家长应该仔细检查内容，图文不一致就别买。

书中包含孩子喜欢的人或物

给喜欢轿车的孩子买有轿车内容的书，给偏食的孩子买培养饮食习惯的书，给喜欢动物的孩子买有动物内容的书，给喜欢乱动的孩子买儿童安全类的书，这样才能引起孩子的内心共鸣。

绘本对孩子的影响

1. 读绘本是妈妈的工作。这一阶段的孩子不需要看绘本的字，只需要听。看着有趣的图画，听着妈妈的解说，可以培养孩子丰富的语感和词汇力的发育，好的绘本可以流畅地读出文字的韵律，培养孩子的韵律感。绘本也是一种母子情感沟通的好方式，是连接妈妈和孩子的亲情纽带。
2. 从小就读书的孩子，比不读书的孩子创造力强。读书可以培养孩子的想象力，对孩子的词汇力发育也有帮助，可以促进头脑发育。
3. 从满 2 岁开始，孩子开始用句子说话，好的绘本会给孩子描述明确丰富的人物形象，有助于培养孩子的语言组织能力和思考能力。
4. 如果希望孩子培养良好的习惯，就需要调动孩子的好奇心，让他觉得故事有趣。家长在选择关于儿童习惯的绘本时，要注重故事性和趣味性。孩子看到自己喜欢的人物登场，会产生“我也可以尝试”的想法，把自己当成主人公，主动地培养好品德与好习惯。

获过这些奖的绘本比较好

- **美国凯迪克奖** 美国最具权威的绘本奖，以 19 世纪英国的绘本插画家伦道夫・凯迪克的名字命名。每一本该奖的得奖作品都有“寓教于乐”的功能，让孩子在阅读的过程中，开发另一个思考空间。
- **英国格林威大奖** 以 19 世纪英国的童书插画家凯特・格林威女士的名字命名的奖，每年授予英国最优秀的图画作家。
- **博洛尼亚拉噶兹奖** 世界最大的绘本博览会，每年在意大利举行。在这个国际儿童读书展上，会颁出各类优秀作品大奖，被誉为优质童书的标志。
- **国际安徒生奖** 根据丹麦儿童作家安徒生的名字命名，由国际儿童读书协会（IBBY）裁定的奖。该奖每 2 年评选 1 次，以奖励世界范围内最优秀的童书作家和插图画家。

兴趣应该很多

孩子和大人的关注点是不一样的，很多大人会忽略的故事细节，孩子反而会观察到。所以内容、画面过于简单的绘本，故事的传达力就会弱，而内容丰富的绘本，能激起孩子更广泛的兴趣，培养丰富的想象力。书中人物的一个表情、一句台词、一个不起眼的道具、一个小小的衣服细节，都可能会引起孩子细致的关注，产生源源不断的新话题。

给孩子看多样构图

培养孩子用多样的视线来看书，对孩子观察事物、培养阅读顺序有帮助。可以带着他（她）从上往下看、从下往上看、通过对角线看，用远近法观察构图和阴影处理。

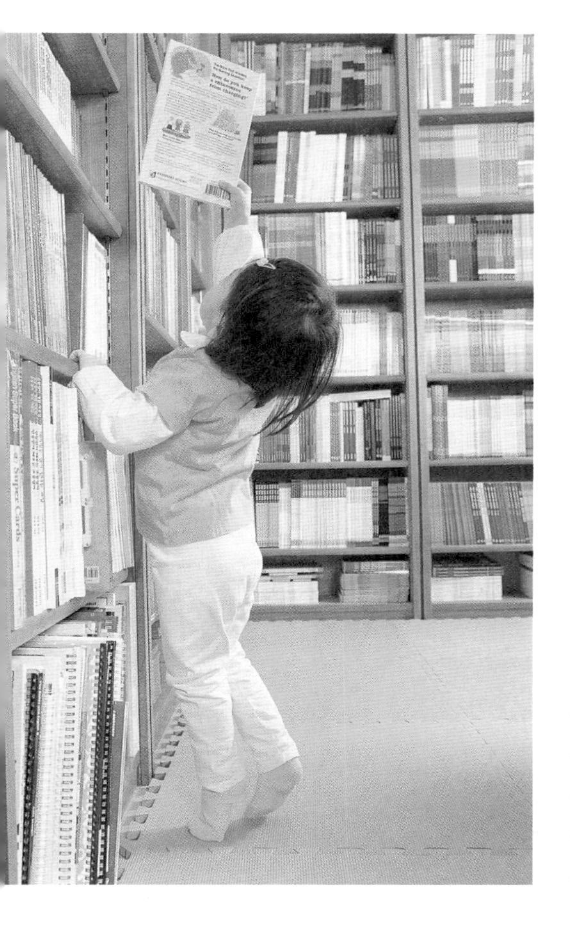

接触多种绘画技法

不要总给孩子看一种画风的绘本，选择面要宽，让孩子了解水彩画、油画、蜡笔画、拼贴画、水墨画、版画等多样的绘画技法。一样的故事，不一样的技法，会让孩子产生不同的感觉，能启蒙孩子的审美。

看图就能懂故事

要给孩子买只看图就能揣测出故事内容的书。家长可以先检查这一点，看看图画是否能容易地传达内容。单个场面一页的绘本很好，但每页都应该表达明确的内容。没有文字说明的地方，通过图片要能够很好地补足。

注重语言的节奏感

孩子这一阶段刚开始学说话，所以妈妈在读故事时，要选择有拟声词和拟态词的绘本，在讲故事时尽量多地使用拟声词和拟态词。对孩子说的话不仅要有趣、生动，还要能引发联想。这样可以促进孩子的感性发育。

读想象力丰富的书

在妈妈讲故事的时候，简单的故事梗概可以跳过不读，反而要读能引起孩子爆笑的、开放式结局的、能够引起想象的故事内文。不只是故事的内容，图画也要富有想象力。

给孩子看表现地方特色的书

美国、法国、日本、柬埔寨等国家和喜马拉雅山、马里亚纳海沟等地区，这些连家长都不一定熟悉的国家和地区，通过妈妈生动的介绍，也能引起孩子对世界的好奇心。

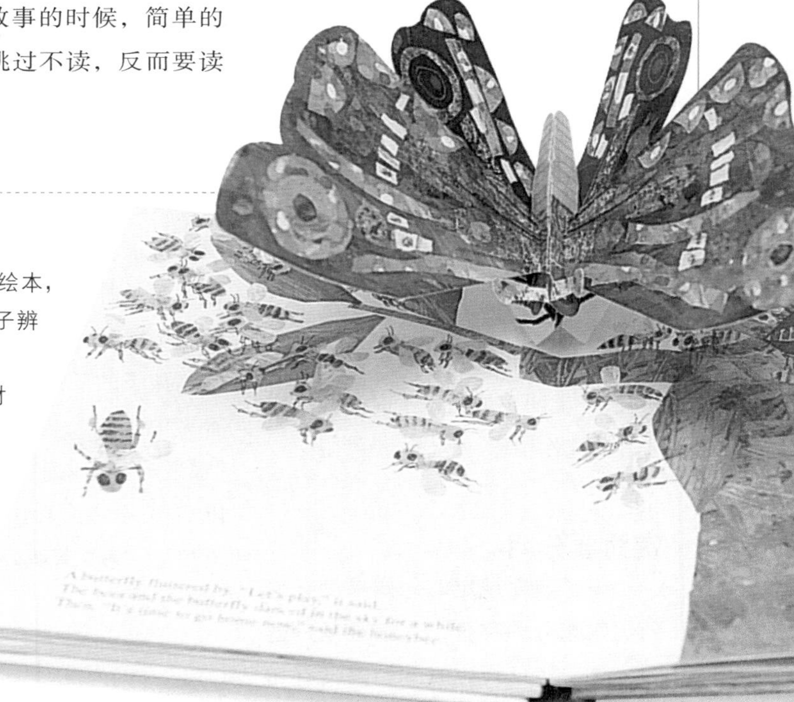

不同月龄的孩子，读不同的书

1. 出生 0 ~ 6 个月 选择能表现色彩、图形、数字、感觉的绘本，书中最好能包含一些概念和事物的名称，这样就可以教孩子辨识事物。
2. 出生 6 ~ 12 个月 选择拼图游戏等以游戏为内容、用玩具材料做的玩具书，以及使用拟声词、拟态词的书。童谣绘本对孩子也很适合。妈妈读的时候动作要夸张，声音要放大一些，孩子就会跟着模仿。
3. 出生 13 ~ 18 个月 选择多样的绘本，画风细腻、精致，最好能引发孩子和妈妈的对话。孩子喜欢的书往往要读数十遍，无论妈妈多厌烦，也尽量反复给孩子读。
4. 出生 19 ~ 36 个月 这个时期是孩子形成阅读习惯的时期，即使之前看得少，这时孩子也会想多看些。要尽量满足孩子的要求。

step 9
育儿常识

管教孩子的好方法

孩子渐渐学会了按照自己的意志行动，家长要教会孩子“什么可以做”和“什么不能做”。虽然妈妈很爱孩子，但不要事事都顺从，要做一位智慧的严格妈妈。

先和孩子定规矩

规定要具备稳定性

让孩子不受约束地做想做的事，是错误的。智慧的妈妈，会明确地让孩子知道，什么程度的自由是允许的，这样孩子才会带着安定感和自信感去行动。

先定 3 ~ 5 个规定

3 岁前的孩子，认知能力还没有充分发育，所以就算家长制定很多规定，他（她）也记不住。如果妈妈觉得需要制定几十条，在起初最好只制定个 3 ~ 5 条。在孩子熟悉之后，慢慢增加新的规定，这样比较有效果。

规定要明确

“只能看一会儿电视”，这样的规定太含糊，宝宝不好懂，妈妈也很难执行。如果是“每天看 1 小时电视”，就明确地限定了时间，这样才容易起作用。

赏罚要分明

孩子遵守规定时，如果没有得到妈妈充分的称赞，就很难坚持遵守；孩子违反规定时，如果没有相应的惩罚，反而对孩子不分青红皂白地发火，孩子就会感到委屈。遵守规定时，妈妈应该不吝啬称赞和鼓励，违反规定时，惩罚要和规定有关联，应该剥夺相关的“特权”。

比如，规定 1 天可以看 1 小时电视，如果孩子违反，第 2 天就应该不让孩子看电视。玩玩具后，孩子如果没有按规定把玩具收好，第 2 天就应该不让他（她）玩玩具。如果违背了看电视的规定，惩罚却是不让孩子吃零食，那孩子就不容易理解，容易委屈。

注重传达规定的方法

规定和相应的惩罚，要事先对孩子说明清楚。在孩子看电视看得正高兴的时候，妈妈突然把电源关掉说规定“以后每天只能看 1 小时电视！”，这样肯定会引起孩子的反抗心理。应该等孩子看完电视后，再用温和的态度说：“最近电视看太多了，妈妈很担心，以后每天只看 1 小时吧？如果违反规定，第 2 天妈妈就不能让你再看了哦！”

小贴士 不能过分地强制性地要求孩子。严格的父母并不是权威和暴力的代名词。

规定要任何时候都适用

如果妈妈制定的规定常常改变，孩子要么会感到糊涂，要么会不当一回事。每次违反规定时，妈妈一定要给予相应的惩罚，否则就不容易帮孩子培养起良好的习惯。为了维持一贯性，要给予孩子切实的、清晰的警告。

出生 24 个月前

说“不行”更有效

在 2 岁之后，妈妈才可以责备孩子。在那之前，就算你批评，孩子也不懂。而且，错误往往不是“应该被批评的事”，而是“没办法避免的事”。这时温柔的爱意比批评更管用。如果孩子用手接触危险的物品，或把不干净的物品放入嘴里，妈妈就可以做出严厉的表情说：“不行！”如果孩子仍然继续，妈妈可以抓住他（她）的手腕，轻轻地打手背。

不要先批评，要先说明后果

如果孩子乱扔东西、拿食物玩，或者在公共场所耍性子，妈妈立刻责备孩子，孩子会觉得委屈。孩子是有自己的理由才那么做的（无聊、烦闷、不舒服等），如果妈妈立刻责备他（她），他（她）就会产生反抗心理。家长应该向孩子平静地说明后果：“乱扔东西打到妈妈会疼，如果别人打到你，也会疼的吧？”如果孩子仍然继续，妈妈就得严肃地说：“不行！”这样做才是批评的正确顺序。

出生 24 个月后

经常批评是无效的

这个时期孩子往往会固执，经常会突然耍赖，妈妈一天里常常要训斥无数次。习惯性的训斥慢慢会变成“耳旁风”，对孩子越来越不管用。其实，批评可以少一些，但是程度要加强。哪些事一定会被妈妈训斥，要先和孩子说清楚。

失误不是错误，不能批评

因为失误造成的问题，不能批评孩子。比如，孩子失手把水洒到地上，妈妈不应该发火说“妈妈说过走路时要小心，你没听见吗”，而应该说“弄洒了，没关系”。

一犯错就批评，不要拖延

如果在商场里，孩子为了想要的玩具而耍赖，妈妈要马上把孩子抱到怀里，带到安静的地方，认真提醒他（她）注意。有的妈妈在大众场合不好意思批评孩子，反而喜欢等回家之后再批评，这样教育孩子是无效的。

一次只指出一个错误

长篇大论的批评，只会让孩子糊涂。批评时，妈妈要用简单、清晰的语言，不要唠唠叨叨，说一大堆抱怨生活的话，那样是无效的。像“你真不听话啊，我没法活了，真受不了你，为什么越大越不听妈妈的话”等，这些话让孩子听了，除了变得更糊涂之外，一点用处也没有。

不能让孩子对你做保证

“如果再这样，小鬼就来抓你了！不听妈妈的话，妈妈就不带你回家！”这样的威胁是批评孩子的禁忌。因为恐吓只会诱发孩子的恐惧心理，对孩子侮辱性的话又会引起孩子的反抗心理，或造成孩子的消极情绪。让孩子对家长做保证也是无效的，倒不如训斥一次后教他（她）具体怎么做。违反规定后接受惩罚，要比空洞的保证有效得多。

有时要无视孩子的行动

孩子犯错，有时只是为了引起妈妈的关注，妈妈不予理会就可以。但在孩子做出正确举动时，一定要及时理会，毫无保留地称赞。

Q 批评孩子时该注意什么？

A
- 3 岁前妈妈批评孩子，孩子也不懂。事前消除可能的危险要素，才更实际。
- 批评太严厉，会让孩子丢掉自信。经常严厉地批评孩子，反而会让孩子学会看眼色，平时装老实，当父母不在场时，反而会任意妄为。
- 孩子也有人格，也会感觉氛围，还不会说话的孩子也能感受到“傻瓜！”“真不听话！”之类的负面话语里包含的情绪，所以不要随口批评。
- 批评不在声高，有时声音越大，效果越差。说话温柔的父母批评孩子时，孩子会更乐意接受。

step 9
育儿常识

表扬孩子的好方法

孩子一开始并不知道什么是对、什么是错、该怎么做、不该怎么做。家长应该通过聪明的称赞和适度的表扬，来诱导孩子的行动，这是幼儿教育的基础。

表扬孩子的理由

促进孩子的智能和情绪发育

经常得到称赞的孩子比经常被批评的孩子性格更随和。称赞可使孩子的情绪稳定，感性指数提高。妈妈心情平和的称赞和鼓励比匆忙急躁的斥责更有效果。

诱发正确行为的动机

妈妈恰当的反应和鼓励，可以激励孩子做出正确的行动选择，获得正确的自我发现。比如，孩子喜欢耍性子，那么妈妈在他（她）安静听话的时候，就要及时表扬，这样能充分地诱发他（她）的正确行为动机。

妈妈能获得正能量

常常称赞孩子，妈妈也会发生变化，称赞孩子使妈妈变得积极、充满正能量。如果孩子不听话，妈妈常常生气，自己也容易变得神经质；相反，抓住不听话的孩子做对的机会，给予温柔的表扬，妈妈也会身心愉快地投入工作和家务。

可以强化和孩子的亲情纽带

不要错过表扬孩子的瞬间。即使孩子很多时候都不听话，但是只要做对了1件事，哪怕1个细节，妈妈也应该立刻表扬。平时要对孩子的行动进行细微的观察，不要放弃可以表扬孩子的瞬间。妈妈的关心能让孩子觉得“妈妈是世界上最能理解我的人”，这样就能强化和孩子的亲情纽带。

表扬的好方法

1天最少表扬1次

如果妈妈觉得，孩子调皮，根本没有值得表扬的事，那可能是因为妈妈的观察还不够仔细。1天的生活中有无数的细节，收拾玩具的时候、吃饭的时候、洗澡的时候……只要孩子一有好的行动就应该及时表扬，1天1次的表扬机会，是肯定可以找到的。

以尊重孩子为前提

孩子说话的时候，妈妈要认真聆听，随声附和是最基础的表扬——“是吗，是这样啊。”在称赞孩子的时候，明确地指出孩子的行为哪些是正确的——“我们宝贝不打架，也没有让妈妈发火，妈妈给宝贝做饼干吃。”这样孩子会觉得自己受到了尊重，有助于培养良好的习惯。

在人前称赞孩子

妈妈要记住孩子的优良表现，在一家人相聚时，就可以说“宝贝很爱读书，经常得到表扬，是不是？”之类的话，如果孩子在很多人面前被表扬，那么他以后也会坚持做正确的事。还可以说“爸爸回来会为宝宝骄傲的”之类的话，让孩子对第2次表扬产生期待，爸爸下班后再表扬1次，孩子的满足感就会加倍。

独自完成的事，要具体表扬

表扬孩子独自完成的事情，孩子会获得积极性。所以，表扬时要具体、客观。泛泛地说“我们的宝贝真善良”，肯定不如“宝贝今天吃了不喜欢的西蓝花，真棒”这种具体的表扬，只有描述足够具体，孩子以后才会知道要怎么做。

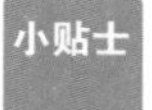

表扬的内容，一定要具体，因为表扬的内容会指引孩子未来的行为。

做表扬表，给小红花

口头表扬是一方面，最好还要让孩子知道，妈妈也在记录他（她）的优秀表现。如果孩子做了好事，就给他（她）画一朵小红花，或者准备孩子喜欢的贴纸，贴在小黑板上也可以。随着表扬项目逐渐增加，孩子就能培养越来越多的好习惯。

step 10

断乳食品喂养

断乳期开始了，每天应该给孩子做些什么样的食物呢？很多新手妈妈会为此困惑、苦恼。断乳食品，可以根据稀粥、粥、米饭的顺序来进行，每天的菜谱都要花样翻新，营养丰富。这里，我们会给新手妈妈介绍断乳食品的基本知识，详细地说明材料的选择以及制作流程。

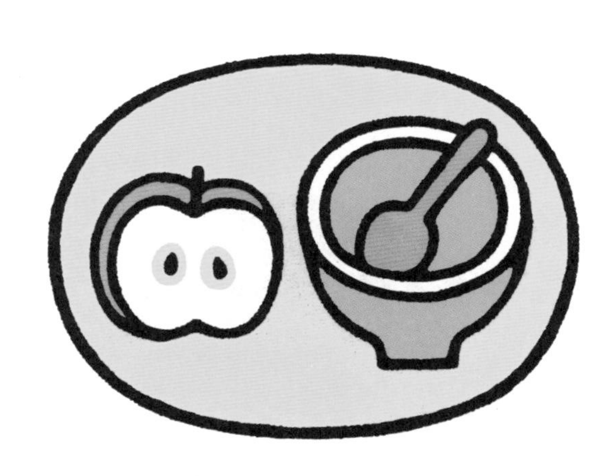

step 10

断乳食品

断乳食品的基本知识

妈妈一定要学习断乳食品知识，因为断乳期的食物不仅可以补充营养，也会影响婴儿以后的用餐习惯以及成长发育。一开始准备得好，孩子的健康才更有保证。

什么时候喂

出生后 3 ~ 4 个月 | 尝试用勺子喂

为了让婴儿尽快适应勺子、不排斥勺子，也为了让婴儿熟悉母乳或奶粉的味道，可以试着用小婴儿勺，一勺一勺地喂大麦茶或稀粥。婴儿心情不好时，会昂起头避开勺子，所以喂母乳后孩子心情转好，才是尝试用勺子喂的好时机。

出生后 100 天 ~ 4 个月 | 开始正式喂

在出生后 4 个月之前，无论嘴里有什么，婴儿都会反射性地用舌头往外推。所以喂断乳食品失败的概率会高。出生 4 个月后，婴儿的肠道在一定程度上变得成熟了，这种往外推的反射行为，也会慢慢消失。婴儿的体重达到 6 ~ 7 kg 时，是开始断乳喂养的最佳时间。

宝宝心情好时 | 可以慢慢喂

当婴儿感冒或接种疫苗时，状态相对欠佳，这时会抵触断乳期食物。在消化状态转好，并开始每天有规律性地哺乳时，就可以选择一天开始断乳食品的喂养。一般在上午 10 点到下午 2 点之间，是喂养断乳期食物的最佳时间，因为这时婴儿的身体和心情最平静，也最容易感到饥饿。

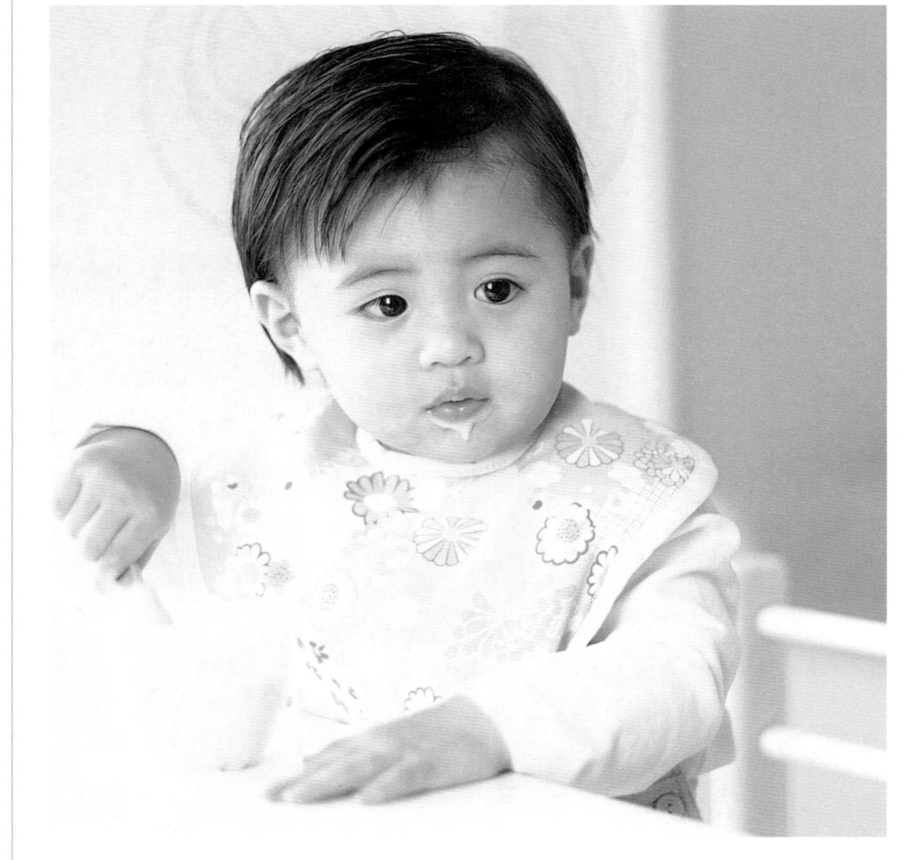

断乳期前 | 要让宝宝保持好心情

保持营养均衡摄入很重要，让婴儿感受到母乳和其他食物的味道，并感受进食的乐趣也同样重要。妈妈不能急于给宝宝喂食，也不能一次让宝宝吃太多，这样做会导致婴儿失去进食兴趣。在给婴儿喂断乳期食物前，应把婴儿的脸和手洗干净，给他（她）换上干净的尿不湿，这样有助于使婴儿的心情变得愉悦。

怎么喂

一定用勺子来喂食

断乳期是孩子学习使用舌头和练习用牙齿咀嚼食物的时期。即便食物只有一勺两勺，也要用勺子来喂。婴儿如果学会了咀嚼食物，就能够促进头脑的发育和独立性的成长。

小贴士 如果把食物放在婴儿舌头的前方，婴儿往往会把食物用舌头推出。所以应尽量把食物放在婴儿舌头的中间位置。

要有耐心，多次尝试

断乳期的初期阶段，大部分的婴儿都会不适应，习惯把食物吐出嘴外。如果常常出现这样的情况，妈妈也不要生气或失望，要多试几次，直到婴儿开始咀嚼食物为止。也可以试着把食物放在婴儿的嘴唇之间，婴儿会自然地吮吸食物来感受食物的味道。如果婴儿一直拒绝，那么就隔几天再试一次。

妈妈亲手做，抱着孩子喂

进行断乳期间，要慢慢地从稀粥等流体食物转换为固体食物。而没有细粒的断乳期流食不仅不能让婴儿练习咀嚼，还容易引起过敏性反应（因为是多种食材的混合）。在断乳期内，初期给婴儿吃的食物最好选择季节性的安全食材，并且不要将多种食材混用，以免引起过敏。断乳期的食物最好是由妈妈亲手来做。出生5个月前后，孩子自行坐立、吃面食比较困难，所以妈妈要扶着婴儿的上半身采取拥坐的方式喂养。在妈妈的怀里吃断乳期食物时，婴儿不仅没有不安感，还会积极地接受新的食物。

特别提醒

如果断乳期开始得晚，婴儿易患感染性疾病

婴儿出生后6个月左右，母乳的免疫成分会降低，所以婴儿会特别容易患上感染性疾患。因此，断乳期最晚也要在此时开始。

喂什么

由稀粥开始

谷物类食品一般不会引起过敏，口味清淡，制作方法简单，如果加蔬菜、肉类等一起烹饪也方便。如果婴儿比较喜欢吃稀粥类的食物，那么，在不添加强烈味道的基础上，可添加一些膳食纤维含量较少的谷类和蔬菜。如果断乳初期就喂孩子果汁，孩子会因为熟悉了甜味而拒绝吃清淡的食物，需要注意。

由单种食材开始

每次只选择1种食材添加到稀粥中，给婴儿喂食2 ~ 3天，然后观察婴儿的大便和皮肤是否有异常。如果没有什么异常，再添加另外1种材料。这样，婴儿的肠胃才能接受并适应新的食物，假如出现过敏反应，也能准确地找到过敏原因。

周岁前不要给婴儿吃咸的

辣或咸的食物会给婴儿的肠胃造成刺激，引起婴儿腹泻，从小吃刺激性的食物，很容易养成偏食的习惯。含盐、糖的速溶或加工食品，香辛料、化学调味料都尽量不要给婴儿吃。

注意事项

慢慢变成1天喂3次

断乳期初期，给婴儿喂食次数为1天1次，喂约小酒杯大小的食量。之所以要少量喂食，并不是因为婴儿吃不了那么多，而是因为大量喂食会给婴儿的胃造成负担。出生后4 ~ 5个月，1天喂1次。6 ~ 8个月，1天喂2次。9 ~ 12月，可以1天喂3次。1天只喂1次的最佳时间为上午10点左右。1天喂2次的最佳时间为上午10点左右、下午6点左右。1天喂3次的最佳时间为上午10点左右、下午2点左右和下午6点左右。根据妈妈和婴儿的特征和习惯，时间稍微有所调整也是完全可以的。

慢慢改变食物的硬度

断乳期食物应该从较软、较稀的食物慢慢转变为较硬的食物。断乳期初期，婴儿的口腔发育还不成熟，所以适合吃容易消化的稀粥，中期婴儿可以利用舌头和上腭吃一些捣碎的和豆腐硬度相似的食物。后期婴儿的牙床变得结实，开始长牙，可以喂一些软米饭。结束期要让婴儿咀嚼一些较为结实的食物。

养成孩子正确的饮食习惯

如果因为孩子拒绝，就追着孩子强逼着喂，有可能会让孩子产生孤独感和强迫感。最好在每天固定的时间里，给婴儿喂断乳食品。1天3次的喂食时间最好和家人的吃饭时间相吻合，这样婴儿会无形中养成很好的饮食习惯。

如果孩子过敏，要特别注意

婴儿有特应性皮炎或家族中有人有过敏体质，就一定要注意。如果给婴儿吃新的食物后，婴儿身体上出现红色斑点、疹子，并出现呕吐、腹泻、呼吸困难的症状，那么就要改喂不易诱发过敏的食物。注意不要吃鸡蛋（特别是蛋清）、牛奶、猪肉、虾、面粉等易过敏食物。

step 10
断乳食品

断乳食品的食材选择

处理断乳期食物的食材，要切细、剁碎并去掉皮和籽。特别小的食材需要用手来处理，虽然会费时间，但只要掌握了要领，就会变简单。

季节性食材的处理诀窍

	初期 出生后 4 ~ 5 个月	**中期** 出生后 6 ~ 8 个月	**后期** 出生后 9 ~ 10 个月	**结束期** 出生后 11 ~ 12 个月
西蓝花	用搅拌机打成糊状	去掉根茎切碎，用开水焯 30 秒	切成 5 mm 长的小块，用开水焯 1 分钟	切成 7mm 长的小块，用开水焯 1 分钟
1 天推荐量	10 g	20 g	30 g	40 g
大米	用搅拌机打碎，把米和水以 1∶10 的比例煮粥	把米和水以 1∶5 的比例，煮成软软的粥	把米和水以 1∶3 的比例，煮粥	做成黏稠的软米饭
1 天推荐量	10 g	20 g	30 g	40 g
菠菜	只选择叶子部分用搅拌机打碎，筛掉水	把叶子部分切细，然后在开水中焯 30 秒	把叶子和茎切成 5 mm 长的小段，开水中焯 30 秒	把叶子和茎切成 7 mm 长的小段，开水中焯 30 秒
1 天推荐量	10 g	20 g	40 g	50 g
浅色鱼	不喂	煮熟后剔除鱼皮和鱼刺，剁成碎末	煮熟后剔除鱼皮和鱼刺，切成 7 mm 见方的鱼片	煮熟后剔除鱼皮和鱼刺，切成 1 cm 见方的鱼片
1 天推荐量	0 g	40 g	60 g	80 g

	初期 出生后 4 ~ 5 个月	中期 出生后 6 ~ 8 个月	后期 出生后 9 ~ 10 个月	结束期 出生后 11 ~ 12 个月
苹果	用搅拌机打碎	切细，用开水焯 30 秒	切成 5 mm 见方的小块，用开水焯 1 分钟	切成 7 mm 见方的小块，用开水焯 1 分钟
1 天推荐量	20 g	40 g	50 g	70 g
牛肉	不喂	磨碎后煮	剁碎到能咀嚼的程度，用平底锅煮熟	切成 5 mm 见方的小块，煮熟
1 天推荐量	0 g	20 g	30 g	40 g
胡萝卜	打碎，煮熟后加少量水搅匀	剁碎后煮 3 分钟	切成 5 mm 见方的小块，煮 3 分钟	切成 7 mm 见方的小块，煮 3 分钟
1 天推荐量	10 g	20 g	40 g	50 g
土豆	用搅拌机打碎、搅匀	剁碎后煮 3 分钟，成湿润黏稠状	切成 5 mm 见方的小块，煮 3 分钟	切成 7 mm 见方的小块，煮 3 分钟
1 天推荐量	10 g	30 g	50 g	70 g
鸡胸肉				
1 天推荐量	0 g	30 g	40 g	60 g
鸡蛋				
1 天推荐量	0 g	1/2 个	1 个	1 个

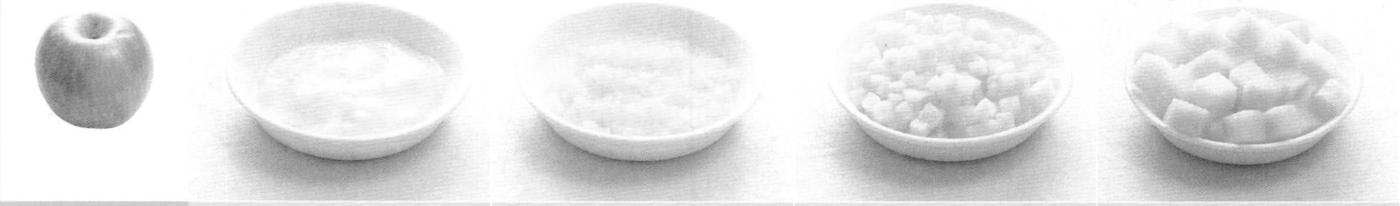

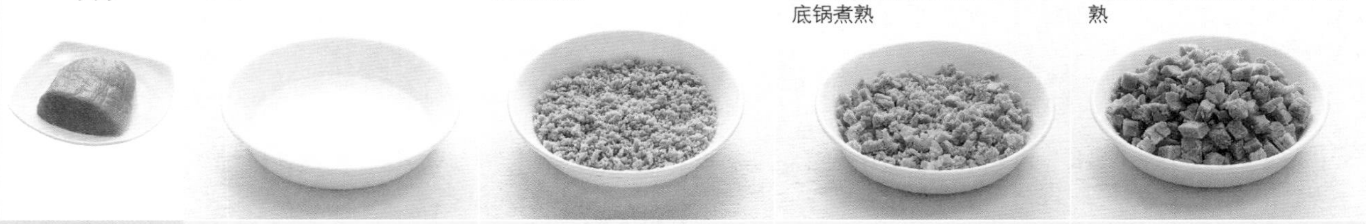

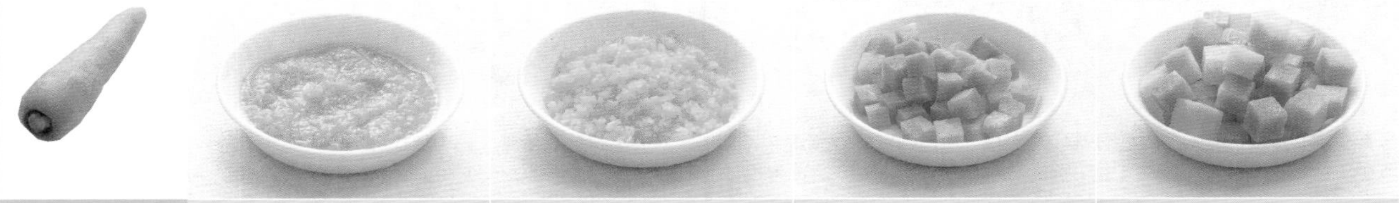

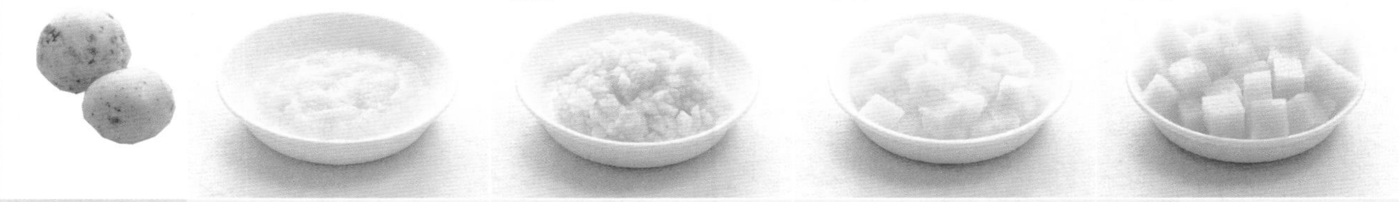

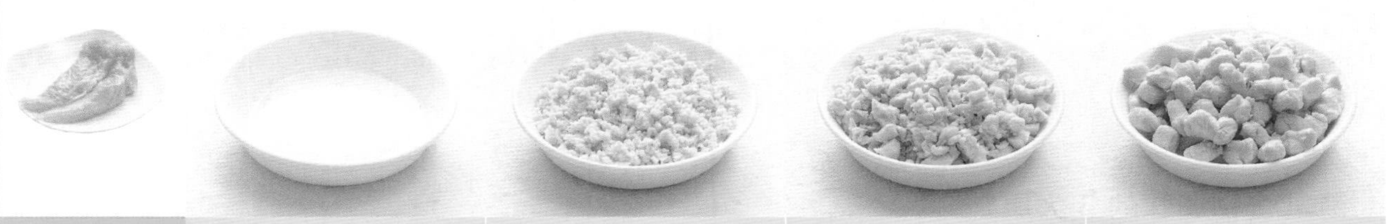

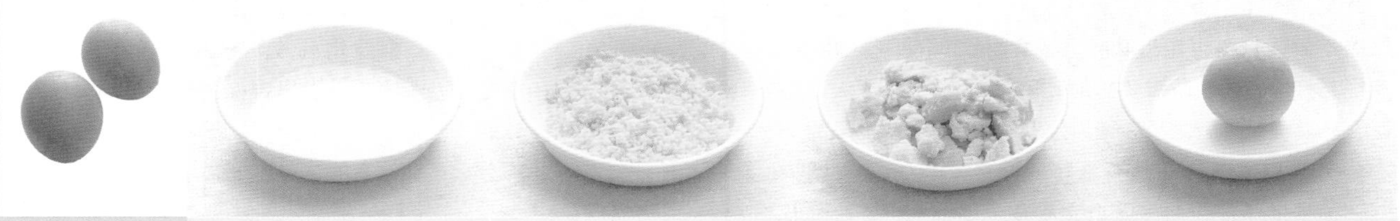

汤的做法

海带汤 材料｜海带（切成长、宽均为 4 cm 的大小）2 片，水 3 杯

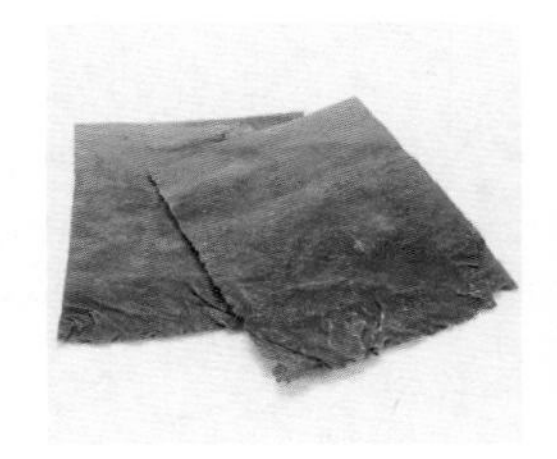
准备｜选择颜色鲜亮、沾有白色粉末的海带

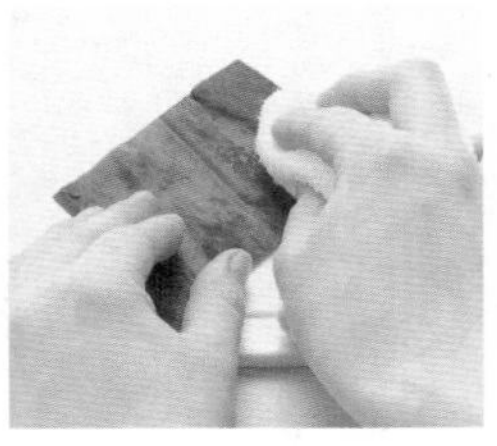
擦洗｜把表面沾有白色粉末的部分用干净的抹布擦净

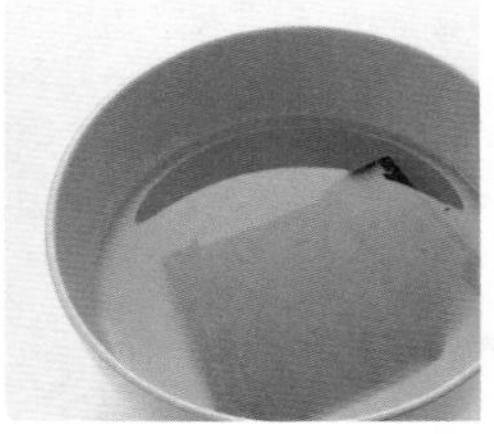
浸泡｜把海带泡进温水里，直到海带变软

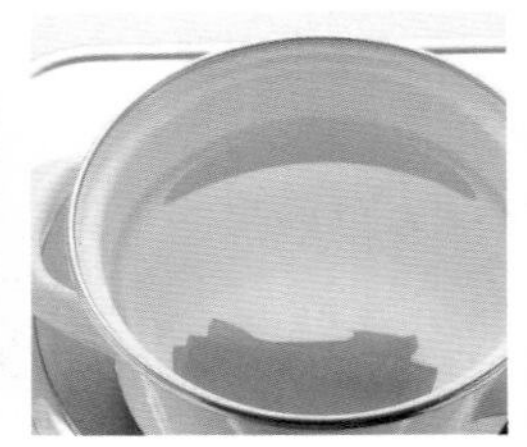
煮汤｜把海带放进锅里，加水煮开

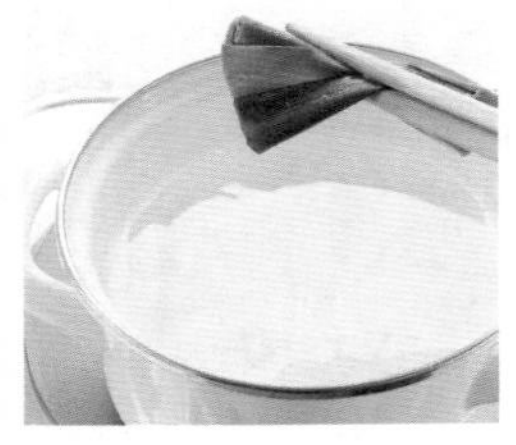
最后处理｜煮开后把海带捞出，并撇掉汤里的泡沫

牛肉汤 材料｜牛肉（排骨肉）150 g，水 4 杯

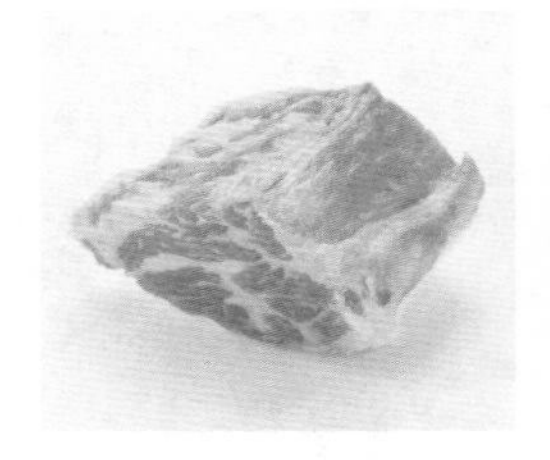
准备｜准备肥瘦比例均匀的牛肉

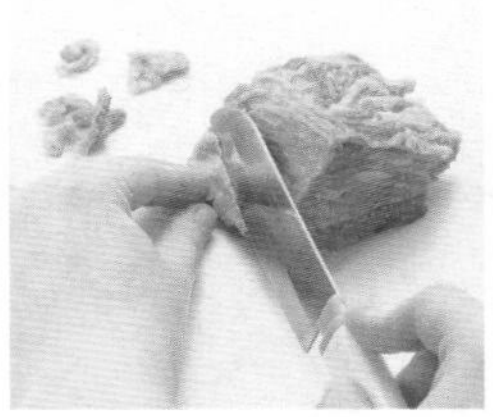
处理｜把肉块上附有的肥膘用刀切掉

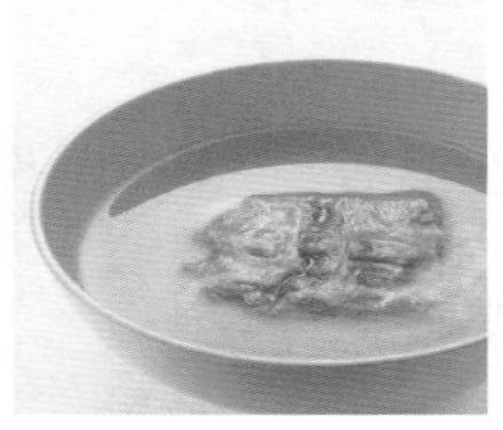
清洗｜把处理好的肉块放入冷水浸泡

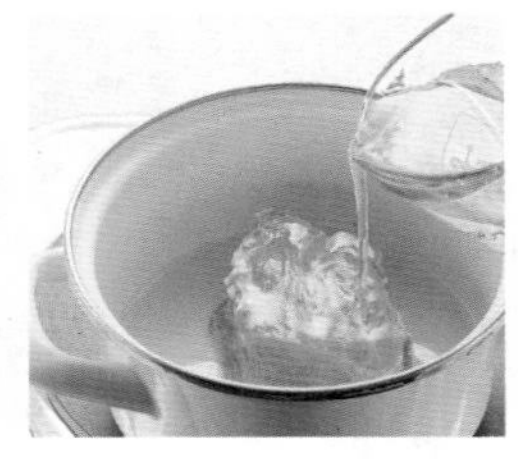
烧煮｜把肉块放入锅中，加水用大火煮开

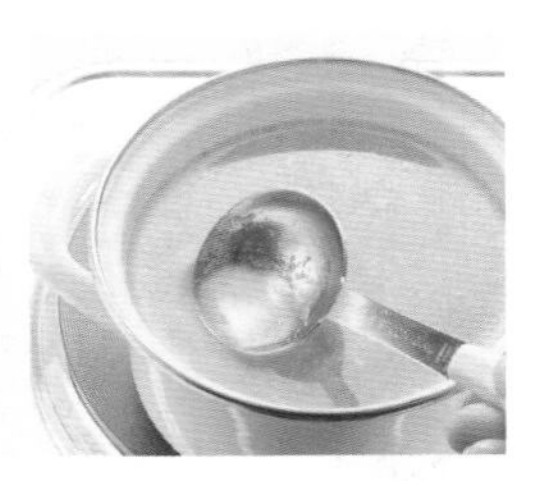
去除杂质｜把汤中的杂质去除，并用筛子过滤

蔬菜粥 材料｜洋葱 1/4 个，大葱 30 g，芹菜 7 cm 长，干香菇 1 个，卷心菜 10 g，胡萝卜 20 g，水 3 杯

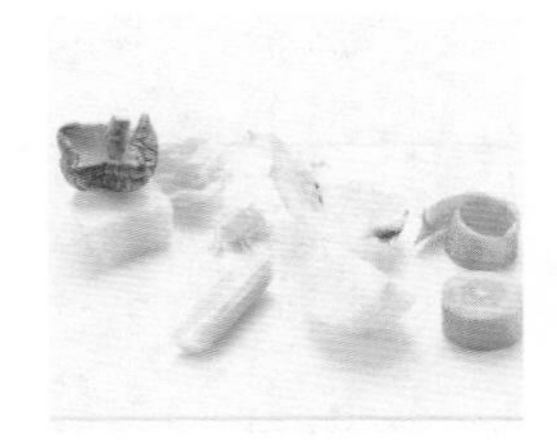
准备｜用湿抹布把干香菇擦净，把卷心菜切成小块，其他蔬菜全部去皮、洗净

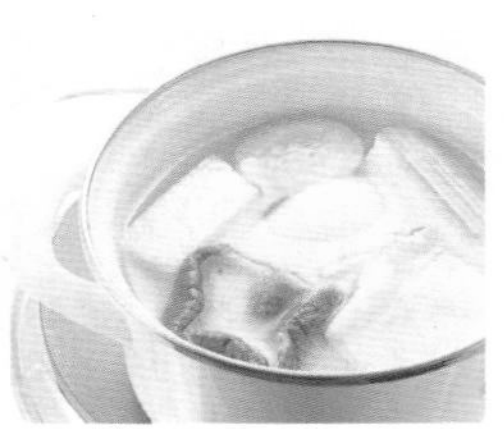
烧煮｜把准备好的蔬菜放入锅中，加水烧开。去掉汤中的杂质和泡沫后，继续煮

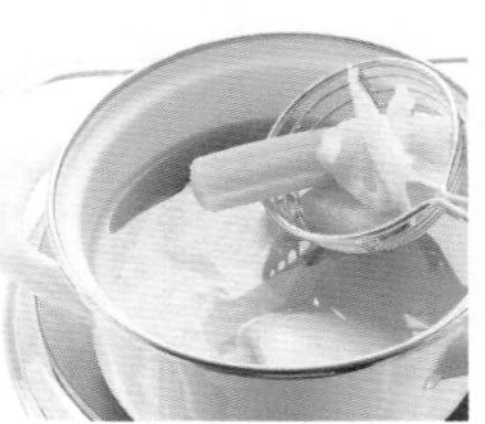
捞出蔬菜｜蔬菜熟透后，汤色会变深并出味，此时捞出蔬菜，用筛子过滤出汤水

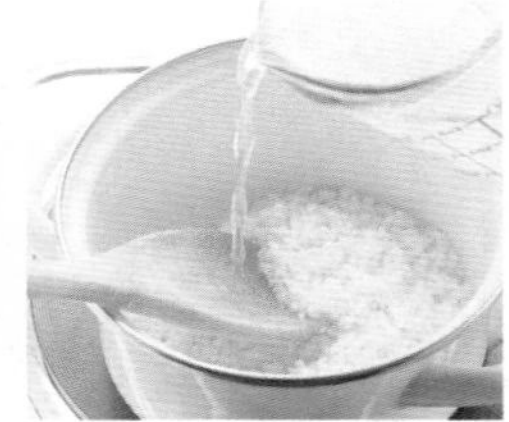
浇汤｜把米饭用搅拌机打碎，蔬菜高汤和米饭以 10∶1 的比例进行熬煮

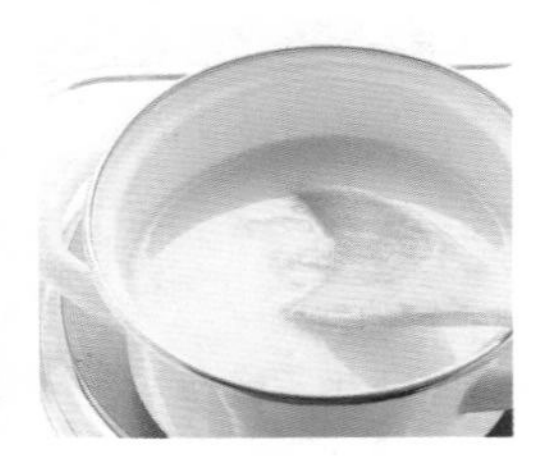
煮粥｜为了不让米饭煮糊，需要拿掉锅盖，用饭勺不断搅拌，直至熬成稀粥

断乳食物调味的 5 大原则

- **不需添加调味料，重要的是选择食材** 蔬菜、肉类、鱼类本身就含盐分，所以不放调味料也能出味。这些食材已经充分含有婴儿所需要的盐分和糖分。
- **断乳期结束期，才可开始添加调味料** 蛋黄酱和番茄酱都具有独特的味道，哪怕少量添加也会使味道变丰富。但一定要在结束期才可以添加。
- **有效地利用汤** 海带高汤、蔬菜高汤都含有少量的盐分，可以用来制作多样的断乳期食物。
- **和大人的饭菜一起做时，要单独准备孩子的部分** 一起准备饭菜时，一定要在调味、腌制之前，将孩子的部分单独留出来。
- **家人也需要习惯清淡的口味** 如果妈妈在准备食物时，已经习惯了较重的口味，那么为孩子准备的食物也会不自觉地偏咸。家人都习惯了淡口味，才容易做出合格的断乳食品。给孩子的食物清淡了，孩子才能感受到食物原有的味道。

step 10
断乳食品

不同食材的使用时期

孩子的消化能力不如大人成熟，过敏危险度高。不管吃什么食物都应特别注意。以下是孩子经常吃的食材，标注的月份就是食材适合孩子食用的开始时期。

类别					
谷类	米饭 | 4个月	面粉 | 7个月	面包 | 12个月	玉米 | 9个月	蒸糕 | 9个月
蔬菜	土豆 | 4个月	红薯 | 4个月	小土豆 | 11个月	胡萝卜 | 6个月	角瓜 | 4个月
	洋葱 | 6个月	萝卜 | 5个月	南瓜 | 4个月	菠菜 | 6个月	西蓝花 | 5个月
	卷心菜 | 6个月	西红柿 | 12个月	芦笋 | 10个月	甜椒 | 12个月	黄瓜 | 4个月
水果	苹果 | 5个月	橙子 | 12个月	橘子 | 12个月	梨 | 5个月	哈密瓜 | 7个月
	香蕉 | 5个月	葡萄 | 9个月	猕猴桃 | 12个月	柠檬 | 12个月	桃子 | 12个月
豆类	豌豆 | 6个月	芸豆 | 6个月	红豆 | 12个月	豆腐 | 7个月	豆奶 | 12个月
面类	素面 | 12个月	乌冬面 | 12个月	刀切面 | 12个月	荞麦面 | 12个月	意大利面 | 12个月
肉类	鸡胸肉 | 6个月	猪肉（里脊肉）| 12个月	猪肉（五花肉）| 满2～4岁	牛肉（里脊肉）| 6个月	牛肉（排骨肉）| 12个月
乳制品 蛋类	纯酸奶 | 8个月	液体酸奶 | 12个月	自制酸奶 | 尽量不吃	黄油 | 12个月	奶油 | 12个月
	蛋黄 | 7个月	鹌鹑蛋 | 11个月	鲜牛奶 | 12个月	儿童奶酪 | 9个月	马苏里拉奶酪 | 18个月
贝类	蛤蜊 | 12个月	贻贝 | 12个月	花蛤 | 12个月	蛏子 | 12个月	海螺 | 12个月
鱼类	青鱼 | 12个月	黄花鱼 | 7个月	虾 | 12个月	刀鱼 | 7个月	三文鱼 | 9个月
	小银鱼 | 6个月	银鱼 | 12个月	鳕鱼 | 6个月	螃蟹 | 12个月	鱿鱼 | 12个月
种子、海藻类	芝麻 | 9个月	海苔 | 6个月	海藻 | 6个月	琼脂 | 12个月	海带 | 7个月
果汁、罐头类	葡萄汁 | 12个月	苹果汁 | 12个月	桃汁 | 12个月	甜味饮料 | 12个月	复合饮料 | 2岁以后
	金枪鱼 | 12个月	果粒罐头 | 11个月	竹笋罐头 | 3～4岁	豆子罐头 | 12个月	橙汁 | 12个月
火腿、鱼糕类	火腿 | 12个月	香肠 | 12个月	小香肠 | 12个月	蟹棒 | 12个月	鱼糕 | 2岁
速食食品	馒头 | 12个月	冷冻猪排 | 12个月	炸土豆 | 12个月	炸鸡块 | 12个月	草莓酱 | 12个月
调料类	盐 | 12个月	糖 | 12个月	酱油 | 12个月	大酱 | 12个月	香油 | 6个月
	番茄酱 | 12个月	蛋黄酱 | 12个月	人造黄油 | 12个月	芥末酱 | 12个月	橄榄油 | 9个月
其他食品	洋松茸 | 6个月	香菇 | 6个月	豆芽 | 10个月	凉粉 | 11个月	酱肉 | 12个月
	法式土司 | 12个月	果冻类 | 12个月	玉米片 | 12个月	咖喱 | 12个月	调料粉 | 6岁

注意事项

- 水果要打碎之后再喂，先喂一勺，观察孩子的状态，若皮肤出疹，必须马上停止。
- 有的果汁太甜，必须用水冲淡后再喂。
- 最好不要喂加工食品，至少要在周岁之后才能喂。食用之前先用热水焯一下。

step 10
断乳食品

教宝宝用餐具

孩子过完周岁生日后，应该让他（她）练习自己吃饭。水杯、勺子、叉子的使用方法，会影响孩子一生的饮食习惯。妈妈应该怎样教孩子使用呢？

不同月龄的食器使用

	水杯	勺子	叉子
12 个月	孩子看见水杯会产生兴趣。因为还不熟悉，所以用水杯喂水时容易洒出来	虽然想抓住勺子，但是抓到后会晃会摇，把勺子当作玩具玩	对叉子产生兴趣，虽然很想抓住，但是总是抓不好
18 个月	稍微熟悉一些，并能自己抓住水杯喝水，但是仍会摇晃、抓不稳	虽然自己会用勺子吃饭，但因为不熟悉，在把食物放入嘴时常常弄掉	用手抓住叉子，想试着使用，但很难成功地把食物放进嘴里
24 个月	几乎不会再摇晃，能很好地使用水杯喝水。就算水杯上没有把手，也能抓稳	能够很好地掌握勺子的用法。食物不容易弄掉，也不再用手抓食物	手的灵活性提高，能熟练抓住叉子，很好地使用叉子吃饭和面条

教孩子学会用叉子

妈妈和孩子一起用 | 12 个月

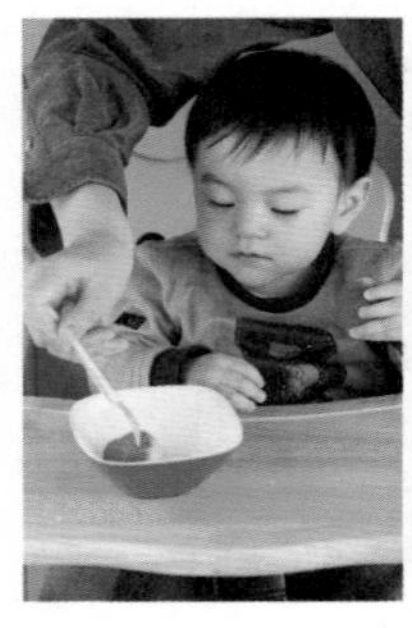

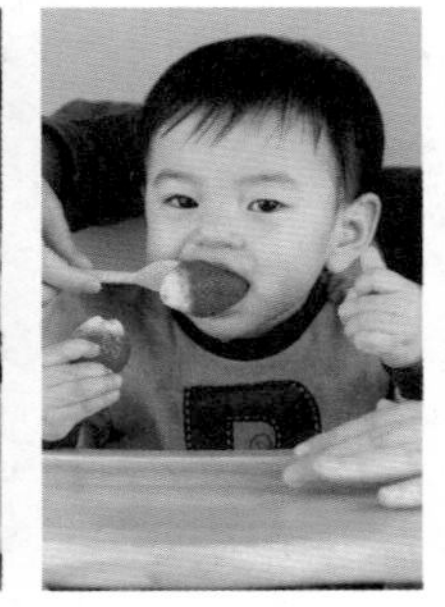

给孩子叉子，让孩子自己叉食物。如果孩子叉不起，妈妈再抓住孩子的手，教孩子叉起食物，并帮助送进嘴里。

让孩子自己用 | 18 个月

给孩子提供容易用叉子吃的食物。如果孩子很难用叉子叉起食物，妈妈可以先用勺子把食物固定住，便于孩子叉起。

让孩子学会抓住碗 | 24 个月

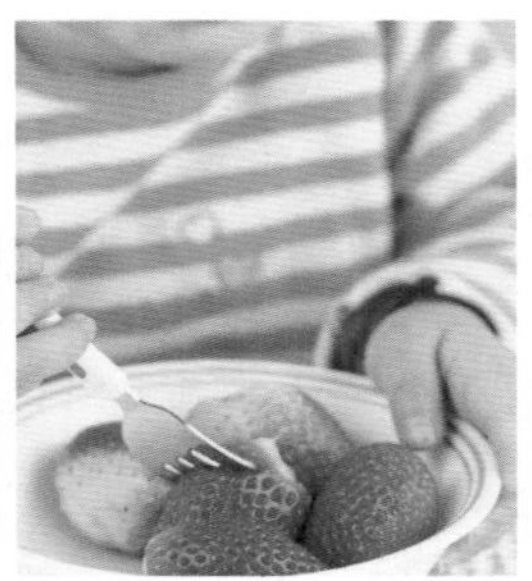

如果孩子急于用叉子叉起食物，往往食物和碗都会移动，此时可以教孩子用一只手抓住碗，叉起食物就容易多了。

给孩子选择柔软有韧性的叉子 | 24 个月

食物的种类开始慢慢变得多样，其中不乏较坚硬的食物，所以要选择有一定强度的叉子。应选择轻便的塑料制把手的不锈钢叉子。

挑战用叉子吃面条 | 24 个月

当孩子熟悉了用叉子吃一般的食物之后，可以让孩子练习用叉子吃面条。乌冬面偏粗，比意大利面和普通面条更容易叉起。烹饪前，要先把面剪成 10 ~ 15 cm 的长度。

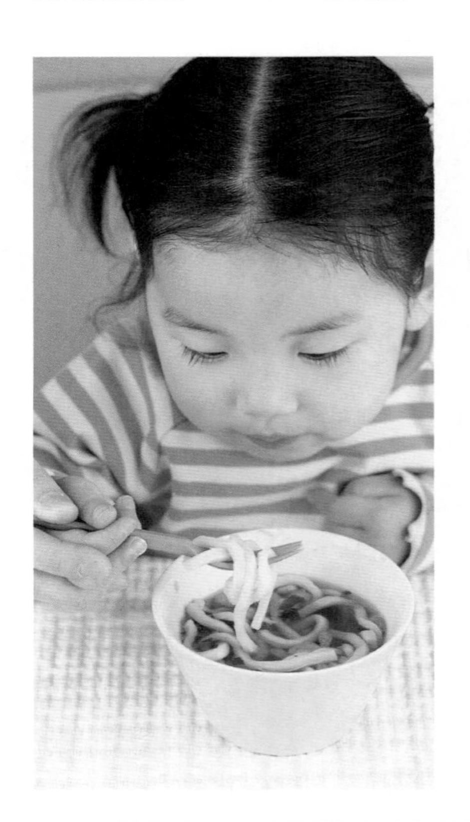

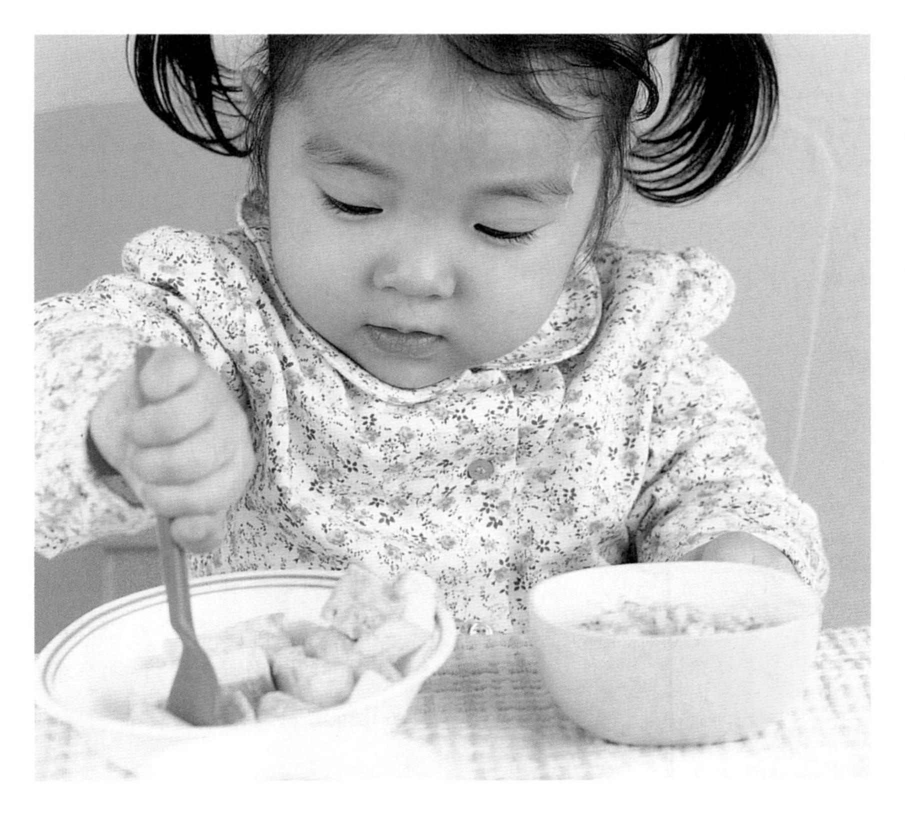

教孩子学会用勺子

妈妈拿勺子喂孩子吃 | 12个月
妈妈把已经盛好食物的勺子，放在孩子的手里，再抓住孩子的手，帮助孩子把食物放进嘴里。

把食物放到勺子上 | 18个月
妈妈用勺子盛好食物，放到碗里，在旁边观察孩子用勺子吃饭的状况。若孩子有一两次做不好，再帮助孩子抓勺子放进嘴里。

让孩子试着自己吃 | 18个月
如果孩子已经熟悉了使用勺子放进嘴里，即使食物掉落，也要让孩子自己吃。妈妈偶尔在旁边帮助孩子固定碗，或帮助其把食物放到勺子上。

让孩子抓住勺子把 | 24个月
孩子们都有抓住勺子尾巴的倾

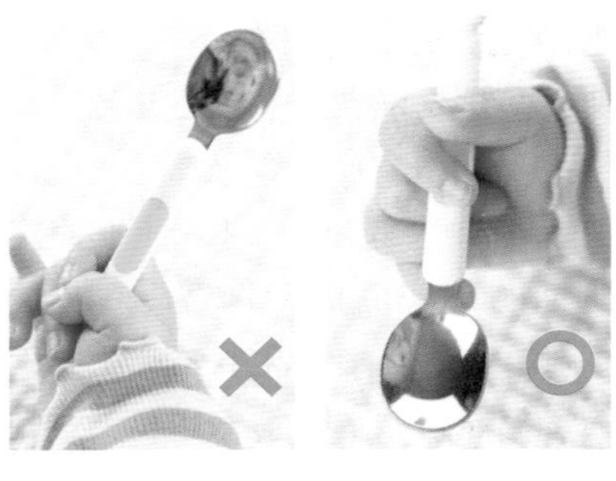

向。这样使用勺子会缺乏稳定性，导致食物掉落。所以一定要矫正孩子抓勺子的姿势，正确的位置是抓住勺子中段。

注意抓勺子的手势 | 24个月
孩子手握勺子时，往往呈拳头状，那样使用不太方便，妈妈可以给孩子多示范，尽量帮助孩子正确地抓握。

勺子弯曲度要适中 | 24个月
应给孩子选择弯曲度适中、大小合适的勺子。弯曲度过大或过小，孩子都不容易使用。

教孩子学会用水杯

停止用吸管马克杯 | 12个月
长时间使用吸管水杯，不利于孩子练习抓住水杯的把手。周岁后要慢慢减少吸管水杯的使用次数。

慢慢调节水杯角度 | 12个月
让孩子抓住水杯，妈妈帮孩子扶住水杯喝水。反复练习几次之后，孩子就能够掌握水杯倾斜的角度。

让孩子慢慢喝 | 12个月
一次喝进嘴里的水过多，孩子容易呛，所以要注意饮水量。在确认孩子不被呛到的前提下慢慢喝水。

让孩子自己喝 | 18个月
在水杯中盛入1/2的水。一定要让孩子用两只手抓住水杯，这样才能好好喝水。

练习用普通水杯喝水 | 18个月
等孩子熟悉了用水杯喝水后，再让孩子练习用没有把手的小水杯喝水。这样孩子就会用两只手抓住水杯，喝水时也会调节水杯的倾斜角度。

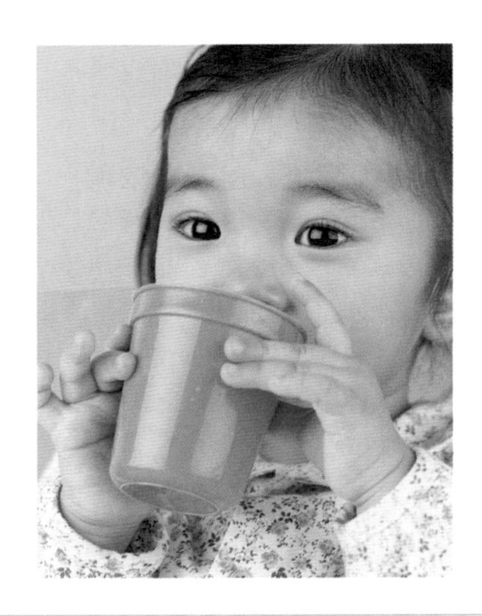

step 10
断乳食品

初期断乳食品 | 出生后4～5个月

初期断乳期食品主要以稀粥类为主，在中期、后期之后的成熟阶段，婴儿能够利用舌头和牙床捣碎食物，进行吞咽。

1 天吃多少

	出生后 4 个月	出生后 5 个月
哺乳次数	5 ~ 6 次	5 ~ 6 次
1 次哺乳量	150 ~ 210 ml	150 ~ 210 ml
断乳食量	1 次 50 ~ 60 g	1 次 50 ~ 80 g
食物形态	稀粥	米粥
	谷类	谷类、蔬菜

注意要点

不往外吐食物时，开始进行

吃母乳或奶粉的婴儿，当别的食物进入嘴里时，会本能地用舌头将食物推出嘴外。这样的条件反射大约在出生 3 ~ 4 个月后便会消失。当婴儿不再用舌头往外推食物时，就可以开始喂断乳食品了。如果勉强让婴儿吃下去，反而会使婴儿对食物产生不好的印象，导致继续拒绝进食。

从稀粥开始，逐渐变浓稠

第 1 次给婴儿喂食的稀粥，黏稠程度要像汤一样。以周为单位，在减少水量的同时，加强稀粥的黏稠度。每隔 1 ~ 2 周，便在稀粥中添加一种新食材，和稀粥混合起来，喂给孩子吃。

出生后 6 个月开始，喂养次数增加到 1 天 2 次

开始喂食断乳食品的第 1 个月中，喂食次数为 1 天 1 次（在固定时间内）。出生 6 个月以后，喂养增加到 1 天 2 次。一次不要给婴儿吃太多，每次喂养的食物量要大致相同。由于婴儿的消化系统还未成熟，所以喂食要慎重。刚开始就喂 1 勺子的量，然后慢慢增加到 2 勺、3 勺。

喂完给婴儿喝点大麦茶

当婴儿吃完断乳期食物后，可以用勺子给婴儿喝一些大麦茶。虽然婴儿此时还没有长牙，也不用刷牙，但是嘴里仍会残留食物残渣，大麦茶可以清除嘴里的食物残渣，并阻止细菌繁殖。

从谷类稀粥开始，逐渐添加其他食材

添加的食材，一不能引起过敏，二要容易消化。比如土豆、红薯、南瓜、卷心菜等。1 次只可以添加 1 种，这样即使引起过敏，也很容易找出过敏源。

大麦茶的制作方法

● 大麦茶 在婴儿出生 6 个月后才可喂食。由于电解质成分较多，在婴儿腹泻或呕吐时，喂食大麦茶可预防脱水。最好使用有机农大麦或荞麦煮。

● 材料 大麦 15 g，水 500 ml

1. 准备充分的水，把大麦用手洗净，用筛子滤干。
2. 在锅里放入大麦，用中火炒，用勺子翻炒以防煳锅。
3. 在水壶里放入水和炒好的大麦，打开盖子，用大火烧开。烧开后关火，放置约 10 分钟，可使大麦茶香味更浓郁。
4. 等大麦沉入水壶底部，用筛子过滤大麦，留下茶水。

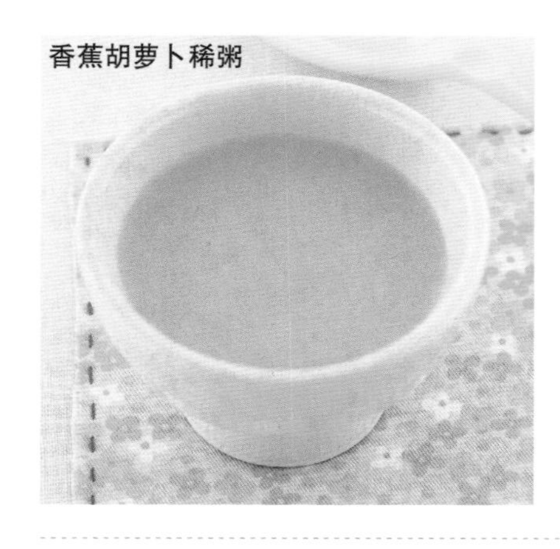

< 香蕉胡萝卜稀粥

材料 | 泡胀的米 10 g，香蕉 15 g，胡萝卜 5 g，水 1/3 杯

1. 在搅拌机中打碎米，加水煮成稀粥。
2. 胡萝卜去皮，放入搅拌机打碎。香蕉去皮后用勺子碾碎。
3. 把胡萝卜和香蕉放入煮好的稀粥中，稍微煮一下。

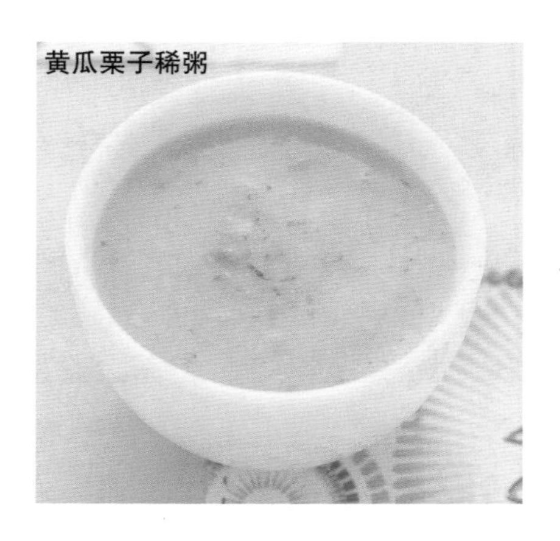

苹果胡萝卜稀粥 >

材料 | 泡胀的米、苹果、胡萝卜各 10 g，水 1/3 杯

1. 在搅拌机中打碎米，加水煮成稀粥。
2. 苹果去皮去核，胡萝卜去皮。处理好后，各自放入搅拌机中打碎。
3. 把胡萝卜放入煮好的稀粥中，稍微煮一下，然后放入苹果煮开。

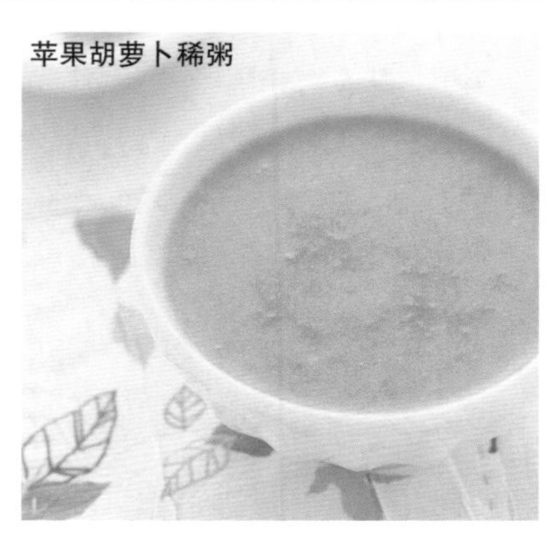

黄瓜栗子稀粥 ∧

材料 | 泡胀的米、栗子各 10 g，黄瓜 5 g，水 1/3 杯

1. 在搅拌机中打碎米，加水煮成稀粥。
2. 黄瓜去皮后切碎，栗子煮熟后去皮并用勺子碾碎。
3. 把切碎的黄瓜和栗子放入煮好的稀粥中，再稍微煮一下。

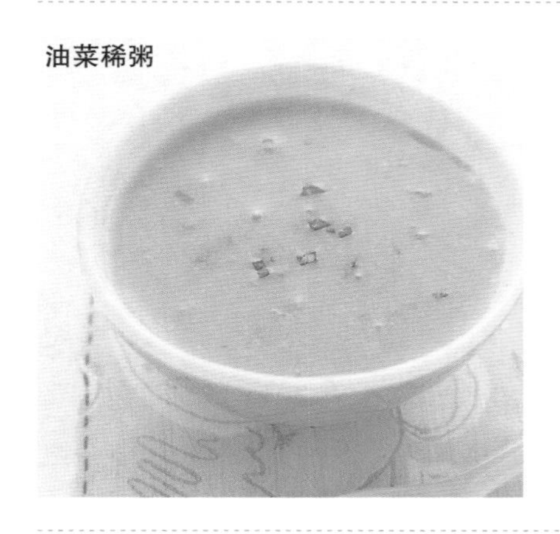

< 油菜稀粥

材料 | 泡胀的米、油菜各 10 g，水 1/3 杯

1. 在搅拌机中打碎米，加水煮成稀粥。
2. 把油菜择干净，用热水焯一下，去掉水分，放进搅拌机打碎。
3. 把打碎的油菜放入煮好的稀粥中，煮开，粥很烫时用筛子过滤 1 遍。

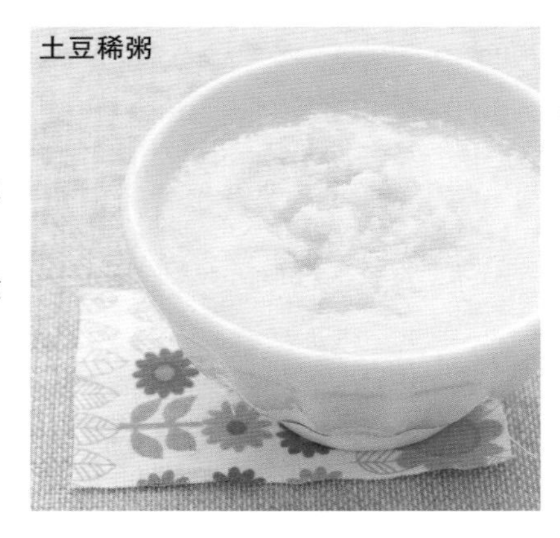

嫩南瓜稀粥 >

材料 | 泡胀的米、嫩南瓜各 10 g，水 1/3 杯

1. 在搅拌机中打碎米，加水煮成稀粥。
2. 把嫩南瓜去皮去籽，放入蒸锅蒸熟，蒸熟后用勺子碾碎。
3. 把碾碎的南瓜放入煮好的稀粥中，再次煮开。

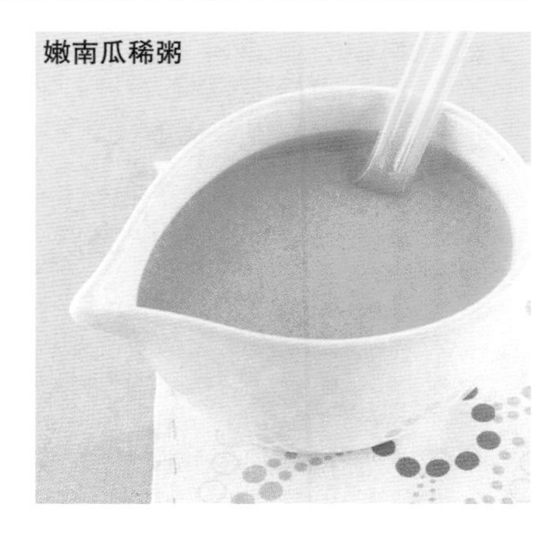

土豆稀粥 ∧

材料 | 泡胀的米、土豆各 10 g，海带高汤 1/3 杯（3 cm×3 cm 的海带4 张，水 6 杯）

1. 把泡过水的米过滤掉水分，在搅拌机中打碎。
2. 把海带洗净，添水煮汤。煮开后捞出海带，去掉泡沫。
3. 土豆煮熟后，去皮碾碎。
4. 在打碎的米上浇上高汤，煮开，放入土豆，再煮开。

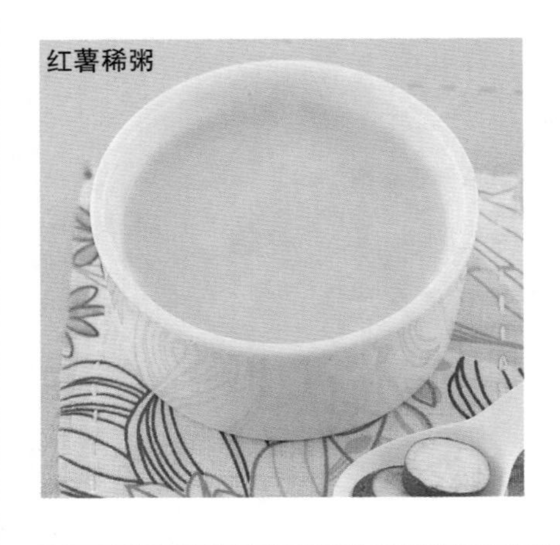

< 红薯稀粥

材料 | 泡胀的米、红薯各 10 g，水 1/3 杯

1. 在搅拌机中打碎米，加水煮成稀粥。
2. 红薯煮熟后，去皮碾碎。
3. 在煮好的稀粥中放入红薯，用筛子过滤 1 遍，再煮开。

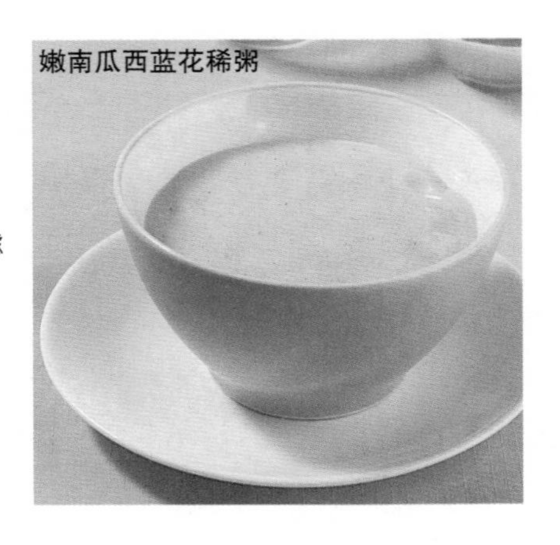

苹果卷心菜稀粥 >

材料 | 泡胀的米 10 g，苹果、卷心菜各 5 g，水 1/3 杯

1. 在搅拌机中打碎米，加水煮成稀粥。
2. 把苹果去皮、去核；卷心菜去掉厚厚的根茎，只留下薄薄的叶子；然后各自切碎。
3. 把卷心菜放入煮好的稀粥中，稍微煮一下，放入苹果再煮开。

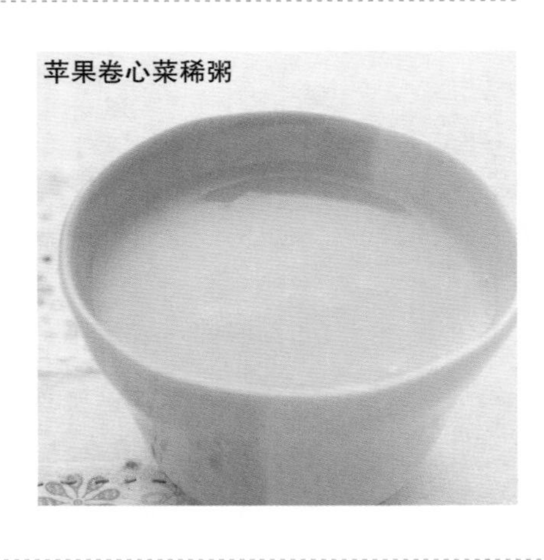

嫩南瓜西蓝花稀粥 ^

材料 | 泡胀的米 10 g，嫩南瓜、西蓝花各 5 g，水 1/3 杯

1. 在搅拌机中打碎米，加水煮成稀粥。
2. 南瓜煮熟后切碎。西蓝花用热水焯一下后切碎。
3. 在煮好的稀粥中放入西蓝花和南瓜，用筛子过滤 1 遍，再煮开。

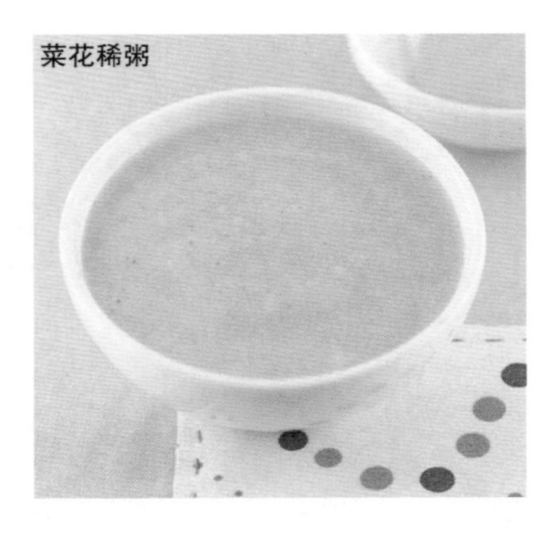

< 菜花稀粥

材料 | 泡胀的米、菜花各 10 g，水 1/3 杯

1. 在搅拌机中打碎米，加水煮成稀粥。
2. 菜花去掉根茎后，掰碎，用热水焯一下，放入搅拌机中打碎。
3. 在煮好的稀粥中放入菜花，粥很烫时用筛子过滤 1 遍，再煮开。

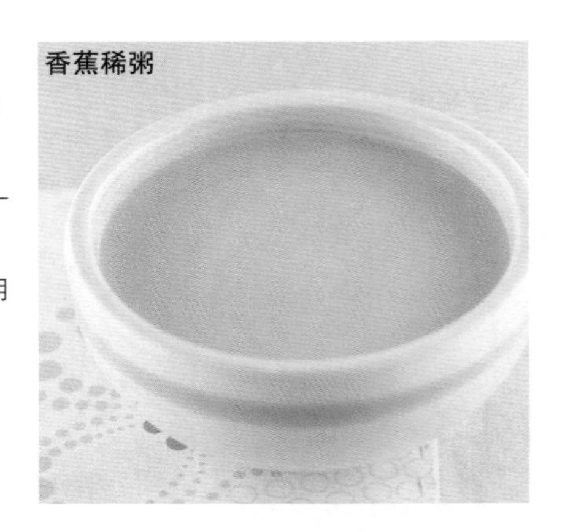

西蓝花苹果稀粥 >

材料 | 泡胀的米 10 g，西蓝花、苹果各 5 g，水 1/3 杯

1. 菜花去掉根茎后，掰碎，用热水焯一下，切碎。把苹果去皮去核，切碎。
2. 在搅拌机中打碎米，加水煮成稀粥。
3. 在煮好的稀粥中放入西蓝花和苹果，用筛子过滤 1 遍，再煮开。

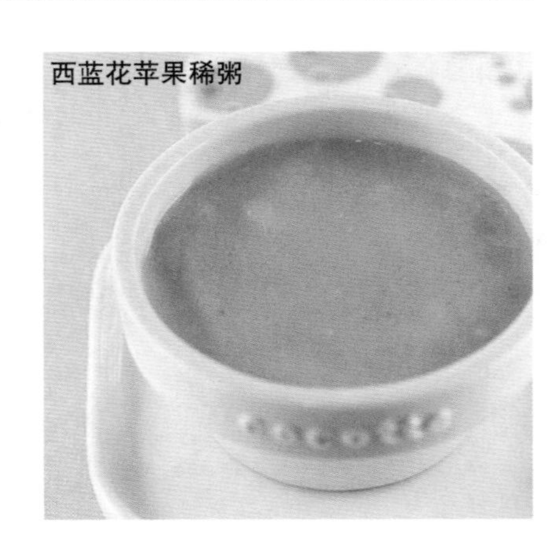

香蕉稀粥 ^

材料 | 泡胀的米、香蕉各 10 g，水 1/3 杯

1. 在搅拌机中打碎米，加水煮成稀粥。
2. 把香蕉去皮碾碎。
3. 在煮好的稀粥中放入香蕉，用筛子过滤 1 遍后，再煮开。

初期断乳食材的处理方法

煮 10 倍水的稀粥

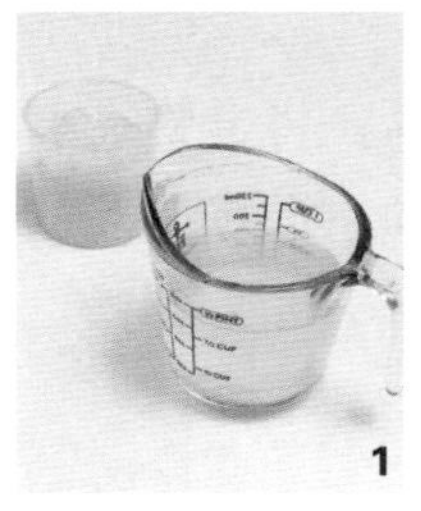

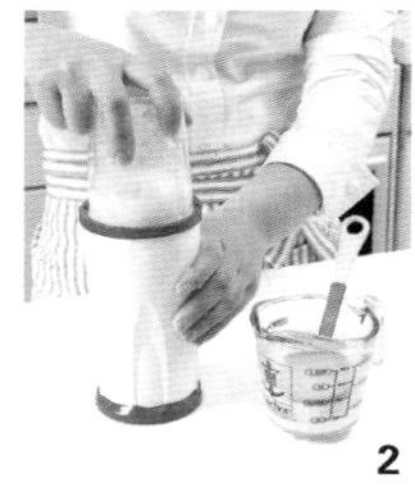

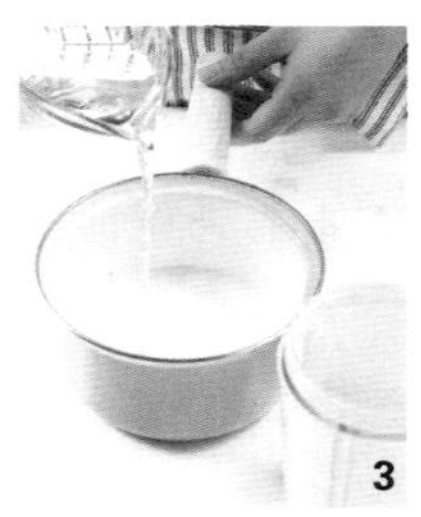

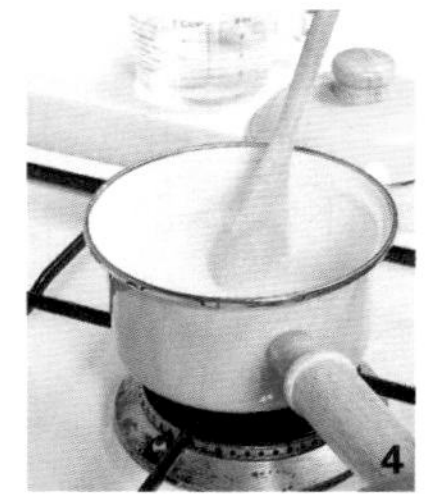

1. 把米洗净后，放入水中，充分浸泡 3 小时。
2. 把泡好的米放入搅拌机中打碎。
3. 在米中加入 10 倍的水，煮开。
4. 用大火烧煮，用饭勺不停搅拌。煮开后，关火，放凉。

蔬果的去皮加工

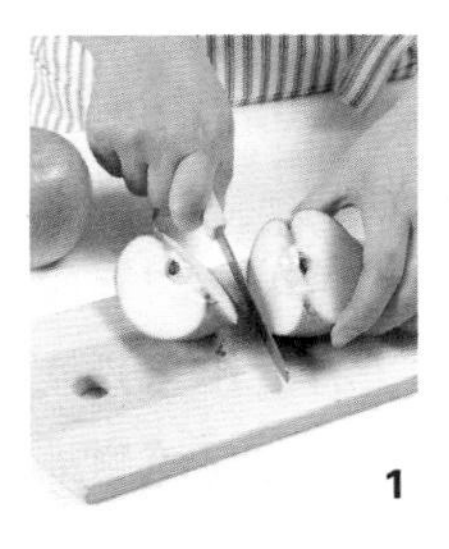

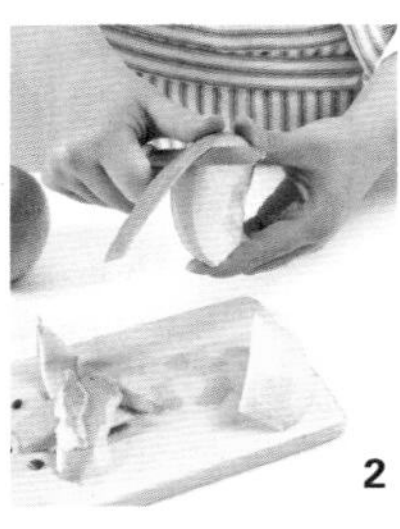

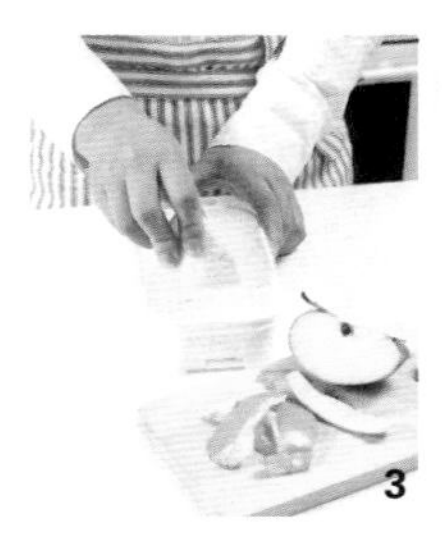

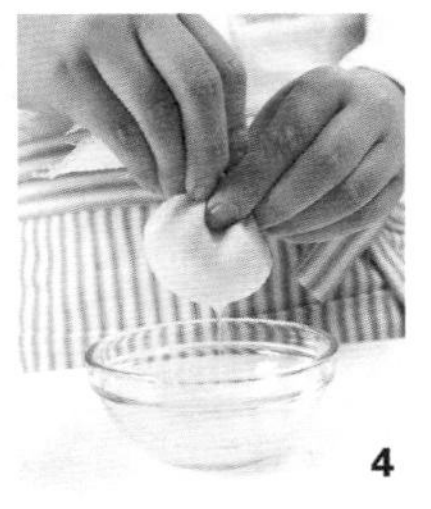

1. 水果或蔬菜洗净后，切成适当大小。
2. 如果连皮一起食用，纤维素太多，不利于孩子消化，所以一定要去皮。
3. 切成大块，在擦菜板上擦碎。
4. 用纱布包裹，用力挤出汁水。

断乳初期的常见零食

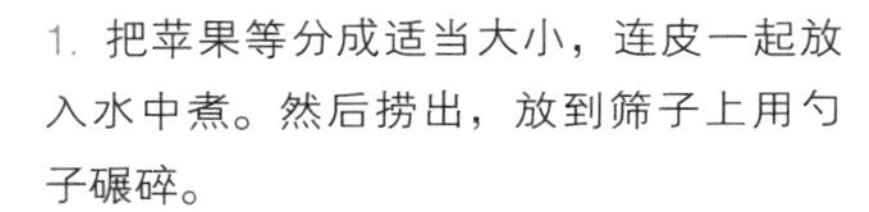

苹果汁

含丰富的果胶。考虑到果皮上有残留农药，在断乳期初期务必做去皮处理。

材料 | 苹果 1/4 个，水适量

1. 把苹果等分成适当大小，连皮一起放入水中煮。然后捞出，放到筛子上用勺子碾碎。
2. 把筛出的苹果汁放入锅中加热一下。
3. 放温后，加入等量的水稀释。

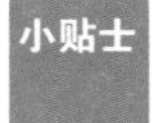
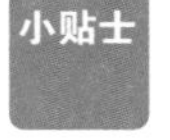

小贴士 在稀粥中放入蔬菜或水果时，一定要用擦菜板或勺子碾碎。

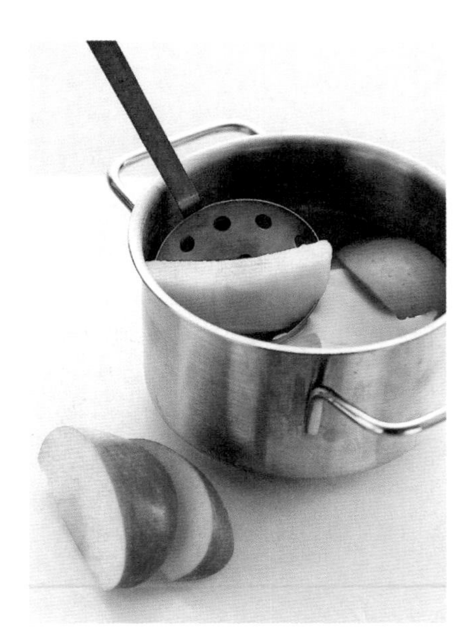

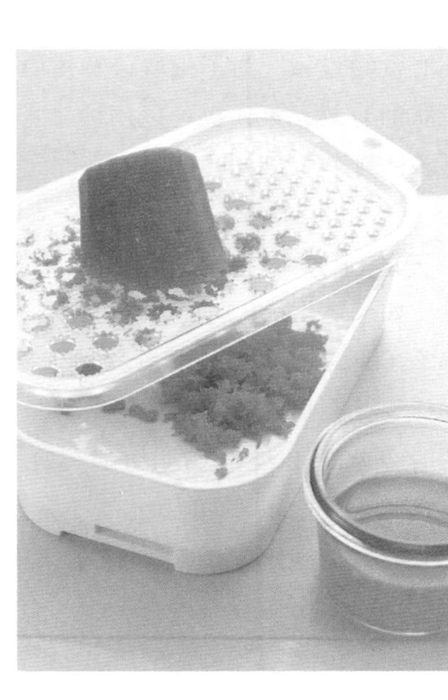

胡萝卜汁

1/3 个胡萝卜，就含有婴儿一日所需要的丰富的维生素 A，所以胡萝卜汁是断乳初期的最佳零食。

材料 | 1/3 个胡萝卜，水适量

1. 因为胡萝卜是根茎蔬菜，所以要先用刷子把表面擦净，然后再放入清水洗净、去皮。
2. 把处理干净的胡萝卜切成适当大小，用孔比较小的擦菜板擦碎胡萝卜，用纱布滤出胡萝卜汁。
3. 用等量的水稀释胡萝卜汁后，再给婴儿喂食。

不同食材的食用方法

- 谷物类 打碎后，煮稀粥。
- 水果类 打碎滤出汁后，可以放入稀粥，也可以加等量的水稀释后食用。
- 蔬菜类 打碎后，煮稀粥。
- 肉类 初期不能食用，中期以后才可以食用。

step 10
断乳食品

中期断乳食品 | 出生后6～8个月

此时婴儿已经能独自吃饭，也不会将食物掉落。婴儿能够合上嘴，将食物在嘴里咀嚼2～3秒后吞下。这时可以给他（她）吃稍微有咀嚼感的食物，锻炼婴儿的牙床。

1天吃多少

	6个月	7个月	8个月
哺乳次数	4～5次	4～5次	4～5次
1次哺乳量	150～180 ml	150～180 ml	150～180 ml
断乳食量	1次50～60 g	1次50～80 g	1次50～80 g
断乳食次数	1天2次，1次1小杯	1天2次，1次半杯	一天2次，1次半杯
食物形态	黏稠，含一些细小颗粒（豆腐的硬度） 肉类、蛋黄、浅色鱼肉、谷类、水果、蔬菜		

注意要点

食物要煮透、煮软

随着婴儿舌头的发育，能吃一些如豆腐、香蕉类似硬度的食物。如果给婴儿吃和平时硬度不同的食物，婴儿会不适应。所以用勺子喂的时候，应该只喂平时量的一半，等到孩子不再抗拒，再给孩子喂和平时一样的量。

小贴士 婴儿出生6个月后，免疫力会下降，容易患感冒或腹泻。

8个月后，1天喂3次

如果婴儿每次都能吃半碗以上，就可以开始早晚两次喂食，也可以尝试1天3次喂食。1天3次喂食也和1天2次一样，从1勺开始喂，慢慢递增。前2次的食量和平时一样，第3次从只喂一勺开始。

摄取各种营养

此时是婴儿不断成长发育的阶段，所以要特别注意婴儿对蛋白质、碳水化合物、维生素等多种营养素的摄取。蛋白质不要只选1种食物摄取，而应该从牛肉、鱼肉、蛋黄、豆腐等多种食物中轮流摄取，同时小心食物过敏。为了摄取分解体内脂肪的有效元素，也可以用炒、煮等多种制作方法。

1天吃1次零食

如果婴儿断乳期食物吃得顺利，那么1天可以给孩子吃1次零食，这样婴儿会更开心。给孩子喂适量的时令水果和纯酸奶（约45 ml），注意喂零食的时间不能和正餐冲突，在上午12点～下午2点之间最佳。

让婴儿练习用水杯

断乳期中期是孩子练习使用水杯的时期。出生9个月后，婴儿有时会自己拿起牛奶瓶喝，这是婴儿可以开始用水杯的信号。家长可以在有把手的水杯中倒入少量的水或牛奶，帮助婴儿喝。为了让婴儿能更好地抓住水杯，最好选择两侧都有把手的水杯；为了防止孩子泼洒，最好选择有盖子的水杯。

让孩子用手抓起食物

不管是什么，孩子都喜欢抓起来往嘴里送，食物也一样。这个时期可以让婴儿练习吃饭，家长可以在扁平的碗或碟子中，放少量的断乳期食物。这样既可以让婴儿学习自己吃饭，也可以锻炼手部，促进小肌肉的产生和大脑的发育。

放入保温瓶内外出时

- 食物的浓度要比平时的浓度稍稠一些。
- 保温瓶的保温时间一般约为4～5小时。外出时间较长时，要把婴儿食物做得热一些，一做好就直接装入保温瓶。
- 使用后要马上清洗。放一点水，盖上盖，摇晃2～3分钟，再涮一下。

中期断乳食品

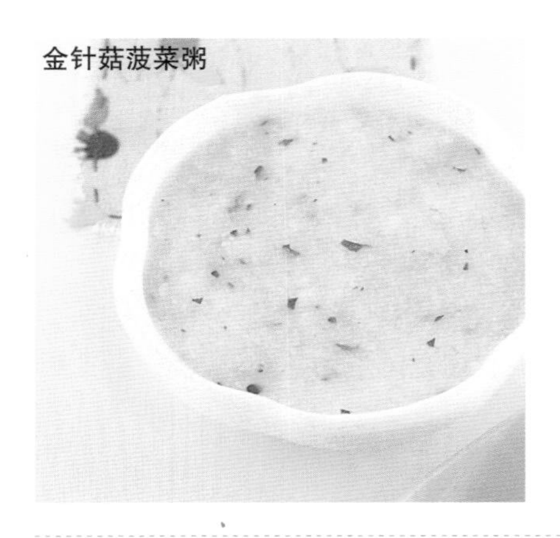
金针菇菠菜粥

< 金针菇菠菜粥

材料 | 泡胀的米 15 g，菠菜、金针菇各 10g，水 1/2 杯

1. 将米滤水晾干，用搅拌机打成粉状。
2. 将菠菜从根部开始浸入开水，焯一下，滤水备用。
3. 金针菇去根剁碎。
4. 将水和米粉入锅煮沸，放入菠菜和金针菇煮沸即可。

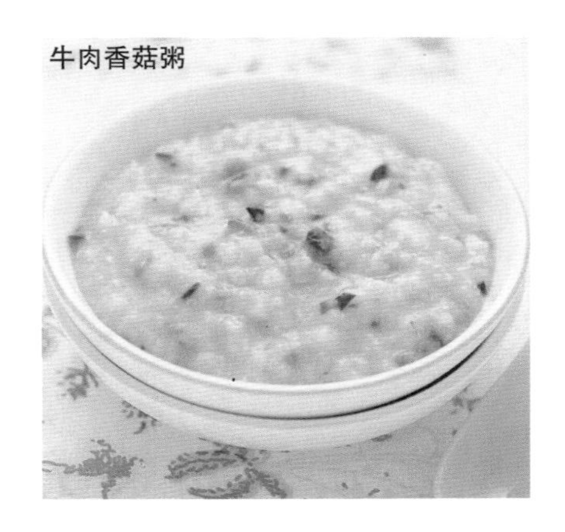
牛肉香菇粥

土豆菜豆粥 >

材料 | 泡胀的米 15 g，土豆 20 g，菜豆 5g，紫菜粉 3g，芝麻盐 2g，水 1/2 杯

1. 将米滤水晾干，放入搅拌机打成粉状，放入水中煮粥。
2. 土豆去皮，捣成泥。菜豆煮熟去皮，剁碎。
3. 将捣好的土豆泥和剁碎的菜豆放入粥中煮沸，然后将紫菜粉和芝麻盐放入粥中即可。

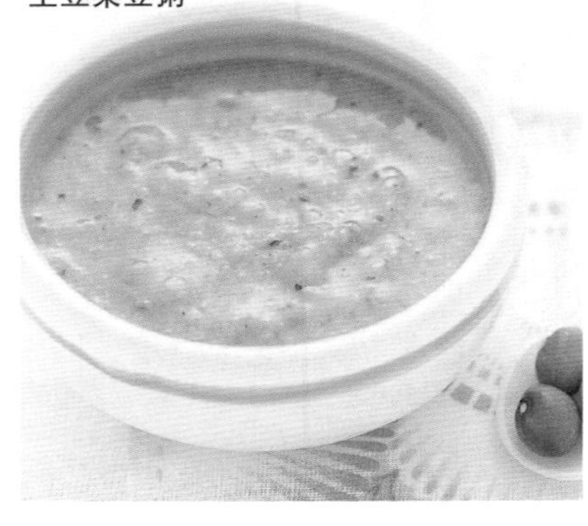
土豆菜豆粥

牛肉香菇粥 ∧

材料 | 泡胀的米 15 g，碎牛肉 20 g，香菇 10 g，香油 3 g，芝麻盐 2 g，水 1/2 杯，洋葱汁 1/2 勺

1. 将米滤水晾干，放入搅拌机打成粉状。
2. 将香菇焯水后捣碎。
3. 将洋葱汁和香油加入碎牛肉中，搅拌均匀，腌渍片刻。
4. 将米粉放入水中煮沸，煮到稍浓时，加入腌渍好的碎牛肉，稍煮片刻加入香菇，煮沸加入芝麻盐，搅拌均匀即可。

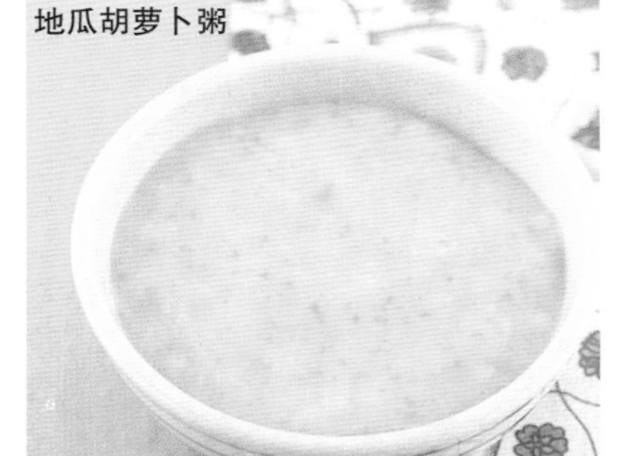
地瓜胡萝卜粥

< 地瓜胡萝卜粥

材料 | 泡胀的米 15 g，地瓜 20 g，胡萝卜 10 g，奶 1/7 杯（水 1/7 杯、奶粉 4 g），水 1/2 杯

1. 将米滤水晾干，打成粉末，加水煮粥。
2. 将地瓜洗净煮熟，去皮，捣成泥。
3. 胡萝卜去皮，捣成泥。
4. 将地瓜泥和胡萝卜泥加入粥中，稍煮片刻，加入冲好的奶粉，再稍煮即可。

菜豆番茄酱
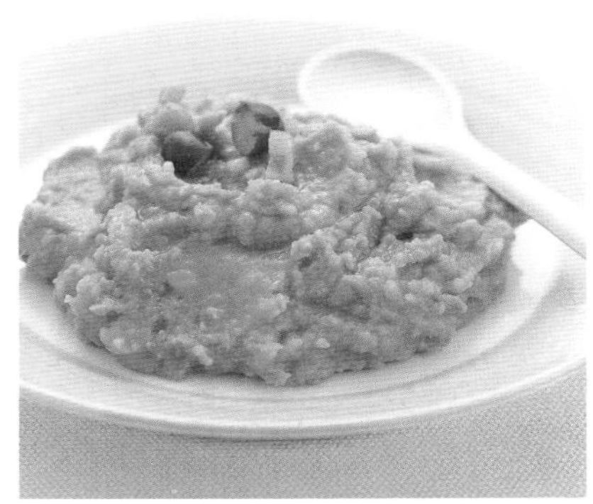

甘蓝粗米粥 >

材料 | 泡胀的米 15 g，甘蓝 10 g，粗米、胡萝卜各 5 g，水 1/2 杯

1. 将米滤水晾干，放入搅拌机中打成粉末。将粗米水煮 1 小时，滤水晾干，放入搅拌机中打成米粉。
2. 将甘蓝焯水后切碎，胡萝卜去皮捣碎。
3. 将米粉和粗米一同放入锅中煮沸，将切好的甘蓝、胡萝卜放入粥中，煮成稍稠状即可。

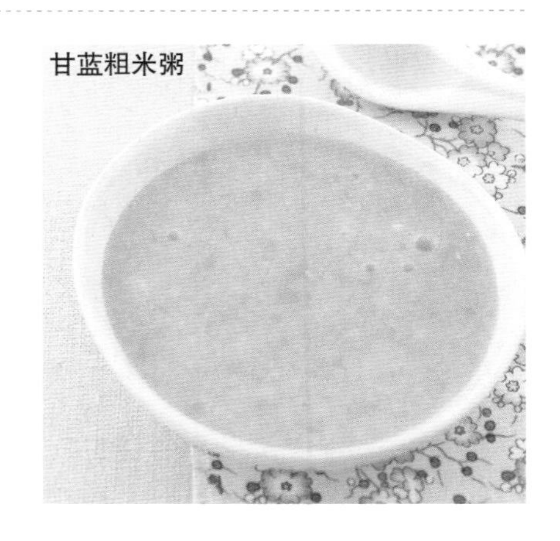
甘蓝粗米粥

菜豆番茄酱 ∧

材料 | 菜豆 50 g，冲好的奶粉 1/4 杯（水 1/4 杯、奶粉 6.5 g）

1. 将菜豆加入水中，煮 8 ~ 10 分钟。
2. 将煮好的菜豆捞出，滤水晾干，用手搓揉去皮，放入搅拌机中打碎。
3. 将冲好的奶粉煮沸，加入上述材料，以中火熬煮，同时搅拌。

土豆蛋黄粥

< 土豆蛋黄粥

材料 | 泡胀的米 15 g，土豆 15 g，蛋黄 20 g，海带肉汤 1/2 杯

1. 将泡好的米滤水晾干，用搅拌机打碎。
2. 将鸡蛋中成熟的蛋黄取出。将土豆捣碎置于纱布上，放入铺紫菜的蒸锅蒸。
3. 将海带洗净，入水煮，待海带漂浮时捞出，去除水中泡沫。
4. 将米粉放入肉汤中，煮成稀粥。将蒸好的土豆和蛋黄放入稀粥稍煮即可。

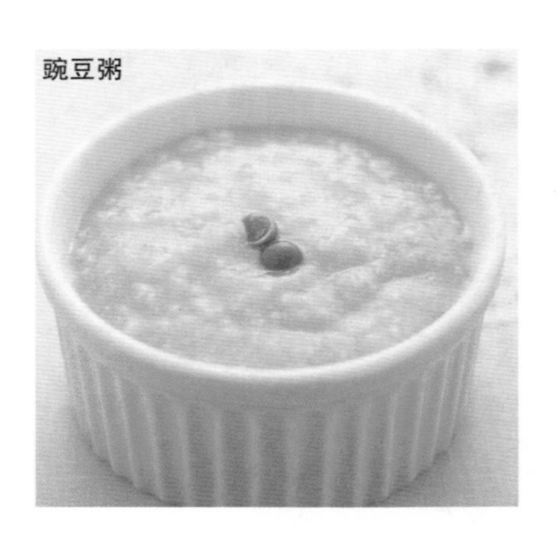
豌豆粥

栗子蔬菜粥 >

材料 | 泡胀的米 15 g，地瓜 15 g，栗子 10 g，西蓝花 5 g，水 6 杯

1. 将泡胀的米滤水晾干，用搅拌机打碎。
2. 将地瓜和栗子蒸熟，去皮捣碎。将西蓝花择成细条状，过水煮熟后捣碎。
3. 将米粉、地瓜、栗子和捣碎的西蓝花搅拌均匀，放入水中煮。

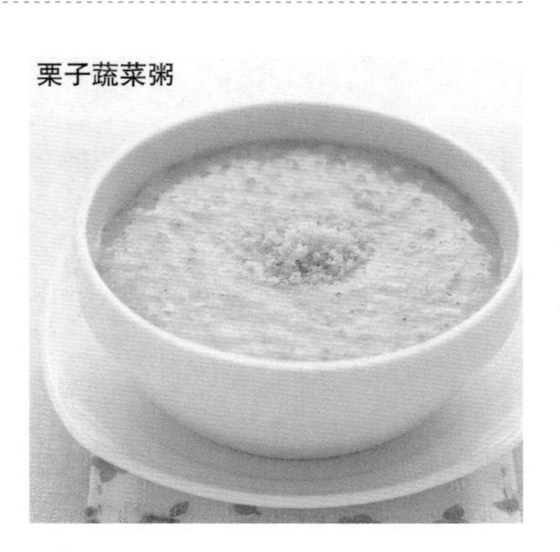
栗子蔬菜粥

豌豆粥 ∧

材料 | 泡胀的米 15 g，玉米 15 g，豌豆 5 g，水 6 杯

1. 将米滤水晾干，放入搅拌机中打成细粉，放入水煮粥。
2. 将豌豆去皮，玉米捣碎。
3. 将去皮后的豌豆和捣碎的玉米放入煮好的粥，再煮片刻即可。

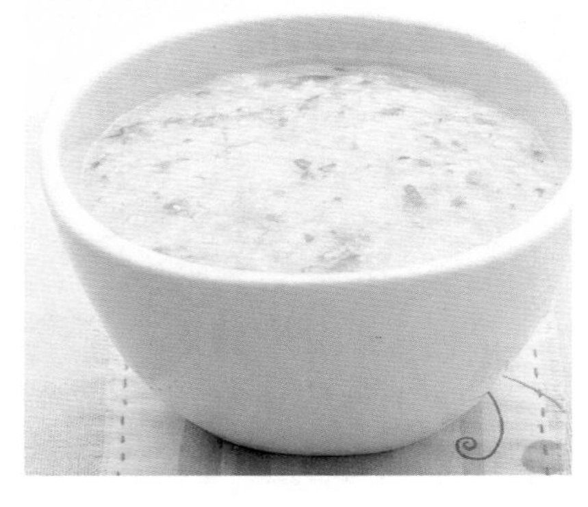
牛肉海苔粥

< 牛肉海苔粥

材料 | 泡胀的米 15 g，洋葱 15 g，碎牛肉 20 g，海苔 1 g，海带肉汤 1/2 杯（3 cm×3 cm 的海带4 张，水 6 杯），香油少许

1. 将米滤水晾干，打成细粉。
2. 将海苔揉碎，洋葱捣碎。
3. 将米粉放入肉汤中熬煮片刻，依次加入碎牛肉、海苔、洋葱。最后加入少许香油。

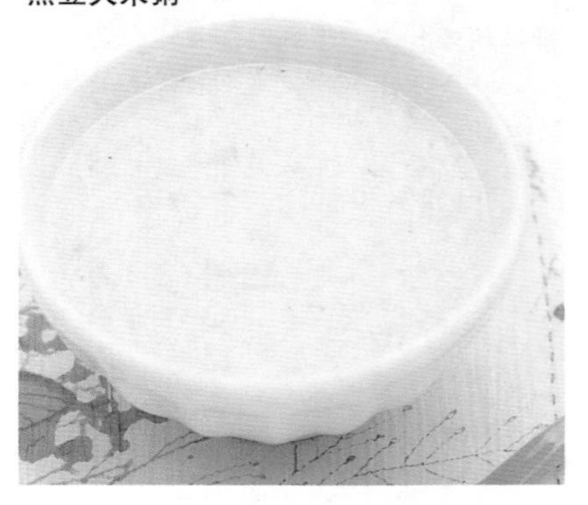
黑豆大米粥

鸡肉苋菜粥 >

材料 | 泡胀的米 15 g，鸡胸肉、苋菜各 10 g，海带肉汤 1/2 杯，洋葱汁 1/2 勺，香油少许

1. 将米滤水晾干，打成粉状。
2. 将鸡胸肉捣碎，加入洋葱汁和香油，搅拌均匀，将苋菜焯水捣碎。
3. 将食用油均匀地涂抹在烧热的锅中，加入捣碎的鸡胸肉焙烤片刻，加入米粉和肉汤、苋菜，煮制片刻即可。

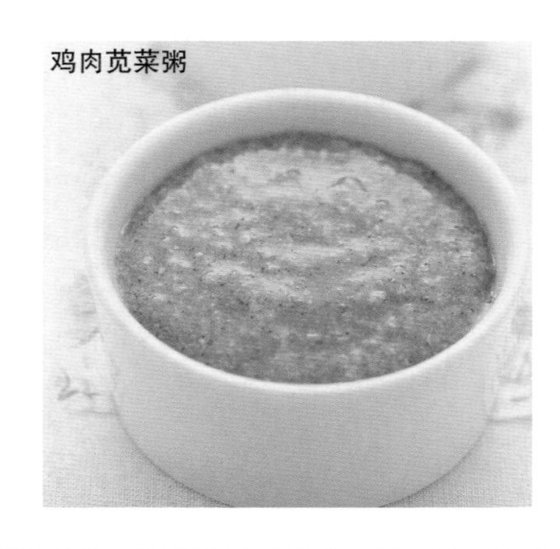
鸡肉苋菜粥

黑豆大米粥 ∧

材料 | 泡胀的米 15 g，黑豆 5 颗，水 1/2 杯

1. 将米滤水晾干，打成细粉，加入水中熬制成粥。
2. 将黑豆煮熟，搓揉去皮，打成细粉。
3. 在煮好的粥中加入黑豆粉末，稍煮片刻即可。

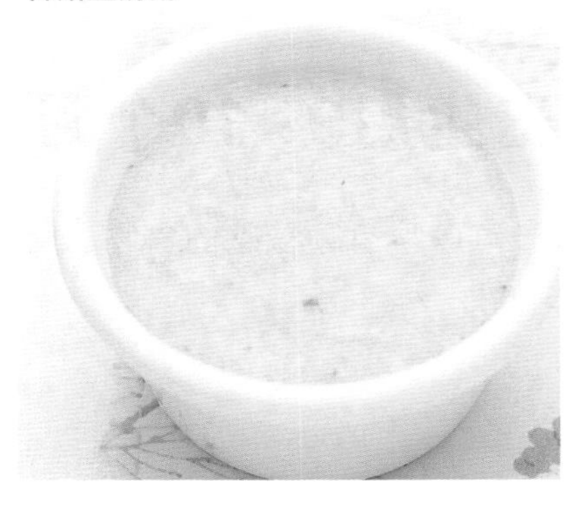

< 香菇鱼汤粥

材料 | 泡胀的米 15 g，香菇 10 g，浅色鱼肉 5g，水 1/2 杯

1. 将香菇放入温水中，煮 30 分钟，捞出滤水晾干捣碎。
2. 将鱼洗净，放入水中煮，待鱼肉漂浮、汤水变色时，将鱼捞出。
3. 将米滤水晾干，打成粉状，与香菇一起放入鱼汤，稍煮片刻即可。

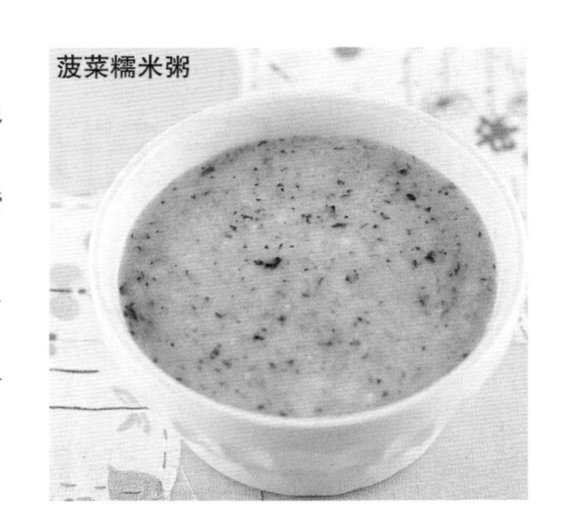

甜南瓜梨粥 >

材料 | 泡胀的米 15 g，甜南瓜 15 g，梨 5g，水 1/2 杯

1. 将米滤水晾干，放入搅拌机打成粉状，加水煮成粥。
2. 将梨去皮、去核，捣成泥。
3. 将甜南瓜去皮、去籽，放入蒸笼中蒸 20 分钟。
4. 将蒸好的南瓜和捣好的梨泥放入粥中，稍煮片刻即可。

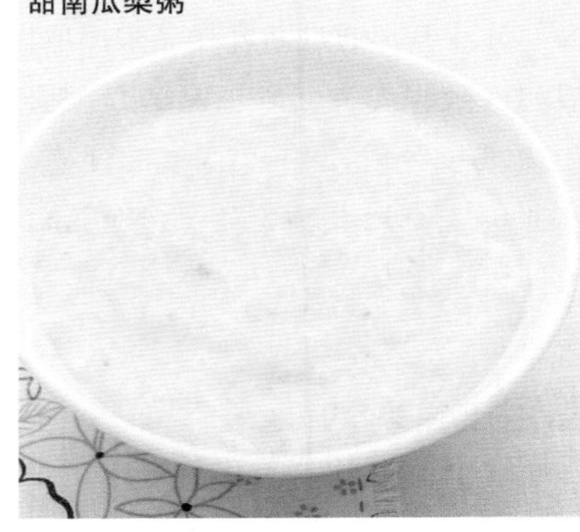

菠菜糯米粥 ∧

材料 | 泡胀的米 15 g，菠菜、胡萝卜各 10g，洋葱、糯米粉各 5g，水 1/2 杯

1. 将糯米粉放入烧热的锅中，焙烤片刻，加入半杯水，搅拌均匀，制成沙司。
2. 将菠菜焯水后，滤水控干。
3. 将洋葱和胡萝卜切碎，放入涂过油并烧热的锅中，翻炒至熟。
4. 将泡胀的米滤水晾干，打成细粉，加入做好的沙司中，并将菠菜、胡萝卜依次放入，煮熟即可。

中期断乳食材的处理方法

煮 5 倍水的粥

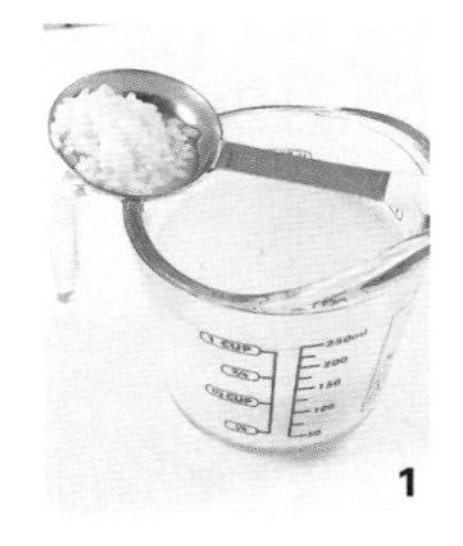

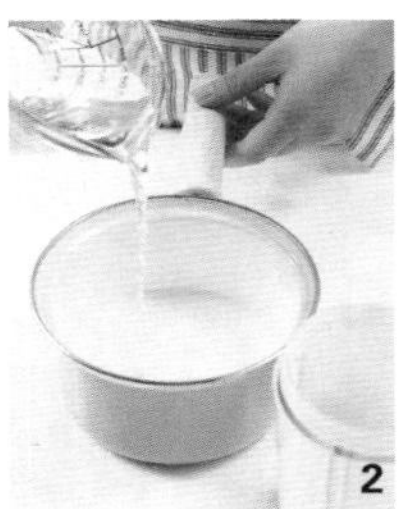

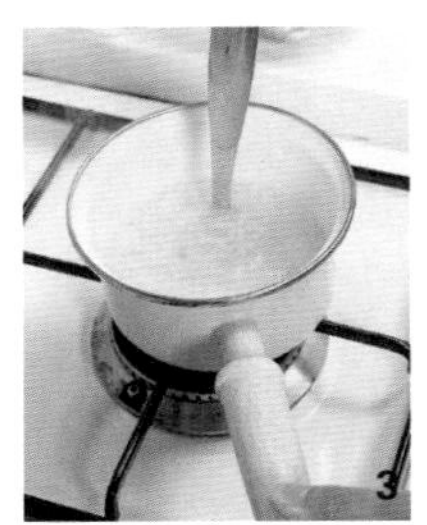

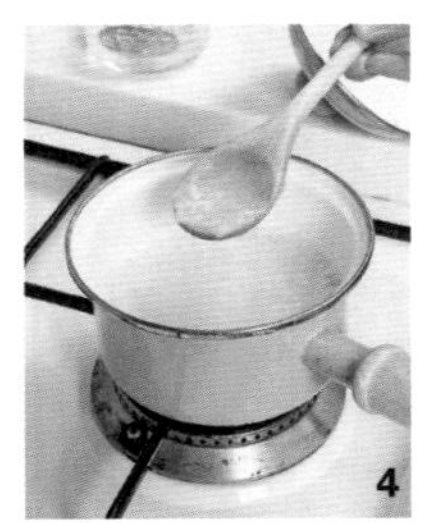

1. 将米洗净控水，充分浸泡 3 小时。
2. 将泡胀的米打成细粉，加入 5 倍的水，煮成粥状。
3. 熬煮的同时，不停用勺子按同一方向搅拌，煮至大米发胀。
4. 待大米发胀一段时间后，加入蔬菜（或其他想用的食材），搅拌煮熟。

自我检查

识别食品过敏的方法

- ☐ 脸或身体上有肉褶的地方，出现红肿或疙瘩。
- ☐ 食用某种食物后，孩子闹性子、哭闹。
- ☐ 出现呕吐、腹泻。
- ☐ 皮肤干燥，出现皴裂，脸部红肿。
- ☐ 呼吸声音大，经常咳嗽。
- ☐ 喉咙和舌头肿胀。
- ☐ 食用某种食物后，经常放屁。

● 一次的症状，不一定是过敏，要发生了两三次以上才需要警惕。很多孩子满周岁后，随着自身免疫力的增强，食物过敏现象可自动痊愈。家长可以在 1 年之后再次给孩子适量吃这种过敏食物，观察他的反应。

不同食材的食用方法

- 谷物类 打碎后制作 5 倍水的粥。
- 水果类 香蕉等软糯的水果可用叉子碾碎直接喂食，较硬的水果则应制成粉状或打成果汁食用。
- 蔬菜类 可以选取叶子部分焯水煮熟，切碎后拌入粥中食用。
- 肉类 在吃肉前可先喂肉汤，或将肉捣碎拌入粥中食用。

step 10
断乳食品

后期断乳食品 | 出生后9~10个月

出生 9 个月之后，婴儿可以咀嚼食物了，所以家长可以喂有颗粒感的食物。喂食后，要养成用纱布或婴幼儿专用牙刷给孩子刷牙的习惯。

1 天吃多少

	产后 9 ~ 10 个月
哺乳次数	4 次
1 次哺乳量	150 ml
断乳食次数	1 天 3 次（早上 10 点、下午 2 点、晚上 6 点），每次 1/2 杯（约 100 ~ 120 g）
食物形态	煮成牙齿可以碾碎的柔软食物（5 ~ 7 mm 大小） 肉类、鱼贝类、坚果类、谷物类、水果、蔬菜

注意要点

要使孩子逐渐适应米饭

断奶后期，首先应喂食黏稠的粥类，当孩子 9 个月大时，可以从粥慢慢过渡到软烂的米饭。最初喂食的粥，米和水的比例应控制在 1∶5，1 个月后，若孩子没有消化问题，可以逐渐减少水的量，至 1∶4 或 1∶3 的比例。

1 天喂 3 次主食

断奶期后期，断乳食品为孩子提供的营养占营养总量的比例变大。1 天要喂 3 次，每次的量也有所增加。1 次喂食的量以幼儿碗的 1 碗为准。这一时期要充分考虑营养均衡，每隔 2 ~ 3 日要检查孩子是否缺少某种营养的摄入。一顿饭至少要摄入两种以上的营养食品。

减少喂奶的次数

断奶期后期，孩子成长所需的大部分营养都通过断乳食品来摄取。喂奶次数越多，断乳食品的量就会相应减少，所以妈妈要多加注意。在非进食时间，如果孩子饿了，可以做一些合适的零食代替母乳。

固定进食时间

这个时期的孩子比较好动，进食时不太安分，喜欢乱动和捣乱。这时妈妈最好收起食物，不要勉强喂食。平时将进食时间固定在 30 分钟左右，如果超过 30 分钟还没喂完，就不要再强制进行。等到孩子饿了，自然会要求吃东西。

使用婴儿专用勺

帮助孩子学会使用勺子，可以使孩子的手指更灵活，也能让孩子意识到应该用工具吃饭，而不是用手抓。妈妈的反复示范，可以让孩子更快学会用勺子。最初浪费的食物可能比吃到肚子里的多，但通过长期的反复练习，孩子用起勺子来会慢慢变熟练。

调味料的使用

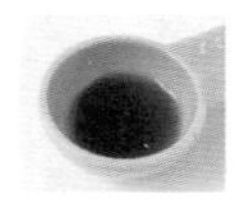

●酱油 盐分含量高，过度食用会造成孩子口味偏咸。所以尽量少加。就算在结束期食用，也不要超过 1/2 勺。

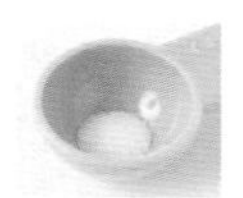

●食盐 食物必要的成分之一，母乳和奶粉中都有一定含量的盐，所以在断乳食品中不用再添加。就算在结束期食用，也不要超过 1/15 勺。

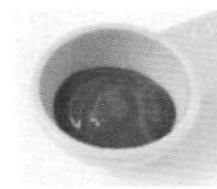

●番茄酱 营养价值不高，添加了许多香料，可以少量食用。断奶后期一般不超过 3/5 勺，结束期不要超过 2/3 勺。

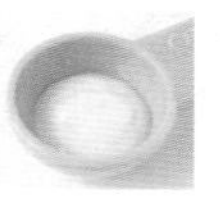

●蛋黄酱 含有大量的脂肪和食醋，还添加了很多香料，在后期可以食用，不要超过 3/4 勺，结束期不要超过 1 勺。

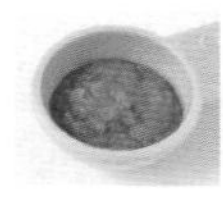

●大酱 如果是没有添加任何化学原料的大酱，在后期可以食用，不要超过 1/6 勺，结束期不超过 4/7 勺。

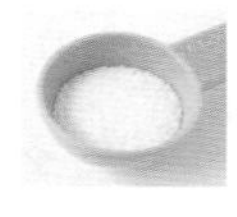

●糖 初期不超过 1/3 勺，中期 2/3 勺，后期 1 勺。新生儿周岁以内不得食用蜂蜜和红糖。

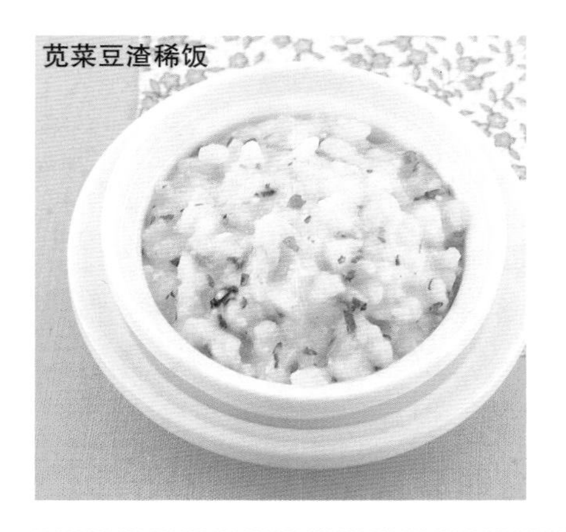

< 苋菜豆渣稀饭

材料 | 稀饭 40 g，大豆、嫩南瓜各 15 g，苋菜 10 g，洋葱 5 g，海带肉汤 1/4 杯，食用油若干

1. 在热锅中倒入食用油，将嫩南瓜和洋葱入锅翻炒。将苋菜焯水滤干，撕碎。
2. 将大豆放入水中泡半天。把泡好的大豆入水煮熟，磨成豆渣状。
3. 在蒸好的米饭中加入肉汤，煮开后加入南瓜、洋葱和豆渣继续熬煮片刻。

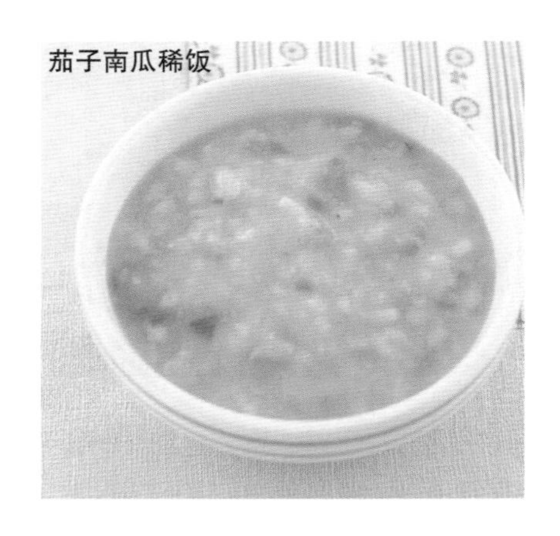

三色蔬菜稀饭 >

材料 | 稀饭 40 g，胡萝卜、菠菜、绿豆芽各 10 g，香油 5 g，芝麻盐 3 g，肉汤 1/4 杯

1. 将菠菜和绿豆芽焯水，滤水控干，切碎备用。
2. 将胡萝卜切碎，入锅翻炒至熟。
3. 在蒸好的米饭中加入菠菜、绿豆芽、胡萝卜搅拌，然后加入肉汤煮，最后加入香油、芝麻盐稍煮片刻即可。

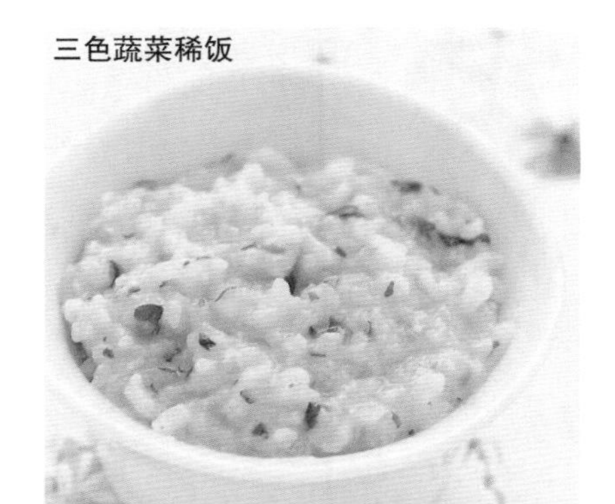

茄子南瓜稀饭 ∧

材料 | 稀饭 40 g，茄子、嫩南瓜各 10 g，洋葱 5 g，海带肉汤 1/4 杯（3 cm×3 cm 的海带 4 张，水 6 杯），芝麻盐、香油少许

1. 将茄子洗净切碎，南瓜去籽切碎，洋葱切碎。
2. 在蒸好的米饭中加入上述备料，加入肉汤煮制，最后加入香油和芝麻盐。

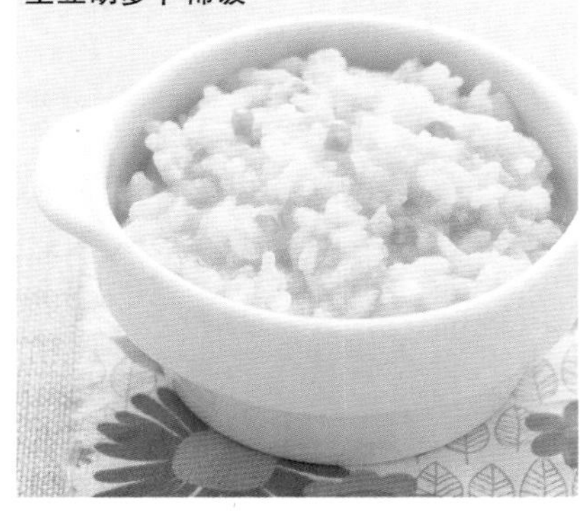

< 土豆胡萝卜稀饭

材料 | 稀饭 40 g，土豆、胡萝卜各 10 g，海带肉汤 1/4 杯（3 cm×3 cm 的海带 4 张，水 6 杯）

1. 将土豆和胡萝卜切成 7 mm 见方的丁。
2. 将海带洗净入水，煮至海带漂浮、汤水着色时，捞出滤水备用。
3. 在稀饭中加入肉汤，稍煮片刻，加入准备好的土豆、胡萝卜，煮熟即可。

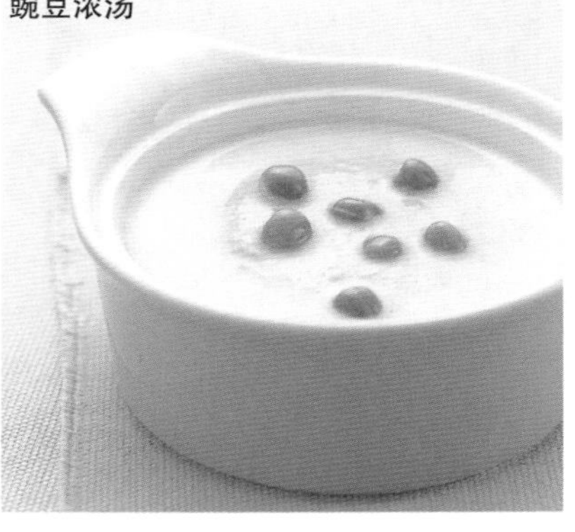

玉米南瓜稀饭 >

材料 | 稀饭 40 g，甜南瓜 15 g，玉米粒 10 g，食用油若少许

1. 将玉米碾碎。
2. 小南瓜去皮去籽，切成 5 mm 见方的块状。
3. 在烧热的锅中加入食用油，将玉米、南瓜入锅翻炒至熟，加入米饭搅拌。

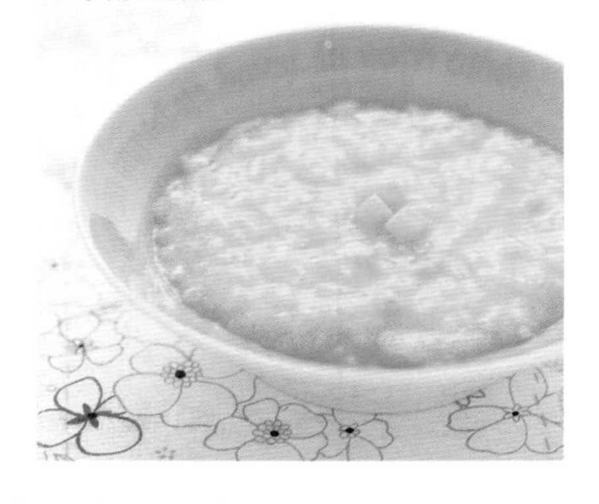

豌豆浓汤 ∧

材料 | 豌豆 50 g，乳酪 3 g，小麦粉 1 勺，牛奶 1/2 杯

1. 将豌豆放入沸水中煮制 8 ~ 10 分钟，煮熟后捞出过凉水备用。
2. 将捞出的豌豆放在烧热的锅中，用勺子碾碎。
3. 将乳酪入锅融化，加入小麦粉翻炒，注意不要糊锅。
4. 加入豌豆和牛奶，煮成浓汤。

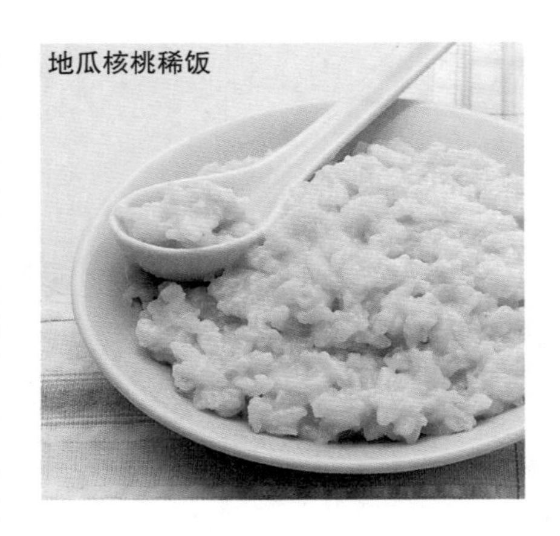

< 地瓜核桃稀饭

材料 | 稀饭 40 g，地瓜 20 g，卷心菜 10 g，核桃 5 g，海带肉汤 1/4 杯，食用油少许

1. 将地瓜洗净，去皮切碎。
2. 卷心菜选取嫩叶部分切成 5 mm 长的小段。
3. 在热锅中倒入食用油，将地瓜和卷心菜翻炒，加入蒸好的米饭，搅拌翻炒。
4. 用刀背将核桃碾碎，撒在做好的饭上。

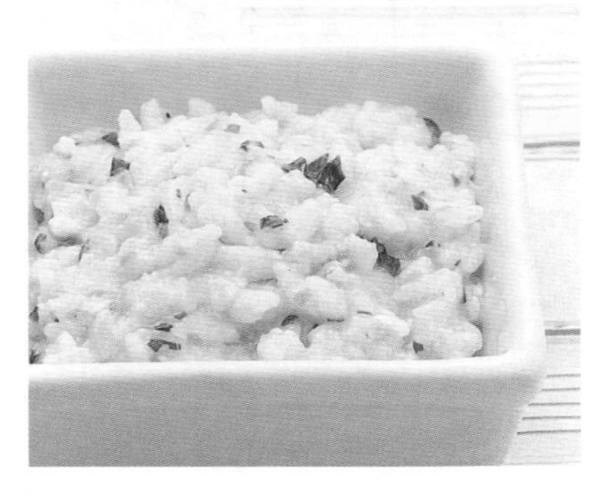

小银鱼拌饭 >

材料 | 稀饭 40 g，白菜 10 g，小银鱼、小葱各 5 g，肉汤 1/4 杯

1. 将白菜和小葱洗净切成 5 mm 长的段状。将小银鱼洗净，撕成小块备用。
2. 将切好的白菜、小葱和小银鱼加入肉汤，稍煮片刻，加入米饭煮至软烂即可。

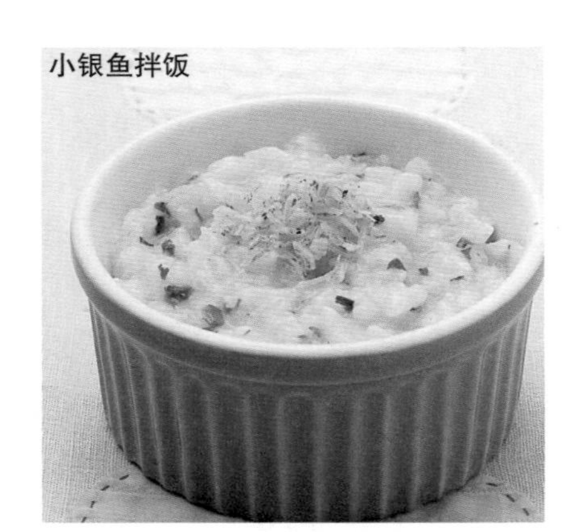

金枪鱼白菜稀饭 ∧

材料 | 稀饭 40 g，金枪鱼肉 15 g，胡萝卜、白菜各 10 g，肉汤 1/4 杯，香油、芝麻盐、食用油少许

1. 将备好的金枪鱼切成 5 mm 见方的鱼片，加入香油、芝麻盐，腌制片刻。
2. 将胡萝卜和白菜切成 5 mm 长的段状。
3. 将腌制好的金枪鱼肉块放入热油锅中，和胡萝卜、白菜一起翻炒片刻，加入肉汤和米饭煮烂即可。

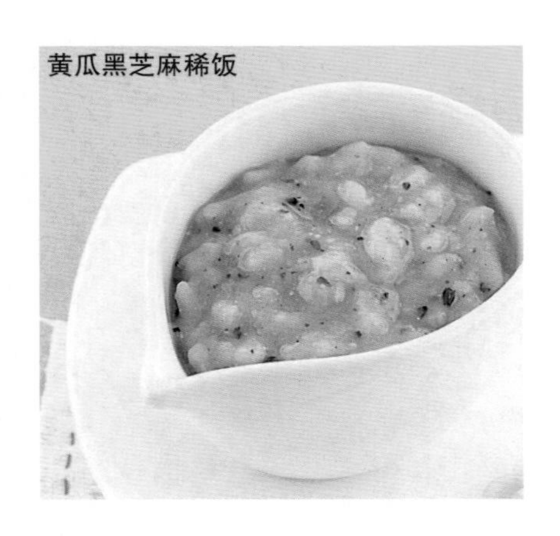

< 黄瓜黑芝麻稀饭

材料 | 稀饭 40 g，黄瓜、洋葱各 10 g，黑芝麻 3 g，水 1/4 杯

1. 将黄瓜和洋葱切成 5 mm 见方的块状。
2. 将黑芝麻洗净，放置热锅中翻炒片刻，用搅拌机打成细粉。
3. 将米饭、水、黄瓜、洋葱、打好的黑芝麻一起倒入锅中，熬煮片刻即可。

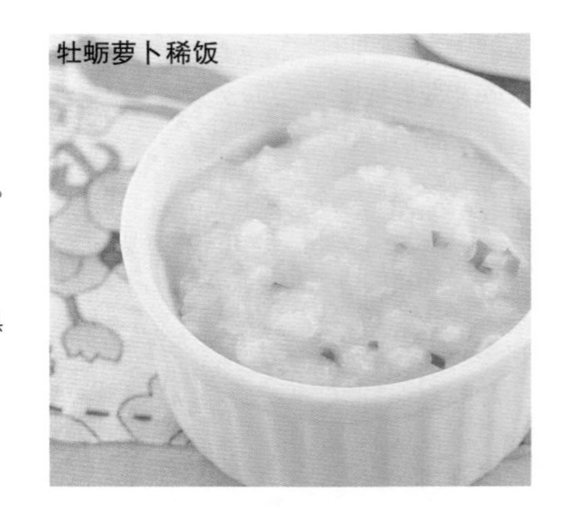

虾仁土豆稀饭 >

材料 | 稀饭 40 g，肉汤 1/4 杯（干虾仁 15 g，水 6 杯），土豆、萝卜、豆芽各 10 g，食用油 1/2 勺

1. 将豆芽放入开水焯熟，用搅拌机打碎。
2. 将土豆和萝卜切成 5 mm 见方的小块，在热锅中加油翻炒。
3. 干虾仁泡至膨胀捞出，用搅拌机打碎。
4. 在稀饭加入肉汤、豆芽、土豆、萝卜煮熟，最后加入碎虾仁，稍煮片刻。

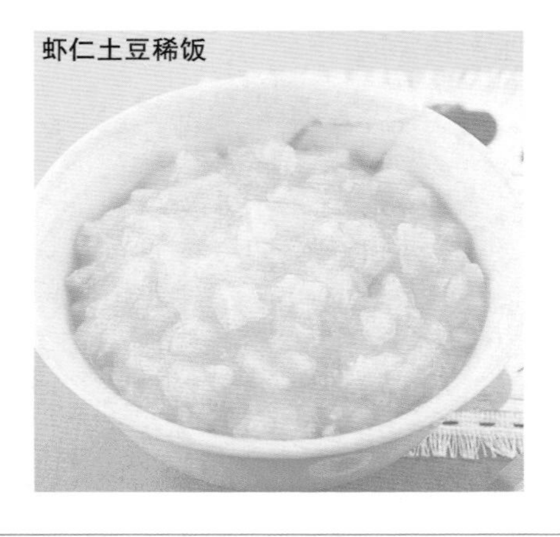

牡蛎萝卜稀饭 ∧

材料 | 稀饭 40 g，牡蛎、萝卜各 15 g，洋葱 5 g，水 1/4 杯，食用油 1/2 勺

1. 将牡蛎、萝卜、洋葱切碎，入热油锅翻炒片刻。
2. 将米饭入锅，和牡蛎、萝卜、洋葱一起翻炒片刻，加水熬煮即可。

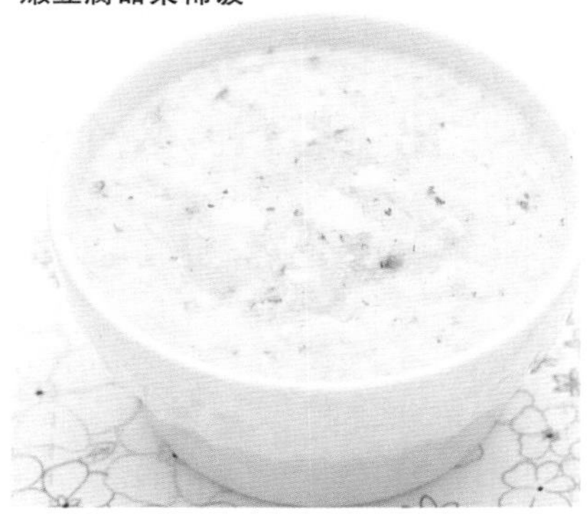
嫩豆腐甜菜稀饭

< 嫩豆腐甜菜稀饭

材料 | 稀饭 40 g，嫩豆腐 15 g，甜菜 10 g，洋葱 5 g，黄太鱼肉汤 1/4 杯

1. 将米饭加入肉汤中，煮成粥状。
2. 将洋葱和甜菜洗净，切碎，入热油锅翻炒片刻。
3. 在煮好的粥中加入洋葱、甜菜、碾碎的嫩豆腐，稍煮片刻即可。

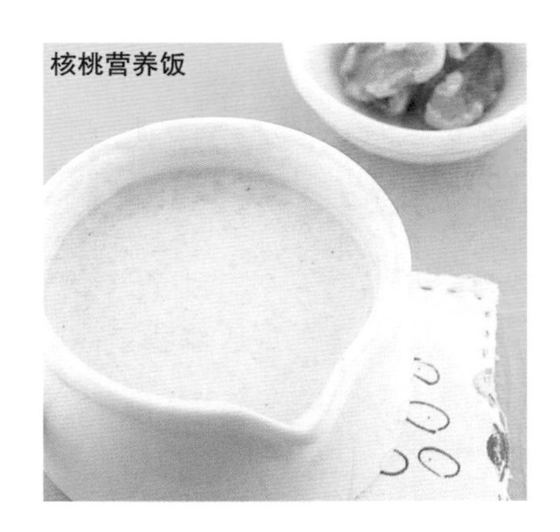
核桃营养饭

萝卜香菇稀饭 >

材料 | 稀饭 40 g，萝卜、香菇各 10 g，牛肉 15 g，洋葱 5 g，肉汤 1/4 杯，香油若干

1. 将牛肉、萝卜、香菇、洋葱切好，在热锅中加入香油，待油热入锅翻炒。
2. 在米饭中加入肉汤熬煮，加入炒好的牛肉等材料，熬煮至熟。

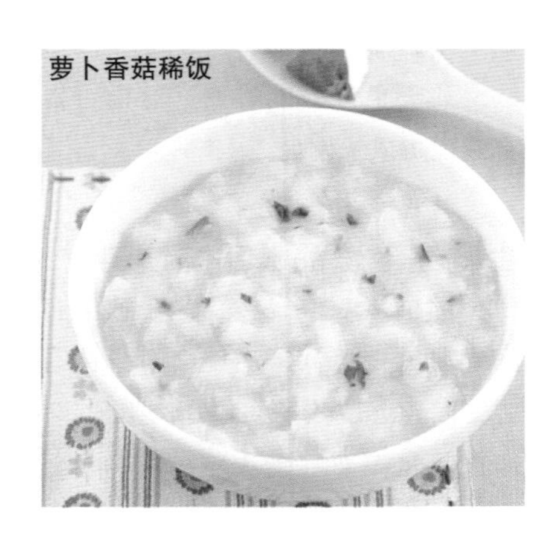
萝卜香菇稀饭

核桃营养饭 ^

材料 | 稀饭 40 g，莴苣 15 g，核桃、苹果各 10 g，面粉、乳酪各 15 g，水 1/4 杯

1. 将核桃去外皮，泡入温水去除内皮，滤水控干，放入搅拌机打碎。
2. 将莴苣和苹果切碎。
3. 将乳酪入热锅融化，加入面粉翻炒片刻，加水做成沙司。
4. 将米饭、核桃粉、莴苣、苹果加到做好的沙司中，熬煮片刻即可。

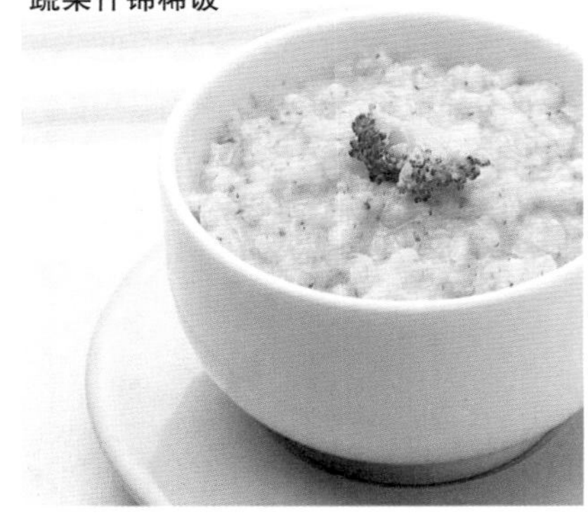
蔬菜什锦稀饭

< 蔬菜什锦稀饭

材料 | 稀饭 40 g，西蓝花 15 g，土豆、萝卜各 10 g，肉汤 1/4 杯，香油、芝麻盐少许

1. 将焯过水的西蓝花、土豆、萝卜切成 5 mm 见方的块状。
2. 将上述食材加入肉汤，翻炒片刻。
3. 翻炒至蔬菜熟烂，加入米饭熬煮，最后加入香油和芝麻盐搅拌即可。

不同食材的食用方法

- 谷物类 初期应喂食稠粥，待孩子适应了再喂食饭类。
- 水果类 选择时令水果，排除过敏危险，切碎喂食。
- 蔬菜类 切成 5 ~ 7 mm 见方的块状，稍煮后拌饭喂食。
- 肉类 水煮或炒焙后，磨碎拌饭喂食。

后期断乳食材的处理方法

做稀饭

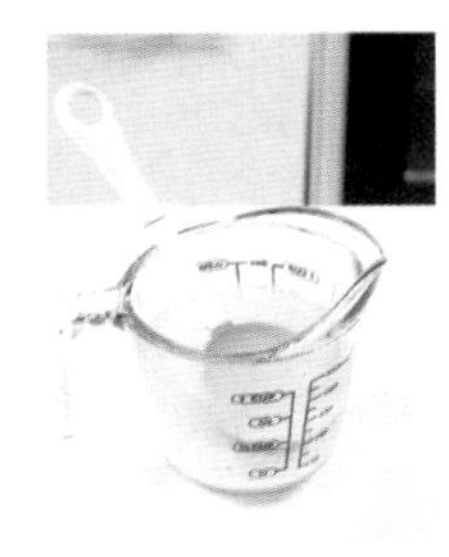

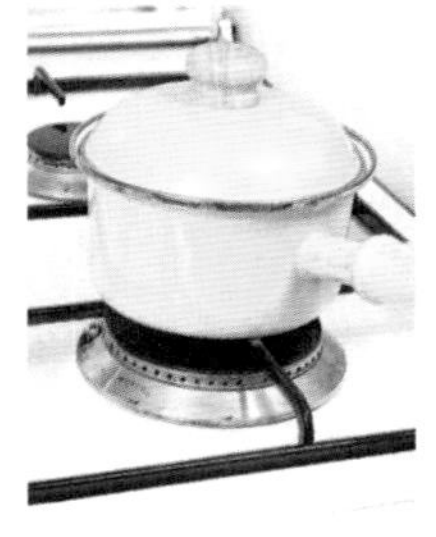

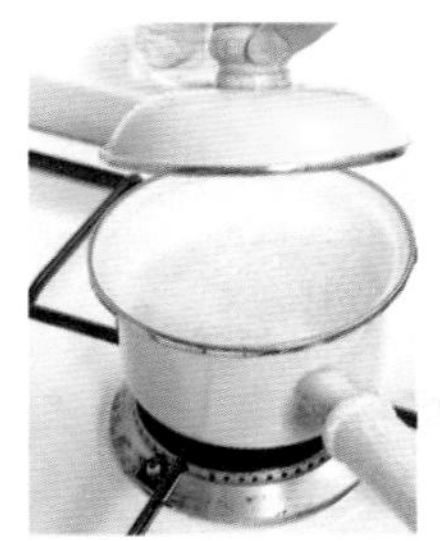

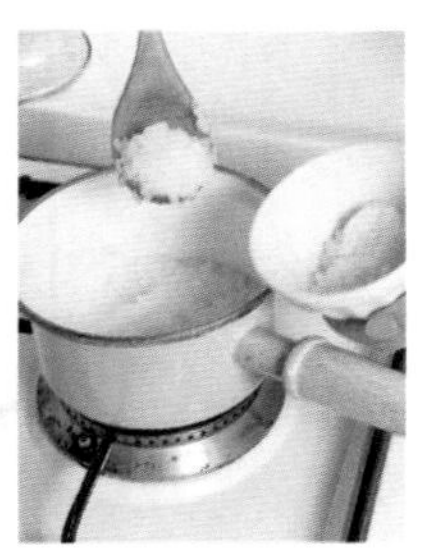

1. 将米洗净滤水，浸泡约 2 ~ 3 小时。
2. 将泡胀的米打成细粉，加入 4 倍于大米的水，熬煮成粥。
3. 待粥煮到要溢出锅的程度，打开锅盖，关火，放凉。
4. 将粥盛出，拌上不同的蔬菜或坚果等食材。

step 10 断乳食品

结束期断乳食品 | 出生后11～12个月

到了这个时期，孩子的舌头和牙齿都变得灵活，消化能力也变强。宝宝可以吃成人食物了，可以和大人一样，吃一日三餐。

1 天吃多少

	11 ～ 12 个月
哺乳次数	4 次
1 次哺乳量	125 ml
断乳食次数	1 天 3 次，每次干饭 1/2 杯（约 110 ～ 120 g），粥类 1/4 杯（约 50 ～ 100 g）
食物形态	和成人吃的差不多，要更柔软一些 干饭、肉类、鱼贝类、奶制品、坚果类、谷物类、水果、蔬菜

充分利用各种食材

孩子周岁前容易食物过敏，过了周岁后，就可以安心食用更多食物，比如桃子、橙子等水果和猪肉、牛奶等食物。但初次食用量不宜过多。同时，还要均衡摄入谷物、蔬菜、蛋类、海鲜、肉类、水果等食物，可以帮助孩子消化。维生素有利于提高铁的吸收，所以也要注意补充维生素。

小贴士 出生后 12 个月可以在食物中添加食盐等稍做调味，但在 18 个月前，饮食应该以清淡为主。

做菜方式翻新，预防偏食

一成不变的烹饪方式容易让孩子产生厌食情绪。这个时期是孩子辨别喜欢的食物和不喜欢的食物的重要时期，所以即使是同一种食材，也要换着方法做给孩子吃；即使是孩子不喜欢的食物，换一种新的做法，孩子也许就能接受。这样可以有效预防孩子偏食。

少吃速溶食品、甜味饮料

过早接触快餐类食品、速溶食品或非鲜榨果汁，不仅会对身体有害，而且会使孩子的味觉产生依赖。所以尽量不要喂食火腿、香肠、鱼糕、碳酸饮料等添加了色素和食品添加剂的食物。

养成良好的进食习惯

一定要及时纠正孩子用手抓饭、跑来跑去、撒泼不吃饭等不好的进食习惯。这个时期正是孩子辨别可以做的行为和禁止做的行为的重要时期。如果孩子习惯不好，一定要果断纠正。

在规定时间内如果吃不完，家长就应该收起食物。也不要经常喂零食，才能让孩子产生饥饿感。家人一起用餐，是教孩子正确餐桌礼仪的最好时机。

养成刷牙的习惯

给孩子准备幼儿专用牙刷和牙膏，可以帮助孩子养成刷牙的习惯。家长可以利用孩子的好奇心理，把爸爸妈妈刷牙的样子展现给孩子看，或利用孩子喜欢的动漫形象教孩子刷牙。若孩子还不能适应牙膏，不能很好地洗漱口腔和牙齿，也要教会他（她）用清水及时漱口。

如何用勺子测量食量？

- 目测 一般的成人用勺 1 勺为 10 g，婴儿专用勺为 5 g。食谱里的“1 大勺”一般指的是 1 勺，比成人用的勺容量稍大；“1 小勺”指的是 1 茶勺，相当于婴儿专用勺满满的 1 勺。1 大勺大约等于 3 茶勺。
- 利用糖浆勺 在测量汁类和汤类的量时，可以利用糖浆勺，上面一般会标有 2.5 ml、5 ml 等刻度，可以准确测量。

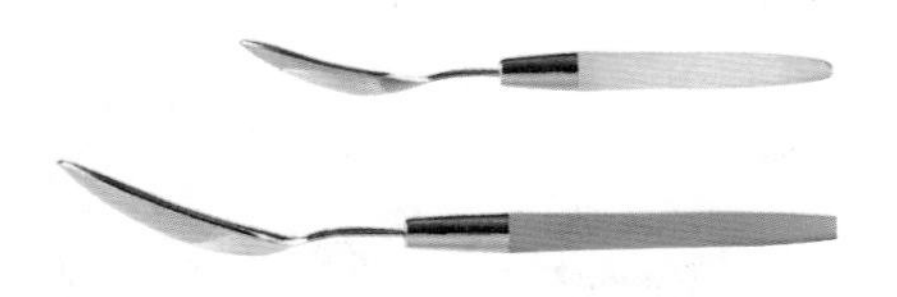

- 婴儿专用勺 长 2.8 cm，宽 4.5 cm，高 0.6 cm
- 成人用勺 长 3.8 cm，宽 6.1 cm，高 0.8 cm

结束期断乳食品

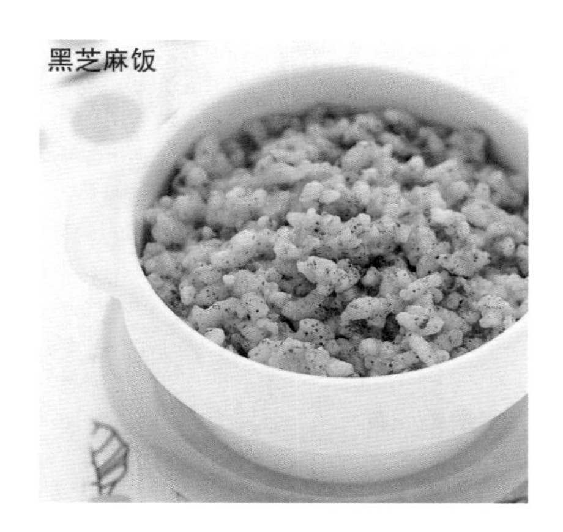

< 黑芝麻饭

材料 | 稠饭 40g，黑芝麻粉、香油各 5g，水 3 大勺

1. 饭做好之后加入黑芝麻粉，搅拌均匀。
2. 滴入少许香油，搅拌均匀。

※ 稠饭是指用 1 倍的米和 2 倍的水做成的稠粥一样的饭。

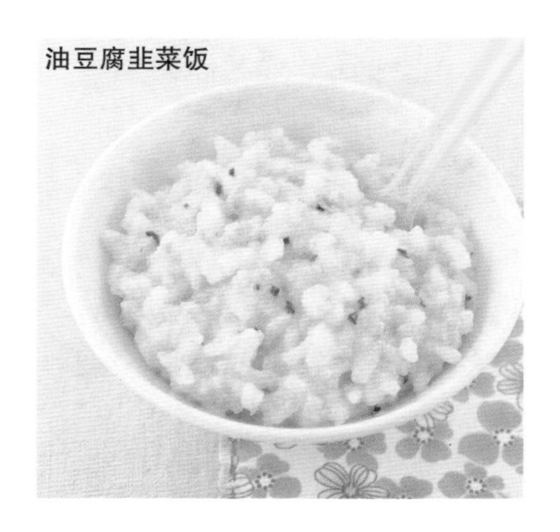

水果土豆饭 >

材料 | 稠饭 40g，土豆 15g，胡萝卜、菠萝各 10 g，冲好的奶粉、淀粉若干，食用油若干

1. 将土豆和胡萝卜切成 7mm 见方的小块。
2. 将菠萝去皮取肉，切碎。
3. 在烧热的锅中加入少许食用油，将胡萝卜入锅翻炒片刻，加入菠萝、冲好的奶粉和淀粉，熬煮至浓稠。
4. 将做好的汤汁倒在米饭上即可。

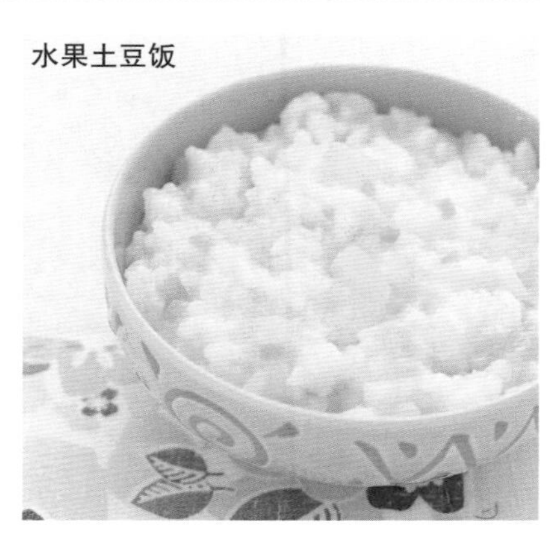

油豆腐韭菜饭 ^

材料 | 稠饭 40 g，土豆 15 g，油豆腐、韭菜各 5 g，水 3 大勺

1. 将油豆腐焯水，去除表面油脂和杂物。控干切碎。
2. 将韭菜和土豆切至 5 mm 长。
3. 在热锅中加入少许食用油，将切碎的油豆腐、韭菜、土豆入锅翻炒片刻，加入稠饭，搅拌均匀即可。

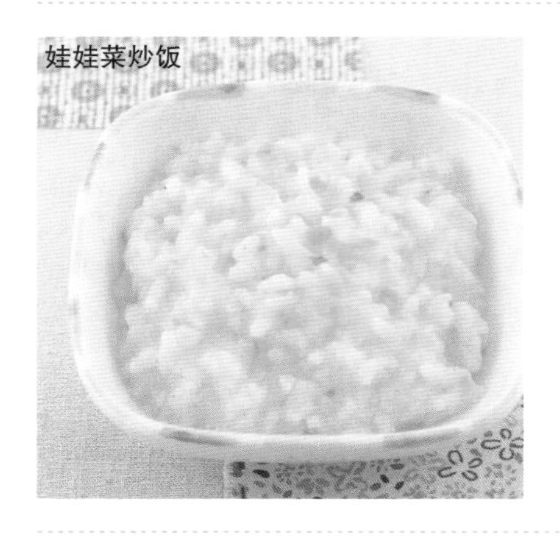

< 娃娃菜炒饭

材料 | 稠饭 40 g，娃娃菜 20 g，胡萝卜 10 g，牛肉、洋葱各 5 g，水 3 大勺，食用油若干

1. 娃娃菜控水切碎，牛肉洗净切碎。
2. 将洋葱、胡萝卜切碎，和娃娃菜、牛肉一起入热锅翻炒片刻。
3. 加入稠饭，再次翻炒。

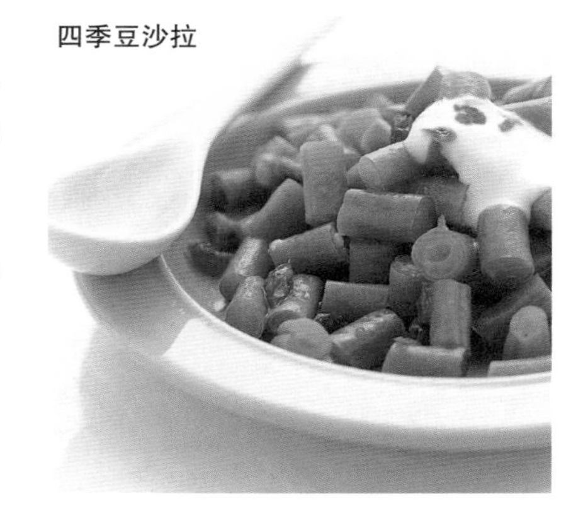

香菇酱汤饭 >

材料 | 稠饭 40 g，香菇 15 g，胡萝卜 10 g，牛肉 5 g，大酱 3 g，水 3 大勺，食用油若干

1. 将香菇去蒂，稍稍焯水，切碎。去除牛肉上的肥肉，洗净切碎。
2. 将胡萝卜切碎，和切好的香菇、处理好的牛肉一起入热锅，翻炒至熟。
3. 在稠饭中加入少量的水、大酱，和上述食材一起熬煮。

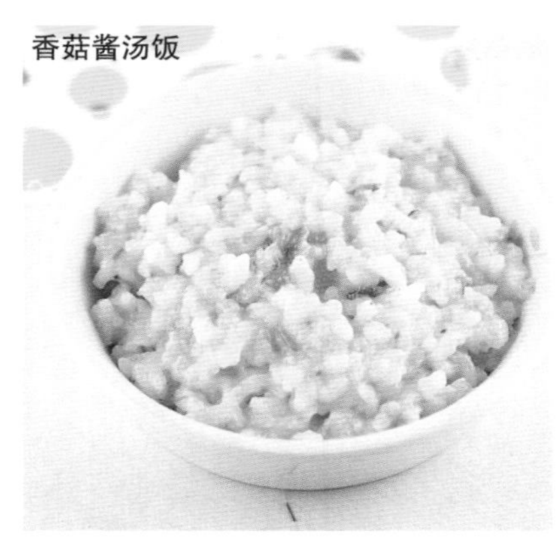

四季豆沙拉 ^

材料 | 四季豆 50 g，葡萄干 10 g，纯酸奶 1 茶勺

1. 将四季豆两端剪去，切成 1 cm 长的段状，将葡萄干切碎。
2. 将四季豆入沸水焯 7 ~ 8 分钟，过凉水，晾 5 ~ 10 分钟。
3. 将四季豆、碎葡萄干、酸奶一起搅拌均匀即可。

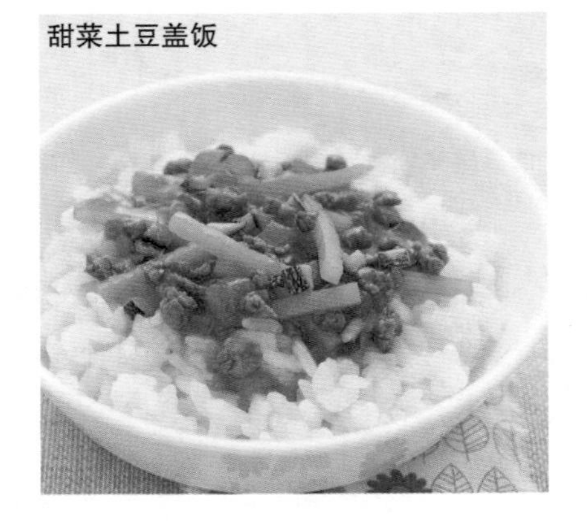
甜菜土豆盖饭

< 甜菜土豆盖饭

材料 | 稠饭 40 g，土豆 45 g，甜菜 2 g，牛肉、洋葱各 10g，海带肉汤 1/3 杯

1. 将土豆切成 3 cm 见方的薄片。
2. 将半个洋葱切碎，榨汁浇到牛肉上。剩下的洋葱和甜菜切碎。
3. 在热锅中，加入少许食用油，将牛肉入锅翻炒片刻，加入切好的土豆和甜菜，继续翻炒至熟，盛出盖到米饭上即可。

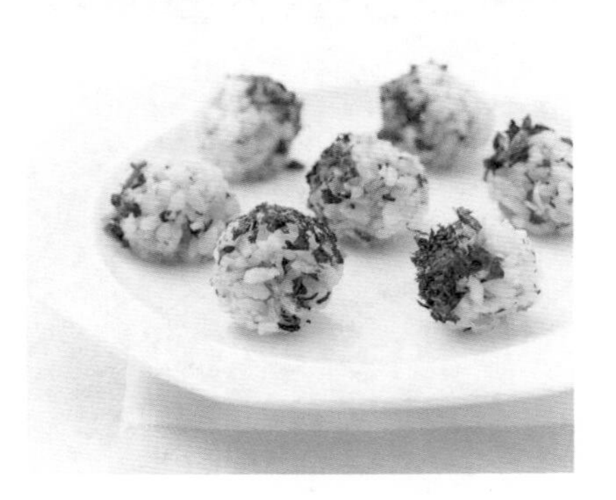
小银鱼饭团

牛肉蔬菜盖饭 >

材料 | 稠饭 40 g，牛肉 30 g，洋葱、小南瓜各 10 g，胡萝卜 5 g，香菇 1 个，蛋黄 1/2 勺，水 1/2 杯

1. 将牛肉用纱布包好去血，切碎。将胡萝卜、香菇、小南瓜切成薄片。
2. 在锅中加少量的水，放入蔬菜焯熟，捞出后将牛肉放入沸水中，煮至变色。
3. 待牛肉煮熟，将蛋黄打散倒入锅中，收汁，倒在米饭上即可。

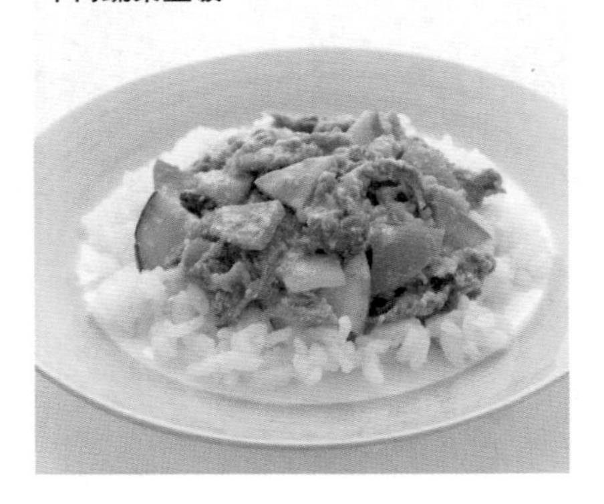
牛肉蔬菜盖饭

小银鱼饭团 ^

材料 | 稠饭 40 g，小银鱼、胡萝卜各 10 g，菠菜 5 g，紫菜粉少许

1. 将银鱼翻炒至熟切碎，将胡萝卜、菠菜焯水、控干后切碎。
2. 将切好的胡萝卜和菠菜翻炒片刻，加入饭，最后加入银鱼，搅拌均匀。
3. 将拌好的饭制作成孩子能一口吞下的饭团。

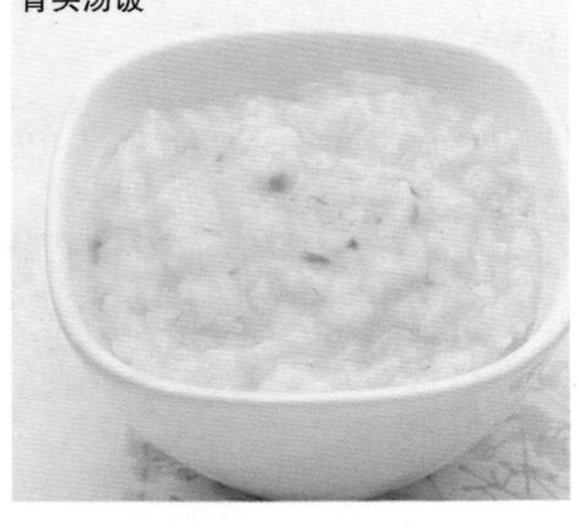
骨头汤饭

< 骨头汤饭

材料 | 稠饭 40 g，嫩白菜、小南瓜、洋葱各 10 g，大酱 1 g，骨头肉汤 1/4 杯，食用油若干

1. 将嫩白菜焯水后切碎。
2. 将锅烧热，加入少量食用油，将小南瓜、洋葱入锅翻炒片刻。
3. 在锅中加入大酱、骨头汤、嫩白菜、小南瓜、洋葱熬煮成稠粥。

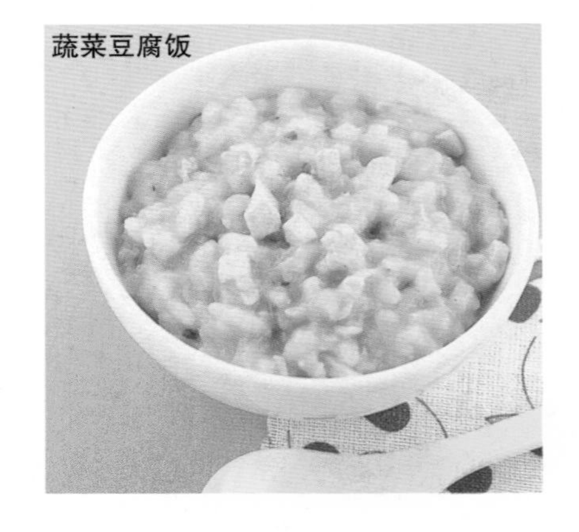
蔬菜豆腐饭

蘑菇菜饭 >

材料 | 稠饭 40 g，平菇、香菇、胡萝卜各 10 g，乳酪 1/2 片，水 1/4 杯，食用油少许

1. 将平菇、香菇入沸水焯熟，切碎。
2. 将胡萝卜切碎，入热锅翻炒片刻，加入上述食材和乳酪一起翻炒。
3. 加入稠饭，搅拌均匀即可。

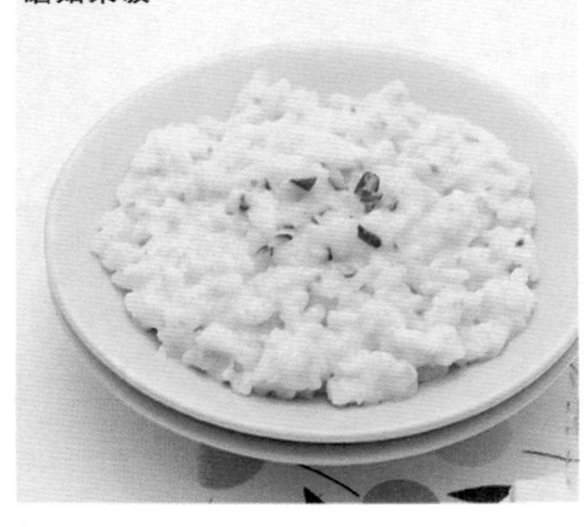
蘑菇菜饭

蔬菜豆腐饭 ^

材料 | 稠饭 40 g，豆腐 20 g，茄子、洋葱各 10 g，虾 5 g，水 3 大勺，食用油若干

1. 将虾和洋葱切碎，入热锅翻炒片刻。
2. 将豆腐控水后切成 3 mm 见方的块状。
3. 将茄子切碎，和虾、洋葱、豆腐一起翻炒至熟。
4. 将饭和少量的水加入锅中，和上述食材熬煮片刻即可。

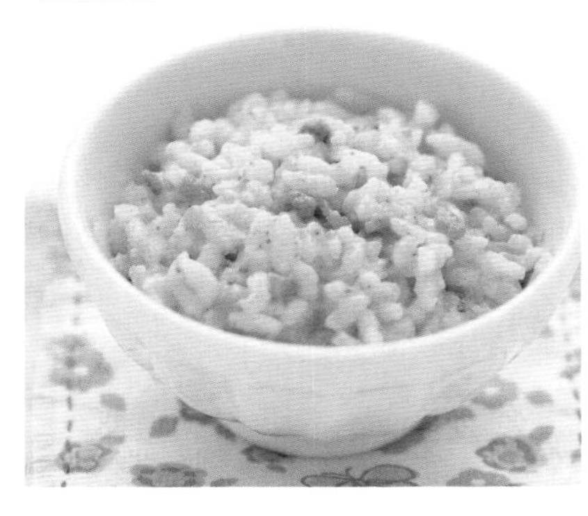
乳酪稀饭

< 乳酪稀饭

材料 | 稠饭 40 g，牛肉 15 g，胡萝卜 10 g，西蓝花 5 g，乳酪 1/2 片，肉汤 1/4 杯，食用油若干

1. 将胡萝卜切成 7 mm 见方的小块。将西蓝花焯水后切碎。
2. 将牛肉用纱布去血水洗净，切碎，入热锅翻炒片刻。
3. 在稠饭中加入肉汤、胡萝卜、西蓝花煮至软烂。
4. 将乳酪切碎，加入粥中搅拌均匀即可。

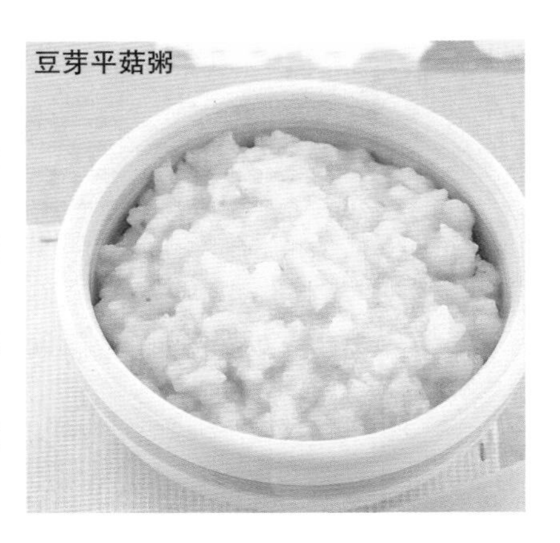
豆芽平菇粥

甜南瓜营养饭 >

材料 | 稠饭 40 g，甜南瓜、大枣各 15 g，香油、芝麻少许

1. 将小南瓜切成 7 mm 见方的小块。将大枣去核，和南瓜一起碾碎。
2. 将香油均匀地涂抹在锅中，将芝麻焙烤片刻，倒入米饭翻炒。
3. 将碎大枣和南瓜倒入炒好的饭中，搅拌均匀即可。

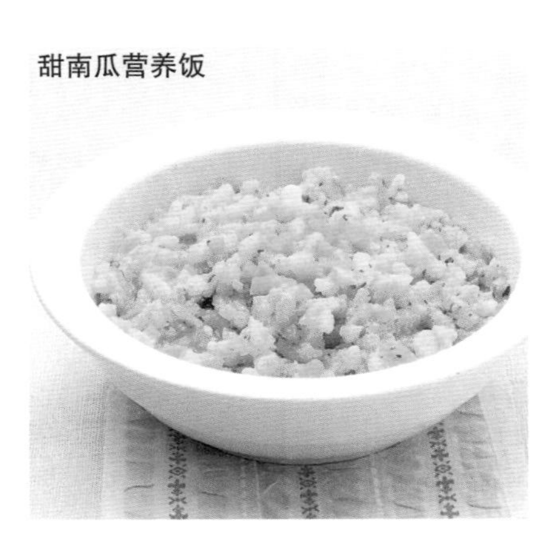
甜南瓜营养饭

豆芽平菇粥 ∧

材料 | 稠饭 40 g，豆芽、平菇各 15 g，韭菜 5 g，豆芽汤 1/4 杯

1. 将豆芽和平菇择好洗净，入沸水焯熟，控水后切碎。
2. 将韭菜叶子洗净切碎。在稠饭中加入豆芽汤，做成稠粥。最后将豆芽、平菇、韭菜盖到稠粥之上，焖几分钟即可。

不同月龄宝宝的零食摄取量标准

	13 ~ 18 个月	19 ~ 24 个月	25 ~ 36 个月
鲜牛奶	1 天 1 ~ 2 次，每次 200 ml	1 天 1 ~ 2 次，每次 300 ml	不得超过 500 ml
酸奶	1 天 80 ml，分 2 次食用	1 天 80 ml，分 2 次食用	1 天 80 ml，分 2 次食用
乳酪	儿童乳酪 1 片，分 2 次食用	儿童乳酪 1 片，分 2 次食用	儿童乳酪 1 片，分 2 次食用
饼干	1 天 1 次，每次 3 ~ 4 块	1 天 1 ~ 2 次，每次 3 ~ 4 块	1 天 2 次，每次 3 ~ 4 块
小面包	1 天 1 个，分 2 次食用	1 天 1 个，分 2 次食用	1 天 1 个，分 2 次食用
糖果	禁食	1 个月 2 ~ 3 次，每次 1 块	1 个月 2 ~ 3 次，每次 1 块
巧克力	禁食	1 个月 2 ~ 3 次，每次 1 ~ 2 块	1 个月 2 ~ 3 次，每次 1 ~ 2 块
冰激凌	禁食	1 周 2 ~ 3 次，每次 1 个	1 周 2 ~ 3 次，每次 1 个
鲜榨果汁	现榨的天然果汁	现榨的天然果汁	现榨的天然果汁
	1 天 1 ~ 2 次，每次 100 ~ 120 ml	1 天 1 ~ 2 次，每次 100 ~ 120 ml	1 天 1 ~ 2 次，每次 100 ~ 120 ml
纯酸奶	1 天 1/2 杯，分 2 次食用	1 天 3/4 杯，分 2 次食用	1 天 1 杯，分 2 次食用
水饺	1 周 2 次，每次 2 个	1 周 2 ~ 3 次，每次 2 个	1 周 2 ~ 3 次，每次 3 个
煎饺	1 周 2 次，每次 1 个	1 周 3 次，每次 2 个	1 周 3 次，每次 2 个

其他零食 ● 出生 18 个月后可以开始食用

打糕 | 1 周 3 次，每次 3 ~ 4 块 **香肠** | 1 周 2 次，1 次 1 根 **荞麦食品** | 不含糖分的 1 周 1 次，1 次 30 ~ 50 g

软糖 | 12 个月后，1 个月 2 ~ 3 次，1 次 1 块

step 10
断乳食品

给宝宝喝的汤

即使度过了断奶期，18 个月之前，孩子的饭菜调味料仍然只能少量添加。如果妈妈感觉做各种菜有难度，可以试着煮各种汤。

营养丰富的汤

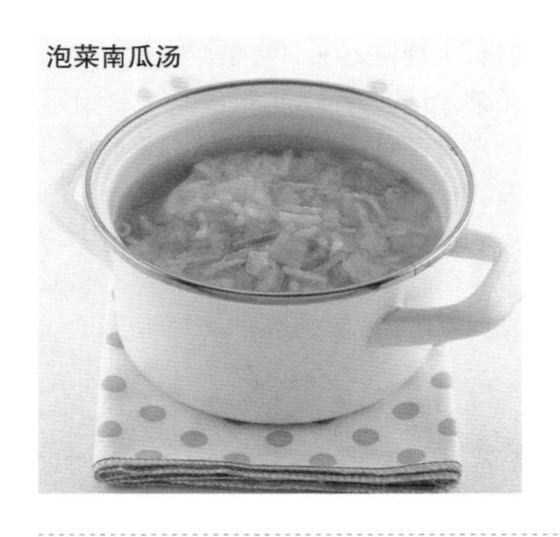

< 泡菜南瓜汤

材料 | 泡菜 15 g，小南瓜 20 g，洋葱 10 g，小银鱼 0.5 g，海带 1 张（3 cm × 3 cm），水 1 杯半

1. 将泡菜过水，切碎。
2. 将小南瓜和洋葱切碎。
3. 将海带和小银鱼入水，煮成肉汤。
4. 将银鱼捞出，放入小南瓜、洋葱、泡白菜，稍煮片刻即可。

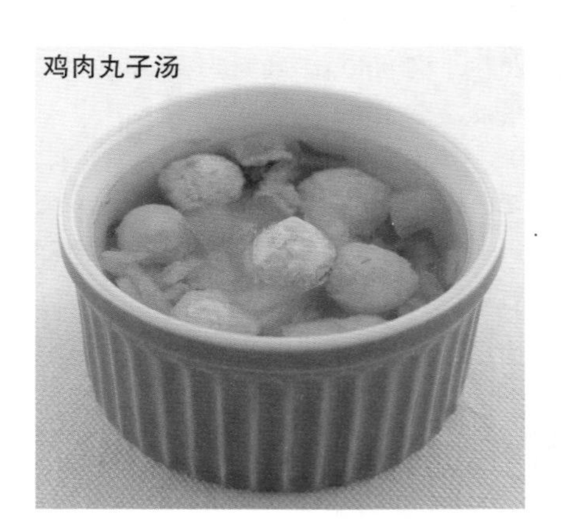

金枪鱼泡菜汤 >

材料 | 金枪鱼肉、土豆各 15 g，泡菜 10 g，肉汤 1 杯半，小葱若干

1. 将金枪鱼肉切成 5 mm 见方的鱼片，将土豆去皮，切成 1 cm 见方的小块。
2. 将泡菜过水，切碎。小葱切丝。
3. 在煮好的肉汤中加入金枪鱼肉煮熟，加入土豆。最后加入小葱丝，再煮片刻。

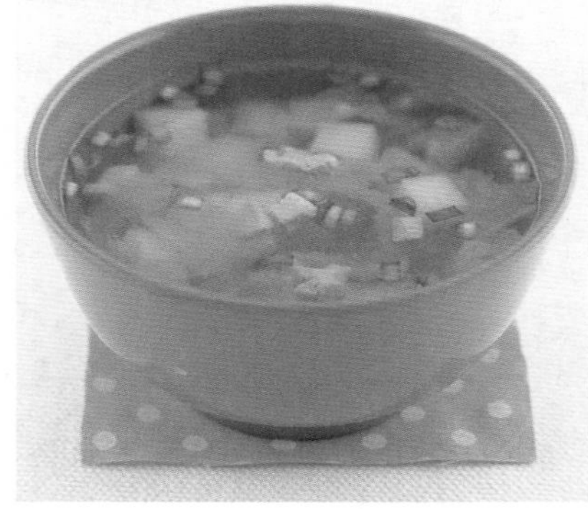

鸡肉丸子汤 ^

材料 | 鸡胸肉 30 g，洋葱、胡萝卜各 5 g，小南瓜 10 g，水 1 杯半，食盐若干

1. 将鸡胸肉捣成肉泥，洋葱切碎，并将二者搅拌均匀，团成 1 cm 大小的丸子。
2. 将胡萝卜和小南瓜切成薄片。
3. 将鸡肉丸放入沸水中，再煮。
4. 待丸子漂浮后，加入胡萝卜和小南瓜，最后加少量食盐调味。

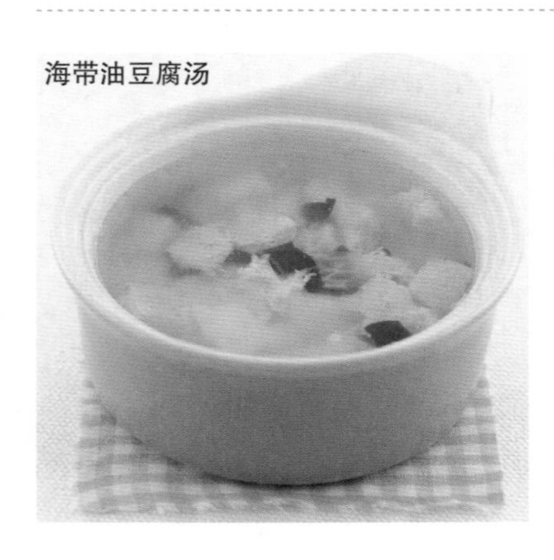

< 海带油豆腐汤

材料 | 油豆腐 2 张，萝卜、菠菜各 20 g，鸡蛋 1 个，海带肉汤 1 杯半

1. 将油豆腐和菠菜分别过水焯后切至 1 cm 长短，将萝卜去皮切成 1 cm 见方的小块。
2. 将油豆腐、菠菜、萝卜放入肉汤中，稍煮片刻。
3. 待锅中食材煮沸，将鸡蛋打散，以线状倒入锅中，做成蛋花。

给孩子喝汤要注意

1. 不要在汤中泡饭。汤中泡饭容易造成孩子不咀嚼就下咽，影响消化。
2. 汤里食材要有嚼头。过了周岁，为了帮助孩子进行咀嚼练习，最好为孩子准备有嚼头的汤。为了不给咀嚼造成负担，嚼头最好切至 5 mm 见方，以后渐渐切得大些。
3. 注意保持清淡。婴幼儿时期是消化系统发育的重要时期，食物应清淡。

菜汤

< 菜汤

材料 | 白菜、洋葱、胡萝卜各 10 g，小南瓜 5 g，水 1 杯半，海带 1 张（3 cm×3 cm）

1. 将海带入水煮至漂浮，待汤水着色后捞出海带。
2. 将白菜、洋葱、胡萝卜、小南瓜切成 5 mm 见方的片状。
3. 将准备好的蔬菜放入海带汤，再煮片刻即可。

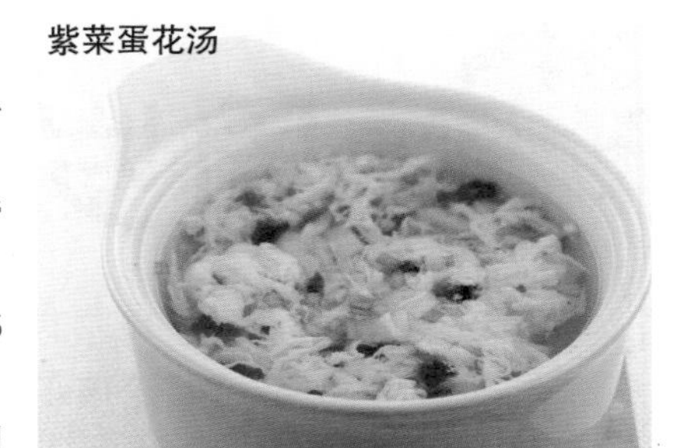
紫菜蛋花汤

虾肉海带汤 >

材料 | 泡好的海带、虾肉各 20 g，水 1 杯半，香油若干

1. 虾肉去皮后，切成 5 mm 见方的块状。
2. 泡好的海带，切成 5 mm 见方的片状。
3. 将锅加热后加入少许香油，将虾翻炒片刻，加水稍煮即可。

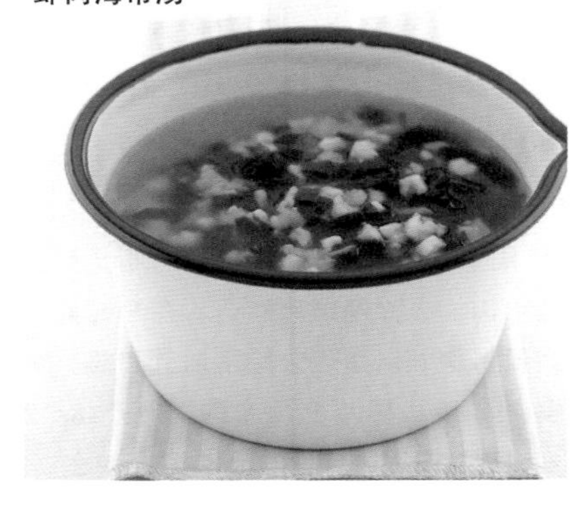
虾肉海带汤

紫菜蛋花汤 ∧

材料 | 紫菜若干，鸡蛋 20 g（2/3 个），白菜 15 g，水 1/2 杯，小葱、香油若干

1. 将烤过的紫菜剪成细条。将白菜切成 1 cm 宽的细条。小葱切丝。
2. 鸡蛋打入碗中，加入 1 勺水，打散。
3. 将水煮开，依次加入白菜、紫菜、打好的鸡蛋。
4. 最后加入葱丝、香油，出锅。

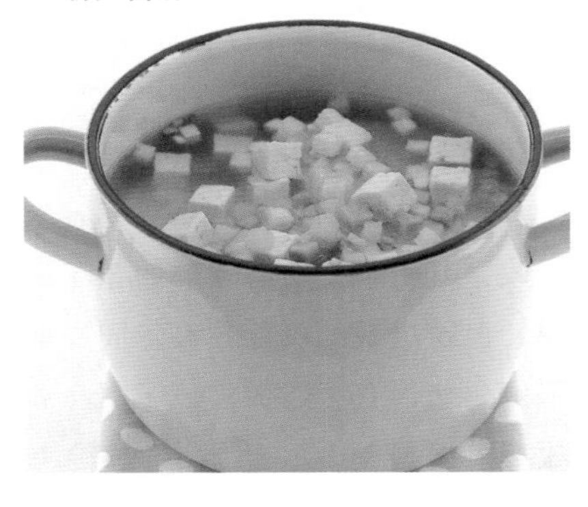
豆腐大酱汤

< 豆腐大酱汤

材料 | 豆腐 20 g，蘑菇、小南瓜各 10 g，海带肉汤 1 杯半，小葱、大酱若干

1. 将豆腐在水中洗净，用纱布去除水分，切成 1 cm 见方的小块。
2. 将小南瓜去皮，切成 5 mm 见方的小块。将蘑菇焯水后切成 1 cm 见方的小块。小葱切丝。
3. 在肉汤中加入大酱，稍煮片刻，依次加入切好的豆腐、小南瓜、蘑菇、葱丝，再煮片刻即可。

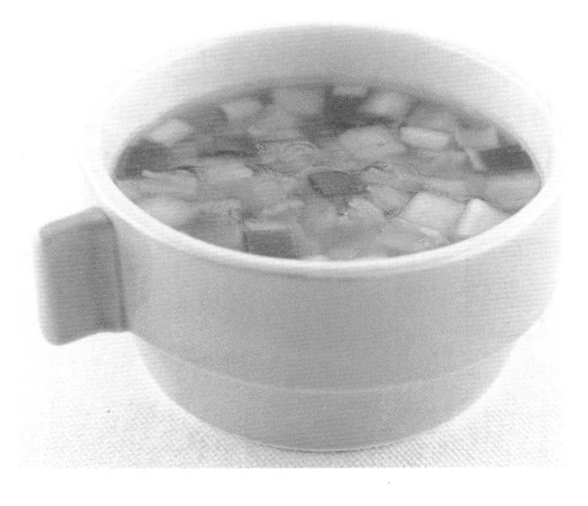
豆粉白菜汤

蘑菇汤 >

材料 | 香菇 10 g，金针菇、胡萝卜各 7 g，白菜 15 g，海带肉汤 1 杯半

1. 将香菇切成小块。将金针菇去尾，切成两段。
2. 将胡萝卜去皮，切成薄片；将白菜切成 1 cm 长的小段。
3. 将切好的白菜、胡萝卜加入肉汤煮熟，然后加入蘑菇煮熟，最后加入少许酱油调味。

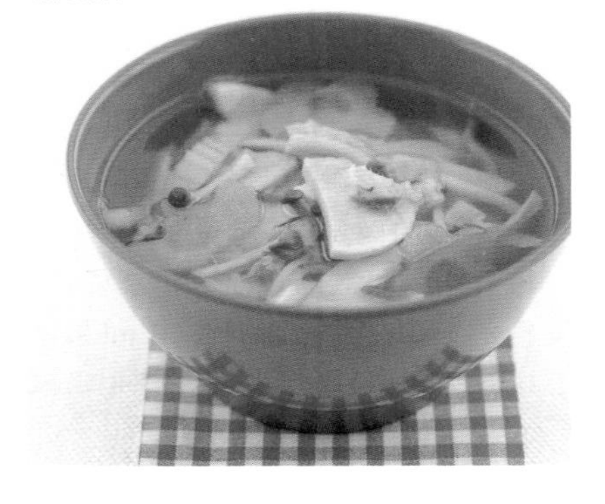
蘑菇汤

豆粉白菜汤 ∧

材料 | 白菜 40 g，青椒 3 g，豆粉、大酱各 7 g，水 1 杯半，碎大蒜、食盐少许

1. 将白菜稍稍焯水。切成 1 cm 见方的片状，将青椒切成 5 mm 见方的丁。
2. 在水中加入大酱熬煮。
3. 在白菜叶中加入豆粉，搅拌均匀。
4. 在煮好的汤中加入白菜、拍碎的大蒜，煮熟后加入青椒，再加少许食盐调味。

step 10
断乳食品

周岁前的禁忌食品

有些食物食用不当，可能引起食物中毒或过敏。下面要介绍的食物，在周岁前都不可以给孩子吃。

周岁前不能吃的食品

蜂蜜

周岁前食用蜂蜜，有可能诱发婴儿肉毒中毒，所以不能给婴儿吃。周岁前孩子的肠胃功能发育不完全，肠黏膜有可能会吸收肉毒杆菌，导致食物中毒。存在于泥土、灰尘、玉米浆中的肉毒杆菌也可能导致孩子发病。

● **周岁后喂食方法** 周岁之前，不只是蜂蜜，含有蜂蜜成分的点心、饮料也要禁止。因为这类食物含糖高，味道过甜。周岁后制作肉类时可以添加少许，24 个月后才可以直接摄取糖类。

小贴士 婴儿肉毒中毒初期多表现为便秘。如果不能很好地去除湿气，婴儿会全身乏力，还可能出现不好好咀嚼食物、流口水等症状。严重时会危及生命。

鸡肉

鸡肉虽然口感柔软、易消化，但鸡胸肉之外的部分油脂含量多、咀嚼不易，周岁前不宜喂食。

● **周岁后喂食方法** 鸡胸肉的烹饪方法是煮后捣成泥状。鸡翅油脂太多，最好不吃。鸡皮脂肪含量高，一定要去除。

猪肉

肉类中，猪肉应该是孩子最晚接触的食物之一。因为猪肉难消化、油脂含量多，在 15 个月之前，最好不要吃。

● **周岁后喂食方法** 应选取油脂含量少的精肉，去除肥肉后煮透。在烹饪前一定要再次确认是否去除了血管和筋。喂食量应该从婴儿专用勺的 1 勺开始。2 岁以后，可以喂少量的猪排。

桃子

桃子是典型的易过敏食物。如果对其他食物产生过敏，那么周岁前最好不要喂食桃子，2 岁后再食用才安全。辨识桃子过敏的方法是，观察孩子食用后，嘴部周边是否出现红肿，拿桃子的手是否出现疙瘩。

● **周岁后喂食方法** 第 1 次食用时要碾碎，喂食 1 勺的量。注意观察是否过敏。若无过敏，则可以切下 1/8，用勺子碾碎喂食，还可以榨成果汁给孩子喝。

猕猴桃

猕猴桃酸味太浓，周岁前食用会对孩子的味蕾产生刺激。如果表皮的毛粘到孩子身上，也可能引起过敏。吃过猕猴桃之后，如果嘴唇和舌头红肿或感到麻木，则可能是过敏。

● **周岁后喂食方法** 最初只能吃酸味较小的黄金猕猴桃，2 岁后才能偶尔吃绿色猕猴桃。食用时，要将两端切除，竖直切成 4 份，挖取中间白色部分喂食。最初只喂 1/4 个，等孩子适应之后，再切成合适大小喂食。即使过了 2 岁，也不要 1 次喂食超过 1 个以上。

鲜牛奶

新鲜的牛奶比奶制品更不容易吸收，对于肠胃功能较弱的孩子来说，食物过敏的可能性高，周岁前喂鲜牛奶，有可能引起孩子呕吐和腹泻。

● **周岁后喂食方法** 周岁后，如果孩子

Q 如何安全饮用果汁？

A 最初接触果汁时，应用等量的水稀释。果汁浓度过高，孩子会容易腹泻。第 1 次喂食在 5ml 果汁中加入 5 ml 水稀释，如果孩子可以接受，第 2 次用 10 ml 果汁，加入 10 ml 水稀释；第 3 次用 20 ml 果汁，加入 20 ml 水稀释……以此类推，直到在 60 ml 果汁中加入 60 ml 水为止。此后逐渐减少水的比例，增加果汁比例。直到可以喝 60 ml 纯果汁，就可以开始食用口感柔顺的水果泥，再渐渐过渡到水果。

不适应断奶食品，需要母乳喂养辅助的话，就不必喂牛奶。最初 3 天，每天喂 100 ~ 200 ml，并观察孩子反应。如果没有异常，可增加到每天 300 ~ 500 ml。或拌鸡蛋羹、土豆泥食用。

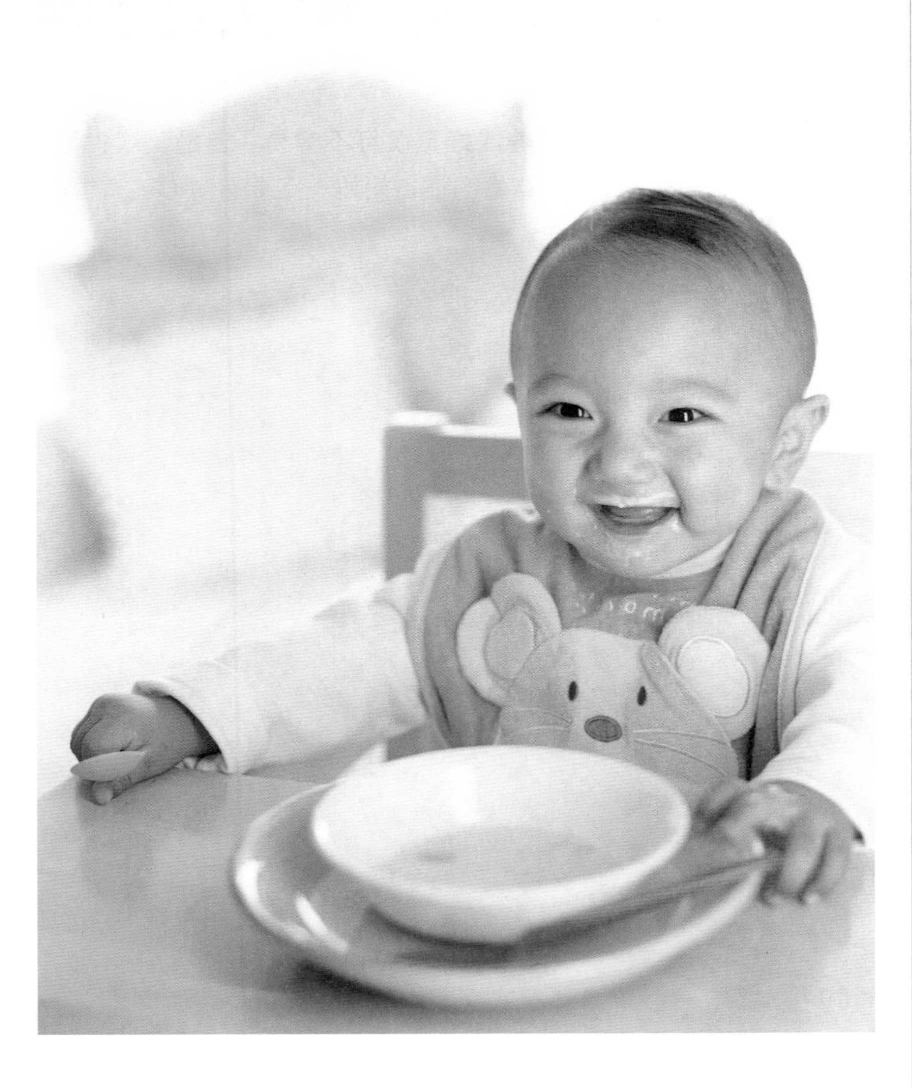

鸡蛋

原则上从蛋黄开始喂食。煮熟的蛋清含有诱发食物过敏的成分，周岁后才能食用。蛋黄酱、奶油泡芙、蛋糕、热狗、可可、冰激凌、曲奇等含有蛋清成分的加工食品，周岁前也禁止食用。

● **周岁后喂食方法** 煮熟鸡蛋，将蛋清和蛋黄碾碎后喂食。蛋黄虽然不易过敏，但胆固醇高，摄入过量也不好。如果孩子对鸡蛋过敏，可以推迟孩子食用蛋清的时间，在选用点心和面包时，也要注意避开这些成分。最初食用时，每次 1/4 个为佳。1 周最多吃 3 个。

海鲜

很多海鲜都是过敏食品，所以海鲜应该是孩子最晚接触的食物之一。如果孩子是先天性过敏体质或周岁后过敏情况还很严重，最好禁食。2 岁以后，才可以少量喂食。

● **周岁后喂食方法** 海鲜类自身油脂含量高，所以不要油炸，应该用焙、蒸等烹饪方式。鱼皮油脂含量高，所以不要吃。咸鱼含盐量很高，严重破坏了鱼自身的蛋白质，所以也不能吃。第 1 次食用鱼类时，可以将少量鱼肉拌入米饭，并观察孩子食用后的反应。2 岁后摄入量可以少许增加。

面条

以优质小麦再加工而成的面条，营养成分除碳水化合物之外，几乎不含其他任何营养成分。小麦性凉，难消化，最好不要食用。油炸方便面，更不能给孩子吃。

● **周岁后喂食方法** 因为面类口感顺滑，孩子容易不咀嚼就吞下肚子，造成消化不良，所以应该将面条切成 3 cm 左右的小段。吃面条很容易饱，所以喂食量以儿童专用碗的 2/3 为佳。

花生

坚果类脂肪含量高，属于易过敏食物，周岁前禁食。尤其是花生，质地较硬，不易咀嚼，孩子食用时，可能会卡在嗓子里。出生后 15 个月之前禁食。给孩子选择零食时，一定要确认点心类或巧克力等食物中是否含有花生颗粒。

● **15 个月后喂食方法** 直接食用花生不好，一定要打成粉或掺杂在其他食物中给孩子吃。第 1 次可以掺在粥中煮熟，或做成零食。开始时取两颗花生捣碎，放在粥中，如果孩子适应，再逐渐增加到 4 ~ 5 颗。

step 10
断乳食品

教宝宝养成正确的饮食习惯

使孩子养成好习惯可不容易。但是，饮食习惯关系到孩子的一生，为了让孩子养成良好的饮食习惯，妈妈一定要有耐心、有恒心、有毅力。

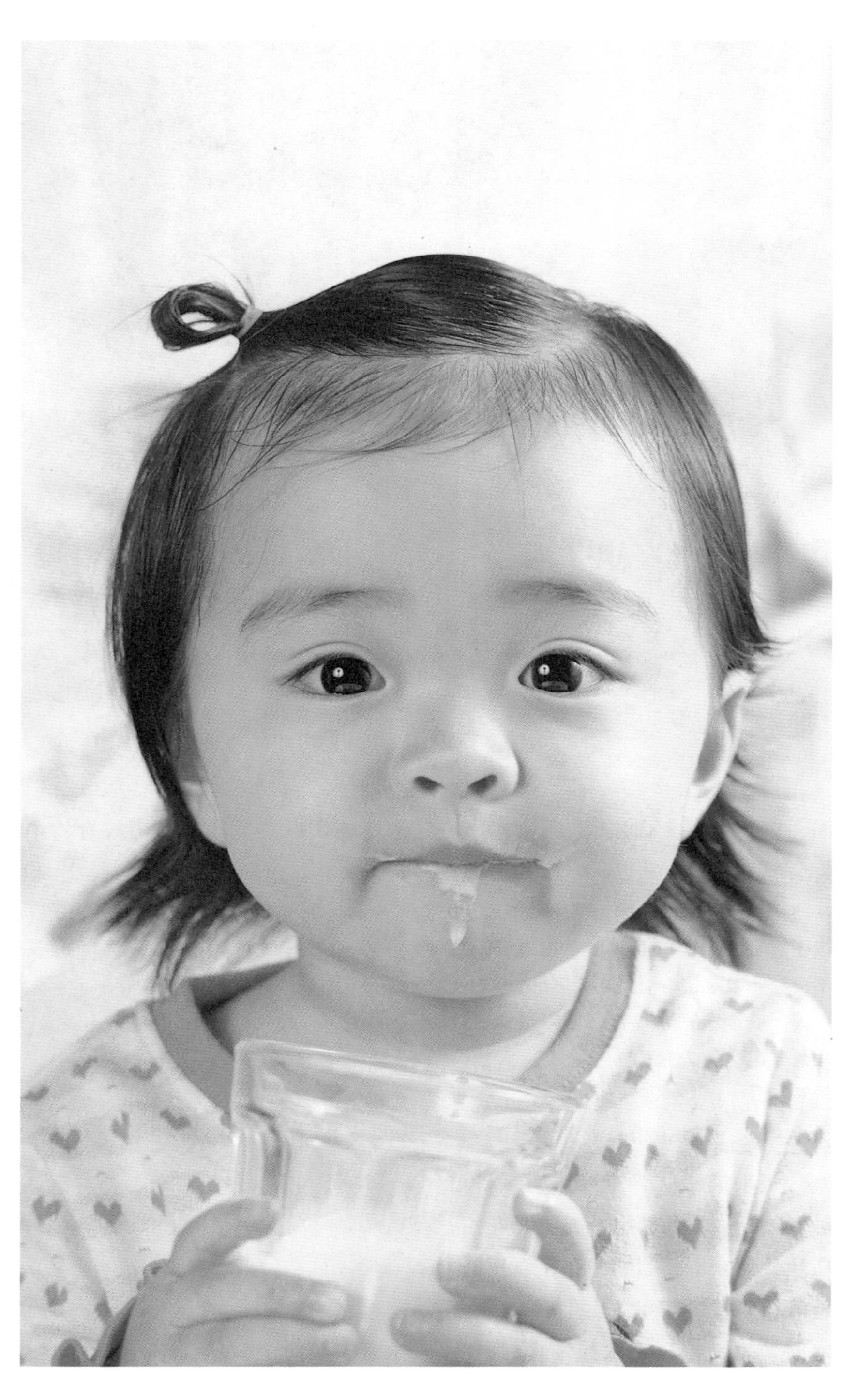

养成饮食习惯的方法

熟悉孩子的饭点

妈妈不能以大人的吃饭时间来要求孩子。孩子悄悄打开冰箱门寻找食物等行为，往往证明孩子饿了。这时才给孩子准备吃的为时已晚，没有忍耐力的孩子会吃零食充饥，这样的话就会不想吃饭。妈妈要及时察觉孩子饿了的表现，并提前烹饪好吃的正餐。

站在孩子的立场上说服

不要抱怨孩子不吃饭，也别威胁孩子吃饭。妈妈应该站在孩子立场上，给孩子一个一定要吃饭的理由，持续给孩子灌输“一定要好好吃饭才能健康茁壮成长”的观念。

提供愉快的进食环境

要让孩子感觉到吃饭是愉快的，尽可能全家一起进餐。即使孩子不会说话，大人们也要在吃饭前后使用礼貌用语“我开始吃了”“我吃完了”等，让孩子培养吃饭的仪式感。另外，也要让孩子意识到，吃饭一定要在饭桌上。

找出偏食的原因，加以纠正

很多孩子都可能会偏食，但偏食很大程度上是受到了妈妈的影响。有的妈妈为了自己方便省时，往往做出的饭菜很单调；有的妈妈会因为孩子偶尔一次不吃，就认定孩子偏食，这些行为都会助长孩子偏食的习惯。第1次喂某种食物时，妈妈要先表现出很好吃的样子，即使孩子不喜欢，妈妈也要想办法、换着花样做给孩子吃。这样才能有效纠正偏食。

食物掉了也不要骂孩子

孩子正处于使用勺子不熟练的阶段，容易把食物掉得到处都是，这种行为是可以理解的。妈妈必须要有忍受这种状态的耐心。如果平时总是唠唠叨叨，可能会降低孩子的食欲。

让孩子体验饥饿感

孩子不想吃饭，家长千万不要追着孩子喂饭，最好收起饭菜，让孩子体验一下饥饿感。有过一次两次吃不饱的经验，孩子以后就会主动吃饭。

小贴士 家长最好不要做这样的承诺："如果好好吃饭，就给你……"否则孩子会拿承诺来要挟家人。

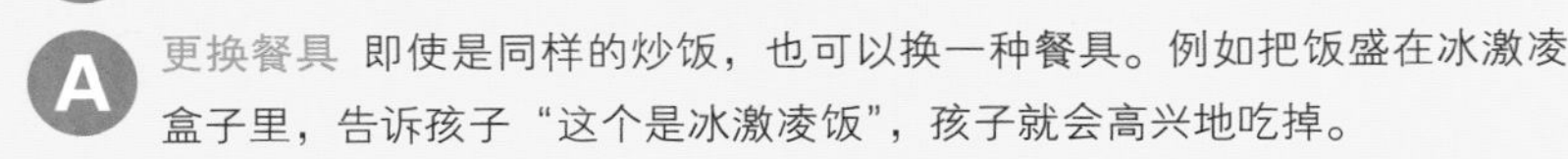

Q 如何让宝宝愉快进食?

A **更换餐具** 即使是同样的炒饭，也可以换一种餐具。例如把饭盛在冰激凌盒子里，告诉孩子"这个是冰激凌饭"，孩子就会高兴地吃掉。

利用饭铲 孩子的好奇心很强，永远在寻找新鲜的东西。比起经常使用的勺子，饭铲可能更容易引起孩子的兴趣。在用饭铲盛饭的过程中，让孩子尝试饭铲上的几粒饭，也能引起孩子好奇。

漂亮、有趣的食物装饰 孩子会对有视觉刺激的东西感兴趣。利用多样的食材将孩子的饭菜装饰得漂亮些，孩子会更感兴趣。

食物要柔滑顺口 在孩子身体状态不好时，不要给孩子吃硬饭或锅巴，而应该加水煮成粥给孩子喝，或给孩子吃其他柔软的食物。

偏食问题，各个击破

散漫型 | 吃饭时跑来跑去

家长要给孩子准备儿童专用餐椅。孩子在进餐时离开座椅去玩，家长不要追着喂饭，要立即收起食物，让孩子意识到饥饿感。从开始接触断乳食品开始，就要让孩子坐在餐椅上吃。周岁以后要在饭桌旁准备餐椅，培养孩子和家人一起进食的习惯。进食时间最好不要超过30分钟。

拒绝型 | 将食物成块吐出

过了周岁后，孩子会把食物分为喜欢的和不喜欢的。固执的孩子会直接吐出不喜欢的食物。家长可以暂时不强迫孩子吃。过1个月之后，掺杂一点这类食物在其他食物中喂孩子。将各种颜色、形状的蔬菜切成不同形状，装在有趣的动物造型模子里，再加入鸡蛋、芝麻、紫菜等配搭，孩子们肯定会很喜欢。

嘴刁型 | 吃过1次就不再吃

这种类型的孩子，需要家长花样翻新地准备饭菜给他（她）吃。要准备3～4种菜，每样一小口，装在小碟子里，放在孩子面前，这样孩子就有多种选择。

摆放时，孩子不喜欢的菜肴摆近点，孩子喜欢的菜肴摆在不显眼的位置，最后再拿出来。爸爸妈妈在孩子面前表现出吃得香的样子，还可以从孩子碗里抢几勺饭吃，这样可以激发孩子的竞争心理，诱导他（她）好好吃饭。

婴儿口味型 | 只想喝奶粉或牛奶

为了养成良好的饮食习惯，最好在15个月之前断奶。如果孩子一直哭闹要喝奶，也尽量诱导孩子喝鲜牛奶。一定要把牛奶倒在杯子里，让孩子潜移默化地戒掉奶瓶。

只愿意喝牛奶、不愿意吃饭的孩子，多半是因为咀嚼练习不够，刻意想避开有颗粒的食物。这时就要重新从粥开始培养饮食习惯，以周为单位，为孩子准备7倍水的粥、5倍水的粥等。

step 10
断乳食品

生病时吃的断乳食品

即使孩子平时吃饭乖，生病时饭量也会减少。这时家长要尤其用心，要适时、适量为孩子准备容易消化的食物。

生病时的饮食原则

少吃多餐

如果孩子身体不舒服，不仅胃口会不好，消化能力也会下降。所以一次吃不了太多。要少吃多餐，但是每天吃的食物总量要和平时差不多。

稀薄清淡

与日常饮食相比，要多放1倍的水，使食物更稀、更清淡一些。因为孩子此时肠胃的消化不好，所以食物要尽量清蒸，这样易消化、水分也多。

及时补充水分和热量

与日常饮食相比，断乳食品要采用高蛋白和高热量的食材，在粥里加入豆腐、南瓜等易消化吸收又富含高蛋白的食物。

生小病时的健康饮食

腹泻严重时

腹泻严重时，有可能导致脱水。要多给孩子补充白开水、米粥来补充水分，食物要清淡，避免过油的食物。香蕉可以使大便成形，所以症状稍有好转后，可以将苹果、香蕉做熟喂给孩子吃。腹泻痊愈后，可以煮豆腐、浅色鱼等刺激性较小的食物给孩子吃。

呕吐时

每隔20分钟，喂孩子一些白开水，喂2 ~ 3次后，观察孩子的反应。如果孩子停止呕吐，就可以吃味道清淡的粥。呕吐时适用的食材有米、土豆、地瓜等富含碳水化合物的食物。观察2天后，若孩子停止呕吐，并没有其他异常，就可以恢复日常饮食。

起疹子时

起疹子时，不会导致过敏的小麦、大麦等谷物类和土豆、地瓜、菠菜、梨等新鲜的果蔬类，是比较合适的食材。家长要事先搞清楚什么样的食品容易引起食物过敏，提前预防。

便秘时

具有化便、通便效果的食物有西蓝花、南瓜、地瓜、菠菜等富含膳食纤维的食物。富含膳食纤维和水分的水果，也可以改善便秘，要让孩子连同果籽一起吃，才最有效果。

口腔溃疡时

口腔出现溃疡后，进食时会感到刺痛，所以孩子就不想吃饭，进而出现脱水或营养不足的现象。家长要频繁地给孩子用清水漱口，避免吃到刺激性的食物。尽可能食用布丁、羹等富含水分容易咀嚼的食物。鸡蛋、豆腐、土豆、香蕉、西红柿等也是不错的选择。

感冒时

感冒后，只有身体摄取了足够的营养，才能更快恢复。要适量补充易于消化的高蛋白食物和维生素。苹果和橘子能够提供充足的维生素，还能提高孩子食欲。吐痰和咳嗽严重时，要吃水分充足的食物，但一定要加热。

Q 哪些食物里可以添加药?

A 药最好还是和水一起服用。白开水可以使药物最大限度地溶化，发挥最好的药效，减轻消化器官的负担。冰激凌等食物，能减轻药的苦味，可以将药掺杂其中，适量食用。酸奶也是不错的选择，但是酸性较强的果汁和鲜牛奶中含有一些特殊物质，会阻碍药物吸收，所以应该视情况而定，听取医嘱。

step 11

新生儿常见病百科

孩子不舒服怎么办？小症状发展成疾病怎么办？妈妈经常会有这样的不安和担心。下面我们会集中分析 0 ~ 3 岁孩子的常见病，介绍家中或户外多发性安全事故的预防对策，以及让不爱吃药的孩子乖乖吃药的秘诀。

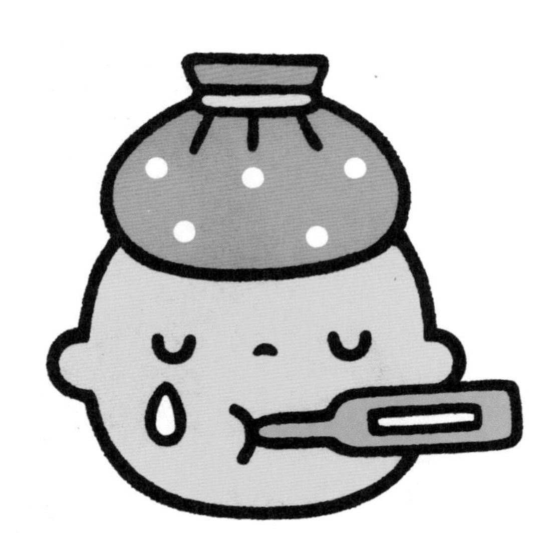

step 11
新生儿疾病

预防接种的安排

为了使孩子健康成长，接种是必要的。家长要仔细研究后再选择接种，决定接种前，一定要去专门医院找医生咨询清楚。

预防接种的基本常识

基本接种和选择接种

基本接种是指对于患病的可能性较大、传染性强的疾病，所有的孩子一定要接受的预防接种，可以在保健院和医疗机构进行。选择接种是指对于不常见疾病，有需要的孩子才接受的接种，可以在一般的医疗机构进行。选择接种最好在有流行疾病时、有医生处方的前提下进行。

接种前要检查孩子的状态

预防接种要在孩子状态好的时候进行。早晨去接种之前，要先量孩子的体温，如果体温低于37 ℃就可以接种，如果体温高，最好和医生商议之后，推迟几天接种。

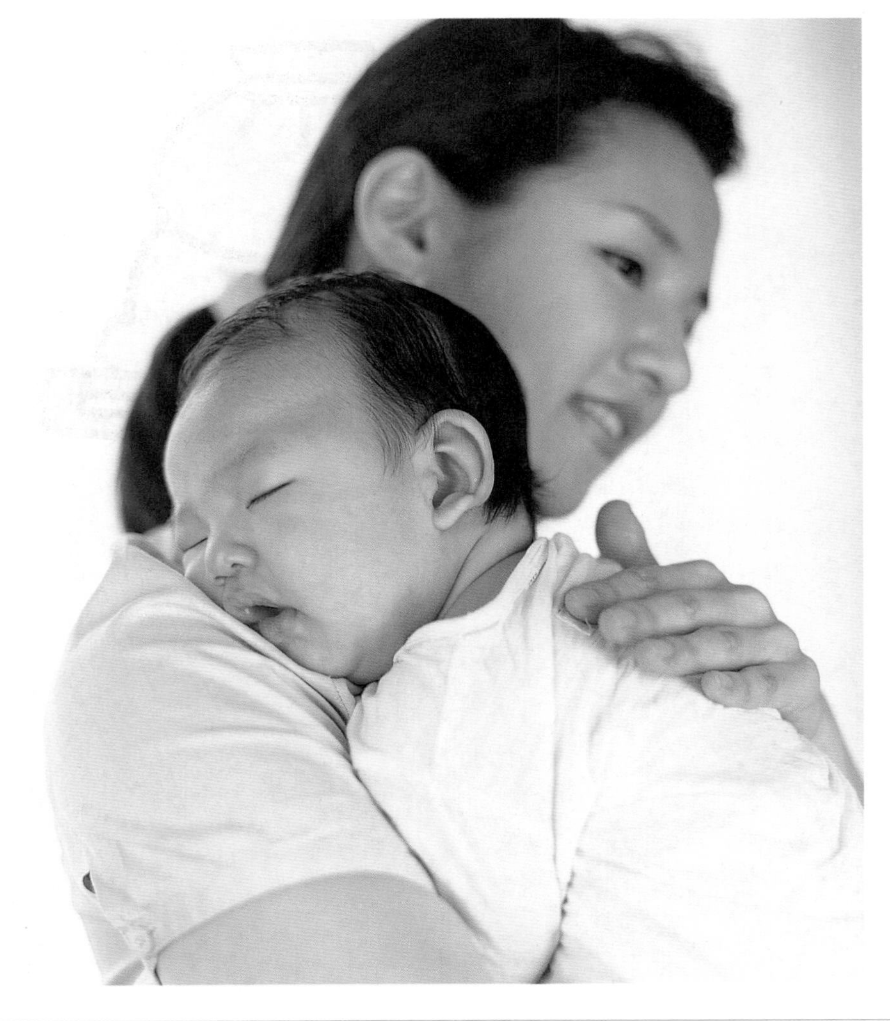

在接种的前1天洗澡

除了可能产生副作用外，接受注射可能会出现发热或接种部位红肿的情况，孩子容易感到疲劳，所以要在接种的前1天给孩子洗澡。

最好在上午接种

上午进行接种，即使出现副作用，下午也可以立即接受应急处理。如果下午接受接种，出现症状后，治疗往往要等到第2天早晨。不仅是预防接种，去小儿科看病，也要尽量选择上午。

在接种30分钟之前进食

有些预防接种在接种后不能进食，比如脊髓灰质炎病毒接种。口服接种时，孩子可能会把母乳和药一起吐出来。除口服接种之外，别的预防接种可能会引起孩子吸奶瓶或乳头时产生痉挛，稍有不慎会导致吸入性肺炎。预防接种后30分钟内不能吃任何东西，所以要在接种30分钟之前进食。

准备育儿手册

孩子们在接受1次预防接种后还会有第2次、第3次接种，过了

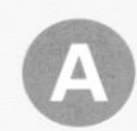

哪些情况不可接种？

A ● 当日测量体温超过 37 ℃，应推迟接种。

● 注射了血液制剂时，不能注射活疫苗，只能注射非活性疫苗。

● 预防接种后 30 分钟内有过敏反应，应和医生商议后再接种。

● 缺乏免疫时，不能注射麻疹、风疹和腮腺炎三联疫苗（MMR），卡介苗（BCG），伤寒的口服用活疫苗。

● 突发性发疹和麻疹等痊愈后 1 个月内不能接种。

一定的时间，预防效果会减弱，要追加接种。病毒种类多种多样，比如肝炎预防接种，每次接种都要接种相同的种类。家长一定要记住孩子上次吃了什么药，在哪个部位注射，下次预防接种时，就告诉医生。所以，家长要认真地记录育儿手册，有接种记录的育儿手册最好保存到孩子长大。

和医生商谈并遵医嘱

预防接种之前，要和医生认真交流孩子的身体情况。孩子从胎儿时期到出生或最近 1 个月内是否出现过红热、腮腺炎、水痘等疾病，孩子的发育状态，最近 1 个月内接受过什么种类的预防接种等情况，在接种之前一定要事先说明。

另外，如果有特定药品或食品过敏的情况，家人中有因特定的预防接种引起副作用的情况，也要事先说明。

轻揉接种部位 5 分钟以上

为了使药物均匀快速地扩散，降低过敏反应，减轻接种部位的疼痛，家长要给孩子轻揉接种部位。揉摸方法要适当，否则会导致注射部位瘀青或红肿。但注射卡介苗（BCG）或血液检查的采血部位不可以揉摸。

接种后检查孩子的状态

回家后观察孩子 3 小时，接种部位红肿时，可以冷敷。如果突然发烧或痉挛，应立即去医院接受检查。

尽量在规定日期接种

预防接种要尽量按照规定的日期进行，如果孩子身体状态不好，推迟几天也无妨。有的家长常常不知道预防接种日期，也可能疏忽错过了接种日期，就算日期错过，也不要放弃接种，应和医生商议后再接种。

避免副作用的方法

接种部位要清洁

接种部位如果不干净，就容易感染细菌，但也不能因此就给接受注射的部位缠绷带。要给孩子穿上干净的衣服，不要把接种部位暴露在外。

最少观察孩子 3 ~ 10 天

预防接种后最少 10 分钟、最多 10 天，都可能会发生异常。即使接种当日没有发生异常，家长也要留心观察孩子在 3 ~ 10 天内有没有出现副作用。

接种后不能趴着睡

接种之后，孩子一定不能趴着睡。因为趴着睡可能会引起痉挛或呼吸困难等症状，发生死亡的概率也很高。

之前出现过副作用，要向医生说明

肝炎或脊髓灰质炎疫苗等预防接种，如果在第 1 次接种后出现过 40 ℃以上的高热，或 48 小时内出现过 3 小时以上的痉挛或严重过敏反应，在下次接种时，一定要和医生说明。

基本接种

卡介苗（BCG）

预防疾病 | 结核

接种对象 | 全部新生儿

接种部位 | 胳膊

注意事项 | 接种部位化脓或发热属正常，不要消毒

孩子患结核会诱发脑膜炎等并发症，严重时会威胁生命。产后 4 周之内应该接受预防接种，即使错过了接种日期，早一天接受接种也是好的。接种 3 ~ 4 周后，如果接种部位化脓或发热是正常的，可以通过此观察免疫反应，不用特别进行消毒。但如果化脓的部位发热且脓液持续流出，或出现风疹，就要去医院接受检查。疤痕在 7 ~ 8 年之后会变淡。

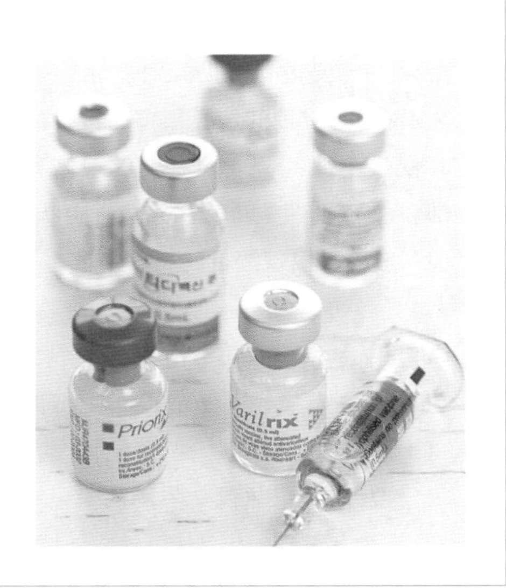

乙型肝炎疫苗

预防疾病｜乙型肝炎

接种对象｜新生儿，接种后没有产生抗体时

接种部位｜胳膊

接种时间｜出生后0、1、6个月（或0、1、2个月）接种

如果妈妈是乙型肝炎病毒携带者，孩子出生就要接受第1次接种。产后9个月以后进行抗体检查，如果没有产生抗体，应咨询医生后，从头开始接受3次接种。

小贴士 如果接种部位疼痛并且伴随红肿，一时出现瘀血、肿块，这不算大的异常。但如果肿块里有脓液流出或出现高热引起孩子抽风，就要马上去医院。

MMR（麻腮风疫苗）

预防疾病｜麻疹、流行性腮腺炎、风疹

接种对象｜周岁后的孩子

接种部位｜胳膊

接种时间｜出生后12～15个月间接种1次，以后满4～6岁再追加接种

MMR是预防麻疹、流行性腮腺炎、风疹等的混合疫苗，这些病并发症的发生率很高，可能导致死亡，所以一定要进行预防接种。水痘和MMR同时接种的情况很多，接种的时候最少要间隔4周。会出现接种部位变红、发热或关节痛等症状，但一般不会出现严重的副作用。

DTP（白百破疫苗）

预防疾病｜白喉（D）、破伤风（T）、百日咳（P）

接种对象｜未满7岁的孩子

接种部位｜胳膊

接种时间｜出生后2、4、6个月接种，出生后18个月和满4～6岁时追加接种

DTP是预防白喉、百日咳、破伤风的疫苗。接种后会出现发热症状或接种部位出现肿块。家长最好不要揉摸肿块部位，接种时应避开以前接受过接种的部位。接种后1～3天会出现接种部位变红、发热或稍有疼痛的症状，大部分没有太大的异常。严重时应去小儿科接受治疗。如果孩子发热、疼痛，或在最近1年之内出现过抽风、痉挛，应该在接种前向医生说明。

脊髓灰质炎疫苗

预防疾病｜小儿麻痹

接种对象｜出生2个月后的孩子

接种部位｜胳膊

接种时间｜出生后2、4、6个月接种，满4～6岁时追加接种

如果接种前孩子身体衰弱，最好推迟接种时间。接种后很少会出现麻痹现象。家族中如果有人存在免疫力问题，孩子不要接受接种（具体请咨询医生）。第3次接种的时间可以推迟，只要在出生后6～18个月接种就可以。

小贴士 接种DTP和脊髓灰质炎疫苗结合的组合疫苗，可以一次性预防4种小儿疾病。总接种次数可以减少一半。接种前要咨询医生。

甲型肝炎预防接种

预防疾病｜甲型肝炎

接种对象｜出生18个月后的孩子

接种部位｜胳膊

接种时间｜出生后18个月接种一次，24~30个月追加接种

6岁之前如果孩子患了甲型肝炎，就像感冒一样轻微，一般不会变成其他问题，但如果成人之后患上的话，就会伴随黄疸性肝炎、突发性肝炎、再发性肝炎等严重症状，并会留下后遗症，所以最好按时接种。甲型肝炎可以通过疫苗预防，18个月以后第1次接种，过6～12个月再做追加接种。

流行性脑炎疫苗

预防疾病｜流行性脑炎

接种对象｜满1～2岁的孩子

接种部位｜胳膊

接种时间｜此疫苗要在出生后12～24个月间隔1～2周接种2次，1年后接种第3次，满6岁和12岁各追加接种1次。活疫苗在出生12个月后接种1次，1年后接种第2次，满6岁接种第3次。

脑炎病毒可以通过蚊子进行传染。病发时会伴随着严重的头痛、发热、脑源性麻痹、痉挛、技能和语言障碍、性格障碍等后遗症，并可能造成死亡。周岁后可以接种，

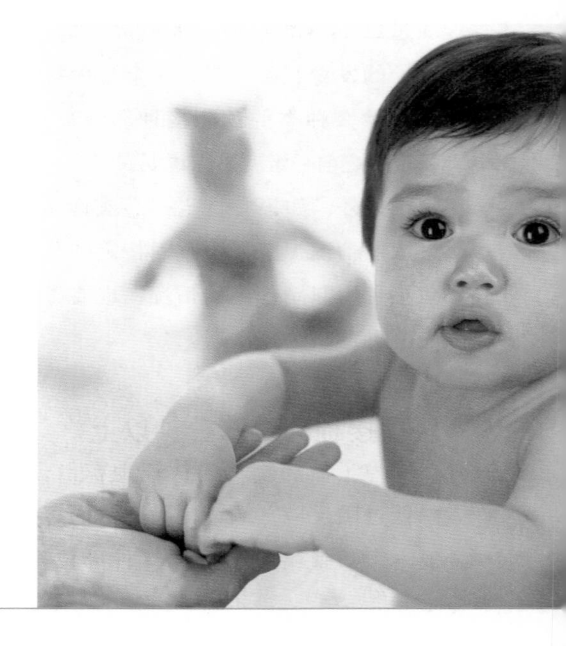

在夏天之前的4 ~ 6月之间接种最有效。如果孩子之前有过发热或1年之内有过抽风，接种前一定要与医生商议。

选择接种

脑膜炎预防接种 (HIB)

脑膜炎虽然罕见，但一旦患病就很危险，会留下听觉、视觉障碍等致命后遗症。预防接种几乎都能起到预防的效果，即使错过了日期接种，在2岁之前接种也可以。出生后2、4、6个月接种，出生后15个月接种第4次，如果孩子已经过了出生后24个月，接种1次就可以。是否需要接种和接种日期，请家长一定要事先咨询医生。

流感预防接种

流感病毒产生的重感冒和一般感冒不同，所以流感预防接种之后，也还是会患感冒。重感冒并不可怕，但有可能会引发肺炎、中耳炎、心肌炎、雷耶症候群等并发症，所以最好接种。接种后2周开始产生抗体，1个月后达到最高值，效果可持续6 ~ 8个月。孩子如果患有哮喘等慢性呼吸疾病，可能会产生中耳炎等并发症，应接受和基本接种一样的接种。是否需要接种和接种日期，请家长一定要事先咨询医生。

伤寒预防接种

只要保持清洁，不接受预防接种也可以预防伤寒，不一定非要进行接种。接种时，满2岁开始接种，每3年追加1次接种。接种有注射和吃药两种方法，应该根据孩子的年龄和异常反应决定选择哪一种。如果是吃药，应满6岁后再开始服用。是否需要接种和接种日期，请家长一定要事先咨询医生。

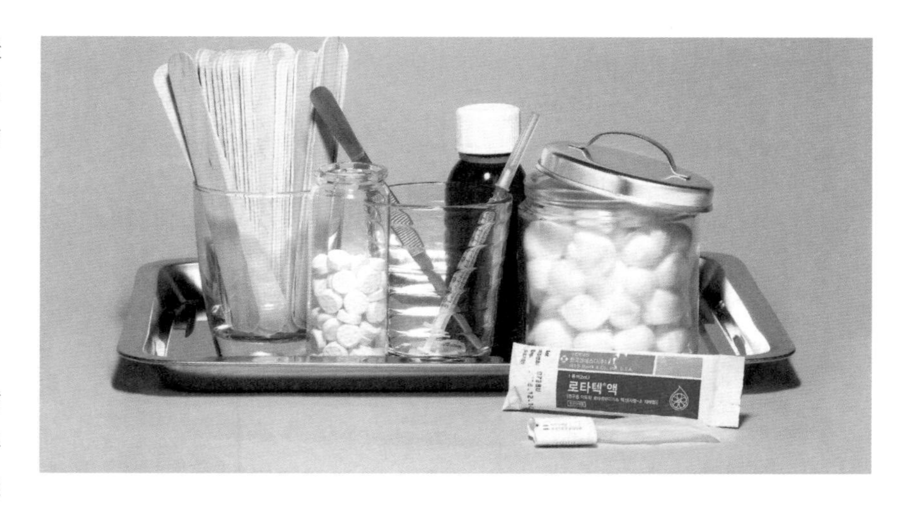

水痘疫苗

预防疾病 | 水痘

接种对象 | 周岁后的孩子

接种部位 | 胳膊

接种时间 | 出生后12 ~ 15个月接种1次，4~6岁时追加接种

水痘会通过空气传染或皮肤接触感染，预防接种后，预防率能达到80% ~ 90%。初期水痘的症状和感冒相似，2 ~ 3日之间身体会发疹、起水泡，过几天就会结痂痊愈。水泡持续1 ~ 2周并伴随着严重发痒症状，孩子会非常痛苦。水痘传染性强，兄弟间会传染，游乐场和学校等场合也有可能被传染，但是接受了预防接种后，年龄越小患病可能性就越轻微。出生后12 ~ 15个月接种1次，4~6岁时追加接种1次。

病毒性肠炎预防接种

患肠炎对于小孩子来说很常见。对于未满5岁的孩子，病毒性肠炎是引起严重腹泻的最大原因。感染初期会出现发热、呕吐，还伴随着一天数次的腹泻。为防止脱水，应该及时补充水分。可以通过疫苗接种事先预防。病毒性肠炎从出生后5个月开始发生率变高，所以要尽量在早期完成预防接种。是否需要接种和接种日期，请家长一定要事先咨询医生。

肺炎球菌预防接种

肺炎球菌容易诱发脑膜炎、肺炎、急性中耳炎等。会通过普通的咳嗽、打喷嚏、手或口腔的接触传染。幼儿园中婴幼儿之间互相感染的比例很高。通过疫苗接种可以预防。是否需要接种和接种日期，请家长一定要事先咨询医生。

自我检查

几类选择接种的情况

- ☐ HIB预防接种 发病率小但非常危险，最好接受接种。
- ☐ 肺炎球菌预防接种 患中耳炎或肺炎可能性大，最好接受接种。
- ☐ 流感预防接种 患哮喘等慢性呼吸道疾病，最好接受接种。
- ☐ 伤寒预防接种 保持清洁可以预防，不一定需要接受接种。

预防接种日程表

基本接种时期 追加接种时期

	预防接种名 接种次数 接种部位	预防病名	接种时期 产后1周 产后4周 2个月 3 4 5 6 7 8 9 10 11 12 15 18 满2岁 满3岁	备注
基本接种	卡介苗 1次 胳膊	结核		预防接种中最重要的，一定要在出生后4周内接种。即使过了4周也要尽快接种
	乙型肝炎疫苗 3次 胳膊	乙型肝炎		出生后0、1、6个月（或0、1、2个月）接种
	白百破疫苗 5次 腿或胳膊	白喉 破伤风 百日咳	出生后18个月做第1次接种，4～6岁做第2次接种	出生后2、4、6个月接种3次，出生后18个月追加接种，满4～6岁追加接种
	脊髓灰质炎疫苗 4次 口服药、注射	小儿麻痹	4～6岁追加接种	第1次接种在出生后2个月，以2个月为间隔做3次基本接种。满4～6岁要追加接种。一般DTP和脊髓灰质炎一起接种
	麻腮风疫苗 2次 胳膊	麻疹 腮腺炎 风疹	4～6岁追加接种	12～15个月之间接种。满4～6岁一定要追加接种。麻疹流行时在出生后6个月单独接种麻疹疫苗
	流行性脑炎疫苗 5次 胳膊	流行性脑炎		1～2岁之间,间隔1～2周接种2次，1年后再接种，满6岁和12岁各追加接种1次
	甲型肝炎疫苗 2次 胳膊	甲型肝炎	接种1次后以6～12个月的间隔接种1次	周岁后可以接受第1次接种。6～12个月之后追加接种
选择接种	脑膜炎疫苗 4次或1次 胳膊	HIB型脑膜炎		以2个月为间隔，接种3次。出生后15个月追加接种，因为要继续用同样的药接种，所以要记录药物名称
	流感疫苗 每年1次 胳膊	流感	每年9～11月之间	出生后6个月以上，9～11个月之间接种。首次接种要间隔4周后接受第2次接种，第2年接种1次
	伤寒疫苗 每3年1次 胳膊	伤寒		两岁后接种最好，根据药的种类不同，接种的年龄也不同，要去小儿科和医生商议后再接种
	水痘疫苗 2次 胳膊	水痘	4～6岁追加接种	周岁以后接种，一般在出生后12～15个月接种1次，4～6岁追加接种
	肺炎球菌疫苗 4次 胳膊	肺炎球菌	12～15个月之间接受追加接种	肺炎球菌可以引起小儿肺炎、脑膜炎等严重疾病。基础接种是在2、4、6个月时3次接种，12～15个月之间再追加接种

※ 柱形图表的时间是合适的接种时间。接种前请咨询医生！

step 11

新生儿疾病

正确地给孩子用药

正确的用药对病情有帮助，错误的用药往往会使病情加重。妈妈要了解各种儿童药物的使用方法和禁忌，才能有效地保护孩子的健康。

正确的药物使用法

准备急救药

孩子可能会突然生病、受伤，为了防范紧急状况，家里一定要准备好急救药。可以准备一些药店里能买到的感冒药、退烧剂、软膏等很多非处方药。急救药是去医院之前的临时措施，所以一定要准备好几种。如果不清楚买什么药，可以去医院时顺便咨询儿科医生。

接受服药指导

即使有药品的使用说明书，也一定要听医嘱或配药师关于正确服用方法的指导。吃的药、涂的药、饭后服的药、饭前服的药、可以混合吃的药、服法与剂量等都要仔细了解。

注意有效期

接受处方药之后，家长要看外包装上的有效期。妈妈不能通过随意判断而给孩子吃药，要在正确的时间按正确的指示服药。说明书也要认真阅读，了解各项信息，然后根据药物的种类，分类保管。

给孩子吃药的技巧

妈妈要把药说成好吃的东西

吃药时，妈妈的心理状态和气氛会传给孩子，所以妈妈自己不能把药当成是讨厌的不想吃的东西。不要硬逼孩子，因为孩子在平和的气氛里更容易吃药。妈妈笑着说：“这是好吃的东西哦！”孩子也会更容易接受。

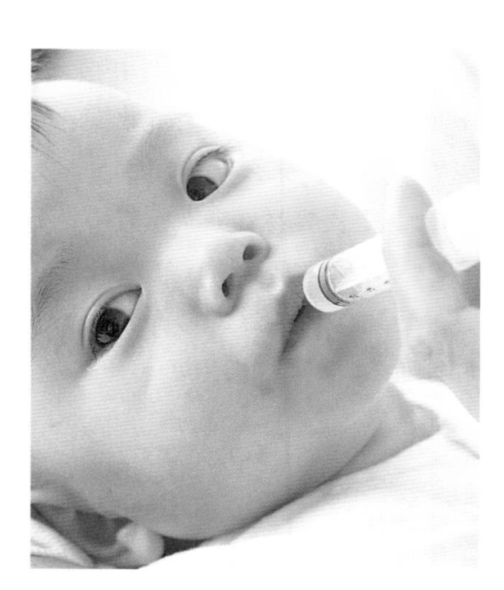

特别提醒

吃错了药，马上去医院

1. 确认服用量 确定药的服用量，感冒药喝了一口没有关系，但有的药就算只吃了一点，也要去医院看急诊。
2. 最好去综合医院 误服药物的孩子需要接受各种检查，严重时还要洗胃。
3. 带上吃错的药 吃什么药要提前和医生确认，听取医生建议。吃错的药要带去医院。
4. 不能逼孩子呕吐 用手指抠嗓子眼的方法来强迫孩子呕吐，会导致孩子受伤，也可能耽误治疗时间，导致危险。

寻找更容易服药的方法

如果孩子需要长时间吃药，妈妈可以和医生商议如何轻松地让孩子吃，比如粉末状的药不容易吃，但是变为药片或药水就容易了。利用奶瓶的奶嘴或注射型的喂药器来喂药，也能引发孩子的兴趣。

分开吃

药粉和药水一起喝的药，往往很苦，很多孩子不喜欢吃，最好把药粉和药水分开吃。咨询医生后，有的药粉可以用糖或酸奶冲着吃，孩子就不会察觉到苦味。

没有药勺时的计量法

	酸奶勺	茶勺	冰激凌勺	宝宝勺	凹陷的宝宝勺	大人勺
家中用勺的勺量	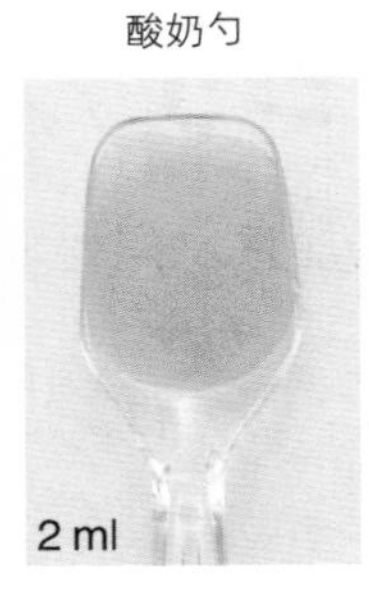 2 ml	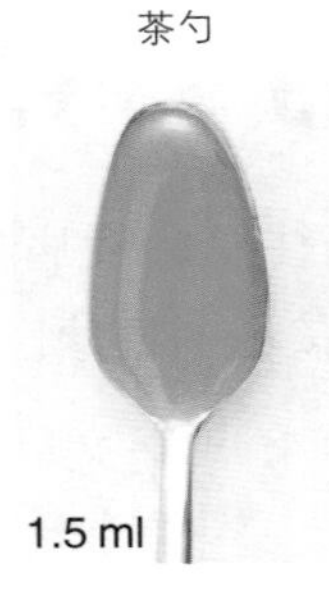 1.5 ml	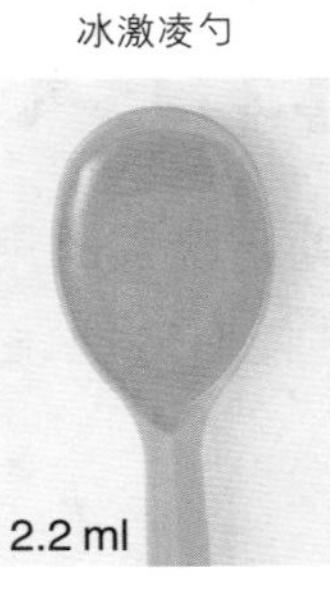 2.2 ml	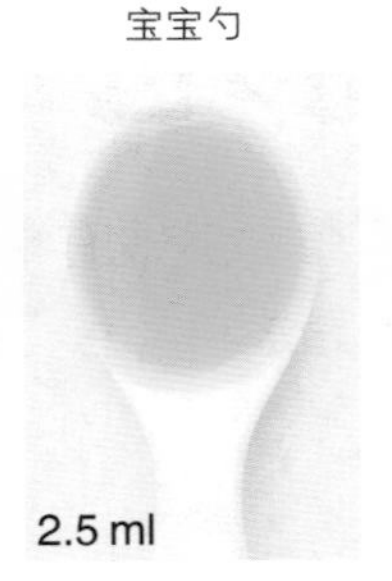 2.5 ml	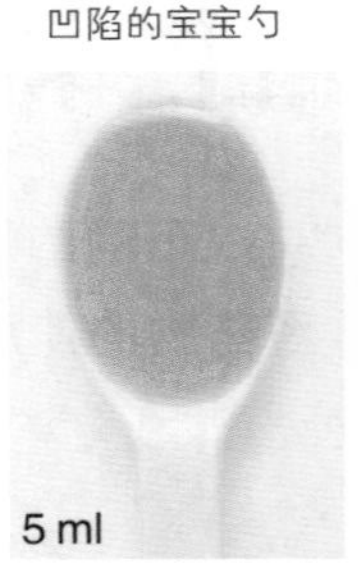 5 ml	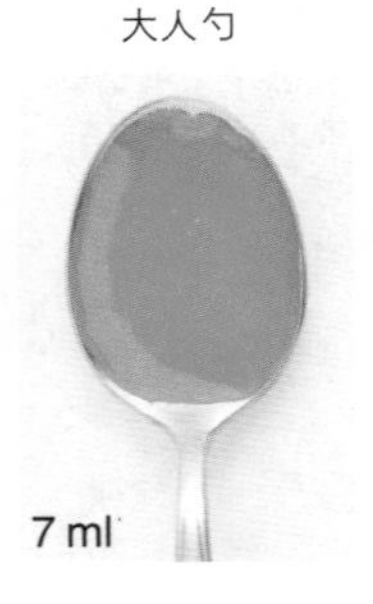 7 ml

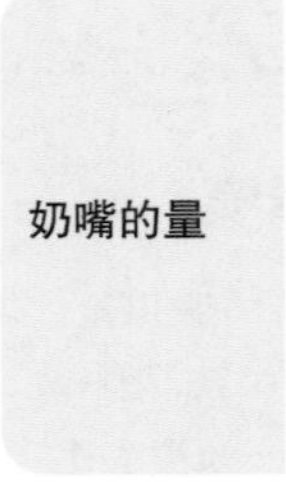

奶嘴的量		
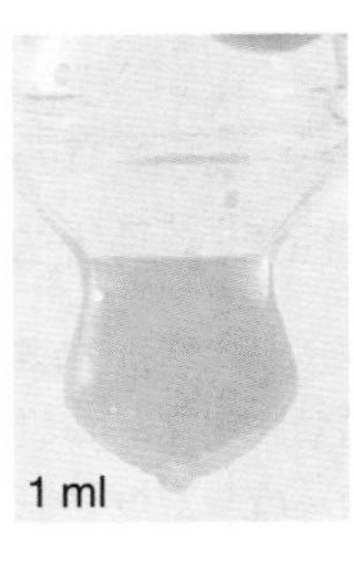 1 ml	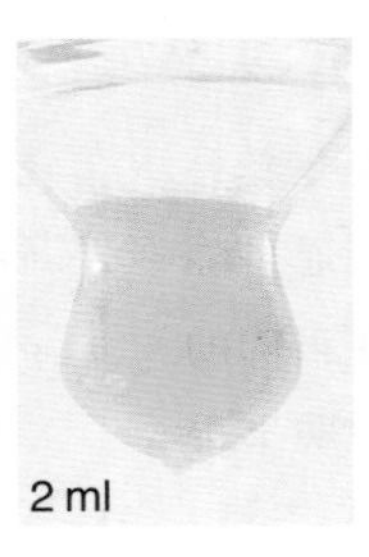 2 ml	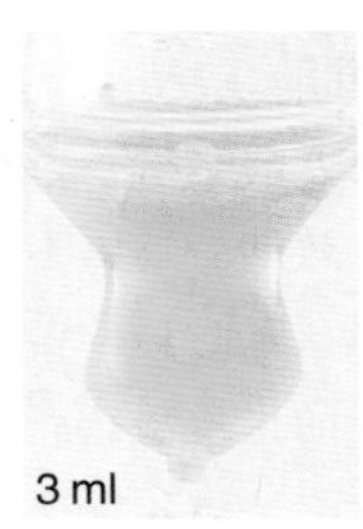 3 ml

分成少量吃

一次性把药吃完比较困难，有的药可以给孩子分成小份，10 分钟内分几次吃完。吃药经常呕吐的孩子，如果服药时间和用餐时间无关，可以在饭前孩子空腹时，分量给孩子吃。

蘸在妈妈手指上吮吸

出生 12 个月之前，妈妈的手指是最好的喂药器。把药蘸在妈妈洗干净的手指上，让孩子吮吸，就很容易喂下去。

各类药物的使用法

糖浆、药水

药剂会沉淀的，就要摇匀了再吃。为了不让药水进入支气管，喝药时头部要后仰，使药从嘴里流入。因为是液体，所以不能随便估计药量，应该先用量杯把 1 次服用的量量好，倒在勺子里给孩子喝，或让孩子用玻璃吸管吸。药剂保存时一般要盖好盖，放在阴凉处。

栓剂

用干净的手除去包装，拿出栓剂，从前面尖的一端开始轻轻往肛门深处推送，轻轻按压 4 ~ 5 秒。使用半剂药时，可以倾斜着用刀子把包装割开，用手指把锋利的部分弄平整，再放入肛门。

栓剂的保存要注意温度，因为即使是在体感温度下栓剂也会融化，所以要冷藏保存（但冷藏保存可能会引起成分变化）。

药片

药片可以捣成粉末冲水吃。胶囊也可以用这种方法，打开胶囊，把里面的粉末冲水吃。如果孩子可以吞下药片，那么把药片放在舌头 2/3 处，会更容易吞咽。吞药片要小心，因为药片容易堵住气管引起窒息。药片保存时要盖紧盖子，标注好日期，放在干燥通风处。

药粉

如果还是婴幼儿，可以用温水把药冲开，涂抹在妈妈干净的手指上，让婴儿吮吸，然后给孩子喝温水或果汁。药放入热水中往往成分会发生变化，要注意。药粉容易受潮，所以一定要密封保存，放在干燥阴凉处。

小贴士 如果用奶粉冲药给孩子吃，奶粉的味道发生变化，可能会导致孩子以后不吃奶粉。

软膏

因为软膏要分多次涂抹伤处，所以入口处很容易沾染细菌，最好把需要的用量一次性先涂到手指上。有类固醇制剂的软膏用 5 mm，非类固醇制剂的用 7 mm。长时间使用软

Q 类固醇软膏有危险吗?

A 类固醇是一种肾上腺皮质激素剂，能使炎症消失，效果显著。但长时间涂药，免疫力会下降，容易造成二次感染，还可能引起并发症。但类固醇引起的问题往往是错误的使用方法造成的，只要正确、适量使用，它就是很好的治疗剂。孩子如果出现发炎流脓或皮肤灼伤等症状，可能会哭闹，为了尽快治疗，一般都要使用类固醇。

膏，可能会导致慢性化或其他异常症状，所以要在专家指引下安全购买。家长要正确掌握1日使用的次数和用量。未开封的软膏最好常温保存，开封后的最好冷藏保存。

眼药水

为了避免给眼睛带来刺激，点眼药水前，应该用手把药瓶握一会，或放在温水中让其温度接近体温，然后用手掌围住药瓶，不让孩子看见药，从眼角或眼睛一侧的边缘，轻轻滴入。也可以在孩子熟睡时，轻轻扒开下眼皮滴药。眼药水的保存要密封、冷藏。孩子痊愈后，要把使用过的眼药水扔掉。

药品的安全保管法

冷藏保管

药品在冰箱中保存，最佳温度为4 ℃，一般要保持在2 ~ 8 ℃。

● **抗生素** 一些抗生素的有效期很短，常温3小时后几乎就无效了。即使冷藏保存，7 ~ 14日后药效也会明显降低，所以一定要和医生确定有效期。

● **中药** 在冰箱内可保存3 ~ 4个月。保存3个月之后，就应确认是否有异常气味和异常口感。

常温保管

有些糖浆类药物的成分可以在水中融化，液体的上面也会有漂浮物，冷藏保管会对药成分有影响。要尽量常温保存。药是化学物质，会受温度、湿度、直射光线的影响，所以常温保存时，要放在阴凉、通风处，要特别注意保存场所。

● **糖浆** 含有糖分的糖浆，很容易变质，应该放在阴凉处保存。开封前一定要先看有效期，开封后服用不能超过2周。在室温超过25 ℃的夏天，要冷藏保存。

● **药片和药粉** 最好是用药品的原包装，常温保存。如果要换包装，那么要在外包装上写上有效期。药片的有效期一般为2年。

必备急救药物表

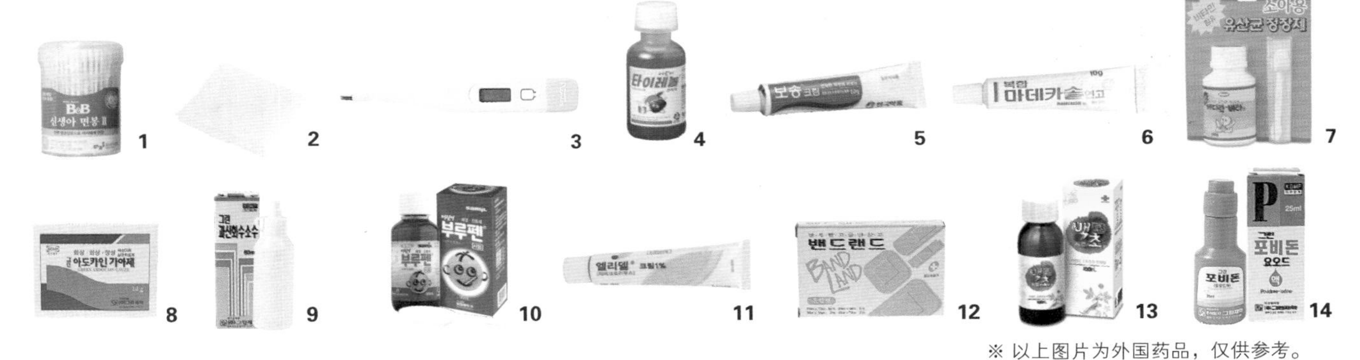

※ 以上图片为外国药品，仅供参考。

1. 棉签 在伤口涂抹药膏时，掏耳朵、鼻子等细节部位时，需要用到。棉签杆最好是塑料制，方便弯曲。
2. 纱布 压迫轻微出血的伤口，可以防止二次感染。
3. 体温计 体温计是必需品。要准备电子体温计，无论放在耳朵还是额头都能快速量出温度。
4. 退烧药、镇痛剂 夜晚孩子突然发烧，又不方便去医院时使用。有栓剂和糖浆之分。糖浆有效期在开封后2 ~ 3个月，栓剂应该在开封后立即使用。
5. 皮肤病软膏 针对特应性皮炎、湿疹或其他炎症，可以选择黏软制剂的类固醇软膏。应该咨询医生后再使用。
6. 皮肤外用软膏 烫伤、擦伤、割伤等皮肤外伤时使用。治疗复合伤口应该准备综合软膏。有效期和开封与否无关，一般保存2 ~ 3年。
7. 肠胃调理药 肠胃不好的孩子腹泻或消化不良时使用。有效期一般为2年，开封后，应该密闭保存于阴凉处。
8. 烫伤治疗软膏 遭遇轻微烫伤时可贴的纱布式软膏。无疼痛感，能保护皮肤，使用简便。有效期为3年，在低于15℃的地方保存。
9. 过氧化氢 出现伤口时可用于杀菌消毒。无色、无味、弱酸性。有效期一般为开封后3年。
10. 综合感冒药 流鼻涕、鼻塞、咳嗽、发烧等轻微感冒症状时使用。糖浆状的最好。有效期为3年，开封后可以室温保存1 ~ 2个月。
11. 外用药 被蚊虫叮咬时涂抹会减少瘙痒，可以防止孩子抓挠。有效期为3年，常温保存。
12. 一次性创可贴 涂抹药物后为防沾到衣服，可以使用创可贴。轻微的伤口或擦伤也可以使用。可以根据用途购买合适的套装。
13. 消化剂 最好是吃起来方便的糖浆消化剂。可以用于消化不良、腹泻等。
14. 消毒用碘酒 用于轻微伤口或抓挠造成的伤口的杀菌消毒。有效期为3年。

step 11
新生儿疾病

0～3岁孩子的常见病

这一阶段的孩子，可能会玩得好好的突然呕吐，也可能在换季时体温忽高忽低。很多孩子生病时和平时看上去差不多，但如果有特别的症状出现，就要马上去医院。

发热的病

感冒

嗓子和鼻子等处黏膜出现轻微炎症的呼吸器官疾病。大部分因为病毒感染而发病，同时伴随着打喷嚏、咳嗽、流鼻涕和生痰。孩子发烧且哭闹、无力、消瘦或无食欲，这些都是感冒的症状。也可能呕吐、腹泻、偶尔头痛、肌肉痛，非常难受。最好的治疗方法是静养。喝大麦茶或电解质饮料来补充水分，用加湿器来维持室内湿度。

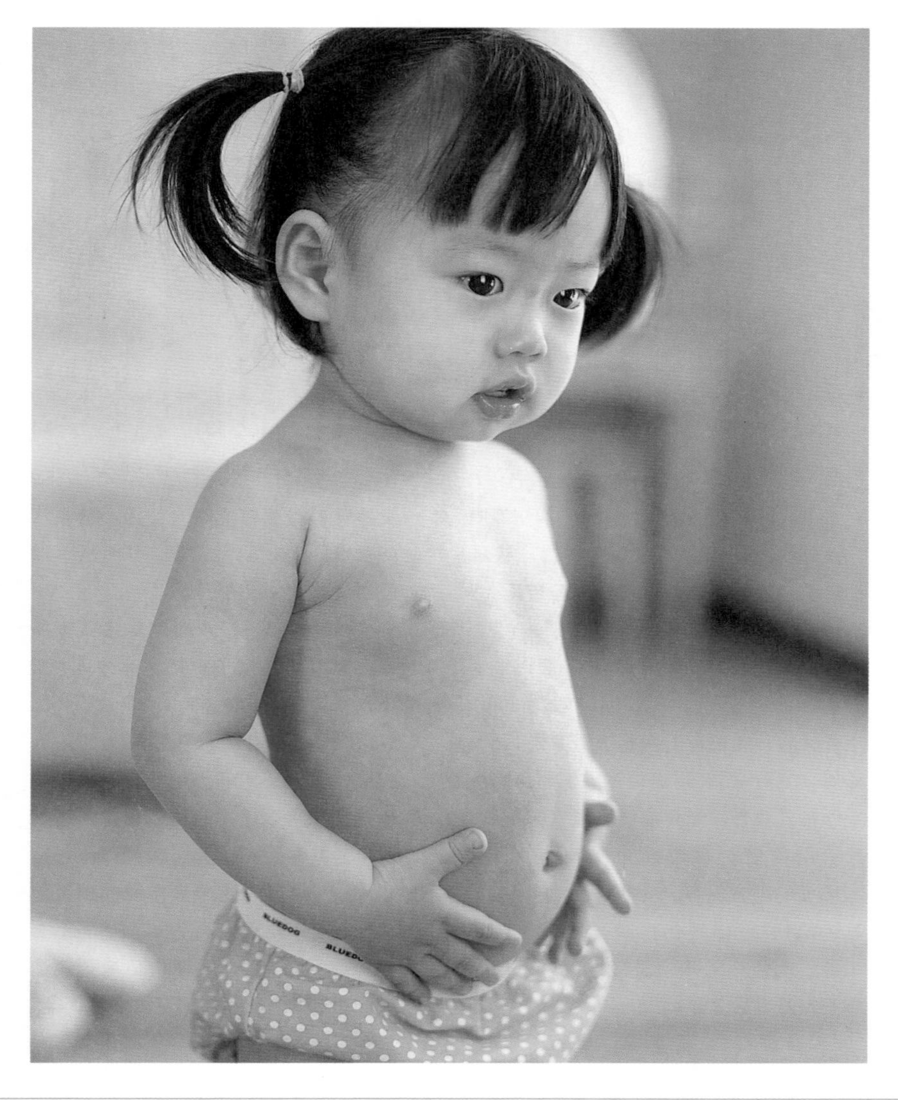

流行性感冒

流行性感冒是感染病毒1～2天后突然持续出现38～39℃的高热现象。发烧同时会流鼻涕、咳嗽、生痰、头痛、肌肉痛，比感冒症状更加严重。因为主要症状是高烧和疲劳，所以充分的休息和睡眠比什么都重要。

基本的护理方法和感冒一样，持续细心地照顾孩子3～4天，不能喝牛奶。如果很不舒服要去医院接受治疗。因为传染性强，应和家人隔离看护。

肺炎

一开始是和感冒相同的症状，会出现38～39℃的高热，这时不能给孩子喝牛奶。在持续的过程中会出现呼吸难受、脸色苍白、哭声微弱等症状。细菌导致的肺炎一定要去儿科检查，在儿科拿到处方抗生素，要遵守医嘱，几天后如果症状好转，也不能随意中断服用抗生素。

扁桃腺炎

扁桃体受到病毒和细菌的感染出现的炎症。症状多为扁桃腺红肿或被黄色斑点覆盖。因为疼痛严重，吃东西或咽口水都会很难受。想缓解嗓子疼痛，首先要保持室内干净整洁，多喝清爽的饮料。

流行性腮腺炎

这种病会经过2～3周的潜伏期，发烧达37～38 ℃，能看到耳朵下方、下巴、嘴部都肿起来。用手指按压肿的部位时、吃东西时、说话时都能感到疼痛，1周左右逐渐消失。从发热初期到退热之后都有传染性，所以不要让孩子外出，要充分休息。

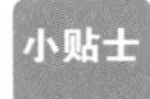

从妈妈那里得到的免疫成分会发挥作用，所以未满6个月的孩子几乎不会患腮腺炎。只要患过一次，一生都免疫。

疱疹性口腔炎

38～39 ℃的高烧会持续2～4天，嘴里黏膜、牙龈、舌头和嗓子眼处红肿，嘴唇内侧和舌头会出现白色斑点，不能好好进食。牙龈和嘴里的黏膜还可能出血。在医院接受2周治疗，可以痊愈。

要注意补充水分，给孩子吃软食物，此病有传染性，所以不能和家人共用餐具或洁具。

尿道感染

突然间体温急速变高或变低，伴随着腹痛、腹泻、抽风等多种症状。小便次数增加，有时会憋不住尿。最好能定期接受检查，以便早期发现。在痊愈之前不能中断治疗。女人和孩子感染此病的概率高，所以平时要养成大便后从外阴部向肛门方向擦拭的习惯。

伴随着发疹的疾病

麻疹

在出生6个月后出现，满1～2岁的孩子容易患病。开始时出现和感冒相似的症状，但是，发病后的4～5天，咳嗽变得更加严重，持续出现39～40 ℃的高热。粉红色的斑疹会向全身蔓延。发病7～10天后逐渐退热，斑疹状态也渐渐消退。

患病期间因为体温过高会导致食欲下降，应该经常喝果汁、粥、大麦茶等流食。等退烧后再给孩子洗澡。因为传染性强，外出也要格外谨慎。

风疹（3天麻疹）

发烧并且从耳后部位开始出现又小又红的斑疹，一直扩散到全身。和麻疹相似，但是症状较轻，也可以称为“3天麻疹”。没有特别的治疗方法，3～4天后就会逐渐消失。几乎没有并发症。虽然可以轻松治疗，但是传染性强，应避免和其他人的接触。退热、斑疹消失后的1～2天才能洗澡。

水痘

孩子从出生6个月开始，到1岁之间容易患水痘。刚开始是出现轻微的斑疹，后来斑疹变成水泡，非常痒。甚至头皮、眼睛结膜、嘴里的黏膜，都会出现水痘，虽然7～10天后会消失，但是孩子会因为无法忍受痛痒而抓挠，这样就可能造成细菌感染，引起并发症，或留下疤痕，所以要把孩子的手包好，剪短指甲。

手足口病

感染性非常强，能通过呼吸器官感染转化为急性病，感染4～5天后开始出现症状，常见于5岁以下的婴幼儿。症状是手掌、脚掌、手指之间出现椭圆形的水泡，嘴唇、腮内侧和牙龈也可能出现。触碰水泡孩子会感到非常疼。1周左右水泡消失，开始逐渐痊愈。但是会反复发作几次。有时根据病毒种类的不同，会出现脑膜炎、脑炎、神经麻痹等并发症。所以，一旦出现症状，就要接受医生诊查。

特别提醒

去医院之前，家长要确认的症状

- 高热 何时开始发烧，最高达到多少摄氏度，服过退烧剂后是否退烧，是否有其他症状。
- 呕吐 何时开始呕吐，呕吐几次，呕吐的状态（像喷水一样的喷出或量少但一直流出等），是否有其他症状。呕吐前吃了什么东西，呕吐物是什么。
- 腹泻 何时开始，每次间隔多久，排出物的状态（是否混合黏液、血，是否像淘米水等），是否只排泄了食物。※ 带着尿布给医生看，是最直观的方法。
- 咳嗽 何时开始咳嗽，怎样咳嗽（是否是严重的、突发性的咳嗽，咳嗽时发出什么声音等）。
- 斑疹 一开始在哪些部位出现，出现之前是否发热，斑疹的颜色和形态是什么样的。
- 痉挛 何时开始，持续几分钟，出现什么状态，最近有没有从高处摔下来，头部是否受过伤。

猩红热

猩红热是溶血性链球菌引起的感染症，患者会突然出现 38 ℃左右的高热，持续 2 ~ 3 天。嗓子很疼，并以腰部、大腿、腋下为中心开始出现红疹，一直扩散到全身。舌头变红，表面凹凸不平，像草莓一样，无法轻松进食。有斑疹期间应尽量静养，充分补充水分。

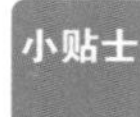

为了预防并发症，痊愈后 3 ~ 4 天内要进行小便检查。如小便颜色变深，要重新接受治疗。

脓疱疹

脓疱疹是细菌感染引起的传染性疾病，夏秋之交易患病，皮肤很脏或有伤口的地方，细菌容易进入，使孩子染病。脸、身体、胳膊、腿等部位出现红色水泡，化脓后破裂、结痂。要在水泡破裂后擦去脓水，消毒、涂抗生素。因为传染性强，毛巾要分开使用，为防止孩子抓挠，要给孩子剪短指甲。新生儿脓疱疹主要出现在和尿布接触的部位，如果不尽快治疗，细菌会扩散全身，可能诱发脑膜炎和其他传染病。

呼吸类疾病

百日咳

开始的 1 ~ 2 周会出现咳嗽、流鼻涕、低烧等和感冒相似的症状，后来咳嗽逐渐严重，可能引起呼吸困难和痉挛。接种 DTP 可以预防。

支气管性哮喘

孩子的呼吸道对于异常刺激很敏感（过敏原因是灰尘、花粉、动物毛发、霉味等），如果引起突发性咳嗽，产生黏痰使呼吸困难，就会导致哮喘。症状严重时会脱水，嘴唇周围会发白。支气管炎是容易复发的慢性疾病，所以应该找到引起哮喘的原因，注意预防。

急性支气管炎

发病时发热并且伴随着咳嗽、生痰、流鼻涕。呼吸时也会有呼呼的声音。如果是非常小的孩子，不能自己吐痰，可能导致窒息；咳嗽时也可能引起呕吐。

患了支气管炎，最重要的就是补充水分。孩子身体乏力、消瘦，容易脱水，应该经常给孩子喝电解质饮料或大麦茶。要保持室内清洁，经常通风，创造舒适的环境。室温保持在 23 ~ 24 ℃，湿度在 60% 以上，可以使用加湿器调节湿度，保持水分供给，这样能使痰变淡，加快痊愈。

气喘性支气管炎

呼吸时有怪声，气温低的晚上支气管变窄，早晨起来症状更严重。经常喝温水可以让痰顺利排出，睡前要在枕边备好水，孩子一咳嗽就喝。喝完水后，把孩子抱在怀里轻拍背部。

呕吐、腹泻类疾病

乳糖不耐受

如果在摄取母乳、奶粉、奶油等含乳糖成分的食品时，孩子呕吐，就是乳糖不耐受。先天性乳糖酵酶不足、感冒、感染细菌时都可能发生。发生此症状要咨询医生，不要吃含乳糖的食物，应喝豆奶或特殊奶粉，如果孩子过敏就尽量不吃乳制品。

肠套叠

主要出现在婴幼儿身上，是指部分肠管套入与其相连的肠腔内所致的一种肠梗阻。患肠套叠的孩子通常表现为腹部剧烈疼痛、身体蜷缩、哭闹、脸色差、呕吐、吃奶后出现血便。不尽快治疗就会有生命危险。

先天性幽门狭窄

出生 2 ~ 3 周后，如果新生儿每次吃奶都像喷水一样呕吐，就可能是幽门狭窄症。这是连接胃和十二指肠的幽门周围的肌肉变厚而引发的病。病势轻微时，每次稍微喂一点奶粉，分多次喂，就可以缓解。通过简单的手术也可痊愈。

引起痉挛的疾病

发热性痉挛

扁桃腺炎、咽喉炎、麻疹或突发性斑疹导致的发热，可能引起痉挛。症状是突然没有意识，瞬间又恢复，胳膊、腿以及全身都出现肌肉痉挛。痉挛发生时，会持续 1 ~ 3 分钟，发烧 39℃以上。一开始痉挛时，一定要去医院检查，不要随便给孩子吃药、喝水。

髓膜炎

这种病是覆盖着脑脊髓神经的膜受到病毒或细菌感染时引发的。分为病毒感染的无菌性髓膜炎、细菌感染的细菌性髓膜炎以及结核性髓膜炎等。

无菌性髓膜炎的症状是患儿出现 38 ~ 39 ℃的高热，持续 3 ~ 4 天，同时伴随着头痛、呕吐等症状，后遗症和并发症比较少；细菌性髓膜炎的症状是 39 ~ 40 ℃的高热，

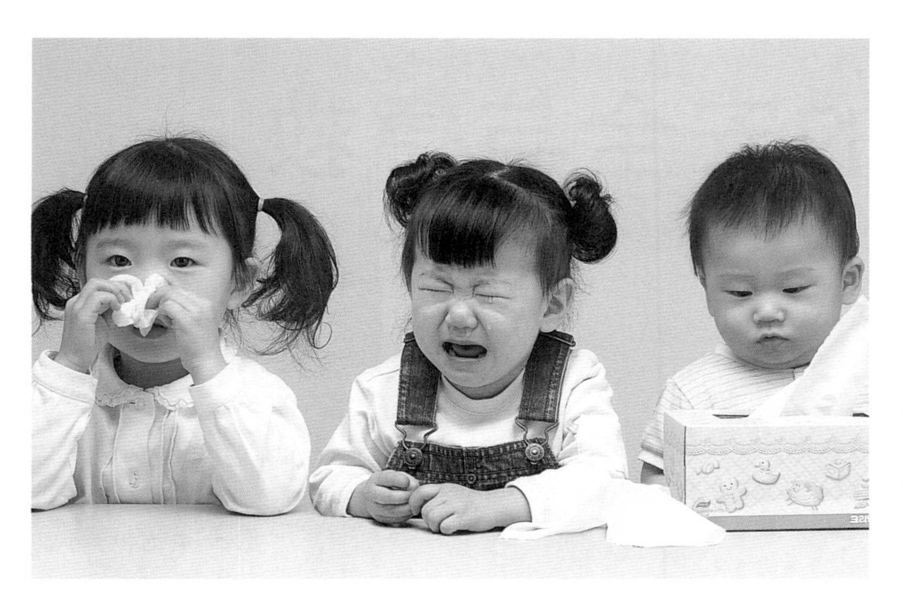

出现痉挛、呕吐，早期治疗非常必要；结核性髓膜炎是结核杆菌通过血管感染脑和髓膜，如果发病后2周内不及时治疗，可能引起智能障碍或脑源性麻痹，应该格外注意。一般患1次之后，就会一生免疫。

脑膜炎

这种病和感冒相似，但是会出现38 ~ 39 ℃的高热，并且持续3 ~ 4天，同时伴随着痉挛、头疼、呕吐等症状。脑膜炎出现的痉挛如果早期发现，可以治疗痊愈，如果晚了就会产生并发症，甚至导致死亡。病毒性疾病可以通过空气传染，所以要养成外出后经常洗手、洗脚的习惯。

愤怒发作

孩子喜欢大哭大闹、发脾气，或满3岁时容易敏感和神经质，都属于愤怒发作。症状是突然呼吸困难，脸色苍白，身体瞬间僵硬然后又重新恢复意识，这是一种小儿神经性症状。这不是大脑有问题，而是因为愤怒和压力造成的。

平时家长不要骂孩子，而应该以理解的态度来教育，到4 ~ 5岁时会自然消失。但即使是很轻微的症状，也最好和医生商议。

五官疾病

流行性角结膜炎

这种病的症状是白眼珠充血，伴随着腹泻、发烧、嗓子疼。传染性强，年龄小的孩子可能会发生间接性失明，所以要格外注意。在咨询医生后，可以用抗生素治疗。

睫毛倒长

睫毛向眼珠的方向生长，给眼珠表面造成刺激的现象叫睫毛倒长。症状是结膜变红或流泪，眼屎变多。到了4 ~ 5岁自然就会变好。症状严重时，应该找医生拔掉睫毛或进行手术。

急性外耳炎

外耳通道出现脓疮或伤口感染细菌，就会引起炎症。基本上是因为挖耳屎产生了伤口、感染了细菌而产生的。患处会肿胀发热，即使轻微的触碰也很疼。3 ~ 4天之后患处开始破裂、化脓。初期服用抗生素就可以消炎，但是如果化脓、疼痛严重，就要去医院治疗。

急性中耳炎

患鼻炎时，细菌通过黏膜传到中耳，可能引起炎症。症状是高热和化脓，非常疼，孩子摇头会耳鸣，用手抠耳朵也会耳鸣。应立即去医院治疗直到痊愈，坚持7 ~ 10天的抗生素治疗。炎症严重时需要去医院切开耳朵排脓。用湿巾冷敷耳朵，保持安定。耳朵里进水，症状会恶化，所以一直到痊愈后才能洗澡。

急性、慢性鼻炎

症状是在打喷嚏、流鼻涕的同时，鼻子干燥产生结痂，呼吸变得困难。患了慢性鼻炎，会流出像脓一样黏黏的鼻涕，闻不到气味，容易困乏。家长可以用棉签撩动鼻子、刺激黏膜，这样就会打喷嚏，流出鼻涕后要擦净。也可以用市场上的滴管或吸鼻涕器把鼻涕吸出。症状严重时，应接受医生诊治。

斜视

看物体时，调节的肌肉一边较弱，就可能产生斜视。分为瞳仁向内倾斜的内斜视、向外倾斜的外斜视、向上或向下倾斜的上下斜视等。如果孩子平时习惯只使用一只眼睛看东西，那么另外一只不使用的眼睛视力就会下降。斜视可能需要进行手术，在和医生商议后，也会安排孩子做一些两眼同时看的训练。

step 11

新生儿疾病

宝宝的安全与急救

在养育孩子的过程中，总会遇到一两次的安全事故。火灾、坠落、摔倒、滑倒……要想在事故发生的瞬间，沉着、熟练地应对，家长平时就要了解和掌握基本急救方法。

急救处理方法

出现伤口

孩子擦伤或碰伤是非常常见的。出现伤口时，家长先检查伤口的深度、大小、出血量等，如果伤口在脸上、撕开大小有 7 mm 以上时，出血严重或伤口深陷时，伤口中有泥土、刺、玻璃等杂物时，就要马上去医院。如果之后伤口没有好转、出现化脓，还要再去医院。有玻璃或者小碎片深深扎进皮肤时，家长不要硬行拿出，应该直接带孩子去医院。

● 急救法 用干净的水清洗伤口，然后消毒，用干净纱布按压伤口部位 3 分钟以上止血。

从高处摔下来伤到头部

孩子的头相对身体较重，不容易保持平衡，所以容易摔倒。轻微碰撞没有关系，但是，如果出现摔伤后失去意识，连掐和拧都没有反应，头部受伤并被尖锐物刺伤，脸色发青，全身无力，眼珠非正常移动等情况，应该马上去医院。

摔伤后如果没有意识，家长应确认是否有呼吸，如果有呼吸就要用枕头撑住孩子脖子，使下巴向上，保持呼吸道通畅。

● 急救法 把孩子抱在怀里让孩子安定下来，检查是否有伤口。不能摇晃孩子的身体。受伤当天不能洗澡，禁止孩子做运动量大的游戏。

烫伤、烧伤

即使是轻微的烫伤，如果伤处面积大，就要用单子包裹身体，送去医院。如果肤色变白或变黑，可能是皮肤内部被烫伤。

如果是烧伤，不管面积大小都可能有危险。脸部、头部、手脚关节、阴部、肛门等遭遇烧伤后会留后遗症，应该马上送到医院。

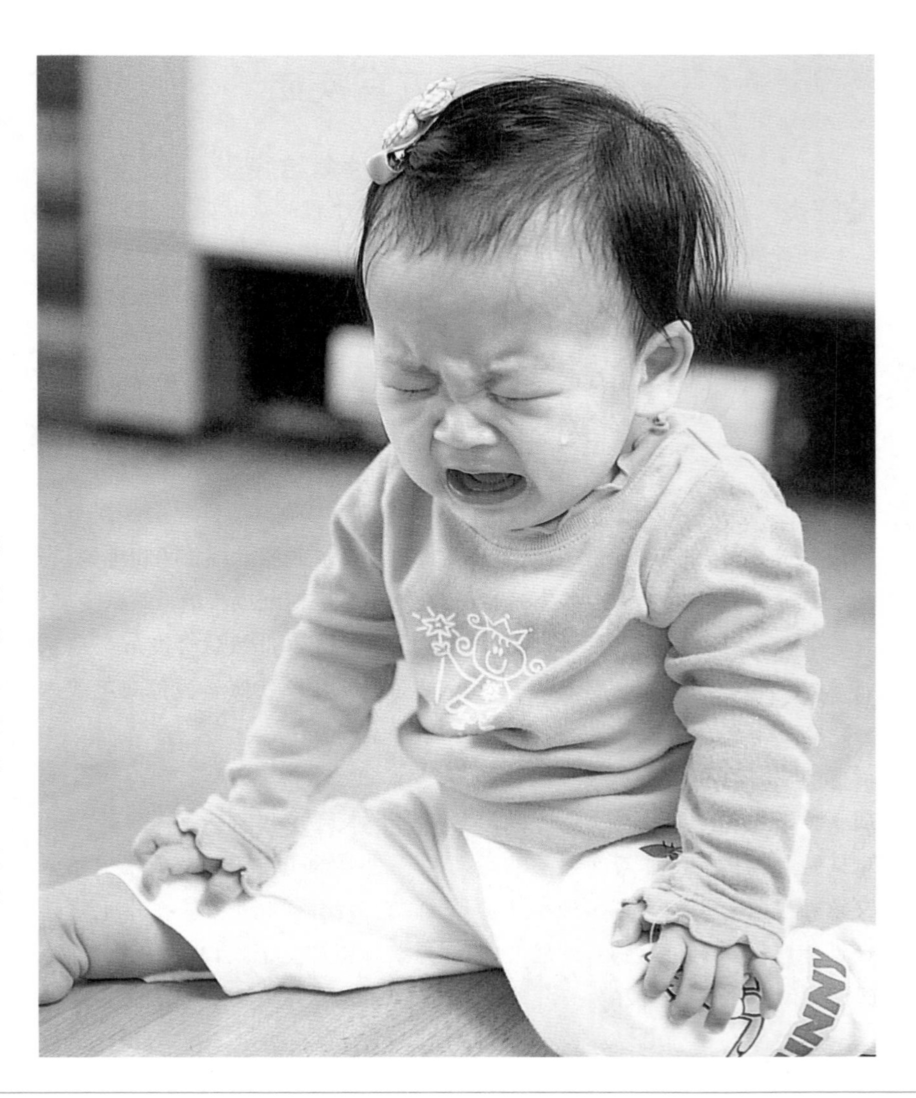

● 急救法 如果不是面积大的伤口，可以先用凉水降温 20 ~ 30 分钟，再用干净的湿布包住伤口，送去医院。如果有硬币大小的水泡，注意不要触碰。

小贴士 如果孩子穿着衣服被烫伤，家长不要脱下孩子的衣服。如果强行脱下，可能会扯掉皮肤，使伤口恶化。

吞咽异物

未满 2 岁的孩子，看见什么都喜欢往嘴里放。不要因为危险而硬让孩子吐出来，那样可能更危险。一定要先确认异物是什么，然后做针对性处理。吞下危险物品时，呼吸急促不稳定时，一直哭和呕吐时，脸色变差身体无力时，都应立即送往医院。去医院时家长要带上吞咽物，沉着地向医生说明吞了多少。

● 急救法 家长要知道孩子吞了什么、吞了多少。可以让孩子吐时，用指抠法把手指伸进嘴里，放在舌头根部按压，孩子就会吐出。如果这样不吐，可以把孩子反过来，快速地拍背。

被虫子或动物咬伤

孩子的皮肤非常敏感，被虫子轻微咬一下也容易红肿。如果出现被咬部位红肿、疼痛、出血，孩子呼吸困难或意识障碍，就应立即送医院。如果被蜜蜂蜇了，一定要把毒吸出，确认伤口没有留下刺，再送医院。如果被狗咬了，即使是小伤口也不能大意，一定要送去医院。

● 急救法 把被咬部位用干净的水洗净，如果是毒虫咬的，需要挤出毒。别让孩子抓挠伤口，否则会细菌感染，导致化脓或脓疱疹。可以涂对症的软膏。

流鼻血

流鼻血时家长不要惊慌，应该一边止血，一边让受惊的孩子镇定下来。如果流鼻血时间不长，1 天之内没有出现多次，就不用担心。如果尝试止血后 30 分钟仍然血流不止，可能是大血管受伤，最好送去医院。每天流鼻血 3 次以上，持续 3 天以上，就要去医院确认血管是否异常，同时也要检查有无其他疾病。

● 急救法 孩子站立或坐下后，头往前倾，捏住鼻子。给额头和鼻部降温，有助于止血。也可以用卫生药棉塞住鼻道。

溺水

如果从水里救出孩子后，孩子立即大哭，就说明没有喝太多水，只要咳出水、帮助孩子呼吸就行。如果出水后没有任何反应、丧失意识时，要进行人工呼吸。叫救护车去医院的途中也要做人工呼吸和心脏复苏。另外，出水后呼吸越来越急促、脸色变差、出现打瞌睡症状时应该立刻送医院。

● 急救法 把孩子倒着抱，手指伸到舌头根部按压，让孩子把水吐出。如果是年龄稍微大点的孩子，可以让孩子在家长的膝盖上趴着，肚子贴住膝盖，然后敲打、抚摸孩子的背部，让孩子把水吐出。吐出水之后把湿衣服脱下，擦干身体，用毯子温暖地包住孩子，抱在怀里让孩子保持安定。

触电

触电造成的烧伤能到达皮肤深处，很容易留下疤痕。触电会令人休克、失去意识，所以当孩子触电时，首先要确认孩子有没有呼吸，如果连续几秒钟都没有呼吸，就要立刻进行人工呼吸。在救护车到来之前，用毯子盖住孩子的身体，让孩子平躺。

● 急救法 先掐断电源，如果有触电危险，就用干木条把孩子和电源隔离开。用湿巾给伤口降温，用纱布毛巾包裹伤口后，送医院。

眼睛里进异物

进入异物时揉眼睛，可能会损伤角膜，所以绝对不能让孩子揉眼睛。眼睛红得充血，或痛得睁不开，就可能是角膜损伤，应该马上去医院。如果异物深深地扎进了眼睛，家长不能做任何应急处理，应该尽快就医。如果洗剂或药品进入眼睛里，应立即用大量的水冲洗眼睛，然后尽快去医院。

Q 吞了异物如何急救？

A 吞了硬币或小玩具 吞下的物体 90% 都会通过大便排出。但如果吞入物是条形或弯曲状、含水银或铅等有毒成分，就应该立即去医院。

吞了药品或化学物质 即使量少，也要立即冲洗口腔，同时给孩子喝水。如果不确定吃了多少，可以用手指按压舌根使孩子吐出，再送去医院。吞了洗剂时，可以让孩子多喝牛奶或水，但如果吞入量大就不要让孩子吐，应直接去医院。

异物卡在喉咙里 小东西或食物卡在食道时，尽量让孩子上身朝下，拍打背部让异物吐出。如果孩子年龄稍大，可以在家长的膝盖上趴着，肚子贴住膝盖，敲打、抚摸孩子的背部，让孩子吐出异物。

● 急救法 情况不严重时，让孩子眨巴眼睛，流出眼泪，然后观察异物是否流出或移动到容易弄出的位置，再用干净的纱布或棉签弄出来。

骨折或者脱臼

孩子的骨头又软又弱，摔倒或从高处掉落时很容易骨折。如果看到孩子哭得厉害，胳膊或腿歪斜、不能移动时，就有可能是骨折。这时如果抱着孩子或让孩子躺下，可能会哭得更厉害。怀疑骨折时，一定要尽快去医院检查。

● 急救法 关节肿、肤色变青时，脱臼的概率很大。家长不能让孩子乱动，可以在患处用绷带压迫固定，用湿巾退热，禁止按摩或活动。

指甲脱落

孩子的手指甲又薄又尖，受到很小的冲击也可能会脱落。平时要注意给孩子修剪指甲，指甲两端要打磨圆滑。如果指甲掉落一半以上，或指甲受伤翘起、血流不止时，要尽快去医院治疗。

● 急救法 流血时要用消毒纱布止血，贴上创可贴。

被尖锐物体刺到

如果孩子被刺、玻璃、钉子等扎到，伤口表面看上去不太严重，但有感染破伤风的可能，所以一定要去医院。如果伤口深但没出血，可能有细菌感染，所以要在伤口部位贴上纱布，然后去医院。尖锐物体扎入很深、无法拔出时，不要硬往外拔，应该去医院接受外科医生治疗。

● 急救法 如果是小刺，扎得又很浅，可以用消过毒的镊子取出。刺拔出后，按住伤口把血挤出，消毒后贴上创可贴。如果是指甲缝里面进了刺，不要硬往外拔，一定要去医院治疗。

手指被门缝夹了

如果手指被门缝夹了，指甲脱落或手指不能动弹，应去医院确认韧带和骨头是否正常。如果孩子的手指一碰就痛，手指头不能自然弯曲时，可能是骨折，应该用夹板固定，不要让孩子乱动，送去医院治疗。如果被夹后起初没事，几天后患处变得又肿又青的话，可能是筋断了，要立刻去医院。

● 急救法 用干净的水冷敷患处，如果伤口不大，冷敷会很快见效。但如果渐渐肿起或疼得厉害，就要送医院。

摔倒时伤到牙齿或嘴部

如果伤到嘴部，会流很多血，但是伤口痊愈得快。孩子摔倒后，如果牙床和嘴唇的伤口较大，应该用消毒纱布止血，送去医院。如果嘴部持续疼痛，不能吃东西，就应该接受医生的治疗。如果牙齿受损，但牙床没有出血，也没有其他异常，就不用太担心。

● 急救法 嘴里如果进了泥土或沙子，就要用消毒棉球擦洗患处，然后漱口。把纱布含在嘴里或压在出血处，家长要留心观察是否已经止血。

营造安全的家庭环境

客厅

柜子或家具的棱角，容易碰伤孩子的头部。可以用泡泡纸折叠三四次，包住家具的棱角，再用胶带固定住；沙发下可以铺 1m 长的软垫或地毯，孩子从沙发上掉落时可以缓和冲击；CD 机或音响的光碟位置常常夹伤孩子的手，所以最好把 CD 机或音响锁起来保管；穿着袜子在客厅里跑跳，孩子很容易滑倒，所以要穿防滑垫袜子；为了避免孩子触电，插座应该扣上安全盖，长期不用的插头应该拔掉。

大门

鞋子要放在鞋柜里保管；婴儿车或箱子等大件的生活用品，容易把孩子压倒，所以不要放在大门或走道处；大门和卧室的入口处容易滑倒，也应该铺上垫子。

浴室

浴室的地面很光滑，可以贴上防滑贴纸，最好准备和孩子的脚相吻合的浴室专用防滑贴纸；浴室入口处的地面最好保持干燥（很难一直保持，所以要在入口处铺上垫子）；洗发水和沐浴液等物品要放在密闭容器中保存，用完后放到孩子拿不到的地方；冷暖两用的水龙头平时要转到凉水处，避免孩子烫伤。

卧室

卧室孩子经常出入，容易在开关门时夹到手，所以要在门下贴上软垫；打开抽屉时也容易夹手，所以不常用的抽屉也应该上锁；床和墙壁之间的空隙容易夹到孩子、导致孩子窒息，所以不要留缝隙，或者用其他物体填住。

厨房

煤气灶使用后，一定记得把阀门关掉；孩子可能会玩橱柜，触摸调味料和刀具等厨房用品，所以要用粗的橡皮筋把橱柜的把手缠上，防止被孩子打开；孩子喜欢抓扯餐桌布，所以桌布不要铺得过大。

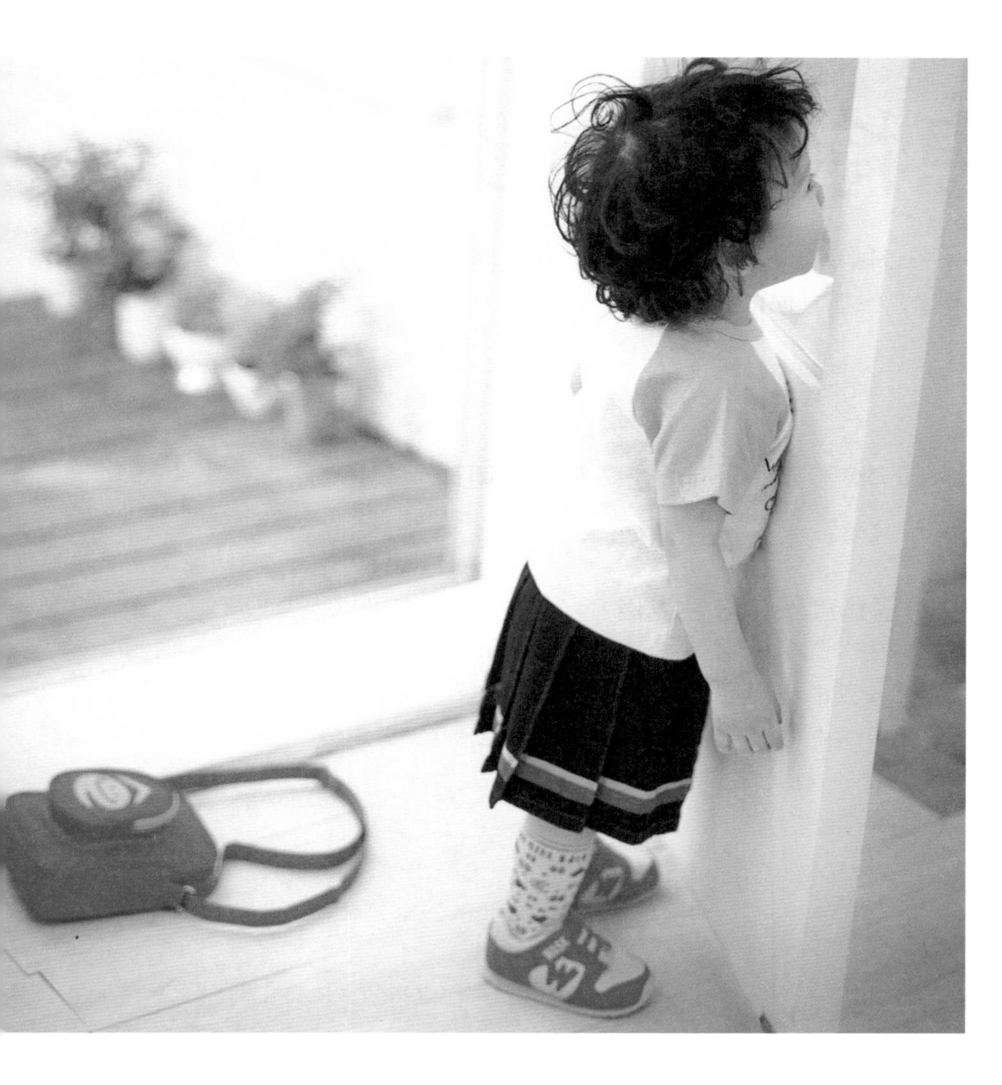

就可能会起疹子，家长一定要注意。

因接触花草产生过敏反应时，要冷敷

皮肤同一部位持续被草刺激或伤口处沾上花粉，就会有过敏反应。虽然这种反应过一段时间会消失，但如果孩子忍不住去挠，可能会引起二次感染。在孩子觉得痒时，用凉水冲洗冷敷，可以缓解。

户外注意事项

下雨后不要在草丛里玩

公园的草丛和草坪中喷洒了杀虫剂，但下雨之后总会出现很多的虫子，有杀虫剂也不管用。虽然一般不会对身体有害，但接触了总有一定危险。所以尽可能在下雨后的一周，选个阳光好的日子和孩子一起去玩。

患特应性皮炎，要穿长裤

有严重特应性皮炎症状的孩子，在草地里穿凉鞋、短裤会有危险。症状可能会变严重。所以在孩子出去玩时，应给孩子穿长袖衬衫和长裤，不要让孩子的皮肤暴露在外。

穿凉鞋时，也要穿袜子

很多公园的草地上都有很多飞虫和爬虫。为了防止被蚂蚁和其他虫子咬到，一定要给孩子穿上袜子，最好是长到膝盖的过膝袜。

小心草坪上的细小垃圾

在草坪中玩，除了小心蚊虫，还要小心别人丢的垃圾。碎玻璃片或一些尖锐的物品是很难察觉的，稍不注意踩到了，后果严重。所以去公园时，不要让孩子脱鞋玩耍。

小心野花野草

有些草地中，野花野草的长度往往在 10 cm 以上，如果孩子穿着凉鞋在这样的草地中玩耍，脚和腿

自我检查

家庭安全注意事项

- □ 不使用的插座，要盖上安全盖。
- □ 一定要使用漏电断电器，每个月检查 1 次。
- □ 打火机和火柴要放到孩子够不着的地方。
- □ 阳台上不可放踩踏登高的物品。
- □ 所有的楼梯、大门、阳台都要安装栏杆。
- □ 在洗手间铺防滑的垫子。
- □ 有毒物质要放在特定容器中谨慎保管。
- □ 关闭饮水机的热水口。
- □ 使用后的电熨斗要放到阳台上快速散热。
- □ 危险、尖锐物品使用之后要立刻收存。
- □ 灭火器放置在容易看见的地方。

step 11

新生儿疾病

照看患特应性皮炎的孩子

特应性皮炎是各种过敏疾患开始的信号灯，一旦出现就不容易彻底消失。妈妈一定要了解发病的原因，掌握预防的常识。

正确了解特应性皮炎

什么是特应性皮炎

特应性皮炎是免疫系统过敏引起的过敏疾病中的一种，对外部刺激会有过敏反应。正常情况下，外部抗原进入体内，吞噬细胞会把抗原吃掉，而患了特应性皮炎后，患儿身体会出现过敏反应，脸部和腮部会出现斑疹，然后向躯干、四肢扩散。

从中医角度看特应性皮炎

从中医角度上说，特应性皮炎是体内深处的热毒无法消除，制造出毒素，并且通过皮肤显露出来。如果热毒一直持续发生，就会越来越严重，越往后越难治疗。

会阻碍生长发育

特应性皮炎会使免疫机能变弱，容易导致感冒、鼻炎、哮喘等过敏症状。长时间时好时坏的身体状态，会阻碍孩子正常的生长发育，也会使孩子的情绪受到影响。如果早期注意治疗，是有希望痊愈的。

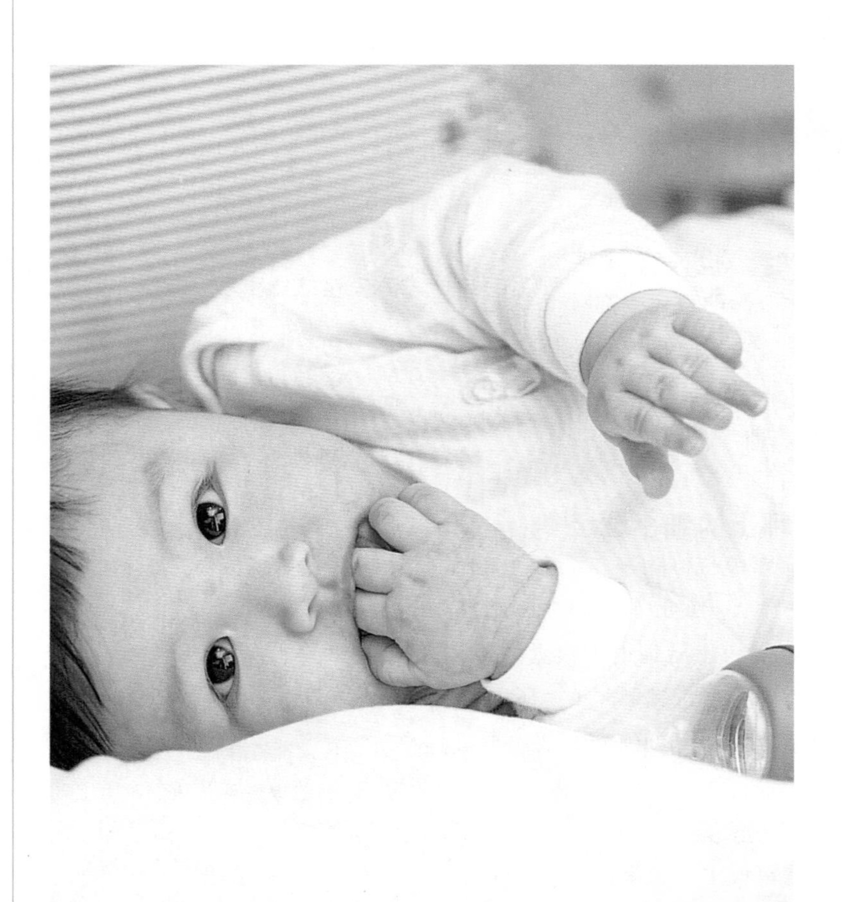

自我检查

确认特应性皮炎的方法

- □ 前额或腮部发红且粗糙。
- □ 眼睛周围发红，长出像小米一样的东西，皮肤总体上很粗糙。
- □ 脸部整体发红且粗糙。
- □ 脸外侧分界线部位发红，且经常皲裂。
- □ 嘴部周围发红，且经常皲裂。
- □ 后背皮肤非常粗糙。
- □ 肩膀和双臂的皮肤粗糙。
- □ 膝盖内侧或大腿内侧的皮肤粗糙。
- □ 脚踝或脚背的皮肤粗糙。
- □ 孩子躺下时经常用被子擦脸。
- □ 脱下衣服后，经常抓挠胸口皮肤。
- □ 父母都有过敏症状。
- □ 父母中有1人有过敏症状，或孩子的兄弟中有人有过敏症状。
- □ 祖父母、父亲家族、母亲家族三辈之中有人有过敏症状。

上述条目有3～4个与实际情况相符，则有特应性皮炎的可能，5个以上则可能性较高，应去医院接受治疗。

特应性皮炎如何确诊?

1. 过敏斑贴测试 通过特定食品或物质来检查皮肤的反应，可以检测出食品过敏、特应性皮炎和接触性皮炎。
2. 血检 有确认和过敏关联的白细胞数值检查和专门的血液检查。用总过敏数值确认过敏程度，还可以确认对特定物质的过敏抗体。
3. 食物诱发检查

- 未满 12 个月 终止全部断乳食品，摄取抗过敏专用奶粉。如症状明显好转，就可以一种一种地逐渐增加可食用的断乳食品。为了安全食用，要实时调整饮食计划。
- 12 个月以上 为确认食品过敏的影响，要限制会成为过敏源的食品。如症状明显好转，就可以一种一种地逐渐增加被限制的食品。为了诱发抵抗性，要反复进行 8 次以上的食品诱发检查。

诱发特应性皮炎的各种原因

房间里的尘螨

我们接触的尘螨经常存在于家中的床和沙发下，1 天中最少有 8 小时会与尘螨接触。尘螨的排泄物是诱发哮喘和鼻炎等呼吸道过敏的过敏源。

隔热材料等有害物质

新家具的黏合剂、壁纸、隔热材料以及包含油漆在内的化学有害物质，在施工结束后会长时间散发出来，会刺激对气味敏感的特应性皮炎患者。

食品添加剂

加工食品内的色素和防腐剂等食品添加剂，也是引发特应性皮炎的主要原因。在对 335 名有特应性皮炎症状的孩子进行的过敏测试中显示，有 23 名孩子呈与食品添加剂有关的阳性反应。

母乳成分

喝母乳的新生儿也会出现特应性皮炎的症状。这是因为妈妈吃的鸡蛋和牛奶中的蛋白质传到孩子体内，引发了过敏。所以喝母乳的孩子如果出现特应性皮炎症状，妈妈就要有选择性地吃东西。

感染疾病的减少

也有说法认为，环境过于干净也会导致免疫力变弱。体内制造的抗体能够培养免疫力，感染源减少，形成的抗体也就变少，反而提高了疾病的发生率。我们的身体日常通过接触各种细菌，会自然提高免疫力。过分强调清洁反而会使免疫力变弱。

如何预防特应性皮炎

穿 100% 纯棉面料的衣服

穿吸收性好的棉质衣服（尤其是内衣），不要穿紧身毛衣。洗衣服时要充分漂洗，避免洗剂残留。

用 30 ~ 35 ℃温水洗 10 分钟

保持皮肤清洁非常重要。为了不让洗澡水刺激皮肤，最好用低于体温的 30 ~ 35 ℃的温水洗澡。洗澡时间过长，会损失皮肤油脂，所以 10 ~ 15 分钟最合适。皮肤要充分吸收水分，所以坐浴比淋浴更好。洗完澡后轻轻擦干身体，在 3 分钟之内把油或保湿剂涂抹到皮肤上，防止干燥。洗澡次数太频繁，也容易造成皮肤干燥，使皮炎恶化，所以，即使在炎热的夏天，1 天最好也只洗 1 次。

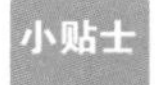

洗澡后皮肤容易干燥，用毛巾擦容易刺激，最好等皮肤自然干。如果担心患感冒，可以用毛巾拍打身体吸干水分。

洗澡后涂上保湿剂

出现特应性皮炎，皮肤容易变得干燥，引起干性湿疹等其他皮肤炎症。为了避免孩子抓挠，应该每天 3 次用保湿剂仔细涂抹全身。患特应性皮炎的孩子，最大的特征是角质层的天然脂质——神经酰胺不足，神经酰胺对皮肤的保湿起重要的作用，所以要经常补充神经酰胺成分，选择保湿剂的时候先确认神经酰胺成分的含量再购买。此外，含有天然保湿因子的乳酸和酶的产品对特应性皮炎也有效果。洗脸、洗澡时，为了保持皮肤的天然保湿因子，应该选用弱酸性、柔和的洗面奶。

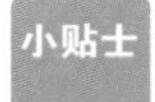

购买保湿剂和乳液等化妆品时，应该先用样品做测试，然后再购买。把样品涂在胳膊内侧柔软的皮肤上，注意观察涂抹处是否瘙痒、是否出现红色斑疹。

根据部位使用不同强度软膏

特应性皮炎的治疗剂是类固醇制剂，能使炎症快速消失，减轻孩子的痛苦，阻止二次感染。但是根据身体皮肤部位的不同，厚度和吸收度也不同。手、脚可以涂抹药性强的软膏，四肢使用中间程度的软膏，脸和生殖器部位要用药性最弱的软膏。

避免会成为过敏源的饮食

出生后1年内如果出现特应性皮炎，只通过调节饮食也可以缓解症状。能使特应性皮炎恶化的食品有鸡蛋白、小麦、橙子等，每个人不同，所以最好避免吃会成为过敏源的食品。家长要留心观察，什么食品会引起过敏反应。

孩子平时吃新东西时，不能把几种食品随意混合着吃，一种食品要间隔3 ~ 4天再添加，确认皮肤是否有反应。1岁后孩子的免疫力变强，肠功能也变好，饮食对特应性皮炎的影响就不大了。如果一次饮食后出现异常症状，不要草率地判定为过敏。3 ~ 4次反复出现，才可能是过敏反应。

家装使用环保材料

改善室内空气质量，对于特应性皮炎的预防非常重要。使用环保材料可以改善家里的空气质量，因此要在装修前选定材料和施工方式。要选择对人体无害的水性油墨和可以净化空气的壁纸，最好是用玉米等天然成分为原料制造的环保壁纸和地板。

经常换气可以消灭尘螨

家里不通风，空气浑浊，会加重特应性皮炎的症状。家长应该随时把窗户打开换气，夏天湿气重，还要想办法去除湿气。在阳光好的天气里，把卧室、阳台的门窗还有衣柜、卫生间、鞋柜的门统统打开30分钟左右，充分换气。

寝具要在阳光下晾晒

被子、枕套、床罩、布制娃娃等容易产生尘螨，引起过敏。太阳好的天气要把它们挂在户外，用棒子敲打晾晒，可以消除尘螨。在整理床褥、拿下被罩和枕套时，最好在阳台或室外进行，防止尘螨在家中残留。

有选择性地玩玩具

孩子总喜欢把手里拿着的东西放到嘴里，有特应性皮炎的孩子玩玩具时，家长要格外留心。玩泥土或画水彩画后，家长要把孩子的手和胳膊用香皂洗净。即使是无毒性的玩具，也可能会给孩子的敏感皮肤造成刺激。要提前排除可能使症状恶化的原因，做好隔离。

排宿便

大肠里充满大便，会阻碍血液循环，宿便里含毒素，如果不排出会给人体带来不好的影响，所以治

小贴士 过早吃断乳食品，容易患特应性皮炎，所以要观察孩子的状态，再决定什么时候开始吃。少吃果汁类的刺激性饮食，最好从稀粥类的温和饮食开始。

用风浴保养皮肤

风浴是通过风吹使毛孔反复收缩和松弛，达到帮助皮肤呼吸的效果。打开窗户充分通风后，让孩子脱掉衣服，用厚毯子盖上再掀开，这时温暖的空气和冰冷的空气会产生交替，可以促进血液循环，给身体各处输送大量的血液。血液量增加，废物排出体外，就会给皮肤提供氧气。

风浴的方法

把窗户打开，让室内的空气充分流通，脱掉孩子的衣服，让他全身暴露在空气中20秒，然后让孩子盖毯子休息1分钟。此后可以逐渐增加暴露时间和休息时间。第1天做6次，第2天7次，第3天8次。不满3岁的孩子最多做90秒，3岁以上的孩子可以做9次。

次数	1	2	3	4	5	6	7	8	9
暴露时间	20秒	20秒	40秒	50秒	60秒	70秒	80秒	90秒	100秒
休息时间	1分	1分	1分	1分	1分30秒	1分30秒	1分30秒	2分	2分

- 毯子 用来盖身体的毯子要比寝具厚一点。
- 时间 太阳升起前和落下后最合适，但是第1次风浴的时间应该在中午12点，第2次是下午3点。
- 哺乳 哺乳前1小时做，或哺乳后30 ~ 40分钟做。熟练以后，可以在早晨、中午、晚上各做1次。
- 洗澡 风浴后洗澡也没有关系，但洗澡后过1小时才能再次风浴。体力消耗和体温调节时不要勉强进行。
- 频率 最初30天，每天都可以做，一直持续进行。之后的3个月中，每4 ~ 5天进行1次。

疗特应性皮炎，首先要解决宿便。家长要经常按摩孩子的肚子，帮助孩子做仰卧起坐等肌肉运动，这样有助于排出宿便。另外，还要让孩子多喝水、多吃蔬菜，少吃冷饮等刺激性饮食。

特应性皮炎处理法

剪短指甲

孩子一痒就抓，反而会使症状恶化。很长的指甲会把皮肤抓伤，严重时会溃烂，所以家长要注意经常修剪指甲。用幼儿指甲刀每隔 2 ~ 3 天剪 1 次，剪完要用指甲锉轻轻打磨。有的孩子睡觉也会抓痒，症状严重时要用纱布把手包住。

缓解瘙痒用冷敷

缓解瘙痒最好的方法就是冷敷。把柔软的毛巾放到冷水里浸湿，轻轻拧干后敷到瘙痒部位。还可以在皮肤患处涂上芦荟汁，再用纱布包上。如果担心芦荟汁变硬会阻碍皮肤呼吸，可以在干到一定程度的时候洗净。

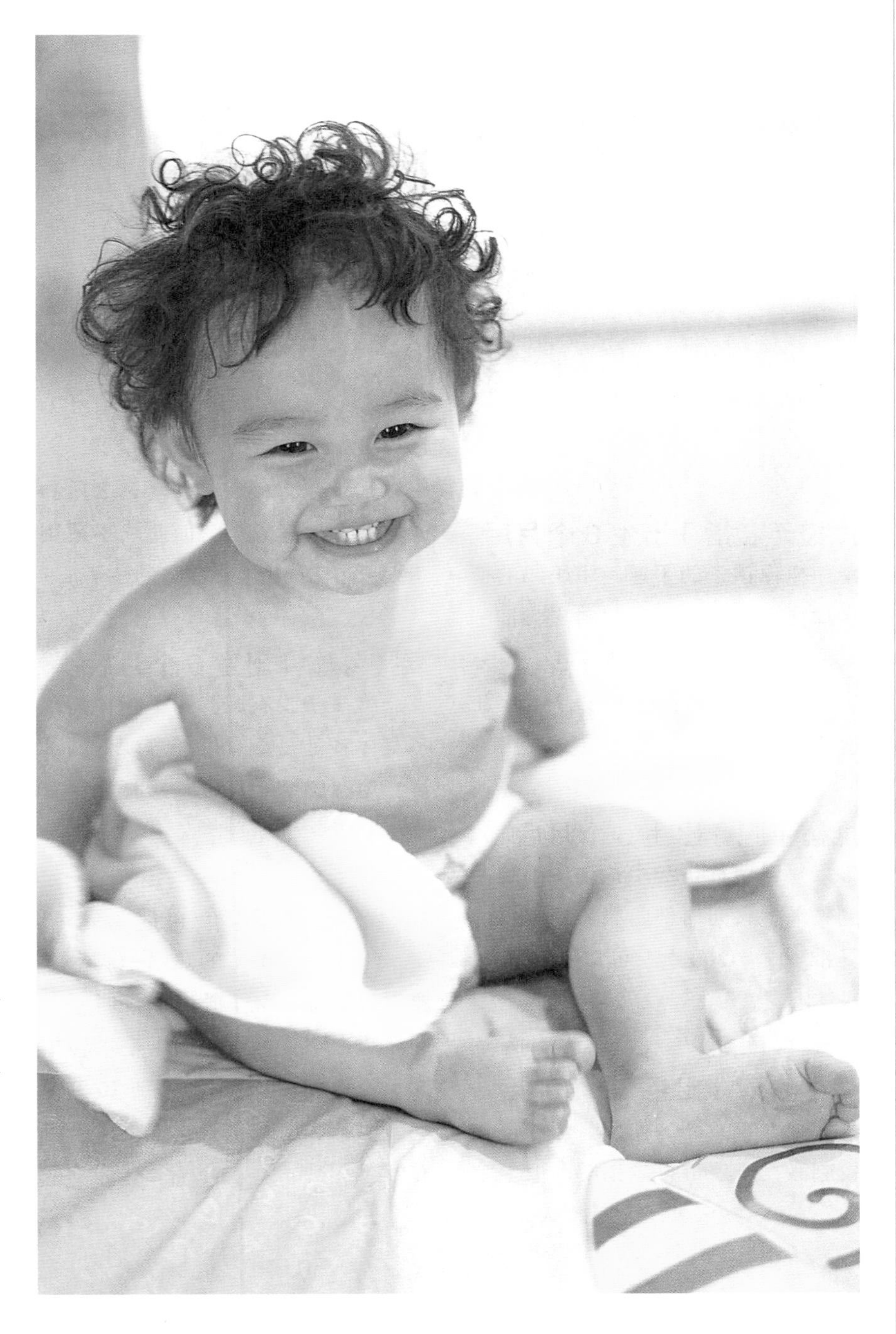

Q 患特应性皮炎的孩子如何安全沐浴?

A 在温水中洗 10 分钟 洗热水澡或桑拿会让皮肤损失水分，所以用温水洗澡最好。洗澡时间最多不超过 15 分钟。

用弱酸性香皂洗 市面上卖的碱性香皂会严重刺激皮肤，使皮肤干燥，所以要使用弱酸性香皂。最好选择表面活性剂含量少的产品，保湿性好的洗面奶也不错。为了不让香皂残留在身体上，一定要仔细冲洗。

不要搓澡 搓澡、使用磨砂膏都会刺激皮肤，破坏健康的角质层，造成皮肤干燥。所以家长一定要注意。

沐浴后 3 分钟涂上保湿剂 沐浴后用毛巾轻拍擦净之后，就要立即涂上保湿剂。沐浴后 3 分钟之内涂抹，保湿效果最好。

step 11
新生儿疾病

简单有效的民间疗法

如果孩子得了发烧、腹泻一类的小病就跑医院，很麻烦。家长掌握一些简单、方便、效果好的民间疗法，在家里也可以进行治疗。

发烧

揉搓无名指 | 出生 6 个月后

抓住孩子的手掌，用妈妈的拇指揉搓无名指，由手掌向指尖推上来，再从指尖向手掌推下去。反复进行 100 ~ 500 次。可以补肺气、退热。

揉搓手腕 | 出生 6 个月后

妈妈用食指和中指，从手腕内侧关节中央向肘部内侧关节中央反复推 100 ~ 300 次。可以让孩子的身体舒爽。

喝生姜粥 | 出生 12 个月后

生姜有发汗的作用，但味道比较刺激，所以可以熬粥喝。取生姜 10 ~ 15 g，用纸包裹 6 ~ 7 层，再用银箔纸包上，在火上烤，之后和 50 g 大米一起煮粥。但此法不适用于大量出汗或出血、腹痛的孩子。

揉搓身体 | 出生 6 个月后

给孩子脱衣服，用手指揉搓孩子身体各处，重点揉搓温度低的部位，用温暖的手反复按摩揉搓，直到孩子感觉发热。

足浴 | 出生 24 个月后

用 38 ~ 40 ℃的热水泡脚，水要没过脚踝。孩子脖子出汗时要立即终止，不要冲洗，用干毛巾轻拍擦干后，换上衣服。足浴前 10 分钟喝生姜茶和葱根水，这样足浴会更有效。

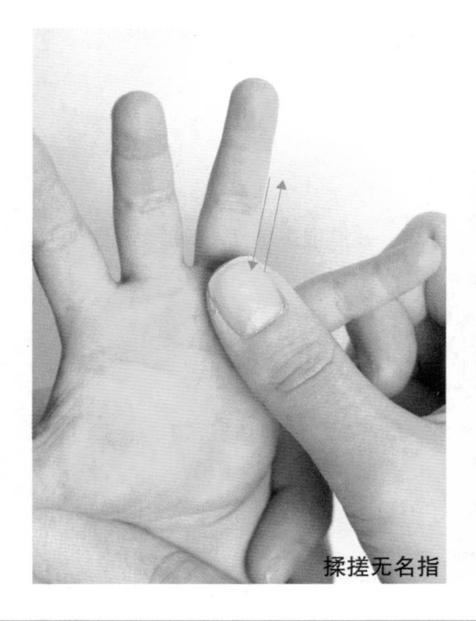
揉搓无名指

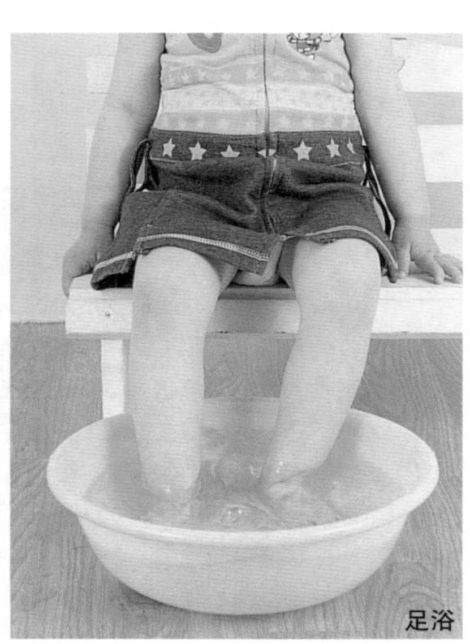
足浴

喝大酱汤 | 出生 12 个月后

煮大酱汤，放入切碎的葱，趁热给孩子喝。葱是暖性的，摄入后会流汗，可以去寒气。

咳嗽

吃烤银杏 | 出生 18 个月后

每天给孩子吃 1 ~ 3 颗烤银杏，可以缓解咳嗽。这个方子也可以治疗夜尿症。

喝五味子萝卜汁 | 出生 12 个月后

五味子可以保护支气管黏膜，有止咳的作用。萝卜中含有维生素 C 和丰富水分，可以减轻咳嗽、祛痰。每天用五味子泡半杯水，萝卜切丝，加适量糖，然后把五味子水和萝卜混合到一起，每天给孩子喝 3 次。

喝黄瓜汁 | 出生 8 个月后

黄瓜是无机物丰富的碱性食品。用榨汁机榨出汁，给孩子喝，可以清血、排毒、缓解咳嗽。

喝黑豆茶 | 出生 6 个月后

把 2 杯黑豆放到水里洗净，每天晚上浸泡后捞出，倒入 4 杯水约煮2小时。然后捞出豆子，加入白糖，在咳嗽时喝。

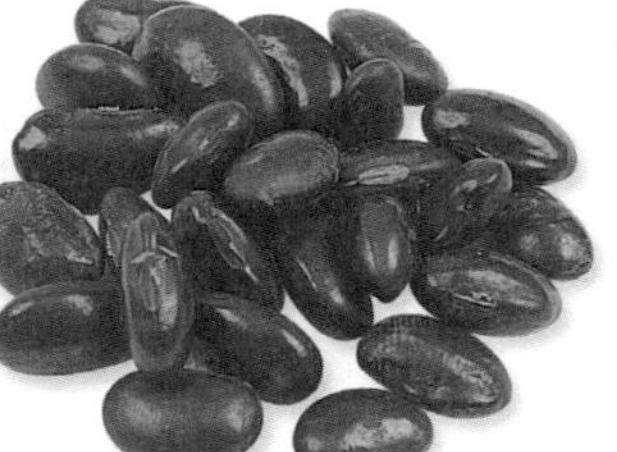

● **相似的效果** 黑豆放入2倍的水中浸泡，发软后放入白糖煮，煮好后放一晚上。每次咳嗽时吃2勺。

拍打背部 | 出生6个月后

手掌握成杯状，在背上轻轻拍打，不要太用力。可以缓解咳嗽。

吃松子粥 | 出生8个月后

松子可以增强免疫力，对治疗咳嗽、哮喘很有效果。先煮白粥，煮好后放入松子，用勺子搅动，再过5分钟后给孩子吃。

● **相似的效果** 核桃剥皮、弄碎后，和大米一起煮粥，效果类似。

嗓子肿痛

喝生姜大枣茶 | 出生12个月后

生姜和大枣有镇静的效果。把两种材料按照1：1的比例混合后，加入大量的水熬煮，稍微放点蜂蜜。太浓了就加水稀释。对感冒、咳嗽也有效。

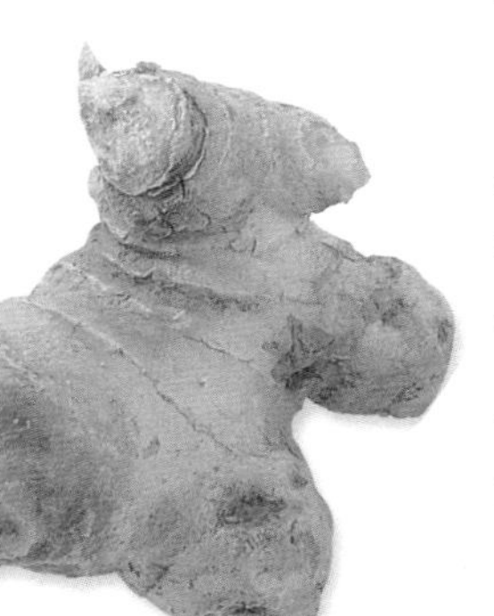

揉搓后颈 | 出生6个月后

孩子低头后最突出的颈椎叫作天柱骨（第四、五、六颈椎的合称）。妈妈用食指和中指上下揉搓200 ~ 300次，可以退热，缓解咽喉疼痛。

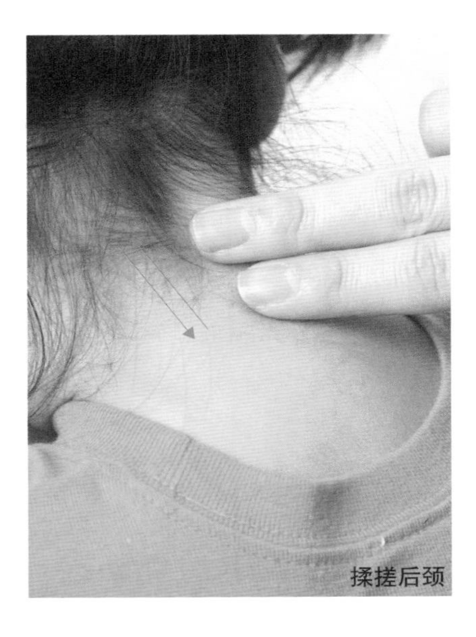

揉搓后颈

喝柠檬汁 | 出生12个月后

剥出柠檬，提取柠檬汁50 ml，放入1/2茶勺的蜂蜜搅拌，在早晨给孩子喝。

流鼻涕、鼻塞

涂萝卜汁 | 出生12个月以后

把萝卜削皮后，在榨汁机里榨出汁。用棉签沾萝卜汁涂抹鼻孔入口处，可以使堵塞的鼻子通畅。萝卜汁有杀菌的作用，对感冒等呼吸道炎症有效。

● **相似的效果** 生姜磨成粉末，和蜂蜜混合，涂抹鼻孔入口处。

枕边放洋葱 | 出生6个月后

流鼻涕严重时，把洋葱切成两半放在碗里，把碗放在孩子的枕头边。晚上孩子就不会因为鼻塞而睡不好觉。

喝葱白茶 | 出生12个月后

葱白两根、苏子叶3 g，一起放进1L的水里煮，1天喝3次。肠和皮肤不健康的孩子不能喝。

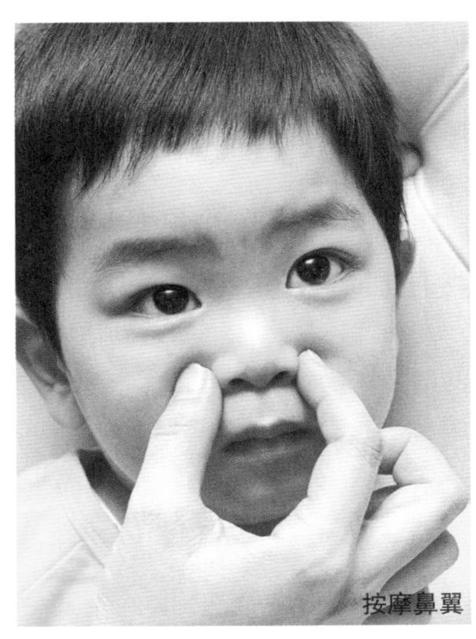

按摩鼻翼

按摩鼻翼 | 出生6个月后

妈妈用食指和拇指按摩孩子两边鼻翼50 ~ 100次，可以帮助鼻子通气。

葱白围颈部 | 出生6个月后

切下葱白，在火里稍微烧一下

Q 怎样使用民间疗法才安全？

A 即使是很温和、常见的民间疗法，也要在孩子出生6个月后使用才安全。周岁后的孩子，如无其他身体异常，那么使用民间疗法做简单的处理，一般没有大问题。民间疗法采用的材料很多，利用梨、大枣、枸杞、陈皮、卷心菜、栗子、土豆的疗法在出生6 ~ 7个月后可以使用；利用松子、莲藕、核桃、桔梗、香菇、灵芝、山药、白术、小米的疗法在出生8 ~ 9个月后可以使用；利用生姜、玄参、银杏、苦杏仁、牛蒡、露葵的疗法在出生10 ~ 11个月后可以使用。每个孩子的发育状态不同，对于材料的过敏反应也不同，所以使用前应该先用少量做试验，确认安全再接着使用。

边缘，趁热用脱脂棉或纱布包上，围在孩子的脖子周围，可以帮助鼻子通气。20分钟后葱会干掉失效，这时再换新的。

按压鼻翼 | 出生12个月后

从两边的鼻翼开始，到后脖颈的部位，妈妈用拇指和食指经常按压。有通鼻塞的效果。

腹泻

吃韭菜粥 | 出生8个月后

韭菜性暖，可以保健肠胃、防止腹泻。将韭菜切碎后放到白粥里给孩子吃。如果孩子已经开始吃米饭，也可以把韭菜加进其他食物里给孩子吃。爱流汗的孩子吃了也有效。

喝糯米水 | 出生10个月后

把一把糯米放入水中煮10 ~ 15分钟，倒出上面的水，加红糖搅拌，给孩子喝。糯米可以保护消化系统，和红糖一起吃，能够调节均衡电解质，缓解腹泻。用糯米煮10倍水的粥吃，同样有效。

喝苹果汁 | 出生6个月后

苹果中含丰富的果胶成分，可以立刻止泻，缓解肚子疼痛。用榨汁机榨汁，每次喝50 ~ 100 ml，1天分3次喝。

热敷肚子 | 出生6个月后

胸骨下端和肚脐连接线的中点叫作中脘穴。把煮熟的山芋用毛巾包起来，对这个部位进行温暖的按摩，可以缓解腹泻。

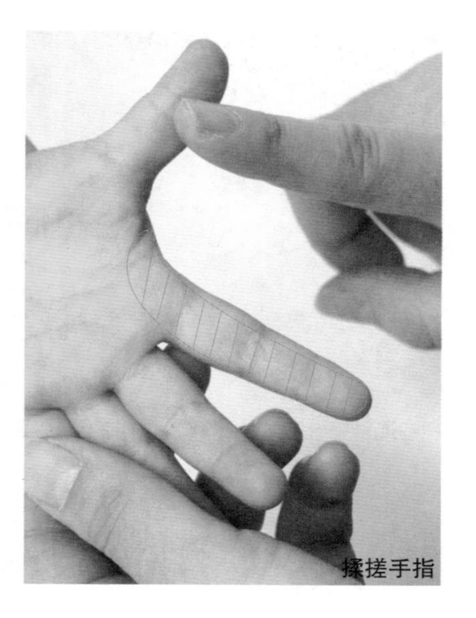

揉搓手指

揉搓手指 | 出生6个月后

手指张开时，食指向拇指方向的侧面是管大肠的穴位，小指外侧是管小肠的穴位。用妈妈的手指轻轻地揉搓这两处各5分钟（100 ~ 300次），可以缓解腹泻。

便秘

揉肚脐周围 | 出生6个月后

孩子躺下，竖起膝盖，妈妈用温暖的手指顺时针揉搓孩子的肚子20 ~ 30次。

将肚子横竖各分3等份，按序用掌心轻轻下压，孩子呼气时手轻按，孩子吸气时手松。如果有感觉硬的部分，就慢慢画圈抚摸，让此部位渐渐松弛。最后用掌心轻揉肚子30次。

每天早晚坚持做，可以有效缓解便秘。妈妈还可以双手互搓，待手掌发热后，捂住孩子的肚子，效果更好。

小贴士 便秘症状消失之后，要给孩子吃热的食物，还要穿袜子保暖。

喝海带汤 | 出生12个月后

含有海藻类特有的润滑成分，有助于排便。在1 L水里煮2 ~ 3张海带，煮好后冷藏保管，早晨起来给孩子喝。如果想提前预防，可以在断乳食品里适度放些海藻类。

饭前喝卷心菜汁 | 出生10个月后

卷心菜含有大量膳食纤维，有利于治疗便秘。将相同比例的卷心菜、苹果、胡萝卜榨汁后混合，放入酸奶搅拌，在饭前给孩子食用。

喝菠菜胡萝卜汁 | 出生8个月后

菠菜和胡萝卜含有丰富的膳食纤维，可以促进胃肠蠕动。按照1 ∶ 1的比例榨汁后给孩子喝。

积食不化

揉搓虎口 | 出生6个月后

拇指和食指之间鼓鼓的部位叫作虎口（合谷穴）。用手指轻揉这个部位10 ~ 15分钟（要两手都揉才有效），可以促进循环，有助消化。

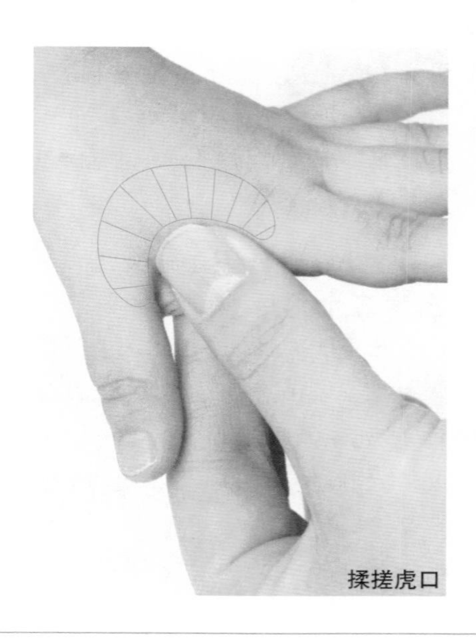

揉搓虎口

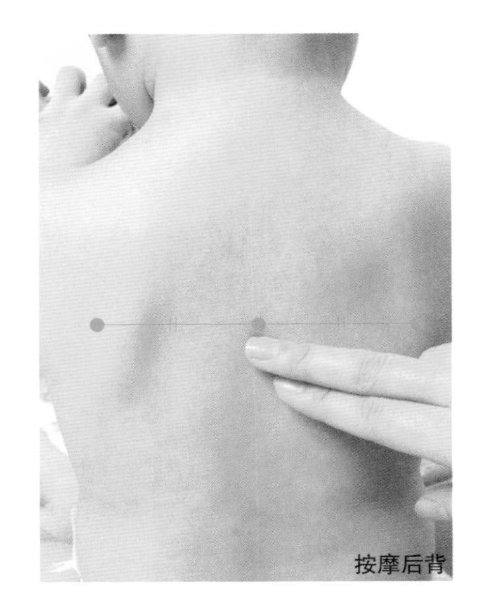

按摩后背 | 出生 6 个月后

至阳穴位于背部，当后正中线上，第七胸椎棘突下凹陷中，用手指经常轻轻按摩这个部位，有助于消化。

吃萝卜粥 | 出生 6 个月后

萝卜的根部含有丰富的消化酶，是天然的消化剂。用大米 2 勺、糯米 1 勺在水中泡胀，然后加入 1/3 杯萝卜汁、2/3 杯水，煮粥给孩子吃。切下萝卜根部，洗净后给孩子嚼着吃，或者磨出汁水给孩子喝，也有效。

按摩小腿 | 出生 6 个月后

妈妈用手指从孩子的膝盖下方一直按摩到脚趾。皮肤微微变红后暂停，过一会儿再继续按摩，反复进行 3 ~ 5 次。

呕吐

喝电解质溶液 | 出生 12 个月后

如果孩子呕吐不止并且小便量减少，就说明是脱水，要补充水分和电解质。在 1 杯橙汁中放入 3/4 大勺盐、8 小勺白糖、1 小勺食用苏打，混合后煮开，给孩子喝。也可以在 1 L 大麦茶中放入 1/2 大勺盐、2 小勺白糖，混合后煮开，晾凉了给孩子喝，同样有效。

喝苹果蜂蜜汁 | 出生 12 个月后

切掉苹果把儿，挖掉核之后，塞入满满的红糖和蜂蜜，盖上顶部，用牙签固定好，放入蒸锅中蒸 30 分钟，然后用勺子舀出汁水给孩子喝。对呕吐、腹泻、便秘、腹痛都有效。

喝香菇茶 | 出生 12 个月后

把香菇处理干净，放入水中煮，只给孩子喝上面的水。可以恢复消化功能，止吐。

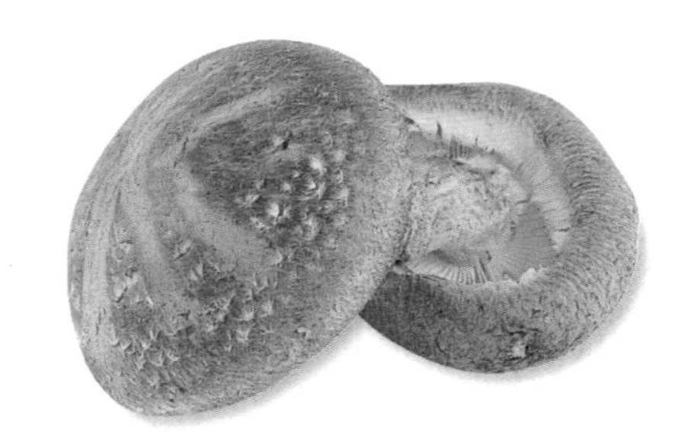

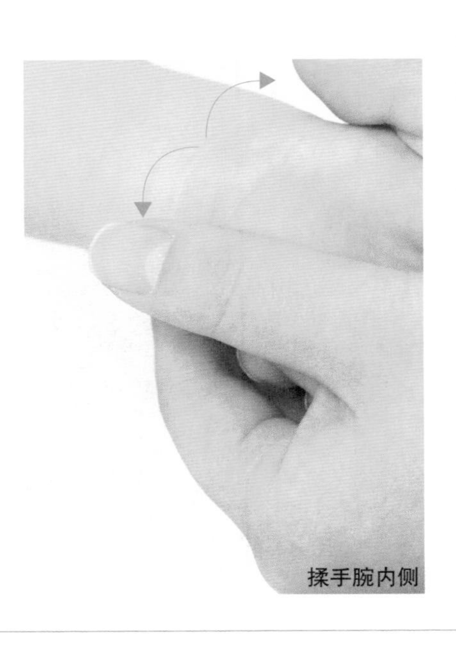

揉搓肚子 | 出生 6 个月后

胸骨下端和肚脐连接线的中点叫作中脘穴。刺激这个穴位可以促进胃肠蠕动、胃液分泌。揉搓 100 ~ 300 次。

出汗多

揉手腕内侧 | 出生 6 个月后

手腕内侧有皱纹的地方叫作大陵穴，用双手的拇指从中间向两边揉搓 100 ~ 300 次。能够增强气血，调和阴阳。

吃黄芪粥 | 出生 12 个月后

将黄芪 10 g 放入水中煮 1 小时，然后煮粥。可以治疗虚汗无力、睡觉盗汗、患病后出冷汗。也可以水煮 12 g 黄芪，1 天 3 次，饭后服用。

喝玉竹茶 | 出生 6 个月后

将玉竹 30 g 放入水中煮 30 分钟，1 天 3 次，饭前服用。病愈后出汗时喝也有效。

特别提醒

指压时不要碰到伤口

在给孩子做指压前，妈妈应该先洗手，剪好指甲，保证手部温暖。如果孩子有伤口，妈妈指压时不能按压伤口部位，因为可能会引起二次感染。指压过程中，如果孩子哭闹、拒绝，就要中断指压，过一会再重新开始。如果孩子一直拒绝，可能是身体不舒服，要及时咨询医生。指压可以从出生 2 周后开始，要根据孩子的状况，调整指压的次数。指压时，一定要让孩子保持舒服的姿势。

step 11
新生儿疾病

汗疹和尿布疹

新生儿最有代表性的皮肤问题是汗疹和尿布疹。清洁是最重要的治疗方法和预防方法。排便后要清洗干净，经常换尿布。

汗疹是怎样产生的

出汗时，汗液堵塞毛孔会产生炎症，出现白色疹子。脸上、脖子上、腹股沟等皮肤褶皱的地方容易出现。初期只是毛孔上出现水泡类的白色汗疹，炎症严重时，会发展为又痒又疼的红色汗疹。家长千万不要让孩子抓挠患处，以防感染细菌、化脓。

没有起汗疹时 | 如何预防

出汗的地方保持干爽

汗疹主要出现在胳膊、腿的皮肤褶皱部位，还有额头、后脑勺等处。最好的预防就是让皮肤保持干爽，不要一直吹空调，出汗多时，就用扇子降温。

用温热的毛巾擦拭

如果因为天气热，就常常给孩子洗澡，这样反而会使皮肤干燥，皮肤问题很容易恶化。要想维持干爽的皮肤状态，应该在孩子出汗时，用温热的毛巾轻轻擦拭。每天只用温热的水淋浴 1 次。

刚开始起汗疹时 | 如何缓解

穿宽松的棉 T 恤，不要抹痱子粉

穿透气、吸水性好的宽松面质 T 恤，吸汗效果更明显。如果在已经起汗疹的地方涂上痱子粉，汗毛孔反而会被堵塞，容易引起炎症，所以不能抹痱子粉。

黄瓜、西瓜皮能退烧

如果平时孩子的身体就容易发热，皮肤受热容易起疹子，这时可

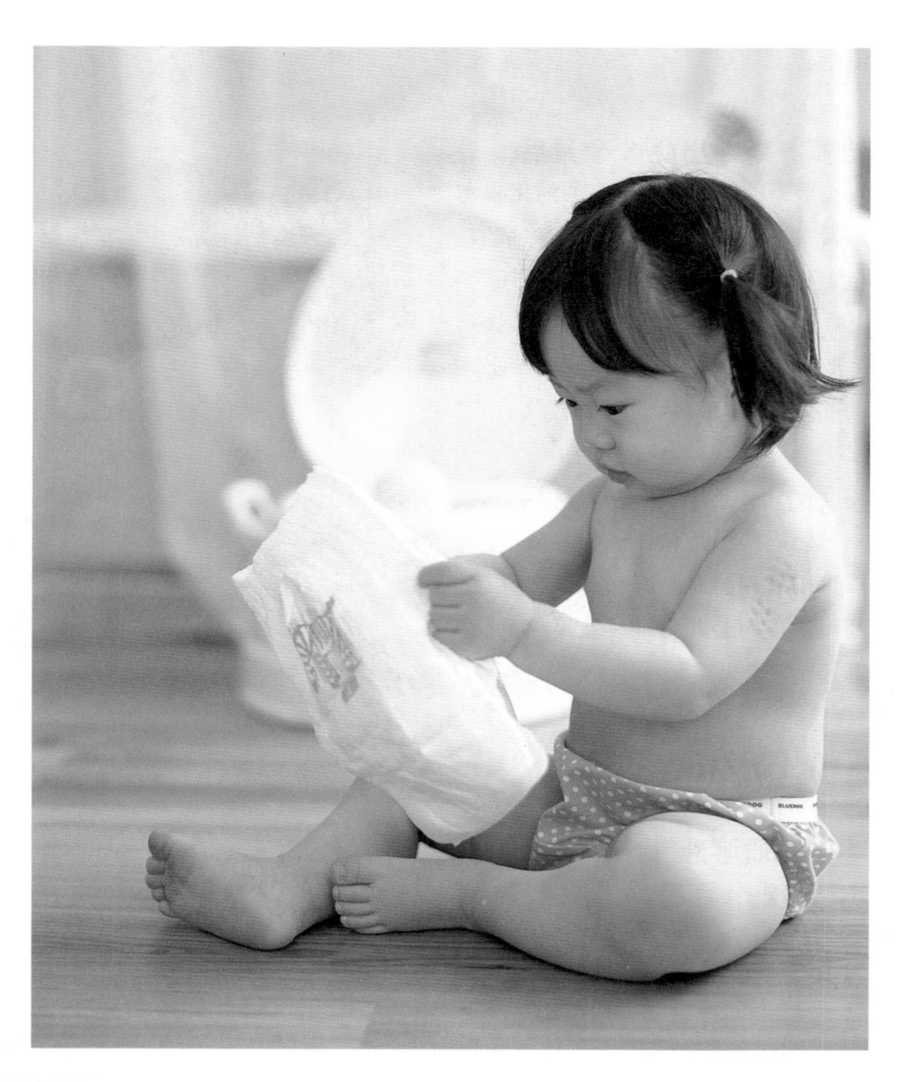

以把黄瓜和西瓜皮的白色部分切成薄薄的片，贴在皮肤上。这样做可以退热、消除汗疹。也可以把绿豆粉溶解在水中，用来清洗皮肤（容易过敏的孩子慎用）。

汗疹严重时 | 如何治疗

使用医院的处方软膏

如果汗疹严重，变成红色，孩子会感觉刺痛和瘙痒，从而忍不住抓挠患处，很容易引起二次感染。起汗疹的部位汗腺堵塞，也会导致无法排汗。家长可以去医院就诊，使用医院开的处方软膏消除汗疹。脂溢性皮炎和汗疹的治疗方法不同，所以不能使用家人随意买来的软膏。

使用保湿香皂

皮肤废屑、灰尘、细菌等会堵塞毛孔，引起炎症和瘙痒，所以使用香皂清洗时，最好使用保湿性强的特应性皮炎专用香皂和保湿剂。如果保湿剂不能护理皮肤，就使用医生开的处方软膏。

尿布疹产生的原因

尿布疹是感染细菌而产生的皮肤炎症的一种。孩子皮肤的免疫力弱，很容易感染细菌，家长擦干皮肤时往往造成刺激，会产生尿布疹；大小便之后如果不及时换尿布，残留的氨会使皮肤受损，尿布的湿度、皮肤与尿布摩擦时受到的刺激，也会引发尿布疹；棉质尿布上残留的肥皂或洗剂，同样可能引发尿布疹。产生炎症后，皮肤变红、变粗糙，受损的皮肤容易感染念珠菌，造成霉变。被念珠菌二次感染后，斑疹状态会更加恶化。

没有起尿布疹时 | 如何预防

炎热的天气，保持 2 ~ 3 小时不穿尿布

大小便后要洗净，为了不留水分，要仔细擦干，2 ~ 3 小时内不要穿尿布，让孩子躺在干爽的寝具上。因为小孩的小便很频繁，所以应在屁股底下垫 2 层布制尿布。

尿布不要包太紧

为了不让小便漏出来，或者怕孩子着凉，家长往往会把屁股包裹得很严实。但这样屁股不通风，会给皮肤带来刺激。

经常换尿布

大小便里的氨或肠内的念珠菌，是引起尿布疹的主要原因。为了不让氨刺激皮肤，不让念珠菌存活，就要经常换尿布。外阴部浸湿时，念珠菌也容易繁殖，所以小便后用湿纸巾擦拭后，也不要立刻包上尿布，应该等 5 分钟左右，让皮肤完全变干。

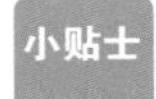

尿布不干净，会引起皮肤炎症，所以洗完尿布后，还要放在阳光下晒干、消毒。

使用过的布制尿布，不能长时间浸泡

洗尿布时，不要长时间浸泡在水里，这样会给细菌和霉的生长创造环境。沾有粪便的尿布，也不能长时间浸泡，为了杀菌消毒，要经常煮。

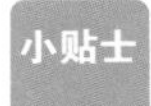

涂抹乳液之后不要再涂散粉，皮肤不能呼吸，症状会更加恶化。

皮肤变红时 | 如何缓解

用绿茶水擦拭皮肤

为了不让外阴部湿润，要经常换尿布，比平时更加宽松地包起来。把绿茶水放在冰箱里降温后，用纱布蘸着轻轻地擦拭皮肤，会有效。

洗过之后涂上尿布乳液

为了不让粪便残留在屁股上，应用水洗干净，待水汽完全干之后再涂上尿布乳液。尿布乳液不是药，是保湿剂，没有毒性，可以去除粪便中的氨，保护孩子的皮肤，在每次换尿布时涂就可以。

皮肤红肿时 | 如何治疗

不要随便涂软膏

尿布疹的产生，既有可能是因为氨，也有可能是因为感染了霉菌或白色念珠菌。因为治疗方法不同，所以不能随便涂软膏，否则反而容易使症状恶化。外阴部的皮肤是最脆弱的，尤其不能乱涂，一定要根据症状选择软膏。

大便之后要洗整个屁股

夏季感冒引起的腹泻，是使尿布疹恶化的主犯。所以孩子腹泻后，一定要清洗整个屁股。为防止香皂残留，要完全洗净。如果尽快治疗，尿布斑疹会痊愈。

step 11
新生儿疾病

退烧的方法

孩子发烧，家长往往很慌张。别急，先冷静地给孩子量体温吧，这可不是简单地摸摸额头就算了，要用体温计正确测量。

退烧的 9 个步骤

第 1 步 | 松开衣服

松开孩子穿的衣服。如果衣服和身体贴得过紧，不容易散热，烧就退不下去。通气，让身体凉爽，才容易退烧。家长可以松开孩子的衣服或者给孩子换上宽松的睡衣。

第 2 步 | 提高孩子手脚温度

孩子发烧时，体温高但手脚冰冷的情况很多，这是血液循环不畅而造成的现象。如果能提高手脚温度，让血液循环顺畅，全身热量均衡，就会退烧。发烧时要给孩子穿上袜子，用妈妈的手掌揉搓温暖，把孩子的手握起来揉搓，让孩子的手也变暖。

第 3 步 | 保持室内空气流通

孩子发烧，有时是因为室温太高。只要让空气流通，孩子的烧就退了。但是，通风并不意味着要让孩子直接吹冷风。应该让孩子躺在床上，打开卧室窗户 2 ~ 3 分钟，使整个家里都通风，室温就能调节到正常温度。

第 4 步 | 喝水

发烧时孩子的呼吸会变急促，身体水分会加快流失。水分不足，嘴唇容易干，血液循环不畅，就不容易退烧。妈妈可以把煮好的大麦茶放凉之后，慢慢地、少量多次地给孩子喝。水喝得多就会排小便，也有利于退烧。

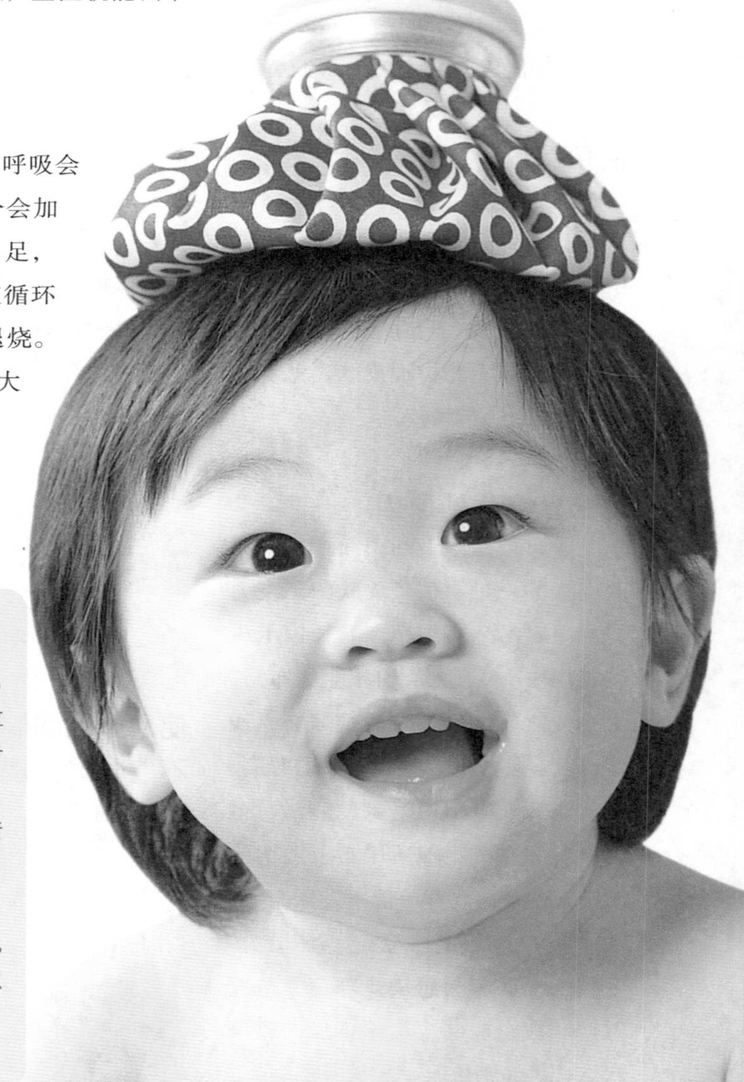

不同部位的正常体温标准

测定部位	正常体温（℃）
腋下	35.3 ~ 37.3
口中	35.5 ~ 37.5
肛门	36.6 ~ 37.9
耳朵	35.7 ~ 37.5

- 水银体温计 量体温的时间长，但是很准确。接触测定部位 4 ~ 5 分钟，在刻度稳定时读数。
- 红外线体温计 易受环境因素干扰，要反复测 3 次才能获得准确结果。
- 电子体温计 能马上测出体温。但测定腋下温度时要 4 分钟以上才能获得准确结果。

第 5 步 | 擦汗

发烧的时候不会出汗，一出汗，就代表着退烧。因为代谢量越来越多，需要把热排出体外。擦汗可以让汗更容易排出，也能加快散热。

第 6 步 | 用温水擦

用温水浸湿毛巾，轻轻地擦孩子的额头、腋下和脖子等部位。不能用凉水擦拭，那样反而会刺激肌肉收缩，烧得更厉害。也不要用酒精擦，酒精会渗入孩子的皮肤，可能引起中毒。

第 7 步 | 吃退烧药

按照上面介绍的环节操作，如果仍不退烧，就要给孩子吃退烧药。高烧时要先给孩子吃退烧剂，再尝试上面的步骤，这样退烧会更快。但是要注意，出生6个月以下的孩子不能吃退烧药。

第 8 步 | 洗半身浴

在浴盆里放入温水，水位要及孩子的腰部，进行5分钟左右的半身浴。下半身要暖和，上半身要凉爽，这样就能促进血液循环，方便孩子排汗。这种退烧的方法不适用于太小的孩子，可能会有危险。

第 9 步 | 冰敷

冰敷一般不作为退热法使用。是只有在皮肤发红、全身高热得像火球一样的时候，才能采取的速效退热法。冰敷时，要用薄布或毛巾包住冰块，揉搓孩子的腋下和额头。

不同体温的发烧处理法

※ 下面图表中的①②③④⑤⑥等序号，分别对应上文中的各个步骤。

● 37.5 ~ 38 ℃的微热

低烧时，不要给孩子吃退烧药，简单地做退烧处理即可。如果没超过低烧的体温或体温忽高忽低，就在家里调养，同时注意孩子的情况。

未满 1 个月	这个时期出现的低烧，往往是产妇为了调理身体而把室温调得非常高时产生的环境热。如果是长时间持续不退烧的低烧症状，可能是败血病，要马上去医院。 ①→②→③→④→⑤→⑥→医院
1 ~ 6 个月	出生 1 个月以后，体温不太会受环境影响。如果孩子只是咳嗽、感冒流鼻涕、发热，没有别的症状，可能是尿道感染。如果用家庭治疗法还没有退烧，应去医院接受小便检查。不要使用退烧药。 ①→②→③→④→⑤→⑥→医院
6 ~ 24 个月	容易发生热性抽风的时期。如果用家庭治疗法仍然没有退烧，孩子很难受或热度更高时，要吃退烧药。 ①→②→③→④→⑤→⑥→⑦→医院
24 个月以上	用家庭治疗法后，大部分孩子都会退烧。但是如果继续发烧，可能是炎症性疾病，要去医院。 ①→②→③→④→⑤→⑥→⑦→医院

● 38 ~ 41 ℃的炎症性发热

身体被细菌或病毒侵入患病时，会出现炎症性高热。高烧时可能引起热性痉挛，所以要尽快退烧。一般吃退烧药后，30 分钟 ~ 1 小时就会退烧。但 2 小时后还不退烧，就把衣服脱掉，用温水擦身。

未满 1 个月	新生儿体温稍微高一点也会有危险，所以一旦出现炎症性发热的高烧，就要紧急处理。要宽松着衣，马上去医院。 ①→②→③→④→⑤→⑥→医院
1 ~ 6 个月	尿道感染等炎症性疾病，需要使用抗生素治疗。宽松着衣，马上送医院。 ①→②→③→④→⑤→⑥→医院
6 ~ 24 个月	发烧严重时，可能引起抽风。先服用退烧药，观察 2 小时。原则上退烧药 2 小时内不能再吃。如果 2 小时后量体温，发现烧还没有退，可以再吃 1 次退烧药后观察结果。即使吃了退烧药，也要同时进行基本的退烧处理。如果还是不退烧，就去医院。 ⑦→①→②→③→④→⑤→⑥→⑧→医院
24 个月以上	如有高烧、头疼、呕吐症状发生，可能是脑膜炎。如果伴随着腹泻，则可能是肠炎。为防止脱水，在给孩子喝水后，要马上送医院。 ⑦→①→②→③→④→⑤→⑥→⑧→医院

● 41 ℃以上的恶性高热

这种高热，在一般孩子中比较少见，多出现在接受抗癌治疗、免疫机能下降的孩子身上。孩子自身不能抵抗细菌和病毒，所以会产生高热、失去意识。如果不尽快退烧，可能引起脑损伤，所以要格外注意。

附录　0 ~ 42 个月宝宝身体成长发育标准值

百分比（男孩）								百分比（女孩）						
3%	10%	25%	50%	75%	90%	97%		3%	10%	25%	50%	75%	90%	97%
2.6	2.8	3.1	3.4	3.8	4.2	4.6	出生时 体重（kg）	2.5	2.7	3	3.3	3.7	4	4.5
44.7	46.4	48.2	50.1	52.1	53.9	55.6	身高（cm）	44.5	46.1	47.6	49.4	51.1	52.8	54.4
32.1	32.9	33.7	34.7	35.7	36.7	37.8	头围（cm）	31.4	32.2	33	34.1	35.1	36.1	37.1
4.5	4.8	5.2	5.7	6.2	6.6	7.1	1 ~ 2 个月 体重（kg）	4.2	4.6	4.9	5.4	5.8	6.2	6.7
52.8	54.4	56	57.7	59.4	61	62.5	身高（cm）	51.9	53.4	54.9	56.7	58.3	59.9	61.3
35.5	36.4	37.3	38.3	39.3	40.3	41.3	头围（cm）	34.8	35.6	35.6	37.5	38.6	39.6	40.6
5.1	5.5	5.9	6.5	7	7.5	8	2 ~ 3 个月 体重（kg）	4.8	5.2	5.6	6.1	6.6	7	7.5
56.1	57.6	59.2	60.9	62.6	64.1	65.6	身高（cm）	54.9	56.5	58	59.8	61.5	63	64.5
37	37.9	38.8	39.9	40.9	41.8	42.8	头围（cm）	36.3	37.1	38	39	40.1	41.1	42.1
5.6	6	6.5	7	7.6	8.1	8.7	3 ~ 4 个月 体重（kg）	5.2	5.7	6.1	6.6	7.2	7.6	8.1
58.6	60.2	61.8	63.5	65.2	66.7	68.2	身高（cm）	57.4	59	60.5	62.3	64	65.5	67
38.2	39.1	40	41.1	42.1	43	43.9	头围（cm）	37.4	38.3	39.2	40.2	41.2	42.2	43.2
6	6.5	7	7.5	8.1	8.7	9.3	4 ~ 5 个月 体重（kg）	5.6	6.1	6.6	7.1	7.7	8.2	8.7
60.8	62.3	63.9	65.7	67.4	68.9	70.4	身高（cm）	59.4	61	62.7	64.4	66.2	67.7	69.3
39.1	40.1	41	42	43	44	44.9	头围（cm）	38.4	39.2	40.1	41.1	42.2	43.2	44.2
6.4	6.9	7.4	8	8.6	9.2	9.8	5 ~ 6 个月 体重（kg）	6	6.4	6.9	7.5	8.1	8.6	9.2
62.6	64.2	65.8	67.6	69.3	70.9	72.4	身高（cm）	61.3	62.9	64.5	66.3	68.1	69.7	71.2
39.9	40.9	41.8	42.8	43.9	44.8	45.7	头围（cm）	39.1	40	40.9	41.9	43	43.9	45
6.7	7.2	7.7	8.4	9	9.6	10.2	6 ~ 7 个月 体重（kg）	6.3	6.8	7.3	7.9	8.5	9.1	9.6
64.2	65.9	67.5	69.3	71	72.6	74.2	身高（cm）	62.9	64.5	66.2	68	69.8	71.5	73.1
40.6	41.5	42.5	43.5	44.5	45.4	46.3	头围（cm）	39.8	40.7	41.6	42.6	43.6	44.6	45.6
7	7.5	8.1	8.7	9.4	10	10.7	7 ~ 8 个月 体重（kg）	6.5	7.1	7.6	8.2	8.9	9.4	10
65.7	67.3	69	70.8	72.6	74.3	75.9	身高（cm）	64.4	66	67.7	69.6	71.4	73.1	74.7
41.2	42.1	43.1	44.1	45.1	46	46.9	头围（cm）	40.4	41.2	42.1	43.2	44.2	45.2	46.2
7.3	7.8	8.4	9	9.7	10.4	11.1	8 ~ 9 个月 体重（kg）	6.8	7.3	7.9	8.5	9.2	9.8	10.4
67	68.7	70.4	72.3	74.1	75.8	77.4	身高（cm）	65.7	67.4	69.1	71	72.9	74.6	76.3
41.7	42.6	43.6	44.6	45.7	46.5	47.4	头围（cm）	40.9	41.8	42.6	43.7	44.7	45.7	46.7
7.5	8.1	8.7	9.3	10.1	10.7	11.4	9 ~ 10 个月 体重（kg）	7	7.6	8.2	8.8	9.5	10.1	10.8
68.3	70	71.7	73.6	75.5	77.2	78.9	身高（cm）	67	68.7	70.4	72.3	74.3	76	77.7
42.1	43.1	44.1	45.1	46.1	47	47.9	头围（cm）	41.4	42.2	43.1	44.1	45.2	46.2	47.2

百分比（男孩）								百分比（女孩）						
3%	10%	25%	50%	75%	90%	97%		3%	10%	25%	50%	75%	90%	97%
							10 ~ 11 个月							
7.8	8.3	8.9	9.6	10.4	11.1	11.8	体重（kg）	7.3	7.8	8.4	9.1	9.8	10.5	11.1
69.4	71.2	72.9	74.9	76.8	78.5	80.2	身高（cm）	68.2	69.9	71.6	73.6	75.5	77.3	79.1
42.5	43.5	44.5	45.5	46.5	47.4	48.3	头围（cm）	41.8	42.6	43.5	44.5	45.6	46.6	47.6
							11 ~ 12 个月							
8	8.6	9.2	9.9	10.7	11.4	12.1	体重（kg）	7.5	8.1	8.7	9.4	10.1	10.8	11.5
70.5	72.3	74.1	76	78	79.8	81.5	身高（cm）	69.3	71	72.8	74.8	76.8	78.6	80.4
42.9	43.9	44.8	45.9	46.9	47.8	48.7	头围（cm）	42.1	43	43.9	44.9	46	46.9	47.9
							12 ~ 15 个月							
8.4	9	9.7	10.4	11.2	12	12.8	体重（kg）	7.9	8.5	9.1	9.8	10.6	11.4	12.1
72.5	74.3	76.2	78.2	80.3	82.1	84	身高（cm）	71.3	73.1	74.9	77	79	80.9	82.8
43.6	44.5	45.5	46.5	47.5	48.4	49.3	头围（cm）	42.8	43.6	44.5	45.5	46.6	47.6	48.6
							15 ~ 18 个月							
9	9.6	10.3	11.1	12	12.8	13.6	体重（kg）	8.5	9.1	9.7	10.5	11.4	12.2	13
75.1	77.1	79	81.2	83.3	85.3	87.3	身高（cm）	74.1	75.9	77.8	79.9	82.1	84.1	86.1
44.4	45.3	46.3	47.3	48.3	49.2	50.1	头围（cm）	43.6	44.4	45.3	46.3	47.4	48.3	49.3
							18 ~ 21 个月							
9.5	10.2	10.9	11.7	12.7	13.5	14.5	体重（kg）	9	9.6	10.3	11.1	12	12.9	13.8
77.4	79.4	81.5	83.8	86.1	88.2	90.3	身高（cm）	76.6	78.4	80.3	82.6	84.8	87	89.1
45	46	46.9	47.9	49	49.8	50.7	头围（cm）	44.2	45.1	45.9	47	48	49	49.9
							21 ~24 个月							
10	10.7	11.4	12.3	13.3	14.2	15.2	体重（kg）	9.5	10.1	10.8	11.7	12.7	13.6	14.6
79.4	81.6	83.7	86.2	88.6	90.8	93.1	身高（cm）	78.8	80.7	82.7	85	87.4	89.6	91.9
45.5	46.5	47.4	48.5	49.5	50.4	51.2	头围（cm）	44.8	45.6	46.5	47.5	48.5	49.5	50.5
							2 ~ 2.5 岁							
10.7	11.4	12.2	13.1	14.2	15.2	16.3	体重（kg）	10.2	10.8	11.6	12.5	13.5	14.6	15.7
82.2	84.5	86.8	89.4	92	94.4	96.9	身高（cm）	81.6	83.6	85.8	88.2	90.8	93.2	95.6
46.2	47.1	48	49.1	50.1	51	51.8	头围（cm）	45.4	46.2	47.1	48.1	49.1	50.1	51.1
							2.5 ~ 3 岁							
11.5	12.2	13	14	15.1	16.2	17.4	体重（kg）	10.9	11.6	12.4	13.4	14.5	15.7	16.9
85.6	87.9	90.4	93.1	96	98.6	101.3	身高（cm）	84.8	87	89.3	91.9	94.7	97.2	99.7
46.8	47.7	48.6	49.7	50.7	51.6	52.5	头围（cm）	46.0	46.9	47.7	48.7	49.7	50.7	51.7
							3 ~ 3.5 岁							
12.2	13	13.9	14.9	16.1	17.3	18.6	体重（kg）	11.7	12.5	13.3	14.3	15.5	16.7	18.1
89.3	91.6	94	96.7	99.6	102.3	105	身高（cm）	88.2	90.5	92.9	95.6	98.3	100.9	103.5
47.3	48.2	49.1	50.1	51.1	52	52.9	头围（cm）	46.5	47.4	48.2	49.2	50.2	51.2	52.1

● 看图表的方法

图表中出生后 1 ~ 2 个月，是指从出生后 1 个月开始到 2 个月未满，其他年龄也统一适用于这个原则。
百位排名中，50% 是同龄孩子的平均值。越低于 50% 则意味着身高越矮、体重越轻，50% 以上则意味着身高或体重超过平均值。

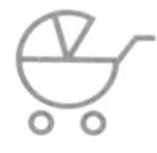

为肚子里的宝宝制订一个完美的产前检查计划吧!

Prenatal Checkup Plan

7~10 weeks

体格检查

体重、血压、体温、脉搏、呼吸、疼痛评估

健康咨询

早孕咨询、医生问诊

超声检查

早孕 B 超

12 weeks

体格检查

体重、血压、体温、脉搏、呼吸、疼痛评估、药物过敏评估

健康咨询

建立及完善母子健康档案、孕期咨询、医生问诊

化验

血常规、ABO 血型、RH 血型、尿常规、RPR/HIV、空腹血糖、肝功能、肾功能、凝血功能、甲状腺功能、贫血三项、乙肝、丙肝、阴道分泌物常规检查 +BV（细菌性阴道病检测）、TCT

超声检查

B 超（NT 检查）

心电图

16 weeks

体格检查

体重、血压、疼痛评估、产科检查、多普勒听胎心

健康咨询

早孕咨询、医生问诊

化验

尿常规、孕中期唐氏筛查

22 weeks

体格检查

体重、血压、宫底高度、腹围、胎心率

健康咨询

孕期咨询、医生问诊

化验

尿常规

超声检查

B 超胎儿排畸筛查 + 宫颈长度

24 weeks

体格检查

体重、血压、宫底高度、腹围、胎心率

健康咨询

孕期咨询、医生问诊

化验

血常规、尿常规、妊娠期糖尿病筛查

28 weeks

体格检查

体重、血压、宫底高度、腹围、胎心率

健康咨询

孕期咨询、医生问诊

化验

尿常规

30 weeks

体格检查
体重、血压、宫底高度、腹围、胎心率

健康咨询
孕期咨询、医生问诊

化验
血常规、尿常规

超声检查
B 超检查胎儿生长发育情况、羊水量、胎位

32 weeks

体格检查
体重、血压、宫底高度、腹围、胎心率

健康咨询
孕期咨询、医生问诊

化验
尿常规

34 weeks

体格检查
体重、血压、宫底高度、腹围、胎心率

健康咨询
孕期咨询、医生问诊

化验
血常规、尿常规

36 weeks

体格检查
体重、血压、宫底高度、腹围、胎心率

健康咨询
孕期咨询、医生问诊

化验
尿常规

胎心监护

37 weeks

体格检查

体重、血压、宫底高度、腹围、胎心率、骨盆测量

健康咨询

产科鉴定、分娩计划、模拟分娩

化验

血常规、尿常规、凝血功能、肝功能、肾功能、丙肝、乙肝、RPR/HIV、B族溶血性链球菌 + 药敏、红细胞抗体筛查、阴道分泌物常规检查 +BV（细菌性阴道病检测）

超声检查

B 超评估胎儿大小、羊水量、胎盘成熟度、胎位和脐血流（S/D）等

胎心监护

38 weeks

体格检查

体重、血压、宫底高度、腹围、胎心率

健康咨询

孕期咨询、医生问诊

化验

尿常规

胎心监护

39 weeks

体格检查

体重、血压、宫底高度、腹围、胎心率

健康咨询

孕期咨询、医生问诊

化验

尿常规

胎心监护

40 weeks

体格检查

体重、血压、宫底高度、腹围、胎心率

健康咨询

孕期咨询、医生问诊

化验

血常规、尿常规

超声检查

B 超评估胎儿大小、羊水量、胎盘成熟度、胎位和脐血流（S/D）等

胎心监护

孕早期
1-12 weeks

保健要点

1. 禁忌
   - 吸烟（包括被动吸烟）、饮酒及摄入含咖啡因的饮料
   - 接触放射性物质、农药及其他有毒有害物质
   - 自行服药（须在医生指导下用药）
   - 性生活
2. 部分孕妇可能会出现恶心呕吐和全身不适，这是正常的妊娠反应。坚持少食多餐，饮食清淡，选择有营养的食物。此阶段，孕妇体重变化不宜过大。
3. 出现发热、阴道出血、腹痛等异常变化时，须及时就医。
4. 孕早期每日服叶酸，可预防胎儿神经管畸形，用量请咨询医生。

产检重点

11 周左右的 NT 检查

[注] 第一次产检的检查项目相对较多，这是为了全面检查准妈妈的健康情况。要带上准爸爸一起，并且要了解你和他的直系亲属及家族成员的健康情况。家里养宠物的人，则要增加寄生虫检查。

Date: ____________ ____________ Weeks

Pregnancy Diary | Date: ____________ ____________ Weeks

Pregnancy Diary | Date: ______________ ______________ Weeks

Pregnancy Diary | Date: ______________ ______________ Weeks

Pregnancy Diary | Date: ____________ | ____________ Weeks

Pregnancy Diary	Date:______________	______________Weeks

Pregnancy Diary | Date: ______________ | ______________ Weeks

Date:____________ ____________Weeks

孕中期
13-27 weeks

保健要点

1. 定期做产检，每 4 周 1 次。参加医院举办的孕妇讲座。
2. 衣着宽松舒适，不穿高跟鞋，乳房要用宽松柔软的文胸托起。
3. 性生活不宜太过频繁和激烈。
4. 注意口腔卫生，每次用餐后都要使用软毛牙刷刷牙。
5. 适当补充营养，做到饮食均衡。
6. 预防贫血和缺钙，从孕 16 周开始服用医生建议的补铁剂和补钙剂。
7. 适当参加户外运动，做产前保健操。
8. 和丈夫一起对宝宝进行胎教。

产检重点

妊娠期糖尿病筛查、唐氏综合征筛查、超声排畸检查

[注] 糖耐量筛查一般是在孕 24 周做。前一天晚上 8 点以后不要进食，水也少喝。空腹去医院。喝糖水的时候不要太快，慢慢喝，不要一口气喝完，在 3~5 分钟之内喝完即可。

Pregnancy Diary | Date: ____________ ____________ Weeks

Date: ______________ ______________ Weeks

Pregnancy Diary | Date:____________ ____________Weeks

Date:______________ ______________Weeks

Date:______________ ______________ Weeks

Date: ____________ ____________ Weeks

Date: ______________ ______________ Weeks

Pregnancy Diary | Date: ____________ | ____________ Weeks

Date:______________ ______________Weeks

Pregnancy Diary | Date: ______________ ______________ Weeks

Pregnancy Diary | Date: ____________ ____________ Weeks

孕后期 28-40 weeks

保健要点

1. 产前检查：孕 28~36 周每两周检查 1 次，孕 37 周后每周检查 1 次。如有异常情况，应及时就医。
2. 保证充足的睡眠，每天睡 8~9 个小时。起床时，先侧身，再用手支起上身。
3. 注意个人卫生，勤换内裤，勤洗澡，避免盆浴。
4. 禁止性生活，以免发生早产或感染。
5. 每天定时数胎动，每周测量体重。

产检重点

胎心监护、超声检查

数胎动

· 胎动是胎儿安危的重要指标。
· 从孕 30 周开始，每天晚上数 1 小时胎动，每小时胎动次数≥ 3 次为正常。
· 若每小时胎动次数＜ 3 次或胎动次数比平时减少一半，或胎动突然频繁，应继续再数 1 小时。如仍未见好转，应速去医院。

孕周	30	1	2	3	4	5
日期						
胎动						
孕周	32	1	2	3	4	5
日期						
胎动						
孕周	34	1	2	3	4	5
日期						
胎动						
孕周	36	1	2	3	4	5
日期						
胎动						
孕周	38	1	2	3	4	5
日期						
胎动						
孕周	40	1	2	3	4	5
日期						
胎动						

6	31	1	2	3	4	5	6
6	33	1	2	3	4	5	6
6	35	1	2	3	4	5	6
6	37	1	2	3	4	5	6
6	39	1	2	3	4	5	6
6	41	1	2	3	4	5	6

Pregnancy Diary | Date:__________ __________Weeks

Date:______________ ______________Weeks

Pregnancy Diary | Date: ____________ ____________ Weeks

Date:____________ ____________Weeks

Pregnancy Diary | Date: ____________ ____________ Weeks

Pregnancy Diary | Date: ____________ ____________ Weeks

Pregnancy Diary | Date: ______________ | ______________ Weeks

Pregnancy Diary | Date:__________ __________Weeks

Pregnancy Diary | Date:____________ ____________Weeks

Pregnancy Diary | Date: ____________ ____________ Weeks

入院用品

Checking List

- [ ] 证件（身份证、医保卡、孕期档案、就诊卡等）
- [ ] 现金 + 银行卡
- [ ] 换洗衣物（2~3 套）、拖鞋 1 双、帽子（冬天）
- [ ] 手机、数据线、充电宝
- [ ] 大人餐盒、筷子、勺子、保鲜袋、水果刀
- [ ] 水壶（保温和非保温的各 1 个）、一次性水杯若干
- [ ] 一次性产褥垫、产妇卫生巾、产妇卫生纸、一次性马桶垫
- [ ] 吸奶器、奶瓶、乳头霜、腹带
- [ ] 婴儿换洗衣物（3~4 套）、包被、尿不湿（NB 型号 1 包）
- [ ] 干纸巾、湿纸巾、毛巾

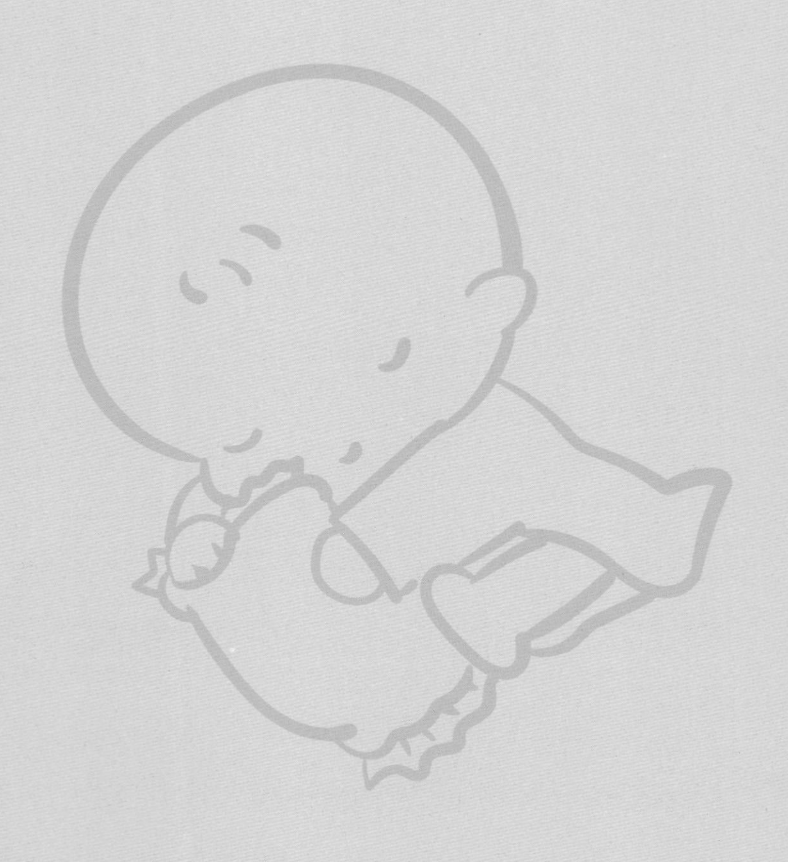

It's a ________________!